J. Woolliscroft Diagnose- und Therapielexikon für den Hausarzt

15.9.99

Springer
Berlin
Heidelberg
New York
Barcelona
Hongkong
London
Mailand
Paris
Singapur
Tokio

J. Woolliscroft

Diagnose- und Therapielexikon für den Hausarzt

Die wichtigsten Erkrankungen von A – Z

Aus dem Englischen übersetzt von M. Brosche
Deutsche Ausgabe bearbeitet von Dr. med. Tarillion

Mit 119 Abbildungen

Springer

Herausgeber James Woolliscroft
Professor of Internal Medicine
University of Michigan Medical School
Chief of Clinical Affairs
University of Michigan Hospitals
Ann Arbor, Michigan

Übersetzerin Marianne Brosche
Gutleuthofweg 12
D-69116 Heidelberg

Published by arrangement with Current Medicine Inc.,
400 Market St., Philadelphia, Pennsylvania 19106, USA

ISBN 3-540-64474-1 Springer-Verlag
Berlin Heidelberg New York

Die Deutsche Bibliothek – CIP-Einheitsaufnahme
Diagnose- und Therapielexikon für den Hausarzt: die wichtigsten Erkrankungen von A-Z / Hrsg. James Wolliscroft. Übers. Von M. Brosche. – Berlin ; Heidelberg ; New York ; Barcelona ; Hongkong ; London ; Mailand ; Paris ; Singapur ; Tokio : Springer, 1999
ISBN 3-540-64474-1

Satz: Mitterweger Werksatz GmbH, Plankstadt
Umschlaggestaltung: Frido Steinen, Estadio Calamar, Spanien

SPIN: 10628410 19/3136 - 5 4 3 2 1 0 – Gedruckt auf säurefreiem Papier

Vorwort

Die zunehmende Spezialisierung in Diagnostik und Therapie einerseits und die wachsende Bedeutung des Hausarztes als Mittler zwischen Patient und medizinischen Einzeldisziplinen andererseits verlangen nach zuverlässigen, schnell verfügbaren und aktuellen Informationsquellen, die diesem Anspruch genügen.
Es erschien daher reizvoll, ein Werk aus dem US-amerikanischen Sprachraum zu übersetzen, da dort dem Hausarzt seit langem eine Schlüsselrolle in der medizinischen Betreuung zukommt.
Die Autoren und Herausgeber des „Handbook of Current Diagnosis and Treatment“ haben sich zum Ziel gesetzt, ein breites Spektrum an Erkrankungen, das dem Hausarzt begegnet, in praxisorientierter, kompakter Form darzustellen. Naturgemäß nehmen internistische Erkrankungen einen großen Raum ein. Man findet jedoch ebenso eine Vielzahl häufiger dermatologischer und neurologischer Fragestellungen abgehandelt. Ausgiebig ist auch der Komplex AIDS dargelegt.
Alle Erkrankungen sind alphabetisch geordnet. Bei der Übersetzung haben wir besonderes Augenmerk darauf gelegt, die Überschriften zu den einzelnen Krankheiten so zu formulieren, daß eine rasche Auffindbarkeit gewährleistet ist. Leitbild waren dabei die Ordnungskriterien eines Stichwortregisters.
Die Informationen zu einem Krankheitsbild sind nach einem einheitlichen Schema aufbereitet. Jeder Erkrankung ist eine Doppelseite gewidmet, auf der im ersten, diagnostischen Teil Symptome, klinische Befunde, technische und laborchemische Untersuchungen, Differentialdiagnose, Ätiologie, Epidemiologie sowie Komplikationen in eigenen Abschnitten behandelt werden. Auf der gegenüberliegenden zweiten Seite findet der Leser die therapeutischen Optionen, unterteilt in pharmakologische und andere Therapieformen, Behandlungsziele, Prognose, Nachsorge sowie Hinweise zu Ernährung und Lebensführung.
Diese konsequente Gliederung erlaubt es, quasi mit einem Blick, die gesuchte Information zu erfassen, ohne sich durch lange Textabschnitte lesen zu müssen. Am Ende jeder Doppelseite findet man Verweise auf weiterführende Literatur.
Die Literaturhinweise des Originals haben wir durch entsprechende deutschsprachige Quellen ersetzt. Dabei fanden ausschließlich Publikationen aus wissenschaftlichen Zeitschriften Verwendung, die entweder als Übersichtsarbeit vertiefenden Charakter haben oder als Kasuistik bzw. Abhandlung zu Einzelfragen wichtige Aspekte des jeweiligen Krankheitsbildes betonen und näher erläutern.
Wir hoffen, daß das „Diagnose- und Therapielexikon für den Hausarzt“ in der vorliegenden deutschen Übersetzung seinen Zweck als kompetenter Begleiter für den Praxisalltag erfüllt und eine weite Verbreitung findet.

Hildesheim, im April 1999
P. Tarillion

Inhaltsverzeichnis

Diagnose- und Therapielexikon für den Hausarzt

Die wichtigsten Erkrankungen von A–Z

Symptome

Dysphagie: in der Regel bei Aufnahme von fester oder flüssiger Nahrung.

Retrosternale Schmerzen: intermittierend und von unterschiedlicher Dauer, häufig beim Essen.

Gewichtsabnahme.
Regurgitation.

Nächtliches Husten: durch Regurgitation und Aspiration.

Klinischer Befund

Körperliche Untersuchung meist ohne Befund.
Erkennbare Gewichtsabnahme.

Labor- und Apparate-Diagnostik

Röntgenbefund (Leeraufnahme, im Stehen): eventuell Fehlen von Luft im Magenfundus oder dilatierter, luft- und flüssigkeitsgefüllter Ösophagus.

Röntgenbefund (nach Bariumbreischluck): verzögerte Kontrastmittelpassage durch die Kardia, fehlende Peristaltik (prominente „tertiäre Wellen“ sind jedoch möglich) oder Ösophagusdilatation mit charakteristischer, spitz zulaufender Verengung im distalen Abschnitt.

Endoskopie des oberen Gastrointestinaltrakts: häufig ohne Befund; in manchen Fällen Nahrungs- oder Flüssigkeitsstau oder deutlicher Widerstand beim Vorschieben des Endoskops durch die Kardia.

Ösophagusmanometrie: Nachweis der ungenügenden Erschlaffung des unteren Ösophagussphinkters und fehlenden Peristaltik; prominente nichtperistaltische (synchrone) Kontraktionen des Ösophaguskorpus oder Tonusvermehrung am unteren Ösophagussphinkter können erkennbar sein.

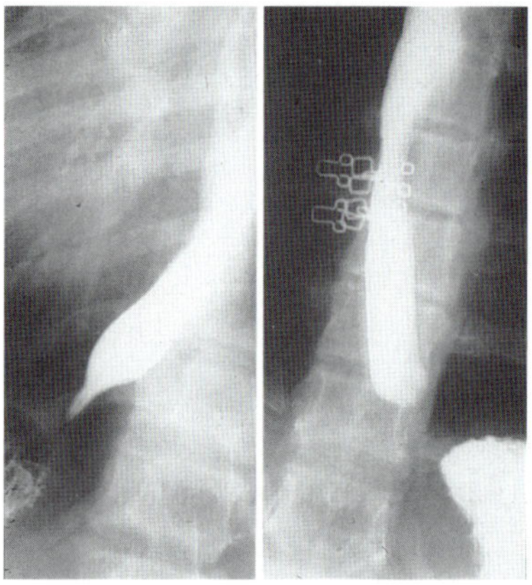

Charakteristische Verengung des distalen Ösophagus (links) und verzögerte Bariumkontrastmittelpassage aufgrund von Spasmen (rechts).

Differentialdiagnose

Ösophagusstriktur durch benigne oder maligne Krankheitsgeschehen.
Magensäurereflux mit Ösophagusspasmen.
Magenkarzinom oder anderer maligner Prozeß an der Kardia.
Kardiakompression durch Aortenaneurysma.
Chagas-Krankheit
Viszerale Neuropathie.

Ätiologie

Störung der inhibitorischen Innervation des Ösophaguskorpus und unteren Ösophagussphinkters unklarer Genese.
Achalasie kann gelegentlich durch einen paraneoplastischen Prozeß verursacht werden, was insbesondere bei älteren Patienten immer in Erwägung gezogen werden sollte.

Epidemiologie

Die jährliche Inzidenz bei Erwachsenen beträgt 1 : 100.000.
Die Erkrankung tritt bei Frauen und Männern gleich häufig und in jedem Lebensalter auf.
Die Erkrankung von Kindern ist selten, jedoch ebenfalls belegt.

Komplikationen

Respiratorische Komplikationen: z. B. Husten, Aspirationspneumonie, bei 10 % der Patienten.

Ösophaguskarzinom: potentielle Spätkomplikation, sehr selten.
Mangelernährung.

Potentielle Fehlerquellen bei der Diagnose

Klinisches Bild und Röntgenbefund der „klassischen Achalasie“ sind so charakteristisch, daß die Erkrankung bei weniger ausgeprägten Manifestationen nicht immer erkannt wird. Die folgenden Punkte können eine Fehldiagnose verhindern helfen:
Die Frühsymptome können denen des gastroösophagealen Refluxes gleichen.
Der Röntgenbefund nach Kontrastmittelgabe zeigt in manchen Fällen nur geringe Veränderungen, was die Diagnose erschwert.
Bei der Endoskopie kann eine geringfügige Schleimhautentzündung bei signifikantem Nahrungsstau im Ösophagus als Ösophagitis fehldiagnostiziert werden.
Besonders bei Kindern kann sich eine Achalasie in respiratorischen Komplikationen manifestieren.
Auch bei Vorliegen der typischen klinischen und röntgenologischen Befunde sollte immer auch an ein Karzinom oder eine peptische Striktur gedacht werden, wenn bei der Endoskopie die Unpassierbarkeit der Kardia festgestellt wird.
Antiemetika (z. B. Metoclopramid, Cisaprid) können durch Steigerung des Kardiatonus Achalasie-ähnliche Symptome hervorrufen.

Pharmakotherapie

Nitrate und Kalziumantagonisten (z. B. Nifedipin) bewirken einen Tonusverlust des unteren Ösophagussphinkters und können vor Dilatation oder Operation zu einer kurzfristigen Besserung der Symptomatik führen.

Nichtpharmakotherapie

Kardiadilatation

Verfahren der Wahl ist die simultan mit einer endoskopischen Myotomie durchgeführte pneumatische Dilatation.
Die lokale Injektion von Botulinumtoxin kann ebenfalls in Erwägung gezogen werden, es können jedoch mehrere Behandlungsgänge erforderlich sein.
Nach einem Behandlungsgang kommt es bei ungefähr zwei Dritteln der Patienten zu einer Besserung der Dysphagie; tritt keine Besserung ein, ist ein zweiter Behandlungsgang in aller Regel erfolgversprechend.
Bei 2–20 % der Patienten kommt es zu einer Ösophagusperforation, die jedoch nicht in jedem Fall eine operative Behandlung erfordert.

Operative Behandlung

Eine Kardiomyotomie (transthorakaler bzw. transabdominaler Zugang oder als „minimal-invasiver" Eingriff) empfiehlt sich, wenn das endoskopische Vorgehen nicht zum Erfolg geführt hat.

Behandlungsziele

Wiederherstellung des physiologischen Schluckaktes.

Prognose

Eine Besserung der Dysphagie und der retrosternalen Beschwerden kann in > 80 % der Fälle erreicht werden.

Nachsorge

Bei 5–10 % der Patienten kommt es nach erfolgreicher Dilatation oder Kardiomyotomie zu einem symptomatischen gastroösophagealen Reflux, der sich in der Regel mit H_2-Rezeptorenblockern oder Protonenpumpenhemmern behandeln läßt.

Hinweise zu Ernährung/ Lebensführung

Weiche Speisen; Fleisch und andere feste Nahrung nur in zerkleinerter Form.

Literatur

1. Saß N-L, Koop H (1997) Gastrointestinales Langzeitmonitoring – pH-Metrie und Motilität. Der Internist 38 (9):811–819
2. Eising EG, Holtmann G, Reiners C (1996) Bedeutung der parametrisierten Ösophagusszintigraphie in Mehrfachschlucktechnik im Vergleich zur Ösophagusmanometrie. Der Radiologe 36 (6):508–514
3. Neubrand M, Schepke M, Sauerbruch T (1997) Dysphagie. Der Internist 38 (4):391–403

Definition

Als Agranulozytose bezeichnet man eine Verminderung der Granulozyten im Blut auf weniger als 0,5/ml. Ursache ist zumeist eine Zytostatikatherapie zur Behandlung maligner Tumoren der blutbildenden Organe. Die Klinik ist durch opportunistische Infektionen und Fieber gekennzeichnet.

Symptome und klinischer Befund

Fieber: der einzige durchgehend vorhandene Hinweis auf eine manifeste Infektion.

Labor- und Apparate-Diagnostik

Eine vollständige körperliche Untersuchung einschließlich Inspektion der Mundhöhle, des Rachenraumes, der Genitalien und der Perianalregion sowie der Katheter-Einstichstellen ist in jedem Fall indiziert.
Durch Überwachungskulturen bei neutropenischen Patienten können bestimmte Infektionen; z. B. durch *Pseudomonas aeruginosa*, vorhergesehen werden, wodurch die Planung einer „empirischen", individuell angepaßten Behandlung, die Überwachung der Infektionsprävention sowie eine bessere Infektionsbekämpfung ermöglicht werden.
Regelmäßige Untersuchungen von Stuhlproben, z. B. auf Parasiten, sind bei Patienten aus Hochrisikogebieten angezeigt.

Blutkulturen: aus einem zentralen Venenkatheter oder peripheren Venen, zum Bakterien- und Pilznachweis.

Abstrich: von entzündeten Haut- und Schleimhautarealen.

Entnahme von Gewebeproben an klinisch verdächtigen Stellen.
Urinstatus und -kultur.
Thoraxröntgen.

Thorax-CT: zur Diagnose einer invasiven Aspergillose.

Bronchoalveoläre Lavage: insbesondere nach Knochenmarktransplantation bei Auftreten von trockenem Husten oder bereits früher diagnostizierten Veränderungen im Thoraxröntgenbild.

Aspirationsbiopsie verdächtiger Hautläsionen: zur Diagnose einer disseminierten Pilzinfektion.

Differentialdiagnose

Reaktion auf Transfusion von Blutprodukten.
Arzneimittelinduziertes Fieber.
Graft versus host reaction.
Fieber im Rahmen der Grunderkrankung.

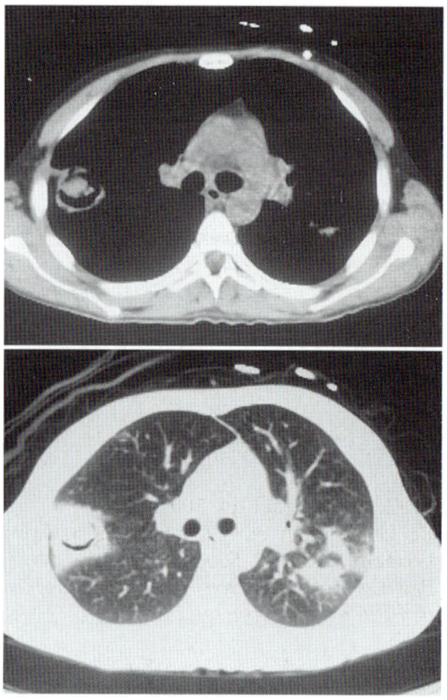

CT der Lunge: Befund bei invasiver Aspergillose. Der meist keilförmige mykotische Lungensequester sitzt in der Regel der Pleura auf und zeigt häufig eine Kavernenbildung.

Ätiologie

Ursachen des Fiebers

Bakteriämie (in 20 – 30 % der Fälle).
Klinisch oder mikrobiologisch dokumentierte Infektion durch einen anderen Erreger (30 – 40 %).
Ungeklärt (30 – 40 %).

Dokumentierter Infektionsherd

Unterer Respirationstrakt (50 %).
Oberer Respirationstrakt (20 %).
Haut und Weichgewebe einschließlich Perianalbereich (20 – 30 %).
Harntrakt (< 5 %).

Prädisponierende Faktoren für spezifische Infektionen

Neutropenie: Bakterien und Pilze.
Lymphopenie: intrazelluläre Organismen, z. B. *Toxoplasma gondii*, *Pneumocystis carinii*, Mykobakterien, Herpes-simplex-Viren.
Defekte der humoralen Abwehr und Milzunterfunktion: Organismen mit Hülle.
Verlust physikalischer Schranken (Haut, Schleimhaut): Bakteriämie, Fungämie.
Infektionsreservoir (z. B. Bronchiektasen): *Pseudomonas* spp.
Geographische Faktoren: Mykobakterien, Malaria-Viren, *Strongyloides stercoralis.*

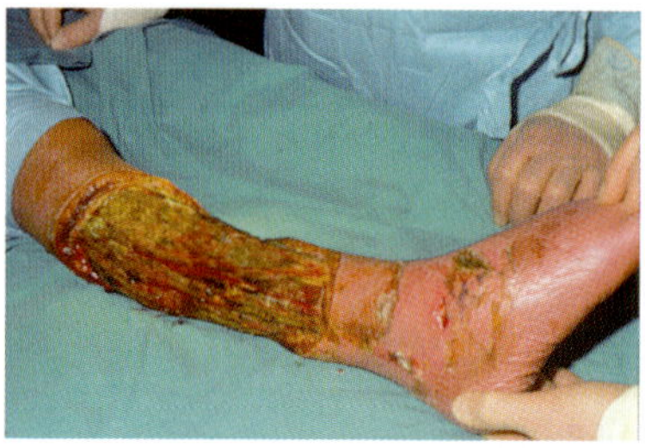

Ausgedehnte Resektion nekrotischen Gewebes am Bein eines Kindes mit Pseudomonas-Sepsis und Ecthyma gangrenosum terebrans.

Quellen häufiger pathogener Keime

Staphylokokken: Hautflora, Kreuzinfektion.
S. mitis: Mundflora.
Enterobacteriaceae: Intestinaltrakt.
P. aeruginosa: Umgebung, Kreuzinfektion.
Streptococcus pneumoniae: Nasenrachenraum, Kreuzinfektion.
Mycobacterium tuberculosis: Reaktivierung.
P. carinii: Reaktivierung, möglicherweise Kreuzinfektion.
T. gondii: Reaktivierung, Spenderknochenmark.
Candida spp.: Mundrachenraum oder Intestinaltrakt, Kreuzinfektion, parenterale Ernährung.
Aspergillus spp.: Übertragung über Luftweg (nach vorheriger Koloniebildung).
Herpes-simplex- oder Varicella-zoster-Virus: Reaktivierung (Kreuzinfektion).
Zytomegalievirus: Reaktivierung, Blutprodukte.

Epidemiologie

Pro Agranulozytoseschub tritt im Durchschnitt ca. 1mal Fieber auf (bei Chinolonprophylaxe seltener).

Komplikationen

Anfangs können die Komplikationen einer Sepsis, z. B. akute Tubulusnekrose, auftreten.

Erhöhtes Risiko eines ARDS: bei Bakteriämie durch *Streptococcus mitis.*

Ecthyma gangrenosum terebrans: bei lokaler oder disseminierter Infektion mit *P. aeruginosa.*

Disseminierte Candidiasis: Leber- oder Milz-CT kann aufschlußreich sein.

Lungeninfarkt oder -blutung: insbesondere bei invasiver Aspergillose.

Pharmakotherapie

„Empirische" Behandlung bei Agranulozytose und Fieber unbekannter Genese

Bei einer Körpertemperatur von 38,5 °C oder 38 °C über 2 Stunden sollte rasch eine „empirische" Antibiotikatherapie eingeleitet werden: z. B. mit Ceftazidim, mit Ceftazidim und einem Aminoglykosid oder mit einem Pseudomonas-wirksamen Penicillin und einem Aminoglykosid. Bei Fortbestehen des Fiebers über 24–72 Stunden bzw. Eintreten einer klinischen Verschlechterung werden zusätzlich Aminoglykoside (falls diese noch nicht zur Behandlung eingesetzt wurden) gegeben; vorher werden jedoch erneut Kulturen von Proben potentieller Infektionsquellen angelegt. Unabhängig von der ursprünglichen Antibiotikatherapie werden bei weiter anhaltendem Fieber erneut Kulturen angelegt und zusätzlich Vancomycin gegeben. Tritt nach 96 Stunden immer noch keine Entfieberung ein, ist die zusätzliche Gabe von Amphotericin B indiziert.

■ Standarddosierung
Amphotericin B, tgl. 1 mg/kg KG.
Ceftazidim, 3mal tgl. 2 g (Erwachsene).
Gentamicin, 3mal tgl. 1 mg/kg KG i.v.
Piperacillin, 3–4 g i.v. alle 4–6 Std.
Vancomycin, 500 mg i.v. alle 6 Std. oder 1 g i.v. alle 12 Std.

■ Kontraindikationen
Überempfindlichkeitsreaktion; eingeschränkte Anwendung bei Nierenschaden, Epilepsie oder bekannter intrazerebraler Läsion (Imipenem).

■ Besonderheiten
Eventuell Anpassung der Vancomycin- und Aminoglykosiddosierung erforderlich.

■ Wechselwirkungen
Bei Kombination Ototoxizität (selten bei Teicoplanin).

■ Nebenwirkungen
Nephrotoxizität (Vancomycin, Aminoglykoside, Amphotericin)
Ototoxizität (Vancomycin, Aminoglykoside).

Behandlung spezifischer Infektionen

Bei den meisten invasiven Pilzinfektionen: Amphotericin B, tgl. 0,5–1,5 mg/kg KG i.v., eventuell in Kombination mit 5-Fluorcytosin oder liposomalem Amphotericin B, tgl. 1–4 mg/kg KG.
Bei Herpes-simples-Infektion: Aciclovir, 5 mg/kg KG alle 8 Std. über 7 Tage.
Bei Varicella-zoster-Infektion: Aciclovir, 10 mg/kg KG alle 8 Std. über 7 Tage.
Bei Zytomegalievirusinfektion: Ganciclovir, 5 mg/kg KG i.v. alle 12 Std. über 2 Wochen, Erhaltungsdosis tgl. 5 mg/kg KG über weitere 2–3 Wochen in Kombination mit Immunglobulin.
Bei *P. carinii*-Pneumonitis: Cotrimoxazol, tgl. 120 mg/kg KG in verteilten Dosen, in Kombination mit Steroiden.

Prophylaxe

Bei gramnegativen Bakterien: ein 4-Chinolon, z. B. Ciprofloxacin, 2mal tgl. 250–500 mg oral, in Kombination mit Colistin, 1,5 Mio IE oral.
Bei grampositiven Bakterien: Penicillin oder Makrolid-Antibiotika.
Bei Mykobakterien (im Fall von früherer Erkrankung, Familienkontakt, Aufenthalt in endemischen Gebieten): Isoniazid, tgl. 5 mg/kg KG oder ein 4-Chinolon, z. B. Ciprofloxacin, 2mal tgl. 500 mg.
Bei Legionellen: ein 4-Chinolon, z. B. Ciprofloxacin, 2mal tgl. 500 mg.
Bei *Candida albicans* oder *Cryptococcus neoformans*: Fluconazol, tgl. 100–200 mg oral.
Bei *Candida glabrata*: Amphotericin B Suspension, 500 mg oral alle 6 Std.
Bei Aspergillose: Filtrieren der Raumluft, Itraconazol oder Amphotericin B, tgl. 0,5–1 mg/kg KG i.v.
Bei Herpes-simples- oder Varicella-zoster-Virus: Aciclovir, 5 mg/kg KG alle 8 Std.
Bei Zytomegalievirus: eventuell Aciclovir, 10 mg/kg KG i.v. alle 8 Std., Ganciclovir (Myelosuppression) oder Foscarnet-Natrium.
Bei *P. carinii*: Cotrimoxazol, 2mal tgl. 960 mg oral über 3 Tage/Woche oder Pentamidin-Aerosol, 150 mg alle 2 Wochen.
Bei Strongyloidiasis: Thiabendazol, 2mal tgl. 25 mg/kg KG oral über 3 Tage.
Bei Toxoplasmose: Pyrimethamin, tgl. 75 mg oral (Initialdosis 100 mg) in Kombination mit Folsäure, 3mal tgl. 15 mg, und eventuell Sulfadiazin, 3mal tgl. 2 g i.v. oder oral.

Behandlungsziele

Rasches Einleiten einer antimikrobiellen Therapie mit einem gegen die wahrscheinlichsten Erreger gerichteten Breitband-Antibiotikum.

Prognose

Bei Fieber als einzigem Symptom liegt die Mortalitätsrate bei < 5 %.
Bei Fieber und Vorliegen von Lungeninfiltraten liegt die Mortalitätsrate bei 30–60 %.

Nachsorge

Folgende Punkte sind zu beachten:
Initial „empirische" Behandlung: die zusätzliche Gabe eines Glykopeptids kann erforderlich sein.
Grunderkrankung und Behandlung: Infektionen durch *P. carinii* und Viren (insbesondere Zytomegalievirus) bei Lymphomen und Knochenmarktransplantation.
Dauer der Agranulozytose: bei Anhalten der Störung steigt auch das Risiko einer invasiven Pilzerkrankung.
Häufigkeit früherer Fieberepisoden: mit der Zahl steigt das Risiko einer Pilzerkrankung.
Positive Anamnese oder anderer Hinweis auf eine latente Infektion: z. B. invasive Aspergillose, Tuberkulose.
Reisen, ethnische Herkunft: z. B. erhöhtes Risiko für Malaria, Tuberkulose, Strongyloidiasis.

Hinweise zu Ernährung/ Lebensführung

Bei Agranulozytose ist eine möglichst keimfreie Kost angezeigt, wobei auf ausreichende Nährstoffzufuhr, gegebenenfalls durch parenterale Ernährung, zu achten ist.
Eine zahnärztliche Untersuchung ist empfehlenswert.
Hygienemaßnahmen wie häufiges Händewaschen, Raumreinigung und Wechsel der Bettwäsche sowie regelmäßige Überprüfung intravenöser Katheter sind für Patienten und Pflegepersonal von großer Bedeutung.
Entsprechende Behandlung des Wassers zur Prävention einer Legionelleninfektion.
Sorgfältige Vermeidung einer Masern- oder Varizellenexposition; Überprüfung des Impfstatus, Lebendimpfstoffe sind bis zur Wiederherstellung des Immunsystems jedoch kontraindiziert.

Literatur

1. Skaria AM, Chavaz P, Hauser C (1995) Metastatische Aspergilluspannikulitis bei blastischer Transformation eines myelodysplastischen Syndromes und Agranulozytose. Der Hautarzt 46 (8):579–581
2. Ottmann OG, Seipelt G, Hoelzer D (1997) Klinischer Einsatz hämatopoetischer Wachstumsfaktoren Wann und Wo? Der Internist 38 (12):1160–1167
3. Glasmacher A, Molitor E, Leutner C, Ewig S (1997) Diagnostik und Therapie von systemischen Mykosen bei neutropenischen Patienten. Der Onkologe 3 (7):49–54
4. Maschmeyer G (1997) Neutropenische Patienten mit Fieber unklarer Genese. Therapeutische Strategien. Der Onkologe 3 (7):38–43
5. Einsele H, Hebart H, Kanz L (1997) Virusinfektionen bei Patienten mit Tumorerkrankungen. Der Onkologe 3 (7):55–61

Definition

AIDS (acquired immuno-deficiency syndrome – erworbenes Immundefektsyndrom) ist ein durch HIV-Infektion induzierte fortschreitende Immunschwäche charakterisiertes Krankheitsbild, das sich in unterschiedlicher Weise manifestiert:

Opportunistische Infektionen

Viren: Zytomegalievirus.

Bakterien: Mycobacterium avium intracellulare, disseminierte Infektion mit *M. tuberculosis*, rezidivierende Infektion mit *Salmonella* spp., Pneumokokken.

Pilze: Candida albicans, Cryptococcus neoformans, Histoplasma capsulatum, Aspergillus spp.

Protozoen: Pneumocystis carinii, Cryptosporidium, Microsporida, Isospora, Toxoplasma gondii.

Opportunistische Tumoren

Kaposi-Sarkom.
Non-T-Zell-Lymphom.
Invasives Zervixkarzinom.

Neurologische Manifestationen

AIDS-Demenz.
Vakuoläre Myelopathie.
Progressive multifokale Leukenzephalopathie.

Symptome

Serokonversionsphase (okkultes HIV-Syndrom)

Hautausschlag, erhöhte Temperatur, Pharyngitis, Lymphknotenschwellung (Serokonversionsphase): bei 50 % der Infizierten.

Symptomfreie Phase

Hautausschläge (persistierende schwere Herpes-simplex- oder Herpes-zoster-Infektion) während der symptomfreien Phase, die nach Serokonversion 10 Jahre oder länger andauern kann.

Frühphase von AIDS (AIDS-related Komplex)

Ungeklärte Durchfälle, Fieber, Dyspnoe, fokale neurologische Manifestationen, leichtere opportunistische Infektionen: insbesondere orale Kandidiasis oder Haarleukoplakie, vor Entwicklung des AIDS-Vollbildes.

Klinischer Befund

Frühphase von AIDS (AIDS-related Komplex)

Hautausschlag, Lymphknotenschwellung, orale Kandidiasis, Haarleukoplakie: vor Entwicklung des AIDS-Vollbildes.

Vollbild

Opportunistische Infektionen: beim AIDS-Vollbild.

Labor- und Apparate-Diagnostik

In der symptomfreien Phase erfolgt die Diagnose ausschließlich durch HIV-Test.

HIV-Test: Nachweis von HIV-Antikörpern (in der Regel innerhalb von drei Monaten nach Erregerkontakt vorhanden) durch ELISA-Test („Enzyme-Linked Immuno Sorbent Assay"), Bestätigung durch Immunoblot-Analyse.

Bestimmung der CD4-Lymphozytenzahl: Zur Messung der Immunfunktion; normale Werte sind $\sim 800 \times 10^6$/l; bei Werten $< 500 \times 10^6$/l leiden die Patienten an rezidivierenden bakteriellen Infektionen; bei Werten $< 200 \times 10^6$/l besteht ein erhöhtes Risiko für opportunistische Infektionen. Hilfreich im Rahmen der Prävention von *P. carinii-* und *M. avium*-Infektionen.

Direkte Messung der Viruslast durch Polymerase-Kettenreaktion oder DNA-Messung: Ermöglicht Verlaufsprognose und Überwachung der antiviralen Therapie.

Differentialdiagnose

Kongenitale Immunschwäche.
Iatrogen erworbene Immunschwäche, z. B. nach Knochenmarktransplantation.
HIV-Antikörper-negative CD4-Lymphopenie: selten, Epidemiologie unterscheidet sich von jener der HIV-Infektion.

Ätiologie

AIDS wird durch Infektion mit HIV verursacht.
HIV führt zu einem fortschreitenden Verlust der T-Helferzellen (CD4) sowie einer defekten Proliferation nach antigener Stimulation auch der nicht HIV-infizierten T-Lymphozyten.

Epidemiologie

Geographisch lassen sich drei Verteilungsmuster der Krankheit erkennen:

Nordamerika und Westeuropa

Übertragung durch Geschlechtsverkehr unter homosexuellen Männern, durch Verwendung des gleichen Injektionsbestecks bei i.v. Drogenabhängigen, durch heterosexuellen Geschlechtsverkehr, von der Mutter auf das Kind oder durch Blutprodukte (bei Hämophiliepatienten, die zwischen 1975 und 1984 Blutprodukte erhielten).
In den Vereinigten Staaten und Großbritannien geht die Zahl der Neuinfektionen unter Homosexuellen zurück, während sie unter Heterosexuellen und i.v. Drogenabhängigen ansteigt.

Afrika südlich der Sahara

Epidemische Ausbreitung hauptsächlich durch heterosexuellen Geschlechtsverkehr, häufig auch Übertragung von der Mutter auf das Kind sowie durch Blutprodukte.

Asien

Explosionsartiger Anstieg der Neuinfektionen, in erster Linie durch heterosexuellen Geschlechtsverkehr.

Komplikationen

Nicht anwendbar.

Pharmakotherapie

Antivirale Kombinationstherapie mit zwei Nukleosidanaloga wirkt lebensverlängernd. Eine Therapie mit drei Substanzen ist beim AIDS-Vollbild bzw. bei hoher Viruslast auch vor Entwicklung des Vollbildes angezeigt.

Nukleosidanaloga

Zidovudin (AZT)
- Standarddosierung
3mal tgl. 200 mg.

- Kontraindikationen
Knochenmarksuppression.

- Besonderheiten
Verwendung im Rahmen einer Kombinationstherapie.

- Wechselwirkungen
Medikamente mit ähnlichem toxischem Profil.

- Nebenwirkungen
Knochenmarksuppression, Kopfschmerzen, Schlaflosigkeit, gelegentlich Myopathie.

Didanosin (DDI)
- Standarddosierung
2mal tgl. 200 mg.

- Kontraindikationen
Vorausgegangene Pankreatitis, periphere Neuropathie.

- Besonderheiten
Verwendung im Rahmen einer Kombinationstherapie.

- Wechselwirkungen
Verabreichung in alkalischem Puffer; kann zu einer verringerten Resorption von Verbindungen, die im Magen angesäuert werden müssen, führen.

- Nebenwirkungen
Pankreatitis, periphere Neuropathie.

Stavudin (d4T)
- Standarddosierung
2mal tgl. 40 mg.

- Kontraindikationen
Vorbestehende periphere Neuropathie.

- Besonderheiten
Verwendung im Rahmen einer Kombinationstherapie.

- Wechselwirkungen
Keine bekannt.

- Nebenwirkungen
Periphere Neuropathie.

Lamivudin (3TC)
- Standarddosierung
2mal tgl. 150 mg.

- Kontraindikationen
Keine.

- Besonderheiten
Verwendung in Kombination mit AZT oder d4T.

- Nebenwirkungen
Knochenmarksuppression.

HIV-Proteasehemmer

- Standarddosierung
Indinavir, 3mal tgl. 800 mg. Ritonavir, 2mal tgl. 600 mg. Saquinavir, 3mal tgl. 600 mg. (Nelfinavir, 3mal tgl. 750 mg, in Deutschland nicht zugelassen.)

- Kontraindikationen
Multiple Arzneimittelinteraktionen (z. B. mit Terfenadin, Cisaprid, Midazolam, Rifampicin).
Ritonavir: schwere Leberinsuffizienz.

- Besonderheiten
Verwendung in Kombination mit Nukleosidanaloga.

- Nebenwirkungen
Nierensteine, gastrointestinale Toxizität.

Behandlungsziele

Unterdrückung der Virusreplikation.
Verhinderung der Ausbildung eines schweren Immundefekts.
Lebensverlängerung.
Verlängerung der symptomfreien Phase.

Prognose

60 % der Infizierten entwickeln ohne antivirale Therapie innerhalb von 10 Jahren nach Serokonversion ein AIDS-Vollbild.
5 % der Infizierten bleiben in diesem Zeitraum symptomfrei, eine Verschlechterung der immunologischen Situation läßt sich nicht nachweisen.
Nach Diagnose von AIDS beträgt die durchschnittliche Lebenserwartung 2 Jahre, unter antiviraler Therapie ist sie höher.

Nachsorge

Zur Quantifizierung der HIV-Antikörperlast 4mal jährlich Bestimmung der CD4-Zellenzahl.
Bei einer CD4-Zellenzahl $< 200 \times 10^6$/l sind prophylaktische Maßnahmen gegen *P. carinii*-Pneumonie, bei Werten $< 75 \times 10^6$/l gegen *M. avium*-Komplex angezeigt.

Hinweise zu Ernährung/ Lebensführung

Prophylaktische Maßnahmen

Aufklärung über Übertragungswege.
Kondomverwendung.
Information behandelnder Ärzte und Zahnärzte, Intimpartner usw. durch Infizierte.
Keine Blut-, Serum- und Gewebsspende durch Infizierte.

Literatur
1. Schröder U, Waller V, Kaliebe Th, Agathos M, Breit R (1994) Akutes Primärstadium einer HIV-Infektion mit Nachweis einer Serokonversion. Der Hautarzt 45 (1):29–33
2. Petzoldt D, Hartmann M (1997) Neue Möglichkeiten der medikamentösen Prophylaxe der beruflichen HIV-Infektion. Der Hautarzt 48 (5):295–296
3. Goebel F-D, Bogner JR (1997) Kombinationsbehandlung der HIV-Infektion. Der Internist 38 (12):1146–1153

Symptome

Die Symptomatik der B-Zell-Lymphome läßt sich manchmal nur schwer von den anderen Manifestationen der HIV-Infektion und des AIDS-Vollbildes unterscheiden.

Persistierende einseitige Lymphknotenschwellung: bei < 50 % der Patienten.
Husten, Kurzatmigkeit.
Bauchschmerzen.
Kopfschmerzen, fokale neurologische Ausfälle.
Schmerzhafte, ulzerierende Schleimhautläsionen.
Lokalisierte indurierte Hautknoten.
Muskelschwäche, Gewichtsabnahme, Nachtschweiß, Fieber.

Klinischer Befund

Diskrete „gummiartige" indolente Lymphknotenschwellungen in Hals-, Achsel- oder Leistenbereich.
Hepatosplenomegalie.
Retroperitoneale Lymphknotenvergrößerung.
Intrakranielle Druckerhöhung, Papillenödem, fokale neurologische Manifestationen.

Tumor an ungewöhnlichen Stellen: z. B. an Perikard, Hoden, Mundschleimhaut.

Anämie, Fieber, Petechien.

Labor- und Apparate-Diagnostik

Biopsie: ermöglicht Klassifizierung des Lymphoms.

Großes Blutbild: liefert Ausgangswerte für die Therapie.

CT von: Brust-, Oberbauch- und Beckenregion.

Lumbalpunktion: häufig Liquorbefall.

MRT, CT, CT-kontrollierte Biopsie einer solitären Veränderung im Gehirn ermöglichen Diagnose eines zerebralen Lymphoms.

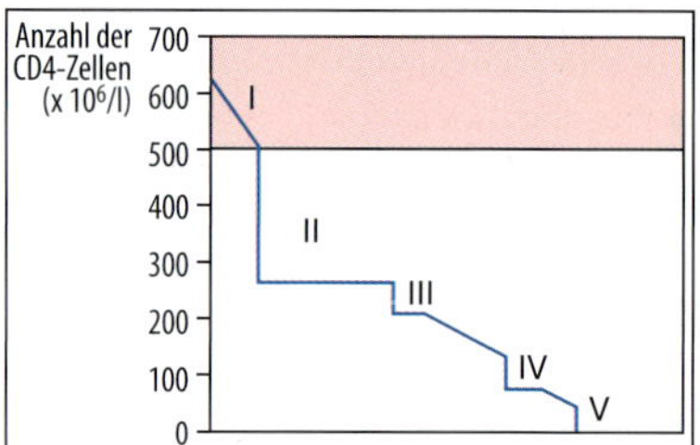

I Asymptomatisch

II Herpes zoster, Tuberkulose, orale Kandidiasis, Herpes-simplex-Virus

III Lymphom: Kaposi-Sarkom, Cryptosporidium spp.

IV Cryptococcus spp., Pneumoscystis carinii spp., Toxoplasmose, Kandidiasis

V *M. avium*, Zytomegalievirus

Relation zwischen Anzahl der CD4-Zellen und klinischem Bild.

Differentialdiagnose

Nodal
Persistierende generalisierte Lymphknotenschwellung.

Extranodal
Aphten, Kaposi-Sarkom.
Zerebrale Toxoplasmose.

Systemisch
Fieber unklarer Genese, Infektion mit *Mycobacterium avium intracellulare* oder *M. tuberculosis*, HIV-Infektion, Arzneimittelreaktionen.

Ätiologie

Non-Hodgkin-Lymphom

Die HIV-assoziierte Immunsuppression kann sekundär infolge der Epstein-Barr-Virus-Infektion oder anderer zytogenetischer Defekte auftreten.
Non-Hodgkin-Lymphome treten auch bei anderen immunsupprimierten Patienten auf, z. B. beim (angeborenen) Wiskott-Aldrich-Syndrom oder nach Organtransplantation.

Epidemiologie

Non-Hodgkin-Lymphome machen ungefähr 3 % der klinischen Manifestationen des AIDS bei HIV-positiven Patienten aus. Bei 60 % der an einem Non-Hodgkin-Lymphom Erkrankten manifestiert sich AIDS durch diese Diagnose.
Non-Hodgkin-Lymphome gehen in der Regel mit einem niedrigen CD4-Wert einher.
Das Lymphom tritt bei allen Risikogruppen gleich häufig auf.
Es ist die am häufigsten auftretende AIDS-assoziierte maligne Erkrankung bei Heterosexuellen.

Komplikationen

Geringe Knochenmarkreserve: durch Infektionen oder Medikamente.
Häufige opportunistische Infektionen.

Pathologie

B-Zell-Non-Hodgkin-Lymphom

Hoher Malignitätsgrad: 90 % kleine Zentroblasten (65 % immunoblastisches, 25 % Burkitt-Lymphom).
Geringer Malignitätsgrad: gelegentlich auftretend; nicht mit AIDS assoziiert.

Pharmakotherapie

Rücksprache mit entsprechendem Facharzt bzw. Überweisung erforderlich.
Aufklärung des Patienten über therapeutische Optionen ist von entscheidender Bedeutung.
Patienten mit gutem Allgemeinzustand und hohen CD4-Werten werden konventionell mit Chemotherapie nach dem CHOP-Schema (Cyclophosphamid, Vincristin, Adriamycin, Prednisolon) oder kurzfristig hochdosiert mit einer Kombinationstherapie aus mehreren Wirkstoffen behandelt. Die bei nicht mit AIDS assoziierten Lymphomen übliche Therapie kann zu einer Verschlechterung der Prognose bei mäßig gefährdeten AIDS-Patienten führen.
Patienten mit schlechtem Allgemeinzustand, niedrigen CD4-Werten ($< 100 \times 10^6$/l) und diagnostiziertem AIDS-Vollbild werden nach niedrig dosiertem CHOP-Schema oder Vincristin und Bleomycin in Kombination mit Steroiden behandelt.
Aufgrund der häufigen ZNS-Beteiligung ist eine prophylaktische intrathekale Therapie mit Methotrexat angezeigt.
Jede Chemotherapie geht mit Immunsuppression, Knochenmarkdepression und erhöhter Infektanfälligkeit einher.

Behandlungsziele

Vermeidung multipler Infektionen bei hochdosiert chemotherapeutisch behandelten Patienten mit guter Prognose.
Erhaltung der Lebensqualität.

Weitere Behandlungsmöglichkeiten

Strahlentherapie

Zur palliativen Behandlung, wenn eine Chemotherapie nicht in Frage kommt oder der Patient nicht darauf anspricht.
Gezielte Strahlentherapie bei extranodal lokalisierten Lymphomen, z. B. der Tonsillen.
Ganzhirnbestrahlung bei zerebralen Lymphomen.

Knochenmarkstimulation

Mit Hilfe von CSF (colony stimulating factor).

Prognose

Die mittlere Überlebenszeit beträgt < 6 Monate (und ist damit in jedem Stadium geringer als beim nicht-HIV-assoziierten Non-Hodgkin-Lymphom).
Diagnose des Lymphoms nach Entwicklung von AIDS, schlechter Allgemeinzustand (Karnofsky-Index < 70) sowie CD4-Werte $< 100 \times 10^6$/l deuten auf eine schlechte Prognose hin.
50 % der Patienten sterben am Non-Hodgkin-Lymphom, 50 % an anderen AIDS-assoziierten Erkrankungen.
Das Burkitt-Lymphom spricht besser auf eine Chemotherapie an als das immunoblastische Lymphom.
Die mittlere Lebenserwartung beim zerebralen Lymphom beträgt 4 – 8 Wochen.

Nachsorge

Psychologische Unterstützung und fortlaufende Betreuung.

Hinweise zu Ernährung / Lebensführung

Keine speziellen Empfehlungen.

Literatur
1. Bankier AA, Fleischmann D, Kontrus M, Wiesmayr MN, Herold CJ (1996) Computertomographie AIDS-assoziierter Thoraxerkrankungen. Der Radiologe 36 (7):543 – 549
2. Riederer A, Dreher A, Zietz C, Bogner J (1997) HIV-assoziierte Non-Hodgkin-Lymphome (HIV-NHL) im Kopf-Hals-Bereich. HNO 45 (1):11 – 16
3. Goldschmidt H, Wallmeier M, Hegenbart U, Haas R (1997) Maligne Lymphome. Pathologie, Diagnostik, Therapie. Der Radiologe 37 (1):1 – 9

Symptome

Unzufriedenheit mit dem Aussehen: gelegentlich auch bei objektiv wenig auffälligem Befund.
Unsicherheit.

Schmerzen: durch entzündete Papeln, Pusteln und Zysten.

Klinischer Befund

In der Regel auf Gesicht sowie oberen Rükken- und Brustbereich begrenzt, in schwereren Fällen kann sich Akne jedoch auch über den ganzen Rücken und die Oberarme ausbreiten.
Die Hautveränderungen lassen sich in entzündliche und nichtentzündliche Effloreszenzen einteilen.

Entzündliche Effloreszenzen

Papeln.
Pusteln.
Knoten und fluktuierende Zysten (nodulär-zystische Akne).

Nichtentzündliche Effloreszenzen

Geschlossene (weiße) oder offene (schwarze) Komedonen („Mitesser").
Narben durch abgeheilte oder behandelte Aknezysten.
Fettige Haut.

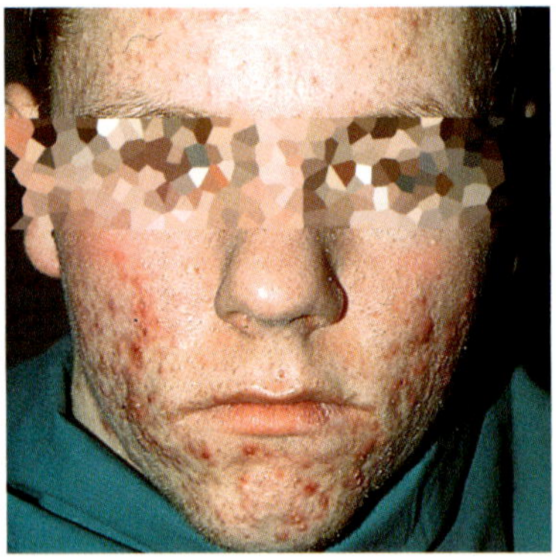

Mittlere bis schwere Akne im Gesicht.

Labor- und Apparate-Diagnostik

Die Diagnose erfolgt aufgrund der klinischen Manifestationen.

Kultur: zum Nachweis einer auf konventionelle Aknebehandlung nicht ansprechenden gramnegativen Follikulitis.

Biopsie: zum Ausschluß anderer Krankheiten bei atypischem klinischem Bild.

Bei Frauen mit schwerer, standardtherapieresistenter Akne bzw. mit Hirsutismus oder Zyklusanomalien kann eine endokrine Störung zugrunde liegen; die Untersuchung ist häufig ohne Befund, Ovarialzysten sowie Ovarial- oder Nebennierentumoren müssen jedoch sicher ausgeschlossen werden.

Differentialdiagnose

Rosazea
Gesichtsrötung mit perioraler Blässe; kann sich auf Teleangiektasien beschränken; granulomatöse, papuläre, pustulöse Effloreszenzen in jeder Kombination.

Periorale Dermatitis
Ekzematöse Flecken mit entzündlichen Papeln im perioralen Bereich, hauptsächlich bei Frauen.

Steroidakne
Multiple, monomorphe entzündliche Papeln oder Pusteln. Kann bei Anwendung fluoridierter topischer Steroide besonders im Gesicht oder unter systemischer Steroidtherapie (an Brust, Rücken und Schultern) auftreten.

Medikamente
Bestimmte Medikamente können akneähnliche Ausschläge hervorrufen, insbesondere Phenytoin und Lithium.

Halogenakne
Durch Chlor-, Jod- oder Bromexposition.

Gramnegative Follikulitis
DD durch Kultur.

Acné excoriée des jeunes filles
Kann als Impetigo oder Dermatitis artefacta fehldiagnostiziert werden.

Pyodermien des Gesichts
Rasche Entwicklung indurierter Erytheme und fluktuierender Abszesse im Gesicht junger Frauen.

Tumoröse Sklerose
Angiofibrome werden häufig als Akne fehldiagnostiziert.

Acne fulminans
Fulminanter Krankheitsbeginn mit schmerzhaften entzündlichen Knoten vor allem auf Brust und Rücken männlicher Jugendlicher, häufig assoziiert mit Leukozytose, Arthralgien, Fieber und Ulzeration der Knoten.

Ätiologie

Verhornungsstörung, die mit einer Verstopfung der Talgdrüsenausführungsgänge einhergeht.
Verstärkte Talgproduktion (durch androgene Stimulation gesteuert).
Entzündung: erhöhte Populationen von *Propionibacterium acnes* in den Follikeln hinter verstopften Talgdrüsenausführungsgängen geben Lipasen ab, die auf Triglyceride im Talg einwirken und freie Fettsäuren freisetzen, die ihrerseits entzündliche Reaktionen hervorrufen. *Propionibacterium acnes* produziert auch Chemotaxine.

Epidemiologie

Akne ist eine der häufigsten Hautkrankheiten in den USA und Europa.
85 % der 12- bis 25jährigen sind betroffen.
Akne tritt am häufigsten im Alter zwischen 16 und 18 Jahren auf.

Komplikationen

Narbenbildung: durch abheilende Effloreszenzen; tiefe Narben oder flache atrophische Plaques.

Hyperpigmentierte Stellen: durch abheilende Komedonen, insbesondere bei Patienten mit pigmentierter Haut.

Keloide: insbesondere im oberen Brust- und Rückenbereich.

Derbe persistierende entzündliche Ödeme, die auf eine konventionelle Aknebehandlung nicht ansprechen: als Folgeerscheinung.

Osteolytische Knochenläsionen mit Schmerzhaftigkeit der Skelettmuskulatur und septischem Fieber: bei Acne fulminans, einer seltenen ulzerösen Akneform.

Vaginale Infektion mit Hefepilzen: in der Folge einer systemischen Antibiotikatherapie.

Aggressive Basalzellkarzinome der Haut/Schilddrüsenkarzinome: erhöhtes Risiko nach vorangegangener Aknebehandlung mittels oberflächlicher Röntgenstrahlung; diese Patienten sollten regelmäßig überwacht und aufgeklärt werden.

Pharmakotherapie

Eine Besserung der klinischen Symptome tritt in der Regel erst nach 4–6 Wochen ein.

Bei leichter Akne: äußerliche Behandlung

■ Standarddosierung
Benzoylperoxid 2,5–10 % Tretinoin, Creme 0,025 %, 0,05 %, 0,1%; Gel 0,01 %, 0,025 %; Flüssigkeit zum Auftragen 0,01 %. Anwendung nach Verträglichkeit; Verteilung auf 2mal tgl.

■ Kontraindikationen
Keine.

■ Besonderheiten
Retinsäure: Dosiserhöhung nach Verträglichkeit; häufig kommt es zunächst zu einer Verstärkung der Symptomatik. Neu eingeführte topische Retinoide sind Adapalen und Tretinoin Mikrosphäre, die eine den höherpotenten Retinoiden vergleichbare Wirksamkeit bei gleichzeitig geringerem Risiko der Hautreizung aufweisen. Sie liegen als Gel 0,1 % vor und werden nachts nach Verträglichkeit aufgetragen.

■ Wechselwirkungen
Keine.

■ Nebenwirkungen
Austrocknung, Hautreizung und Brennen, übermäßige Hautschälung.

Bei leichter Akne: topische Antibiotika

■ Standarddosierung
Clindamycin, Lösung, Gel oder Lotion 1 %; Erythromycin, Salbe, Gel oder Lösung 2 %; Meclocyclin; Tetracyclin; Benzamycin (Erythromycin 3 %, Benzoylperoxid 5 %); 2mal tgl. dünn auf betroffene Hautstellen auftragen.

■ Kontraindikationen
Keine.

■ Wechselwirkungen
Keine.

■ Nebenwirkungen
Lokale Hautreizung und leichte Schuppung, Gele wirken häufig austrocknend; bei Anwendung von Salben fühlt sich die Haut „fettig“ an.

Bei mäßiger Akne: orale Antibiotika

■ Standarddosierung
Tetracyclin 1–2 g tgl., Erythromycin 1 g tgl., Minocyclin 100–200 mg tgl., Trimethoprim-Sulfamethoxazol 1–2 Tabletten tgl.

■ Kontraindikationen
Tetracyclin: Schwangerschaft und Alter < 12 Jahre. Erythromycin: gleichzeitige Einnahme von Terfenadin-Astemizol.

■ Besonderheiten
Tetracyclin, Minocylin: kann zu Pseudotumor cerebri führen. Minocyclin: akute Hepatitis und Leberinsuffizienz, Löffler-ähnliches Syndrom, Lupus-ähnliches Syndrom und pustuläre Follikullitis mit Eosinophilie (seltene und häufig unerkannte Nebenwirkung).

■ Wechselwirkungen
Erythromycin: Wechselwirkungen mit Zytochrom-P-450; verringerte Wirksamkeit oraler Kontrazeptiva wurde beschrieben.

■ Nebenwirkungen
Tetracyclin, Minocyclin: Übelkeit, Erbrechen, Lichtempfindlichkeit. Erythromycin: schwere Magenreizung.

Bei starker Akne

■ Standarddosierung
Isotretinoin, tgl. 0,5–1 mg/kg KG, verteilt auf zwei Dosen jeweils zu den Mahlzeiten; Behandlungsdauer 20 Wochen.

■ Kontraindikationen
Schwangerschaft, Stillzeit, Vorsicht bei vorbestehender Nieren- oder Lebererkrankung.

■ Besonderheiten
Schwere fetale Mißbildungen wurden beschrieben; bei Frauen im gebärfähigen Alter ist 1 Monat vor, während und bis mindestens 1 Monat über die Therapie hinaus eine effektive Verhütung erforderlich. Monatliche Leberfunktionsproben und Bestimmung des Serum-Lipoproteinspiegels.

■ Wechselwirkungen
Präparate mit hochdosiertem Vitamin A.

■ Nebenwirkungen
Entzündung der Lippen; Austrocknen der Nasenschleimhaut mit leichtem Nasenbluten und Konjunktivitis; intrauteriner Fruchttod und fetale Mißbildungen; Arthralgien; erhöhte Leberenzym- und Triglyzeridwerte, Hirsutismus.

Behandlungsziele

Reduzierung der entzündlichen Effloreszenzen.
Vermeidung von Narben und der mit Akne einhergehenden Unsicherheit.

Weitere Behandlungsmöglichkeiten

Dermabrasion.
Chemisches Peeling.
Triamcinolon-Injektion in entzündete Papeln.
Kryotherapie.
Stanzläppchendeckung der Aknenarben.
Komedonenextraktion.
Inzision und Drainage von Zysten.

Prognose

Ausgezeichnet, Spontanremission nach einigen Jahren.
Ausgezeichnet für die mit Isotretinoin behandelte nodulär-zystische Akne.
Gelegentlich kann die Akne auch über das Jugendalter hinaus andauern.

Nachsorge

Regelmäßige Erfolgskontrolle ist von entscheidender Bedeutung, da die Medikamente der ersten Wahl nur sehr langsam zu einer Besserung führen.
Aufklärung des Patienten ist für einen Erfolg der Therapie ebenfalls sehr wichtig.
In schweren Fällen, in denen die Medikamente der ersten Wahl nicht zum Erfolg führen, sollte zur Vermeidung von Narbenbildung frühzeitig an eine Isotretinoin-Behandlung gedacht werden.

Hinweise zu Ernährung / Lebensführung

Die Ernährung scheint nur eine geringe Rolle zu spielen.
Langzeitbelastung mit Chlorkohlenwasserstoffen, Steinkohlenteer, Maschinenölen, Fetten, Schmierölen und Dioxin kann zu akniformen Effloreszenzen führen.
Pomadeöle und komedogene Kosmetika sollten gemieden werden.

Literatur

1. Plewig G, Albrecht G, Henz BM, Meigel W, Schöpf E, Stadler R (1997) Systemische Behandlung der Akne mit Isotretinoin: Aktueller Stand. Der Hautarzt 48 (12):881–885

Symptome

In der Regel keine Beschwerden.
Gelegentlich leichte Berührungsempfindlichkeit an betroffenen Hautarealen.

Klinischer Befund

Papeln: 1–2 mm große hyperkeratöse, erythematöse, rauhe Papeln auf lichtexponierten Hautarealen; können > 1 cm Größe erreichen und pigmentiert sein; treten in Einzelfällen als „Hauthorn" (d.h. hypertrophe aktinische Keratosen) auf; klinisch häufig unauffällig, bei Berührung jedoch leicht zu identifizieren.

Aktinische Keratosen der Unterlippe (Cheilitis actinica): diffuse, unscharf begrenzte schuppige Läsion an der Rotweißgrenze der Unterlippe mit erhöhter Empfindlichkeit, insbesondere nach Sonnenexposition.

Fissurenbildung und Leukoplakie: kann vorhanden sein, Ulzerationen treten in der Regel jedoch erst bei Entwicklung eines invasiven Plattenepithelkarzinoms auf.

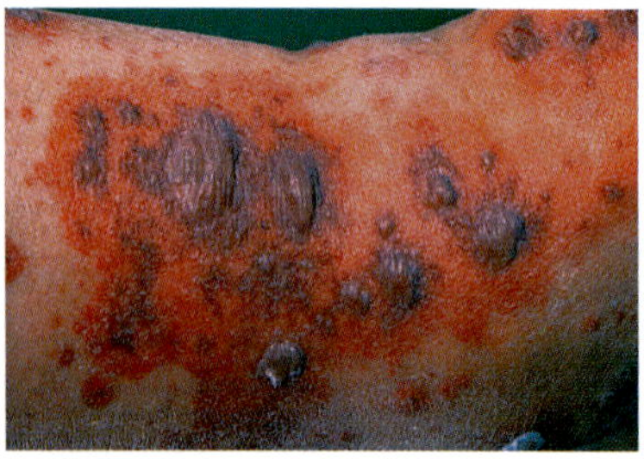

Aktinische Keratosen.

Labor- und Apparate-Diagnostik

Asymptomatische aktinische Keratosen

Bei Vorliegen dieses klinischen Krankheitsbildes erfolgt die Behandlung in der Regel ohne vorherige diagnostische Biopsie; diese ist erst angezeigt, wenn die Läsionen auf therapeutische Maßnahmen nicht ansprechen.

Symptomatische oder hypertrophe aktinische Keratosen

Hautbiopsie: gleich beim ersten Termin oder empirische Behandlung mit regelmäßiger Überwachung in kurzen Abständen. Eine Biopsie zum Ausschluß eines invasiven Plattenepithelkarzinoms ist angezeigt, wenn die Läsionen auf die therapeutischen Maßnahmen nicht ansprechen. Bei vorliegender Ulzeration oder Induration ist die Biopsie zwingend erforderlich.
Bei der aktinischen Keratose handelt es sich um ein squamöses Carcinoma in situ, d.h. es kommt zur Entwicklung eines Plattenepithelkarzinoms, das mit hochgradig invasivem Wachstum und Metastasierung einhergehen kann. Bei der Beurteilung und Therapie dieser präkanzerösen Läsion sollte deshalb immer auch an ein malignes Krankheitsgeschehen gedacht und eine gründliche klinische Befunderhebung vorgenommen werden.
Von entscheidender Bedeutung ist auch, daß das Biopsiepräparat einem erfahrenen Dermatopathologen zur Interpretation vorgelegt wird (*siehe* Differentialdiagnose).

Differentialdiagnose

Frühe seborrhoische oder makuläre seborrhoische Keratosen und Verruca vulgaris.
Kleinere Hautläsionen beim subakuten chronischen Lupus erythematodes.
Bei der Diagnose der Cheilitis actinica sollte auch an ein Plattenepithelkarzinom, Kontaktcheilitis, Cheilitis granulomatosa, nekrotisierende Speicheldrüsenmetaplasie, chronisches „Lippenlecken" und Medikamenten-induzierte Cheilitis, z.B. durch Isotretinoin und Methotrexat gedacht werden.
Da eine aktinische Keratose histologisch ein squamöses Carcinoma in situ darstellt, ist bei der pathohistologischen Abklärung häufig die Untersuchung verschiedener Schichten zum Ausschluß eines invasiven Plattenepithelkarzinoms erforderlich.
Invertierte follikuläre Keratosen sind irritative seborrhoische Keratosen und ähneln histologisch einem Plattenepithelkarzinom. In der Regel können sie nur von einem erfahrenen Dermatopathologen unterschieden werden; bei einer auf mangelnde Erfahrung zurückzuführenden Fehldiagnose könnte die gutartige Hautläsion sonst fälschlicherweise als maligner Tumor behandelt werden.
Großzellige Akanthome können in seltenen Fällen histologisch einer aktinischen Keratose gleichen; dies gilt insbesondere für gutartige lichenoide Keratosen und lichtgeschädigte Haut.

Ätiologie

Ursachen sind chronische UV-Lichtexposition, Röntgenstrahlung, Bestrahlung mit künstlichem UV-Licht, z.B. in Solarien.
UV-Lichtexposition kann die klonale Expansion mutierter chromosomaler P53-Tumorsuppressor-Onkogene induzieren, die zu einer aktinischen Keratose oder einem Plattenepithelkarzinom führen können.
Sonnenexposition kann die Entstehung eines Basalioms auslösen oder begünstigen.

Epidemiologie

Blonde, blauäugige Personen sowie Personen mit Lentigo im Kindesalter weisen ein erhöhtes Risiko für die Entwicklung aktinischer Keratosen auf.
Aktinische Keratosen stellen die häufigste epitheliale Präkanzerose bei Hellhäutigen dar.
Über 50 % der in heißen, sonnigen Klimazonen lebenden älteren Hellhaarigen sind betroffen.
Eine verstärkte Neigung zur Entwicklung aktinischer Keratosen sowie eines Plattenepithelkarzinoms besteht auch nach Nierentransplantation oder bei aus anderen Gründen immunsupprimierten Patienten.

Komplikationen

Plattenepithelkarzinom: Hier ist besonders auf die Cheilitis actinica zu achten, da Plattenepithelkarzinome der Unterlippe ein hohes metastatisches Potential aufweisen.

Pharmakotherapie

Topische Behandlung

■ Standarddosierung
Topisches 5-Fluorouracil, Creme 1 % oder 5 % 2mal tgl. über einen Zeitraum von 3–4 Wochen nach Verträglichkeit auftragen.

■ Kontraindikationen
Überempfindlichkeit.

■ Wechselwirkungen
Keine.

■ Nebenwirkungen
Schmerzhafte Erosionen in Verbindung mit Kontaktdermatitis.

Nichtpharmakotherapie

Kryotherapie

Offene Spraytechnik mit Kälteanwendungen von 5–10 Sekunden Dauer oder Behandlung mit der Kältesonde.

Chirurgische Behandlung

Oberflächliche Dermabrasion, Kürettage, Laserabrasion und chemisches Peeling erwiesen sich als wirksame Behandlungsmöglichkeiten, besonders bei ausgedehnten aktinischen Keratosen.

Behandlungsziele

Früherkennung, gegebenenfalls mittels diagnostischer Biopsie, und Behandlung aktinischer Keratosen zur Vermeidung eines Plattenepithelkarzinoms.

Prognose

Bei gesunden immunkompetenten Patienten können sich aktinische Keratosen spontan zurückbilden, unverändert bleiben oder sich zu einem Plattenepithelkarzinom entwickeln.
Der genaue Prozentsatz der malignen Transformation ist schwer zu bestimmen; in zwei über einen Zeitraum von 1 Jahr laufenden Studien wurden maligne Konversionsraten zwischen 0,25 und 20 % beschrieben.
Über das lebenslange Risiko bei Patienten mit Hunderten von aktinischen Keratosen (d. h. das Risiko pro Läsion) ist kaum eine Prognose möglich.

Nachsorge

Klinisch verdächtige aktinische Keratosen, die auf eine Behandlung nicht ansprechen, müssen zum Ausschluß eines Plattenepithelkarzinoms einer Biopsie unterzogen werden.
Patienten mit multiplen aktinischen Keratosen weisen ein erhöhtes Risiko für die Entwicklung eines Melanoms, Basalioms oder Plattenepithelkarzinoms auf und sollten alle 3–6 Monate untersucht werden.

Hinweise zu Ernährung / Lebensführung

Aktinische Keratosen entwickeln sich auf ungeschützten Hautarealen als Folge einer chronischen Sonnenlichtexposition.
Künstliche UV-Strahlung in Solarien sowie Röntgenstrahlung und Belastung mit polyzyklischen aromatischen Kohlenwasserstoffen können ebenfalls eine Ursache sein.

Literatur

1. Barlag K, Goerz G (1996) Hautveränderungen und Hauterkrankungen bei Frauen im Alter. Der Gynäkologe 29 (9):761–769
2. Rütten A et al. (1996) Das desmoplastische maligne Melanom. Klinische und histopathologische Ergebnisse einer Studie von 34 Patienten. Der Hautarzt 47 (6):447–453

Definition

Alkoholprobleme können unterschiedlich stark ausgeprägt sein: Abhängigkeit, Mißbrauch und Gelegenheitstrinken (*siehe* Abbildung).

Alkoholabhängigkeit: Alkoholtoleranz, Anamnese der Entzugssymptome, anhaltender Wunsch oder Unfähigkeit, den Alkoholkonsum zu reduzieren, auf das Trinken zurückzuführender Rückgang der sozialen, beruflichen und freizeitlichen Aktivitäten, Aufrechterhaltung des Alkoholkonsums trotz Kenntnis oder Erfahrung schädlicher Folgen.

Alkoholmißbrauch: Regelmäßiges Trinken, das bereits zu Vernachlässigung wichtiger Aufgaben (in Beruf, Familie, Schule), gefährlichen Situationen (z. B. im Straßenverkehr) oder Konflikten mit dem Gesetz geführt hat.

Gelegenheitstrinken: Trinkgewohnheiten, die den Patienten in Gefahr bringen, bisher jedoch noch nicht zu ernsthaften Schwierigkeiten geführt haben. Gefährdet sind Personen, die mindestens 3 alkoholische Getränke (bei Älteren: 1 Getränk) pro Tag oder mindestens 5 Getränke (bei Älteren: 3 Getränke) pro Gelegenheit zu sich nehmen.

Symptome

Ein erhöhtes Risiko für Alkoholabhängigkeit oder -mißbrauch besteht, wenn mindestens eine der folgenden Fragen mit Ja beantwortet wird.

1. Haben Sie sich in der letzten Zeit vorgenommen, Ihren Alkoholkonsum einzuschränken?
2. Haben Sie sich in der letzten Zeit darüber geärgert, daß Andere Ihren Alkoholkonsum kritisierten?
3. Haben Sie sich wegen Ihres Alkoholkonsums schon einmal schlecht oder schuldig gefühlt?
4. Haben Sie schon einmal direkt nach dem Aufstehen Alkohol getrunken, um ruhiger zu werden oder einen „Kater" zu überwinden?

Wurde mindestens eine Frage mit Ja beantwortet, sollte eine genauere Alkoholanamnese erhoben werden.
Eine genaue Alkoholanamnese empfiehlt sich außerdem bei allen Neuzugängen, später in regelmäßigen Abständen sowie bei bestehendem Verdacht; folgende Punkte sollten dabei abgeklärt werden:
Alkoholprobleme in der Familie.
Alter, in dem mit dem Trinken begonnen wurde.
Menge und Häufigkeit des Alkoholkonsums.
Soziale Probleme (Beruf, Gesellschaft, Familie).
Gleichzeitig bestehender Mißbrauch weiterer Substanzen.

Klinischer Befund

Ungeklärte Erhöhung der hepatischen Transaminasewerte oder Makrozytose.
Anamnese und körperliche Untersuchung zur Beurteilung von Herzkreislauf- und Nervensystem (einschließlich kognitiver Leistungsfähigkeit).

Labor- und Apparate-Diagnostik

Labormedizinische Untersuchungen: Keiner der Tests wird routinemäßig durchgeführt. Bei Verdacht auf mäßige bis schwere Alkoholprobleme Erhebung der laborchemischen Basisparameter für Leber und Niere, großes Blutbild sowie Bestimmung der Folsäure- und Magnesiumwerte.

Differentialdiagnose

Komplikationen und Folgen des Alkoholkonsums werden häufig als primäre statt sekundäre Probleme fehlinterpretiert (z. B. Unfallverletzungen unter Alkoholeinfluß) oder vom Patienten als nicht im Zuständigkeitsbereich des Hausarztes liegend betrachtet bzw. von diesem nicht weiter beachtet (z. B. Arbeitsplatzverlust, Eheprobleme).
Psychische Störungen wie Depression, Schlaflosigkeit und Unruhe sind häufig Hinweise auf zugrundeliegende Alkoholprobleme.

Ätiologie

Risikofaktoren sind:
Männliches Geschlecht.
Genuß großer Alkoholmengen im Jugendalter.
Regelmäßiges Trinken vor dem 16. Lebensjahr.
Psychische Erkrankung.
Anamnese antisozialen Verhaltens.
Alkoholismus bei Familienangehörigen.
Ein erhöhtes Risiko besteht außerdem bei Nordeuropäern und einigen indianischen Volksgruppen.

Epidemiologie

Alkoholmißbrauch und -abhängigkeit

11 – 20 % der Patienten einer allgemeinärztlichen Praxis.
20 % der Patienten in der Notfallaufnahme.

Gelegenheitstrinken

20 % der Personen, die Alkohol trinken.
20 % der Frauen in gynäkologischen Praxen.

Alkoholprobleme bei Älteren

Weitgehend unerkanntes Problem.
5 % der Bewohner von Altenheimen.
20 % der hospitalisierten Älteren.
Aufgrund der Polypragmasie besteht bei Älteren ein besonders hohes Risiko schädlicher Wechselwirkungen zwischen Medikamenten und Alkohol (z. B. Benzodiazepine, Antidepressiva, nichtsteroidale Antirheumatika, orale Antidiabetika). 1989 betrugen in den USA die Alkohol-assoziierten Krankheitskosten der Älteren 233 Millionen US-Dollar.

Komplikationen

Soziale Probleme (Verlust familiärer Bindungen sowie beruflicher und sozialer Aufgaben).
Verletzungen durch Unfall, Schlägerei etc., Ertrinken.
Körperliche Krankheit, wie Hypertonie, akute und chronische Lebererkrankung, kardiovaskuläre Erkrankung, Karzinom sowie körperliche Beeinträchtigung durch Entzugserscheinungen.

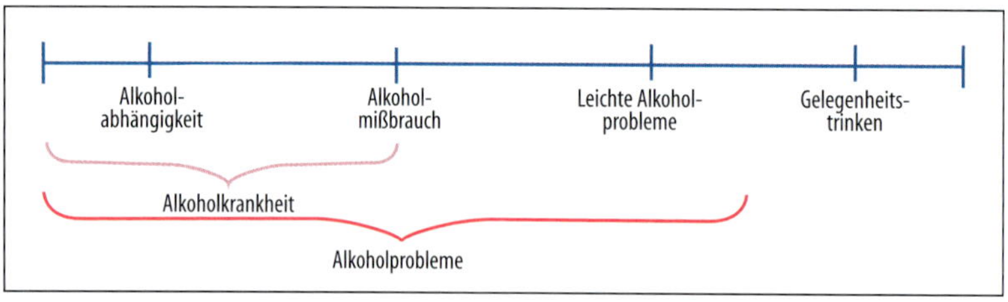

Bandbreite Alkohol-assoziierter Probleme.

Pharmakotherapie

Bei chronischem Alkoholmißbrauch oder Abhängigkeit indiziert, meist nach akutem Entzug und Entgiftung zur Erhaltung der Abstinenz; in der Regel auf Fälle chronischen schweren Alkoholmißbrauchs oder spontanen exzessiven Gelegenheitstrinkens beschränkt.

Disulfiram

■ Standarddosierung
Die ersten 1 - 2 Wochen 250 - 500 mg tgl., danach mehrere Monate oder Jahre 250 mg tgl.; Tabletten werden in Wasser zerstoßen und mit Wasser eingenommen. Therapiebeginn frühestens 12 Std. nach dem letzten alkoholischen Getränk.

■ Kontraindikationen
Herzkrankheit, Psychose, dekompensierte Leberzirrhose, Schwangerschaft, fehlende Einsicht oder Compliance; Anwendungseinschränkung bei Diabetes mellitus, Hyperthyreose und Epilepsie.

■ Besonderheiten
Teilnahme an Therapieprogrammen oder Selbsthilfegruppen (z. B. Anonyme Alkoholiker) ist obligatorisch . Bestimmung der hepatischen Transaminasewerte nach den ersten 1 - 2 Wochen der Therapie, danach regelmäßig alle 2 - 4 Wochen. Großes Blutbild und Bestimmung der indizierten Serumparameter alle 6 Monate. Symptomatische und unterstützende Behandlung der Disulfiram-Alkohol-Reaktion (Flush, Kopfschmerzen, Dyspnoe, Übelkeit, Erbrechen, in schweren Fällen kardiovaskulärer Kollaps).

■ Wechselwirkungen
Disulfiram führt zu erhöhten Phenytoinkonzentrationen. Reduktion der Disulfiramdosis auf 3mal wöchentl. 250 mg und Überwachung der Phenytoinkonzentrationen. Disulfiram führt auch zu erhöhten Konzentrationen von Antikoagulanzien (Cumarinderivate) und Barbituraten.

■ Nebenwirkungen
Schwere Nebenwirkungen (außer der Disulfiram-Alkohol-Reaktion) sind selten; am häufigsten tritt Schlaflosigkeit auf, die sich in der Regel nach den ersten 10 - 14 Tagen der Therapie bessert. Das Auftreten von Hautausschlag und Hepatitis wurde ebenfalls beschrieben.

Naltrexon

Reine Opiatantantagonisten führten in Kurzzeitstudien erwiesenermaßen zu einer verbesserten Alkoholabstinenz.

■ Standarddosierung
Tgl. 50 mg, in der Regel über 12 Wochen. Erste Dosis nach 7 - 10 Tagen Opiatabstinenz; zur Sicherstellung der Opiatabstinenz sollte vor der ersten Gabe ein Naloxonexpositionstest durchgeführt werden

■ Kontraindikationen
Nachgewiesene oder vermutete Opiateinnahme; Lebererkrankung (Transaminase > 4mal höher als Normwert oder erhöhte Bilirubinwerte, akute Hepatitis, Leberinsuffizienz).

■ Besonderheiten
Gleichzeitige Teilnahme an Therapieprogrammen oder Selbsthilfegruppen ist obligatorisch; monatliche Überprüfung der Leberfunktionsproben; kann schwere Opiatentzugserscheinungen auslösen.

■ Wechselwirkungen
Opiatagonisten (einschließlich Medikamente gegen Husten und Erkältungskrankheiten, Durchfall- und Schmerzmittel).

■ Nebenwirkungen
Übelkeit und/oder Erbrechen, Kopfschmerzen, bei hoher Dosierung hepatotoxische Wirkung.

Behandlungsziele

Vollständige Abstinenz bei Alkoholmißbrauch und Alkoholabhängigkeit.
Kontrolliertes Trinken ist in diesen Fällen kein empfehlenswertes Behandlungsziel.
Begrenzung der konsumierten Alkoholmenge oder Abstinenz beim Gelegenheitstrinker.

Weitere Behandlungsmöglichkeiten

Die Behandlung akuter Entzugssymptome erfolgt in der Regel stationär.
Benzodiazepine unterstützen die Therapie. In leichteren Fällen ist eine ambulante Behandlung unter sorgfältiger Überwachung möglich.
Weitere Substanzen befinden sich derzeit in der klinischen Versuchsphase, z. B. Nalmefen (Opioidantagonisten) und Acamprosat (GABA-Analoga).

Prognose

60 - 80 % der Patienten, bei denen keine schwere Abhängigkeit vorliegt und die an einem Therapieprogramm teilnehmen, haben nach 1 - 2 Jahren ihre Trinkgewohnheiten unter Kontrolle.
5 - 20 % der Patienten mit schwerer Alkoholabhängigkeit, die an einem abstinenzorientierten Programm teilnehmen, bleiben schließlich abstinent.

Nachsorge

Sie dient in erster Linie der Verhinderung bzw. Diagnose eines Rückfalls.
Unterstützung durch die Familie und das soziale Umfeld spielt für den Langzeiterfolg eine entscheidende Rolle.
Regelmäßige Beratungsgespräche sowohl für erfolgreich abstinente als auch rückfällige Patienten sind erforderlich.

Hinweise zu Ernährung / Lebensführung

Alkoholmißbrauch und -abhängigkeit

Teilnahme an Therapieprogrammen und Selbsthilfegruppen (z. B. Anonyme Alkoholiker) ist ein wesentlicher Bestandteil der Therapie; es empfiehlt sich, den Patienten an spezialisierte Kollegen oder Einrichtungen zu verweisen, die im Einzelfall im Hinblick auf Aufnahmekapazitäten, Patientenpräferenzen, Kosten sowie Kostendeckung durch Krankenversicherungen die am besten geeigneten Therapieprogramme empfehlen können.
Der Hausarzt kann den Patienten durch Briefe, Anrufe und Nachsorgetermine zur Fortsetzung der Therapie motivieren.

Gelegenheitstrinken

Kurze, effektive Interventionen auf ambulanter Basis:
Die Empfehlung, das Trinken auf ein moderates Maß zu reduzieren (erfolgversprechender als Forderung vollständiger Abstinenz), führt zu einer besseren Compliance der Patienten, bei denen kein Alkoholmißbrauch bzw. keine Abhängigkeit vorliegt.
Gemeinsam mit dem Patienten spezifische Zielvorgaben bezüglich des Trinkens (Menge, Häufigkeit) aufstellen.
Zusammenhang zwischen körperlichen Problemen (Makrozytose, erhöhte Transaminasekonzentrationen) und Alkoholkonsum deutlich machen.
Bei motivierten Patienten sind Programme zur Einübung eines kontrollierten Trinkverhaltens erfolgversprechend (Tagebuch über Alkoholkonsum, Einzel- oder Gruppentherapie).

Informationen über Anonyme Alkoholiker

Siehe gelbe Seiten oder ärztliches Telefonbuch, Stichwort „Anonyme Alkoholiker“.

Literatur

1. Stetter F, Mann K (1997) Zum Krankheitsverlauf Alkoholabhängiger nach einer stationären Entgiftungs- und Motivationsbehandlung. Der Nervenarzt 68 (7):574 - 581
2. Soyka M, Hollweg M, Naber D (1996) Alcohol dependence and depression. Classification, comorbidity, genetic and neurobiological aspects. Der Nervenarzt 67 (11):896 - 904

Symptome und klinischer Befund

Alopezie ist ein klinischer Befund; im Rahmen einer sorgfältigen Diagnosestellung muß zunächst zwischen vernarbender und nichtvernarbender Alopezie unterschieden werden.

Vernarbende Alopezie
Lichen planopilaris, Kerion (Pilze), Perifolliculitis capitis abscendens et suffodiens, Sarkoidose, Trauma (Verbrennung, chemisches, direktes Trauma), umschriebene Alopezie als Folge einer Elektrode an der fetalen Kopfhaut, Aplasia cutis congenita.

Neoplastische Alopezie: in der Folge eines metastasierenden Mammakarzinoms.

Lineare Sklerodermie, chronischer diskoider Lupus erythematodes.

Lichen planopilaris
Lichen planus der Kopfhaut: häufig einzige Manifestation, Alopecia cicatricans und follikuläres Erythem in den alopektischen Arealen.

Chronischer diskoider Lupus erythematodes
Alopecia cicatricans mit follikulärer Vorwölbung und Pfropfbildung: häufig kutane Beteiligung des äußeren Ohrmuschelrandes; in einigen Fällen mit systemischer Erkrankung assoziiert.

Pilzinfektion
Kerion (Trichophytie, von Tieren übertragen).
Tinea capitis.

Nichtvernarbende Alopezie
Alopecia areata, Trichotillomanie, telogenes Effluvium, anagenes Effluvium, Tinea capitis („Ringworm“-Struktur).

Alopecia andrenogenetica
Bei Männern findet sich ein zurückgehender Haaransatz des Stirnbereichs (insbesondere der seitlichen Regionen), wodurch eine M-förmige Haaransatzlinie entsteht. Später kann eine kahle Stelle im hinteren Scheitelbereich hinzukommen. Bei Frauen findet sich dagegen meist ein eher diffuses Haarausfallsmuster, das im Scheitelbereich beginnt. Bei jungen Frauen mit Alopecia androgenetica sollte zum Ausschluß einer Hormonstörung auch auf Virilisierungszeichen wie Klitorishypertrophie, Akne und verstärkte Gesichtsbehaarung geachtet werden.

Alopecia areata
Lokalisiertes kreisrundes Areal diffuser oder vollständiger nichtvernarbender Alopezie: durch kurze, spitz zulaufende „Ausrufezeichenhaare“ gekennzeichnet.

Nagelveränderungen (Grübchen, Onychodystrophie): eventuell ebenfalls vorhanden.

Alopecia totalis (gesamte Kopfbehaarung) oder Alopecia universalis (gesamte Körperbehaarung): in seltenen Fällen.

Graue oder depigmentierte Haare: häufig beim Nachwachsen der Haare.

Trichotillomanie (traumatische Alopezie)
Unvollständige nichtvernarbende Alopezie: an betroffenen Stellen Haare unterschiedlicher Länge; Patienten streiten das Ausreißen der Haare meist ab (oder sind sich dessen nicht bewußt).

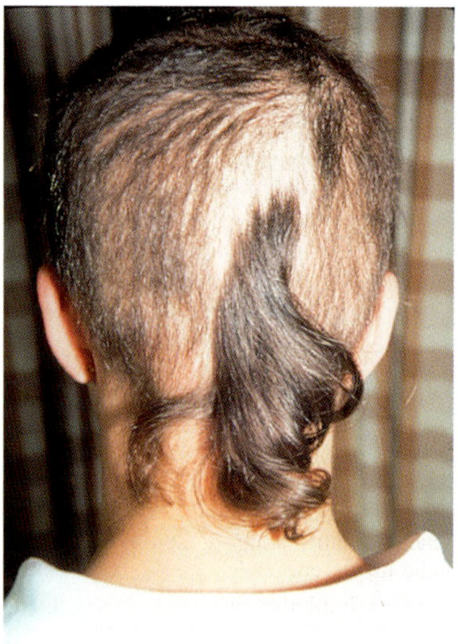

Ausgesparter „Pferdeschwanz“ bei Trichotillomanie.

Labor- und Apparate-Diagnostik

Hautbiopsie: Bestätigung der Diagnose bei Alopecia areata mit untypischem klinischem Bild; follikuläre Blutung und leere Follikel bei Trichotillomanie.

Biopsie der Kopfhaut: bei Lichen planopilaris; Bestätigung der Diagnose bei chronischem diskoidem Lupus erythematodes.

Hautschuppen für Pilzdiagnostik: bei Kerion häufig negativ; in Verbindung mit Kultur hilfreich bei Tinea capitis.

Bestimmung des Hormonstatus: bei Frauen mit Haarausfall und Verdacht auf erhöhte Androgenwerte.

Differentialdiagnose

Alopecia areata
Alopecia androgenetica (diffus bei Alopecia areata); Trichotillomanie; neoplastische Alopezie.

Alopecia androgenetica
Schilddrüsenerkrankung, systemischer Lupus erythematodes, telogenes Effluvium, seborrhoische Dermatitis.

Trichotillomanie
Tinea capitis; Alopecia areata; Haarschafterkrankungen.

Lichen planopilaris
Pseudopelade, Sarkoidose, Folliculitis decalvans.

Chronischer diskoider Lupus erythematodes
Necrobiosis lipoidica bei Diabetes mellitus; Sarkoidose.

Kerion
Perifolliculitis capitis abscedens et suffodiens; Folliculitis decalvans.

Tinea capitis
Alopecia areata, Haarschafterkrankungen.

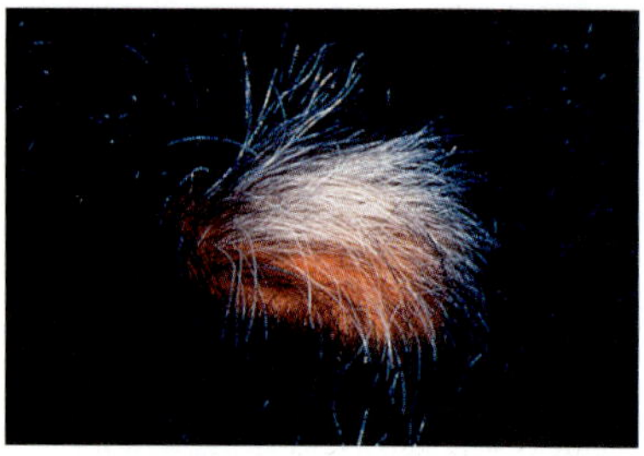

Alopecia areata mit Melaninmangel im Bereich der nachwachsenden Haare.

Ätiologie

Alopecia areata
Autoimmunkrankheit, in seltenen Fällen mit Schilddrüsenerkrankung, perniziöser Anämie oder Vitiligo assoziiert.

Alopecia androgenetica
Vermehrte Expression von Androgenrezeptoren und/oder veränderter Androgenmetabolismus der Follikel der Kopfhaut. Bei Männern polygen oder autosomal-dominant, bei Frauen autosomal-rezessiv vererbt.

Trichotillomanie
Psychische Belastung.

Lichen planopilaris
Unbekannt.

Chronischer diskoider Lupus erythematodes
Autoimmunkrankheit.

Epidemiologie

Alopecia areata
75 % der Patienten sind < 25 Jahre alt.
Patienten mit Down-Syndrom, positiver Familienanamnese der Alopecia areata oder Atopie scheinen anfälliger zu sein; bisher konnten jedoch keine durchgehenden HLA-Genotypen identifiziert werden.

Alopecia androgenetica
Kann bei Männern nach der Pubertät in jedem Lebensalter auftreten; in der Regel bis zum 4. Lebensjahrzehnt vollständig ausgeprägt. Tritt bei Frauen später auf, bei ungefähr 40 % im 6. Lebensjahrzehnt.

Trichotillomanie
Vorkommen überwiegend bei Frauen.

Chronischer diskoider Lupus erythematodes
Scheint häufiger bei weiblichen Schwarzen aufzutreten.

Pilzinfektionen
Infektion durch *Microsporum* spp. ist mit Tierkontakt assoziiert und tritt meist bei Kindern auf.
Trichophyton tonsurans ist in den USA die häufigste Ursache der Tinea capitis und tritt in der Regel bei Schulkindern auf.

Komplikationen

Schwere Narbenbildung: beim Kerion.

Plattenepithelkarzinom: an den von Alopecia cicatricans betroffenen Stellen beim Lupus (selten).

Pharmakotherapie

Alopecia areata
Alopecia areata bildet sich in der Regel ohne Behandlung zurück, gelegentlich besteht jedoch sogar eine Therapieresistenz.
Potente topische Steroide, lokale Steroidinjektion, topische Irritanzien oder Allergene sowie topisches Minoxidil haben sich als erfolgreich erwiesen.
Systemische Steroide oder Closporine sind ebenfalls wirksam, werden wegen ihrer Nebenwirkungen jedoch selten gegeben.

■ Standarddosierung
Clobetasol-17-propionat, Creme oder Salbe 0,05 %, 2mal tgl. auftragen.
Triamcinolonacetonid, 10 mg/ml, alle 2–4 Wochen in die betroffene Stelle injizieren.

■ Kontraindikationen
Lokale Infektion, Atrophie.

■ Besonderheiten
Bei großflächigem Auftragen potenter topischer Steroide auf die Haut kann es zu systemischer Resorption kommen.

■ Wechselwirkungen
Keine.

■ Nebenwirkungen
Lokale Steroidatrophie, Steroidakne, systemische Steroidresorption.

Alopecia androgenetica
Es gibt bisher keine Therapie, um das Fortschreiten der Alopecia androgenetica zuverlässig aufzuhalten.

■ Standarddosierung
Minoxidil, topische Lösung 2 %, über einen Zeitraum von mindestens 32 Wochen 2mal tgl. auftragen.

■ Kontraindikationen
Keine.

■ Besonderheiten
Bei einigen Patienten kann der Haarausfall verlangsamt oder teilweise sogar rückgängig gemacht werden.
Der frontobitemporale Haaransatz bleibt häufig unbeeinflußt.
Bei Absetzen der Therapie kommt es zum Rezidiv.
Bei schlechtem oder fehlendem Ansprechen Mischung 50 : 50 mit Tretinoin 0,01 %, 2mal tgl. auftragen.

■ Wechselwirkungen
Keine.

■ Nebenwirkungen
Keine.

Trichotillomanie
Psychotherapeutische Unterstützung.

Lichen planopilaris
Behandlung wie bei Alopecia areata, jedoch keine Irritanzien oder Allergene.

Chronischer diskoider Lupus erythematodes
Wenn die Erkrankung unter Kontrolle gebracht ist, sollte auf eine alternative Behandlung, z. B. mit systemischen Antimalariamitteln unter fachärztlicher Betreuung sowie Sonnenschutzmittel und schützende Kleidung umgestellt werden.

■ Standarddosierung
Triamcinolon, 10 mg/ml in die betroffene Stelle injizieren.

■ Kontraindikationen
Keine.

■ Besonderheiten
Lokal injiziertes Triamcinolon hat keinen systemischen Behandlungseffekt.

■ Wechselwirkungen
Keine.

■ Nebenwirkungen
Atrophie, Hypopigmentation, systemische Resorption.

Behandlungsziele

Den pathologischen Haarausfall zum Stillstand bringen und das Nachwachsen der Haare fördern.

Weitere Behandlungsmöglichkeiten

Ein günstiger Einfluß verschiedener Antiandrogene (Spironolacton, Cyproteronacetat, Flutamid und Cimetidin) im Rahmen einer Therapie der Alopecia androgenetica ist in der Literatur beschrieben.
Der 5-α-Reduktasehemmer Finasterid befindet sich gegenwärtig in der Versuchsphase. Vorläufige Ergebnisse lassen vermuten, daß diese Substanz mit einer höheren Erfolgsrate bei der Behandlung der Alopecia androgenetica verbunden ist als Minoxidil.

Prognose

Alopecia areata
In 50 % der Fälle kommt es innerhalb eines Jahres zu einem vollständigen Nachwachsen der Haare im Bereich der kahlen Stellen; bei 1/3 der Patienten stellt sich keine Besserung ein.
Vernarbende Alopezie ist meist therapieresistent. Hinweis auf eine schlechte Prognose sind weiterhin früher Beginn, massiver Haarausfall in der Initialphase, > 1 Jahr anhaltende vollständige Alopezie, Nageldystrophie, Ophiasismuster (Alopezie im peripheren Kopfhautbereich).

Alopecia androgenetica
In der Regel allmähliches Fortschreiten des Haarausfalls über Jahre oder Jahrzehnte.

Trichotillomanie
Bei entsprechender psychotherapeutischer Unterstützung gute Prognose.

Lichen planopilaris
Auch mit Behandlung schlechte Prognose, außer bei Alopecia androgenetica-Patienten, die alle 6–12 Monate, je nach Medikation auch häufiger, zu einem Nachsorgetermin einbestellt werden.

Chronischer diskoider Lupus erythematodes
Das schlechte Ansprechen dieser chronischen Erkrankung erfordert eine langfristige Nachsorge; bei ANA(antinukleäre Antikörper)-negativen Patienten kann sich eine ANA-positive symptomatische systemische Erkrankung entwickeln.

Nachsorge

Mindestens 1mal/Monat Nachkontrolle bei allen oben erwähnten Krankheitsbildern außer Alopecia androgenetica, bei der ein Abstand von 6–12 Monaten, je nach Medikation auch häufiger, in der Regel ausreicht.

Hinweise zu Ernährung/Lebensführung

Mit Ausnahme einer Verhaltensänderung im Falle der Trichotillomanie scheinen Ernährung und Lebensführung keine Rolle zu spielen.

Literatur

1. Daneshfar AD, Trüeb RM (1995) Tonsur-Trichotillomanie. Der Hautarzt 46 (11):804–807
2. Trüeb RM (1997) Aktueller Kommentar: Trichodynie. Der Hautarzt 48 (12):877–880
3. Lange-Ionescu S, Frosch PJ (1995) Komplikationen von Kunsthaarimplantationen. Der Hautarzt 46 (1):10–14

Symptome

Brennende und reißende perianale Schmerzen: bei der Stuhlentleerung, häufig begleitet von kleinen Mengen hellroten Blutes an Toilettenpapier oder Stuhloberfläche.

Klinischer Befund

Lineares Ulkus: im distalen Afteranteil; charakteristischerweise in der hinteren Kommissur lokalisiert. Fissuren können insbesondere bei Frauen auch in der vorderen Kommissur auftreten. Am besten sind sie durch direkte Inspektion des distalen Afters nach Auseinanderziehen der Gesäßbacken zu erkennen. Lineare Ulcera in den lateralen Quadranten sind für einfache Fissuren atypisch und sollten den Verdacht auf andere Erkrankungen wie M. Crohn, rektales Trauma oder Geschlechtskrankheiten lenken.

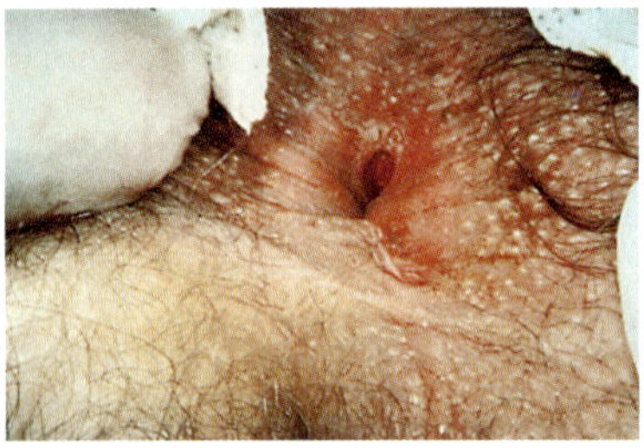

Typische, in der hinteren Kommissur lokalisierte Analfissur.

Mariske: Hautanhang aus Granulationsgewebe (ein sog. Wachposten), häufig am distalen Fissurenrand außerhalb des Afters; sie kann auf ein bestehendes Ulkus hinweisen.

Hypertrophe Analpapille: läßt sich in vielen Fällen bei der digitalen Untersuchung als reiskorngroße Geschwulst proximal des Ulkus palpieren.

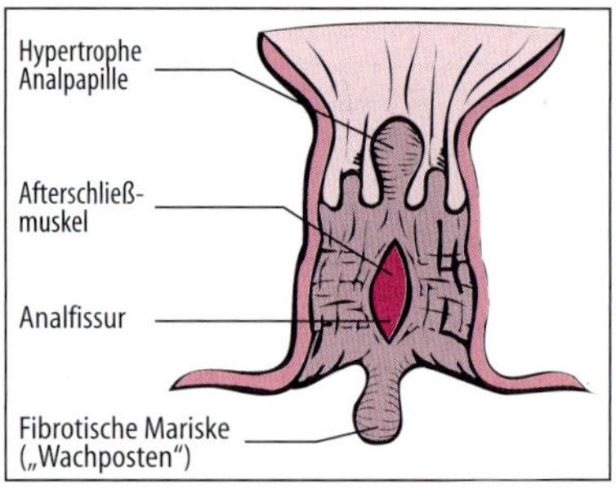

Hypertrophe Analpapille und Mariske gehören zur klassischen Trias bei chronischer Analfissur. Die Fissurenränder können fibrotisch und leicht unterminiert erscheinen; außerdem kann freiliegendes Muskelgewebe des inneren Afterschließmuskels erkennbar sein.

Labor- und Apparate-Diagnostik

Direkte Inspektion: Methode der Wahl zur Diagnose einer Analfissur.

Anoskopie: häufig schmerzhaft, kann zur Traumatisierung der Ulkusregion führen.

Bei Vorliegen atypischer oder nichtheilender Ulcera sind weitere Untersuchungen zum Ausschluß assoziierter Erkrankungen wie entzündliche Darmerkrankung, maligner Prozeß oder Infektion erforderlich; in diesem Fall sollten die Sigmoidoskopie mit sorgfältiger Inspektion der proximalen Mukosa sowie die Biopsie des Ulkus in Betracht gezogen werden.

Differentialdiagnose

Entzündliche Darmerkrankung (M. Crohn häufiger als Colitis ulcerosa).
Hidradenitis suppurativa.
Karzinom.
Syphilis.
Tuberkulose.
Hämorrhoiden.
Perianaler Abszeß.
Anales Trauma.

Ätiologie

Patienten mit einer ausgeprägter Neigung zu Analfissuren weisen einen erhöhten Ruhetonus des Afterschließmuskels und Proktospasmen nach der Stuhlentleerung auf; die Fissur entsteht häufig bei der Entleerung einer großen, harten Stuhlmenge und wird durch die bestehende Tonuserhöhung sowie den Kontraktionsreflex nach der Stuhlentleerung chronifiziert.

Epidemiologie

Häufig, insbesondere in jungen und mittleren Jahren.
Analfissuren kommen bei Frauen und Männern gleich häufig vor.

Komplikationen

Chronische Ulcera.
Obstipation.
Anhaltende Blutung.

Pharmakotherapie

Stuhlerweichende Mittel (z. B. Gleitmittel oder pflanzliche Laxantien) sollten in allmählich steigender Dosierung angewandt werden, bis täglich 1 – 2 weiche Stühle bei minimaler Anstrengung entleert werden. Die normale Initialdosis ist 1- bis 2mal tgl. 1 gehäufter Eßlöffel (z. B. Metamucil), aufgelöst in 3/4 l Wasser. Die Dosishäufigkeit wird bis zum Eintreffen des gewünschten Effekts alle 3 – 4 Tage erhöht. Patienten sollten darüber aufgeklärt werden, daß die Lösung sofort nach der Zubereitung eingenommen werden muß und zu Beginn der Therapie einige Tage lang mit verstärkten Blähungen zu rechnen ist.
Topische Gleitmittel und Adstringenzien in Kombination mit einem Lokalanästhetikum (z. B. Benzocain, Hamamelis) können zur symptomatischen Schmerzbekämpfung angewandt werden; der Patient wird angewiesen, diese Präparate 2mal tgl. nach Bedarf zur Linderung der Symptomatik lokal aufzutragen.

Behandlungsziele

Verringerung der Schmerzsymptomatik und Blutungsneigung.

Weitere Behandlungsmöglichkeiten

Chronische Fissuren, die auf die oben erwähnten Maßnahmen nicht ansprechen, machen häufig einen chirurgischen Eingriff zur Tonusreduktion des inneren Afterschließmuskels erforderlich; das Verfahren der Wahl ist in diesem Fall eine in der Regel ambulant durchgeführte laterale subkutane Sphinkterotomie; ein alternativer Ansatz ist die manuelle Dilatation.

Prognose

Analfissuren erfordern bis zur vollständigen Heilung häufig eine 4 – 6wöchige Behandlung; ein chirurgischer Eingriff, falls nötig, hat eine Erfolgsrate von > 90 %.

Nachsorge

Die Diagnose einer gutartigen Analfissur wird letztendlich durch den Erfolg der Behandlung bestätigt; eine ärztliche Nachkontrolle ist bis zur Heilung sowie zum Ausschluß anderer Erkrankungen (*siehe* Differentialdiagnose) erforderlich.

Hinweise zu Ernährung / Lebensführung

Patienten sollten auf eine ballaststoffreiche Ernährung achten, um weiche Stühle zu erreichen.
Empfehlenswert sind 2mal tgl. Sitzbäder zur Förderung der Wundheilung.

Literatur

1. Kraemer M, Bussen D, Leppert R, Sailer M, Fuchs K-H, Thiede A (1998) Bundesweite Umfrage zum therapeutischen Vorgehen bei Hämorrhoidalleiden und Analfissur. Der Chirurg 69 (2):215 – 218

Symptome

Beschwerden und klinischer Befund sind auf die Panzytopenie des peripheren Blutes zurückzuführen und je nach deren Schweregrad unterschiedlich stark ausgeprägt.

Müdigkeit, Kurzatmigkeit bei Belastung, Kopfschmerzen, Palpitation: Symptome der Anämie.

Neigung zu Hämatom- und Petechienbildung, Blutungen an Zahnfleisch und Wangenschleimhaut, Visusbeeinträchtigung durch Retinablutungen: Symptome der Thrombozytopenie.

Ulcera an Mundschleimhaut und Zunge: Symptome einer auf die Leukopenie zurückzuführenden Infektion.

Ikterus in der Anamnese: kann Hinweis auf eine posthepatische Aplasie oder assoziierte paroxysmale nächtliche Hämoglobinurie sein.

Klinischer Befund

Blutungsbefunde sind in der Regel häufiger als Infektionsbefunde.
Blässe.
Ekchymose, Petechien der Haut und Schleimhaut, Retinablutung.
Fieber.
Ulcera an Mundschleimhaut und Zunge.
Pharyngitis, Pneumonie.
Kutane und perianale Infektionen.

Skelett-, Haut- und Nagelanomalien, Minderwuchs: können bei angeborener aplastischer Anämie auftreten.

Milz, Leber und Lymphknoten sind nicht vergrößert.

Labor- und Apparate-Diagnostik

Großes Blutbild und Blutausstrich: Panzytopenie (isolierte Zytopenien können im Frühstadium vorhanden sein), Makrozytose, toxische Granulation der Neutrophilen.

Retikulozytenzählung: absolute Retikulozytopenie.

Knochenmarkaspiration und -biopsie: zellarmes Knochenmark, keine pathologische Infiltration, keine Retikulinerhöhung, wenig oder fehlende koloniebildende Zellen; zytogenetische Untersuchungen zum Ausschluß einer Präleukämie; bei Fanconi-Anämie zeigt eine Lymphozytenkultur aus peripherem Blut verstärkte Chromosomenaberrationen durch DNA-schädigende Substanzen (z. B. Diepoxybutan).

Säurehämolysetest (Ham-Test) und Hämosiderinbestimmung im Urin: bei aplastischer Anämie charakteristischerweise negativ, bei paroxysmaler nächtlicher Hämoglobinurie (PNH) positiv, jedoch kann bei bis zu 30 % der Patienten mit aplastischer Anämie ein kleiner Anteil an PNH-Zellen nachgewiesen werden.

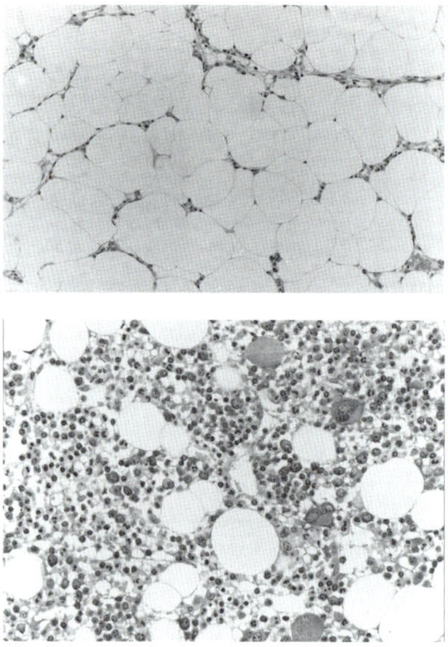

Knochenmarkbefund bei aplastischer Anämie (oben) und normaler Befund (unten).

Leberfunktionsproben und Untersuchungen auf Viren: zum Nachweis einer vorausgegangenen Hepatitis; Untersuchungen auf Hepatitis A, B und C), Epstein-Barr-Virus, Zytomegalievirus und Parvovirus B 19 (Parvoviren verursachen charakteristischerweise eine Erythroblastopenie und können auch zu einer mit Hämophagozytose assoziierten Panzytopenie führen).

Röntgenuntersuchung: der Brust und der Nasennebenhöhlen.

Röntgenuntersuchung: der Hand und des Unterarms: kann bei angeborener aplastischer Anämie Veränderungen zeigen.

Ultraschallsonographie des Abdomens: zum Ausschluß einer Milzvergrößerung; anatomisch verlagerte oder veränderte Nieren bei Fanconi-Anämie.

Differentialdiagnose

Hypoplastische myelodysplastische Syndrome oder hypoplastische akute myeloische Leukämie bei Erwachsenen.
Hypoplastische akute lymphoblastische Leukämie bei Kindern.
Haarzellenleukämie.
Andere Knochenmarkinfiltration, z. B. Lymphom, Karzinom, Osteomyelofibrose.
Anorexia nervosa.
Schwere Infektion, z. B. Tuberkulose, foudroyant verlaufende gramnegative oder grampositive Sepsis.
Systemischer Lupus erythematodes (SLE).

Ätiologie

Angeborene Ursachen

z. B. Fanconi-Anämie, Dyskeratosis congenita, Blackfan-Diamond-Anämie.

Erworbene Ursachen

Idiopathisch in 75 % der Fälle.
Medikamente, z. B. NSAR, Goldpräparate, Chloramphenicol, Sulfonamide.
Chemikalien: Benzol, organische Lösungsmittel, Anilinfarbstoffe.
Viren: Hepatitis-Viren und weitere, bisher noch nicht identifizierte Viren, Epstein-Barr-Virus.
Paroxysmale nächtliche Hämoglobinurie; bei 25 % der Patienten entwickelt sich später eine aplastische Anämie.

Seltene Ursachen

SLE, Schwangerschaft.

Epidemiologie

Die Inzidenz beträgt in den USA 2–8 pro Millionen Einwohner/Jahr.
Es erkranken gleich viele Männer wie Frauen.
Bei den Männern sind 2 Altersgipfel zu erkennen, in den Altersgruppen 15–25 Jahre und > 60 Jahre; bei den Frauen gibt es nur einen Altersgipfel, und zwar bei > 60 Jahren.

Komplikationen

Abstoßung des Knochenmarktransplantats: durch Sensibilisierung gegen non-HLA-Antigene in der Folge zahlreicher Bluttransfusionen oder Thrombozytentransfusion von einem willkürlich ausgewählten Spender.

Spätere klonale Entwicklung der aplastischen Anämie zu einem myelodysplastischen Syndrom oder einer akuten myeloischen Leukämie bei 10 % der Patienten sowie zu einer paroxysmalen nächtlichen Hämoglobinurie bei 10 % jener Patienten, bei denen keine Knochenmarktransplantation vorgenommen wurde.

Pharmakotherapie

Eine medikamentöse Behandlung ist angezeigt, wenn eine Knochenmarktransplantation nicht in Frage kommt.
Hochdosierte Kortikosteroide sind aufgrund ihrer Toxizität (Infektion, Hypertonie, Diabetes, avaskuläre Knochennekrose) und ihres nicht nachgewiesenen therapeutischen Nutzens bei aplastischer Anämie nur in Kombination erwägenswert.
Arzneimittel, die zur Beeinträchtigung die Thrombozytenfunktion (Aspirin, NSAR) oder aplastischen Anämie führen können, sind kontraindiziert.

Antilymphozytenglobulin (ALG) oder Antithymozytenglobulin (ATG)

Es empfiehlt sich, zuerst Pferde-ATG zu verwenden.

- Standarddosierung

ATG, anfangs 10–20 mg/kg KG/Tag über 8–14 aufeinanderfolgende Tage, dann jeden zweiten Tag über weitere 14 Tage oder 40 mg/kg KG/Tag über 4 Tage (gleiche Wirksamkeit).

- Kontraindikationen

Überempfindlichkeitsreaktion oder schwere systemische Reaktion auf die Testdosis, akute Infektion, hämolytische paroxysmale nächtliche Hämoglobinurie, SLE.

- Besonderheiten

Infusion über zentralen Zugang zur Vermeidung einer Thrombophlebitis; Thrombozytentransfusion vor jeder Dosis; niedrig dosiertes Prednison zur Vermeidung der Serumkrankheit.

- Wechselwirkungen

Keine.

- Nebenwirkungen

Anaphylaxie oder allergische Reaktionen (während der Infusion); Serumkrankheit (7–14 Tage nach Therapiebeginn).

Closporin

Verwendung nach oder in Kombination mit ALG bzw. zur Einzelmedikation.

- Standarddosierung

Closporin, 5–12 mg/kg KG/Tag oral über 3–6 Monate.

- Kontraindikationen

Nieren- oder Leberschaden, Stillen.

- Besonderheiten

Regelmäßige Kontrolle des Closporin-Blutspiegels, des Blutdrucks sowie der Nieren- und Leberfunktion.

- Wechselwirkungen

Erythromycin, Ketoconazol, Aminoglykoside, Vancomycin, Amphotericin B, Rifampicin, Phenytoin.

- Nebenwirkungen

Nierentoxizität, Übelkeit, Zittern, Hypertonie, vermehrte Körperbehaarung, Zahnfleischhypertrophie, Lebertoxizität.

Metenolon

Verwendung heute nach oder in Kombination mit ALG, nur noch selten zur Einzelmedikation.

- Standarddosierung

Oxymetholon, 2,5 mg/kg KG/Tag (0,5–1 mg/kg KG/Tag bei Fanconi-Anämie).

- Kontraindikationen

Leberschaden, Mamma- und Prostatakarzinom, Schwangerschaft; eingeschränkte Anwendung bei Kindern (Verhaltensstörungen) und älteren Männern (Prostatahypertrophie).

- Besonderheiten

Überwachung der Serumcholesterinwerte.

- Wechselwirkungen

Andere potentiell hepatotoxische Arzneimittel, z. B. Erythromycin, Rifampin, Ketoconazol, Ciclosporin.

- Nebenwirkungen

Reversibler cholestatischer Ikterus, Lebertumoren und Peliosis hepatitis bei Langzeitanwendung, bei Frauen Virilisierung, Akne.

Behandlungsziele

Intensive supportive Maßnahmen (Infektionsvermeidung, Medikamentenüberwachung) sind für das Überleben des Patienten entscheidend.
Sofortige therapeutische Maßnahmen bei Fieber (i.v. Breitbandantibiotika-Therapie), routinemäßig orale Pilzprophylaxe bei Granulozytopenie.

Weitere Behandlungsmöglichkeiten

Allogene Knochenmarktransplantation ist das Verfahren der Wahl bei Patienten mit schwerer aplastischer Anämie, Lebensalter < 45 Jahre und verfügbarem HLA-identischen blutsverwandten Spender; bei Patienten mit sehr schwerer aplastischer Anämie, Lebensalter < 30 Jahre und keinem verfügbaren HLA-identischen blutsverwandten Spender kommt auch eine Knochenmarktransplantation von einem nichtverwandten HLA-passenden Spender in Frage.
Hämatopoetische Wachstumsfaktoren wie Granulozyten-koloniestimulierender Faktor (CSF), Interleukin-3 und Interleukin-6 haben bei der aplastischen Anämie außer einer bei einigen Patienten zu beobachtenden vorübergehenden Erhöhung der Neutrophilenzahl nur eine geringe Wirksamkeit. Bei Patienten mit aplastischer Anämie kann es zu schwerer Toxizität kommen.

Prognose

Nach Knochenmarktransplantation von einem HLA-identischen blutsverwandten Spender haben etwa 70–80 % der Patienten eine normale Lebenserwartung und können als geheilt angesehen werden.
50–70 % der Patienten sprechen auf die ALG- oder Ciclosporintherapie an (meist erst nach 3–6 Monaten), Rezidive und später auftretende klonale Erkrankungen können jedoch vorkommen.

Nachsorge

Langzeitüberwachung wegen Gefahr von klonalen Erkrankungen und Rezidiv.

Hinweise zu Ernährung/Lebensführung

Bei Absinken der Neutrophilenzahl auf $< 0{,}5 \times 10^9$/l sollten Speisen gut gekocht und frisches Obst und Salate möglichst vermieden werden (Schleusenpflege).

Literatur

1. Buhr T, Georgii A (1995) Das histologische Bild der Anämien in Knochenmarksbiopsien. Der Pathologe 16 (1):46–52
2. Böhner H, Tirier C, Rötzscher VM, Heit W (1997) Indikationen und Ergebnisse bei Splenektomie in verschiedenen hämatologischen Erkrankungen. Langenbecks Archiv für Chirurgie, 382 (2):79–82
3. Beris P, Tobler A (1997) Differentialdiagnose Anämie. Schweiz Rundsch Med Prax 86 (43):1684–1686
4. Hinterberger W (1991) Schwere aplastische Anämie. Wien Med Wochenschr 141 (9–10):205–208
5. Stebler C, Tichelli A, Gratwohl A, Dazzi H, Nissen C, Steiger U, Speck B (1991) Aplastische Anämie in Zusammenhang mit einer Autoimmunkrankheit (Eosinophilie Fasziitis oder Glomerulonephritis)]. Schweiz Med Wochenschr 121 (23):873–876
6. Betticher DC, Wolfisberg HP, Krapf R (1991) Aplastische Anämie unter Therapie mit Carbamazepin. Schweiz Med Wochenschr 121 (16):583–588

Symptome

In vielen Fällen asymptomatisch; der Verdacht auf eine megaloblastische Anämie ergibt sich meist als Zufallsbefund bei einem routinemäßig durchgeführten Blutbild.
Belastungsdyspnoe, Müdigkeit, Kopfschmerzen.
Schmerzhafte Zunge.

Parästhesien in den Füßen, unsicherer Gang: nur bei Vitamin-B_{12}-Mangel.

Unfruchtbarkeit.

Klinischer Befund

Blasse Schleimhäute: bei Hämoglobinkonzentrationen < 9 g/dl.
Leichter Ikterus.
Hunter-Glossitis.
Eventuell Anzeichen einer Vitamin-B_{12}-Neuropathie.

Labor- und Apparate-Diagnostik

Allgemeine Untersuchungen

Blutbild: MCV erhöht (> 100 fl), Erythrozyten, Hämoglobin und Hämatokrit reduziert, niedrige Retikulozytenzahl, Leukozyten und Thrombozyten reduziert (in schweren Fällen).

Blutausstrich: ovale Makrozyten, übersegmentierte Neutrophile (> 5 Segmente).

Knochenmarkanalyse: bei schwerer Anämie zellreiches Knochenmark mit erhöhtem Anteil an Proerythroblasten, untergehenden Zellen, megaloblastischen Erythroblasten, Riesenmetamyelozyten und formveränderten Metamyelozyten sowie übersegmentierten Megakaryozyten.

Bestimmung des indirekten Serum-Bilirubins und der Laktatdehydrogenase: erhöhte Konzentrationen.

Direkter Coombs-Test: nur Komplement, in einigen Fällen positiv.

Untersuchung auf disseminierte intravasale Koagulation oder intravaskuläre Hämolyse: in einigen Fällen positiv.

Untersuchung auf Vitamin-B_{12}- oder Folsäuremangel: Serum-Vitamin-B_{12} bei Vitamin-B_{12}-Mangel erniedrigt, bei Folsäuremangel normal oder leicht erniedrigt; Serum-Folsäure bei Vitamin-B_{12}-Mangel normal oder erhöht, bei Folsäuremangel erniedrigt; Erythrozyten-Folsäure bei Vitamin-B_{12}-Mangel normal oder erniedrigt, bei Folsäuremangel erniedrigt.

Bestimmung von Desoxyuridinsuppression, Serum-Homocystein und Methylmalonsäure: gelegentlich durchgeführte zusätzliche Tests zum Nachweis des Vitamin-B_{12}- oder Folsäuremangels.

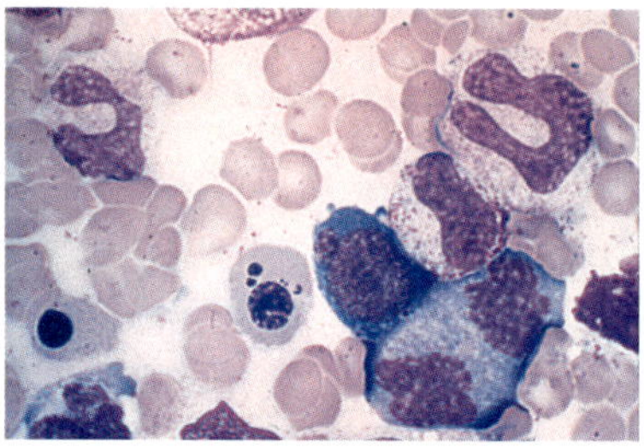

Knochenmarkbefund bei aplastischer Anämie.

Spezielle Untersuchungen

Ernährungsanamnese: zum Abklärung, ob eine veganische Ernährung oder unzureichende Folsäureaufnahme gegeben ist.

Schilling-Test: zur Überprüfung der Vitamin-B_{12}-Resorption.

Serumanalyse: zum Nachweis von Antikörpern gegen Intrinsic factor und Belegzellen.

Faseroptische Endoskopie: zur Durchführung einer Magenbiopsie, zum Ausschluß von Magenpolypen und Magenkarzinom bei perniziöser Anämie.

Röntgenuntersuchung nach Kontrastmittelgabe: zur Diagnose von Magenschleimhautatrophie, Neoplasien (bei perniziöser Anämie) oder Dünndarmveränderungen.

Endoskopie und Jejunumbiopsie: bei Verdacht auf gluteninduzierte Enteropathie bei Patienten mit Folsäuremangel.

Differentialdiagnose

Andere Ursachen einer Makrozytose

Alkoholismus, Lebererkrankung, Hypothyreose, aplastische Anämie, Myelodysplasie, akute myeloische Leukämie, Myelom, Retikulozytose.

Andere Ursachen einer megaloblastischen Anämie

Lachgasanästhesie.
Transcobalamin-II-Mangel.
Folsäureantagonisten wie Methotrexat, Pyrimethamin (durch Folsäure reversibel), Cotrimoxazol.
Hemmstoffe der DNA-Synthese wie Cytosin, Arabinosid, Hydroxyurea, 6-Mercaptopurin, Azathioprin, 5-Fluorouracil.
Hereditäre Störungen des Vitamin-B_{12}- oder Folsäuremetabolismus.
Hereditäre Störungen der DNA-Synthese, z. B. Orotazidurie.

Ätiologie

Ursachen des Vitamin-B_{12}-Mangels

Mangelernährung, z. B. bei Veganern.
Perniziöse Anämie.
Angeborener Mangel an Intrinsic factor (Immerslund-Syndrom).
Totale oder partielle Gastrektomie.
Atrophische Gastritis, Magenbypass.
Blindschlingensyndrom.
Dünndarmresektion oder -veränderung, z. B. M. Crohn.
HIV-Infektion.
Medikamente, z. B. Metformin.
Malabsorption bei Proteinurie.
Fischbandwurm.

Ursachen des Folsäuremangels

Mangelernährung: qualitativ minderwertige Nahrungsmittel, Ziegenmilch, spezielle Diäten.
Malabsorption: Zöliakie, tropische Sprue und andere Enteropathien
Erhöhter Umsatz: Schwangerschaft, Wachstumsperiode, hämolytische Anämie, Myelofibrose, disseminierte entzündliche oder maligne Erkrankungen.
Erhöhte Verluste: dekompensierte Herzinsuffizienz, Hämodialyse oder Peritonealdialyse.
Antikonvulsiva-Behandlung (umstritten).

Epidemiologie

Die Inzidenz der megaloblastischen Anämie ist mit der Ernährung assoziiert (z. B. veganische Hindu-Gemeinden; ärmere Bevölkerungsgruppen mit einer reduzierten Folsäureaufnahme).
Der Altersgipfel liegt bei der perniziösen Anämie bei 60 Jahren.
Das Verhältnis Frauen : Männer beträgt 1,6 : 1.

Komplikationen

Neuropathie: durch Vitamin-B_{12}-Mangel.

Fetaler Neuralrohrdefekt: Risiko durch Folsäuretherapie reduzierbar.

Magenkarzinom: bei perniziöser Anämie.

Pharmakotherapie

Bei Vitamin-B_{12}-Mangel

■ Standarddosierung
Hydroxycobalamin, 6mal 1 mg i.m. über 2–3 Wochen, dann 1 mg alle 3 Monate oder monatlich 100–200 µg i.m.

■ Kontraindikationen
Überempfindlichkeitsreaktion (selten)

■ Besonderheiten
Eine günstige Beeinflussung der Vitamin-B_{12}-Neuropathie durch häufigere Dosen ist nicht erwiesen.

■ Wechselwirkungen
Keine.

■ Nebenwirkungen
Gicht und signifikante Hypokaliämie einige Tage nach Therapiebeginn.

Bei Folsäuremangel

■ Standarddosierung
Folsäure, tgl. 5 mg oral über 4 Monate, dann tgl. 5 mg oder wöchentliche Gabe nach Bedarf.

■ Kontraindikationen
Vitamin-B_{12}-Mangel, maligner Prozeß (außer bei klinisch signifikantem Mangel).

■ Besonderheiten
Vitamin-B_{12}-Mangel muß ausgeschlossen sein, da eine Vitamin-B_{12}-Neuropathie chronifiziert oder verschlimmert werden könnte.

■ Wechselwirkungen
Keine.

■ Nebenwirkungen
Keine.

Prophylaktische Folsäuregabe in der Schwangerschaft (tgl. 300–400 µg, bei früherem fetalem Neuralrohrdefekt tgl. 5 mg) und bei Dialysepatienten empfehlenswert.
Bei Frauen im gebärfähigen Alter empfiehlt sich eine vermehrte Folsäureaufnahme (tgl. mindestens 400 µg) über die Nahrung oder durch entsprechende Substitution.
Bei Frühgeborenen (Geburtsgewicht < 1500 g) ist die Verabreichung von tgl. 1 mg Folsäure indiziert.

Behandlungsziele

Behandlung der Anämie durch Auffüllen der körpereigenen Vitaminspeicher.
Behandlung des Grundleidens.
Wiederherstellung des normalen Neurostatus (Vitamin-B_{12}-Mangel).

Weitere Behandlungsmöglichkeiten

Transfusion von Erythrozytenkonzentraten nur nach strenger Indikationsstellung. Entnahme des gleichen Plasmavolumens bei Patienten mit dekompensierter Herzinsuffizienz.

Prognose

Die Prognose hängt hauptsächlich vom Verlauf des Grundleidens ab.
Die Lebenserwartung ist bei perniziöser Anämie wegen des erhöhten Risikos eines Magenkarzinoms leicht verringert.

Nachsorge

Bei Patienten mit perniziöser Anämie sollte einmal pro Jahr eine klinische Untersuchung durchgeführt und ein Blutbild erstellt werden.
Eine routinemäßige Endoskopie ist nicht empfehlenswert.
Nach totaler Gastrektomie oder Dünndarmresektion ist die lebenslange prophylaktische Gabe von Hydroxocobalamin, 1 mg alle 3 Monate, erforderlich.

Hinweise zu Ernährung/Lebensführung

Bei ernährungsbedingtem Folsäuremangel ist auf eine qualitativ hochwertige Ernährung zu achten.

Literatur

1. Buhr T, Georgii A (1995) Das histologische Bild der Anämien in Knochenmarksbiopsien. Der Pathologe 16 (1):46–52
2. Tschop M, Folwaczny C, Schindlbeck N, Loeschke K (1997) Megaloblastische Anämie als Folge inadäquter Ernährung. Dtsch Med Wochenschr 122 (25–26):820–824

Definition

Malabsorption von Vitamin-B_{12} (Cobalamin) aufgrund einer mangelnden Produktion von Intrinsic factor durch den Magen.

Symptome

Verläuft häufig asymptomatisch (Vitamin-B_{12}-Mangel oder atrophische Gastritis in vielen Fällen Zufallsbefund).
Symptome, soweit vorhanden, sind in der Regel auf die Anämie oder Komplikationen des Vitamin-B_{12}-Mangels zurückzuführen.
Kurzatmigkeit, Lethargie.

Brennende Zunge: in 50 % der Fälle liegt eine Hunter-Glossitis vor.

Parästhesien: aufgrund einer peripheren Neuropathie; charakteristische „Strumpf-Handschuh"-Verteilung.

Gangstörungen aufgrund einer Myelopathie (funikuläre Myelose).
Depression, Gedächtnisstörungen.
Geschmacksverlust.

Klinischer Befund

Blässe der Schleimhäute: Anzeichen der Anämie.

Glossitis.
Leichte Milzvergrößerung.

Anzeichen weiterer organspezifischer Autoimmunerkrankungen: z. B. Hypothyreose.

Periphere sensible Neuropathie mit fehlenden Reflexen.
Pyramidenbahnzeichen und Hinterstrangsymptome; andere sensorische Störungen.

Labor- und Apparate-Diagnostik

Hämatologie: makrozytäre Anämie (MCV > 100 fl), Leukopenie oder Thrombozytopenie, übersegmentierte Neutrophile im Blutausstrich.

Knochenmarkanalyse: megaloblastische Veränderungen mit Reifestörungen.

Leberfunktionsprobe: erhöhte Bilirubinwerte bei Hämolyse aufgrund der gestörten Erythropoese.

Serum-Vitamin-B_{12}-Bestimmung: zum Nachweis geringer Konzentrationen (normal, > 160 ng/l).

Schilling-Test: pathologischer Teil I bei Verwendung von ^{58}Co-markiertem Vitamin-B_{12} (Urinausscheidung < 10 %); beim Teil II werden nach Intrinsic factor-Gabe normale Werte erzielt.

Serum-Gastrinbestimmung: erhöhte Konzentration bei perniziöser Anämie (normal < 100 pmol/l).

Magenanalyse: Achlorhydrie.

Endoskopie und Biopsie: zum endoskopischen Nachweis einer atrophischen Gastritis sowie zur histologischen Bestimmung des Gastritisstadiums.

Differentialdiagnose

Chronische Gastritis Typ B assoziiert mit *Helicobacter pylori*-Infektion.
Andere Ursachen eines Vitamin-B_{12}-Mangels, wie Mangelernährung bei Veganern, terminale Dünndarmentzündung (M. Crohn), Blindschlingensyndrome, Dünndarmdivertikel oder pathologische Darmbesiedelung, Zustand nach Gastrektomie, Bestrahlung der Beckenregion.

Ätiologie

Perniziöse Anämie ist eine organspezifische Autoimmunerkrankung. Es besteht eine starke Assoziation mit anderen organspezifischen Autoimmunerkrankungen, insbesondere der Schilddrüse.

Epidemiologie

Perniziöse Anämie tritt bei Frauen häufiger auf.
Die Erkrankung tritt weltweit auf.

Komplikationen

Magenkarzinoid und Hyperplasie der enterochromaffinen Zellen: mit reflektorischer Serum-Gastrinerhöhung auf verringerte Magensäure assoziiert; 2 – 9 % der Patienten mit perniziöser Anämie entwickeln ein Magenkarzinoid.

Magenkarzinom: bei Patienten mit perniziöser Anämie ist das Risiko eines Magenkarzinoms um 1 – 7 % erhöht.

Periphere sensible Neuropathie, funikuläre Myelose: betroffen sind die Pyramidenbahnen, was zu spastischer Paraparese und Blasenfunktionsstörungen führt, sowie der Hinterstrang, wodurch es zu sensibler Ataxie und anderen sensorischen Störungen kommt.

„High-output"-Herzinsuffizienz mit großem Minutenvolumen, myokardiale Ischämie: bei schwerer Anämie.

Demenz.

Immunologie

Parietalzell-Antikörper (vermutlich ursächlich beteiligt) sind in 70 – 90 %, Anti-Intrinsic-factor-Antikörper in 50 – 70 % der Fälle vorhanden.
Es konnte gezeigt werden, daß Antikörper gegen die membranständige H^+/K^+-ATPase-Pumpe gerichtet sind und dadurch eine Blockierung der Salzsäuresekretion verursachen; es besteht außerdem eine Korrelation mit den Konzentrationen der Parietalzell-Antikörper.

Pharmakotherapie

- Standarddosierung

Hydroxocobalamin, 6mal 1 mg i.m. über 2–3 Wochen, dann 1 mg alle 3 Monate.

- Kontraindikationen

Keine.

- Besonderheiten

Kann anfangs bei Patienten mit deutlichem Vitamin-B_{12}-Mangel zu Hypokaliämie und Folsäuremangel führen; Chlorid- und Folsäuresubstitution empfehlenswert.

- Wechselwirkungen

Keine.

- Nebenwirkungen

Keine.

Behandlungsziele

Vermeidung neurologischer Komplikationen.
Behandlung der Anämie.

Prognose

Obwohl ein geringes Magenkarzinoid- oder Magenkarzinomrisiko besteht, ist die Lebenserwartung bei komplikationsfreiem Verlauf der Erkrankung nicht herabgesetzt.
Magenkarzinoide haben eine gute Prognose; die Entwicklung eines Karzinoidsyndroms bei diesen Patienten ist nicht beschrieben, die Inzidenz einer lokalen oder regionalen Ausbreitung wird als gering angegeben.

Nachsorge

Es hat sich gezeigt, daß ein endoskopisches Screening nur in sehr wenigen Fällen zur Entdeckung einer bisher asymptomatischen malignen Erkrankung führt. Aufgrund dieser Tatsache und der hohen Kosten dieser Untersuchung ist eine routinemäßige endoskopische Überwachung ohne begründeten Verdacht nicht gerechtfertigt und sollte auf Patienten beschränkt bleiben, bei denen sich Symptome entwickeln.
Bei ambulanter Patientenbetreuung muß die regelmäßige Vitamin-B_{12}-Substitution sichergestellt sein.

Hinweise zu Ernährung / Lebensführung

Bei komplikationsfreiem Verlauf sind keine besonderen Maßnahmen erforderlich.

Literatur
1. Buhr T, Georgii A (1995)) Das histologische Bild der Anämien in Knochenmarksbiopsien. Der Pathologe 16 (1):46–52
2. Arikan E, Sayali E, Aydin H, Celebi A, Canbakan IB (1994) Perniziöse Aanämie bei einem Patienten mit primärer biliärer Zirrhose. Wien Med Wochenschr 144 (17):426–428

Symptome

Pektanginöse Beschwerden in Ruhe oder bei minimaler Belastung.

Klinischer Befund

Während der Schmerzen können vegetative Symptome auftreten wie
Schwitzen.
Blässe.
Tachykardie.

Labor- und Apparate-Diagnostik

Großes Blutbild: Anämie führt zu einer Verstärkung der Symptomatik; Leukozytose kann ein Hinweis auf einen Myokardinfarkt sein.

Serumenzymbestimmung: zum Ausschluß eines Myokardinfarkts, vorzugsweise Kreatininkinase-MB, Troponin T oder I.

Serumtroponinbestimmung: erhöhte Werte von Troponin I oder T bei instabiler Angina pectoris deuten auf eine erhöhtes Infarktrisiko hin, Übergang zum Infarkt fließend.

EKG: in Ruhe und während der Schmerzen zur Aufzeichnung der phasischen Veränderungen, charakteristischerweise ST-Strecken-Senkung.

Thoraxröntgen: zur Beurteilung der Herzgröße und der Gefäßversorgung der Lunge.

Echokardiographie: zur Beurteilung der Ventrikelfunktion und zum differentialdiagnostischen Ausschluß anderer Erkrankungen wie Aortenstenose, Aortenklappeninsuffizienz, hypertrophe Kardiomyopathie mit Verschluß.

Koronarangiographie: zur Beurteilung weiterer therapeutischer Maßnahmen (aortokoronarer Bypass oder PTCA), wenn die Schmerzen in Bettruhe nicht abklingen; in den meisten Fällen kann die „verantwortliche" Läsion entdeckt werden.

Differentialdiagnose

Kardial
Myokardinfarkt.
Perikarditis.
Akute Myokarditis.

Nichtkardial
Lungenembolie.
Spontanpneumothorax.
Oberbaucherkrankung.
Aortendissektion.

Ätiologie

Instabile Angina pectoris wird meist durch die Ruptur lipidbeladener, makrophagenreicher arteriosklerotischer Plaques hervorgerufen; diese tritt ein, wenn der umgebende Druck größer wird als die Zerreißfestigkeit der fibrösen Ablagerung.
Befindet sich abgelöste Plaques im Blutstrom, kommt es zur Aktivierung von Thrombozyten und Gerinnungssystem und in der Folge zu Thrombose und Koronarspasmen. Die instabile Angina pectoris ist durch einen vorübergehenden oder unvollständigen Gefäßverschluß charakterisiert.

Epidemiologie

Bei 14 % der Patienten kommt es innerhalb eines Jahres nach der Diagnose einer stabilen Angina pectoris zu Entwicklung einer instabilen Angina pectoris, Herzinfarkt oder Herztod.

Komplikationen

Myokardinfarkt.
Ventrikuläre Tachykardie, Kammerflimmern.

Pharmakotherapie

Die Patienten sollten intensivmedizinisch oder auf kardiologischen Stationen unter ständiger EKG-Überwachung betreut werden.

Thrombozytenaggregationshemmer

■ Standarddosierung
Aspirin, initial 300 mg, dann tgl. 100 mg. Ticlopidin, 2mal tgl. 250 mg.

■ Kontraindikationen
Aspirin: Überempfindlichkeitsreaktion.

■ Besonderheiten
Bei bestehender Aspirinallergie steht Dipyridamol als Alternative zur Verfügung.

■ Wechselwirkungen
Erhöhte Blutungsgefahr bei Kombination mit oralen Antikoagulanzien.

■ Nebenwirkungen
Aspirin: Erosion der Magenschleimhaut. Ticlopidin: in wenigen Fällen Agranulozytose.

Antikoagulanzien

■ Standarddosierung
Heparin i.v. als Dauertropfinfusion, Dosisanpassung in Abhängigkeit von der aktivierten partiellen Thromboplastinzeit.

■ Kontraindikationen
Gastrointestinalblutung, vorausgegangene größere Operationen, hämorrhagischer Insult.

■ Wechselwirkungen
Verminderte Wirkung bei gleichzeitiger Einnahme von Trinitroglyzerin.

■ Nebenwirkungen
Blutung, in seltenen Fällen Thrombozytopenie.

Nitrate

Nitrate bewirken eine Verringerung der Koronarspasmen an der Stelle der Plaquesablösung sowie eine Verbesserung des Kollateralenkreislaufs.

■ Standarddosierung
Nitroglyzerin oder Isosorbid i.v. Infusion, initial 20–30 µg/min, Anpassung entsprechend der Symptomatik.

■ Kontraindikationen
Schwere symptomatische Hypotonie.

■ Besonderheiten
Kann zu Toleranz führen.

■ Wechselwirkungen
Verminderte Heparinwirkung.

■ Nebenwirkungen
Hypotonie, Kopfschmerzen.

Betablocker

■ Standarddosierung
Abhängig vom jeweiligen Präparat.

■ Kontraindikationen
AV-Block, Herzinsuffizienz, Asthma; eingeschränkte Anwendung bei Diabetes (verschleiert Symptome einer Hypoglykämie) und peripherer Gefäßerkrankung.

■ Besonderheiten
Eventuell Kombination mit kurz- und langwirkenden Nitraten und Kalziumantagonisten.

■ Wechselwirkungen
Erhöhtes Risiko für Hypotonie, Bradykardie und AV-Block bei gleichzeitiger Einnahme einer Reihe weiterer Wirkstoffe.

■ Nebenwirkungen
Lethargie, Impotenz, Bronchialspasmen, kalte Extremitäten.

HMG-CoA-Reduktasehemmer

Diese Medikamente senken bei Patienten mit nachgewiesener koronarer Herzkrankheit und erhöhten LDL-Cholesterinwerten die Häufigkeit von Myokardinfarkt, Herztod und Notwendigkeit einer Revaskularisation um 25–40%.

Kalziumantagonisten

Kalziumantagonisten erweisen sich als besonders günstig, wenn Betablocker kontraindiziert sind oder nicht vertragen werden; in diesen Fällen ist ein Kalziumantagonist mit negativ chronotroper Wirkung angezeigt (z. B. Diltiazem).
Bei vorgeschädigtem Ventrikel ist ein Kalziumantagonist mit negativ inotroper Wirkung angezeigt (z. B. Amlodipin).

■ Standarddosierung
Abhängig vom jeweiligen Präparat; Präparate, die nur 1mal tgl. eingenommen werden müssen, sind vorzuziehen.

■ Kontraindikationen
Abhängig von chronotroper oder inotroper Wirkung.

■ Wechselwirkungen
Verstärkte hypotensive Wirkung bei gleichzeitiger Einnahme einer Reihe weiterer Wirkstoffe. Bei Kombination chronotrop wirkender Kalziumantagonisten z. B. mit Betablockern erhöhtes Risiko eines AV-Blocks; Betablocker verstärken die Wirkung einiger Antiepileptika (z. B. Phenytoin, Carbamazepin).

■ Nebenwirkungen
Kopfschmerzen, Ödem, Flush; kann die Mortalität eines durch dekompensierte Herzinsuffizienz komplizierten Ischämiesyndroms erhöhen.

Behandlungsziele

Verhinderung von Komplikationen bei gleichzeitiger Heilung der abgelösten Plaques.

Weitere Behandlungsmöglichkeiten

Instabile Angina pectoris ist ein medizinischer Notfall: Patienten, deren Beschwerden unter voller Medikation nicht rasch abklingen, sollten im Hinblick auf eine Revaskularisation zur Koronarangiographie in spezielle kardiologische Zentren gebracht werden.
Die Wahl zwischen PTCA und aortokoronarem Bypass hängt von den anatomischen Gegebenheiten der instabilen Plaques und dem Vorliegen bzw. Fehlen weiterer Krankheiten ab. Bei beiden Verfahren besteht ein erhöhtes Risiko, wenn sie bei Vorliegen instabiler Symptome durchgeführt werden. Bei Patienten mit Gefäßkrankheit der Stadien 2 oder 3 und Diabetes ist der Bypass-Operation der Vorzug zu geben.

Prognose

Bei stationärer Betreuung beträgt die Mortalität 1 %; die Rate nichttödlich verlaufender Myokardinfarkte liegt bei 8 %

Nachsorge

Nach Heilung der abgelösten Plaques hängen die Beschwerden des Patienten vom Grad der fixierten Lumeneinengung ab; Untersuchungen und Therapie wie bei Angina pectoris.

Hinweise zu Ernährung/ Lebensführung

Patienten sollten stationär aufgenommen werden, strikte Bettruhe einhalten und eventuell sedierende Medikamente erhalten. Behandlung der Risikofaktoren.

Literatur

1. Darius H, Rupprecht H-J, Meyer J (1997) Aktuelle Therapie der koronaren Herzkrankheit Konservative Maßnahmen. Der Internist 38 (12):1168–1178
2. Rupprecht H-J, Darius H, Meyer J (?) Aktuelle Therapie der koronaren Herzkrankheit. Interventionelle Maßnahmen. Der Internist 38 (12):1179–1190

Symptome

Brustenge: bei körperlicher Anstrengung oder psychischer Belastung wie Ärger oder Aufregung; Beschwerden reproduzierbar, rasches Abklingen in Ruhe, Verschlechterung bei Kälte und nach Mahlzeiten; dumpfe, beengende, vernichtende, nicht stechende Schmerzen, häufig eher als unangenehm denn als schmerzhaft beschrieben; kann in die Innenseite der Oberarme oder in Hals oder Unterkiefer, selten in den Oberbauch oder Rücken ausstrahlen. Kann insbesondere bei älteren Patienten zu Belastungsdyspnoe führen.

Klinischer Befund

Charakteristischerweise keine manifesten Anzeichen, Patienten sollten jedoch auf folgende Erkrankungen hin untersucht werden:
Hyperlipidämie.
Hypertonie.

Linksventrikuläre Ausflußbehinderung: z. B. Aortenstenose, hypertrophe Kardiomyopathie.

Diabetes.
Vorbestehender Herzschaden.

Labor- und Apparate-Diagnostik

Großes Blutbild: Anämie führt zu einer Verstärkung der Symptomatik.

Ruhe-EKG: zur Diagnose einer linksventrikulären Hypertrophie oder eines durchgemachten Myokardinfarkts.

Thoraxröntgen: zur Beurteilung der Herzgröße und Gefäßversorgung der Lunge.

Belastungs-EKG: bis zur Auslösung der Symptome zur Quantifizierung der Belastungsgrenze und zur Dokumentation assoziierter EKG-Anomalien (horizontale ST-Strecken-Senkung oder Rhythmusstörungen).

Thallium-Perfusionsszintigraphie: meist in Fällen, in denen ein konventionelles Belastungs-EKG kontraindiziert ist oder das EKG nicht aussagekräftig ist (z. B. Linksschenkelblock); Thalliumgabe während der körperlichen Belastung oder medikamentösen Frequenzstimulation liefert Informationen über das Ausmaß des mangeldurchbluteten Myokardbezirks; eine zweite Aufnahme in Ruhe zeigt eine normale Auffüllung, wenn kein Infarkt stattgefunden hat. Eine Alternative stellt die unter medikamentöser Frequenzstimulation oder während körperlicher Belastung durchgeführte Streßechokardiographie dar. Eine Ischämie zeigt sich in Bewegungsstörungen der Herzwand (z. B. Hypokinese, Akinese oder Dyskinese) in einem Bezirk, der in Ruhe normal oder nur leicht hypokinetisch ist.

Koronarangiographie: Standardverfahren; liefert genaue anatomische Informationen über Lokalisation und Grad einer Lumeneinengung; die arteriosklerotische Veränderung selbst oder die funktionelle Bedeutung einer vorhandenen Stenose werden jedoch nicht erkennbar. Voraussetzung für die Planung eines gefäßchirurgischen oder anderen operativen Eingriffs.

Differentialdiagnose

Kardial

Perikarditis.
Myokardinfarkt.

Nichtkardial

Ösophagusspasmen.
Refluxösophagitis.
Aortendissektion.
Peptisches Geschwür.
Schmerzen der Skelettmuskulatur.
Spondylose der Halswirbelsäule.
DaCosta-Syndrom (Hyperventilationssyndrom).

Ätiologie

Ursachen

Koronare Arteriosklerose bei 99 % der Patienten vorhanden.
Aortenstenose.
Hypertrophe Kardiomyopathie.
Arteriitis.

Risikofaktoren

Positive Familienanamnese.
Rauchen.
Diabetes.
Hypertonie.
Hyperlipidämie.
Adipositas.
Frauen nach der Menopause.

Epidemiologie

Die Koronarsklerose ist in den Industrieländern endemisch, ihre Inzidenz nimmt jedoch ab.
In den USA werden > 500.000 Myokardinfarkte pro Jahr gezählt.
Zur Prävalenz der Angina pectoris gibt es kein vollständiges Zahlenmaterial, bei Personen ab dem 30. Lebensjahr liegt sie jedoch bei > 2,6 %.

Komplikationen

Instabile Angina pectoris.
Akuter Myokardinfarkt.
Herzrhythmusstörungen.
Herztod.

Pharmakotherapie

Alle Patienten sollten routinemäßig auf Hyperlipidämie untersucht werden; gegebenenfalls ist eine entsprechende Behandlung (diätetische und medikamentöse Maßnahmen) einzuleiten.
Bei LDL-Cholesterinspiegeln > 100 – 130 mg/dl ist eine Behandlung mit HMG-CoA-Reduktasehemmern indiziert.
Entschlossene Hypertonie- und Diabeteseinstellung.
Ein Patient kann in unterschiedlichen Stadien eine medikamentöse Behandlung, eine PTCA (perkutane transluminale coronare Angioplastie) und einen aortokoronaren Bypass benötigen.

Nitrate

Bei leichten Symptomen sind kurzwirkende sublinguale Nitrate meist ausreichend (auch zur Prophylaxe).
Bei langwirkenden oralen Nitraten kommt es häufig zur Toleranz, deshalb ist auf nitratfreie Intervalle zu achten.

■ Standarddosierung
Sublinguale oder orale Nitrate bzw. Nitratpflaster, Dosierung hängt vom jeweiligen Präparat ab.

■ Kontraindikationen
Hypotonie.

■ Besonderheiten
Trinitroglyzerin-Tabletten haben nur eine begrenzte Haltbarkeit.

■ Wechselwirkungen
Verminderte Wirkung sublingualer Präparate bei gleichzeitiger Einnahme von Medikamenten, die Mundtrockenheit verursachen (z. B. Disopyramid, trizyklische Antidepressiva, Atropin); Hypotonie bei gleichzeitiger Einnahme von Vasodilatatoren; Trinitroglyzerin vermindert die Wirkung von Heparin.

■ Nebenwirkungen
Kopfschmerzen, orthostatische Hypotonie.

Betablocker

Betablocker sind das Mittel der Wahl zur langfristigen Behandlung der Angina pectoris.

■ Standarddosierung
Abhängig vom jeweiligen Präparat.

■ Kontraindikationen
AV-Block, Herzinsuffizienz, Asthma bronchiale; eingeschränkte Anwendung bei Diabetes mellitus (verschleiert Symptome einer Hypoglykämie) und peripherer Gefäßerkrankung.

■ Besonderheiten
Kombination mit kurz- und langwirkenden Nitraten und Kalziumantagonisten kann sinnvoll sein.

■ Wechselwirkungen
Erhöhtes Risiko von Hypotonie, Bradykardie und AV-Block bei gleichzeitiger Einnahme einiger anderer Medikamente.

■ Nebenwirkungen
Lethargie, Impotenz, Bronchialspasmen, kalte Extremitäten.

Kalziumantagonisten

Kalziumantagonisten erweisen sich als besonders günstig, wenn Betablocker kontraindiziert sind oder nicht vertragen werden; in diesen Fällen ist ein Kalziumantagonist mit negativ chronotroper Wirkung angezeigt (z. B. Diltiazem, Verapamil).
Bei vorgeschädigtem Ventrikel ist ein Kalziumantagonist mit negativ inotroper Wirkung angezeigt (z. B. Amlodipin).

■ Standarddosierung
Abhängig vom jeweiligen Präparat; Präparate, die nur 1mal tgl. eingenommen werden müssen, sind vorzuziehen.

■ Kontraindikationen
Abhängig von chronotroper oder inotroper Wirkung.

■ Wechselwirkungen
Verstärkte hypotensive Wirkung bei gleichzeitiger Einnahme einer Reihe weiterer Wirkstoffe. Bei Kombination chronotrop wirkender Kalziumantagonisten z. B. mit Betablockern erhöhtes Risiko eines AV-Blocks; Betablocker verstärken die Wirkung einiger Antiepileptika (z. B. Phenytoin, Carbamazepin).

■ Nebenwirkungen
Kopfschmerzen, Ödem, Flush.

Thrombozytenaggregationshemmer

Die Rolle des Aspirins in der primären Prävention ist noch unklar, jedoch führt die langfristige Aspiringabe in einer mittleren Dosierung bei allen Patienten zu einer Verbesserung der Prognose; auf eine Aspirintherapie sollte deshalb nur bei strenger Kontraindikation verzichtet werden.

Behandlungsziele

Verringerung der Symptome und Wiederherstellung der normalen Leistungsfähigkeit.
Verhinderung des Fortschreitens der Erkrankung (Myokardinfarkt und Herztod).
Verbesserung der Prognose.

Weitere Behandlungsmöglichkeiten

PTCA (mit oder ohne Koronar-Stent)

Maßnahme zur Ergänzung einer Pharmakotherapie und eines chirurgischen Eingriffs; keine zusätzliche Verbesserung der Überlebensrate.
Beste Ergebnisse werden bei diskreter Ein-Gefäß-Erkrankung erzielt.
Die Restenosierungsrate innerhalb 6 Monaten liegt bei ~ 30 %; bei der Ballondilatation kombiniert mit Stent-Implantation beträgt sie ~ 20 %.

Aortokoronarer Bypass

Verbessert die Prognose bei Stenosen im Hauptstamm der linken Koronararterie oder bei Drei-Gefäß-Erkrankung und geschädigter linksventrikulärer Funktion.
Das Operationsrisiko hängt vom Grad der linksventrikulären Funktionseinbuße ab.

Prognose

Bei 14 % der Patienten kommt es innerhalb eines Jahres nach der Diagnose zu Entwicklung einer instabilen Angina pectoris, Herzinfarkt oder Herztod.
Die Mortalität beim aortokoronaren Bypass beträgt bei normaler Ventrikelfunktion 1 %.

Nachsorge

Arteriosklerose ist eine fortschreitende Erkrankung, die nicht geheilt werden kann, weshalb der Nachsorge besondere Bedeutung zukommt.
Entscheidend ist das Ausschalten der Risikofaktoren.

Hinweise zu Ernährung/ Lebensführung

Wichtig sind körperliche Bewegung, Gewichtsreduktion bei bestehendem Übergewicht und Verzicht auf das Zigarettenrauchen.
Eine fett- und cholesterinarme Ernährung ist von entscheidender Bedeutung.

Literatur

1. Schächinger V, Zeiher AM (1997) NO in der Therapie der Angina pectoris: Nitrate oder Molsidomin? Der Internist 38 (5):438 – 447
2. Darius H, Rupprecht HJ, Meyer J (1997) Aktuelle Therapie der koronaren Herzkrankheit. Konservative Maßnahmen. Der Internist 38 (12):1168 – 1178

Symptome

Heftige Rücken- oder Brustschmerzen: Zerreißungsschmerz, schlagartiger Beginn, Rückenschmerzen assoziiert mit Dissektion des thorakalen Abschnitts der Aorta descendens.

Hals- oder Kieferschmerzen: Hinweis auf mögliche Aortenbogenbeteiligung.

Übelkeit, Erbrechen, Schwitzen.
Synkope.

Dyspnoe: durch Lungenödem.

Paraplegie.
Bauchschmerzen.

Klinischer Befund

Allgemein
Hypertonie.
Leichtes Fieber.

Proximale Dissektion
Pulslose obere Extremitäten oder Seitendifferenzen des Blutdrucks in den Extremitäten.
Aortenklappeninsuffizienz.
Herzbeuteltamponade.
Neurologische Ausfälle.
Hypotonie häufig assoziiert mit Herzbeuteltamponade.

Distale Dissektion
Ischämie der unteren Extremitäten.
Hypertonie.
Oligurie oder Anurie.
Die Unterscheidung zwischen proximaler und distaler Dissektion sollte nicht ausschließlich auf der Grundlage klinischer Kriterien erfolgen.

Labor- und Apparate-Diagnostik

EKG: zur Abgrenzung gegen akuten Myokardinfarkt und zum Nachweis hypertensiver Veränderungen.

Thoraxröntgen: zum Nachweis von Mediastinalverbreiterung, Pleuraerguß oder Perikarderguß.

Echokardiographie: Einriß der Aorta ascendens, Vorliegen einer Aortenklappeninsuffizienz und Perikarderguß.

Ösophagus-Echokardiographie: zeigt echte und falsche Aortenlumina, Vorliegen und Ausmaß des Intimaeinrisses im thorakalen Aortenabschnitt, Lage zu den Koronarostien, Perikarderguß, Vorliegen einer Aortenklappeninsuffizienz.
Vorteile: rasche Diagnose; kann auf der Intensivstation durchgeführt werden.
Nachteile: erfordert Sedierung; kann reaktive Blutdrucksteigerung auslösen; keine ausreichende Darstellung des proximalen Aortenbogens.

CT oder MRT: zeigt Vorliegen und Ausmaß des Intimaeinrisses, echte und falsche Aortenlumina, Perikarderguß, Ausdehnung der Dissektion zum abdominalen Aortaabschnitt hin.
Vorteile: Darstellung der gesamten Aorta; Abklärung einer Gefährdung innerer Organe; nichtinvasives Verfahren.
Nachteile: zeitaufwendig; für Patienten ungeeignet, die die Intensivstation noch nicht verlassen dürfen.

Kontrastmittel-Angiographie: heute meist durch die oben aufgeführten Verfahren ersetzt; in einigen Kliniken wird vor einer chirurgischen Intervention jedoch weiterhin eine Koronarangiographie durchgeführt.

Differentialdiagnose

Akuter Myokardinfarkt.
Angina pectoris.
Akute Aortenklappeninsuffizienz.
Thorakales Aortenaneurysma.
Schmerzen der Skelettmuskulatur.
Lungenembolie.
Perikarditis.

Ätiologie

Der Aortendissektion liegt eine zystische Medianekrose zugrunde.
Weitere ätiologische Faktoren sind:
Hypertonie (bei den meisten Patienten).
Marfan-Syndrom.
Arteriosklerotische Veränderungen.
Schwangerschaft.

Epidemiologie

Die jährliche Inzidenz der akuten Aortendissektion beträgt ~ 5 - 10 : 1 Million.
80 - 90 % der Patienten sind > 60 Jahre alt.

Komplikationen

Tod.
Aortenruptur.
Apoplex.
Paraplegie.
Ischämie des Darmes.
Niereninfarkt.
Ischämie der Extremitäten.
Akuter Myokardinfarkt.

Klassifikation

DeBakey-Klassifikation
Typ I: Einriß der Aorta ascendens mit Ausdehnung der Dissektion in den Aortenbogen und die Aorta descendens.
Typ II: Einriß und Dissektion auf Aorta ascendens begrenzt.
Typ III: Ursprung der Dissektion in der Aorta descendens, in der Regel unterschiedlich weite Ausdehnung nach distal.

Stanford-Klassifikation
Typ A: alle proximalen und distalen Dissektionen, die sich nach proximal ausdehnen und den Aortenbogen und die Aorta ascendens betreffen.
Typ B: alle anderen distalen Dissektionen ohne Ausdehnung nach proximal.

Akut versus chronisch
Akut: Einsetzen der Symptome innerhalb der ersten 2 Wochen.
Chronisch: Einsetzen der Symptome nach den ersten 2 Wochen.

Pharmakotherapie

Bei akuter Dissektion vom Typ A ist die chirurgische Behandlung angezeigt.
Die medikamentöse Behandlung ist in der Regel für Dissektionen vom Typ B reserviert.
Alle Patienten benötigen eine hypotensive Dauermedikation, meist in Form von Betablockern.

Notfallbehandlung

Außer Bettruhe und Überwachung des arteriellen Blutdrucks empfiehlt sich die Gabe oraler Betablocker zur Verringerung des Blutdruckanstiegs sowie Nitroprussidnatriumgabe zur Begrenzung des systolischen Blutdrucks auf 100 - 120 mmHg.

Anschlußbehandlung

Langzeitbehandlung der Hypertonie, meist in Form einer Dauermedikation (orale Betablocker, Kalziumantagonisten, ACE-Hemmer) zur Senkung des Blutdrucks sowie zur Begrenzung des Blutdruckanstiegs; anzustreben ist ein systolischer Blutdruck von maximal 130 - 140 mmHg. *Einzelheiten siehe* Hypertonie, arterielle.

Nichtpharmakotherapie

Indikationen für eine chirurgische Intervention

Dissektion vom Typ A.
Dissektion vom Typ B bei Ischämie der Extremitäten, Nierenfunktionsstörungen, Aortenruptur, Ausdehnung der Dissektion zur proximalen Aorta hin.

Chirurgische Verfahren

Resektion des Intimaeinrisses.
Obliteration des proximalen falschen Lumens.
Nahtverschluß der Aorta, eventuell mit Interposition eines Transplantats.
Rekonstruktion der Aortenklappe bei Aortenklappeninsuffizienz in der Folge einer Dissektionsausdehnung nach proximal.
Aortenklappenersatz.
Transplantation eines Composite graft (Aortenprothese mit mechanischem Aortenklappenersatz) und Reimplantation der Koronararterien; chirurgisches Verfahren der Wahl bei Marfan-Syndrom.
Interposition eines Aortentransplantats an der Aorta descendens (das falsche Lumen dient in manchen Fällen der vitalen Blutversorgung eines Organs und muß eventuell an seinem proximalen oder distalen Ende offen gehalten werden).

Komplikationen der chirurgischen Intervention

Tod.
Blutung.
Infektion
Nierenversagen.
Rückenmarkischämie mit Paraplegie.
Fortschreitende Aortenklappeninsuffizienz.
Aneurysmenbildung.
Rezidiv.
Akuter Myokardinfarkt.

Behandlungsziele

Schmerzbekämpfung und Sedierung.
Stabilisierung des Dissektionseinrisses.
Behandlung der zugrundeliegenden Erkrankung, meist systemische Hypertonie.

Prognose

Aussagekräftiges Datenmaterial zur unbehandelten Aortendissektion ist kaum vorhanden.
Bei Dissektion vom Typ A beträgt die Mortalität nach nichtchirurgischer Behandlung (bei 1monatigem Klinikaufenthalt) ~ 60 %, nach chirurgischer Intervention 15 - 30 %.
Bei Dissektion vom Typ B liegt die Mortalität nach 1monatiger nichtchirurgischer Behandlung bei < 10 %.

Nachsorge

Die Nachsorge sollte unter der Überwachung eines Kardiologen durchgeführt werden.
Aufgrund der Gefahr einer Aneurysmenbildung empfiehlt sich eine regelmäßige Kontrolle mittels MRT, Spiral-CT oder Ösophagus-Echokardiographie. Diese Untersuchungen werden in der Regel zweimal jährlich durchgeführt, um ein Aneurysma des dissezierten falschen Lumens und/oder neue Aneurysmenbildungen in zuvor nicht betroffenen Aortenabschnitten frühzeitig zu diagnostizieren.

Hinweise zu Ernährung / Lebensführung

Nach der chirurgischen Behandlung sollten alle Situationen gemieden werden, die einen akuten Blutdruckanstieg verursachen könnten, z. B. Heben oder Tragen schwerer Gegenstände oder Gewichte.

Literatur

1. Kodolitsch Y, Kühnel P, Kreymann G, Nienaber CA (1998) Lysetherapie bei Aortendissektion: Durch hypertrophe Kardiomyopathie vorgetäuschter Myokardinfarkt. Zeitschrift für Kardiologie 87 (2):94 - 99
2. Nienaber CA, Kodolitsch Y (1997) Bildgebende Diagnostik der Aortenerkrankungen. Der Radiologe 37 (5): 402 - 409
3. Allenberg J-R, Schumacher H, Eckstein HH, Maeder N (1997) Originalarbeit: Chronisch expandierende Aortendissektion Stanford B: kombinierter Prothesenersatz und „tailored aortoplasty". Gefäßchirurgie 2 (2):78 - 86
4. Hillemanns A, Möller-Hartmann W, Miche E, Gleichmann U, Reinbold WD (1996) Zirkuläre Dissektion der Aorta ascendens mit intimointimaler Invaginatio. CT – Diagnose einer seltenen Form der Aortendissektion. Der Radiologe, 36 (5):446 - 448

Symptome

Viele Patienten sind beschwerdefrei.

Dyspnoe und Ermüdbarkeit: durch Linksherzschädigung und initial niedriges Herzminutenvolumen bei Belastung.

Symptome der Linksherzinsuffizienz: entwickeln sich später.

Angina pectoris: weniger häufig als bei der Aortenstenose, in der Regel Hinweis auf Vorliegen einer koronaren Herzkrankheit.

Klinischer Befund

Puls

Großes Schlagvolumen, rascher Abfall mit geringem diastolischem Druck (Pulsus ceter et altus).

Pulssynchrones Kopfnicken: Musset-Zeichen.

Sichtbare Pulsation am Hals: Corrigan-Puls.

Kapillarpuls unter den Fingernägeln: Quincke-Kapillarpuls.

Lautes Geräusch über den Oberschenkelarterien: „pistol-shot femorals".

Systolisches/diastolisches Geräusch bei stärkerem Stethoskopdruck über den Oberschenkelarterien; Duroziez-Doppelgeräusch.

Herz

Herztöne sind meist normal.

Kraftvoller, verlagerter, hebender Spitzenton: sicht- und spürbar.

Ejektionsklick: frühsystolisch bei bikuspidaler Klappe.

3. Herzton: frühdiastolisch bei Linksherzinsuffizienz.

Hochfrequentes frühdiastolisches Geräusch: am linken Brustbeinrand beim Ausatmen am besten zu hören.

Systolisches Ejektionsgeräusch: durch vermehrten Blutfluß über die Klappe.

Tieffrequentes mitteldiastolisches Geräusch (Austin-Flint-Geräusch): über der Herzspitze, ähnlich dem Geräusch bei Mitralstenose, jedoch ohne vorausgehenden Öffnungston.

Pulmonale Hypertonie, laute pulmonale Komponente des 2. Herztons: in fortgeschritteneren Krankheitsstadien.

Labor- und Apparate-Diagnostik

Thoraxröntgen: bei leichter Aorteninsuffizienz meist ohne Befund; eventuell Klappenverkalkung; bei schwerer Aorteninsuffizienz fast immer Herzvergrößerung; bei Linksherzinsuffizienz eventuell Lungenvenenstauung.

EKG: Anzeichen einer Hypertrophie und Überlastung des linken Ventrikels (vergrößerte QRS-Amplitude und ST/T-Wellenveränderungen in Brustableitungen) sowie Hypertrophie des linken Vorhofs (breite P-Welle in Ableitung II und biphasische P-Welle in Ableitung V1).

Echokardiographie: zur Quantifizierung der Größe und Funktion des linken Ventrikels; Klappen eventuell ohne Befund; Flatterbewegung am vorderen Mitralsegel und früher diastolischer Klappenschluß sind Zeichen einer schwereren Aortenklappeninsuffizienz; kann auch Aufschluß über den Zustand der Aortenwurzel geben. Die Ösophagus-Echokardiographie ermöglicht den Nachweis pathologischer Veränderungen (z. B. Aortendissektion) und liefert wichtige Informationen für die Planung einer Klappenoperation oder eines Klappenersatzes.

Doppler-Sonographie: zuverlässigste Methode zum Nachweis einer Aorteninsuffizienz.

Herzkatheterisierung: bei Verdacht auf koronare Herzkrankheit (z. B. bei Patienten > 40) und bei unklarem Schweregrad einer Aortenklappeninsuffizienz; Kontrastmittelinjektion in die Aortenwurzel gibt Aufschluß über den Grad der Insuffizienz und Zustand der Aortenwurzel (Vorliegen einer Dilatation, Dissektion oder eines Aortenwurzelabszesses).

MRT oder Spiral-CT: zur Beurteilung der Aortenwurzel.

Differentialdiagnose

Pulmonalklappeninsuffizienz: meist begleitende Symptome einer pulmonalen Hypertonie; Abklärung der Diagnose durch Doppler-Sonographie.
Ductus arteriosus apertus: links des Brustbeins gut hörbares kontinuierliches Geräusch; auch hier endgültige Abklärung durch Doppler-Sonographie.

Ätiologie

Rheumatischer Prozeß in 30 % der Fälle, z. B. koexistentes rheumatisches Mitralklappenvitium.
Dilatation der Aortenwurzel in 20 % der Fälle, z. B. bei Aortendissektion (führt häufig zur Aortenklappeninsuffizienz und stellt eine Indikation zur Operation dar) oder Degeneration der Aortenmedia (oft idiopathisch, jedoch auch durch generalisierte Störungen wie Marfan-Syndrom, Ehlers-Danlos-Syndrom, Osteogenesis imperfecta).
Entzündungen in 10 % der Fälle, z. B. rheumatoide Arthritis, Syphilis, M. Bechterew, Reiter-Krankheit.
Bikuspidale Klappe in 15 % der Fälle; führt meist zur Stenosierung und gelegentlich zur Klappeninsuffizienz (bikuspidale Klappen sind bei 1 % der Bevölkerung vorhanden).
Infektiöse Endokarditis in 20 % der Fälle; kann sich an einer bikuspidalen Klappe bilden und zur Ruptur eines Klappenzipfels führen.

Epidemiologie

Aortenklappeninsuffizienz ist eine der häufigsten Herzklappenveränderungen.

Komplikationen

Herzinsuffizienz: Hauptursache für Invalidität und Tod.

Infektiöse Endokarditis: sollte bei Verschlechterung des Allgemeinzustandes unklarer Genese in Betracht gezogen werden; kann zu schlagartig einsetzender, verheerender Aortenklappeninsuffizienz führen.

Herzrhythmusstörungen: ventrikuläre Tachykardie, in der Regel Hinweis auf Linksherzinsuffizienz.

Pharmakotherapie

Antibiotikaprophylaxe

Eine Prophylaxe gegen infektiöse Endokarditis ist bei symptomfreien Patienten mit nachgewiesener Aorteninsuffizienz indiziert; besonders wichtig vor zahnärztlichen Eingriffen. *Einzelheiten siehe* Endokarditis.

Vasodilatation

Die wichtigste therapeutische Maßnahme ist die Operation, ACE-Hemmer spielen jedoch eine Rolle in der Verminderung des systemischen Gefäßwiderstandes und der Aortenklappeninsuffizienz. Bei bestehender Kontraindikation für ACE-Hemmer stellt der Kalziumantagonist Nifedipin eine rationale Alternative dar.

■ Standarddosierung
Captopril, versuchsweise 6,25 mg, dann 3mal tgl. 25–50 mg.

■ Kontraindikationen
Hypotonie, schwere Linksherzschädigung, Niereninsuffizienz; äußerst eingeschränkte Anwendung bei koexistenter Aortenstenose.

■ Wechselwirkungen
Verstärkung der hypotensiven Wirkung bei gleichzeitiger Einnahme von Betablockern, Diuretika, Kalziumantagonisten.

■ Nebenwirkungen
Hypotonie, Niereninsuffizienz.

Nichtpharmakotherapie

Die Aortenklappeninsuffizienz wird in der Regel chirurgisch therapiert.
Eine neue Aortenklappe mit oder ohne Wurzelersatz ist indiziert, wenn Symptome, Herzvergrößerung und EKG-Veränderungen auftreten, die auf eine beginnende linksventrikuläre Dysfunktion hinweisen. Bei minimalen oder fehlenden Symptomen kann der Operationszeitpunkt anhand echokardiographischer Verlaufsuntersuchungen bestimmt werden; die Indikation zur Operation besteht, wenn der endsystolische Durchmesser des linken Ventrikels > 55 mm beträgt.

Behandlungsziele

Vermeidung einer fortschreitenden Verschlechterung der linksventrikulären Funktion und symptomatische Behandlung von Dyspnoe und Ermüdbarkeit.

Prognose

Die Prognose hängt in erster Linie von der zugrundeliegenden Erkrankung und der linksventrikulären Funktion ab.
Rheumatisch bedingte Aortenklappeninsuffizienz hat bei frühzeitiger Diagnose eine ausgezeichnete Prognose.
Auf Aortendissektion oder Endokarditis zurückzuführende akute Aortenklappeninsuffizienz führt ohne sofortige Behandlung zum Tod.
Patienten mit zugrundeliegender Kollagenose, z. B. Marfan-Syndrom, haben eine schlechte Prognose.

Nachsorge

Patienten mit Aortenklappeninsuffizienz sollten sich in regelmäßigen Abständen einer kardiologischen Untersuchung unterziehen; Anzeichen einer linksventrikulären Funktionsverschlechterung sollten durch echokardiographische Verlaufsuntersuchungen eindeutig abgeklärt werden.
Patienten mit Herzklappenersatz sollten ebenfalls regelmäßig überwacht und auf Anzeichen einer Transplantatabstoßung (insbesondere bei biologischem Klappenersatz) und Endokarditis untersucht werden.

Hinweise zu Ernährung/ Lebensführung

Von Leistungssportarten ist abzuraten.

Literatur

1. Janssens U, Faß J, Schumpelick V, Hanrath P (?) Der kardial belastete Patient. Der Chirurg 68 (8):753–762
2. Globits S (1997) Klappenerkrankungen. Der Radiologe 37 (5):341–350

Symptome

Viele Patienten sind beschwerdefrei.

Angina pectoris: bei ~ 70 % der erwachsenen Patienten vorhanden.

Synkopen: bei ~ 25 % der Patienten während oder direkt nach körperlicher Belastung.

Dyspnoe: häufiges Symptom; schwere Dyspnoe, paroxysmale nächtliche Dyspnoe und Orthopnoe sind Spätsymptome und deuten auf eine linksventrikuläre Dysfunktion hin.

Klinischer Befund

Puls

Normaler Puls bei geringgradiger Aortenstenose (Druckgradient < 50 mmHg).

Langsamer Anstieg mit verringertem Volumen, gelegentlich mit Inzisur im Druckanstiegsbereich („Hahnenkammphänomen", Pulsus parvus et tardus): Anzeichen einer hochgradigen Aortenstenose; bei assoziierter Aortenklappeninsuffizienz kann ein doppelter Puls („Pulsus bisferiens") palpierbar sein.

Herz

Nichtverlagerter, hebender Spitzenstoß: eventuell palpierbares Schwirren über der Herzbasis.

Verzögerte oder fehlende aortale Komponente im 2. Herzton: bei ausgeprägter Aortenstenose und verkalkten Klappen.

Extratöne: bei bikuspidaler Aortenklappe eventuell Ejektionsklick über der Spitze hörbar; bei ausgeprägter Aortenstenose 4. Herzton möglich; 3. Herzton ist Hinweis auf eingeschränkte linksventrikuläre Funktion.

Herzgeräusche: mittelsystolisch, rauh; am besten über der Herzbasis im 2. Interkostalraum, häufig jedoch über der gesamten Brustwand zu hören, in schweren Fällen fast immer fortgeleitet zum Hals; kann bei eingeschränkter linksventrikulärer Funktion und geringem Herzminutenvolumen sehr weich sein.

Labor- und Apparate-Diagnostik

EKG: meist Anzeichen einer linksventrikulären Hypertrophie, eventuell Linksachsenabweichung, später Hypertrophie des linken Vorhofs (negative P-Welle in Ableitung V1), Erregungsleitungsstörungen aufgrund von Verkalkung der leitenden Gewebe (Herzblock ersten Grades, Linksschenkelblock).

Thoraxröntgen: eventuell kardiale Hypertrophie, poststenotische Aortendilatation, Verkalkung der Aortenklappe (insbesondere bei älteren Patienten).

Echokardiographie: bei Erwachsenen schließt ein normaler Klappenbefund eine signifikante Aortenstenose aus; ermöglicht genaue Lokalisierung der Einengung (z. B. valvulär, supravalvulär oder subvalvulär) sowie Bestimmung der linksventrikulären Funktion; Ermittlung des maximalen Druckgradienten mittels Doppler-Echokardiographie möglich.

Herzkatheteruntersuchung: indiziert bei Verdacht auf koronare Herzkrankheit; Aortographie sinnvoll bei gleichzeitig bestehender Aortenklappeninsuffizienz; retrograde Sondierung der Klappe nur bei unklarem echokardiographischem Befund; bei diesem Verfahren wird der dynamische maximale Druckgradient gemessen, der 10 – 15 mmHg unter dem bei der Doppler-Echokardiographie bestimmten momentanen maximalen Druckgradienten liegt.

Differentialdiagnose

Aortensklerose: höheres Alter, normaler Puls, im Echokardiogramm leichte Verdickung der Klappensegel ohne Mobilitätseinbuße oder Druckgradient.
Strömungsgeräusch (Schwangerschaft, Anämie, Hyperthyreose): großvolumiger Puls, normales Echokardiogramm, kein Druckgradient.
Mitralklappeninsuffizienz: pansystolisches Geräusch, kein Ausstrahlen in den Hals, Mitralklappenveränderung im Doppler-Echokardiogramm.
Hypertrophe Kardiomyopathie: spätsystolisches Geräusch, schnellender Puls, im Echokardiogramm Hypertrophie des linken Ventrikels, asymmetrische Septumhypertrophie, systolische Vorwärtsbewegung der Mitralklappe.
Ventrikelseptumdefekt: pansystolisches Geräusch über dem linken Brustbeinrand mit Schwirren, Regurgitationsstrom („jet") im Doppler-Echokardiogramm.

Ätiologie

Angeboren: bikuspidale oder unikuspidale Klappe

Die Erkrankung manifestiert sich in der Regel in der frühen Kindheit oder Jugend.
Sie kann in Assoziation mit weiteren angeborenen Anomalien (z. B. Aortenisthmusstenose und Ductus arteriosus apertus) auftreten.
Subvalvuläre Stenosen treten gehäuft bei Jungen auf und machen 10 % aller angeborenen Aortenstenosen aus.
Supravalvuläre Stenosen sind selten und treten in der Regel im Rahmen eines Williams-Beuren-Syndroms auf.

Erworben

Ursache können Verkalkung (verkalkte bikuspidale oder trikuspidale Aortenklappen bei Erwachsenen) oder rheumatische Prozesse (selten isoliert auftretend, meist mit rheumatischem Mitralklappenvitium assoziiert) sein.

Epidemiologie

Die valvuläre Aortenstenose ist in den Industrieländern die häufigste Herzklappenerkrankung bei Erwachsenen.
In 70 % der Fälle liegt eine kalzifizierende Stenose vor (60 % der Bikuspidal-, 10 % der Trikuspidalklappe), 15 % sind rheumatisch und die übrigen 15 % durch andere Ursachen bedingt.

Komplikationen

Plötzlicher Herztod: bei 10 – 20 % der Erwachsenen und 1 % der Kinder.

Herzinsuffizienz: ohne Klappenersatz schlechte Prognose.

Herzrhythmus- und Erregungsleitungsstörungen: ventrikuläre häufiger als supraventrikuläre Rhythmusstörungen; AV-Block kann durch Verkalkung der erregenden Gewebe entstehen.

Systemische Embolie: durch Loslösung von Ablagerungen an den Klappen oder durch gleichzeitig bestehende Aortenatherome.

Infektiöse Endokarditis: ist bei Aortenstenose mit Verschlechterung des Allgemeinzustandes unklarer Genese in Erwägung zu ziehen.

Pharmakotherapie

Eine medikamentöse Behandlung der Aortenstenose ist bei asymptomatischen Patienten gerechtfertigt. Es empfiehlt sich eine antibiotische Endokarditisprophylaxe (*Einzelheiten siehe* Endokarditis).

Nichtpharmakotherapie

Chirurgischer Eingriff

Die chirurgische Behandlung ist bei der symptomatischen Aortenstenose obligatorisch.
Bei asymptomatischer, objektiv jedoch hochgradiger Aortenstenose sollte sie in Erwägung gezogen werden (dynamischer maximaler Druckgradient >50 mmHg). Bei Patienten, die sitzend keine Beschwerden haben, empfiehlt sich ein objektiver Ausschluß von Symptomen, z. B. durch leichte Belastung auf dem Laufband.
Höheres Lebensalter allein stellt keine Kontraindikation dar.
Bei hochgradiger Aortenstenose ist zur Vermeidung einer linksventrikulären Funktionseinbuße ein frühzeitiger Klappenersatz anzustreben.

Ballonvalvuloplastie

Empfehlenswert bei Säuglichen (bei geringen Erfolgsaussichten einer Operation) sowie im Kindes- und jungen Erwachsenenalter (bei fehlender Verkalkung des Klappenapparates).
Bei Erwachsenen nur bei kontraindizierter Operation.

Behandlungsziele

Ersatz der Klappe, bevor es zu einer Funktionseinbuße des linken Ventrikels kommt.

Prognose

Bis zu 20 % der Patienten mit hochgradiger kongestiver Aortenstenose sterben im Kindesalter, vor allem an fortschreitender Herzinsuffizienz.
Bei Erwachsenen beträgt die 5-Jahres-Überlebensrate 40 %.
Postoperativ hängt die Prognose vom Alter und der linksventrikulären Funktion ab.

Nachsorge

Verlaufskontrolle bei gering- bis mittelgradiger Aortenstenose.
Nach einem Klappenersatz regelmäßige Überwachung auf eventuelle Abstoßung der Prothese (insbesondere bei biologischen Klappen) und Endokarditis.

Hinweise zu Ernährung / Lebensführung

Körperliche Anstrengungen und Leistungssportarten sind zu vermeiden.

Literatur

1. Ostermann H (1997) Indikationen und Probleme langfristiger medikamentöser Gerinnungshemmung. Der Internist 38 (7):672–679
2. Böhm M (1997) Die präoperative kardiale Risikoabschätzung und Diagnostik. Die Sicht des Kardiologen. Der Anaesthesist 46 (14):85–95
3. Christ G, Zehetgruber M, Mundigler G, Coraim F, Laufer G, Wolner E, Maurer G, Siostrzonek P (1997) Emergency aortic valve replacement for critical aortic stenosis. A lifesaving treatment for patients with cardiogenic shock and multiple organ failure. Intensive Care Medicine 23 (3):297–300

Definition

Charakteristisch sind sich rasch (meist innerhalb von Minuten) entwickelnde, > 24 Stunden andauernde klinische Manifestationen einer zerebralen Funktionsstörung, bei denen keine andere als eine vaskuläre Ursache erkennbar ist.

Symptome

Die Beschwerden hängen vom Versorgungsgebiet des betroffenen Gefäßes ab.

Karotiskreislauf

Kombination aus Aphasie, unilateralen, visuell-räumlichen, motorischen oder sensiblen Ausfällen: häufiger bei kortikalen Läsionen.

Isolierter kontralateraler sensibler oder motorischer Ausfall: kann auf tiefer lokalisierte hemispärische Läsion hindeuten.
Eine ausgedehnte hemisphärische Beteiligung kann schließlich aufgrund eines sich entwickelnden Hirnödems zu Bewußtseinsveränderungen führen.

Vertebrobasilärer Kreislauf

Homonyme Hemianopsie oder Hirnstammstörung: z. B. Doppelbilder, Schwindel, Ataxie, unsicherer Gang, Bewußtseinsveränderungen.
Kopfschmerzen, Bewußtseinsverlust und Krampfanfälle sind häufiger Leitsymptome einer Subarachnoidalblutung oder primären intrazerebralen Blutung als eines Hirninfarktes.

Klinischer Befund

Die Bandbreite reicht von keinen oder ganz leichten Symptomen (z. B. subjektive sensorische Störung) bis zum Hirntod.

Labor- und Apparate-Diagnostik

Serodiagnostik

Prothrombinzeit/partielle Thromboplastinzeit, Fibrinogen, Thrombozytenzahl, großes Blutbild, Nieren- und Leberfunktionsproben, BKS, Cholesterinprofil.
Bei Patienten ≤ 50 Jahren zusätzlich Protein S und C, Antithrombin III, Antikardiolipin- und Antiphospholipin-Antikörper, Homocysteinspiegel, Laktat/Pyruvat, Untersuchung auf Adrenoleukodystrophie und metachromatische Leukodystropie bei entsprechender Indikation.

Bildgebende und weiterführende Diagnostik

CT oder MRT des Gehirns (Geschehen im vertebrobasilären Kreislauf erfordert MRT).

MR-Angiographie: bei Erkrankung der großen und mittleren Gefäße.

Karotis-Ultraschalldiagnostik.
EKG.
Ösophagus-Echokardiographie.

Angiographie: bei allen Patienten mit Blutung und bei Fehlen eindeutiger prädisponierender Faktoren; bei jüngeren Patienten häufig zum Ausschluß einer Vaskulitis oder Dissektion erforderlich.

Biopsie der A. temporalis: bei entsprechender Indikation.

Lumbalpunktion: bei Blutung oder Verdacht auf Vaskulitis.

Differentialdiagnose

Intrazerebraler Tumor.
Subdurales Hämatom.

Ätiologie

Hirninfarkt

Siehe Transitorische ischämische Attacke.
Hyperkoagulabilität.
Zerebrale Vaskulitis.

Intrazerebrale Blutung

Hypertonie.
Aneurysma oder arteriovenöse Fehlbildung.

Epidemiologie

Der Apoplex ist die dritthäufigste Todesursache in den Industrieländern.
Er stellt bei zu Hause lebenden Personen die wichtigste Einzelursache einer schweren Behinderung dar.

Komplikationen

Infektionen (z. B. Aspirationspneumonie, Harnwegsinfekt).
Venöse Thromboembolie.
Arrhythmien, Herzinsuffizienz, Myokardinfarkt.
Dekubitus.
Spastik, Kontrakturen.
Affektive Psychosen.
Krampfanfälle.
Stürze, Frakturen.

Klassifikation

Der Apoplex kann wie folgt klassifiziert werden:
Hirninfarkt: 80 % der Fälle.
Primäre intrazerebrale Blutung; 10 %.
Subarachnoidalblutung: 5 %.
Unbestimmt: 5 %.
Der Hirninfarkt kann aufgrund klinischer Kriterien folgendermaßen weiter unterteilt werden in:
Kompletter Infarkt im vorderen Kreislauf: Hemiplegie, Hemianopsie, frischer kortikaler Defizit.
Partieller Infarkt im vorderen Kreislauf: Vorliegen von zwei der oben erwähnten drei Symptome, isolierter kortikaler Defizit oder motorischer bzw. sensibler Ausfall (begrenzter als beim lakunären Infarkt).
Lakunärer Infarkt: isolierter motorischer oder sensibler Apoplex, sensomotorischer Apoplex oder ataktische Hemiparese; vermutlich durch Wandveränderungen einer einzelnen perforierenden Arterie verursacht.
Infarkt im hinteren Kreislauf: Nachweis einer Hirnstammläsion oder homonymen Hemianopsie.

Pharmakotherapie

Die Wirkung der therapeutischen Thrombolyse in der akuten Phase wird gegenwärtig untersucht.
Beim akuten Apoplex (≤ 80 Minuten nach den ersten Symptomen) ist bei Patienten, die die Einschlußkriterien erfüllen, die Gabe von t-PA (tissue plasminogen activator) in Zentren zu erwägen.

- Standarddosierung

0,9 mg/kg KG (max. 90 mg), über 1 Stunde verabreicht.

- Besonderheiten

Intensivmedizinische Überwachung auf Entwicklung einer Bulbärparalyse und intrazerebralen Blutung erforderlich.

Heparin: gegenwärtig indiziert bei ischämischem Hirninfarkt im posterioren Stromgebiet, bei kardialen Thromben und in vielen Fällen auch bei einem progressive stroke.

Aspirin: hat einen erwiesenen günstigen Einfluß auf die Langzeitprognose nach transitorischen ischämischen Attacken bei allen Risikogruppen.

Cumarinderivate: günstig bei den meisten Patienten mit Emboliequellen, Vorhofflimmern oder nichtoperabler klinisch manifester Stenose; die breitere Verwendung wird gegenwärtig untersucht.

Ticlopidin: tgl. 500 mg, günstig bei einigen Patienten mit Erkrankung der kleinen Gefäße oder der A. vertebrocerebralis; gelegentlich mit Neutropenie assoziiert; erfordert eine engmaschige Überwachung.

Nichtpharmakotherapie

Chirurgischer Eingriff

Bei einigen Patienten mit intrazerebralen Hämatomen kann sich eine chirurgische Drainage günstig auswirken, allgemein verbindliche Auswahlkriterien gibt es bisher jedoch nicht.
Patienten mit Subarachnoidalblutungen gehören auf die Intensivstation, eventuell kann die chirurgische Versorgung eines Aneurysmas erforderlich sein.
Bei Vorliegen einer symptomatischen, > 70 %igen Stenose sowie bei einigen ausgewählten Patienten ist eine Karotisendarteriektomie indiziert.
Der Nutzen einer Embolektomie wird gegenwärtig untersucht.

Rehabilitation

Die Einweisung in spezielle Zentren (stroke units) mit physiotherapeutischen, ergotherapeutischen und logopädischen Behandlungsmöglichkeiten verbessert die Prognose erheblich.
Immobilisierte Patienten sollten antithrombotische Stützstrümpfe tragen.
Unterstützung durch soziale Dienste ist ein wichtiger, häufig jedoch vernachlässigter Bestandteil der Rehabilitation.
Physio-, Sprach- und Ergotherapie sind für die Rehabilitation des Patienten von entscheidender Bedeutung.

Behandlungsziele

Weitere zerebrale Schäden oder sekundäre Komplikationen vermeiden.
Wenn möglich, Ursache behandeln.
Den Patienten ein unabhängiges Leben ermöglichen.

Prognose

Nach einem Hirninfarkt sterben 10 % der Patienten innerhalb der ersten 30 Tage. 50 % der Überlebenden können nicht mehr selbständig leben.
Wichtige prognostische Indikatoren sind Typ und Ausmaß des Apoplexes sowie Alter und Grad der Bewußtseinsstörung des Patienten.
Die intrazerebrale Blutung hat eine deutlich schlechtere Prognose.

Nachsorge

Hauptziel ist die Erkennung und Ausschaltung behandelbarer Risikofaktoren (z. B. Hypertonie, Rauchen).
Nach einem Hirninfarkt ist eine lebenslange antithrombotische Therapie (Aspirin, z. B. tgl. 10 mg) indiziert.
Bei bestehendem Vorhofflimmern stellt die Therapie mit Antikoagulanzien eine wirksame primäre und sekundäre Hirninfarktprophylaxe dar.
Bei Patienten, die sich nach einem begrenzten Apoplex im Bereich einer Karotisverzweigung gut erholen, kann eine Thrombendarteriektomie angezeigt sein.

Hinweise zu Ernährung / Lebensführung

Wichtige Präventivmaßnahmen sind die Senkung einer bestehenden Hypertonie und Hyperlipidämie sowie das Aufgeben des Rauchens.

Literatur

1. Freitag HJ, Kucinski T (1997) Fibrinolysebehandlung beim akuten Hirninfarkt. Der Radiologe 37 (11):878–882
2. Mull M (1997) Hämodynamisch verursachte Hirninfarkte – Klinische Relevanz von Infarktmuster und Angiomorphologie. Der Radiologe 37 (11):871–877
3. Berlit P, Popescu O, Klötzsch C, Diehl RR, Berg-Dammer E (1997) Behandlung des akuten Schlaganfalls auf der Stroke Unit. Erste Erfahrungen mit einer akuten Stroke Unit in Deutschland. Der Nervenarzt 68 (2):122–128

Symptome

Dyspnoe: unterschiedlich stark ausgeprägt, plötzlich oder schleichend einige Tage nach dem initialen Ereignis einsetzend.

Klinischer Befund

Respiratorische Insuffizienz: mühsame Atmung, interkostale Einziehungen.

Tachypnoe: schnell und oberflächlich.

Temperaturanstieg und periphere Vasodilatation.

Hinweis auf Lungenödem: Auskultationsbefund.

Andere Symptome des zugrundeliegenden Krankheitsgeschehens.
Zyanose kann, muß aber nicht vorhanden sein.

Labor- und Apparate-Diagnostik

Thoraxröntgen: zur Feststellung beidseitiger Lungeninfiltrate; zur Bestätigung eines Lungenödems bei Vorliegen prädisponierender Faktoren.

Pulmonalarterienkatheter: Bestimmung des pulmonalen Kapillardruckes (normalerweise < 18 mmHg) zum Ausschluß eines kardiogenen Ödems.

Arterielle Blutgasanalyse: refraktäre Hypoxie, die nicht auf eine Erhöhung der inspirierten Sauerstoffkonzentration anspricht (arterieller Sauerstoffpartialdruck < 70 mmHg bei Einatmung von 40 % Sauerstoff, arteriell-alveoläres Sauerstoffspannungsverhältnis < 0,25); geringe Gesamt-Compliance (< 30 ml/cm H_2O).

Faseroptische Bronchoskopie und Lavage oder Biopsie, Kultur der oberen Atemwege, CT und Szintigramm, spezielle Bluttests (z. B. Plasmaamylase): zur Abklärung zugrundeliegender Erkrankungen und eines Multiorganversagens.

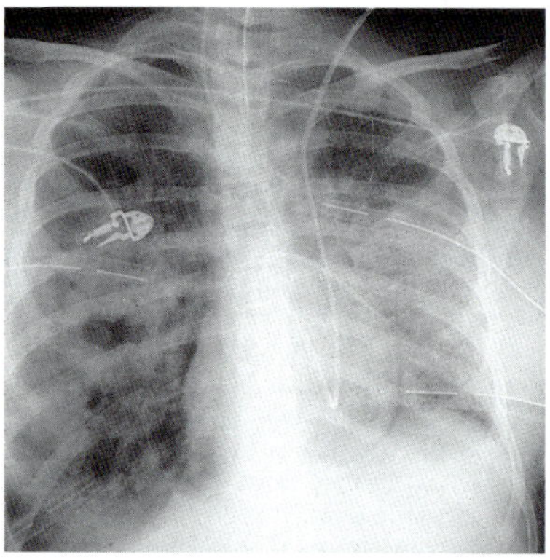

Charakteristischer Thoraxröntgenbefund beim ARDS mit Pneumothorax, erkennbarer Position des Endotrachealtubus, interkostalen Thoraxdrainagen und Pulmonaliskatheter.

Differentialdiagnose

Die eindeutigen diagnostischen Kriterien schließen andere Diagnosen aus.

Ätiologie

Folge eines schweren systemischen und pulmonalen Krankheitsereignisses wie:
Schock.
Sepsis.
Bakterielle, virale oder arzneimittelinduzierte Pneumonie.
Verbrennungen.
Aspiration von Mageninhalt.
Inhalation giftiger Rauchgase.
Trauma.
Sauerstofftoxizität.
Disseminierte intravasale Gerinnung.
Massive Blutung oder häufige Bluttransfusionen.
Präeklampsie.
Embolie: Thrombus, Fett oder Fruchtwasser.
Akute Pankreatitis.
Kopfverletzung.
Verschiedene Arzneimittel und i.v. Drogenmißbrauch.

Epidemiologie

Die Inzidenz des ARDS beträgt in den USA ~ 1,5 : 100.000, akute Lungenschädigungen, die diese Kriterien nicht erfüllen, sind jedoch wesentlich häufiger.
Die Prävalenz liegt je nach zugrundeliegender Erkrankung zwischen 2 % und 25 %.

Komplikationen

Tod.
Multiorganversagen: insbesondere Nierenversagen.
Sepsis.
Schock.
Barotrauma.
Schwächung nach intensivmedizinischer Versorgung. Eine vollständige Erholung stellt sich in der Regel innerhalb von 12 Monaten ein.

Pathophysiologie

Beim ARDS kommt es durch Aktivierung zahlreicher humoraler und zellulärer Prozesse zur Schädigung der kapillären Endothel- und alveolären Epithelzellen.
Das Syndrom geht immer mit einer erhöhten Permeabilität der alveolokapillären Membran einher, die schließlich zum Lungenödem führt.
Charakteristisch ist auch der gestörte zelluläre Sauerstoffverbrauch, der zu einem ausgedehnten Multiorganversagen unterschiedlicher Ausprägung führen kann.

Pharmakotherapie

Zugrundeliegende Erkrankungen sollten vollständig abgeklärt und bei Vorliegen reversibler Prozesse entsprechende Maßnahmen ergriffen werden. Nosokomiale Infektionen und Sepsis erfordern ein entschlossenes therapeutisches Vorgehen.
Vasopressorisch, inotrop und chronotrop wirkende Medikamente können zur Verbesserung der Kreislaufsituation und Harnausscheidung verabreicht werden.
Nach Möglichkeit enterale Ernährung des Patienten.

Nichtpharmakotherapie

Aufgrund der Beteiligung multipler Organsysteme an dem Krankheitsgeschehen lassen sich die therapeutischen Maßnahmen nicht auf den Respirationstrakt beschränken.
Alle Patienten mit schwerer Lungenschädigung und diagnostiziertem ARDS sind intensivmedizinisch zu behandeln.
Häufig sind eine vollständige respiratorische und invasive hämodynamische Überwachung sowie ein Blasenkatheter erforderlich.

Maschinelle Beatmung

Endotracheale Intubation und maschinelle Beatmung sind fast immer notwendig; entsprechende Maßnahmen sind bereits frühzeitig zu ergreifen.
Ziel ist es, die Sauerstoffsättigung durch CPAP-Beatmung mittels Maske oder maschineller Beatmung bei ~ 90 % zu halten.
Neue Methoden (druckgesteuerte oder inverse-ratio Beatmung) zielen auf die Wiedereröffnung kollabierter Alveolen ab, bei gleichzeitiger Reduzierung des pulmonalen Spitzendrucks (und damit des Risikos eines Barotraumas) sowie Erhöhung des pulmonalen Mitteldrucks (d. h. verbesserte Oxygenation).
Die Oxygenation läßt sich auch durch eine Lageveränderung des Patienten (Rückenlage/Bauchlage) verbessern.

Stabilisierung des Herz-Kreislauf-Systems

Ziel ist die maximale Sauerstoffversorgung der Gewebe.
Die Hämoglobinwerte sollten 10 – 12 g/dl nicht unterschreiten, der Hämatokrit sollte bei > 30 % liegen.
Eine Optimierung von Herzzeitvolumen und Sauerstoffversorgung durch die gezielte Manipulation der Füllungsdrücke sowie den Einsatz inotrop wirkender Medikamente kann erforderlich sein. Der routinemäßige Einsatz eines Pulmonaliskatheters ist jedoch nicht empfehlenswert.

Flüssigkeitshaushalt

Ziel der Beeinflussung des Flüssigkeitshaushalts ist die größtmögliche Reduzierung des zirkulierenden Volumens, um eine weitere Ödembildung in den Alveolen zu verringern.
Der pulmonal-kapilläre Verschlußdruck sollte bei 8 – 12 mmHg liegen.
Eventuell Diuretikagabe, um die Harnausscheidung bei > 0,5 ml/kg/h zu halten und das intravasale Volumen zu reduzieren.

Behandlungsziele

Entschiedene Behandlung (falls möglich) der zugrundeliegenden Erkrankung.
Stabilisierung der betroffenen Systeme, d. h. des respiratorischen und kardiovaskulären Systems, mittels optimierter Sauerstoffversorgung, bis eine spontane Rückbildung eintritt.

Prävention

In der Literatur sind keine Präventivmaßnahmen beschrieben.

Prognose

Die Mortalität hängt von der zugrundeliegenden Erkrankung ab und wird mit 40 – 70 % angegeben.
Bei 90 % der Überlebenden beträgt die Lungenfunktion nach 12 Monaten wieder 90 % des vor der Erkrankung vorhandenen Wertes, die Atmung ist nicht oder nur wenig eingeschränkt.
Die stabilisierenden Maßnahmen sind mit einer beträchtlichen Morbidität verbunden (z. B. Pneumothorax, Nierenversagen).
Der lange Aufenthalt auf der Intensivstation führt immer zu einer Schwächung der Patienten.

Nachsorge

Ziel ist die maximale Erholung des Patienten von den Auswirkungen der zugrundeliegenden Erkrankung und des ARDS.
Im Mittelpunkt stehen Maßnahmen zur körperlichen Rehabilitation einschließlich entsprechender Ernährungsberatung, physikalischer Therapie und kontrolliertem körperlichem Training, falls der Zustand des Patienten dies zuläßt.

Hinweise zu Ernährung/ Lebensführung

Während der Respiratortherapie ist eine parenterale oder enterale Ernährung der Patienten erforderlich.

Literatur

1. Rossaint R, Pappert D, Gerlach H, Falke K (1994) Therapy of the acute respiratory distress syndrome. Part 2: Initial clinical experience with new therapeutic methods. Der Anaesthesist 43 (6):364 – 375
2. Rossaint R, Lewandowski K, Pappert D, Slama K, Falke K (1994) Therapy of the acute respiratory distress syndrome. Part I: Current therapeutic strategy including extracorporeal gas exchange. Der Anaesthesist 43 (5):298 – 308
3. Krafft P et al. (1996) The acute respiratory distress syndrome: definitions, severity and clinical outcome. An analysis of 101 clinical investigations. Intensive Care Medicine 22 (6):519 – 529
4. Lewandowski K (1996) Klinische Aspekte des akuten Lungenversagens des Erwachsenen (ARDS) Acute respiratory distress syndrome. Der Anaesthesist 45 (1):2 – 18

Symptome

Kopfschmerzen: in 75 % der Fälle vorhanden; im gesamten Kopfbereich, häufig pochend, einseitig oder asymmetrisch lokalisiert, nachts heftiger; häufig brennende und berührungsempfindliche Kopfhaut.

Polymyalgie: mit Schmerzhaftigkeit und Steifigkeit der proximalen Extremitäten in 58 % der Fälle.

Krankheitsgefühl, Müdigkeit, Gewichtabnahme: in 56 % der Fälle.

Kieferbeschwerden mit rascher Ermüdung der Muskulatur: mit Claudicatio intermittens vergleichbare Schmerzen beim Kauen in 40 % der Fälle.

Fieber: in 35 %.

Husten: in 17 %.

Amaurosis fugax: in 10 %.

Permanenter Visusverlust: in 8 %.

Claudicatio intermittens in 8 %.

Transitorische ischämische Attacke oder Apoplex: in 7 %.

Depression und Verwirrtheitszustände: in 3 %.

Doppelbilder: in 2 % der Fälle.

Klinischer Befund

Pathologische Veränderung der Arteria temporalis: Druckempfindlichkeit, Knötchenbildung, Verdickung oder vermindertem Puls in 49 % der Fälle.

Berührungsempfindlichkeit der Kopfhaut an anderen Stellen.
Berührungsempfindlichkeit der Haut über der Arteria carotis communis.
Verminderte Karotis- und Extremitätenpulse.

Ischämische optische Neuropathie: blasse, geschwollene Sehnervenpapille im kurz zuvor erblindeten Auge.

Augenmuskellähmung: durch Läsion des Nervus cranialis oder Hirnstamms.

Verwirrtheitszustände oder Enzephalopathie.

Labor- und Apparate-Diagnostik

BKS-Bestimmung: meist deutlich erhöht; durchschnittlich 85 ± 32 mm/h (<30 mm/h in 3 % der Fälle).

Großes Blutbild: häufig leichte Anämie, Thrombozytose und erhöhte Leukozytenzahl.

Leberfunktionsproben: erhöhte Werte der Gammaglutamyltransferase, alkalischen Phosphatase oder Aspartataminotransferase in 15 % der Fälle.

Lumbalpunktion: nur zum differentialdiagnostischen Ausschluß bei Verdacht auf subakute Meningitis oder infizierte Sinusvenenthrombose indiziert.

Biopsie der A. temporalis: entscheidend, wenn das klinische Bild keine eindeutige Diagnose zuläßt; Entnahme eines mindestens 2–3 cm langen Segments (bei längeren Segmenten ist ein positiver Befund wahrscheinlicher); bei entsprechendem Verdacht alternativ Biopsie der A. occipitalis.

Angiographie: zum Ausschluß einer Arteriendissektion oder anderer Arteriitiden bei entsprechendem Verdacht; kann bei Arteriitis temporalis pathologische Veränderungen an allen größeren Ästen des Aortenbogens zeigen; als diagnostischer Test aufgrund der fehlenden Sensitivität und Spezifität ungeeignet.

Differentialdiagnose

Erhöhte BKS

Andere Arteriitiden (bei Patienten >70 Jahren selten).
Multiples Myelom.
Andere Metastasen im Schädelbereich.
Subakute Meningitis.
Infektion einer venöser Sinusthrombose.

Normale BKS

Migräne.
Spannungskopfschmerz.
Okzipitalneuralgie.
HWS-Erkrankung.
M. Paget im Schädelbereich.
Dissektion der A. carotis oder vertebralis.
Erkrankung des Kiefergelenks.
Meningeom.

Ätiologie

Es handelt sich vermutlich um eine Autoimmunerkrankung, das Antigen ist bisher jedoch unbekannt (möglicherweise eine Komponente der Membrana elastica interna).
An der Membrana elastica interna konnten Immunglobuline und Komplementablagerungen nachgewiesen werden; weitere histologische Merkmale deuten auch auf eine Beteiligung zellvermittelter Mechanismen hin.

Epidemiologie

Die jährliche Inzidenz beträgt 9,3 : 100.000 in der Gesamtbevölkerung und 15–30 : 100.000 in der Altersgruppe >50 Jahre.
Die Prävalenz liegt bei 130 : 100.000 in der Altersgruppe >50 Jahre.
Arteriitis temporalis tritt selten bei Personen <50 Jahren auf.
Das durchschnittliche Alter bei Krankheitsbeginn liegt bei 75 Jahren (Altersbereich 56–92 Jahre in veröffentlichten Untersuchungen).
Das Verhältnis Frauen : Männer beträgt 3,7 : 1.

Komplikationen

Permanente Erblindung: in 8 % der Fälle.

Infarkt im Bereich des Hirnstamms oder der Karotis: in <5 % der Fälle.

Myokardinfarkt.
Kopfhautnekrose.
Ischämie einer Extremität.
Aortenruptur.

Pathologie

Arteriitis temporalis ist eine Verschlußkrankheit der großen und mittleren aus dem Aortenbogen verzweigenden Arterien, gelegentlich auch der Arteria femoralis oder der Aorta selbst.
Die Biopsie zeigt eine arterielle Lumeneinengung aufgrund einer Intimaproliferation mit Rißbildung der Membrana elastica interna, Infiltration mit mononukleären Zellen, Medianekrose, Riesenzellen und Granulombildung; eine sekundäre Thrombose kann vorliegen. Die Arterien sind nur stellenweise befallen, so daß der Biopsiebefund bei Entnahme einer zu kleinen Gewebeprobe negativ sein kann.

Pharmakotherapie

Allgemeine Prinzipien

Bei Arteriitis temporalis ist zur Vermeidung der seltenen, jedoch schweren Komplikationen, insbesondere einer Erblindung, eine sofortige Behandlung mit Kortikosteroiden erforderlich.

Die Symptome sind häufig unspezifisch und „atypisch" (z. B. Fieber unbekannter Genese, Gewichtsabnahme, Anämie), deshalb muß ein starker Verdacht vorliegen und bei ernsthafter Erwägung der Diagnose sofort mit der Behandlung begonnen werden.

Eine Arterienbiopsie wird häufig erst nach Beginn der Steroidbehandlung vorgenommen, sollte jedoch nicht länger als 2 – 3 Tage hinausgezögert werden; der histologische Befund in klinisch verdächtigen Fällen ist bei frühzeitiger Biopsie in 60 – 80 % der Fälle positiv, bei Gewebeentnahme 1 Woche nach Therapiebeginn jedoch nur noch in 10 % der Fälle.

Die früher allgemein übliche hohe Prednisolondosierung ist bei allen Patienten mit Visusbeeinträchtigung sowie bei Anzeichen einer zerebralen oder myokardialen Ischämie gerechtfertigt.

In kritischen Fällen (z. B. Visusverlust des einen Auges oder Frühsymptome am zweiten) kann das Risiko einer vollständigen Erblindung durch Infusion hochdosierten Methylprednisolons vermutlich reduziert werden.

Bei fehlender Visusbeeinträchtigung konnte in Prospektivstudien ein Ansprechen auf deutlich geringere Dosen gezeigt werden (noch geringere Dosen sind bei Polymyalgie ohne symptomatische Arteriitis erforderlich).

Der zeitliche Rahmen der Dosisverminderung richtet sich nach dem Schweregrad der klinischen Manifestationen bei der Erstuntersuchung, der Initialdosis, der Beherrschung der Symptomatik und der BKS.

Eine Erhaltungsdosis von tgl. 5 – 10 mg muß in der Regel über einen Zeitraum von 2 – 3 Jahren gegeben werden.

Bei sehr niedriger Dosierung kann in einigen Fällen auf die Einnahme nur jeden 2. Tag umgestellt werden.

30 – 50 % der Patienten können die Behandlung nach 2 Jahren abbrechen.

In einigen Fällen ist eine Behandlung über mehrere Jahre und gelegentlich eine Langzeittherapie mit Erhaltungsdosen von tgl. 2 – 5 mg erforderlich.

Steroid-Behandlungsplan

Initialdosis: Prednisolon, tgl. 40 – 80 mg; in kritischen Fällen Methylprednisolon, tgl. 1 g i.v. über 2-Tage.

1.–2. Monat: langsame Dosisverminderung auf tgl. 20 – 40 mg.

2.–4. Monat: langsame Dosisverminderung auf tgl. 10 – 20 mg.

4.–24. Monat: Verminderung auf Erhaltungsdosis von tgl. 5 – 10 mg.

24.–36. Monat: vollständiges Ausschleichen in ~ 50 % der Fälle möglich.

Komplikationen der Behandlung

Wirbelkompressionsfrakturen in 26 % der Fälle.

Weitere Symptome einer Osteoporose.

Steroidinduzierte Myopathie in 11 % der Fälle.

Katarakte.

Gastrointestinalbeschwerden.

Andere Nebenwirkungen der Steroide.

Andere Arzneimittel

Azathioprin besitzt eine mäßige steroidsparende Wirkung, hat sich zur alleinigen Behandlung jedoch als unwirksam erwiesen.

Cyclophosphamid ist eine selten genutzte dritte Alternative.

Behandlungsziele

Beherrschung der Symptome.

Verhinderung von Komplikationen.

Vermeidung und Begrenzung der mit Steroiden assoziierten Nebenwirkungen.

Prognose

Bei frühzeitiger und ausreichender Steroidbehandlung, die in der Regel über mindesten 2 – 3 Jahre durchgeführt werden muß, ist die Prognose ausgezeichnet.

Die Morbidität nach der Behandlung ist von den Nebenwirkungen der Steroide genauso abhängig wie von der Erkrankung selbst.

Nachsorge

Regelmäßige Kontrolle der klinischen Symptomatik, BKS und potentiellen Nebenwirkungen der Steroide über mindestens 2 Jahre, vorzugsweise durch einen Spezialisten (Neurologen oder Rheumatologen).

Hinweise zu Ernährung/ Lebensführung

Keine speziellen Maßnahmen erforderlich.

Literatur

1. Putschky N, Zeidler H (1997) Polymyalgia rheumatica und Riesenzellarteriitis. Der Orthopäde 26 (11):1001 – 1011
2. Gross WL, Reinhold-Keller E, Trabandt A (1997) Konventionelle Immunsuppression chronisch-entzündlicher Systemerkrankungen. Der Internist 38 (6):520 – 531

Symptome

Symptome und Befunde sind bei vorbestehender Gelenkerkrankung schwieriger zu interpretieren. Bei immunsupprimierten oder älteren Patienten kann die Erkrankung auch stumm verlaufen.
In 10–15 % der Fälle kommt es zu einer polyartikulären Infektion.

Schmerz: fast immer vorhanden; charakteristische Intensitätszunahme; häufig nachts stärker; bei vorbestehender Gelenkerkrankung kann eine Veränderung oder Zunahme der Gelenkschmerzen auf eine septische Arthritis hinweisen.

Funktionsverlust, Hinken: steht bei Kindern häufig im Vordergrund.

Fieber: kann insbesondere bei älteren Patienten die einzige Manifestation sein.

Klinischer Befund

Schwellung und lokale Berührungsempfindlichkeit, Schmerz und Bewegungseinschränkung: bei jüngeren, vormals gesunden Patienten besonders auffallend.

Lokales Erythem: häufig, jedoch weniger ausgeprägt als bei Kristallsynovitis.

Fieber: kann bei bis zu einem Drittel der Patienten auch fehlen.

Verwirrtheit: steht möglicherweise bei älteren Patienten im Vordergrund.

Labor- und Apparate-Diagnostik

Die meisten Untersuchungen sind unspezifisch und weisen in einigen Fällen einen normalen Befund auf; die Diagnose erfolgt in der Regel aufgrund vieler, den Verdacht bestätigender Faktoren.
Vor Beginn einer Antibiotikatherapie sind ausreichende Proben zur Erregerbestimmung zu entnehmen.

Analyse der Synovialflüssigkeit: Gram-Färbung positiv in 50 % der Fälle; Kultur positiv in 75 % der Fälle; das Vorhandensein von Leukozyten ist nicht beweisend; in einigen Fällen sind gleichzeitig vorhandene Kristalle nachweisbar.

Blutkulturen: positiv in 50 % der Fälle (kann bei subakuter bakterieller Endokarditis im Vordergrund stehen).

Urogenitaler Abstrich: bei Verdacht auf Gonokokkeninfektion.

Röntgenbefund (Leeraufnahme): im Frühstadium der Infektion in der Regel wenig aussagekräftig.

Differentialdiagnose

Akute Phase einer entzündlichen Gelenkerkrankung.
Kristallsynovitis.
Hämarthros.
Bakterielle Endokarditis.

Ätiologie

Je nach Alter und prädisponierenden Faktoren unterschiedliche Erreger; meist Infektion durch *Staphylococcus aureus* und Streptokokken; bei Kindern < 5 Jahre spielt *Haemophilus influenzae* Typ B eine wichtige Rolle; Gonokokkeninfektionen sind heute eher rückläufig, sollten bei sexuell aktiven Patienten jedoch in Erwägung gezogen werden.
Die Ausbreitung erfolgt in der Regel hämatogen; Gelenkerkrankung oder stumpfes Trauma können zu einer Lokalisierung im Blutstrom befindlicher Pathogene führen.
Direkte Inokulation durch chirurgischen Eingriff, Injektion oder Trauma kommt in seltenen Fällen vor.
Risikofaktoren sind sehr hohes oder niedriges Lebensalter, frühere Gelenkerkrankung, Diabetes mellitus, Immunsuppression, Gelenkprothese und Kortikosteroideinnahme.

Epidemiologie

Zur Inzidenz der infektiösen Arthritis gibt es keine genauen Zahlen; Schätzungen gehen von 3–10 Fällen unter 100.000 Personen aus.

Komplikationen

Tod: in bis zu 15 % der Fälle, insbesondere bei höherem Lebensalter, Immunsuppression und Arthritis rheumatica.
Funktionsverlust des Gelenks.
Verlust der Prothese.
Osteomyelitis: durch direkte Ausbreitung der Infektion.
Bakterielle Endokarditis, disseminierte intravasale Gerinnung (DIC).

Pharmakotherapie

Allgemeine Prinzipien

Ein Patient, bei dem der Verdacht auf infektiöse Arthritis besteht, bedarf einer Notfallbehandlung und ist umgehend an einen Spezialisten (Rheumatologen oder Orthopäden) zu überweisen.
Hochdosierte Antibiotikagabe i.v. über mindestens 2 Wochen, danach oral über mindestens 2–4 Wochen, je nach dem, ob sich das klinische Bild bessert und ob der Patient eine Gelenkprothese hat.
Beginn der Antibiotikatherapie erst nach Entnahme von Proben für die Kulturanzüchtung.
Bis zum Vorliegen von Ergebnissen Wahl des Antibiotikums nach Wahrscheinlichkeit des Erregers, Patientenalter, Erregerempfindlichkeit; später Anpassung der Medikation an Ergebnisse der Gram-Färbung und Kultur.

Wahl des Antibiotikums nach Wahrscheinlichkeit des Erregers

Kinder < 5 Jahre: Cefotaxim.
Kinder > 5 Jahre: Penicillin G bei Verdacht auf Gonokokkeninfektion.
Erwachsene, bei Immunsuppression, bei Gelenkprothese: Cefotaxim und Ofloxazin.
Vancomycin i.v. bei methizillinrestistentem *S. aureus*.

Spezifische Antibiotika

■ Standarddosierung
Penicillin G, tgl. 4,8–9,6 g i.v.
Cefotaxim, tgl. 3–6 g i.v.
Vancomycin, alle 12 Stunden 1 g i.v.

■ Kontraindikationen
Überempfindlichkeit.

■ Besonderheiten
Großes Blutbild 2mal/Woche erforderlich.
Ampicillin kann bei oraler Verabreichung anstelle von Penicillin V gegeben werden.

■ Wechselwirkungen
Keine.

■ Nebenwirkungen
Hautausschlag, Überempfindlichkeitsreaktion (selten), Neutropenie (nach Langzeitbehandlung), Durchfälle.

Behandlungsziele

Vermeidung einer Sepsis oder Osteomyelitis.
Erhalt der Gelenkfunktion.
Behandlung der Infektion.

Weitere Behandlungsmöglichkeiten

Wiederholte Gelenkpunktion mit adäquater Aspiration führt in vielen Fällen zu besseren Ergebnissen als die chirurgische Drainage.
Eine Indikation zur Operation besteht in folgenden Fällen:
Kontraindikation der Gelenkpunktion.
Ausbleibender Erfolg der Antibiotikatherapie oder anderer therapeutischer Maßnahmen.
Osteomyelitis.
Gelenkprothese (chirurgische Drainage, Débridement oder Entfernung).

Prognose

Die Mortalität beträgt insgesamt 15 %.
Die Prognose verschlechtert sich bei spätem Therapiebeginn, gramnegativer Infektion in höherem Lebensalter und prädisponierenden Gelenk- oder systemischen Erkrankungen.
Infektion des Prothesematerials ist mit einer besonders schlechten Prognose assoziiert und erfordert häufig eine chirurgische Korrektur oder Entfernung der Prothese.

Nachsorge

Bei infizierten Gelenkprothesen kann eine suppressive Langzeit-Antibiotikatherapie erforderlich sein, die jedoch in den meisten Fällen eine chirurgische Korrektur nur hinauszögern, jedoch nicht verhindern kann.

Hinweise zu Ernährung / Lebensführung

Keine speziellen Maßnahmen erforderlich.

Literatur

1. Konermann W, Gruber G (1997) Septische Koxitis im Kindesalter. Sonographische Differentialdiagnosen. Der Orthopäde 26 (10):830–837
2. Grill F, Rustler T (1997) Spätfolgen der Säuglingskoxitis. Der Orthopäde 26 (10):848–857
3. Rutten MJCM et al. (1998) Case report: Nontuberculous mycobacterial bursitis and arthritis of the shoulder. Skeletal Radiology 27 (1):33–35
4. Chen WS, Wang CJ, Eng HL (1998) Tuberculous arthritis of the elbow. International Orthopaedics 21 (6):367–370

Symptome

Viele Patienten sind beschwerdefrei.
Frauen klagen häufiger über Beschwerden als Männer.
Beschwerden treten häufiger an großen, gewichtstragenden Gelenken auf.
Die Beschwerden treten häufig schubweise auf, ein progredienter Verlauf ist nicht immer vorhanden; Muskelschwäche und psychische Verfassung sind häufig geeignetere prognostische Faktoren in Bezug auf die Beschwerden oder Funktionseinschränkung als morphologische Veränderungen.

Schmerz: charakteristischerweise bei Belastung.

Steifigkeit nach längerer Ruhe: häufig muskuläre Morgensteife („gelling").

Funktionseinschränkung: insbesondere Behinderung beim Gehen; häufiges Problem.

Klinischer Befund

Der klinische Befund entspricht häufig nicht dem Beschwerdebild.

Knochenschwellung, Deformierung, Krepitation, Beweglichkeitseinschränkung: Knochenschwellung häufig an den Interphalangealgelenken am ausgeprägtesten (Typ Heberden oder Bouchard).

Druckempfindliche Gelenkkontur.

Lokale Überwärmung, Gelenkerguß: gelegentlich Zeichen einer Entzündung, insbesondere bei kristallinduzierter Arthrosis deformans oder Knotenbildung an den Fingergelenken.

Labor- und Apparate-Diagnostik

Arthrosis deformans ist in erster Linie eine klinische Diagnose und tritt häufig im mittleren oder höheren Lebensalter auf. Die Frage ist in der Regel nicht, ob eine Arthrosis deformans vorliegt, sondern ob die vorliegenden Symptome auf eine Arthrosis deformans zurückgeführt werden können; die läßt sich nur durch die klinische Untersuchung beantworten.

Allgemein

Röntgenbild: kann anatomische Veränderungen, z. B. Verschmälerung des Gelenkspaltes (Knorpelschwund), Osteophytose, Sklerose, Zysten, freie Gelenkkörper (durch Osteochondrose) zeigen.

Vorzeitige Arthrosis deformans

Beginn vor dem 55. Lebensjahr.

Ferritin-Bestimmung: zum Nachweis einer Hämochromatose.

Bestimmung von Kalzium, Phosphat und alkalischer Phosphatase: zum Nachweis eines Hyperparathyreoidismus.

Bestimmung der Homogentisinsäurekonzentration im Urin: bei Verdacht auf Ochronose.

Röntgenbild der Wirbelsäule (seitlicher Strahlengang): zum Nachweis einer spondyloepiphysären Dysplasie.

Untersuchung der Hypophysenfunktion: bei Verdacht auf Akromegalie.

Akuter Schub

Untersuchung der Synovialflüssigkeit: zum Nachweis von Sepsis oder Kristallen.

Steifes Knie

Einzelheiten siehe Knieverletzungen.

Arthroskopie oder MRT: zum Nachweis freier Gelenkkörper (durch Osteochondrose) oder Meniskusveränderungen.

Differentialdiagnose

Symptome können auch durch koexistente periartikuläre Veränderungen hervorgerufen werden.

Polyartikuläre Arthrosis deformans
Entzündliche Arthropathien.
Gicht.

Schlechte Heilungstendenz und Zerstörung des Knochen
Charcot-Gelenk.
Sepsis.

Akute kristallinduzierte oligoartikuläre Arthrosis deformans
Sepsis.
Gicht.
Entzündliche Arthropathie.

Ätiologie

Es wird eine multifaktorielle Genese angenommen; bekannte Faktoren sind:
Adipositas.
Höheres Lebensalter.
Berufsbedingtes Trauma.
Genetische Faktoren: noduläre Osteoarthritis, (spondylo-)epiphysäre Dysplasie, genetisch verändertes Kollagen Typ II.
Metabolische oder endokrinologische Störungen: Hämochromatose, Hyperparathyreoidismus, Ochronose, Akromegalie.
Vorausgegangene Gelenkerkrankungen oder -schäden.

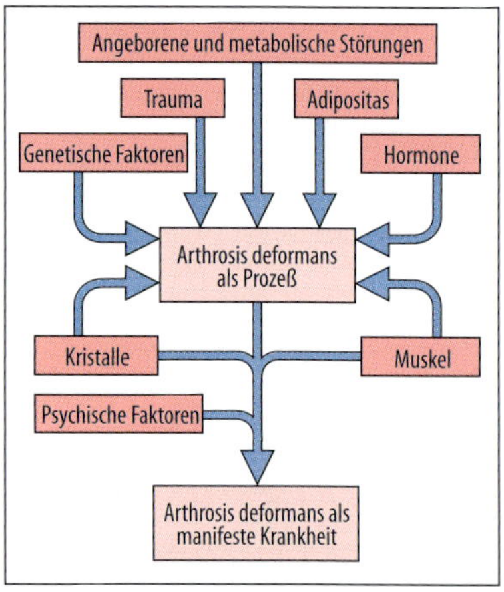

Faktoren, die zu einem Fortschreiten der Arthrosis deformans führen.

Epidemiologie

Arthrosis deformans tritt im höheren Lebensalter deutlich häufiger auf.
Sie ist die häufigste Ursache einer Funktionseinbuße des Bewegungsapparates.
Noduläre Osteoarthritis kann sich bei Frauen in der Menopause als floride Heberden-Polyarthrose manifestieren.

Komplikationen

Akute Kristallsynovitis: hauptsächlich Kalziumpyrophosphatkristalle.
Infektiöse Arthritis.
Bildung freier Gelenkkörper.
Avaskuläre Nekrose.

Pharmakotherapie

Topische Antirheumatika

NSAR und Capsaicin-Salbe.
Die Rolle dieser Arzneimittel ist umstritten, in der Regel sind sie jedoch erfolgversprechend.
Kontraindikationen sind überempfindliche oder vorgeschädigte Haut.

Analgetika

Häufig ausreichend.
Kombinationspräparate mit Opiaten sind möglicherweise mit höheren Nebenwirkungen assoziiert, bieten jedoch keine erhöhte Wirksamkeit.

■ Standarddosierung
Paracetamol, 1–2 Tabletten (je 650 mg) alle 6–8 Std. oder nach Bedarf.

■ Kontraindikationen
Lebererkrankung.

■ Wechselwirkungen
Keine.

■ Nebenwirkungen
Selten, bei Überdosierung Gefahr der Leberinsuffizienz.

NSAR

NSAR können in vielen Fällen erfolgreich eingesetzt werden.
Patienten sollten in regelmäßigen Abständen untersucht werden.

■ Standarddosierung
Hängt vom jeweiligen Medikament ab; kleinste wirksame Dosis.

■ Kontraindikationen
Aktives peptisches Geschwür; Überempfindlichkeitsreaktion; Nierenschaden (relativ).

■ Besonderheiten
Individuell deutlich unterschiedliches Ansprechen auf die verschiedenen Medikamente.

■ Wechselwirkungen
Warfarin.

■ Nebenwirkungen
Gastrointestinale Ulzeration, Anämie, Nierenfunktionsstörung, Hautausschläge.

Intraartikuläre Steroide

Lokale Kortikosteroide sind zur kurzfristigen Behandlung von Entzündungsschüben oder koexistenten periartikulären Gelenkveränderungen angezeigt.

■ Standarddosierung
Hängt vom betroffenen Gelenk und vom jeweiligen Medikament ab; an großen Gelenken in der Regel höchstens alle 3 Monate, an kleinen Gelenken 1mal/Jahr.

■ Kontraindikationen
Infektiöse Arthritis, Überempfindlichkeitsreaktion (selten).

■ Besonderheiten
Längerwirkende Steroide sind günstiger.

■ Wechselwirkungen
Keine.

■ Nebenwirkungen
Gelegentlich Ausschläge im Gesicht, Verschlechterung der Blutzuckereinstellung bei Diabetes mellitus.

Nichtpharmakotherapie

Die Arthroplastik eignet sich insbesondere bei Erkrankung des Hüft- oder Kniegelenks. Indikationen für dieses Verfahren sind Bewegung- oder Aktivitätseinschränkung, Schlafstörungen, verminderte Lebensqualität durch Gelenkschmerzen.
Physikalische Maßnahmen (Wärme- oder Kälteanwendung, gezielte Übungen zur Steigerung der Beweglichkeit, Gelenkschutz, Anpassung des Bewegungstempos, Schienung, Hilfsmittel) sind in vielen Fällen erfolgreicher als eine medikamentöse Therapie.

Behandlungsziele

Schmerzlinderung.
Erhalt der Funktionsfähigkeit.

Weitere Behandlungsmöglichkeiten

Arthroplastik: bei anhaltenden Schmerzen oder ausgeprägter Funktionseinbuße.

Prognose

In vielen Fällen treten die Symptome schubweise auf und lassen mit der Zeit nach.
Symptome können über Jahre unverändert bleiben.

Nachsorge

Sie liegt in der Regel in den Händen des Hausarztes.
Die Nachsorge dient der Abklärung, ob eine eventuelle Verschlechterung der Symptomatik oder der Funktionsfähigkeit eine weitere Intervention erfordern, sowie der Überwachung der Therapie (insbesondere bei NSAR); überprüft wird auch die Notwendigkeit einer fortgesetzten Therapie und die eventuelle Entwicklung von Nebenwirkungen.

Hinweise zu Ernährung/ Lebensführung

Der eigenverantwortliche Umgang des Patienten mit der Erkrankung sollte gefördert werden.
Empfehlenswert sind körperliche Aktivität, z. B. Aerobic und muskelstärkende Übungen.
Die Beseitigung biomechanischer Faktoren, z. B. Adipositas, Genua vara (keilförmige Einlagen, stoßdämpfendes Schuhwerk, Verwendung eines Stockes), kann eine Besserung bewirken.
Kalorienreduzierte Kost kann eine Besserung der Arthrosis deformans der Hüft- oder Kniegelenke bewirken.

Literatur

1. Ogata K, Yasunaga M, Nomiyama H (1997) The effect of wedged insoles on the thrust of osteoarthritic knees. International Orthopaedics 21 (5):308–312
2. Karbowski A, Schwitalle M, Eckardt A (1998) Oxaprozin versus Diclofenac retard zur Behandlung der aktivierten Arthrose. Zeitschrift für Rheumatologie 57 (2):108–113
3. Jerosch J, Schmidt K, Prymka M (1997) Beeinflussung der propriozeptiven Fähigkeit von Kniegelenken mit einer primären Gonarthrose. Der Unfallchirurg 100 (3):219–224
4. Fuchs S, Jerosch J (1996) Knieendoprothetik – eine Standortbestimmung. Der Unfallchirurg 99 (12):958–963
5. JewellF, Watt I (1996) Arthritis: Bildgebung und Therapie Vergangenheit, Gegenwart und Zukunft. Der Radiologe 36 (8):646–656
6. Jerosch J, Schmidt K, Prymka M (1997) Beeinflussung der propriozeptiven Fähigkeit von Kniegelenken mit einer primären Gonarthrose. Der Unfallchirurg 100 (3):219–224

Symptome

Keuchendes Atmen.
Atemnot.

Brustenge: keine Schmerzen.

Husten: mit oder ohne Auswurf; kann insbesondere bei Kindern das einzige Symptom sein.
Husten oder erschwertes Atmen nach körperlicher Anstrengung.

Die Beschwerden unterliegen beträchtlichen Schwankungen im Tagesablauf und sind nachts oder in den frühen Morgenstunden häufig am ausgeprägtesten.

Klinischer Befund

Tachypnoe.
Auskultatorisch trockene Rasselgeräusche.

Einsatz der Atemhilfsmuskulatur: bei schweren Anfällen; auf hohen negativen intrapleuralen Druck oder hohe Atemfrequenz zurückzuführen.

Tachykardie.

Pulsus paradoxus: bei schweren Anfällen.

Zyanose oder Verwirrtheit: Prodrominalerscheinungen eines Atemstillstands; Atemgeräusch kann fehlen.

Rhinitis, Nasenpolypen, atopisches Ekzem: häufig mit Asthma bronchiale assoziiert.

Labor- und Apparate-Diagnostik

Im anfallfreien Intervall

Spirometrie: Messung der Sekundenkapazität (FEV_1) und Vitalkapazität; Ansprechen auf Beta-2-Sympathomimetika (> 15 % Verbesserung der FEV_1 bestätigt reversible Atemwegsobstruktion; Nichtansprechen schließt Asthma bronchiale jedoch nicht aus.).

Serielle Messung der Peak-Flow-Werte: charakteristisch sind niedrige Werte in den frühen Morgenstunden; Tagesschwankungen von > 15 % machen die Diagnose sehr wahrscheinlich; Absinken des Peak-Flow-Werts nach der Arbeit oder nach Exposition weisen auf Allergene hin.

Bronchialer Hyperreaktivitätstest: erhöhte Empfindlichkeit gegenüber Methacholin zeigt sich im Absinken der FEV_1-Werte um 20 % nach Inhalation extrem geringer Dosen zerstäubten Methacholins.

Beim akuten Asthmaanfall

Spirometrie oder Messung des Peak-Flow-Wertes: ermöglicht Beurteilung des Schweregrades.

Arterielle Blutgasanalyse: verringerter Sauerstoffpartialdruck; CO_2-Partialdruck beim akuten Anfall in der Regel niedrig; steigender oder erhöhter CO_2-Partialdruck ist Hinweis auf Erschöpfung und bevorstehenden Atemstillstand; unterschiedliche Muster bei akuter Verschlechterung der chronisch-obstruktiven Lungenerkrankung (*Einzelheiten siehe* Lungenerkrankung, chronisch-obstruktive).

Thoraxröntgen: Abklärung, ob Pneumothorax oder Pneumonie vorliegen, Ausschluß einer Herzinsuffizienz.

EKG: bei Dyspnoe unklarer Genese.

Sputumkultur: geeignete Proben sind häufig schwer zu erhalten; Verschlechterung ist meist auf virale, selten auf bakterielle Infektion zurückzuführen.

Differentialdiagnose

Akute oder chronische Bronchitis.
Irreversible Atemwegsobstruktion (chronisch-obstruktive Lungenerkrankung).
Rhinitis mit postnasalem Sekretabfluß.
Linksherzinsuffizienz.
Lungenembolie.

Ätiologie

Asthma bronchiale hat eine ausgeprägte genetische Komponente, die unabhängig von der genetischen Atopieneigung vererbt wird.
~ 50 % der Patienten, überwiegend Kinder, leiden an einer assoziierten atopischen Allergie.
Bei allen Formen des Asthma bronchiale läßt sich eine Atemwegsentzündung mit Eosinophilen, mononukleären Zellen und epithelialer Desquamation nachweisen.
Virusinfektionen tragen erwiesenermaßen zur Verschlechterung des Asthmas bei und sind möglicherweise für die Entstehung der Erkrankung im Erwachsenenalter verantwortlich.
Die Belastung durch Chemikalien und Umweltverschmutzung wird für die gegenwärtig steigende Prävalenz der Erkrankung verantwortlich gemacht; der klare Nachweis einer ursächlichen Beziehung steht jedoch noch aus.

Epidemiologie

Die Prävalenz von Asthma bronchiale scheint in den Vereinigten Staaten zu steigen; der Anteil der Asthmatiker an der Bevölkerung wird auf 5 – 10 % geschätzt.
Asthma bronchiale tritt bei Kindern häufiger auf; bei ihnen kommt es nach einigen Jahren häufig zur Remission.

Komplikationen

Atemstillstand und Tod.
Pneumothorax.
Gehäufte Infektionen der Bronchien.
Irreversible Atemwegsobstruktion.

Pharmakotherapie

Kortikosteroide

■ Standarddosierung
Inhalative Kortikosteroide: Initialdosis je nach Schweregrad und Präparat (z. B. Beclometason, 2mal tgl. 200 – 400 µg).
Orale Kortikosteroide: Prednison, tgl. 30 mg über 5 Tage; bei langsamem Ansprechen eventuell längere Behandlungsdauer; bei Behandlungsdauer < 14 Tagen ist eine ausschleichende Dosierung nicht erforderlich.

■ Kontraindikationen
Keine.

■ Besonderheiten
Ausspülen des Mundes nach dem Inhalieren verringert das Risiko oropharyngealer Nebenwirkungen.
Die Verwendung einer Dosiervorrichtung ist empfehlenswert.

■ Wechselwirkungen
Keine.

■ Nebenwirkungen
Inhalative Kortikosteroide: Heiserkeit, oropharyngeale Kandidida-Mykose.
Orale Kortikosteroide: Cushing-ähnliche Symptome, insbesondere Osteoporose, Hämatombildung, Gewichtszunahme.

Kurzwirkende Beta-2-Sympathomimetika

■ Standarddosierung
Abhängig von Wirkstoff und Dosiervorrichtung, z. B. Salbutamol, Terbutalin, bei Bedarf 1 – 2 Hübe.

■ Kontraindikationen
Keine.

■ Besonderheiten
Häufige Verwendung kurzwirkender Beta-2-Sympathomimetika ist Hinweis auf suboptimale Einstellung.

■ Wechselwirkungen
Gleichzeitige Anwendung von Betablockern ist zu vermeiden.

■ Nebenwirkungen
Tremor.

Methylxanthine

■ Standarddosierung
Theophyllin, Dosiserhöhung bis Blutkonzentrationen von 10 – 15 mg/l erreicht sind.

■ Kontraindikationen
Lebererkrankung, Herzerkrankung, Epilepsie, Porphyrie.

■ Besonderheiten
Enger therapeutischer Bereich, deshalb niedrige Initialdosis, dann Anpassung anhand der gemessenen Plasmawirkstoffkonzentrationen.

■ Wechselwirkungen
Erhöhte Plasmakonzentration bei gleichzeitiger Einnahme einer Reihe anderer Medikamente wie Antibiotika (Ciprofloxacin, Erythromycin), Cimetidin, Antidepressiva, Diltiazem, Verapamil, Fluconazol.

■ Nebenwirkungen
Übelkeit, Refluxösophagitis, Tremor.

Bei schweren Anfällen

Stationäre Aufnahme.
Beurteilung des Schweregrades (insbesondere durch Spirometrie und Blutgasanalyse).
Bei Bedarf Sauerstoffgabe.
Maximale Bronchodilatation (Aerosol).
Intravenöse Prednisongabe.
Beatmung, wenn Patient erschöpft oder geschwächt ist oder wenn die Blutgase eine schwere Hypoxie und Hyperkapnie anzeigen.

Behandlungsziele

Einstellung auf Minimaldosierung bei optimaler Unterdrückung der Symptome.
Selbstverantwortlicher täglicher Umgang des Patienten mit der Erkrankung.
Geringe Ausfallzeiten am Arbeitsplatz oder in der Schule.
Verringerung der Häufigkeit schwerer Anfälle und Vermeidung von Krankenhausaufenthalten.

Prognose

Bei Asthma bronchiale im Kindesalter kommt es in der zweiten Lebensdekade häufig zur Spontanremission.
Bei Krankheitsbeginn im Erwachsenenalter ist eine Remission selten.
Die meisten Patienten können gut mit der Erkrankung umgehen und haben eine normale Lebenserwartung.
Bei wenigen schwer kranken oder instabilen Asthmatikern besteht das Risiko eines Atemstillstands; in diesen Fällen sind hochdosierte orale Kortikosteroide erforderlich.

Nachsorge

Bei Verschlechterung sind folgende Maßnahmen zu empfehlen:
Dosiserhöhung der inhalativen Kortikosteroide.
Orales Prednison, tgl. 30 mg über 5 – 7 Tage.
Antibiotika bei Fieber oder putridem Sputum.
Dosiserhöhung der Bronchodilatatoren.

Hinweise zu Ernährung/ Lebensführung

Eine spezielle Ernährung ist im allgemeinen nicht erforderlich; Patienten mit Salicylat- oder Sulfitüberempfindlichkeit sollten entsprechende Nahrungsmittel, die diese Stoffe enthalten, meiden.
Körperliche Bewegung ist zu empfehlen; Schwimmen wird häufig besser toleriert als Sportarten im Freien (Anstrengungs-Asthma wird durch kalte, trockene Luft ausgelöst).
Wichtig ist ebenfalls, daß die Patienten mit der Erkrankung leben lernen.

Literatur

1. Gappa M, Güsewell , Freihorst J, Hardt H (1997) Asthma bronchiale. Klinischer Verlauf vom Kleinkindes- zum Schulalter. Eine Nachuntersuchung. Monatsschrift Kinderheilkunde 145 (3):255 – 261
2. Petrides PE, Haegele U, Stein J (1997) 52jähriger Patient mit Asthma bronchiale, Eosinophilie und Hämoptoe. Der Internist 38 (10):989 – 992
3. Welte T (1998) Akute Luftnot. Der Internist 39 (2):152 – 160

Symptome

Ruhe- oder Belastungsdyspnoe.
Ziehendes Atmen.
Verschlechterung nach der Arbeit, Besserung am Wochenende und während des Urlaubs.

Klinischer Befund

Auskultatorisch trockene Rasselgeräusche.

Einsatz der Atemhilfsmuskulatur: auf hohen negativen intrapleuralen Druck oder hohe Atemfrequenz zurückzuführen.

Tachykardie: bei schweren Anfällen.

Pulsus paradoxus: bei schweren Anfällen.

Rhinitis.
Husten.

Labor- und Apparate-Diagnostik

Spirometrie zur Bestimmung der Ausgangswerte: Ansprechen auf Beta-2-Sympathomimetika.

Bronchialer Hyperreaktivitätstest: mit Methacholin PC_{20} (> 20 % Absinken des FEV_1-Wertes, fehlendes Absinken an einem Kontrolltag bestätigen die Diagnose).

Serielle Messung der bronchialen Reaktivität.
Genaue Überwachung der Peak-Flow-Werte am Arbeitsplatz und an Urlaubstagen.
Umfassende Liste aller Materialien, mit denen der Patient am Arbeitsplatz umgeht.

Spezifische Expositionstests: zur Feststellung, ob eine neue Substanz Asthma auslöst, oder zur Bestimmung des Allergens, wenn mehrere Substanzen am Arbeitsplatz in Frage kommen (kann nur in speziellen Einrichtungen durchgeführt werden).

Differentialdiagnose

Außerberuflich verursachtes Asthma.
Dyspnoe anderer Genese.
Reizung durch Chemikalien am Arbeitsplatz.

Ätiologie

Auslöser können sein: Tierhaare (z. B. auch von Versuchstieren), Chemikalien (z. B. Formalin bei Krankenhauspersonal, Harnstoff-Formaldehyde bei Berufsgruppen, die mit Dämmaterial umgehen), Nahrungsbestandteile, Enzyme (Waschmittel), Bleich- und Farbstoffe, Metalle (Platin und Vanadium), oder zur Plastikherstellung verwendetete Materialien, insbesondere Toluylendiisozyanat und Trimellithsäure-Anhydrid.

Epidemiologie

Die Inzidenz des berufsbedingten Asthmas ist steigend und macht derzeit > 50 % der berufsbedingten Lungenerkrankungen aus.

Komplikationen

Interstitielle Lungenfibrose.
Respiratorische Insuffizienz.
Chronische Dyspnoe.

Pharmakotherapie

Behandlung wie bei anderen Formen des Asthmas (*Einzelheiten siehe* Asthma bronchiale).
Jede berufsbedingte Lungenerkrankung muß zur Gewährleistung einer korrekten Diagnose und angemessenen Behandlung einem Facharzt vorgestellt werden (Meldung an die Berufsgenossenschaft).
Die meisten Patienten benötigen inhalative Kortikosteroide und Bronchodilatatoren.

- Standarddosierung

Beclometason, tgl. 400 – 800 µg.

- Kontraindikationen

Keine.

- Besonderheiten

Ausspülen des Mundes nach dem Inhalieren verringert das Risiko oropharyngealer Nebenwirkungen.
Die Verwendung einer Dosiervorrichtung ist empfehlenswert.

- Wechselwirkungen

Keine.

- Nebenwirkungen

Heiserkeit, oropharyngeale Candida-Mykose.

Behandlungsziele

Symptomatische Behandlung und Wiederherstellung der normalen Leistungsfähigkeit.
Vermeidung einer Chronifizierung.

Prognose

Bei den meisten Patienten kommt es bei Vermeidung einer Allergenexpostition zur Besserung.
Bei > 40 % der Patienten sollten die Asthmasymptome vollständig verschwinden, bei bis zu 30 % persistieren die Symptome jedoch trotz völliger Vermeidung der Allergenexposition.
Chronisches Asthma entwickelt sich besonders häufig bei kleinmolekularen Allergenen, kann jedoch auch bei großmolekularen (Proteinen) Antigenen auftreten.

Nachsorge

Sorgfältige Nachkontrolle der Patienten auf eine eventuelle Remission hin.
Regelmäßige Röntgenkontrolle ist bei Patienten mit interstitieller Lungenfibrose erforderlich.

Hinweise zu Ernährung / Lebensführung

Möglichst vollständige Vermeidung einer Allergenexposition durch Umzug in ein gering belastetes Gebiet, Bereitstellung eines Respirators für den individuellen Gebrauch oder Arbeitsplatzwechsel.

Literatur

1. Cipolla C et al. (1996) A new risk of occupational disease: allergic asthma and rhinoconjunctivitis in persons working with beneficial arthropods. International Archives of Occupational and Environmental Health 68 (2):133 – 135

Symptome

Unkomplizierter Aszites

Bauchauftreibung und abdominelles Druckgefühl.

Dyspnoe: durch Druck auf das Zwerchfell.

Müdigkeit, Enzephalopathie und weitere Anzeichen einer chronischen Lebererkrankung: unterschiedlich stark ausgeprägt.

Spontane bakterielle Peritonitis

Schmerzen, Fieber: in < 50 % der Fälle.

Verschlechterung der Leberfunktion, Nierenschädigung, gastrointestinale Blutung, Enzephalopathie: unterschiedlich stark ausgeprägt.

Klinischer Befund

Unkomplizierter Aszites

Körperliche Untersuchung häufig wenig aufschlußreich.
Bauchauftreibung.
Bei Flankenperkussion wandernde Dämpfung, Undulation.
Leber kann normal groß, vergrößert oder klein sein.

Spontane bakterielle Peritonitis

Häufig keine weiteren klinischen Manifestationen.

Fieber, Enzephalopathie: häufiger als Druckschmerzen, Rebound, Abwehrspannung.

Labor- und Apparate-Diagnostik

In allen Fällen

Bestimmung der Serum- und Aszitesalbuminwerte: zur Berechnung des Konzentrationsgradienten (z. B. Serumalbumin in g/dl zu Aszitesalbumin in g/dl).

Zellzählung einer Aszitesprobe: > 250 polymorphkernige Neutrophile/ml sind Hinweis auf Peritonitis, Vorherrschen von Lymphozyten auf Tuberkulose oder malignen Prozeß.

Zytologie: Untersuchung einer Aszitesprobe auf Malignitätszeichen.

Gram-Färbung und Kultur des Aszites: Inokulation in Blutkulturflaschen; Mischinfektionen sind Hinweis auf Perforation des Gastrointestinaltrakts.

Harn-Elektrolytbestimmung.
Serum-Elektrolyt-, Plasma-Harnstoffstickstoff- und Kreatininbestimmung.

Spezifische Untersuchungen in ausgewählten Fällen

Amylasebestimmung: erhöhte Werte bei pankreatischem Aszites.

Cholesterin- und Triglyzeridbestimmung: erhöhte Konzentrationen bei chylösem Aszites.

Gesamtprotein: erhöhte Werte bei malignem Prozeß, Tuberkulose und kardialem Aszites.

Laparoskopie und Biopsie: bei Verdacht auf Tuberkulose.

Abdominale Ultraschalluntersuchung oder CT: bei malignem Aszites.

Differentialdiagnose

Hoher Serum-Aszites-Albumingradient (≥ 1,1 g/dl)
Portale Hypertonie.
Leberzirrhose.
Kardialer Aszites.
Fulminate Hepatitis.
Budd-Chiari-Syndrom.
Myxödem.

Niedriger Serum-Aszites-Albumingradient (<1,1 g/dl)
Peritonealkarzinose.
Tuberkulose.
Pankreatischer Aszites.
Biliärer Aszites.
Nephrotisches Syndrom.

Chylöser Aszites
Trauma und chirurgischer Eingriff, Abdominaltuberkulose, Lymphom oder anderer maligner Prozeß, Filariose.

Ätiologie

Hoher Serum-Aszites-Albumingradient (≥ 1,1 g/dl)

Überlaufhypothese: primär erhöhte renale Aldosteronempfindlichkeit führt zu Natriumretention oder Volumenexpansion und durch portale Hypertonie und Hypalbuminämie zum Aszites.
Volumenmangelhypothese: Sequestration von Flüssigkeit in die Bauchhöhle führt – über kompensatorische Prozesse zum Erhalt des zirkulierenden Volumens – zu renaler Hypoperfusion und sekundärem Hyperaldosteronismus sowie renaler Natriumretention.
Vasodilatationshypothese: Faktoren der Überlaufhypothese spielen in der Frühphase, jene der Volumenmangelhypothese in den fortgeschrittenen Stadien der Aszitesentwicklung eine Rolle.

Niedriger Serum-Aszites-Albumingradient (< 1,1 g/dl)

Erhöhte Kapillarpermeabilität.

Chylöser Aszites

Austritt von Lymphflüssigkeit.

Epidemiologie

Bei 80 % der Patienten mit Leberzirrhose kommt es im Verlauf der Erkrankung zur Entwicklung eines Aszites (bei 10 % zu einer spontanen bakteriellen Peritonitis).

Komplikationen

Spontane bakterielle Peritonitis: meist bei hohen Serum-Aszites-Albumingradienten oder niedrigem Aszitesprotein.

Pleuraerguß: in Einzelfällen auch ohne Vorliegen eines Aszites.

Leisten-, Schenkel- oder Nabelhernie.
Mesenterialvenenthrombose.
Niereninsuffizienz, hepatorenales Syndrom.
Nabelruptur.
Empyem.

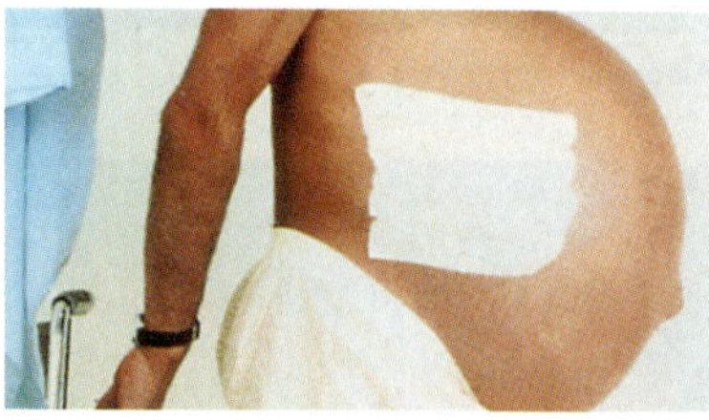

Aufgetriebener Bauch mit herausragendem Nabel bei massivem Aszites.

Pharmakotherapie

Allgemeine Prinzipien

Mittel der ersten Wahl ist Spironolacton, bei behinderter Atmung und diuretikarefraktärem Aszites auch therapeutische Bauchpunktion mit Drainage größerer Aszitesmengen.
Furosemid kann gegeben werden, wenn sich nach 3 Monaten keine Erfolg einstellt; außerdem besonders wirksam bei peripheren Ödemen.

- Standarddosierung

Spironolacton, tgl. 100 mg, oder Furosemid, tgl. 40 mg. Anzustreben ist eine Gewichtsreduktion um täglich 0,5 kg, bei zusätzlichen Knöchelödemen bis zu 1 kg KG; je nach Diurese langsame Dosiserhöhung bis zur maximalen Tagesdosis von 400 mg für Spironolacton bzw. 160 mg für Furosemid.

- Kontraindikationen

Niereninsuffizienz.

- Besonderheiten

Sorgfältige Kontrolle der Nierenfunktion; Reduktion bzw. Absetzen der Diuretika, sobald der Kreatininwert um 0,5 mg/dl über den Normalwert ansteigt.
Hyponatriämie < 122 mval/l wird durch Restriktion der Flüssigkeitszufuhr behandelt. Bei Hyperkaliämie empfiehlt sich eine Reduktion der Spironolacton- bzw. eine Erhöhung der Furosemiddosis.

- Wechselwirkungen

Die gleichzeitige Einnahme von Diuretika und Aminoglykosiden kann in dieser Konstellation zu verstärkter Nephrotoxizität führen. Die gleichzeitige Einnahme von NSAR ist zu vermeiden.

- Nebenwirkungen

Hyponatriämie, Nierenfunktionsstörungen mit erhöhten Kreatininwerten, Hyperkaliämie.
Bei Spironolacton-induzierter Gynäkomastie stellt Amilorid (tgl. 5 – 10 mg) eine Alternative dar.

Nichtpharmakotherapie

Eine Bauchpunktion mit Entfernung großer Aszitesmengen (> 6 l) empfiehlt sich bei diuretikarefraktärem Aszites. Vorsicht bei Nierenfunktionsstörungen (Kreatininwert > 2,0 mg/dl). Intravenöse Albuminsubstitution (10 g/l entfernter Aszites) bei erhöhten Kreatininwerten oder bei Patienten ohne zusätzliche Knöchelödeme kann einer fortschreitenden Nierenfunktionsstörung vorbeugen.

Bei funktioneller Niereninsuffizienz

Niereninsuffizienz ist häufig die Folge von Infektion, Blutung, Hypotonie oder überdosierter Diuretikabehandlung; sie kann sich nach einer orthotopen Lebertransplantation zurückbilden. Die Behandlung umfaßt Überwachung des zentralen Venendrucks, Volumenexpansion und Beseitigung begünstigender Faktoren; die Wirksamkeit renaler Vasodilatatoren ist nicht erwiesen.

Bei therapierefraktärem Aszites

Jugulo-peritonealer Shunt, transjugulärer intrahepatischer portosystemischer Shunt (TIPS) oder orthotope Lebertransplantation.

Bei spontaner bakterieller Peritonitis

80 % der Erreger sind aerobe gramnegative Bakterien; 20 % sind nichtenterale Keime. Cefotaxim oder Ceftizoxim sind in bis zu 85 % der Fälle wirksam; Ciprofloxacin und Amoxicillin sind in vielen Fällen genauso wirksam, Gentamixin hat jedoch eine potentiell höhere Toxizität.
Die Behandlungsdauer sollte 5 – 7 Tage betragen.
Die Wirksamkeit der Antibiotikatherapie wird durch nosokomiale Infektionen beeinflußt.
Die Clearance der Aszitesleukozyten sollte nach 3 Tagen, die Nierenfunktion täglich kontrolliert werden.
Rezidive können durch eine Langzeitprophylaxe mit Antibiotika (z. B. Norfloxacin) verhindert werden; sie sollte bei spontaner bakterieller Peritonitis in der Anamnese sowie bei Aszitesproteinkonzentrationen < 1,0 g/dl in Betracht gezogen werden.

Behandlungsziele

Reduktion der Aszitesmenge.

Prognose

Die 1-Jahres-Überlebensrate nach der Entwicklung eines Aszites ohne Nierenschaden beträgt 50 %, die 5-Jahres-Überlebensrate 20 %.
80 % der Patienten sprechen auf die medikamentöse Behandlung an.
In 30 % der Fälle entwickelt sich innerhalb von 24 Monaten eine funktionelle Niereninsuffizienz.
Bei Absinken der Harn-Natriumwerte < 5 mmol/l oder Entwicklung eines diuretikarefraktären Aszites liegt die 1-Jahres-Überlebensrate bei < 50 %.
Bei spontaner bakterieller Peritonitis beträgt die Mortalitätsrate im Krankenhaus bis zu 50 %.
Bei > 50 % der überlebenden Patienten kommt es innerhalb eines Jahres zum Rezidiv.

Nachsorge

Patienten mit unkompliziertem Aszites empfiehlt sich die tägliche Kontrolle von Gewicht und Flüssigkeitszufuhr durch schriftliches Festhalten der Flüssigkeitsbilanz.
Nichtansprechen des Aszites auf die maximal tolerierte Diuretikadosis macht den Ausschluß eines Lebertumors, einer Pfortaderthrombose oder einer spontanen bakteriellen Peritonitis erforderlich.

Hinweise zu Ernährung / Lebensführung

Eingeschränkte Salzzufuhr (< 2 g/Tag) und kontrollierte Kalorienzufuhr.
Bettruhe während der Mobilisierung des Aszites kann sich durch die Verringerung der Renin-Angiotensin-Konzentrationen günstig auswirken.
Alkoholkarenz.

Literatur

1. Gülberg V, Gerbes AL (1998) Diagnostik und Therapie des Aszites bei Leberzirrhose. Der Internist 39 (3):254 – 262
2. Schölmerich J, Glück T (1998) Spontane bakterielle Peritonitis. Der Internist 39 (3):263 – 271
3. Hentrich M, Hartenstein R (1997) Behandlung maligner Körperhöhlenergüsse. Der Onkologe 3 (2):163 – 173
4. Müller MJ (1998) Ernährung bei Leberzirrhose. Der Internist 39 (3):247 – 253
5. Malagó M, Hertl M, Rogiers X, Burdelski M, Broelsch CE (1998) Chirurgische Therapie der portalen Hypertension. Der Internist 39 (3):280 – 285

Symptome

Unsicherer Gang mit folgenden Auffälligkeiten:
Breitbeiniger Gang, Stürze.
Tremor.
Schwierigkeiten bei feinmotorischen Bewegungen, Ungeschicklichkeit.
Veränderte Kopfhaltung (Kopfwendung oder -neigung).

Klinischer Befund

Breitbeiniger Gang.
Schwanken.
Dysmetrie, Dysdiadochokinese.
Dysarthrie.
Veränderte Kopfhaltung (Kopfwendung oder -neigung).
Hypotonie.

Labor- und Apparate-Diagnostik

Familienanamnese.
TSH, T3, T4.
MRT, PET
Liquor-Untersuchung oder Angiographie bei begründetem Verdacht.
Abklärung einer Arzneimittel- oder Schwermetallvergiftung.
Bestimmung der Vitaminspiegel.
Caeruloplasmin.
Bestimmung der Lipid-, Fettsäure- und Arylsulfatasespiegel.

Differentialdiagnose

Akute Vergiftung.
Hysterie und Simulation.
Fisher-Syndrom (Sonderform des Guillain-Barré-Syndroms).

Ätiologie

Ursache sind meist degenerative Prozesse:
Alkoholinduzierte Degeneration, olivopontozerebellare Atrophie, Friedreich-Ataxie, Multisystematrophie.
Hirnblutung oder -infarkt.
Multiple Sklerose.
Neoplastisches oder paraneoplastisches Syndrom.
Arzneimittelintoxikation.
Hereditäre Fehlbildungen (Dandy-Walker-Krankheit, Arnold-Chiari-Syndrom).
Virusinfektionen im Kindesalter.
Myxödem.

Epidemiologie

Chronischer Alkoholismus ist wahrscheinlich die häufigste Ursache der chronisch progressiven Ataxie bei Erwachsenen.

Komplikationen

Unfähigkeit zu Gehen.
Stürze, Hüftfraktur.

Pharmakotherapie

Clonazepam, 2mal tgl. 0,5 – 2 mg zur symptomatischen Behandlung.
Behandlung der Grunderkrankung (z. B. Immunsuppression bei Multipler Sklerose, Substitution von Schilddrüsenhormon, Thiamin bei alkoholinduzierter Degeneration.

Behandlungsziele

Unfallverhütung.
Tremorbeseitigung.

Weitere Behandlungsmöglichkeiten

Physikalische Therapie zum Wiedererlernen bzw. Anpassung des Gehens.
Dekompression der Fossa posterior bei einigen mit progressiver Kompression zerebellarer Strukturen einhergehenden Fehlbildungen.
Anpassung des Wohnumfeldes an die eingeschränkte Mobilität.

Prognose

Abhängig von der Grunderkrankung kommt es in der Regel zu einem allmählichen Forschreiten der degenerativen Prozesse über 10 Jahre.

Nachsorge

Alle 6 Monate neurologische Untersuchungen und Gespräch mit dem Patienten über Funktionsfähigkeit und Unfallverhütung.

Hinweise zu Ernährung / Lebensführung

Alkoholkarenz.

Literatur

1. Reinhardt F, Erbguth F, Reynen K, Claus D, Neundörfer B (1997) Morbus Friedreich. Ein neurokardiologisches Syndrom mit unklarer nosologischer Einordnung der Herzbeteiligung. Der Nervenarzt 68 (8):678 – 681
2. Toepfer M, Müller-Felber W, Huber RM, Held E, Wekerle G, Unger J, Schlotter B, Pongratz D (1997) 50jährige Patientin mit rasch einsetzender Ataxie, generalisierten Parästhesien und Myokloni. Der Internist 38 (4):355 – 360
3. Honnorat J et al. (1997) Paraneoplastic opsomyoclonus, cerebellar ataxia and encephalopathy associated with anti-Purkinje cell antibodies. Journal of Neurology 244 (5):333 – 335

Definition

Atrioventrikulärer Block: Störung der Erregungsleitung vom Vorhof zur Herzkammer. SA-Block (sinuatrialer Block, Störung der Erregungsleitung vom Sinusknoten zum Vorhof) und Schenkelblock werden hier nicht berücksichtigt.

AV-Block 1. Grades

Verzögerte Erregungsleitung vom Vorhof zur Kammer mit verlängertem PR-Intervall, alle Erregungen werden jedoch geleitet.

AV-Block 2. Grades

Intermittierende vollständige Unterbrechung der AV-Erregungsleitung mit Ausfall von (nichtgeleiteten) P-Wellen im EKG.

Mobitz Typ I (Wenckebach-Typ): progredient zunehmende Verlängerung des PR-Intervalls bis zum Ausfall einer Herzaktion; danach Erholung der AV-Erregungsleitung und Wiederholung dieser Sequenz.

Mobitz Typ II (Mobitz-Typ): vereinzelt oder periodisch auftretende Unterbrechung der Erregungsleitung ohne vorherige Verlängerung des PR-Intervalls; Ausfall jeder zweiten (2:1) oder dritten (3:1) Herzaktion oder vereinzelt in unregelmäßigen Abständen auftretender Ausfall der P-Wellen.

AV-Block 3. Grades (totaler AV-Block)

Vollständiger Ausfall der Übertragung aller Vorhoferregungen an die Kammern; der Ersatzrhythmus weist entweder einen schmalen QRS-Komplex (bei Blockierung auf der Ebene des AV-Knotens, Ersatzrhythmus aus dem His-Bündel) oder einen breiten QRS-Komplex (bei infranodaler Blockierung) auf.

Symptome

AV-Block 1. Grades und Mobitz Typ I

Patienten sind in der Regel beschwerdefrei; eventuell Entwicklung eines höhergradigen AV-Blocks.

Mobitz Typ II und totaler AV-Block

Synkope (Adam-Stokes-Anfall): Bewußtlosigkeit tritt abrupt und ohne Vorwarnung auf; Patient erscheint blaß; selten bei Mobitz Typ II.
Präsynkope und Schwindelanfälle, Müdigkeit, Dyspnoe, plötzlicher Herztod.

Klinischer Befund

AV-Block 1. Grades

Klinisch unauffällig.

Mobitz Typ I

Unregelmäßiger Puls mit Ausfall von Herzaktionen.

Mobitz Typ II

Vereinzelte Ausfälle von Herzaktionen: unregelmäßiger Puls.

2:1/3:1 Blockierung etc.: Bradykardie, Ödeme, erhöhter Venendruck.

Totaler AV-Block

Bradykardie, großes Schlagvolumen, erhöhter Venendruck mit vereinzelten Kanonenschlägen, wechselnde Intensität des 1. Herztons, periphere Ödeme.

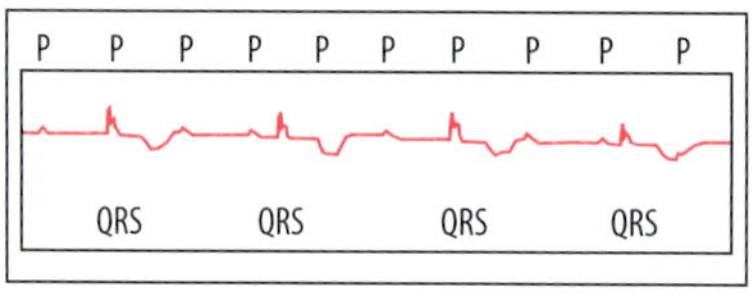

EKG-Aufzeichnung bei totalem AV-Block mit vollständiger Dissoziation zwischen P-Wellen und QRS-Komplexen sowie langsamem Kammerersatzrhythmus (32 Schläge/Min.).

Labor- und Apparate-Diagnostik

Ruhe-EKG: bestätigt in der Regel die Diagnose.

24-Std.-Langzeit-EKG: bei intermittierendem AV-Block oder zur Langzeitregistrierung bei selten auftretenden Symptomen.

Differentialdiagnose

Die Diagnose durch das EKG ist in der Regel eindeutig; eine differentialdiagnostische Abklärung ist nur in Bezug auf die Ätiologie erforderlich.

Ätiologie

Idiopathische Fibrose: mit zunehmendem Alter immer häufiger.
Koronare Herzkrankheit, insbesondere akuter Myokardinfarkt.
Kalzifizierende Aortenstenose: Beteiligung der Umgebung des AV-Knotens.
Arzneimittelintoxikation: viele Antiarrhythmatika einschließlich Digoxin und Kalziumantagonisten.
Postoperativ: insbesondere nach Aortenklappenersatz.
Kongenitaler totaler AV-Block.
Komplexe kongenitale Herzkrankheit.
Infektion: Aortenklappen-Endokarditis mit Aortenwurzelabszeß, Diphtherie, Lyme-Borreliose, rheumatisches Fieber.
Systemerkrankungen: Sarkoidose, Amyloidose, M. Bechterew, Reiter-Krankheit, rheumatoide Arthritis, Sklerodermie, SLE.
Muskeldystrophie, myotonische Dystrophie, Refsum-Syndrom.

Epidemiologie

Weltweit werden jährlich > 200.000 permanente Schrittmacher implantiert, die meisten aufgrund eines AV-Blocks.

Komplikationen

Verletzungen: durch Bewußtseinsverlust während Synkope.

„Herzinsuffizienz": bei Vorliegen einer normalen ventrikulären Funktion kann das durch Bradykardie und Verlust der atrioventrikulären Synchronisation verursachte geringe Herzminutenvolumen eine ventrikuläre Erkrankung vortäuschen.

Kammertachykardie und -flimmern: mit plötzlichem Herztod; kann als Komplikation eines totalen AV-Blocks auftreten.

Pharmakotherapie

Atropin (0,5 – 1 mg i.v. als Bolus) und Isoprenalin (200 µg i.v. als Bolus oder 0,5 – 10 µg/Min. als Infusion) als vorläufige therapeutische Maßnahme vor der temporären oder permanenten Implantation eines Herzschrittmachers sowie bei einer im Rahmen einer Reanimation erforderlichen AV-Block-Behandlung; ein externer temporärer Herzschrittmacher sollte in solchen Fällen jedoch ebenfalls in Erwägung gezogen werden.

Nichtpharmakotherapie

Implantation eines permanenten Herzschrittmachers bei totalem AV-Block ist eine der kostensparendsten Interventionsmöglichkeiten der modernen Medizin.

Indikationen für einen permanenten Herzschrittmacher

AV-Block 2. Grades vom Mobitz Typ II.
Totaler AV-Block.

Indikationen für einen temporären Herzschrittmacher

Symptomatischer AV-Block 2. Grades vom Mobitz Typ II oder totaler AV-Block, bevorstehende Implantation eines permanenten Herzschrittmachers.
Akuter Myokardinfarkt: totaler AV-Block, AV-Block 2. Grades vom Mobitz Typ II, Entwicklung eines wechselnden Schenkelblocks, Entwicklung einer bifaszikularen Assoziation mit AV-Block 1. oder 2. Grades.

Behandlungsziele

Dem Patienten ein normales, aktives Leben ermöglichen.

Prognose

Die Implantation eines Herzschrittmachers führt bei totalem AV-Block zu einer dramatischen Verbesserung der Prognose.

Nachsorge

Bei AV-Block 1. Grades oder 2. Grades vom Mobitz Typ I sind regelmäßige Kontrollen zur Abklärung der Entwicklung eines höhergradigen AV-Blocks angezeigt.
Patienten mit einem permanenten Herzschrittmacher sollten die Funktion des Gerätes regelmäßig in einer Fachklinik überprüfen lassen.
Permanente Herzschrittmacher müssen nach 7 – 10 Jahren ausgetauscht werden.

Hinweise zu Ernährung / Lebensführung

Nach der Behandlung eines AV-Blocks können die Patienten in der Regel ein normales Leben führen.
Die Implantation eines Herzschrittmachers ist mit bestimmten Einschränkungen verbunden, z. B. Verzicht auf Sportarten mit direktem Körperkontakt, um eine Schädigung von Gerät oder Kabel zu vermeiden.

Literatur

1. Sigrist T, Markwalder C, Schmid R ((1998)) Gutartiger Tumor des AV-Knotens (Mesotheliom) und plötzlicher Tod. Rechtsmedizin 8 (3):102 – 104

Definition

Die renale tubuläre Azidosen ist eine Störung der renalen H^+-Ionensekretion oder Bikarbonatrückresorption.
Folgende Formen werden unterschieden:

Typ I (distale renale tubuläre Azidose)

Störung der distalen H^+-Ionensekretion, vermutlich mit einem Defekt der H^+-ATPase assoziiert.

Typ II (proximale renale tubuläre Azidose)

Verminderte proximale Bikarbonatrückresorption, vermutlich ein Defekt des Na^+/H^+-Ionentransports im Bürstensaum.

Typ III

In älteren Lehrbüchern noch erwähnt, heute veraltet.

Typ IV (z. B. hyporeninämischer Hypoaldosteronismus)

Verminderung der distalen Ansäuerung aufgrund eines Aldosteronmangels und verminderte distale Natriumrückresorption (durch ihre Assoziation mit Diabetes mellitus die häufigste Form).

Symptome

Keine spezifischen Beschwerden.

Schwäche, Schmerzen der Skelettmuskulatur, Kreuzschmerz: bei Typ I.

Wachstumsstörungen: bei Kindern mit renaler tubulärer Azidose Typ II; häufig mit Fanconi-Syndrom oder anderen chronischen Nierenerkrankungen sowie mit Osteomalazie-bedingten Knochenschmerzen assoziiert.

Beschwerden eines Diabetes mellitus: bei Typ IV (häufige Assoziation).

Beschwerden einer Nephrolithiasis: bei Typ I.

Klinischer Befund

Selten.

Zu Paralyse führende Muskelschwäche: bei Typ I und II (durch Hypokaliämie verursacht).

Anzeichen eines Diabetes mellitus: bei Typ IV.

Labor- und Apparate-Diagnostik

Der Hinweis auf eine renale tubuläre Azidose ergibt sich bei Vorliegen einer durch eine Blutgasanalyse bestätigten hyperchlorämischen metabolischen Azidose mit normaler Plasma-Anionenlücke, definiert durch $(Na^+ + K^+) - (Cl^- + HCO_3^-)$; dies unterscheidet sie von Azidosen mit vergrößerter Anionenlücke, z. B. der Laktatazidose.

Plasma-Kaliumbestimmung: zum Nachweis einer Hypokaliämie bei Typ I oder II.

Kurzer Ammoniumchlorid-Belastungstest: bei Urin-pH $> 6{,}0$ zur Bestätigung der Diagnose bei Typ I.

Natriumbikarbonat-Belastungstest: bei Urin-pH $< 6{,}0$ zur Bestätigung der Diagnose bei Typ II.

Röntgenleeraufnahme des Abdomens: bei Typ I, zum Nachweis einer Nephrokalzinose.

PTH-Bestimmung: zum Nachweis eines primären Hyperparathyreoidismus (mit Typ II assoziiert).

Differentialdiagnose

Typ I mit Nephrokalzinose

Markschwammniere, idiopathische Hyperkalzurie, Hyperparathyreoidismus.
Laxanzienabusus oder chronische Diarrhö können zu einer hyperchlorämischen Azidose mit abnorm kurzem Ammoniumchlorid-Belastungstest führen; die Differentialdiagnose erfolgt durch die Bestimmung der Ammoniumausscheidung im Urin, die bei Patienten mit Diarrhö normal, bei Patienten mit renaler tubulärer Azidose Typ I jedoch vermindert ist.

Ätiologie

Typ I

Idiopathisch, Sjögren-Syndrom, SLE, primäre biliäre Zirrhose, Amphotericin, Lithium, multiples Myelom.

Typ II

Idiopathisch, Zystinose, Fanconi-Syndrom, Morbus Wilson, primärer Hyperparathyreoidismus, Acetazolamid.

Typ IV

Diabetes mellitus (in der klinischen Praxis am häufigsten), Harnwegsobstruktion, Sichelzellanämie; die gleichen Symptome können auch durch kaliumsparende Diuretika hervorgerufen werden.

Epidemiologie

Typ I und II werden in der Regel im Kindesalter diagnostiziert.
Typ IV tritt meist bei Erwachsenen auf.
Typ I und II sind seltene Erkrankungen; Typ IV tritt relativ häufig auf.

Komplikationen

Diese können renal bedingt sein (Typ I) oder im Rahmen der allgemeinen Komplikationen der Grunderkrankung (Typ IV) auftreten.

Nephrokalzinose und Nephrolithiasis: bei Typ I.

Diabetes mellitus mit durch diabetische Nephropathie verursachter Niereninsuffizienz: am häufigsten mit Typ IV assoziierte Erkrankung.

Hypokaliämie: bei Typ I und II; kann schwer verlaufen und zur Paralyse führen.

Hyperkaliämie: Typ IV.

Verzögertes kindliches Wachstum: bei Typ I und II.

Ostitis fibrosa.
Osteopenie.

Ursachen der Azidose mit normaler Anionenlücke

Insuffiziente renale Ansäuerung aufgrund von renaler tubulärer Azidose oder Acetazolamideinnahme.
Gastrointestinaler Bikarbonatverlust aufgrund von Durchfall, Laxanzienabusus, Pankreasfistel, Ureterverlegung (z. B. Ureterosigmoideostomie).
Ingestion von Säuren (z. B. Salzsäure).
Parenterale Ernährung.

Pharmakotherapie

Bei Typ I und II

Orale Natriumbikarbonat-Gabe, tgl. bis zu 1–2 mval/kg KG (Typ I) oder 3–5 mval/kg KG (Typ II); langsame Dosissteigerung, bis sich eine Besserung der Azidose zeigt. Natrium- und (bei Typ II) Vitamin-D-Substitution kann ebenfalls erforderlich sein. Ein vollständiger Ausgleich der Azidose durch orale Substitution gelingt nicht.

Bei Typ IV

Fludrocortison oder Diuretika (Schleifen- oder Thiaziddiuretika) in Kombination mit Natriumbikarbonat.
Kaliumsparende Diuretika, NSAR oder ACE-Hemmer verstärken die Hyperkaliämie und sollten vermieden werden.

■ Standarddosierung
Fludrocortison, tgl. 100–400 µg.
Bumetanid, tgl. 1–5 mg, und Natriumbikarbonat, tgl. bis zu 4 g.

■ Kontraindikationen
Fludrocortison: Flüssigkeitsüberlastung.
Bumetanid: Flüssigkeitsmangel.
Natriumbikarbonat: Flüssigkeitüberlastung.

■ Wechselwirkungen
Keine.

■ Nebenwirkungen
Flüssigkeitsüberlastung bei Kombination des falschen Diuretikums mit Natriumbikarbonat.

Behandlungsziele

Typ I: Vermeidung einer Nephrokalzinose und Nephrolithiasis.
Typ II: bei Vorliegen eines Vitamin-D-Mangels Behandlung der Osteopathie durch entsprechende Substitution.
Typ IV: Vermeidung lebensbedrohlicher, durch Kombination bestimmter Medikamente ausgelöster Hyperkaliämien.

Prognose

Typ I: Fortschreiten der Erkrankung bis zur Niereninsuffizienz kann vorkommen (nicht ungewöhnlich).
Typ II und IV: Prognose hängt von den assoziierten Erkrankungen ab.

Nachsorge

Überwachung der Azidose; bei Typ I regelmäßige Untersuchungen auf Nephrokalzinose und Nephrolithiasis.

Hinweise zu Ernährung/Lebensführung

Keine speziellen Maßnahmen erforderlich.

Literatur

1. Kirschstein M (1998) Fanconi-Syndrom. Monatsschrift Kinderheilkunde 146 (1):59–64
2. Seifert G (1997) Heterotope (extraossäre) Verkalkung (Kalzinose). Ätiologie, Pathogenese und klinische Bedeutung. Der Pathologe 18 (6):430–438

Definition

Normalerweise besteht die Mikroflora des Dünndarms aus einer kleinen Anzahl aus dem oberen Gastrointestinaltrakt stammender aerober, grampositiver Keime. Bei bakterieller Fehlbesiedelung werden diese durch anaerobe, fakultativ gramnegative Keime ersetzt, insbesondere durch *Escherichia, Bacteroides* und *Clostridium* spp. mit $> 10^5$ koloniebildenden Einheiten/ml in der Kultur. Zu einer bakteriellen Fehlbesiedelung kann es auch in chirurgisch (z. B. durch eine Billroth-II-Operation) oder durch Fistelbildung (z. B. bei M. Crohn) ausgeschalteten Intestinaltraktsegmenten kommen.

Symptome

Viele Patienten sind beschwerdefrei. Bakterielle Fehlbesiedelung verursacht im proximalen Dünndarmabschnitt ausgeprägtere Symptome als im distalen Anteil.

Durchfälle: wässrig, kein Blut.

Bauchschmerzen, Gewichtsabnahme, Übelkeit und Erbrechen.

Klinischer Befund

Steatorrhoe: fettige voluminöse Stühle.

Anämie: megaloblastische Anämie in Folge eines Vitamin-B_{12}-Mangels.

Ataxie, Neuropathie: durch Vitamin-B_{12}-Mangel.

Fieber, peritoneale Anzeichen einer Blutung: deuten auf andere Diagnose hin.

Ekchymose: durch Vitamin-K-Mangel.

Labor- und Apparate-Diagnostik

Die Diagnose erfolgt in vielen Fällen ausschließlich aufgrund der klinischen Manifestationen bei Vorliegen von Risikofaktoren sowie nach Ausschluß anderer Erkrankungen.

Großes Blutbild: makrozytäre Anämie nach lange bestehender Erkrankung.

Vitamin-B_{12}-Bestimmung: erniedrigte oder normale Konzentrationen.

Serum- oder Erythrozyten-Folsäurebestimmung: Konzentration erhöht oder normal; „umgekehrtes“ Profil (d. h. erhöhter Folsäure- bei niedrigem Vitamin-B_{12}-Wert) legt die Diagnose nahe, ist jedoch unspezifisch.

Schilling-Test und Intrinsic-factor-Konzentration: keine Besserung der Resorption; findet sich auch bei terminaler Erkrankung des Ileum.

Qualitative (d. h. stichprobenhafte) Stuhlfettanalyse mit Sudan-Rot: Marker für neutrales Stuhlfett.

Stuhl-Sammlung über 3 Tage: hilfreiche, jedoch wenig genutzte Methode zur Quantifizierung der Steatorrhoe.

Bariumkontrasteinlauf: zum Nachweis von Jejunaldivertikulose, Strikturen und Fisteln; verzögerte Dünndarmpassage des Bariums ist indirekter Nachweis der Motilitätsstörungen.

Duodenalaspiration: Goldstandard für Kulturanlage und Keimidentifikation; das Vorliegen nachweisbarer Konzentrationen unkonjugierter Gallensäuren und kurzkettiger Fettsäuren kann ein hilfreiches Zusatzinstrument sein, entsprechende Tests stehen jedoch nicht überall zur Verfügung; falsch-negative Ergebnisse schließen eine bakterielle Fehlbesiedelung distal des Treitz'schen Bandes nicht aus.

Duodenalbiopsie: zur Beurteilung des Zottenaufbaus und zum Ausschluß eines Parasitenbefalls (z. B. Giardiasis, Whipple-Krankheit, einheimische Sprue).

Atemtests: einfach, nichtinvasiv und zunehmend verfügbar; früher Anstieg des Wasserstoffs in der Ausatmungsluft nach Gabe von Laktulose oder Glukose, ^{14}C D-Xylose oder ^{14}C Glykocholsäure.

Differentialdiagnose

Zöliakie.
Chronische Pankreatitis.
M. Crohn.
Infektionen: Bakterien, z. B. *Yersinia* oder *Campylobacter* spp.; Protozoen, z. B. *Giardia lamblia*; Helminthes, z. B. *Ascaris* oder *Strongyloides* spp.; Viren, z. B. AIDS-Enteropathie; Whipple-Krankheit.
Laktoseintoleranz.

Ätiologie

Die Ursache der Erkrankung ist häufig multifaktoriell und noch wenig erforscht; folgende Faktoren spielen eine Rolle:

Anatomische Veränderungen

Jejunaldivertikulose.
Blinde Schlingen des Gastrointestinaltrakts.
Adhäsionen.

Motilitätsstörungen

Autonome Neuropathie, z. B. bei Diabetes mellitus.
Progressive systemische Sklerose, Amyloidose.
Postoperativer Ileus.

Übermäßige bakterielle Belastung

Verringerte Magensaftproduktion.
Ileozökalklappeninsuffizienz.
Pylorusinsuffizienz.
Ileozökalfistel (M. Crohn).

Herabgesetzte Immunität

Erhöhter intraluminaler pH-Wert.
Magenoperation oder Vagotomie.
Hypochlorhydrie und damit assoziierte Veränderungen, z. B. chronische Gastritis Typ A, perniziöse Anämie, primäre Immundefekte (insbesondere IgA-Mangel), Protein- oder Energiemangel.
Erworben, z. B. intensive Chemo- oder Strahlentherapie, maligner Prozeß, HIV-Infektion.
Mangelernährung kann ebenfalls zu einer bakteriellen Fehlbesiedelung des Dünndarms führen; dabei spielen eine verringerte Immunität der Schleimhaut, verringerte Magensaftsekretion, veränderte Schleimproduktion der Becherzellen und reduzierte bakteriostatische Eigenschaften der pankreatischen exokrinen Sekretionen eine Rolle.

Epidemiologie

Prävalenzstudien sind wegen Fehlen eines geeigneten Screening-Tests schwierig durchzuführen.
Durch die starke Assoziation mit Achlorhydrie und anderen oben erwähnten Risikofaktoren ist diese Störung eine häufige Durchfallursache im höheren Lebensalter.

Komplikationen

Bei Patienten mit lange bestehenden Symptomen können Komplikationen zu chronischer Mangelernährung und Schwäche führen.
Sekundäre Gewichtsabnahme.
Subakute funikuläre Spinalerkrankung nach hochgradigem Vitamin-B_{12}-Mangel (selten).
Dehydratation.

Pharmakotherapie

Die Behandlung erfolgt häufig empirisch, die Diagnose wird durch die zu beobachtende Besserung der Symptome und biochemische Veränderungen bestätigt.

Antibiotika

■ Standarddosierung
2mal tgl. Trimethoprim, 160 mg/Sulfamethoxazol, 800 mg (Co-trimoxazol).
Metronidazol, 3mal tgl. 500 mg.
Tetracyclin, 4mal tgl. 250 mg.
Ciprofloxacin, 2mal tgl. 500 mg, Behandlungsdauer von 1 Woche meist ausreichend.
Eine Behandlungsdauer von 2 Wochen ist häufig ausreichend, eine alternierende Behandlung mit zwei Präparaten kann jedoch notwendig sein.

■ Kontraindikationen
Trimethoprim/Sulfamethoxazol: Schwefelüberempfindlichkeit.
Metronidazol: Schwangerschaft, Stillen.
Tetracyclin: Niereninsuffizienz, Kinder <12 Jahren, Stillen.
Ciprofloxacin: Kinder und Jugendliche, Glukose-6-Phosphat-Dehydrogenasemangel, Epilepsie, Stillen.

■ Besonderheiten
Metronidazol: Antabus-Syndrom (wie bei Disulfiram) bei gleichzeitiger Alkoholaufnahme.
Tetracyclin: bei Anwendung während der Zahnentwicklung bleibende Zahnverfärbungen.
Ciprofloxacin: führt im Tierversuch bei Jungtieren zu Arthropathie.

■ Wechselwirkungen
Trimethoprim/Sulfamethoxazol: verstärkte antithrombotische Wirkung von Cumarinderivaten, verlängerte Halbwertszeit von Phenytoin und Sulfonylharnstoffen.
Metronidazol: Potenzierung der Warfarinwirkung.
Tetracyclin: gestörte Resorption von Kalzium, Magnesium, Eisen und Aluminiumsalzen (z. B. Milch, Antazida).
Ciprofloxacin: Verringerte Resorption von Magnesium, Aluminiumsalzen; erhöhte Theophyllinspiegel, Potenzierung der Wirkung von Antikoagulanzien.

■ Nebenwirkungen
Metronidazol: metallischer Geschmack (Meteorismus), belegte Zunge, bei längerer Anwendung Polyneuropathie.
Tetracyclin: gastrointestinale Störungen, Photosensibilisierung, Überempfindlichkeit (selten).
Ciprofloxacin: gastrointestinale Symptome, Ausschläge, Unruhe, Schwindel, Pruritus, Tremor, Krämpfe.

Behandlungsziele

Sanierung und Vermeidung eines Rezidivs.
Verringerung der Durchfallhäufigkeit.
Korrektur der Blutbildveränderungen und sekundären Nährstoffmangelerscheinungen.

Weitere Behandlungsmöglichkeiten

Chirurgischer Eingriff zur Korrektur einer zugrundeliegenden anatomischen Anomalie; kann zu prolongierter postoperativer Darmatonie führen.

Prognose

Die Prognose hängt von der Grunderkrankung ab; am schlechtesten ist sie bei Motilitätsstörungen.

Nachsorge

Eventuell sind regelmäßige, in größeren Abständen durchgeführte ambulante Untersuchungen zur Überwachung der Symptome und zur frühzeitigen Diagnose eines Rezidivs erforderlich.
Eine Langzeit-Antibiotikatherapie ist nur selten indiziert; ein chirurgischer Eingriff kann in therapierefraktären Fällen in Betracht gezogen werden.

Hinweise zu Ernährung / Lebensführung

Empfehlenswert ist eine eiweiß-, fett- und energiereiche Ernährung.
Vitaminsubstitution, insbesondere Injektionen von Vitamin-B_{12}- und fettlöslichen Vitaminen (Vitamin A, E, D, K) sowie orale Eisengaben können sich günstig auswirken.
Eine vollständige parenterale Ernährung ist nur in seltenen Fällen erforderlich.
In Phasen bakterieller Fehlbesiedelung besteht eine relative Laktoseintoleranz.

Literatur

1. Stotzer PO, Blomberg L, Conway PL, Henriksson A, Abrahamsson H (1996) Probiotic treatment of small intestinal bacterial overgrowth by Lactobacillus fermentum KLD. Scand J Infect Dis 28 (6):615–619
2. Folwaczny C, Voderholzer W, Riepl RL, Schindlbeck N (1996) Klinik, Pathophysiologie, Diagnostik und Therapie gastrointestinaler Manifestationen der progressiv-systemischen Sklerodermie (PSS). Z Gastroenterol 34 (8):497–508
3. de Boissieu D, Chaussain M, Badoual J, Raymond J, Dupont C (1996) Small-bowel bacterial overgrowth in children with chronic diarrhea, abdominal pain, or both. J Pediatr 128 (2):203–207
4. Riordan SM, McIver CJ, Wakefield D, Bolin TD, Duncombe VM, Thomas MC (1997) Small intestinal bacterial overgrowth in the symptomatic elderly. Am J Gastroenterol 92 (1):47–51
5. Buderus S, Keller KM, Bindl L, Lentze MJ (1997) Bakterielle Dünndarmüberwucherung. Klinik, Diagnose und Therapie. Monatsschrift Kinderheilkunde 145 (5):470–472

Symptome

Besorgnis des Patienten über das klinische Erscheinungsbild und/oder fortschreitendes Wachstum einer verdächtigen Läsion.

Klinischer Befund

Hautbefund

Papeln: charakteristischerweise rosa- bis fleischfarben mit durchscheinender Oberfläche und überzogen von Teleangiektasien; gelegentlich eingerollter Randsaum und zentrale Ulzeration; intermittierende Blutung möglich; Auftreten an lichtexponierten Hautarealen an Kopf, Hals und Oberkörper; am häufigsten im Gesicht, insbesondere auf der Nase.

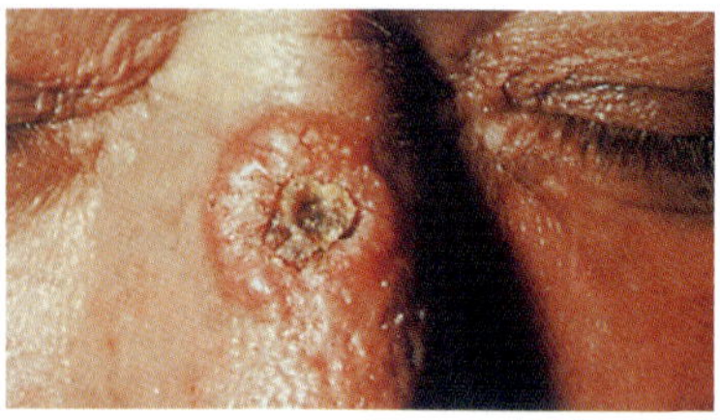

Klassisches Basaliom.

Klinische Varianten

Oberflächliches Basaliom: imponiert meist als trockene, schuppende, psoriasisähnliche Läsion an bedeckten Hautarealen des Rumpfes mit perlschnurartigem, erhabenem Randsaum, gelegentlich mit zentraler Atrophie.

Pigmentiertes Basaliom: außer den typischen Manifestationen bräunliche oder schwarze Pigmentierung; in Lateinamerika und Asien häufiger auftretende Form.

Sklerosierend wachsendes Basaliom: gelblichweiße Plaque vor allem an Kopf und Hals; charakteristischerweise fehlt der eingerollte Randsaum, Läsion ist unscharf begrenzt; wirkt wie kleine Narbe.

Basalzellnävussyndrom: seltene, autosomal-dominant vererbte Erkrankung der Haut und der inneren Organe; entwickelt sich vor dem 20. Lebensjahr; typisch sind punktierte grübchenförmige Keratosen der Handflächen und Fußsohlen, Unterkieferzysten, partielle Agenesie des Corpus callosum, Gabelrippen und Hypertelorismus; es besteht eine Prädisposition für andere Tumoren wie Ovarialfibrom und Medulloblastom.

Labor- und Apparate-Diagnostik

Die Diagnose erfolgt in der Regel aufgrund des klinischen Bildes, unterstützt durch eine genaue Anamnese unter Berücksichtigung des Alters und eventueller Veränderungen der Läsion sowie prädisponierender ätiologischer Faktoren.
Die Biopsie dient der Bestätigung der Diagnose und genauen histologischen Klassifikation, die für die Wahl der Behandlung wichtig sein kann.

Differentialdiagnose

Typisches Basaliom
Nävus, fibröse Papeln, seborrhoische Keratose, amelanotisches Melanom.

Oberflächliches Basaliom
Psoriasis, nummuläres Ekzem, Morbus Bowen, extramammärer M. Paget.

Pigmentiertes Basaliom
Pigmentierte seborrhoische Keratose, malignes Melanom.

Sklerosierend wachsendes Basaliom
Narbe.

Ätiologie

In den meisten Fällen UV-Lichtexposition.
Trauma.
Chronische Arsenexposition.
Genodermatosen (Basalzellnävussyndrom, Albinismus, Xeroderma pigmentosum).
Strahlentherapie (bis 1950 zur Behandlung von Acne vulgaris eingesetzt).
Immunsuppression (bei Organtransplantation, Chemotherapie oder AIDS).
Chronische Dermatosen (linear angeordneter epidermialer Nävus, Naevus sebaceus und Porokeratose Mibelli können sich zu einem Basaliom entwickeln).
Stauungsekzem bei chronisch-venöser Insuffizienz und Stauungsulkus.
Basalzellnävussyndrom: das für diese Erkrankung verantwortliche Gen (patched gene an Chromosom 9) wurde erst vor kurzem entdeckt. Bei normaler embryonaler Entwicklung stellt dieses das Wachstum hemmende Gen den Gegenspieler zu dem das Wachstum stimulierende hedgehog gene dar. Eine Mutation im patched gene scheint für das verstärkte kutane und extrakutane Zellwachstum verantwortlich zu sein.

Epidemiologie

Das Basaliom ist die häufigste kanzeröse Läsion beim Menschen.
Allein in den USA erkranken jährlich 750.000 Personen.
Am häufigsten sind hellhäutige Personen >40 Jahren mit UV-Exposition in der Anamnese betroffen.
Das Basalzellnävussyndrom tritt bei 1 von 56.000 Personen auf.

Komplikationen

Ein nichtbehandeltes Basaliom kann sich über viele Jahre hinweg zu einer großen, exulzerierend wachsenden, entstellenden Läsion (Ulcus rodens) entwickeln.
Die Inzidenz von Metastasen wird beim Basaliom mit $<0,1\,\%$ angegeben.
Eine erhöhte Inzidenz metastasierender Basaliome wurde bei AIDS-Patienten beobachtet.

Chirurgische Behandlung

Bei Basaliomen mit hohem Malignitätsrisiko

Behandlung der Wahl ist das Verfahren der mikrographischen Chirurgie nach Mohs (mikroskopisch kontrollierte Exzision nach chemischer Fixierung des Gewebes). Indikationen sind Sitz der Läsion in Augenwinkeln, Nasolabialfalten oder postaurikulären Falten, Größe >2 cm, aggressives sklerosierendes oder keratinisierendes Wachstum, Tumorrezidiv nach Behandlung, Tumorentwicklung in Arealen früherer Strahlenexposition, unvollständig exzidierte, unscharf begrenzte sowie paraneural infiltrierend wachsende Tumoren.

Vorteile: höchste Heilungsraten (99 % bei primärem Basaliom, 94 % bei Rezidiv).

Nachteile: hohe Kosten.

Bei Basaliomen mit geringem Malignitätsrisiko

Behandlung der Wahl:
Für Läsionen mit einem Durchmesser von 0,5–2 cm: einfache elliptische Exzision mit 2–5 mm breitem Rand im Gesunden.
Für Läsionen < 0,5 cm: Stanzbiopsie oder tangentiale Exzision mit Kürettage und/oder Elektrotherapie der Läsionsbasis.

Vorteile: Heilungsrate 90–93 % bei primärem Basaliom; geringere Kosten als beim mikrochirurgischen Verfahren.

Nachteile: Häufigkeit eines Rezidivs mit hohem Malignitätsrisiko in bis zu 40 % der Fälle.

Zur Prophylaxe

Bei schwer sonnengeschädigter Haut mit gehäuften präkanzerösen oder kanzerösen Läsionen kann durch Anwendung von 5 %iger 5-Fluorouracil-Creme und niedrigdosiertem Isotretinoin der Entstehung eines Basalioms vorgebeugt werden.

Bei Basalzellnävussyndrom

Behandlung erfordert Zusammenarbeit mehrerer Fachärzte.
Nach heute anerkannten Behandlungsempfehlungen sollte ab der Pubertät, bei Bedarf auch früher, alle 2–3 Monate ein Dermatologe aufgesucht und sich entwickelnde Basaliome durch einfache Exzision oder mikrochirurgisch entfernt werden.
Jährlich sollte eine Panoramaröntgenaufnahme der Kiefer angefertigt und der Patient gegebenenfalls an einen Oralchirurgen zur Entfernung odontogenetischer Zysten überwiesen werden.
Bei Kleinkindern mit erhöhtem Risiko sollte jährlich ein MRT zum Ausschluß eines Medulloblastoms sowie regelmäßige Röntgenaufnahmen zum Ausschluß von Skelettveränderungen und kardialen Fibromen durchgeführt werden.
Ein relativ neues, potentiell zur Behandlung von Erwachsenen mit Basalzellnävussyndrom geeignetes Verfahren der Tumorbehandlung ist die photodynamische Therapie.
Zur Behandlung sollte immer auch eine entsprechende genetische Beratung gehören, da bei erkrankten Personen ein 50 %iges Vererbungsrisiko besteht.

Behandlungsziele

Heilung bei bestmöglichem kosmetischem Ergebnis.

Weitere Behandlungsmöglichkeiten

Bei Patienten, bei denen eine chirurgische Intervention nicht in Frage kommt:
Strahlentherapie mit ionisierender Strahlung, intraläsionales Interferon, Kryotherapie.

Prognose

Das Basaliom weist ein langsames, jedoch stetiges Wachstum auf; Rezidive treten in der Regel in den ersten 4–12 Monaten nach der Behandlung auf.
Das Risiko der Entwicklung eines weiteren Basalioms beträgt ungefähr 40 %.

Nachsorge

Aufgrund des Risikos eines Rezidivs und der Entwicklung weiterer Primärtumoren empfiehlt sich eine Untersuchung der Patienten drei Monate nach der Behandlung sowie weiterhin mindestens alle 6 Monate. Die Nachsorge muß lebenslang durchgeführt werden.

Hinweise zu Ernährung/ Lebensführung

Keine spezielle Ernährung erforderlich.
Vermeidung von Sonnenexposition und Sonnenschutz sind von entscheidender Bedeutung. Entsprechende Kleidung (Kopfbedeckung, lange Ärmel) und tägliches Auftragen eines Sonnenschutzmittels, vorzugsweise mit UVA + UVB Breitbandfilter und LF 15 oder höher, sind zu empfehlen.

Literatur

1. Mall J, Ostertag H, Mall W, Doolas A (1997) Pulmonary metastasis from a basal-cell carcinoma of the retroauricular region. Thorac Cardiovasc Surg 45 (5):258–260
2. Wallny T, Pakos E, Tschubel K (1996) Ossäre Metastasen eines Basalioms als seltene Ursache von Kreuzschmerzen – ein Fallbericht. Z Orthop Ihre Grenzgeb 134 (3):260–262
3. Fritsch C, Becker-Wegerich PM, Schulte KW, Neuse W, Lehmann P, Ruzicka T, Goerz G (1996) Photodynamische Therapie und Mamillenplastik eines grossflächigen Rumpfhautbasalioms der Mamma. Effektive Kombinationstherapie unter photodynamischer Diagnostik. Hautarzt 47 (6):438–442
4. Barlag K, Goerz G (1996) Hautveränderungen und Hauterkrankungen bei Frauen im Alter. Der Gynäkologe 29 (9):761–769

Symptome

Kopfschmerzen, Übelkeit, Erbrechen, Benommenheit: durch Hirndrucksteigerung.

Krämpfe: bei Hämatom im Bereich des Großhirnlappens, in 28-30% der Fälle.

Doppelbilder, Blickstörungen, Schluckauf, Dysarthrie, Hyperästhesie des Gesichts: bei Hirnstammhämatom.

Klinischer Befund

Verwirrtheit, Koma, Stauungspapille: durch Hirndrucksteigerung.

Hemiplegie, Aphasie, homonyme Gesichtsfeldausfälle: bei kortikalen oder subkortikalen Hämatomen.

Vertikale Blickparese, Déviation conjuguée, miotische Pupillenstarre: bei Thalamushämatom.

Parese des III. Hirnnerven, Déviation conjuguée: bei Mittelhirnhämatom.

Horizontale Blickparese, stecknadelkopfgroße reagible Pupillen, Miosis, Hyperpyrexie: bei Hämatom im Bereich des Pons.

Parese der ipsilateralen V.-VII. Hirnnerven, Ataxie oder Nystagmus: bei zerebellärem Hämatom.

Labor- und Apparate-Diagnostik

Labortests sind nicht diagnostisch, dienen jedoch der Erkennung zugrundeliegender Erkrankungen.

Differentialblutbild: zum Nachweis einer hämorrhagischen Diathese.

Gerinnungsstatus: zum Nachweis von Gerinnungsstörungen.

Bestimmung von BKS und antinukleären Antikörpern: zum Nachweis von Vaskulitiden.

CCT mit Knochenfenster: zum Nachweis von Schädelfrakturen, Blutung, Hydrozephalus oder Ödem; nach 2 Wochen ist der Befund nicht mehr vom Hirninfarkt zu unterscheiden.

Angiographie der 4 Hirnarterien: zum Nachweis von (zu Subarachnoidalblutungen führenden) Aneurysmen oder arteriovenösen Fehlbildungen; Untersuchung der 4 Hirnarterien, da in 20-25% der Fälle mehrere Aneurysmen vorliegen.

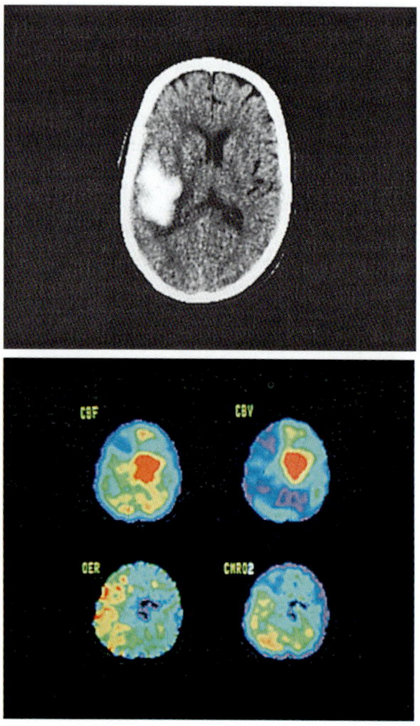

Intrazerebrale Blutung (oben); Schichtaufnahmen einer großen arteriovenösen Fehlbildung (unten).

Differentialdiagnose

Hämorrhagischer Infarkt: meist von Beginn an neurologische Ausfälle, Hirndrucksteigerung unwahrscheinlich, Emboliequelle vorhanden, CT zeigt inhomogene Hypodensität mit minimaler Massenverschiebung.
Subarachnoidalblutung: schlagartig einsetzende Kopfschmerzen, häufig vorausgegangene Kopfschmerzen als Prodromalerscheinung (30-60%), Meningismus, eventuell mit Nackensteife, Photophobie, Parese des III. (Aneurysma der A. communicans posterior) oder VI. Hirnnerven, Verwirrtheit und emotionale Labilität (Aneurysma der A. communicans anterior).

Ätiologie

Hypertensive Krise.
Gefäßfehlbildung.
Tumoreinblutung.
Antikoagulanzien-Therapie (8-11% erhöhtes Risiko) und Gerinnungsstörungen.
Sympathomimetika (Amphetamin, Phenylpropanolamin).
Trauma.
Amyloidvaskulopathie (Demenzanamnese in 10-30% der Fälle, selten bei Patienten < 55 Jahren).
Granulomatöse Vaskulitis des ZNS.
Nekrotisierende systemische Vaskulitis.

Epidemiologie

Intrazerebrale Blutungen machen 10% aller Apoplexe aus.
Die Blutung im Bereich des Putamen ist die häufigste Form der intrazerebralen Blutung (35%).
Ebenfalls häufig sind Blutungen im Bereich von Globus pallidus und Pons.

Komplikationen

Tentoriumschlitzeinklemmung: bei großen supratentorial lokalisierten Hämatomen; eine untere Einklemmung tritt in seltenen Fällen bei großen Hirnstamm- oder Zerebellumhämatomen auf.

Einklemmung im Foramen magnum: letales Ereignis bei großen Hämatomen.

Hydrozephalus: bei ventrikulärer Ausdehnung der Blutung durch Druck auf Liquorräume insbesondere in Höhe des Aquädukts sowie bei Blutungen im Bereich von Zerebellum, Cauda und Thalamus.

Hyperpyrexie: in der Regel bei lebensbedrohlicher Blutung im Bereich der Pons.

Krämpfe: bei subkortikalem, einen Cortexstreifen isolierenden Hämatom.

Rezidivblutung und Vasospasmen: bei Subarachnoidalblutung beträgt das Risiko einer zweiten Blutung innerhalb des 1. Monats 35%, die Mortalität liegt bei 42%; zu zerebraler Ischämie führende Vasospasmen treten ~5 Tage nach einer Subarachnoidalblutung auf und können über 2 Wochen andauern.

Pharmakotherapie

Aufgrund fehlender Prospektivdaten werden die meisten Patienten nicht chirurgisch behandelt. In den USA wird gegenwärtig eine bundesweite vergleichende Studie über die Erfolgsaussichten der chirurgischen und medikamentösen Behandlung der intrazerebralen Blutung durchgeführt.

Bei Hypertonie

Bei schwerer Hypertonie ist eine Behandlung mit dem Ziel einer mäßigen Blutdrucksenkung (systolischer Druck ~ 160 mmHg) angezeigt.

Bei Krämpfen

Eine routinemäßig durchgeführte Prophylaxe ist nicht gerechtfertigt.
Das Auftreten tonisch-klonischer Krämpfe erfordert jedoch eine sofortige Behandlung.

- Standarddosierung

Diazepam, 10 - 20 mg i.v., und Phenytoin, 1 g i.v. über 30 - 45 Minuten mit kardialer Überwachung.

- Kontraindikationen

Keine wesentlichen.

- Besonderheiten

Kann in 5 %iger Glukoselösung ausfällen.

- Wechselwirkungen

Keine wesentlichen.

- Nebenwirkungen

Übelkeit, Erbrechen, Verwirrtheit.

Bei Koagulopathien

Infusion von frisch eingefrorenem Plasma (FFP), Vitamin K oder Thrombozytenkonzentrat.

Bei Hirndrucksteigerung

Wenn die technischen Möglichkeiten es erlauben, kann der Hirndruck überwacht und der zerebrale Perfusionsdruck (Blutdruck minus Hirndruck) gemessen werden.
Die gegenwärtig zur Verfügung stehenden Verfahren der Hirndruckmessung sind invasiv und mit einem 2 - 8 %igen Infektionsrisiko assoziiert.
Der Hirndruck sollte unter 20 - 25 mmHg gehalten werden.

- Standarddosierung

Mannitol, initial 0,5 g/kg KG i.v., mit Furosemid oder nachfolgender Albumininfusion.

- Kontraindikationen

Dekompensierte Herzkrankheit, Lungenödem.

- Besonderheiten

Mannitol ist bei einer Serumosmolalität > 320 mosmol/l kontraindiziert.

- Wechselwirkungen

Keine wesentlichen.

- Nebenwirkungen

Schüttelfrost, Fieber.
Induzierte Hyperventilation ist angezeigt, um die arterielle CO_2-Konzentration bei 3,5 kPa zu halten; übermäßige Hyperventilation kann zu zerebraler Ischämie führen.
Kortikosteroide sind zur Behandlung einer blutungsbedingten Hirndrucksteigerung ungeeignet.

Behandlungsziele

Beseitigung der neurologischen Ausfälle.
Vermeidung von Komplikationen.

Weitere Behandlungsmöglichkeiten

Direkte Hämatomausräumung, Ventrikeldrainage eines Hydrozephalus oder chirurgische Obliteration von Aneurysmen ist in folgenden Fällen indiziert:
Zerebelläre Blutung mit Anzeichen einer Kompression des Tegmentum mesencephali, eines Hämatoms von 3 cm Durchmesser (im CT), Hydrozephalus oder Obliteration von Zisternen des Tectum mesencephali.
Lobuläre Blutung (Hämatomvolumen 20 - 40 ml) mit zunehmender Verschlechterung des Allgemeinzustandes (bei medikamentöser Behandlung 100 % Mortalität).
Akuter Hydrozephalus.
Subarachnoidalblutung: direktes Ausschalten des Aneurysma durch Clipping, künstliche Thrombosierung bei sehr großen Aneurysmen.
Blutung aus arteriovenösen Fehlbildungen: prä- und intraoperative Embolisation und stufenweise Resektion.

Prognose

Große Hämatome mit zunehmenden neurologischen Ausfällen, Koma bei Einlieferung oder ventrikulärer Ausdehnung haben eine ungünstige Prognose (Gesamtmortalität 25 - 60 %).
Ausgedehnte Blutungen im Bereich des Pons führen in der Regel innerhalb von 24 - 48 Std. zum Tod.
Blutungen im Bereich der Cauda verlaufen meist gutartig, außer bei ventrikulärer Ausdehnung und Entwicklung eines Hydrozephalus.

Nachsorge

Bei Patienten mit Hirnblutung in der Anamnese, die nach einer anderweitigen chirurgischen Behandlung Antikoagulanzien benötigen, kann Aspirin einige Tage nach dem Eingriff, Warfarin meist erst nach 1 Monat gegeben werden, wenn das Vorliegen einer künstlichen Herzklappe keine früherer Behandlung erforderlich macht.
CT ist bei Verschlechterung der neurologischen Symptome obligatorisch.

Hinweise zu Ernährung/ Lebensführung

Keine speziellen Maßnahmen erforderlich.

Literatur

1. Melo TP, Pinto AN, Ferro JM (1996) Headache in intracerebral hematomas. Neurology 47 (2):494 - 500
2. Lalouschek W, Aull S, Deecke L, Lesch OM, Schnider P, Zeiler K (1997) Schlaganfälle und intrakranielle Blutungen nach Kokainmissbrauch. Fortschr Med 115 (7):35 - 38
3. Zhu XL, Chan MS, Poon WS (1997) Spontaneous intracranial hemorrhage: which patients need diagnostic cerebral angiography? A prospective study of 206 cases and review of the literature. Stroke 28 (7):1406 - 1409
4. Adams RE, Powers WJ (1997) Management of hypertension in acute intracerebral hemorrhage. Crit Care Clin 13 (1):131 - 161

Symptome

Husten, Hämoptysen, Dyspnoe, Heiserkeit.
Thoraxschmerzen, Lymphknotenschwellung.
Gewichtsabnahme, allgemeines Krankheitsgefühl.
Nachlassende intellektuelle Leistungsfähigkeit, Kopfschmerzen, fokale Neuropathie, Tremor.

Klinischer Befund

Klinische Manifestationen sind nicht immer vorhanden.
Pulmonale Rundherde.
Lappen- oder Lungenatelektase, Induration, Pleuraerguß, lokal begrenzte Rasselgeräusche.
Halslymphknotenschwellung, Hepatomegalie, lokale Druckempfindlichkeit der Thoraxwand, Horner-Syndrom, neurologische Ausfälle.
Uhrglasnägel, zerebelläre Degeneration, Polyneuropathie.

Labor- und Apparate-Diagnostik

Zur Diagnose

Thoraxröntgen: Nachweis von Rundherden, Kollaps, distaler Infektion, Abszeß, Lymphknotenschwellung, Metastasen.

Sputumzytologie: Nachweis maligner Zellen.

Bronchoskopie: Tumor häufig direkt erkennbar; Beurteilung der Operabilität und Entnahme von Gewebeproben zur zytologischen und histologischen Untersuchung.

Pleurapunktion: wichtigster Test bei Vorliegen eines Pleuraergusses; Nachweis maligner Zellen deutet auf inoperables Karzinom hin.

Zum Staging

Bronchoskopie: zum Nachweis eines zentralen Bronchialkarzinoms.

CT des Thorax: zum Nachweis einer hilären oder mediastinalen Lymphknotenschwellung.

Mediastinoskopie: zur Abklärung einer zentralen Lymphknotenschwellung.

Biochemische Untersuchungen: können Hinweis auf Knochen- oder Lebermetastasen geben; pathologisch veränderte Natrium- und Kalziumwerte können jedoch auch ohne Auftreten von Metastasen vorhanden sein.

Ultraschalluntersuchung der Leber: Lebermetastasen sind häufig.

CCT: zerebrale Metastasen kommen ebenfalls häufig vor.

Lungenfunktionsprüfung: zur Beurteilung der Operabilität (Lungenresektion).

Differentialdiagnose

Primäre Pneumonie.
Gutartiger Tumor oder Zyste.
Tuberkulose.
Lungenmetastasen.
Lungenabszeß.
Pleuraerguß anderer Genese.

Ätiologie

Folgende Faktoren spielen eine Rolle:
Zigarettenrauchen: im 19. Jahrhundert trat das Bronchialkarzinom nur selten auf; seine Zunahme ist eng mit der steigenden Beliebtheit des Zigarettenrauchens im 20. Jahrhundert assoziiert.
Luftverschmutzung: erhöhte Inzidenz in urbanen Gebieten.
Radioaktive Strahlung: Radon, Uran.
Beruflicher Kontakt mit Chromaten, Asbest, Nickel, Arsen, Hämatit.

Epidemiologie

In den USA ist das Bronchialkarzinom das häufigste tödlich verlaufende Karzinom beim Mann und bei der Frau.
Die Mortalitätsrate des Bronchialkarzinoms weist eine steigende Tendenz auf.

Komplikationen

Lappenatelektase, Obstruktion der Vena cava superior.
Pneumonie, Abszeß.
Schmerz, Pleuraerguß.
Perikarderguß, direkte Infiltration.
Metastasen: insbesondere in Knochen, Gehirn, Leber, Nebenniere.
Lokale neurologische Infiltration, Neuropathien.
Cushing-Syndrom, Syndrom der inadäquaten ADH-Sekretion, Hyperkalzämie.
Rezidivierende Venenthrombose.
Uhrglasnägel, hypertrophe Osteoarthropathie.

Pharmakotherapie

Chemotherapie ist die Behandlung der Wahl bei kleinzelligem Bronchialkarzinom; verschiedene Behandlungsschemata kommen in Frage.
Ein erfolgversprechender chemotherapeutischer Ansatz zur Behandlung großzelliger Bronchialkarzinome (z. B. Adenokarzinom, Plattenepithelkarzinom oder anaplastisches Karzinom) steht bisher nicht zur Verfügung.
Es empfiehlt sich, lokale Tumorzentren zu Rate zu ziehen.

Nichtpharmakotherapie

Chirurgische Resektion

Eine chirurgische Resektion ist nur in wenigen Fällen möglich.
Die Operabilität wird durch die häufige Beteiligung mediastinaler Lymphknoten und zentraler Bronchialstrukturen begrenzt.
Voraussetzung für eine chirurgische Resektion ist auch eine ausreichende Lungenfunktion ($FEV_1 > 1{,}2$ l bei Lobektomie, $> 1{,}5$ l bei Pneumonektomie).
Die chirurgische Resektion kommt beim kleinzelligen Bronchialkarzinom nur selten in Frage (selbst bei möglicher endoskopischer Resektion liegt in der Regel eine ausgedehnte Beteiligung zentraler Strukturen vor).

Strahlentherapie

Strahlentherapie als Palliativmaßnahme empfiehlt sich zur Behandlung von Hämoptysen und Knochenmetastasen.
Strahlentherapie ermöglicht die lokale Behandlung eines Primärtumors und kann zur einer Verbesserung der Prognose führen.
Die Überlegenheit der „lokalen"(endobronchialen) Strahlentherapie, eines noch in der Versuchsphase befindlichen neuen Verfahrens, gegenüber der palliativen gezielten externen Strahlentherapie muß sich erst noch erweisen.

Endobronchiale Laserresektion

Palliativverfahren bei Befall der Trachea oder des Stammbronchus.
Nur in wenigen Spezialkliniken verfügbar.

Behandlungsziele

Abklärung der Operabilität eines Bronchialkarzinoms.
Erkennung und chemotherapeutische Behandlung eines kleinzelligen Bronchialkarzinoms.
Palliativbehandlung je nach Symptomatik bei allen anderen Patienten.

Prognose

Bei nichtoperablem Bronchialkarzinom ist die Prognose in den meisten Fällen schlecht.
Bei technisch möglicher Resektion beträgt die 5-Jahres-Überlebensrate ~ 28 %.

Nachsorge

Eine chirurgische Behandlung ist in 5 - 10 % der Fälle möglich.
Beim inoperablen Bronchialkarzinom ist das Hauptziel die Palliativbehandlung.
Lokale Symptome lassen sich am besten durch Strahlentherapie behandeln.

Hinweise zu Ernährung / Lebensführung

Anorexie tritt häufig auf; eine spezielle Diät ist nicht erforderlich.
Patienten sollten dazu ermuntert werden, aktiv zu bleiben.
Die meisten Patienten geben das Rauchen nach der Diagnose auf, die Prognose bleibt davon jedoch weitgehend unbeeinflußt.

Literatur

1. Wolf M (1997) Prognostische Faktoren und Therapiestrategie beim nichtkleinzelligen Bronchialkarzinom. Schweiz Rundsch Med Prax 86 (42):1640 - 1646
2. Schneidern P, Schirren J, Trainer C, Vogt-Moykopf I (1996) Ergebnisse der chirurgischen Therapie des Bronchialkarzinoms im höheren Lebensalter. Langenbecks Arch Chir Suppl Kongressbd.
3. Schutte W, Ohlmann K, Koall W, Rosch B, Osten B (1996) Paraneoplastische IgA-Nephritis als Erstsymptom eines Bronchialkarzinoms. Pneumologie 50 (7):494 - 495
4. Thomas M, von Eiff M, Rube C, Klinke V, Diederich S, van de Loo J (1996) Erfolgreiche multimodale Behandlung eines lokal weit fortgeschrittenen nicht-kleinzelligen Bronchialkarzinoms. Dtsch Med Wochenschr 121 (20):658-662
5. Faller H, Bulzebruck H, Schilling S, Drings P, Lang H (1997) Beeinflussen psychologische Faktoren die Überlebenszeit bei Krebskranken? II: Ergebnisse einer empirischen Untersuchung mit Bronchialkarzinomkranken. Psychother Psychosom Med Psychol 47 (6):206 - 218

Symptome

Husten mit großen Mengen eitrigen Auswurfs („maulvolle Expektoration"), vorübergehend Fieber oder Krankheitsgefühl, Nachtschweiß, Sekretfluß aus der Nase, möglicherweise im Rahmen einer eitrigen Sinusitis, Dyspnoe, rekurrierende Hämoptysen, pleuritische Brustschmerzen, rekurrierende Pneumonie.

Gewichtsverlust, Anämie: häufige Begleiterscheinungen.

Klinischer Befund

Uhrglasnägel, mittel- bis grobblasige Rasselgeräusche, Tachypnoe, Überblähung der Lunge, erkennbare Gewichtsabnahme.

Übelriechende Expektoration: setzt sich typischerweise in drei Schichten ab.

Labor- und Apparate-Diagnostik

Sputumkultur: zum Nachweis von *Staphylococcus aureus*, *Haemophilus influenzae* und *Pseudomonas* spp. sowie zum Ausschluß einer aktiven Tuberkulose.

Sputumzytologie: zum Ausschluß eines malignen Geschehens.

Serum-Immunglobulinbestimmung.

Thoraxröntgen: zeigt Überblähung der Lunge, fleckige Verdichtungen, Rundschatten.

Hochauflösendes CT: zeigt ringförmige und zystische Veränderungen sowie verdickte Bronchialwände.

Lungenfunktionsdiagnostik: zum Nachweis einer obstruktiven oder gemischten Ventilationsstörung.

Aspergillus-Haut- und Präzipitin-Tests.

Differentialdiagnose

Asthma bronchiale.
Lungenfibrose.
Chronische Bronchitis.
Bronchialkarzinom.
Sinusitis mit chronischem Husten.

Ätiologie

Bronchiektasen werden durch rekurrierende Entzündung oder Infektion verursacht. Kongenitale Ursachen sind Mukoviszidose, Immundefekte und Alpha-1-Antitrypsinmangel.
Erworbene Ursachen sind mangelhafte mukoziliäre Clearance, bronchiale Obstruktion, entzündliche Pneumonie, fibröse oder granulomatöse Lungenerkrankung, vorausgegangene schwere Infektion, allergische bronchopulmonale Aspergillose und erworbene Immunschwäche (z. B. AIDS, Chemotherapie).

Epidemiologie

Die geschätzte Prävalenz von Bronchiektasen ist durch die zunehmende Verwendung moderner Antibiotika zurückgegangen.

Komplikationen

Verschlechterung durch (virale oder bakterielle) Infektionen
Pneumothorax.
Respiratorische Insuffizienz.
Cor pulmonale.
Empyem.

Brustschmerzen: meist pleuritisch, mit der Lage der Bronchiektasen assoziiert.

Hämoptyse.

Metastatische Infektionsausbreitung: heute selten; Hirnabszeß war früher eine klassische Komplikation.

Arthropathie: mit akuter Erkrankung assoziierte rheumatoide Arthritis und unspezifische seronegative Arthritis.

Amyloidose.

Assoziierte Erkrankungen

Rheumatoide Arthritis.
Eitrige Sinusitis.
Allergische bronchopulmonale Aspergillose.
Maligner Prozeß.
Kollagenosen.
Vaskulitis.
Infertilität.
Immotiles Ziliensyndrom.
Immunmangelsyndrom.

Pharmakotherapie

1. Allgemeine Richtlinien

Folgende Maßnahmen kommen zur spezifischen Behandlung der zugrundeliegenden Erkrankung in Frage:
Entfernung von Fremdkörpern oder zähem Schleim.
Immunglobulinsubstitution: bei Hypogammaglobulinämie, selektivem IgM-, IgG- und eventuell IgG_2-Mangel; kontraindiziert bei selektivem IgA-Mangel (Gefahr der Anaphylaxie).
Behandlung assoziierter Erkrankungen, z. B. rheumatoider Arthritis.

2. Antibiotika

Nach vorheriger Sputumkultur; bei Verschlechterung oder in regelmäßigen Abständen; hochdosierte Gabe über 2–3 Wochen; bei Infektion mit *Pseudomonas* spp. Verabreichung spezifisch gegen diesen Erreger wirkender Antibiotika, einschließlich inhalativer Präparate, z. B. Gentamycin, zur Basistherapie zwischen oralen Behandlungsabschnitten.

Bronchodilatatoren

Bei erwiesener bronchialer Obstruktion.

Steroide

Führen zu kurzfristiger Besserung, Langzeitprognose jedoch unklar; inhalative Steroide sind bei ausgeprägter oder reversibler bronchialer Obstruktion zu empfehlen.

Nichtpharmakotherapie

Physikalische Therapie

Physikalische Maßnahmen sind die wichtigste Behandlungsmethode neben der medikamentösen Therapie.
Geeignete Maßnahmen sind Drainagelagerung, kräftiges Abhusten und 2mal tgl. atemtherapeutische Übungen (forcierte Ausatmung).

Behandlungsziele

Minimierung der Lungenschädigung durch Behandlung der pulmonalen Infektion und Erhöhung der mukoziliären Clearance.

Weitere Behandlungsmöglichkeiten

Bei Hämoptyse: Bettruhe und Antibiotika, selektive Embolisation, Intubation und Ballontamponade, eventuell lokale Resektion.
Bei Pneumothorax: Aspiration, Interkostaldrainage, Pleurodese oder partielle Pleurektomie (bei rekurrierendem oder therapierefraktärem Pneumothorax).
Bei respiratorischer Insuffizienz: Sauerstoff-Langzeittherapie, Maskenbeatmung.
Bei schweren lokalisierten Bronchiektasen: chirurgische Intervention.
Lungentransplantation.

Prognose

Die Prognose hängt vom Schweregrad der Erkrankung ab.

Nachsorge

Mäßige bis schwere Bronchiektasen erfordern die regelmäßige Betreuung durch einen Lungenfacharzt.

Hinweise zu Ernährung/ Lebensführung

Auf ausgewogene Ernährung achten.

Hilfe für Betroffene

Beratung bezüglich Lungentransplantation, Gespräch über Angst vor dem Sterben, genetische Beratung.

Literatur

1. Diederich S, Roos N, Thomas M, Peters PE (1996) Bildgebende Diagnostik bei Bronchiektasen. Stellenwert von CT und HRCT. Radiologe 36 (7):550–559
2. Freixinet J (1997) Surgical indications for treatment of pulmonary tuberculosis. World J Surg 21 (5):475–479
3. Diederich S, Roos N, Thomas M, PetersPE (1996) Bildgebende Diagnostik bei Bronchiektase. Stellenwert von CT und HRCT. Der Radiologe 36 (7):550–559

Symptome

Pemphigus vulgaris
Schmerzhafte orale Geschwüre; Schleimhauterosionen, nässende, störende Hauterosionen.

Bullöses Pemphigoid
Große, pralle Blasenbildung der Haut: breitet sich langsam aus und wird vom Patienten als störend empfunden.

Orale Symptome: selten.

Dermatitis herpetiformis
Starker, brennender Juckreiz: erscheint gegenüber der geringen klinischen Manifestation unverhältnismäßig stark.

Klinischer Befund

Pemphigus vulgaris
Orale Ulzerationen und Gingivitis: häufig die einzige Manifestation der Erkrankung; gehen den Hautveränderungen voraus. Schlaffe, leicht platzende Blasen.

Bullöses Pemphigoid
Große, pralle Blasen: häufig auf dem Boden urtikarieller oder erythematöser Hautveränderungen bei älteren Patienten.

Orale Beteiligung: nur bei einem Drittel der Patienten.

Dermatitis herpetiformis
In Gruppen auftretende Papeln und flüssigkeitsgefüllte Bläschen: auf dem Boden erythematöser Veränderungen; an den Streckseiten der Extremitäten und den Gesäßbakken häufig abgeschürft.

Labor- und Apparate-Diagnostik

Pemphigus vulgaris
Biopsie: an unveränderten Hautarealen zum Nachweis einer spezifischen Akantholyse (intraepidermale Blasenbildung).

Direkter Immunfluoreszenztest: Nachweis von gegen die Zellmembran der Keratozyten (intraepidermaler Verband) gerichtetem IgG und C3-Komplement.

Indirekter Immunfluoreszenztest: Nachweis zirkulierender interzellulärer Antikörper. Anfangs wöchentliche Titerbestimmung zur Beurteilung der Krankheitsaktivität. Nach klinischer Remission können die Titer auch monatlich oder in Abhängigkeit von der Aktivität überwacht werden.

Bullöses Pemphigoid
Biopsie: an unveränderten Hautarelaen zum Nachweis subepidermaler Spaltbildung; viele Eosinophile.

Direkter Immunfluoreszenztest: gegen den dermoepidermalen Übergang (epidermale Basalmembran) gerichtetes IgG und C3-Komplement.

Dermatitis herpetiformis
Biopsie: an unveränderten Hautarealen zum Nachweis eosinophiler Infiltrate (subepidermale Mikroabszesse) in den dermalen Papillen.

Direkter Immunfluoreszenztest: granuläre Ablagerungen von IgA und C3 in den Spitzen dermaler Papillen.

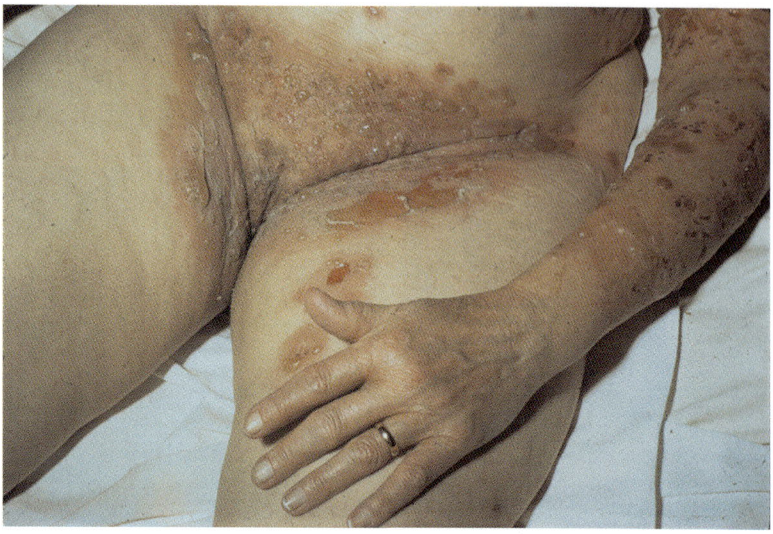

Bullöses Pemphigoid.

Differentialdiagnose

Infektionen: z. B. durch Varicella zoster, Herpes simplex, Herpes zoster, Impetigo bullosa.
Bullöse Reaktionen auf Insektenbiß/-stich.
Arzneimittelinduzierter Pemphigus.
Epidermolysis bullosa.
Porphyria cutanea tarda.
Pseudo-Porphyria cutanea tarda.
Schweißdrüsennekrose.
Bullosis diabetica.
Bullöse Zellulitis.
Pompholyx.
Vernarbendes Pemphigoid.
Urticaria pigmentosa.
Bullös-fixierte Arzneimittelüberempfindlichkeit.

Ätiologie

Pemphigus vulgaris
Molekulare Immunpathogenese: Autoantikörper gegen die transmembranöse Cadherine-Familie der interzellulären Adhäsionsproteine (Desmoglein-desmosomale Komponente).
Interaktion endogener (genetischer und autoimmunologischer) und exogener (auslösender) Faktoren; dazu gehören Arzneimittel (insbesondere Thiole), Verletzungen (besonders Verbrennungen), Neoplasmen, Schwangerschaft, Kontaktekzem, Ernährungsfaktoren, emotionale Belastung, Herpes-simplex-Virusinfektion.

Bullöses Pemphigoid
Molekulare Immunpathogenese: Autoantikörper gegen Proteine auf basalen Keratinozyten, die über Hemidesmosomen Keratinintermediärfilamente in der Basalmembran verankern (bullöses Pemphigoid-Antigen 1, ein 230-kD-Intrazellularprotein, und bullöses Pemphigoid-Antigen 2, ein 180-kD-Transmembranprotein.

Dermatitis herpetiformis
Molekulare Immunpathogenese und mit HLA-B8 und -DW3 assoziierte Autoimmunstörung; außerdem mit Zöliakie assoziiert.

Epidemiologie

Pemphigus vulgaris
Tritt häufiger bei Patienten jüdischer oder mediterraner Abstammung auf.

Bullöses Pemphigoid
Am häufigsten erkranken Personen im Alter von 60–70 Jahren (eines seltenere Variante kann bei Kindern auftreten).
Bei 75 % der behandelten Patienten kommt es nach ~5 Jahren zur Remission.

Dermatitis herpetiformis
Beginn im 2. bis 4. Lebensjahrzehnt.
Jährliche Inzidenz von 1 : 100.000 bei Skandinaviern.
Ohne Behandlung in der Regel chronischer Verlauf.

Komplikationen

Pemphigus vulgaris
Sekundäre bakterielle Infektion: auf vorgeschädigter Haut.

Störungen des Flüssigkeits- und Elektrolythaushalts: in schweren Fällen.

Sepsis: in schweren Fällen (insbesondere bei Immunsuppression).

Thymom und Myastenia gravis (selten).

Bullöses Pemphigoid
Okkulte maligne Grunderkrankung: umstritten.

Pemphigus vulgaris, Lichen ruber planus, Psoriasis: assoziierte Erkrankungen.

Dermatitis herpetiformis
Zöliakie: in ungefähr 90 % der Fälle.

Lymphom: möglicherweise erhöhte Inzidenz, insbesondere im Jejunum.

Pharmakotherapie

Die Behandlung sollte durch einen erfahrenen Spezialisten erfolgen.

Gold: Knochenmarksuppression, Nierentoxizität, allergische Hautreaktionen.

Systemische Steroide: sind das Mittel der Wahl bei mittel- bis hochgradigem Pemphigus vulgaris und bullösem Pemphigoid. Weitere Arzneimittel können als steroidsparende Substanzen, als adjuvante Maßnahme oder zur Langzeittherapie eingesetzt werden.

Dapson: ist das Mittel der Wahl bei Dermatitis herpetiformis.

■ Standarddosierung
Prednison, bei akuter Erkrankung initial tgl. 80 - 160 mg oral, dann tgl. 40 - 60 mg; langsame Dosisverringerung auf Erhaltungsdosis von tgl. 5 - 10 mg.
Cyclophosphamid, tgl. 100 - 200 mg oral.
Azathioprin, tgl. 100 - 200 mg oral.
Natriumaurothiomalat, initial Testdosis von 10 mg i.m., 2. und 3. Behandlungswoche jeweils 25 mg, danach wöchentl. 25 - 50 mg i.m.
Dapson, tgl. 100 mg oral; bei Bedarf Dosiserhöhung auf bis zu 400 mg/Tag; bei glutenfreier Ernährung kann die Dosis häufig reduziert werden.

■ Kontraindikationen
Prednison: Magenulkus, infektiöse Grunderkrankungen, Hypertonie, Diabetes, Tuberkulose in der Anamnese.
Cyclophosphamid, Azathioprin: Schwangerschaft.
Gold: Schwangerschaft.
Dapson: Schwangerschaft.

■ Besonderheiten
Betreuung der Patienten nur durch Ärzte, die in der Überwachung dieser Krankheiten und der entsprechenden Therapeutika ausgebildet und erfahren sind.

■ Wechselwirkungen
Azathioprin: Wirkung und Toxizität durch Allopurinol erhöht.

■ Nebenwirkungen
Prednison: Gewichtszunahme, Hypertonie, Diabetes, Hautatrophie, verzögerte Wundheilung, Nebennierenrindensuppression.
Cyclophosphamid, Azathioprin: Knochenmarksuppression, hämorrhagische Zystitis, erhöhtes Malignitätsrisiko.
Dapson: Magen-Darm-Störungen (häufig), hämolytische Anämie bei Glukose-6-Phosphat-Dehydrogenasemangel, Agranulozytose, Methämoglobinämie, periphere Neuropathie.

Behandlungsziele

Schmerzlinderung und Wundheilung.
Vermeidung von Sekundärinfektionen.
Suppression der akuten Erkrankung bei kleinstmöglicher Arzneimitteldosierung.

Weitere Behandlungsmöglichkeiten

Plasmapherese.
Extrakorporale Immunresorption der Autoantikörper.
Intravenöses Gammaglobulin.

Prognose

Pemphigus vulgaris

Die Mortalitätsrate liegt heute bei < 10 %. Bei genauer Kontrolle und Überwachung besteht eine sehr gute Prognose.

Bullöses Pemphigoid

In der Regel selbstlimitierend, Remission bei 75 % der Patienten innerhalb von 3 - 6 Jahren.
Bei systemischer Steroidtherapie beträgt die Mortalitätsrate 10 - 20 %.

Dermatitis herpetiformis

Ohne Behandlung chronischer Verlauf mit vorübergehenden Remissionen.
Das Risiko eines Darmlymphoms scheint erhöht zu sein.
Ausgezeichnetes Ansprechen auf Dapson; Pruritus und Hautläsionen verschwinden innerhalb der ersten Behandlungswoche.

Nachsorge

Langzeitüberwachung durch einen Spezialisten ist empfehlenswert.

Hinweise zu Ernährung / Lebensführung

Ernährungsumstellung nur bei Dermatitis herpetiformis sinnvoll; glutenfreie Ernährung kann hier zur Heilung führen.
Bei allen bullösen Dermatosen ist die Wundversorgung offener Erosionen zur Vermeidung von Sekundärinfektionen äußerst wichtig.

Literatur

1. Böhm I, Bauer R (1997) Farbbildkasuistik: Behandlung des bullösen Pemphigoids mit Low-dose-Methotrexat. Treatment of bullous pemphigoid with low-dose methotrexate. Der Hautarzt 48 (12):910 - 914
2. Simon JC, Dietrich A, Kapp A, Schöpf E (1995) Chronisch bullöse Dermatose des Kindesalters. Assoziation mit einer Salmonellen-Enteritis. Der Hautarzt 46 (7):485 - 489

Symptome

30 % der Patienten sind beschwerdefrei.
Verändertes Geschmacksempfinden.
Mißempfindung oder Schmerzen im Bereich des Mundes.
Belegte Mundschleimhaut oder Zunge.
Schluckstörungen.
Schmerzen beim Schlucken.
Appetitverlust.

Klinischer Befund

Cheilitis im Bereich der Mundwinkel.
Intraorale abwischbare weiße Plaques auf erythematöser Schleimhaut.
Intraorale Schleimhautulzeration und Erythem mit oder ohne weißlicher Plaques.

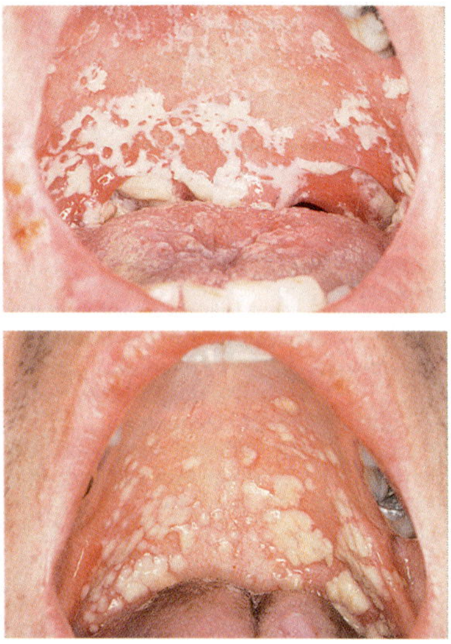

Erhabene weiße Plaques bei pseudomembranöser Candidose.

Labor- und Apparate-Diagnostik

Orale Candidose

Die Diagnose kann in der Regel ohne weitere Untersuchung aufgrund des klinischen Bildes gestellt werden.

Direkte mikroskopische Untersuchung: rascher Nachweis von Pilzhyphen durch direktes Anfärben des Mundabstrichs mit Wasserstoffperoxid oder Gram-Färbung.

Abstrich oder Spülzytologie der Mundschleimhaut: zur Bestimmung der Empfindlichkeit von *Candida* spp.

Ösophageale Candidose

Fiberendoskopische Untersuchung: ermöglicht die direkte Darstellung des Ösophagusbefalls, eine Biopsie bestätigt die Diagnose; diagnostisches Verfahren der Wahl.

Röntgenbefund (nach Kontrastmittelgabe): zeigt eventuell lineare Füllungsdefekte.

Differentialdiagnose

Orale Haarleukoplakie.
HIV-assoziierte Gingivitis, Parodontitis, Herpes-simplex-Infektion oder große ulzerierende Aphten.
Ulzeration bei Zytomegalievirus-Infektion, Kaposi-Sarkom oder Lymphom.

Ätiologie

Candidosen entstehen durch Überwuchs und Invasion der Schleimhaut mit *Candida albicans*, gelegentlich auch mit anderen *Candida*-Spezies. Die Entwicklung einer klinisch manifesten Erkrankung ist auf den Verlust der zellvermittelten Immunität, nicht auf eine höhere Virulenz der Erreger zurückzuführen.
Bei HIV-Infektion ist die orale Candidose häufig in Verbindung mit einer Anzahl zirkulierender CD4-Lymphozyten von $< 350 \times 10^6$/l, die ösophageale Candidose bei Werten $< 250 \times 10^6$/l zu beobachten.

Epidemiologie

C. albicans ist Bestandteil der normalen Mundflora und kann bei 30 % der Bevölkerung durch Kultur nachgewiesen werden.
Das Auftreten bukkaler und ösophagealer Candidosen wurde im Zusammenhang mit einer akuten Primärinfektion mit HIV beschrieben, in der Regel sind diese Infektionen jedoch mit einer 4–10 Jahren nach der Erstinfektion auftretenden mäßigen bis schweren Immunschwäche assoziiert.
90 % der HIV-infizierten Patienten entwickeln zu irgendeinem Zeitpunkt eine Candidose.
Ösophageale, bronchopulmonale oder invasive Candidosen werden als AIDS-definierende opportunistische Infektionen eingestuft.

Komplikationen

Orale Ulcera.

Gewichtsabnahme: durch verringerten Appetit.

Ösophagusobstruktion: selten, als Folge eines Überwuchses mit *Candida* spp. (systemische Dissemination ungewöhnlich).

Pharmakotherapie

Topische Antimykotika

Nystatin und Clotrimazol eignen sich zur Behandlung der oralen Candidose, jedoch nicht bei Befall des Ösophagus.

Fluconazol

Zur Behandlung aller auf topische Mittel nicht ansprechenden ösophagealen und oralen Candidosen. Eine Besserung stellt sich nach 3–5 Tagen ein. Fluconazol wird vorwiegend über die Niere ausgeschieden, so daß keine hepatischen Stoffwechselprobleme zu erwarten sind.

■ Standarddosierung
Fluconazol, tgl. 100 mg über 1 Woche bei oraler, über 3 Wochen bei ösophagealer Candidose.

■ Kontraindikationen
Überempfindlichkeit gegen verwandte Azole.

■ Besonderheiten
Dosisreduktion bei Nierenschaden.

■ Wechselwirkungen
Pentamidin, Amphotericin-induzierte Nephrotoxizität kann zu einer Beeinträchtigung der renalen Ausscheidung führen.

■ Nebenwirkungen
Beeinträchtigung der Leberfunktion (bei höherer Dosierung), Hautausschläge.

Itraconazol

Zur Behandlung von Patienten mit Fluconazol-Unverträglichkeit (Ansprechrate nach 1 Woche 70 %, nach 3 Wochen 90 %), geringere Lebertoxizität als Ketoconazol.

■ Standarddosierung
Itraconazol, tgl. 200 mg über 1–4 Wochen.

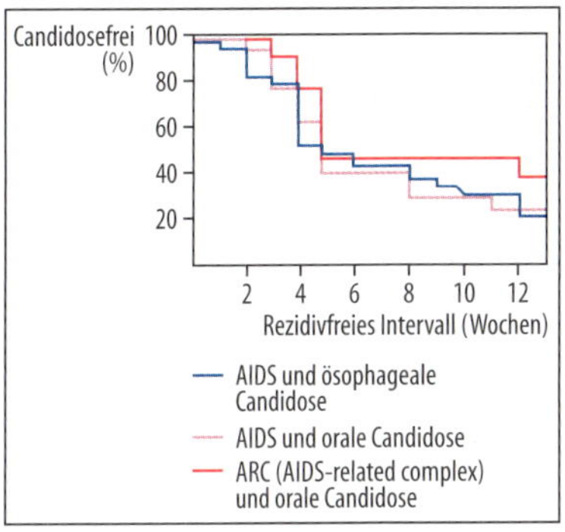

Prozentsatz rezidivfreier Patienten nach klinisch und zytologisch erfolgreicher antimykotischer Behandlung.

■ Kontraindikationen
Überempfindlichkeit gegen verwandte Azole.

■ Besonderheiten
Die ebenfalls erhältliche orale Suspension weist bessere Resorptionseigenschaften auf.

■ Wechselwirkungen
Verringerte Resorption bei gleichzeitiger Einnahme von Antazida, Cimetidin oder Omeprazol; gesteigerter Stoffwechsel bei gleichzeitiger Einnahme von Rifampicin, Rifabutin oder Phenytoin.

■ Nebenwirkungen
Hautausschlag, Übelkeit.

Behandlungsziele

Hemmung des Wachstums von *C. albicans*.

Ursachen für Versagen der Therapie

Schlechte Wirkstoffresorption.
Steigerung des Stoffwechsels oder der Ausscheidungsrate durch gleichzeitige Einnahme anderer Arzneimittel.
Mögliche Resistenzentwicklung von *C. albicans*.
Infektion durch andere *Candida*-Stämme oder Infektion durch zwei unterschiedliche Erreger.
Schwere des Immundefekts läßt den Erfolg einer ausschließlich medikamentösen Behandlung nicht mehr zu.

Prognose

Bei 59 % der Patienten mit oraler Candidose wird innerhalb von 3 Monaten ein AIDS diagnostiziert.
Bei ~ 80 % der Patienten mit akuter *Pneumocystis carinii*-Pneumonie besteht gleichzeitig eine orale Candidose.
Bei 80 % der Patienten mit erfolgreich therapierter oraler oder ösophagealer Candidose kommt es innerhalb von 3 Monaten zum Rezidiv.

Nachsorge

Rezidive sind häufig, deshalb ist die Früherkennung wichtig; häufig leichter Verlauf, bei entsprechender Geduld gute Behandlungsmöglichkeiten.
Bei Zunahme der Immunschwäche häufigeres Auftreten der Candidosen und geringeres Ansprechen auf die Therapie; in einigen Fällen sind eine suppressive Langzeittherapie mit einem Azol oder mehrere Behandlungen mit intravenösem Amphotericin erforderlich.

Hinweise zu Ernährung / Lebensführung

Keine speziellen Maßnahmen erforderlich.

Literatur

1. Tebbe B, Boyvat A, Geilen CC, Wolfer LU, Seibold M, Orfanos CE (1996) Klinische Fluconazol- und Itraconazol-Resistenz einer orogastrointestinalen Kandidose bei einem Patienten mit AIDS. Hautarzt 47 (2):136–139
2. Barbaro G, Barbarini G, Di Lorenzo (1996) Fluconazole vs itraconazole-flucytosine association in the treatment of esophageal candidiasis in AIDS patients. A double-blind, multicenter placebo-controlled study. The Candida Esophagitis Multicenter Italian Study (CEMIS) Group. Chest 110 (6):1507–1514
3. Durden FM, Elewski B (1997) Fungal infections in HIV-infected patients. Semin Cutan Med Surg 16 (3):200–212
4. Tebbe B, Boyvat A, Geilen CC, Wölfer LU, Seibold M, Orfanos CE (1996) Klinische Fluconazol- und Itraconazol-Resistenz einer orogastrointestinalen Kandidose bei einem Patienten mit AIDS. Der Hautarzt 47 (2):136–139

Symptome

25 % der Patienten sind beschwerdefrei. Die Erkrankung wird häufig nach pathologischen Werten der Leberfunktionsproben, insbesondere im Rahmen einer Colitis ulcerosa diagnostiziert.

Pruritus, Müdigkeit: in > 50 % der Fälle.

Intermittierende rechtsseitige Oberbauchschmerzen.
Intermittierender Ikterus.
Gewichtsabnahme.

Fieber: selten, in der Regel nach vorausgegangener iatrogener Intervention, z. B. nach endoskopischer retrograder Cholangiopankreatographie oder chirurgischem Eingriff.

Blutende Ösophagusvarizen, Ödem, Aszites, hepatische Enzephalopathie: treten im fortgeschrittenen Stadium auf.

Klinischer Befund

Klinische Manifestationen sind nicht in jedem Fall vorhanden.

Druckempfindlichkeit im rechten Oberbauch, Fieber: während akuter Phasen der Cholangitis.

Hepatomegalie: in > 50 % der Fälle.

Splenomegalie: ~ 30 % der Fälle.

Ikterus: im fortgeschritteneren Stadium.

Spider Naevi, Palmarerythem, Aszites: als Zeichen des zirrhotischen Leberumbaus.

Labor- und Apparate-Diagnostik

Laborchemische Leberdiagnostik: für Cholestase typisches Muster mit erhöhten alkalischen Phosphatase-, Gammaglutamyltransferase-, Bilirubinwerten (später Befund); niedrige Albuminwerte, verlängerte Prothrombinzeit (spät); in der Regel keine antimitochondrialen Antikörper.

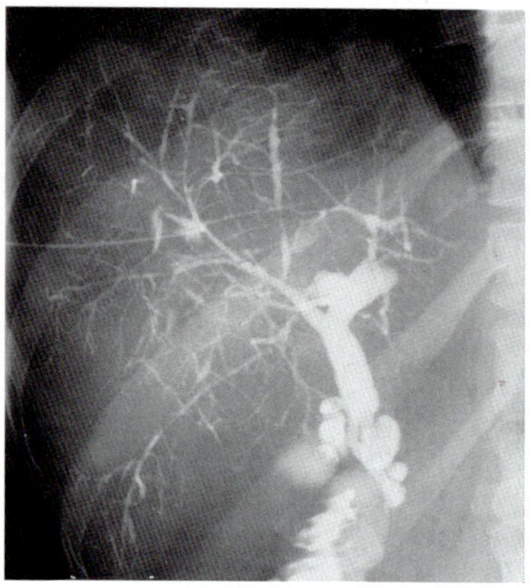

Perkutaner Cholangiographiebefund mit klassischen intrahepatischen Veränderungen bei primär sklerosierender Cholangitis (Dilatation und Strikturbildung). Die Dilatation des Gallengangs ist auf die mit primär sklerosierender Cholangitis einhergehenden Veränderungen im untersten Gallengangabschnitt zurückzuführen. Eine zuvor versuchte endoskopische Cholangiographie mißlang.

Cholangiographie: wichtigster diagnostischer Test; endoskopische retrograde Cholangiographie Verfahren der Wahl, perkutaner Zugangsweg nur, wenn endoskopischer Zugang nicht möglich ist; Gallengangstrikturen und -erweiterungen im Wechsel (perlschnurartiger Befund); bei den meisten Patienten intra- und extrahepatische Gallengangveränderungen.

Leberbiopsie: Veränderungen bestätigen die Diagnose (portales Ödem, Fibrose, Gallengangproliferation), sind jedoch nicht allein diagnostisch; Stadien anhand der Leberbiopsie: 1 = portale Veränderungen, 2 = periportale Erweiterung, 3 = Septenbildung, 4 = Leberzirrhose.

Differentialdiagnose

Choledocholithiasis.
Gallengangkarzinom.
Arzneimittelinduzierte Cholestase.
Primäre biliäre Zirrhose.
Postchirurgische Strikturen.
Sekundäre sklerosierende Cholangitis.
Metastasierender Tumor.
Granulomatöse Lebererkrankung (z. B. Sarkoidose).
AIDS-assoziierte Cholangiopathie.
Die gutartige, in der Folge der primär sklerosierenden Cholangitis entstandene Gallengangstriktur ist differentialdiagnostisch sehr schwer von einem Gallengangkarzinom zu unterscheiden; Bürstenbiopsie oder Gallenzytologie sind nur in 50 – 60 % der Fälle sensitiv.

Ätiologie

Es besteht eine starke Assoziation mit Colitis ulcerosa sowie HLA-B8 und HLA-DR3.
Der pathogenetische Mechanismus ist noch unbekannt.
Es wird angenommen, daß die Erkrankung durch Infektion und/oder Resorption bakterieller Stoffwechselprodukte bei gleichzeitigem Vorliegen einer Prädisposition (HLA-DR) verursacht wird.

Epidemiologie

Bei 70 % der Patienten mit primär sklerosierender Cholangitis liegt auch eine Colitis ulcerosa vor; 4 % der Patienten mit Colitis ulcerosa haben gleichzeitig eine primär sklerosierende Cholangitis.
Die Prävalenz der Erkrankung liegt bei 2 – 7 : 100.000.
Es erkranken doppelt so viele Männer wie Frauen.
Die Erkrankung wird am häufigsten im Alter von 25 – 45 Jahren diagnostiziert.

Komplikationen

Rekurrierende Cholangitis.
Gallengangkarzinom: in 10 – 15 % der Fälle.
Metabolische Osteopathie.
Leberzirrhose mit ihren Komplikationen und Spätfolgen.

Pharmakotherapie

Symptomatisch

Eine medikamentöse Behandlung des Pruritus ist zu empfehlen.

- Standarddosierung

Cholestyramin, tgl. 4–12 g.

- Kontraindikationen

Vollständiger Gallengangverschluß.

- Besonderheiten

Kann die Resorption fettlöslicher Vitamine beeinträchtigen, daher kann Substitution erforderlich sein.

- Wechselwirkungen

Verzögerte oder verminderte Resorption von Digitalis, Tetracyclin, Chlorothiazid, Cumarinen, Thyroxin.

- Nebenwirkungen

Verstärkte Blutungsneigung, Verstopfung, Durchfälle.

Prophylaktisch

Bei erwiesenem Mangel an fettlöslichen Vitaminen oder Ikterus empfiehlt sich eine entsprechende Substitution:
Vitamin K, monatlich 10 mg i.m.
Vitamin D, monatlich 100.000 E. i.m.
Vitamin A, 100.000 E. i.m. alle 3 Monate.
Eine ausreichende Kalziumzufuhr muß sichergestellt sein.

Therapeutisch

Bisher gibt es keine medikamentöse Behandlung, die das Fortschreiten der primär sklerosierenden Cholangitis verlangsamt oder eingetretene Veränderungen rückgängig macht.

Ursodeoxycholsäure, tgl. 10–15 mg/kg oral, verbessert die Werte der Leberfunktionsproben, Hinweise auf eine Besserung im histologischen oder cholangiographischen Befund bzw. eine Erhöhung der Lebenserwartung konnte jedoch nicht nachgewiesen werden.
Die Wahl der Antibiotika zur Behandlung der Cholangitis (wenn keine korrigierbare klinisch manifeste Striktur vorliegt) sollte vom Ergebnis der bakteriellen Kultur aus Galle oder Blut abhängig gemacht werden; unter empirischen Gesichtpunkten kommt unter anderem Ciprofloxacin, Ampicillin oder ein Cephalosporin in Frage.

Behandlungsziele

Linderung der Symptomatik.
Vermeidung eines Rezidivs der Cholangitis.

Weitere Behandlungsmöglichkeiten

Endoskopische oder im Röntgenbild kontrollierte Ballondilatation/Stentplazierung: bei klinisch signifikanten Gallengangstrikturen (Cholangitis, Pruritus).
Palliativoperation: nur bei klinisch signifikanten Gallengangstrikturen, wenn eine Transplantation nicht in Frage kommt und ein endoskopisches oder perkutanes Vorgehen bereits fehlgeschlagen ist.
Orthotope Lebertransplantation: in therapierefraktären Fällen; 1-Jahres-Überlebensrate ~70 %; Gallengangkarzinom häufig Zufallsbefund.

Prognose

Die Prognose ist sehr unterschiedlich. Prognostisch bedeutsam sind diagnostische Parameter wie Serumbilirubinkonzentration, histologisches Stadium anhand der Leberbiopsie, Lebensalter und Vorliegen einer Splenomegalie.

Nachsorge

Patienten sollten klinisch auf Anzeichen und Symptome einer Cholangitis überwacht werden.
Bei symptomatischer oder biochemischer Verschlechterung sowie vor einer geplanten Transplantation empfiehlt sich eine monatliche Untersuchung.

Hinweise zu Ernährung/ Lebensführung

Auf eine ausgewogene Ernährung ist zu achten.
Bei einer Probleme verursachenden Steatorrhoe sollte die Fettaufnahme reduziert werden.

Literatur

1. Rambusch EG, Manns MP (1997) Immunsuppressive Therapie der autoimmunen Lebererkankungen. Der Internist Abstract Volume 38 (6):574–581
2. Reichel C, Meier-Abt PJ (1997) Cholestatische Leberkrankheiten. Ther Umsch 54 (11):639–644
3. Nashan B, Tusch G, Schlitt HJ, Pichlmayr R (1996) Lebertransplantation bei Patienten mit primär sklerosierender Cholangitis. Festlegung des Zeitpunktes unter Berücksichtigung des Malignomrisikos. Langenbecks Arch Chir Suppl Kongressbd. 1996
4. Hopf U, Stemerowicz R, Knigge O, Khadar R, Konig V, Lobeck H, Neuhaus P (1993) Primär sklerosierende Cholangitis (PSC) – Humorale Immunphänomene, pathogenetische Aspekte und therapeutische Moglicheiten. Z Gastroenterol 31 Suppl 2:106–110

Symptome

Bis zu 70 % der Patienten sind beschwerdefrei oder klagen über unspezifische dyspeptische Beschwerden.

Unkomplizierter Verlauf

Gallenkolik: plötzlich einsetzende heftige Schmerzen im Epigastrium oder rechten Hypochondrium, über mehrere Stunden anhaltend, in der Regel in den Rücken ausstrahlend, gelegentlich von Übelkeit und Erbrechen begleitet.

Komplizierter Verlauf

Fieber, anhaltende Bauchschmerzen, Übelkeit und Erbrechen: Hinweis auf akute Cholezystitis.

Fieber, Schmerzen, Ikterus: Hinweis auf akute Cholangitis.

In den Rücken ausstrahlende Bauchschmerzen, Erbrechen: Hinweis auf akute (biliäre) Pankreatitis.

Klinischer Befund

Unkomplizierter Verlauf

Kaum klinische Manifestationen.

Druckschmerz im rechten Hypochondrium: in der Regel während oder nach einer Gallenkolik.

Komplizierter Verlauf

Ikterus: Hinweis auf Steineinklemmung im Gallengang.

Positives Murphy-Zeichen (druckschmerzbedingtes Sistieren der Atmung bei tiefer Inspiration, ausgelöst durch Palpation der Gallenblasenregion): Hinweis auf akute Cholezystitis.

Hypotonie: Hinweis auf akute Pankreatitis oder Sepsis infolge einer Cholangitis.

Labor- und Apparate-Diagnostik

Gallensteine (verkalkte) sind ein häufiger Zufallsbefund bei Ultraschall- oder Röntgenaufnahmen des Abdomens.

Labortests sind nicht diagnostisch, können jedoch zur Erkennung von Komplikationen und zum Ausschluß anderer pathologischer Prozesse herangezogen werden.

Ultraschalldiagnostik: bildgebendes Verfahren der Wahl zum Nachweis von Gallensteinen; im Ultraschall können auch kleine Steine und eingedickte Galle („Sludge"), dilatierte Gallengänge und als Nebenbefund Leber-, Pankreas- oder Nierenerkrankungen erkannt werden.

Bestimmung der alkalischen Phosphatase- und Bilirubinkonzentration im Serum: erhöhte Werte deuten auf Erkrankung der Gallengänge hin.

Leukozytenzahl: bei einer Entzündung der Gallengänge finden sich häufig erhöhte Werte.

Bestimmung der Serumamylasekonzentration: Werte > 100 IE/dl deuten auf akute Pankreatitis hin.

Untersuchungen auf antimitochondriale Antikörper: in atypischen Fällen (z. B. Pruritus, schmerzloser Ikterus) zum Ausschluß einer primären biliären Zirrhose.

Röntgenleeraufnahme des Abdomens: zum Nachweis kalkhaltiger Steine (~ 20 %).

Orale Cholezystographie: zum Nachweis röntgennegativer Steine; eignet sich zur Beurteilung der Gallenblasenkontraktilität und Durchgängigkeit des Ductus cycticus sowie zum Nachweis anatomischer Veränderungen der Gallenblase; keine ausreichend hohe Sensitivität zum Nachweis kleiner Steine und ungeeignet bei nichtopakifizierender Gallenblase.

CT: weniger sensitiv als Ultraschall zum Nachweis von Gallenblasensteinen oder Gallengangserweiterungen.

Choleszintigraphie: Markierung mit ^{99m}Tc-HIDA (hepatische Iminodiessigsäure), bei Verdacht auf akute Cholezystitis (d. h. keine Füllung der Gallenblase); Erkrankungen des Leberparenchyms oder signifikante Cholestase können zu falsch-positiven Ergebnissen führen.

Differentialdiagnose

Verschlußikterus
Pankreasneoplasie.
Gallengangstriktur.
Cholestatische Hepatitis.

Gallenkolik
Pankreatitis.
Ösophagitis.
Peptisches Geschwür.
Colon irritabile.

Ätiologie

Eine einheitliche Ursache wurde bisher nicht nachgewiesen, folgende Faktoren scheinen jedoch eine Rolle zu spielen:

Pathogenese

Übersättigung der Galle mit Cholesterin.
Störung der Gallenblasenentleerung.
Rasche Nukleation von Cholesterin.

Prädisponierende Faktoren

Adipositas.
Fettreiche Ernährung.
Grunderkrankungen wie Leberzirrhose, Ileumfunktionsstörung.
Medikamente wie Octreotid, orale Kontrazeptiva.

Epidemiologie

10–15 % der erwachsenen Bevölkerung sind Träger cholesterinhaltiger Gallensteine.
Die Inzidenz liegt bei 0,6 % der Bevölkerung.
Gallensteine treten bei Frauen und im höheren Lebensalter häufiger auf.

Komplikationen

Akute Cholezystitis.
Akute Cholangitis.
Akute Pankreatitis.
Hydrops, Empyem der Gallenblase.
Maligne Erkrankung der Gallenblase.
Perforation.
Gallenfisteln in ein Nachbarorgan oder nach außen.
Gallensteinileus.
Hämatobilie.
Choledocholithiasis.

Pharmakotherapie

Eine medikamentöse Behandlung ist indiziert, wenn aufgrund anderer signifikanter Krankheiten eine nichtmedikamentöse Therapie nicht in Frage kommt, sowie bei selten auftretenden oder geringen Symptomen, röntgennegativen Steinen und funktionstüchtiger Gallenblase.
Behandlung mit Gallensäuren empfiehlt sich bei kleinen Steinen (< 15 mm Durchmesser); Gallensäuren bewirken eine Auflösung der Cholesterinsteine durch Mizellenbedingte Solubilisierung oder Flüssigkristallbildung; sie bewirken auch eine Verminderung der intestinalen Cholesterinresorption oder hepatischen Cholesterinsekretion.

- Standarddosierung

Ursodeoxycholsäure, tgl. 10 mg/kg KG.
Chenodeoxycholsäure, tgl. 15 mg/kg KG.
Kombinationstherapie mit Urso- und Chenodeoxycholsäure, tgl. je 5 mg/kg KG.
Als Einzeldosis jeweils zur Nacht, Behandlungsdauer bis zu 2 Jahre.

- Kontraindikationen

Schwangerschaft und Stillzeit.
Chenodeoxycholsäure: chronische Lebererkrankung und Durchfälle.
Ursodeoxycholsäure: aktive peptische Geschwüre.

- Besonderheiten

Zur Auflösung der Steine ist eine mindestens 12monatige Behandlungsdauer erforderlich; bei Absetzen der Medikamente kommt es häufig zu Rezidiven; Ursodeoxycholsäure oder Kombinationstherapie erfolgversprechender als Chenodeoxycholsäure allein.

- Wechselwirkungen

Sexualhormone, orale Kontrazeptiva, Medikamente, die den Cholesterinspiegel im Blut senken.

- Nebenwirkungen

Chenodeoxycholsäure: Durchfälle, Hypertransaminasämie (reversibel und dosisabhängig).
Ursodeoxycholsäure: Gallensteinverkalkung, die letztendlich zum Mißerfolg der Behandlung führt.

Ursachen einer fehlgeschlagenen Pharmakotherapie

Fehlende Compliance des Patienten.
Vorliegen röntgennegativer Pigmentsteine oder im Röntgenbild nicht mehr zu erkennender Verkalkungen der Steine.
Entwicklung einer Gallenblasenfunktionsstörung.
Falsche Dosierung (insbesondere bei übergewichtigen Patienten).

Nichtpharmakotherapie

Chirurgie

Die Operation ist die Behandlung der Wahl bei fast allen Patienten mit symptomatischen Gallensteinen.
Das klassische Verfahren ist die offene Cholezystektomie.
Derzeit scheint sich die laparoskopische Cholezystektomie immer rascher zum Verfahren der Wahl zu entwickeln.

Endoskopische retrograde Cholangiographie mit Sphinkterotomie und Steinextraktion

Dieses Verfahren eignet sich bei Choledocholithiasis.
Es wird häufig zusammen mit einer laparoskopischen Cholezystektomie durchgeführt.

Extrakorporale Stoßwellenlithotripsie

Eine Lithotripsie ist bei 1–3 Steinen mit Durchmessern < 30 mm möglich; chirurgische Behandlung oder Cholelitholyse werden jedoch meist bevorzugt.
Das Verfahren erfordert eine kostenintensive Ausrüstung.
Die Inzidenz von Gallenkoliken sowie Hämaturie und Hämatobilie ist höher als bei anderen Verfahren.
Das Verfahren ist bei Störungen der Hämolyse kontraindiziert.

Behandlungsziele

Entfernen der Steine und dadurch symptomatische Besserung und Vermeidung von Komplikationen.

Prognose

Bei 50 % der Patienten kommt es nach einer Cholelitholyse innerhalb von 5 Jahren zum Rezidiv.
Bei frühzeitiger Entdeckung und Behandlung von Rezidiven bleiben 80 % der Patienten langfristig frei von Gallensteinen.

Nachsorge

Zur Früherkennung eines Rezidivs nach der Cholelitholyse sind regelmäßig alle 6–12 Monate durchgeführte Ultraschalluntersuchungen erforderlich.
Bei Gallensteinrezidiven ist eine Behandlung mit Gallensäure (Höchstdosierung) angezeigt.

Hinweise zu Ernährung/ Lebensführung

Es ist nicht erwiesen, daß ballaststoffreiche und cholesterinarme Ernährung eine Auflösung der Gallensteine oder Vermeidung von Rezidiven bewirkt.
Patienten mit einer Prädisposition für Gallensteine sollten Übergewicht vermeiden.
Rasche Gewichtsabnahme sollte ebenfalls vermieden werden.
Nahrungsmittel mit hohem Fettanteil sollten gemieden werden.

Literatur

1. Werthmann KM, Podlech P, Manegold BC, Trede M (1996) Cholecysto- und Choledocholithiasis: Therapeutisches Splitting oder laparoskopische Revision? Langenbecks Arch Chir Suppl Kongressbd. 113:759–761
2. Tokunaga Y, Nakayama N, Ishikawa Y, Nishitai R, Irie A, Kaganoi J, Ohsumi K, Higo T (1997) Surgical risks of acute cholecystitis in elderly. Hepatogastroenterology. 44 (15):671–676
3. Topazian M, Kozarek R, Stoler R, Vender R, Wells CK, Feinstein AR (1997) Clinical utility of endoscopic retrograde cholangiopancreatography [see comments]. Gastrointest Endosc 46 (5):393–399

Symptome

Blutige Durchfälle: häufig auch starker Stuhldrang.

Bauchschmerzen: Tenesmen sind oft herausragendes Symptom, sollten aber nicht mit Obstipation verwechselt werden.

Anorexie, Müdigkeit.

Fieberschübe, Gewichtsabnahme: bei schwerer Verlaufsform.

Haut-, Gelenk- oder Augenbeteiligung: in < 10 % der Fälle.

Klinischer Befund

Bei milder oder mittelschwerer Verlaufsform charakteristischerweise keine klinischen Manifestationen (*siehe* Klinische Verlaufsformen).

Druckschmerz im linken Unterbauch: als Zeichen einer peritonitischen Reaktion oder eines Ileus. Bedarf der sofortigen Abklärung im Hinblick auf Perforation oder toxisches Megakolon und kann einen chirurgischen Eingriff erfordern.

Blutbeimengung im Stuhl bei der digitalen rektalen Untersuchung.

Fieber, Tachykardie: in schweren Fällen.

Perianale Läsionen (Fissuren, Abszeß oder Fisteln): ausgesprochen selten.

Labor- und Apparate-Diagnostik

Stuhlkultur: zum Ausschluß einer Infektion durch *Clostridium difficile, Entamoeba histolytica, Campylobacter* spp. und andere Bakterien.

Großes Blutbild: zum Nachweis einer Anämie oder Leukozytose.

Laborchemische Leberdiagnostik: zur Abklärung einer Leberbeteiligung.

Röntgenleeraufnahme des Abdomens: ermöglicht den Ausschluß einer Kolondilatation und liefert Hinweise auf die Ausdehnung der Erkrankung (Darmabschnitte, die Fäces enthalten, sind in aller Regel nicht entzündet).

Koloskopie mit Entnahme von Gewebeproben: genaue Beurteilung der Ausdehnung und histologische Bestätigung einer Entzündung oder Dysplasie der Dickdarmschleimhaut. Die Schleimhautveränderungen breiten sich fast immer konfluierend vom Rektum nach proximal aus. Die Gewebeproben zeigen Zerstörung der Kryptenarchitektur, häufig mit Abszeßbildung einhergehend.

Bariumeinlauf: seltener angewandt, da er keine histologische Untersuchung ermöglicht.
Koloskopie und Bariumeinlauf sollten während eines akuten Schubes vermieden werden, da sie zu einer Exazerbation der Symptome führen können; in diesem Fall reicht häufig eine begrenzte Sigmoidoskopie mit rektaler Biopsie für einen Ausschluß bzw. eine Bestätigung der Diagnose.

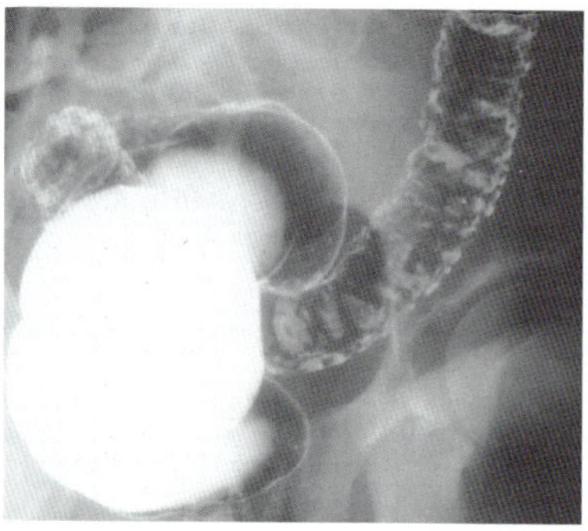

Bariumeinlauf mit Doppelkontrasttechnik, Befund bei schwerer Colitis ulcerosa mit submuköser Ulzeration im Colon sigmoideum und Colon descendens.

Differentialdiagnose

Mikroskopische Kolitis.
Kollagene Kolitis.
Arzneimittelinduzierte Darmveränderungen: orale Kontrazeptiva können erwiesenermaßen zu Morbus Crohn-ähnlicher Kolitis, NSAR und Abführmittel zu mikroskopischer Kolitis führen.
Diversionskolitis.
Morbus Crohn.
Strahlenproktitis.
Ischämische Kolitis.
Bakterien- oder Amöbenruhr (Dysenterie).
Colon irritabile (keine Blutstühle oder nächtlichen Durchfälle).
Infektion durch Zytomegalievirus, Herpes simplex-Virus, Cryptosporidium bei immunsupprimierten Patienten.
Kolorektales Karzinom.
Akute selbstlimitierende Kolitis.

Ätiologie

Die Ursache der Colitis ulcerosa ist nach wie vor unklar, ein Autoimmunprozeß in Verbindung mit einer genetischen Disposition scheint jedoch wahrscheinlich; ein eindeutiger Zusammenhang mit spezifischen infektiösen oder mit der Nahrung zugeführten Noxen konnte bisher nicht nachgewiesen werden. Das Risiko einer Erkrankung beträgt bei positiver Familienanamnese 5–10 %.

Epidemiologie

Die Erkrankung kann in jedem Lebensalter auftreten und weist im 2. und 3. Lebensjahrzehnt die höchste Prävalenz auf; ein zweiter Altersgipfel im 5. und 6. Lebensjahrzent wurde jedoch ebenfalls beschrieben.
Die Prävalenz beträgt in Nordwesteuropa und den USA 1 : 1500; in Entwicklungsländern ist die Diagnose selten.
Es besteht eine ungeklärte Assoziation zwischen Colitis ulcerosa und Nikotinkarenz (95 % der Patienten sind Nichtraucher oder ehemalige Raucher).

Komplikationen

Blutung: chronischer Blutverlust und nachfolgende Anämie ist häufig, zu einer lebensbedrohlichen akuten Blutung kommt es nur in seltenen Fällen.

Darmperforation: in 5 % der Fälle, häufig in der Folge eines toxischen Megakolons; die Mortalität beträgt 50 %; eine Darmperforation kann durch enge Zusammenarbeit mit einem erfahrenen Chirurgen vermieden werden.

Strikturen: selten, erfordern Koloskopie und Biopsie zum Ausschluß eines malignen Geschehens.

Kolorektales Karzinom: Risiko steigt mit Ausdehnung und Dauer der Erkrankung; ein erhöhtes Risiko läßt sich nach 10 Jahren bei Patienten mit Befall des gesamten Kolons feststellen.

Uveitis, Episkleritis: in 5 % der Fälle.

Erythema nodosum, Pyoderma gangraenosum: in 5 % der Fälle.

Arthropathie.

Sklerose, Cholangitis, Gallengangkarzinom: in < 5 % der Fälle.

Klinische Verlaufsformen

Milde Verlaufsform: Durchfälle mit ≤ 4 dünnen Stühlen/Tag, sehr geringe Blutbeimengungen.
Mittelschwere Verlaufsform: 4–6 dünne Stühle/Tag, allgemeine Symptome, Abdominalbeschwerden, keine starken Blutungen.
Schwere Verlaufsform: > 6 Stühle/Tag, anhaltender Blutverlust, Druckschmerz im Abdomen, Fieberschübe, Tachykardie, Hypoalbuminämie.
Die Schwere der Symptome korreliert mit der Ausdehnung der Darmbeteiligung. Proktitis ist die häufigste Erscheinungsform, bei Patienten mit Pankolitis verläuft die Erkrankung in der Regel schwerer.

Pharmakotherapie

Bei milden Schüben

■ Standarddosierung

Anfangsdosierung: Sulfasalazin, 4–6mal tgl. 1 g, Mesalazin, tgl. 1,2–3,6 g, oder Olsalazin, tgl. 1,5–3 g. Proktitis kann mit rektalen Kortikosteroiden oder 5-Aminosalicylsäure-Präparationen (Klysmen) behandelt werden.

Erhaltungsdosierung: Sulfasalazin, tgl. 1,5–4 g, Mesalazin, tgl. 1,2–2,4 g, oder Olsalazin, tgl. 1,5–3 g tgl., oder bei auf distales Kolon begrenzter Erkrankung alternativ Einläufe mit 5-Aminosalicylsäure.

■ Kontraindikationen

Bei allen Medikamenten: Überempfindlichkeit gegen Salicylsäure, Niereninsuffizienz.
Sulfasalazin: Überempfindlichkeit gegen Sulfonamid.

■ Besonderheiten

Regelmäßig großes Blutbild und Harnstoffbestimmung empfehlenswert. Einschleichende Dosierung und Einnahme mit den Mahlzeiten vermindert das Risiko gastrointestinaler Nebenwirkungen.

■ Wechselwirkungen

Sulfasalazin: Cumarine, Antikonvulsiva.

■ Nebenwirkungen

Gelegentlich Nierentoxizität.
Sulfasalazin: Übelkeit, Kopfschmerzen, Krankheitsgefühl, Dyspepsie, bei Männern reversible Infertilität.
Mesalazin: gelegentlich Übelkeit, Durchfälle, interstitielle Nephritis.
Olsalazin: Durchfälle in 10–20 % der Fälle.

Bei mittelschweren Schüben

■ Standarddosierung

Prednison, 1mal tgl. 1 mg/kg KG (maximal 60 mg) oral, in Kombination mit einer oralen 5-Aminosalicylsäure-Präparation.

■ Kontraindikationen

Systemische Infektionen, Überempfindlichkeit.

■ Besonderheiten

Wöchentliche Kontrolle ist entscheidend; stationäre Einweisung, wenn sich innerhalb von 2 Wochen keine Besserung einstellt. Kurzzeittherapien mit Kortikosteroiden; Ansprechen nach 1–4 Wochen, danach langsam ausschleichende Dosisreduzierung über 6–8 Wochen; bei schlechtem Ansprechen muß von einem schwereren Schub ausgegangen werden. Kortikosteroide eignen sich nicht zur Remissionserhaltung.

■ Wechselwirkungen

Keine.

■ Nebenwirkungen

Gelegentlich Steroidpsychose; Hyperglykämie, aseptische Nekrose; Osteoporose, übermäßiger Appetit, erhöhter Grundumsatz. Steroidassoziierte Nebenwirkungen sind bei Vermeidung einer Langzeittherapie selten.

Bei schweren Schüben

Stationäre Einweisung zur sorgfältigen Überwachung, Bettruhe, hochdosierte i.v. Kortikosteroide, bei Erbrechen und Mangelernährung komplette parenterale Ernährung, Thromboseprophylaxe. Ciclosporin, 2–4 mg/kg/d ist oft von Nutzen bei Patienten mit Steroidtherapie. Komplikationen im Zusammenhang mit Hypertonie und Niereninsuffizienz sind jedoch häufig.
Tägliche Kontrolle des Kolondurchmessers mittels Röntgenleeraufnahme je nach Klinik.

Bei toxischer Kolondilatation

Dilatation des Colon transversum bis zu einem Durchmesser von > 7 cm in Begleitung von Fieber oder Tachykardie kann bis zu 48 Stunden lang konservativ, d. h. durch Absaugen über eine Nasensonde sowie Verzicht auf Narkotika oder andere die Darmmotilität herabsetzende Substanzen, behandelt werden. Jede klinische oder im Röntgenbefund festgestellte Exazerbation in diesem Zeitraum oder fehlendes Ansprechen auf die Behandlung stellt eine Indikation zur sofortigen chirurgischen Intervention dar.

Behandlungsziele

Erreichen und Erhalten einer Remission.
Vermeidung lebensbedrohlicher Komplikationen.

Weitere Behandlungsmöglichkeiten

Bei 20 % der Patienten wird im Verlauf der Erkrankung eine Kolektomie erforderlich; eine Operationsindikation besteht in folgenden Fällen:
Versagen der medikamentösen Behandlung bei schwerer Kolitis (nach 1–2 Wochen stationärer intravenöser Steroidtherapie oder versuchsweiser Gabe von Cyclosporin).
Entwicklung eines toxischen Megakolons oder einer Darmperforation.
Anhaltende Kolitis mit entsprechend reduzierter Lebensqualität.
Karzinom oder erhabene dysplastische Läsion.

Prognose

Bei den meisten Patienten wechseln sich Krankheitsschübe mit längeren symptomfreien Intervallen ab; 90 % der Patienten sind voll arbeitsfähig.
Die Lebenserwartung ist normal.
Das Risiko eines kolorektalen Karzinoms ist bei Patienten mit Pankolitis ab dem 10. bis 15. Jahr nach Krankheitsbeginn signifikant erhöht.

Nachsorge

Weitere Einnahme der 5-Aminosalicylsäure-Präparationen über 1 Jahr, bei schweren oder gehäuften Schüben, bis der Patient mindestens 5 Jahre symptomfrei ist.
Bei einer Krankheitsdauer von > 10 Jahren sollte der Patient jährlich durch Koloskopie auf Dysplasie oder frühes kolorektales Karzinom hin untersucht werden.

Hinweise zu Ernährung/ Lebensführung

Rauchen oder Nikotinpflaster wirken sich häufig günstig aus.
Keine speziellen Maßnahmen erforderlich.

Hilfe für Betroffene

Es existieren bundesweit Selbsthilfegruppen, die lokal bei Praxen und Krankenkassen erfragt werden können.

Literatur

1. Hansmann HJ, Kosa R, Dux M, Brado M, Goeser T, Roeren T, Stremmel W, Kauffmann GW (1997) Hydro-MRT chronisch entzündlicher Darmerkrankungen. Rofo Fortschr Geb Röntgenstr Neuen Bildgeb Verfahr 167 (2):132–138
2. Kam L (1998) Ulcerative colitis in young adults. Complexities of diagnosis and management. Postgrad Med 103 (1):45–49, 53–56, 59
3. Marion JF, Present DH (1997) The modern medical management of acute, severe ulcerative colitis. Eur J Gastroenterol Hepatol 9 (9):831–835
4. Kornbluth A, Sachar DB (1997) Ulcerative colitis practice guidelines in adults. American College of Gastroenterology, Practice Parameters Committee. Am J Gastroenterol 92 (2):204–211

Symptome

Kriterien für die Diagnose eines Colon irritabile sind mindestens 3 Monate anhaltende oder rezidivierende Bauchschmerzen und Stuhlentleerungsstörungen (d.h. Vorliegen von mindestens zwei der folgenden Beschwerden: wechselnde Stuhlfrequenz, -konsistenz oder -passage; Schleimbeimengung).

Bauchschmerzen: häufig intermittierende, krampfartige Unterbauchbeschwerden; Schmerzlinderung nach Stuhlentleerung oder Abgang von Darmgasen; in Assoziation mit wechselnder Stuhlfrequenz und -konsistenz.

Pressen, Stuhldrang, Abgang von Schleim, Gefühl der unvollständigen Stuhlentleerung.

Dünne Stühle: häufig am Morgen oder nach den Mahlzeiten.

Obstipation: kleine, harte Stühle, erschwerte Passage.

Bauchauftreibung: Völlegefühl nach den Mahlzeiten und am Abend stärker, Nachlassen nach Stuhlentleerung oder Abgang von Darmgasen.
Blutbeimengung im Stuhl, Gewichtsabnahme oder nächtliche, den Patienten aus dem Schlaf reißende Symptome deuten auf eine andere Diagnose hin.

Klinischer Befund

Wechselnder Druckschmerz im Abdomen: häufig über dem palpierbaren Colon sigmoideum; häufiges, jedoch unspezifisches Symptom.
Strukturelle Veränderungen wie Geschwulst, Aszites oder Organschwellung deuten auf eine andere Diagnose hin.

Labor- und Apparate-Diagnostik

Die Diagnose erfolgt auf der Grundlage der Symptome und klinischen Befunde sowie der Beobachtung des klinischen Verlaufs. Die Labor- und Apparatediagnostik dient dem Ausschluß anderer Erkrankungen.

Abklärung einer möglichen psychischen Ursache: Angaben über Mißhandlung oder sexuellem Mißbrauch in der Anamnese sind relativ häufig, insbesondere bei Frauen mit funktionellen Bauchbeschwerden; in vielen Fällen lassen sich Angst, Depression und Persönlichkeitsstörungen feststellen, negative Erlebnisse können den Symptomen vorausgehen.

Großes Blutbild: Anämie oder Leukozytose deuten auf eine andere Erkrankung hin.

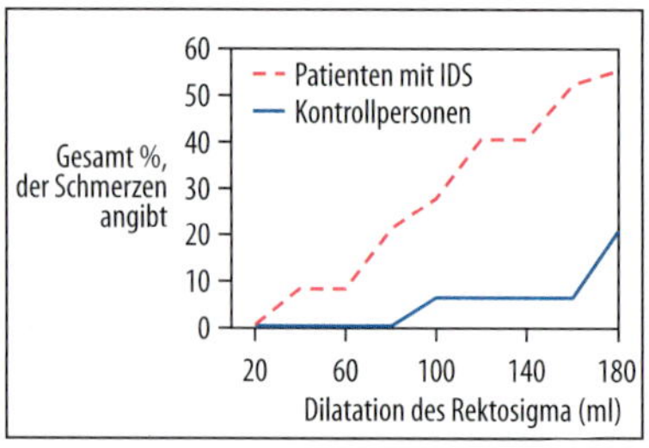

Colon irritabile (irritables Darmsyndrom – IDS). Erhöhte viszerale Empfindlichkeit gegenüber Dilatation des Colon sigmoideum mit Hilfe eines Latexballons bei Patienten mit IDS (n = 25) im Vergleich zu gesunden Kontrollpersonen (n = 20). Ein empfindlicher Darm ist bei IDS-Patienten mit Durchfall als Leitsymptom häufiger. Die Darmempfindlichkeit wird nicht durch eine unspezifische Schmerzintoleranz verursacht, da die Schmerzintoleranz bei exogener Stimulierung wie Eintauchen in eiskaltes Wasser bei diesen Patienten normal ist.

Laborchemische Leberdiagnostik: abnorme Werte deuten auf eine andere Erkrankung hin.

Schilddrüsenfunktionsprüfungen: zur Abklärung, ob die Obstipation auf ein Myxödem oder die Durchfälle auf eine Hyperthyreose zurückzuführen sind.

Kolondarstellung: Bariumeinlauf oder Koloskopie; bei >40 Jahre alten Patienten mit neuauftretenden oder veränderten Symptomen zum Ausschluß eines kolorektalen Karzinoms oder einer entzündlichen Darmerkrankung. Beim Colon irritabile ist der Befund in der Regel unauffällig.

Kontrastmitteldarstellung des Dünndarms, Gastroskopie, Ultraschalluntersuchung oder CT des Abdomens, Duodenal- oder Jejunalbiopsie bzw. Saugbiopsie: bei entsprechendem Verdacht zum Ausschluß eines Morbus Crohn, peptischen Geschwürs oder einer Gallenblasen- oder Pankreaserkrankung.

Kolonbiopsie: dient bei Patienten, bei denen Durchfälle im Vordergrund stehen, zum Ausschluß einer kollagenösen Kolitis oder eines Laxanzienabusus.

Röntgenleeraufnahme des Abdomens, Bestimmung der Kolonpassagezeit, Biopsie der Dickdarmschleimhaut (alle Schichten) oder Defäkographie: gelegentlich bei schwerer Obstipation zum Ausschluß eines Megakolons, eines idiopathischen verlangsamten Kolontransits sowie neuromuskulärer Darmerkrankungen oder obstruktionsbedingter Stuhlentleerungsstörungen.

Differentialdiagnose

Entzündliche Darmerkrankung: Morbus Crohn und Colitis ulcerosa.
Infektionen, z.B. durch *Giardia* spp.
Dickdarmdivertikel oder Zöliakie.
Maligner Prozeß des Dickdarms.
Laktoseintoleranz.
Magenerkrankung, z.B. peptisches Geschwür.
Pankreaserkrankung, z.B. chronische Pankreatitis. Gallenblasen- oder Lebererkrankung, z.B. Gallensteine.
Laxanzienabusus.

Ätiologie

Erhöhte viszerale Empfindlichkeit.
Störung der zentralen Schmerzwahrnehmung.
Störung der Darmmotilität.

Epidemiologie

Das Colon irritabile ist eine häufige Erkrankung und tritt weltweit auf (10–20% der Bevölkerung in den Industrieländern).
Es tritt bei Frauen häufiger auf.
Bei bis zu 50% der Patienten, die wegen gastrointestinaler Beschwerden an einen Facharzt überwiesen werden, erfolgt die Überweisung aufgrund eines Colon irritabile.

Komplikationen

Erhöhte Inzidenz der Dickdarmdivertikulose: aufgrund der anhaltenden Obstipation.

Signifikant erhöhte physische und psychische Morbidiät: führt zu gehäuften Arztbesuchen und oft unnötigen Untersuchungen.

Narkotika- oder Benzodiazepinabhängigkeit.

Pharmakotherapie

Die Ansprechrate auf Plazebos ist hoch (zwischen 20 und 70 %).
Nur wenige Medikamente haben sich als eindeutig wirksam erwiesen; Medikamente zur symptomatischen Besserung werden von vielen Patienten jedoch als hilfreich empfunden, wobei häufig eine Einnahme nach Bedarf gegenüber der Langzeitmedikation bevorzugt wird.
Die Behandlung sollte vor allem auf die Beseitigung des Leitsymptoms abzielen.

Füll- und Quellstoffe

Sie können vor allem bei Patienten mit dem Leitsymptom Durchfall erfolgreich eingesetzt werden; eine Ergänzung durch Osmolaxanzien (z. B. Lactulose) kann hilfreich sein.
Die volle Wirkung stellt sich in der Regel erst nach einigen Tagen ein.

- Standarddosierung

Leinsamen oder Weizenkleie, allmähliche Dosissteigerung bis ~1 Stuhlentleerung/Tag erreicht ist.
Lactulose, 2mal tgl. 15 ml, bei stärker ausgeprägter Obstipation auch höhere Dosen; stimulierende Laxanzien sind nur selten in besonders hartnäckigen Fällen erforderlich.

- Kontraindikationen

Darmobstruktion.

- Besonderheiten

Auf eine ausreichende Flüssigkeitszufuhr ist zu achten.

- Wechselwirkungen

Keine.

- Nebenwirkungen

Bauchauftreibung, Flatulenz, Bauchschmerzen.

Spasmolytika

Spasmolytika entweder mit anticholinergen Eigenschaften oder als direkt wirkende Muskelrelaxanzien werden mit unterschiedlichem Erfolg zur Schmerzlinderung gegeben. Bei Ausbleiben einer signifikanten Besserung sollten sie abgesetzt werden.

- Standarddosierung

Scopolamin, bis zu 4mal tgl. 20 mg.
Direkt wirkende Relaxanzien: Pfefferminzöl, bis zu 3mal tgl. 1 Kapsel.

- Kontraindikationen

Paralytischer Ileus, Colitis ulcerosa.
Anticholinergika: Glaukom.

- Besonderheiten

Individuelle Anpassung der Einnahmezeiten.

- Wechselwirkungen

Anticholinergika: Disopyramid, Cisaprid, Antidepressiva.

- Nebenwirkungen

Anticholinergika: Mundtrockenheit, verschwommenes Sehen, Palpitationen, Obstipation.
Direkt wirkende Relaxanzien: Sodbrennen.

Antidiarrhoika

Die Diagnose Diarrhö muß zweifelsfrei bestätigt sein (Ausschluß einer paradoxen Diarrhö bei Stuhlretention).

- Standarddosierung

Loperamid, tgl. 2–16 mg in verteilten Dosen, oder Diphenoxylat und Atropin, 3–4mal tgl. 2 Tabletten; individuelle Dosisanpassung.

- Kontraindikationen

Darmobstruktion, entzündliche Darmerkrankung.

- Besonderheiten

Durch Einnahme vor dem Schlafengehen können morgendliche Durchfälle eventuell vermieden werden.

- Wechselwirkungen

Diphenoxylat/Atropin: Anxiolytika und Hypnotika.

- Nebenwirkungen

Diphenoxylat/Atropin: Obstipation, Abhängigkeit.

Weitere Medikamente

Motilitätsstimulanzien: Prostaglandine können bei Obstipation hilfreich sein.
Antidepressiva: trizyklische Antidepressiva (z. B. Amitriptylin, abends 25–50 mg) können hilfreich sein, aufgrund der Nebenwirkungen und übermäßig sedierenden Wirkung sollte ihr Einsatz jedoch begrenzt bleiben; Serotoninwiederaufnahme-Hemmer (z. B. Fluoxetin, tgl. 20 mg) sind genauso wirksam und weniger sedierend.

Behandlungsziele

Beherrschung oder Beseitigung der vorrangigen Beschwerden.
Behandlung assoziierter psychischer Störungen.

Weitere Behandlungsmöglichkeiten

Verhaltenstherapie (Hypnotherapie, Psychotherapie, Entspannungstechniken) kann in einigen therapierefraktären Fällen zum Erfolg führen.
Jüngere Patienten sowie jene mit erkennbaren psychischen Störungen scheinen davon am meisten zu profitieren.
Verhaltenstherapie ist bei älteren Patienten sowie bei Patienten mit konstanten oder chronischen Schmerzen relativ wirkungslos.

Prognose

Das Colon irritabile ist eine chronisch-rezidivierende Erkrankung.
> 75 % der Patienten sprechen nach 1 Jahr auf die Behandlung an.
Die Erfolgsaussichten sind bei Männern, bei Patienten, bei denen Obstipation das beherrschende Symptom ist, sowie bei kurzer Vorgeschichte oder nach akutem Durchfall auftretenden Symptomen besser.

Nachsorge

Bei milden oder mittelschweren Symptomen ist eine Nachsorge nicht erforderlich. Patienten müssen auf Veränderungen der Symptome hin überwacht werden; neuauftretende oder veränderte Beschwerden müssen abgeklärt werden, bei gleichbleibenden Symptomen sind keine weiteren Untersuchungen notwendig.
In therapierefraktären Fällen können regelmäßige kurze Nachkontrollen helfen, unnötige Untersuchungen und weitere Überweisungen zu verhindern.

Hinweise zu Ernährung/ Lebensführung

Dem Patienten muß der intermittierende Verlauf der Beschwerden genau erklärt werden, um unrealistischen Erwartungen bezüglich der Therapieergebnisse vorzubeugen.
Eine ballaststoffreiche Ernährung und regelmäßige körperliche Bewegung sind zu empfehlen.
Anhand eines Tagebuches mit genauen Aufzeichnungen der aufgenommenen Nahrungsmittel lassen sich eventuell bestimmte Stoffe identifizieren, die zu einer Verschlechterung der Symptome führen.

Literatur

1. Pohl C, Kruis W (1996) Chronische Diarrhoen – rationale Diagnostik und Therapie. Leber Magen Darm 26 (1):9–17
2. Meier R, Meyer M, Degen L (1997) Colon irritabile (Reizdarm). Ther Umsch 54 (11):654–660
3. Csef H (1996) Neuere psychosomatische Beitrage zur Pathogenese und Therapie des Colon irritabile (Reizdarm-Syndrom). Z Gastroenterol 34 (4):250–255

Definition

Man unterscheidet zwei Hauptformen des Coma diabeticum, zwischen denen Übergänge möglich sind:
1. Ketoazidotisches Coma bei Typ-I-Diabetes mit Lipolyse und Produktion von Ketonkörpern.
2. Hyperosmolares Coma bei Typ-II-Diabetes mit Hemmung der Lipolyse durch noch vorhandene Insulinproduktion.

Symptome

Symptome der Hyperglykämie

Polyurie, Durst, Polydipsie.
Gewichtsabnahme.
Erschöpfung, allgemeines Krankheitsgefühl.
Zunehmende Bewußtseinstrübung.

Symptome der Ketoazidose

Übelkeit, Erbrechen, Bauchschmerzen.
Dyspnoe.

Symptome der auslösenden Begleiterkrankung

Symptome einer Infektion, eines Myokardinfarkts oder einer anderen Erkrankung.

Klinischer Befund

Allgemein

Dehydratation: insbesondere beim hyperosmolaren Koma.
Hypotonie.
Unterschiedlicher Grad der Bewußtseinstrübung.

Manifestationen der auslösenden Begleiterkrankung, insbesondere Fieber: bei ketoazidotischen Zuständen kann eine Infektion jedoch auch ohne Fieber bestehen.

Ketoazidose

Kussmaul-Atmung, Abatmen von Aceton.
Periphere Vasodilatation, warme Haut, Tachykardie, allgemein druckschmerzhaftes Abdomen (Pseudoperitonitis diabetica).

Labor- und Apparate-Diagnostik

Sofortdiagnostik

Blutzuckerbestimmung im kapillären Vollblut.

Urinstatus: Nachweis von Glukose, Ketonen.

Sicherung der Diagnose

Labormedizinische Blutzuckerbestimmung.
Bestimmung der Serumkonzentrationen von Natrium, Kalium, Bikarbonat, Phosphat, Plasma-Harnstoff-Stickstoff und Kreatinin.
Arterielle Blutgasanalyse.

Nachweis auslösender Begleiterkrankungen

Großes Blutbild: Nachweis eine Anämie oder Leukozytose.

Blut-, Harn- und Rachenabstrichkultur.

EKG: eventuell Hinweis auf akuten Myokardinfarkt oder Störung des Elektrolythaushalts.

Thoraxröntgen: ergibt eventuell Hinweis auf Infektion oder Lungenödem.

Ultraschalluntersuchung oder Parazentese des Abdomens: zum Ausschluß einer akuten abdominalen Erkrankung bei Anhalten einer entsprechenden Symptomatik.

Differentialdiagnose

Ketoazidotisches Coma
Hyperventilation, Atemwegsinfektion, Laktatazidose, Sepsis.
Akute abdominale Erkrankung.

Nicht ketoazidotisches, hyperosmolares Coma
Hyperkalzämie.
Zerebrovaskuläre Erkrankung.
Hyperthyreose.

Ätiologie

Folgende Faktoren können im Rahmen eines insulinabhängigen oder unabhängigen Diabetes mellitus zu einem Coma diabeticum führen:
Erstmanifestation eines Diabetes mellitus.
Körperliche Streßfaktoren, plötzliche Zunahme der hormonellen Gegenregulation und dadurch relativer Insulinmangel (z. B. Infektion, Myokardinfarkt, Apoplex).
Fehlende Insulinzufuhr (vergessene Spritze).

Epidemiologie

Keine abnehmende Tendenz, obwohl in der Diabetikerschulung Fortschritte erzielt werden konnten.
Unter 1000 Diabetikern treten 3 – 8 Fälle/Jahr auf.

Komplikationen

Herzstillstand.

Thromboembolie: insbesondere bei hyperosmolarem Koma.

Aspirationspneumonie.

Rhabdamyolyse: selten, kann durch Hyperphosphatämie verursacht werden.

Pharmakotherapie

Allgemeines
Sofortige Maßnahmen zur Rehydratation und Normalisierung des Elektrolythaushalts.
Durch Messung des zentralen Venendrucks ist eine adäquate Steuerung des Volumenersatzes bei älteren Patienten bzw. bei solchen mit einer Herz- oder Nierenerkrankung möglich.
Bei komatösen Patienten sollte eine Magensonde gelegt werden.
Zur genauen Überwachung des ausgeschiedenen Harnvolumens kann ein Blasenkatheter erforderlich sein.

Rehydratation
In der ersten Stunde 1 l 0,9%ige Kochsalzlösung zur Wiederherstellung des zirkulierenden Volumens, Blutdrucknormalisierung und Perfusionsverbesserung des Nierenkreislaufs; danach Anpassung der Infusionsgeschwindigkeit nach klinischer Indikation.
Bei Serum-Natriumkonzentrationen > 155 mval/l Umstellung auf 0,45%ige Kochsalzlösung.
Bei anhaltender Hypotonie kann kolloidale Lösung gegeben werden.

Insulin
Durch intravenöse Dauerinfusion (vorzugsweise): *bei ketoazidotischem Koma:* 6 IE/Std. durch Pumpe; *bei nichtketoazidotischem Koma:* 3 – 4 IE/Std.
Anpassungen dieser Insulindosierungen können in einigen Fällen erforderlich sein.
Die Behandlung wird bis zum Absinken der Blutzuckerkonzentration auf 250 mg/dl fortgesetzt; danach wird die Insulindosis um die Hälfte reduziert und 10 %ige Glukoselösung intravenös infundiert (80 ml/Std.).
Die intravenöse Insulintherapie wird bis zur Normalisierung der Bikarbonatkonzentration fortgesetzt.

Kalium
Der Gesamtkörper-Kaliumverlust beträgt ~ 1000 mval.
Eine Indikation zur intravenösen Kaliumsubstitution besteht, wenn die Serum-Kaliumkonzentration < 5 mval/l beträgt und die Harnausscheidung nachgewiesen wurde.
Die Substitution erfolgt mittels Infusion in Volumenersatzflüssigkeit (10 bis max. 40 mval/Std.).
Überwachung der Therapie durch Bestimmung der Serum-Kaliumkonzentration (bei Hyperkaliämie auch EKG).

Natriumbikarbonat
Selten von therapeutischem Wert. Kann bei Absinken des pH-Wertes < 7,1 gegeben werden.
100 ml Natriumbikarbonat, 8,4 mval Kaliumchlorid verabreichen.

Andere Möglichkeiten
Antikoagulanzien: niedrigdosiertes s.c. Heparin, wenn keine Kontraindikationen vorliegen; bei Ansteigen der Serumosmolalität auf > 360 mosmol/kg ist eine hochdosierte intravenöse Heparintherapie in Erwägung zu ziehen.
Antibiotika: Breitspektrumantibiotika bei Verdacht auf Infektion.
Die Substitution weiterer Elektrolyte (Magnesium, Phosphat) ist selten erforderlich.

Komplikationen der Behandlung

Die meisten Komplikationen sind durch sorgfältige, genaue Vorgehensweise zu vermeiden.
Hypo- oder Hyperkaliämie.
Hypoglykämie.
Flüssigkeitsüberlastung, insbesondere bei älteren Patienten.
Hirnödem.
ARDS.

Behandlungsziele

Das Leben des Patienten retten.
Rehydratation.
Wiederherstellung des normalen Säure-Basen- und Elektrolythaushalts.
Normalisierung der Blutzuckerwerte innerhalb von 24 – 48 Stunden.

Prognose

Selbst bei Behandlung in entsprechenden speziellen Einrichtungen liegt die Mortalität beim ketoazidotischen Koma bei 5 – 15 %, beim hyperosmolaren Koma bei 30 – 50 %.
Im höheren Lebensalter ist die Todesursache häufig eher die auslösende Begleiterkrankung als die Stoffwechselentgleisung.

Nachsorge

Überwachung
Der Behandlungserfolg sollte am Krankenbett (Puls, Blutdruck, Atemfrequenz alle 30 Minuten, Blutzucker im kapillären Blut stündlich) und im Labor (Blutzucker, Natrium, Kalium, Bikarbonat, Kreatinin, pH-Wert bei Einweisung, bis zur klinischen Stabilisierung des Patienten alle 2 Stunden) kontrolliert werden.

Weiterbehandlung
Flüssigkeit und leichte Kost, wenn der Patient essen kann, die i.v. Insulintherapie sollte jedoch zunächst fortgesetzt werden.
Wenn die orale Nahrungsaufnahme toleriert wird, sollte auf eine s.c. Insulintherapie, die auch ein langwirksames Insulin umfaßt, umgestellt werden.
Die i.v. Behandlung sollte zur Überbrükkung der Zeit bis zur Resorption auch nach Beginn der s.c. Insulingabe noch 1 – 3 Stunden fortgesetzt werden.

Nachsorge
Die zur Einweisung führenden Ereignisse sollten zur Schulung und Vermeidung weiterer Krisen mit dem Patienten noch einmal besprochen werden; alle Patienten sollten Verhaltensregeln für den Krankheitsfall einschließlich der Empfehlung, frühzeitig ärztliche Hilfe in Anspruch zu nehmen, erhalten.
Bei Patienten mit hyperosmolarem Koma ist eine langfristige Insulingabe häufig unnötig. Die Fortführung der Insulintherapie einige Wochen über die Stoffwechselkrise hinaus verringert jedoch das Rezidivrisiko, danach kann das Insulin unter engmaschiger Überwachung abgesetzt werden.

Hinweise zu Ernährung / Lebensführung

Patienten sollten darauf hingewiesen werden, daß die Insulintherapie auch bei akuter Erkrankung nicht abgesetzt werden darf.
Zur Anpassung der Blutzuckereinstellung im Krankheitsfall sollte der Arzt aufgesucht werden.

Literatur
1. Berger W (1997) Diabetische Notfallsituationen. Schweiz Rundsch Med Prax 86 (8):308 – 313

Definition

Das Cor pulmonale ist die Vergrößerung des rechten Ventrikels aufgrund einer im Rahmen einer Lungen-, Brustwand- oder Lungenkreislauferkrankung auftretenden pulmonalen Hypertonie. Laut Definition sind primäre Linksherzerkrankungen und kongenitale Herzvitien als Ursachen ausgeschlossen.
Eine manifeste Insuffizienz des rechten Ventrikels ist häufig zwar vorhanden, für die Diagnose eines Cor pulmonale jedoch nicht erforderlich.

Symptome

Periphere Ödeme, rechtsseitige parasternale Schmerzen, Halsvenenpulsationen: mit der Insuffizienz des rechten Ventrikels assoziierte Beschwerden.

Belastungsdyspnoe, leichte Ermüdbarkeit, Schwäche: unspezifische Beschwerden.

Symptome der chronisch-obstruktiven Lungenerkrankung, arthritische Beschwerden im Rahmen von Kollagenosen: die Symptomatik der pulmonalen Grunderkrankung steht häufig im Vordergrund.

Klinischer Befund

Rechtsventrikuläre Hebung, rechtsventrikulärer Galopprhythmus, Halsvenenpulsationen, druckschmerzhafte, vergrößerte Leber, periphere Ödeme, stark herabgesetzte Leistungsfähigkeit, Zyanose, Uhrglasnägel und orthostatische Synkope: Manifestationen der Rechtsherzinsuffizienz.

Polyglobulie, arterielle Hypoxämie: O_2-Sättigung häufig $< 85\,\%$.

Chronisch-obstruktive Lungenerkrankung, Mukoviszidose, schwere restriktive Lungenerkrankung: klinische Manifestationen der Grunderkrankung stehen häufig im Vordergrund.

Labor- und Apparate-Diagnostik

Arterielle Blutgasanalyse: ermöglicht Aussagen über den Grad des arteriellen Sauerstoffmangels sowie des CO_2-Partialdruckes; sollte durchgeführt werden, da chronisch-obstruktive Lungenerkrankungen die Hauptursachen des Cor pulmonale sind.

Thoraxröntgen: erforderlich, um den Grad der interstitiellen Lungen- oder Lungenparenchymerkrankung und die Größe der Lungenarterien festzustellen; Nachweis der rechtsventrikulären Hypertrophie. Häufig liegt auch eine Erweiterung der zentralen Lungenarterie bei gleichzeitiger starker Verengung der distalen Pulmonalgefäße vor (der Befund erinnert an einen gestutzten Baum, Kalibersprung).

Lungenfunktionsprüfung: erforderlich, um den Grad der pulmonalen Grunderkrankung zu beurteilen; ermöglicht die differentialdiagnostische Abklärung einer obstruktiven oder restriktiven Ursache des Lungenschadens.

EKG: kann eine Verschiebung der Herzachse nach rechts mit Hypertrophie des rechten Ventrikels und Vergrößerung des rechten Vorhofs (d. h. P-pulmonale) aufzeigen. In Ableitung V6 häufig tiefe S-Zacken; bei chronisch-obstruktiver Lungenerkrankung häufig Niedervoltage. Rhythmusstörungen, insbesondere atriale Tachyarrhythmien, sind in vielen Fällen vorhanden.

Echokardiographie: dient dem Ausschluß einer linksventrikulären Erkrankung; weniger geeignet bei reiner rechtsventrikulärer Insuffizienz, da die Beurteilung des rechten Ventrikels durch die in der überblähten Lunge befindliche Luft technisch schwierig ist.

Ventilations-Perfusionsszintigraphie: bei rechtsventrikulärer Insuffizienz weniger geeignet zur Beurteilung einer Gefäßerkrankung. Zur Diagnose und Beurteilung einer Lungenembolie ist die Angiographie das Verfahren der Wahl.

Rechtsherzkatheter: zur Bestimmung der ventrikulären und pulmonalen Arteriendrücke und des Herzzeitvolumens. Der Eingriff dient häufig auch dem Ausschluß einer linksventrikulären Insuffizienz.

Differentialdiagnose

Dekompensierte Linksherzinsuffizienz und chronische Lungenerkrankung ohne Vergrößerung des rechten Ventrikels.

Ätiologie

Die häufigsten Ursachen eines Cor pulmonale sind chronisch-obstruktive Lungenerkrankungen. Ein Cor pulmonale kann sich auch im Rahmen von Erkrankungen, die primär mit einer Verminderung der pulmonalen Gefäßversorgung verbunden sind, wie großen oder multiplen zentralen Emboli, chronisch rezidivierenden Mikroembolien, und ARDS entwickeln.
Seltenere Ursachen sind idiopathische Lungenfibrose, Pneumokoniose im Finalstadium, primäre pulmonale Hypertonie, Schlafapnoe-Syndrom, Schistosomiasis, lymphangitische Ausbreitung eines Karzinoms und obliterative Erkrankung der Pulmonalgefäße, z. B. im Rahmen einer Kollagenose.
Ein Cor pulmonale kann auch bei extremer Adipositas, schwerer Hypothyreose mit Myxödem, hochgradiger Muskelschwäche, schwerer Kyphoskoliose und bei ständigem Aufenthalt in großer Höhe auftreten.

Epidemiologie

Die häufigste Ursache eines chronischen Cor pulmonale sind schwere chronisch-obstruktive Lungenerkrankung, chronische Bronchitis und Lungenemphysem. Die häufigste Ursache eines akuten Cor pulmonale ist die akute Lungenembolie mit mehreren großen Thromben, die zu einem dramatischen Anstieg des pulmonalen Arteriendrucks führt.

Komplikationen

Atriale Tachyarrhythmien, insbesondere Vorhofflimmern und supraventrikuläre Tachykardie: häufige Komplikationen.

Akute oder chronische respiratorische Insuffizienz: häufige, auf die pulmonale Grunderkrankung und damit verbundene rechtsventrikuläre Insuffizienz zurückzuführende Komplikation. Notfallmäßige Krankenhauseinweisungen werden meist aufgrund einer Atemwegsinfektion erforderlich.

Komplikationen der pulmonalen Grunderkrankung stehen häufig im Vordergrund (z. B. chronisch-obstruktive Lungenerkrankung mit infektiösen Komplikationen, respiratorischer Insuffizienz und Tod, Pneumothorax und Bronchialkarzinom).

Pharmakotherapie

Sauerstoff

Die wichtigste therapeutische Maßnahme bei Hypoxie ist die Sauerstoffgabe. Sie erfolgt meist über einen Nasotrachealtubus, in chronischen Fällen auch über eine Trachealkanüle.

Diuretika

Diuretika sind in den meisten Fällen zur Reduzierung der Flüssigkeitsretention erforderlich. Die niedrigste Dosierung, die zum Erreichen des gewünschten Erfolgs erforderlich ist, sollte gewählt werden. Zu aggressive Therapie mit Schleifendiuretika kann zu einem steilen Abfall der Herzminutenvolumens und dadurch zu orthostatischer Hypotonie und Synkope führen.

- Standarddosierung

Hängt vom Grad der Flüssigkeitsretention ab.
Bei leichter Flüssigkeitsretention können Thiazid-Diuretika ausreichen.
Bei mäßiger bis schwerer Flüssigkeitsretention sind meist Schlingendiuretika indiziert; in sehr schweren Fällen können eine Kombinationstherapie aus Schleifen- und Thiaziddiuretika oder Kalziumantagonisten erforderlich sein.
Eine fortgeschrittene Erkrankung kann die Restriktion der Flüssigkeitszufuhr erfordern.

- Kontraindikationen

Schwere Hypotonie, Niereninsuffizienz und Hypokaliämie (relative).

- Wechselwirkungen

Bei diuretischer Kombinationstherapie kommt es gelegentlich zu übermäßig gesteigerter Diurese.

- Nebenwirkungen

Hypokaliämie, Niereninsuffizienz, orthostatische Hypotonie.

Behandlung der pulmonalen Grunderkrankung

Die pulmonale Grunderkrankung muß aggressiv therapiert werden. In den meisten Fällen handelt es sich um eine chronisch-obstruktive Lungenerkrankung, die mit Bronchodilatatoren (inhalativen Beta-2-Symphathomimetika und inhalativen Cholinergika) sowie inhalativen Steroiden therapiert wird. Orale Steroide sind bei akuter Verschlechterung indiziert. (*Siehe* Lungenerkrankung, chronisch-obstruktive).
Antibiotika eignen sich zur Behandlung infektiöser Komplikationen einer Lungenerkrankung, die häufig zu einer Verschlechterung des Cor pulmonale führen.
Digoxin ist bei Rechtsherzinsuffizienz nicht zu empfehlen, außer bei Vorliegen von Vorhofflimmern.

Behandlungsziele

Reduzierung der alveolären Hypoxie.
Reduzierung peripherer Ödeme.
Maximale Verbesserung der respiratorischen Funktion.

Weitere Behandlungsmöglichkeiten

Eine Herz-Lungen-Transplantation sollte in Betracht gezogen werden, insbesondere bei jüngeren Patienten.

Prognose

Die Prognose hängt in der Regel von der pulmonalen Grunderkrankung ab.
Die pulmonale Grunderkrankung ist für die Prognose wichtiger als die Schwere der rechtsventrikulären Insuffizienz.
Als durchschnittliche Lebenserwartung nach Entwicklung eines Cor pulmonale kann ein Zeitraum von 2–5 Jahren angenommen werden, jedoch gibt es erhebliche interindividuelle Unterschiede.

Hinweise zu Ernährung/ Lebensführung

Empfehlenswert sind Natriumrestriktion und Erreichen bzw. Halten des Idealgewichts.
Alkohol und Beruhigungsmittel sollten zur Vermeidung von Krisen der respiratorischen Insuffizienz auf ein Minimum reduziert werden.

Literatur

1. Henk CB, Gabriel H, Fleischmann D, Schoder M, Mostbeck GH (1997) Pulmonale Hypertension und Cor pulmonale. Radiologe 37 (5):388–401
2. Mahajan SK, Sharma VK, Thakral S (1996) Effect of enalapril on renal profile and right ventricular dimensions in chronic cor pulmonale. J Assoc Physicians India 44 (5):323–324
3. Beuckelmann DJ (1997) Pulmonale Hypertonie. Der Internist 38 (10):1020–1033

Symptome

Gewichtszunahme: am Stamm stärker als an den Extremitäten.
Hirsutismus, dünne Haut, Neigung zu Hämatombildung, Striae distensae der Haut, Akne im Brust- und Rückenbereich.
Muskelschwäche und -schmerz, Rücken- und Gelenkschmerzen.
Menstruationsstörungen, Impotenz, Libidoverlust.
Depression, Nervosität, psychische Veränderung und Schlafstörungen.

Klinischer Befund

Stammfettsucht.
Vollmondgesicht (Plethora), Hirsutismus.

Atrophie der Haut, Neigung zu Hämatombildung, Akne, blaurote Striae distensae im Bereich des Abdomen: nicht nur die bei Adipositas und nach Schwangerschaften üblichen Dehnungsstreifen.

Proximale Myopathie: Patienten haben z. B. Schwierigkeiten, aus der Hocke zum Stehen zu kommen.

Hypertonie: Zufallsbefund oder mit Symptomen kardiovaskulärer Komplikationen.

Kyphose, Abnahme der Körpergröße.
Ödeme im Bereich der unteren Extremitäten.

Männliche Glatzenbildung bei der Frau: Vergleich mit älteren Photographien kann außerordentlich aufschlußreich sein.

Labor- und Apparate-Diagnostik

Die Diagnose des Cushing-Syndroms erfolgt aufgrund biochemischer Parameter und nicht primär durch den Röntgenbefund. Mit Hilfe bildgebender Verfahren kann die Diagnose jedoch bestätigt und spezifiziert werden.

Screening-Tests beim Cushing-Syndrom

Bestimmung des freien Kortisols im 24-Stunden-Urin: bei Cushing-Syndrom in der Regel um das Zwei- bis Dreifache erhöht. Geringer erhöhte Werte können auf Depression, Alkoholismus oder Adipositas zurückzuführen sein (Pseudo-Cushing).

Dexamethason-Kurzzeittest (Suppressionstest über Nacht): nach oraler Gabe von 1 mg Dexamethason um 23.00 Uhr des Vortages liegen die am darauffolgenden Tag gegen 8.00 Uhr bestimmten Serumkortisolwerte normalerweise < 5 mg/dl. Patienten mit Cushing-Syndrom weisen eine fehlende Kortisolsuppression auf. Die Quote falschpositiver Ergebnisse liegt bei diesem Test höher als bei der Messung des freien Kortisols im 24-Stunden-Urin.

Spezielle Tests beim Cushing-Syndrom

Bestimmung der Plasma-ACTH-Konzentration: nicht nachweisbare Konzentrationen von ACTH (Kortikotropin) bestätigen den adrenalen Ursprung (NNR-Adenom- oder -Karzinom). Werte < 400 ng/l weisen auf eine im Gefolge eines Tumors auftretende ektope ACTH-Sekretion hin, sind aber nicht beweisend.

Dexamethason-Langzeittest (Suppressionstest über 6 Tage): freies Kortisol und 17-OHCS (17-Hydroxykortikosteroide) im 24-Stunden-Urin werden an 6 aufeinanderfolgenden Tagen bestimmt. Die am 1. und 2. Tag gemessenen Werte dienen als Ausgangswerte. Am 3. und 4. Tag erhalten die Patienten oral alle 6 Std. 0,5 mg Dexamethason (geringe Dosis), am 5. und 6. Tag alle 6 Std. 2 mg Dexamethason (hohe Dosis). Anschließend wird die Suppression von freiem Kortisol und 17-OHCS im Vergleich zu den Durchschnittswerten der ersten beiden Tage ermittelt. Eine Suppression des freien Kortisols um > 90 % und der 17-OHCS um > 64 % macht einen Morbus Cushing sehr wahrscheinlich (84 % Sensitivität bei 100 % Spezifität).

Dexamethason-Kurzzeittest mit hoher Dexamethason-Dosierung (8 mg) und CRH-Stimulationstest: neuere Tests, die als effiziente und wirksame Tests zur Unterscheidung hypophysärer und extrahypophysärer Ursachen eines Cushing-Syndroms eine immer wichtigere Rolle spielen.

Katheterbiopsie des Sinus petrosus: zuverlässiger Test zur Bestätigung der hypophysären ACTH-Sekretion; zusätzlicher Einsatz von CRH erhöht die Zuverlässigkeit des Tests noch weiter. Kann auch der Lateralisierung des Hypophysentumors dienen. Sollte nur von einem in der Durchführung invasiver Eingriffe erfahrenen Radiologen vorgenommen werden.

CT oder MRT der Hypophyse: bei Verdacht auf Hypophysentumor.

CT oder MRT der Nebennieren: bei Verdacht auf primären NNR-Tumor.

CT oder MRT des Thorax und/oder Abdomen: bei Verdacht auf ektopes ACTH-Syndrom und bei ungeklärter ACTH-Quelle.

Differentialdiagnose

Adipositas.
Polyzystisches Ovarialsyndrom.
Nur ein geringer Prozentsatz der Patienten mit Adipositas, Hirsutismus, Hämatombildung, Striae, Hypertonie oder Diabetes mellitus hat ein Cushing-Syndrom.

Ätiologie

ACTH-abhängiges Cushing-Syndrom

Hypophysärer Morbus Cushing (70 % der Fälle), meist aufgrund eines (basophilen) kortikotropen Mikroadenoms, gelegentlich auch eines Makroadenoms oder, in seltenen Fällen, einer kortikotropen Hyperplasie.
Ektope ACTH-Sekretion (10 %), in der Regel auf einen neuroendokrinen Tumor (Karzinoid, metastatischer gastrointestinaler endokriner Tumor) zurückzuführen.
Ektope CRH-Sekretion (corticotropin-releasing hormone), selten.

Adrenales Cushing-Syndrom

Ursachen sind Nebennierenrindenadenome (10 %), NNR-Karzinome (10 %) und makronoduläre oder mikronoduläre NNR-Hyperplasie (selten).

Iatrogenes Cushing-Syndrom

Häufigste Ursache des klinischen Syndroms, durch Steroid- oder ACTH-Behandlung hervorgerufen.

Epidemiologie

Das endogene Cushing-Syndrom ist eine seltene Erkrankung.
Cushing-Syndrom und NNR-Adenome treten bei Frauen häufiger auf.

Komplikationen

Diabetes mellitus, Infektionen, Osteoporose, Thromboembolie, ischämische Herzkrankheit, zerebrovaskuläre oder periphere Verschlußkrankheit.

Ektopes ACTH-Syndrom

Okkultes ektopes ACTH-Syndrom

Tritt in der Regel auf, wenn ein neuroendokriner Tumor (insbesondere ein Karzinoid oder Bronchial- bzw. Thymustumor) große Mengen von ACTH produziert und ein Hypophysenadenom vortäuscht.
Der Tumor kann einen Durchmesser von nur wenigen Millimetern haben und nur durch intensive Suche mit Hilfe bildgebender Verfahren über einen größeren Zeitraum entdeckt werden; die Diagnose mit konventionellen Tests erweist sich häufig als schwierig.

Manifeste ektope ACTH-Sekretion

Viele maligne Tumoren, insbesondere das kleinzellige Bronchialkarzinom, produzieren ACTH; der Tumor ist in der Regel klinisch manifest.
Cushingoide Erscheinungen sind selten; Patienten haben eventuell keine endokrinen Symptome oder weisen Hyperpigmentierung, Myopathie, Gewichtsabnahme und Schwäche im Zusammenhang mit hohen Kortisol- und ACTH-Konzentrationen und einer schweren hypokaliämischen Alkalose auf.

Pharmakotherapie

Die medikamentöse Behandlung stellt ein effektives Verfahren zur symptomatischen Besserung dar, ist jedoch nur eine kurzfristige Maßnahme zur Vorbereitung eines Patienten auf eine Operation, zur Überbrükkung, bis sich ein langfristiger Erfolg eines anderen therapeutischen Verfahrens einstellt oder bei einem inoperablem Tumor. Geeignete Arzneimittel sind Metopiron, Ketokonazol, Aminoglutethimid und Mitotane; alle sind mit erheblichen Nebenwirkungen verbunden und sollten nur unter Überwachung durch einen Spezialisten eingenommen werden.

Nichtpharmakotherapie

Beim Morbus Cushing

Verfahren der Wahl ist die selektive Adenomektomie. Eine transsphenoidale Adenomentfernung muß von einem in der Lokalisierung und Entfernung ACTH-produzierender Mikroadenome erfahrenen Operateur durchgeführt werden. Ein erfolgreicher chirurgischer Eingriff führt aufgrund der Suppression der normalen hypothalamisch-hypophysären Funktion zu einer temporären NNR-Insuffizienz.

Bei inoperablem Tumor oder erfolgloser Operation wird die Hypophyse bestrahlt und gleichzeitig Mitotane gegeben. Eine bilaterale Adrenalektomie kommt nur bei Versagen des transsphenoidalen Verfahrens und der externen Strahlentherapie in Frage.

Beim ektopen ACTH-Syndrom

Die chirurgische Exzision ist das Verfahren der Wahl bei lokalisier- und resezierbaren ACTH-produzierenden Tumoren. Eine Chemotherapie kommt in entsprechenden Fällen (z.B. bei kleinzelligem Karzinom), eine zusätzliche Strahlentherapie nur bei inoperablen Tumoren in Frage (selten effektiv).

Die medikamentöse Langzeittherapie (2–3 Jahre) eignet sich in Verbindung mit regelmäßiger Szintigraphie zum Aufspüren schwer zu lokalisierender Tumoren. Kommt es in dieser Zeit aufgrund einer exzessiven Kortisolsekretion zur Dekompensation, wird eine bilaterale Adrenalektomie vorgenommen. Auch nach einer Adrenalektomie sollten die Bemühungen zur Identifizierung und Resektion von Tumoren fortgesetzt werden.

Bei NNR-Tumoren

Exzision von NNR-Adenomen: in der Regel vollständige Exzision mit Beseitigung des klinischen Syndroms und temporärer NNR-Insuffizienz aufgrund der Suppression der normalen kortikotropen Achse.

Exzision von NNR-Karzinomen: gelegentlich vollständige Exzision; diese Karzinome sind jedoch häufig inoperabel und weisen eine ausgeprägte Rezidivneigung auf (in diesem Fall ist eine medikamentöse Behandlung unerläßlich).

Mikronoduläre oder makronoduläre NNR-Erkrankung: die bilaterale Adrenalektomie bewirkt die Heilung des klinischen Syndroms, führt jedoch zu einer permanenten NNR-Insuffizienz, die eine Hormonsubstitution (Hydrokortison, in vielen Fällen auch Fludrocortisonacetat) erforderlich macht.

Behandlungsziele

Wiederherstellung der normalen Funktion der hypophysär-hypothalamischen Achse ohne Beeinträchtigung anderer endokriner Achsen.

Prognose

Bei jungen Patienten mit leichter Verlaufsform eines Morbus Cushing ist nach einem transsphenoidalen Eingriff ohne Rezidiv nicht mit Langzeitfolgen zu rechnen.

Bei Patienten mit NNR-Karzinom kommt es in der Regel innerhalb von Monaten bis Jahren zu Rezidivbildung und Tod.

Vor der Verfügbarkeit effektiver therapeutischer Verfahren starben 50 % der Patienten mit Cushing-Syndrom innerhalb der ersten 5 Jahre nach der Diagnose.

Die Heilungsrate liegt beim transsphenoidalen Eingriff in der Regel insgesamt bei 75–80 %, kann (je nach Definitionskriterien des Begriffes „Heilung") jedoch auch nur 50 % betragen.

Die bilaterale Adrenalektomie weist eine Effektivität von 100 % auf, ist jedoch mit einer lebenslangen NNR-Unterfunktion und einem geringen Risiko eines Nelson-Tumors (hypophysäre Hyperplasie) assoziiert.

Bei Vorliegen von NNR-Adenomen bewirkt die chirurgische Exzision meist eine Heilung.

Nachsorge

Aufgrund des hohen Rezidiv- und Morbiditätsrisikos ist eine lebenslange Nachsorge erforderlich.

Die Behandlung hängt vom Einzelfall ab und sollte durch einen Spezialisten erfolgen.

Hinweise zu Ernährung / Lebensführung

Eine Umstellung von Ernährung und Lebensgewohnheiten muß mit der medikamentösen oder chirurgischen Behandlung einhergehen.

Patienten, die regelmäßig leichten Sport treiben und ihr Gewicht kontrollieren, erholen sich nach einer Operation vermutlich schneller.

Literatur

1. Grabenbauer GG, Buchfelder M (1997) Langzeitresultate nach Radiotherapie der Hypophyse beim Morbus Cushing. Strahlenther Onkol 173 (10):533
2. Gschwandtner ME, Czech T, Matula C, Niederle B, Vierhapper H (1997) Diagnostik und Therapie des Cushing-Syndroms. Wien Klin Wochenschr 109 (2):47–52

Symptome und klinischer Befund

Das Dekubitalulkus sollte im Hinblick auf Lokalisation, Grad (*siehe* Tabelle), Ausdehnung, Vorliegen von Fisteln, Unterminierung oder Tunnelung des angrenzenden Gewebes, Exsudation, Nekrose und Granulation oder Epithelisierung beurteilt werden.
Es empfiehlt sich, diese Merkmale genau zu dokumentieren.
In Assoziation mit Dekubitus auftretende Schmerzen sollten registriert und während der Wundheilung mit Analgetika behandelt werden.

Schweregrade beim Dekubitus

1. Grad	Hautrötung, die bei Druck nicht verschwindet.
2. Grad	Oberflächliche Hautläsion mit Beteiligung der Epidermis und/oder Dermis, die als Abrasion, Blase oder flacher Krater imponiert.
3. Grad	Vollhautläsion mit Schädigung oder Nekrose des Subkutangewebes ohne Beteiligung der Faszien; das Ulkus erscheint als tiefer Krater mit oder ohne Unterminierung angrenzender Gewebe.
4. Grad	Vollhautläsion mit ausgedehnter Destruktion, Gewebenekrose oder Schädigung von Muskel, Knochen, Sehne oder Gelenkkapsel; Unterminierung angrenzender Gewebe und Fistelbildung ist möglich.

Risikofaktoren

Bettlägrigkeit oder Rollstuhl: insbesondere, wenn der Patient seine Position nicht verändern kann.

Inkontinenz: Stuhlinkontinenz stellt ein höheres Risiko als Harninkontinenz dar.

Schlechter Ernährungszustand: Albumin < 3,5 mg/dl, Gesamtlymphozytenzahl < 1800, Patient ißt nicht, Gewicht < 80 % des Idealgewichts. Vitaminmangel tritt bei Bewohnern von Pflegeheimen häufig auf und kann die Entwicklung oder das Persistieren eines Dekubitus fördern.

Chronisch feuchte oder trockene Haut.

Norton scale*

Körperlicher Zustand	Geistiger Zustand	Aktivität	Mobilität	Inkontinenz
Gut = 4 Mittel = 3 Schlecht = 2 Sehr schlecht = 1	Wach = 4 Apathisch = 3 Verwirrt = 2 Stupor = 1	Patient lebt zu Hause = 4 Gehen mit Hilfe möglich = 3 Rollstuhl = 2 Bettlägerig = 1	Voll = 4 Leicht eingeschränkt = 3 Sehr eingeschränkt = 2 Immobil = 1	Keine = 4 Gelegentlich = 3 Regelmäßig (Harn) = 2 Zweifach (Harn und Stuhl) = 1

*Der Gesamtwert ergibt sich aus der Summe der Einzelskalen (Bereich 5–20).

Reibung und Scherkräfte: Druck auf die Hautoberfläche von lateral, z. B. Reibung bei Umlagerung des Patienten oder beim Sitzen im Bett ohne Unterstützung der Füße.
Das Dekubitusrisiko sollte bei Patienten mit einem oder mehreren Risikofaktoren immer wieder neu beurteilt werden. Die serienmäßige Verwendung standardisierter Beurteilungsskalen, z. B. der Norton Scale (*siehe* Tabelle), erleichtern die Einschätzung und ermöglichen das Erfassen von Veränderungen.

Labor- und Apparate-Diagnostik

Abstrich: Kultur zeigt oberflächliche Keimbesiedelung, kein diagnostischer Wert.

Nadelaspiration oder Gewebebiopsie: Methode der Wahl, falls eine Kultur benötigt wird.

Röntgenuntersuchung (Leeraufnahme) und Szintigraphie der darunterliegenden Knochen: indiziert, wenn trotz richtiger Behandlung keine Wundheilung eintritt; ermöglicht die Diagnose einer zugrundeliegenden Osteomyelitis.

Differentialdiagnose

Häufig übersehene Ursachen nichtheilender Dekubitalulzera sind falsch eingeschätzter Schweregrad, zugrundeliegende Osteomyelitis und andere Komplikationen wie Plattenepithelkarzinom (*siehe* Komplikationen).

Ätiologie

Dekubitalulzera entstehen durch kapilläre Mangeldurchblutung im betroffenen Weichgewebe, insbesondere durch mechanischen Druck auf diese Areale.
Die zu Gewebeschäden führende Verminderung der Mikrozirkulation ist eine Funktion des Druckes und der Zeit, d. h. sie kann durch hohen Druck über kurze Zeiträume (z. B. Sitzen auf dem Tuber ischiadicum), geringen Druck über lange Zeiträume (z. B. Fersendruck bei Bettlägrigkeit) oder beide (z. B. Druck auf den Trochanter bei Bettlägrigkeit) verursacht werden.

Epidemiologie

Dekubitus betrifft 10 % der hospitalisierten, 20–25 % der in Pflegeheimen lebenden, 60 % der hospitalisierten vollständig gelähmten und 66 % der älteren Patienten, die aufgrund einer Femurfraktur stationär eingewiesen wurden.
25 % der nicht heilenden Ulzera sind mit einer zugrundeliegenden Osteomyelitis assoziiert.
In den USA werden die jährlich für Dekubitusbehandlung aufgewandten Kosten auf 1,3 Milliarden US-Dollar geschätzt.

Komplikationen

Osteomyelitis, Bakteriämie, progrediente Zellulitis: häufigste Komplikationen.

Amyloidose, Endokarditis, heterotope Knochenbildung, Larvenbefall, Meningitis, Dammharnröhrenfistel, Plattenepithelkarzinom im Bereich des Ulkus, Fistel- oder Abszeßbildung: seltenere Komplikationen.

Pharmakotherapie

Dekubitalulzera 2., 3. oder 4. Grades sind immer mit Bakterien besiedelt. Eine Antibiotikatherapie ist in der Regel nicht erforderlich (und häufig sogar ungünstig). Die Reduzierung der bakteriellen Besiedelung fördert jedoch die Wundheilung und wird am besten durch Wundtoilette und -reinigung erreicht (*siehe* Wundverband).
Wundinfektion (Eiter, fauliger Geruch) wird anfangs durch häufigere Wundreinigung behandelt.
Wenn infizierte Ulzera nach 2–4 Wochen entschlossener Wundreinigung noch immer Exsudat produzieren oder trotz sauberen Aussehens keine Heilungstendenz aufweisen, empfiehlt sich ein 2wöchiger Versuch mit einem topischen, gegen gramnegative, grampositive und anaerobe Keime wirkenden Antibiotikum (z. B. Silber-Sulfadiazin, Dreifachantibiotikum). Bei Prävalenz resistenter Staphylokokken-Stämme in Pflegeheimen ist bei nachgewiesener Erregerempfindlichkeit Mupirocin-Salbe indiziert.
Vor der Wahl des topischen Antibiotikums empfiehlt sich das Anzüchten einer Kultur auf Material, das durch Nadelaspiration oder Biopsie des Ulkusgewebes gewonnenen wird. Ein Abstrich ist in diesem Zusammenhang nicht sinnvoll, da alle offenen Dekubitalwunden bakteriell besiedelt sind.
Bei Bakteriämie, Sepsis, progredienter Zellulitis oder Osteomyelitis ist eine entsprechende systemische Antibiotikatherapie indiziert. Systemische Antibiotika sind bei klinischen Symptomen einer lokal begrenzten Infektion nicht erforderlich.

Behandlungsziele

Vollständige Wundheilung.
Linderung der Beschwerden (bei terminaler Erkrankung).

Weitere Behandlungsmöglichkeiten

Eine mit entsprechender Ausrüstung von erfahrenem Personal durchgeführte Elektrostimulationstherapie kann sich bei Dekubitus 3. und 4. Grades sowie bei rekalzifizierendem Dekubitus 2. Grades günstig auswirken.
Eine schnellere Wundheilung durch Sauerstoff-Überdrucktherapie, Behandlung mit Infrarot-, Ultraviolett- und energiearmer Laserstrahlung sowie Ultraschall konnte nicht nachgewiesen werden.
Das gleiche gilt für verschiedene äußerlich angewandte (z. B. zucker-, vitamin- oder hormonhaltige) Präparationen, Wachstumsfaktoren und Hautersatzstoffe.
Chirurgische Deckung (z. B. Hauttransplantation, Hautlappen, Hautmuskellappen) sollte bei einem auf optimale Versorgung nicht ansprechenden, sauberen Dekubitus 3. oder 4. Grades in Erwägung gezogen werden.
Vitamin C und Zinksubstitution können bei Vorliegen eines entsprechenden Mangels die Wundheilung fördern.

Prognose

Ein sauberes Dekubitalulkus sollte nach 2–4 Wochen eine gewisse Heilungstendenz aufweisen. Lassen sich keine Fortschritt nachweisen, muß die Angemessenheit des Behandlungskonzeptes bzw. das Festhalten an diesem Konzept neu überdacht und eine eventuell aufgetretene Veränderung der Risikofaktoren in Erwägung gezogen werden.

Nachsorge

Mindestens wöchentliche Kontrolle mit Dokumentation der Ulkusmerkmale und eventueller Anpassung des Behandlungskonzeptes.

Hinweise zu Ernährung / Lebensführung

Prävention

Risikoverminderung durch Hautpflege, Sicherstellung einer ausreichenden und ausgewogenen Ernährung und Maximierung der Mobilität.
Hautmassage über knöchernen Vorsprüngen kann zur Traumatisierung tieferliegender Gewebeschichten führen und ist deshalb zu unterlassen.
Umlagerung von Risikopatienten mindestens alle 2 Stunden anhand eines schriftlichen Lagerungsplans. Aufgrund der höheren Druckbelastung müssen sitzende Patienten stündlich umgelagert und, falls nötig, wieder ins Bett gelegt werden. Sitzende Patienten, die dazu in der Lage sind, sollten lernen, alle 15 Minuten die Position zu verändern.
Vermeidung eines direkten Kontaktes zwischen vorspringenden Skelettanteilen (Knie, Knöchel) mit Hilfe von Kissen und Schaumstoffpolstern.
Bei vollständig immobilen Patienten Aufstellung eines Pflegeplans, der die Verwendung von Vorrichtungen zur vollständigen Vermeidung von Druck auf die Fersen (z. B. durch Anheben) vorsieht.
Statische Unterlagen (Schaumgummi, Waffelkissen) sind bei Patienten günstig, die regelmäßig umgelagert werden oder selbst ihre Position verändern können. Ringförmige Kissen sind nicht zu empfehlen.

Débridement

Abgestorbenes Gewebe sollte entfernt werden. Scharfes Débridement ist bei progredienter Zellulitis oder Sepsis erforderlich. Das Débridement sollte von einem Chirurgen vorgenommen werden, wenn die Ulzera sehr groß sind oder der Hausarzt keine ausreichende Erfahrung besitzt. Mechanisches (trockene Verbände, Hydrotherapie, Wundspülung und Dextranomer) oder enzymatisches (z. B. Kollagenase) Débridement ist bei kleinen Wunden wirkungsvoll.

Wundreinigung

Zur Reinigung der meisten Wunden eignet sich physiologische Kochsalzlösung, anfangs bei jedem Verbandswechsel. Antiseptische Substanzen und Hautreinigungsmittel sind für normales Gewebe zytotoxisch und deshalb zu meiden. Die Wunde wird mit leichtem Druck gespült (z. B. mittels Spritze mit 10-G-Nadel), so daß Bakterien und Zelltrümmer entfernt werden. Sprudelbäder können zur Entfernung von eingedicktem Wundsekret, Schorf oder nekrotischem Gewebe erforderlich sein.

Wundverband

Nach Débridement und Wundreinigung sind feuchte Verbände (z. B. kontinuierlich mit physiologischer Kochsalzlösung getränkte Mullkompressen, Sprühverband oder Hydrokolloidverbände) den trockenen Verbänden vorzuziehen.
Dynamische Unterlagen (luftgefüllte druckverteilende oder andere spezielle Antidekubitus-Matratzen) sind teuer, sollten bei Dekubitus 3. oder 4. Grades an mehreren Druckstellen jedoch in Erwägung gezogen werden.

Literatur

1. Maklebust J (1997) Pressure ulcer assessment. Clin Geriatr Med 13 (3):455–481
2. Hunter SM; Langemo DK, Olson B, Hanson D, Cathcart Silberberg T, Burd C, Sauvage TR (1995) The effectiveness of skin care protocols for pressure ulcers. Rehabil Nurs 20 (5):250–255
3. Allman RM, Goode PS, Patrick MM, Burst N, Bartoluccim AA (1995) Pressure ulcer risk factors among hospitalized patients with activity limitation. JAMA 273 (11):865–870
4. Fleischmann W, Russ MK, Moch D (1998) Chirurgische Wundbehandlung. Der Chirurg 69 (2):222–232
5. Bein T (1998) Patientenlagerung – Kinetische Therapie in der Intensivmedizin. Der Anaesthesist 47 (1):74–80

Definition

Demenz ist das Syndrom einer Funktionsstörung in mehreren kognitiven Bereichen, insbesondere auch des Gedächtnisses, ohne Beeinträchtigung des Bewußtseins.
Anhand des klinischen Bildes sowie der Ergebnisse der Labor- und Apparatediagnostik können potentiell behandelbare von degenerativen Demenzformen unterschieden werden.

Symptome

Die Patienten sind sich der Ausfälle eventuell nicht bewußt und streiten die Symptome ab (Anosognosie); die Fremdanamnese durch eine pflegende Person ist deshalb unerläßlich.

Gedächtnisverlust: häufigstes Symptom bei der Erstvorstellung.

Psychische Störungen: z. B. Depression, Halluzinationen oder Verhaltensstörungen.

Dysphasie, Dyspraxie, zeitlich-räumliche Orientierungsstörungen, Verhaltensstörungen: meist progredient; können in unterschiedlicher Reihenfolge auftreten.
Eine Reihe anderer Symptome treten in Abhängigkeit von der Ursache auf, z. B.:

Kopfschmerzen: bei raumfordernden Prozessen oder Arteriitis temporalis.

Müdigkeit: bei systemischer Erkrankung (z. B. HIV-Infektion, Hypothyreose).

Gewichtsverlust: bei Neoplasien.

Polyneuropathie: bei Vitamin-B_{12}-Mangel, Alkohol.

Krämpfe: können bei M. Alzheimer auftreten oder eine fokale Ursache haben.

Gangstörungen: können bei normotensivem Hydrozephalus auftreten.

Fokale neurologische Zeichen: z. B. Hemiparese bei Multiinfarktdemenz.

Klinischer Befund

Bei primär degenerativen Demenzformen (z. B. M. Alzheimer) liegen außer den mit der höheren kortikalen Funktion assoziierten Befunden nur wenige Manifestationen vor.

Primitive Reflexe (Greifen, Suchen, Saugen), Spastik: bei fortgeschrittener Demenz.

Ausgedehntere Funktionsstörungen: bei Demenz in Assoziation mit bestimmten Syndromen, z. B. Chorea Huntington (Demenz plus Chorea) oder Multiinfarktdemenz (Demenz plus fokale motorische Ausfälle).

Stauungspapille oder Herdbefunde: Hinweis auf potentiell behandelbare intrakranielle Ursache.

Labor- und Apparate-Diagnostik

Es stehen nur wenige spezifische Tests zur Verfügung (keiner für die häufigste Ursache, M. Alzheimer).
Die folgenden Untersuchungen dienen dem Ausschluß sekundärer Ursachen wie zerebraler Tumoren oder Stoffwechselstörungen.

Psychodiagnostik: zur Beurteilung von Muster und Schweregrad der kognitiven Leistungsverminderung sowie von Einflüssen affektiver Komponenten.

Großes Blutbild, BKS-Bestimmung, biochemische Standardtests, Bestimmung der Vitamin-B_{12}-Konzentration im Serum, Schilddrüsenfunktionsdiagnostik, serologische Untersuchung auf Treponema-Spezies und HIV-Antikörper: bei entsprechendem Verdacht.

EEG: zum Ausschluß der Creutzfeldt-Jakob-Krankheit oder einer konkomitierenden Epilepsie.

CT der MRT: zum Ausschluß eines Tumors, zur Beurteilung eventueller Gefäßveränderungen und Bestimmung lokaler Atrophie.

PET: falls verfügbar, zur Beurteilung des lokalen Stoffwechsels.

Lumbalpunktion: zum Ausschluß entzündlicher Veränderungen bei ausgewählten Patienten mit rasch zunehmender Symptomatik.

Hirnbiopsie: selten angewandt; ermöglicht eine definitive histologische Diagnose.
Es stehen zahlreiche Marker zur Verfügung (ApoE etc.), für die es derzeit jedoch noch keine klare Indikation gibt.

Differentialdiagnose

Akute Verwirrtheitszustände oder Delir mit fluktuierender Vigilanzstörung.
Korsakow-Syndrom und Wernicke-Enzephalopathie infolge Alkoholmißbrauchs.
Fokale neuropsychologische Störungen, z. B. Dysphasie.
„Pseudodemenz" bei Beeinträchtigung der kognitiven Leistung aufgrund von Angst oder Depression.

Ätiologie

Jede zu einer Funktionsstörung kortikokortikaler oder subkortiko-kortikaler Verbindungen führende Erkrankung kann zur Demenz führen.

Ursachen degenerativer Demenzen

M. Alzheimer, Frontalhirndegeneration, M. Pick, kortikale Lewy-Korpuskel-Krankheit, Chorea Huntington, Prionerkrankungen.
Einige hereditäre Demenzformen sind mit spezifischen genetischen Markern assoziiert, so tritt z. B. der M. Alzheimer in seltenen Fällen in Familien mit Genmutationen des Amyloid-Vorläuferproteins, die senile Form mit dem Apolipoprotein-E4-Genotypus assoziiert auf.
Neuropathologisch ist die Demenz beim M. Alzheimer mit senilen Plaques und Degenerationsfibrillen in der Großhirnrinde assoziiert.
~ 15 % der Fälle von M. Alzheimer sind familiär bedingt.

Vaskuläre Ursachen

Multiple kortikale oder subkortikale Infarkte, Mikroangiopathie (Morbus Binswanger).

Potentiell behandelbare Ursachen

Neoplasien, normotensiver Hydrozephalus, Trauma, subdurale und extradurale Hämatome, bestimmte Medikamente und Toxine.
Vitamin-B_{12}-Mangel, Hypothyreose, Nieren- und Leberfunktionsstörungen, erbliche Stoffwechselerkrankung.
Multiple Sklerose, Arteriitis temporalis, zerebrale Vaskulitis, Sarkoidose.
HIV-Infektion, Neurosyphilis, chronische Virus-Enzephalitiden, chronische Meningitiden, zerebrale Whipple-Krankheit.

Epidemiologie

Demenz tritt im höheren Lebensalter häufig auf (2–5 % der über 65jährigen; 20–40 % der über 80jährigen).
M. Alzheimer ist mit 50 % der Fälle die häufigste Ursache der Demenz, weitere 15–20 % der Fälle werden durch Gefäßerkrankungen verursacht.

Komplikationen

Bronchopneumonie: aufgrund von Aspiration.

M. Parkinson oder Krämpfe: kann als Spätkomplikation bei verschiedenen degenerativen Demenzformen auftreten.

Inkontinenz.

Pharmakotherapie

Der erste Schritt der Demenztherapie ist, wenn möglich, die Behandlung der Grunderkrankung, z.B. die Entfernung von Meningeomen, Vitamin-B_{12}-Substitution.
Der degenerative Prozeß beim M. Alzheimer betrifft insbesondere pyramidale Neuronen der glutamatergen kortiko-kortikalen Assoziationsbahnen und Neuronen der subkortiko-kortikalen cholinergen Projektionsbahnen; durch Verstärkung der Acetylcholinwirkung kann die Gedächtnisleistung bei Acetylcholinmangel-bedingter Symptomatik verbessert werden.
Bei einigen Demenzformen kann in frühen Stadien das Fortschreiten der Erkrankung durch Tacrin verlangsamt werden.

■ Standarddosierung
Tacrin, tgl. 40 – 160 mg in verteilten Dosen.

■ Kontraindikationen
Schwangerschaft, Lebererkrankung.

■ Wechselwirkungen
Keine.

■ Nebenwirkungen
Cholinerge Wirkungen, Hepatotoxizität.

Donepezil, ein anderer Cholinesterasehemmer, kann das Fortschreiten der Demenz bei leichtem bis mittelschwerem M. Alzheimer verlangsamen.

■ Standarddosierung
Donepezil, 5 mg vor dem Schlafengehen.

■ Kontraindikationen
Schwangerschaft.

■ Wechselwirkungen
Keine.

■ Nebenwirkungen
Übelkeit, Diarrhö, Benommenheit.
Einige andere Substanzen werden gegenwärtig getestet.

Eine Reihe von Substanzgruppen können zur Behandlung assoziierter psychischer Störungen und Verhaltensauffälligkeiten eingesetzt werden, z.B. Antidepressiva, Anxiolytika und Neuroleptika.

Behandlungsziele

Wenn möglich, Behandlung der Grunderkrankung.
Verlangsamung des Erkrankungsfortschritts.
Schutz des Patienten vor Komplikationen und Gefährdungen, Unterstützung pflegender Angehöriger.

Prognose

Die Prognose hängt von der Grunderkrankung ab.

Nachsorge

Die medizinische Betreuung erfordert eine Zusammenarbeit unterschiedlicher Fachärzte, z.B. aus den Bereichen Neurologie, Psychiatrie und Geriatrie.
Wichtig ist auch das frühzeitige Miteinbeziehen von Sozialarbeitern und psychosozialen Diensten.

Hinweise zu Ernährung/ Lebensführung

Erschöpfende Tätigkeiten, Alkohol und zentral wirkende Arzneimittel, für die keine dringende Indikation besteht, sind zu meiden.
Patienten sollten Gedächtnishilfen wie klare Beschriftung, Tagebuch und Kalender verwenden.
Vorkehrungen sollten getroffen werden, damit im Notfall schnell Hilfe geholt werden kann.
Sicherheitsprobleme wie Autofahren, Gebrauch potentiell gefährlicher Geräte sowie Spazierengehen ohne Begleitung sollten klar angesprochen werden.

Hilfe für Betroffene und Angehörige

Selbsthilfegruppen können lokal bei Praxen und Krankenkassen erfragt werden.

Rechtliche Fragen

Patienten und Angehörige sollten frühzeitig an ein Testament oder die Erteilung einer medizinischen, rechtlichen und finanziellen Vollmacht denken (Vormundschaft).

Literatur
1. Wetterling VT (1996) Therapeutische Strategien bei vaskularer Demenz. Von der Polypragmasie zur gezielten Intervention und Forschung. Fortschr Med 114 (33):445 – 450
2. Forstl H, Sattel H, Sarochan M, Besthom C, Czech C, Daniel S, Geiger Kabisch C, Hentschel F, Zerfass R, Beyreuther K (1996) Alzheimer-Demenz und normales Altern. Klinische, neuroradiologische, neurophysiologische und molekularbiologische Verlaufsdaten. Nervenarzt 67 (9):730 – 738
3. Stahelin HB (1997) Demenz: Diagnose und Behandlung. Schweiz Med Wochenschr 127 (43):1789 – 1795
4. Aksari P, Stoppe G (1996) Risikofaktoren der Alzheimer-Demenz. Fortschr Neurol Psychiatr 64 (11):425 – 432

Symptome und klinischer Befund

Die hier getroffene Einteilung der Depressionen folgt dem DSM III-R.

Endogene Depression (major depression)

Deutlich abgrenzbare, mindestens 2 Wochen anhaltende Phasen depressiver Stimmungslage (bei Kindern und Jugendlichen gelegentlich auch Reizbarkeit) oder Verlust des Interesses bzw. der Freude an normalen Aktivitäten, gleichzeitig mindestens vier der folgenden Symptome:
Appetit- oder Gewichtsveränderung.
Konzentrations- und Entscheidungsschwierigkeiten.
Schlafstörungen (Schlaflosigkeit oder Schlafsucht).
Psychomotorische Agitation oder Verlangsamung.
Energielosigkeit.
Suizidgedanken oder -versuche.
Gefühle der Hoffnungslosigkeit, Wertlosigkeit oder Schuld.

Dysthymie

Chronische Störung mit mindestens 2 Jahre andauernder depressiver Stimmungslage – ähnliche, jedoch weniger ausgeprägte Symptome wie bei Episoden der endogenen Depression.

Depression bei Älteren

Kann sich in verminderter körperlicher oder geistiger Leistungsfähigkeit oder in körperlichen Beschwerden äußern, häufig ohne depressive Stimmung.

Andere Formen der Depression

Im Winter auftretende depressive Episoden sind Zeichen einer saisonal bedingten Depression.
Symptome einer Depression, die aufgrund ihrer geringen Anzahl, Schwere oder Dauer die Kriterien der endogenen Depression (major depression) oder der Dysthymie nicht erfüllen, können unter dem Begriff der „depressiven Verstimmung" (subsyndromal depression) zusammengefaßt werden.

Labor- und Apparate-Diagnostik

Screening-Tests

Screening-Instrumente können zur Identifizierung einer Depression bei Personen mit gering oder mäßig erhöhtem Risiko verwendet werden.
Solche Instrumente dienen in erster Linie dem Ausschluß einer Depression (negatives Ergebnis) sowie der Identifizierung von Patienten, bei denen weitere Untersuchungen erforderlich sind (positives Ergebnis).

Labordiagnostik

Keine routinemäßig indizierten Tests. Insbesondere bei Patienten im mittleren und höheren Lebensalter können Untersuchungen zum Ausschluß einer sekundären Depression (z. B. infolge eines okkulten neoplastischen Geschehens oder einer Hormonstörung) indiziert sein, wenn die Symptome eine körperliche Ursache vermuten lassen.

Erkennung einer kompliziert verlaufenden Depression: suizidale Gedanken oder Handlungen, offenkundige Wahnvorstellungen oder Halluzinationen, ausgeprägte vegetative Symptome (z. B. starker Gewichtsverlust) oder Probleme im Zusammenhang mit der sozialen Rolle sollten erkannt und die Patienten gegebenenfalls sofort überwiesen werden.

Erkennung einer manisch-depressiven Erkrankung: bei Symptomen einer Manie (Phasen gehobener oder reizbarer Stimmung, begleitet von Hyperaktivität, Rededrang, Ideenflucht, Euphorie, vermindertem Schlafbedürfnis, Ablenkbarkeit oder Leichtsinn) sollte eine Lithium-Therapie und/oder Überweisung in Erwägung gezogen werden.

Untersuchung auf Begleitkrankheiten: hohe Prävalenz von Arzneimittel- oder Alkoholmißbrauch, Angstneurosen, Zwangsneurosen, Persönlichkeitsstörungen, Somatisierungssyndromen.

Differentialdiagnose

Endogene Depression

Bestimmte Medikamente, z. B. Steroide, Antihypertensiva, Sedativa, Antikonvulsiva und Alkohol.
Demenz, insbesondere bei älteren Patienten.
Schizophrenie, schizoaffektive Psychose.
Chronischer Angstzustand.
Normale Trauerreaktion.

Dysthymie

Endogene Depression.
Persönlichkeitsstörung, z. B. dependente oder hysterische Persönlichkeitsstörung, Borderline-Syndrom.
Normale Stimmungsschwankungen.

Ätiologie

Biologische Faktoren: depressive Erkrankungen treten familiär gehäuft auf; sie gehen mit einer veränderten Aktivität biogener Amine (z. B. Serotonin, Noradrenalin) einher.
Psychosoziale Faktoren: zwischen dem Auftreten einer Depression einerseits und psychodynamischen und kognitiven Faktoren sowie belastenden Ereignissen andererseits konnte ein Zusammenhang hergestellt werden.
Folgende Risikofaktoren bestehen für eine endogene Depression: Frühere depressive Episoden (insbesondere bei erstmaligem Auftreten vor dem 40. Lebensjahr).
Positive Familienanamnese.
Fehlende Unterstützung durch das soziale Umfeld, belastende Ereignisse.
Alkohol- oder Arzneimittelmißbrauch.
Apoplex.
Mit Behinderung einhergehende chronische Erkrankung.
Frühere Suizidversuche.
Postpartale Phase.
Alter >75 Jahre.
Ungeklärte oder diffuse Symptome: z. B. chronische Schmerzen, Schlafstörungen, körperliche Beschwerden, die nach ausreichender Untersuchung organisch nicht begründet werden können.

Epidemiologie

Prävalenz der endogenen Depression: in der Normalbevölkerung 2–3 % bei Männern, 5–10 % bei Frauen; 4–9 % der Patienten einer allgemeinärztlichen Praxis; 12–36 % der Patienten mit einer oder mehreren somatischen Erkrankungen; 10–27 % der Patienten mit durchgemachtem Apoplex.
Die Prävalenz depressiver Verstimmungen (subsyndromal depression) ist weniger gut dokumentiert; Schätzungen belaufen sich auf 8–10 % der Patienten einer allgemeinärztlichen Praxis.

Komplikationen

Hohe Suizidrate: 15 %, am stärksten sind Jugendliche, weiße Männer im mittleren Lebensalter und Ältere gefährdet.

Belastung des sozialen Umfelds: z. B. Ehepartner, Kinder.

Probleme am Arbeitsplatz: verringerte Produktivität, Fehltage, Arbeitsplatzverlust.

Tod durch Dehydratation und Mangelernährung: im höheren Lebensalter.

Pharmakotherapie

Allgemeines

Die Depression ist eine rezidivierende Erkrankung; ein Behandlungserfolg kann anhand folgender Parameter bewertet werden:
Ansprechen auf Initialbehandlung: Verminderung der Symptomatik während der Behandlung.
Remission: Nachlassen der Symptomatik über einen kontinuierlichen Zeitraum während einer Episode.
Normalisierung: eine mindestens 4-6 Monate anhaltende stabile Remission.
Rezidiv: Wiederauftreten der Symptome in der Remissionsphase.
Neue Episode: Wiederauftreten der Symptome nach einer Normalisierung.

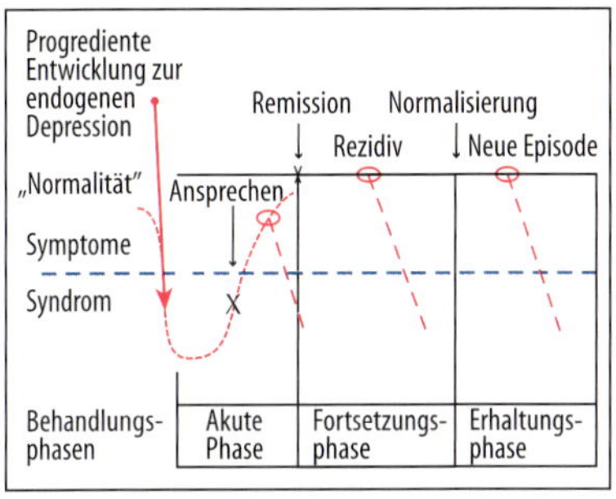

Behandlungsphasen bei der endogenen Depression.

Antidepressiva

■ Standarddosierung

Selektive Serotoninwiederaufnahme-Hemmer (SSRI - selective serotonin reuptake inhibitors), z. B. Fluvoxamin, 50-300 mg, oder Paroxetin, 20-50 mg.
Trizyklische Antidepressiva (TCA), z. B. Nortriptylin, 25-250 mg, oder Desipramin, 25-300 mg.
Andere Substanzen, z. B. Nefazodon, 200-600 mg, oder Venlafaxin, 75-375 mg.

■ Kontraindikationen

SSRI: hauptsächlich im Zusammenhang mit potentiellen Wechselwirkungen (*siehe* unten); ausreichende Erfahrungen über die Anwendung von Fluvoxamin und Paroxetin in der Schwangerschaft liegen nicht vor.
TCA: relative Kontraindikation bei frischem Myokardinfarkt, koronarer Herzkrankheit, AV-Block; Desipramin: ausreichende Erfahrungen über die Anwendung in der Schwangerschaft liegen nicht vor; Nortriptylin: strenge Indikationsstellung in der Schwangerschaft.

■ Besonderheiten

SSRI: in der Regel weniger Nebenwirkungen als ältere Medikamente, gelten daher als Mittel der Wahl, insbesondere bei Patienten, die wenig oder keine weiteren Medikamente einnehmen; TCA und andere neue Mittel sollten in Erwägung gezogen werden, wenn bei SSRI-Gabe mit Wechselwirkungen gerechnet werden muß oder wenn der Patient auf die üblichen Dosen nicht anspricht.

■ Wechselwirkungen

Bei allen Wirkstoffgruppen: potentiell tödliche Wechselwirkungen mit Monoaminoxidase-Hemmern (MAOH).
TCA und SSRI: potentiell tödliche Wechselwirkungen mit Antiarrhythmatika.
Die meisten neueren Stoffe (Fluvoxamin, Nefazodon, Paroxetin): Hemmung des hepatischen Cytochrom-P-450-Isoenzyms, dadurch eine große Anzahl potentieller Wechselwirkungen.
Serotonerge Krisen (Hypertonie, Hyperpyrexie, Krampfanfälle) können bei gleichzeitiger Einnahme weitere serotonerger Arzneimittel (z. B. MAOH, Lithium, Carbamazepin) auftreten.

■ Nebenwirkungen

SSRI: gastrointestinale Beschwerden, Appetitverlust, Erbrechen, Diarrhö, Agitation, Schlaflosigkeit, sexuelle Funktionsstörungen.
TCA: Herzrhythmusstörungen (bei hoher Dosierung oder bei vorbestehender Herzkrankheit), anticholinerge Wirkungen (Mundtrockenheit, Orthostase, Obstipation, Harnverhaltung), verstärkte Krampfneigung.
Venlafaxin: Hypertonie in Rückenlage, sexuelle Funktionsstörung.

Behandlungsziele

Remissionsinduktion und Vermeidung eines Rezidivs der endogenen Depression.

Weitere Behandlungsmöglichkeiten

Bei leichten Symptomen können Gespräche mit dem Patienten (Unterstützung, Beruhigung, Aufklärung) ausreichen.
Eine Elektroschocktherapie unter der Anleitung eines erfahrenen Spezialisten sollte bei schweren oder therapierefraktären Symptomen in Erwägung gezogen werden.

Psychotherapie

Psychotherapie kann die wirkungsvollste Rezidivprophylaxe sein.

Lichttherapie

Bei saisonal bedingter Depression empfiehlt sich eine Lichttherapie, tgl. 30-60 Min. Bestrahlung mit weißem Licht (~ 2500-10.000 Lux; 10-20mal heller als normales Raumlicht).

Prognose

Nach einer, zwei und drei Episoden der endogenen Depression liegt das lebenslange Risiko erneuter Episoden jeweils bei 50 %, 70 % und 90 %.
~70 % der Patienten sprechen auf die Therapie an (30 % auf Placebos), eventuell jedoch erst nach 4-6 Wochen.

Nachsorge

Akute Phase

Aushändigung einer begrenzten Anzahl von Tabletten (Bedarf für 1 Woche) bei Hinweis auf Suizidgedanken in der Anamnese.
Einbestellung des Patienten 1 Woche nach Therapiebeginn, in der Zwischenzeit telefonische Erreichbarkeit.
Bei schwerer Depression 6-8 Wochen lang wöchentliche Einbestellung, bei weniger schwerer Verlaufsform alle 10-14 Tage.

Stabilisierungsphase

Nachsorgetermin alle 1-3 Monate.
Nach 4-9 Monaten kann eine ausschleichende Dosierung und schließlich das Absetzen der Medikamente in Erwägung gezogen werden. Bei Wiederauftreten der Symptome therapeutisches Vorgehen wie bei neuer Episode.

Hinweise zu Ernährung/ Lebensführung

Keine speziellen Maßnahmen erforderlich.

Literatur
1. Essau CA, Petermann F, Conradt J (1996) Depressive Symptome und Syndrome bei Jugendlichen. Z Klin Psychol Psychiatr Psychother 44 (2):150-157
2. Faltermaier-Temizel M, Laakmann G, Baghai T, KuhnK (1997) Prädiktive Faktoren für den Therapieerfolg beim depressiven Syndrom. Der Nervenarzt 68 (1):62-66
3. Kröber HL, Adam R, Scheidt R (1998) Einflüsse auf die Rückfälligkeit bipolar Manisch-Depressiver. Der Nervenarzt 69 (1):46-52

Symptome

Meist von kurzer Dauer (einige Tage oder Wochen), bei älteren Patienten häufig auch längeranhaltend.
Polyurie.
Polydipsie.
Gewichtsabnahme.
Lethargie.

Diabetische Ketoazidose oder Koma: bei nicht diagnostiziertem oder ignoriertem Diabetes; zunehmende Symptome mit Erbrechen, Bauchschmerzen, erhöhter Atemfrequenz; kann bis zu Bewußtseinstrübung und Koma fortschreiten.

Klinischer Befund

Verläuft im Anfangsstadium häufig ohne klinischen Manifestationen.

Leichte Dehydratation, Gewichtsabnahme: frühe Anzeichen.

Schock, schwere Dehydratation, Kussmaul-Atmung, Abatmen von Ketonen (obstartiger Geruch), Bewußtseinsstörungen: späte Manifestationen.

Labor- und Apparate-Diagnostik

Labormedizinische Blutzuckerbestimmung: zur Diagnosestellung absolut erforderlich; bei fehlender diabetischer Ketoazidose sind zwei Nüchternblutzuckerkonzentrationen von >126 mg/dl zur Diagnose eines Diabetes erforderlich.

Urinstatus: eventuell Glykosurie und Ketonurie.

Arterielle Blutgasanalyse: metabolische Azidose.

Elektrolytbestimmung: beträchtliche Schwankungen bei diabetischer Ketoazidose; typische Befunde sind Hyponatriämie, Hyperkaliämie, Hypophosphatämie, Azidose und Zeichen der Dehydratation.

Nachweis von Antiinselzellrezeptor-Antikörpern: in der Regel unnötig; kann zur Bestätigung der Diagnose herangezogen werden.

Differentialdiagnose

Bei Vorliegen von Bewußtseinsstörungen ist die Diagnose der diabetischen Ketoazidose in der Regel einfach; eine diabetische Ketoazidose kann jedoch durch verschiedene Krankheiten ausgelöst, verschlimmert oder vorgetäuscht werden. Infektionen, akutes Abdomen, Schlaganfall, Myokardinfarkt sowie Mißbrauch von Alkohol oder anderen Drogen sollten immer in Betracht gezogen werden.
Bei frühzeitiger Diagnosestellung kann der Nachweis einer Insulinabhängigkeit schwierig sein; im Zweifelsfall empfiehlt sich eine kurzzeitige Insulintherapie.

Ätiologie

Es besteht eine Assoziation mit HLA-DR3 und -DR4.
Die Störung beruht auf einem Autoimmunprozeß mit Antikörperbildung gegen Inselzellen des Pankreas, die zu Entzündung und zunehmender Zerstörung von Inselzellgewebe führen.
Ein auslösender exogener Faktor ist nicht bekannt.

Epidemiologie

Insulinabhängiger Diabetes mellitus tritt in jedem Lebensalter auf, Krankheitsbeginn ist jedoch am häufigsten im Kindes- und Jugendalter („jugendlicher Diabetes“).
Die Erkrankung tritt am häufigsten bei Weißen auf, insbesondere aus äquatorfernen Breitengraden (Skandinavien, südliches Neuseeland); bei Angehörigen anderer Rassen ist die genetische Veranlagung unterschiedlich stark ausgeprägt.
In den USA sind etwa 3 von 1000 Einwohnern betroffen; der insulinabhängige Diabetes mellitus macht etwa 10 % aller Diabeteserkrankungen aus.

Komplikationen

Komplikationen treten beim insulinabhängigen Diabetes mellitus meist erst nach 5–10 Jahren auf. Mikrovaskuläre Veränderungen (Retinopathie, Nephropathie und Neuropathie) können durch optimale Blutzuckereinstellung verhindert oder hinausgezögert werden.

Diabetische Retinopathie: nach 30 Jahren in >75 % der Fälle Veränderungen am Augenhintergrund feststellbar, Visusminderung nur bei Nähe zur Macula lutea; proliferative Veränderungen seltener, jedoch erhöhte Gefahr der Visusminderung durch Blutungen in den Glaskörper/Fibrose; Behandlung durch Laser; häufigste Erblindungsursache bei Personen >65 Jahre.

Diabetische Nephropathie: nach 30 Jahren bei bis zu 40 % der Patienten feststellbar, Prozentsatz heute wahrscheinlich zurückgehend; charakteristisch ist eine Proteinurie mit progredienter Nierenschädigung; läßt sich durch frühzeitige Diagnose (jährliches Screening auf Mikroalbuminurie) und konsequente antihypertensive Therapie verlangsamen; ACE-Hemmer reduzieren erwiesenermaßen das Fortschreiten der diabetischen Nephropathie.

Diabetische Neuropathie: zahlreiche Formen, am häufigsten symmetrische sensible Polyneuropathie mit Verlust der Temperatur-, Vibrations- und Schmerzempfindung; begünstigt Ulkusbildung am Fuß; verschiedene schmerzhafte Formen können auftreten.

Makroangiopathie (koronar, zerebrovaskulär, peripher): ebenfalls sehr häufig, insbesondere bei Vorliegen einer Nephropathie; Erscheinungsbild eventuell diffuser als bei nichtdiabetischer Makroangiopathie, sonst jedoch ähnlich.

Weitere Probleme sind Hautveränderungen, insbesondere Necrobiosis lipoidica, Gelenkerkrankungen, Mononeuropathien und Kataraktbildung.

Pharmakotherapie

Bei erwiesener Insulinabhängigkeit ist die Zufuhr von Insulin erforderlich.

Insulinarten

Heute werden hauptsächlich biosynthetisch hergestellte Humaninsuline verwendet; Schweine- und Rinderinsuline sind in einigen Zubereitungen jedoch ebenfalls noch erhältlich.
Ultrakurzwirksames Insulin: Insulin lispro.
Kurzwirksames Insulin: Normalinsulin.
Intermediärwirksames Insulin (isophan): NPH (Neutral-Protamin-Hagedorn-Insulin) oder auf Zinkbasis.
Langwirksames Insulin.
Mischinsulin (NPH/Normalinsulin): 70/50 %, 60/40 %, 50/50 % oder andere Kombination.

Behandlungsschemata (Beispiele)

Konventionelle Therapie: Einmal täglich: nur bei älteren, gebrechlichen Patienten sowie Patienten, die sich nicht selbst spritzen können.
Zweimal täglich: Minimum bei allen anderen Patienten, auch bei variabler Dosierung nach selbst bestimmten Blutzuckerwerten.

Intensivierte Therapie: Zusätzliche Abenddosis: am Morgen Mischinsulin, vor dem Mittagessen kurzwirksames Insulin, vor dem Schlafengehen intermediärwirksames Insulin; flexible Dosisanpassung, besonders bei Patienten mit Neigung zu nächtlichen Hypoglykämien.
Mehrmals täglich Injektionen: langwirksamer Bolus vor dem Schlafengehen, kurzwirksamer Bolus jeweils vor den Mahlzeiten.

Insulinpumpe: Subkutane Dauerinfusion von Normalinsulin plus Bolusinjektion vor den Mahlzeiten.

Praktische Hinweise

Injektionsstellen: Abdomen, Bein oder Gesäß, Arm (s.c.), regelmäßig wechseln.
Zeitpunkt: in der Regel 30 Min. vor der Mahlzeit (Insulin lispro zu den Mahlzeiten).
Körperliche Aktivität: zusätzliche Nahrungsaufnahme oder reduzierte Insulindosis.
Insulininfusion (variable Geschwindigkeit): optimale Methode bei Ketoazidose, instabiler Stoffwechsellage und während chirurgischer Eingriffe.

Hypoglykämie

Wichtigste Nebenwirkung der Insulintherapie, bei vielen Patienten vorherrschende Problematik.
Häufigeres Auftreten bei langer Dauer der Erkrankung und straffer Einstellung. Häufige hypoglykämische Episoden können zu abgeschwächten Frühzeichen der Hypoglykämie führen.
Symptome sind Schweißausbrüche, Zittern, Hungergefühl, Palpitationen, Konzentrationsstörungen, Verwirrtheit und Unruhe, in schweren Fällen auch Krämpfe und Koma.
Behandlung durch orale Glukosegabe oder Nahrungsaufnahme (z. B. Orangensaft mit Traubenzucker), i.v. Glukosegabe oder i.m. Glukagongabe. *Einzelheiten siehe* Hypoglykämie.

Behandlungsziele

Wiederherstellen des Wohlbefindens.
Optimale Blutzuckereinstellung ohne schwere Hypoglykämien.
Patientenschulung und Selbstkontrolle.
Vermeiden von Komplikationen.

Prognose

Die Prognose ist ausgezeichnet, die kurz- und mittelfristige Prognose verbessert sich laufend; Ketoazidose und Hypoglykämie sind heute nur noch seltene Todesursachen.
Die Langzeitprognose hängt sehr stark von der langfristigen Blutzuckereinstellung und der Compliance der Patienten in Bezug auf Behandlung und regelmäßige Untersuchungen ab.
Häufigste Todesursachen sind terminale Niereninsuffizienz und koronare Herzkrankheit.
Häufigste Begleiterkrankungen sind zu Erblindung führende proliferative Retinopathie, koronare Herzkrankheit und periphere Gefäßerkrankung sowie Neuropathie, in deren Folge Claudicatio intermittens, Ulkusbildung am Fuß oder Gangrän auftreten können.

Nachsorge

Die Langzeitbetreuung ist von entscheidender Bedeutung und dient der kontinuierlichen Patientenschulung, der Überprüfung der langfristigen Blutzuckereinstellung (Hämoglobin-A_{1c}) und der vom Patienten vor den Mahlzeiten selbst bestimmten kapillären Blutzuckerwerte sowie der routinemäßigen Untersuchung auf eventuelle Komplikationen (insbesondere Augen, Füße, Niere).
Bei Frauen im gebärfähigen Alter sollte vor einer Schwangerschaft ein Beratungsgespräch und eine optimale Blutzuckereinstellung erfolgen.
Die umfassende Schulung von Patient und Angehörigen durch speziell ausgebildete Pflege- und Ernährungsberatungskräfte ist für den Verlauf der Erkrankung entscheidend.
In den meisten Fällen sollten Patienten in der Lage sein, ihren Blutzuckerspiegel selbst zu bestimmen und die Insulindosierung entsprechend anzupassen.

Hinweise zu Ernährung/Lebensführung

Eine jährliche Ernährungsberatung ist dringend zu empfehlen. Der Speiseplan sollte viele nicht raffinierte Kohlenhydrate und wenig einfache Zucker enthalten, ballaststoffreich und fettarm sein. Es empfiehlt sich, die Nahrungsaufnahme über den Tag, idealerweise auf drei Mahlzeiten plus eine kleine Mahlzeit vor dem Schlafengehen zu verteilen.
Die Aufrechterhaltung der normalen Tätigkeiten ist anzustreben, mit Ausnahme einiger Einschränkungen bei bestimmten beruflichen Tätigkeiten und der Fahrzeugführung.

Hilfe für Betroffene

Eine Diätschulung findet in Praxen und Kliniken statt. Weitere Angebote zur Selbsttherapie können bei Hausärzten und Krankenkassen erfragt werden.

Literatur

1. Niederau CM (1997) Bedeutung der HbA_{1c}-Werte bei Diabetes mellitus Typ I. Dtsch Med Wochenschr 122 (37):1130
2. Martin S, Kolb H, Lampeter EF (1996) Aktuelle therapeutische Strategie des Typ 1 Diabetes und seiner präklinischen Vorstadien. Internist 37 (12):1289–1304
3. Berger W (1996) Insulintherapie des Typ-I-Diabetes. Ther Umsch 53 (12):902–913

Symptome

Bei ~50 % der Patienten liegen Symptome vor; in 50 % der Fälle wird die Erkrankung bei Routineuntersuchungen oder als Zufallsbefund diagnostiziert.
Häufige Beschwerden, die zum Zeitpunkt der Diagnose in vielen Fällen bereits Monate oder Jahre andauern, sind:
Polyurie, Polydipsie. Candida-Vaginitis oder -Balanitis.
Gewichtsabnahme, Müdigkeit, Sehstörungen.

Hyperglykämisches, nichtketoazidotisches Koma mit schwerer Dehydratation und Hyperosmolalität: in seltenen Fällen.

Klinischer Befund

Meist unauffällig.
Folgende Begleiterscheinungen sind häufig.
Adipositas.
Ulkusbildung oder infektiöse Läsion am Fuß (diabetischer Fuß).
Diabetische Retinopathie oder Polyneuropathie.

Manifestationen der Ursache eines sekundären Diabetes mellitus: z. B. Steroideinnahme, Akromegalie, Cushing-Syndrom, Hyperthyreose.

Labor- und Apparate-Diagnostik

Blutzuckerbestimmung: zwei Nüchternblutzuckerkonzentrationen >126 mg/dl bestätigen die Diagnose; Früherfassungsmaßnahme z. B. im Rahmen des zweijährlichen Check-up der über 35jährigen.

Glukose-Toleranztest: bei unklarer Diagnose.

Bestimmung des Hämoglobin-A^{1c}-Wertes: erhöhte Konzentration ist ein deutlicher Hinweis auf Vorliegen eines Diabetes und gibt beim behandelten Diabetes mellitus Aufschluß über den Therapieerfolg der letzten Wochen.

Bestimmung der Eisenwerte und Gesamteisenbindungskapazität: zum Ausschluß einer Hämochromatose.

Bestimmung der Thyroxin- und TSH-Werte: zum Ausschluß einer Hyperthyreose.
Vorliegen einer Glukosurie und vom Patienten selbst gemessene Blutzuckerwerte sind für eine Diagnose nicht ausreichend.

Differentialdiagnose

Die Diagnose bereitet in der Regel keine Schwierigkeiten, wenn Diabetes mellitus einmal in Betracht gezogen wurde; differentialdiagnostisch bedeutsam sind:

Polyurie
Harnwegsinfekt.
Prostatahyperplasie.

Polydipsie
Habituelle Polydipsie.
Diabetes insipidus.
Conn-Syndrom.

Ätiologie

Die Ursache des insulinunabhängigen Diabetes mellitus ist unbekannt. Es besteht eine Kombination aus fortschreitendem Insulinmangel und Insulinresistenz, wobei die Anteile beider Faktoren am Krankheitsgeschehen großen individuellen Schwankungen unterliegen.
Es besteht eine ausgeprägte familiäre Häufung.
Es besteht eine deutliche Assoziation mit Adipositas.
In sehr seltenen Fällen liegen pathologische Veränderungen der Insulinrezeptoren oder Antirezeptor-Antikörper vor.

Epidemiologie

In den USA liegt die Prävalenz des diagnostizierten Diabetes bei ~3 %, weitere 3 % bleiben vermutlich unentdeckt.
Die Erkrankung tritt bei Asiaten und Schwarzen häufiger auf.
In den Industrieländern scheint die Erkrankung zuzunehmen.

Komplikationen

In vielen Fällen sind Komplikationen bereits zum Zeitpunkt der Diagnose vorhanden, da eine asymptomatische Hyperglykämie bereits über mehrere Jahre bestanden hat.

Diabetische Retinopathie: kann bereits zum Zeitpunkt der Diagnose vorliegen, Visusminderung nur bei Nähe zur Macula lutea; häufig Makulaödem mit erheblich reduzierter Sehschärfe; proliferative Veränderungen seltener, jedoch erhöhte Gefahr der Visusminderung durch Blutungen in den Glaskörper/Fibrose; in beiden Fällen Laserbehandlung.

Diabetische Nephropathie: eine Proteinurie ist ein deutlicher Hinweis auf eine progrediente Nierenschädigung; kann durch konsequente antihypertensive Therapie (z. B. mit ACE-Hemmern) verlangsamt werden.

Diabetische Neuropathie: viele Erscheinungsformen, am häufigsten symmetrische sensible Polyneuropathie mit Verlust der Temperatur-, Vibrations- und Schmerzempfindung; begünstigt die Entstehung eines diabetischen Fußes.

Makroangiopathie (koronar, zerebrovaskulär, peripher): wesentlich häufiger, insbesondere bei Vorliegen einer Nephropathie; Erscheinungsbild eventuell diffuser als bei nichtdiabetischer Makroangiopathie, sonst jedoch ähnlich. Diese Komplikation, insbesondere die Entstehung einer koronaren Herzkrankheit, ist die häufigste Ursache eines vorzeitigen Todes bei Diabetikern.

Pharmakotherapie

Bei Fehlen ausgeprägter Symptome oder signifikant erhöhter Hämoglobin-A_{1c}-Werte sollte die Behandlung zunächst aus Diät und körperlicher Bewegung bestehen.
Jede der folgenden Therapien reduziert die Hämoglobin-A_{1c}-Werte um 0,5 – 1,5 %. Für einige Kombinationen wurde ein additiver Effekt beschrieben.

Sulfonylharnstoffe

Die Wirkung dieser Medikamente beruht auf der Freisetzung von endogenem Insulin.

■ Standarddosierung
Glipizid, 1 – 2mal tgl. 2,5 – 20 mg oral.
Glibenclamid, tgl. 1 – 8 mg.
Glimepirid, tg. 1 – 6 mg.

■ Kontraindikationen
Stillen, Porphyrie, Schwangerschaft; eingeschränkte Anwendung bei älteren Patienten und bei Nieren- oder Leberfunktionsstörungen.

■ Wechselwirkungen
Siehe Verschreibungshinweise des Herstellers.

■ Nebenwirkungen
Hypoglykämie ist häufig; außerdem gelegentliche Hautausschläge, Ikterus, Kopfschmerzen.

Biguanide

Metformin bewirkt eine Verminderung der hepatischen Glukoneogenese, fördert die muskuläre Glukoseaufnahme und reduziert möglicherweise die Kohlenhydratresorption.

■ Standarddosierung
Metformin, tgl. 1 – 2,5 g in verteilten Dosen.

■ Kontraindikationen
Leber- oder Nierenschaden (Kreatinin > 1,4 mg/dl bei Männern oder > 1,3 mg/dl bei Frauen), Herzinsuffizienz, Schwangerschaft, Pankreatitiden.

■ Besonderheiten
Führt nicht zur Hypoglykämie; kann in seltenen Fällen eine Laktatazidose hervorrufen. Die Einnahme ist 2 Tage vor und nach einer Röntgenuntersuchung mit intravenösem Kontrastmittel abzusetzen.

■ Nebenwirkungen
Flatulenz, Anorexie, Diarrhö, in einigen Fällen vorübergehend.

Alphaglukosidaseinhibitoren

Acarbose vermindert die Geschwindigkeit der Glukoseresorption und verhindert damit den postprandialen Glukoseanstieg.

■ Standarddosierung
Acarbose, initial 25 mg zu den Mahlzeiten, allmähliche Dosiserhöhung bis zu 50 mg pro Mahlzeit.

■ Kontraindikationen
Siehe Verschreibungshinweise des Herstellers.

■ Besonderheiten
Führt nicht zur Hypoglykämie; kann mit anderen oralen Antidiabetika und Insulin kombiniert werden.

■ Nebenwirkungen
Flatulenz, Diarrhö (bis auf wenige Ausnahmen vorübergehend).

Insulin

Die exogene Insulinzufuhr als zusätzliche Maßnahme zur Diät ist angezeigt, wenn trotz maximaler Dosierung der oralen Antidiabetika ein schlecht eingestellter Diabetes mellitus vorliegt.
In der Regel genügt eine ein- bis zweimalige Gabe pro Tag; zur Behandlung einer basalen Hyperglykämie kann ein längerwirksames Insulin erforderlich sein.
Einzelheiten siehe Diabetes mellitus, insulinabhängiger.

Behandlungsziele

Wiederherstellung des Wohlbefindens.
Optimale Blutzuckereinstellung ohne schwere Hypoglykämien.
Patientenschulung.
Komplikationsprävention.

Prognose

Die Mortalität ist erhöht, in erster Linie aufgrund eines erhöhten Risikos für kardiovaskuläre Erkrankungen (Myokardinfarkt, Apoplex und periphere Gefäßerkrankung).
Die Morbidität ist aufgrund dieser Erkrankungen sowie Retinopathie, Nierenerkrankung und Entwicklung eines diabetischen Fußes ebenfalls erhöht.
Eine Senkung der Mortalität oder Morbidität durch orale Antidiabetika konnte bisher nicht eindeutig nachgewiesen werden. Neuere Studien lassen jedoch vermuten, daß die Komplikationsrate beim insulinunabhängigen Diabetes mellitus durch Blutzuckereinstellung reduziert wird.

Nachsorge

Eine langfristige Nachsorge zur Kontrolle des Behandlungserfolgs sowie zur Untersuchung auf mögliche Komplikationen ist angezeigt.
Hämoglobin A_{1c} dient als objektiver Marker zur Überprüfung der Blutzuckereinstellung.

Hinweise zu Ernährung/ Lebensführung

Gewichtsabnahme und körperliche Bewegung sind entscheidender Bestandteil jedes therapeutischen Konzeptes.
Der Speiseplan sollte viele nicht raffinierte Kohlenhydrate und wenig einfache Zucker enthalten, ballaststoffreich und fettarm sein. Eine Verteilung der Mahlzeiten über den Tag ist empfehlenswert.
Für Patienten, die Insulin benötigen, gibt es einige geringfügige Einschränkungen wie Fahrverbot für gewerbliche Fahrzeuge, sowie bestimmte Steuer- und Überwachungstätigkeiten. (G25 der Empfehlungen der BG zu arbeitsmedizinischen Vorsorgeuntersuchungen).

Hilfe für Betroffene

Siehe Diabetes mellitus, insulinabhängiger (Typ 1).

Literatur

1. Bottermann P (1996) Aktueller Stand der diagnostischen Methoden in der Diabetologie. Med Klin 91 Suppl 1:8 – 11
2. Metabolisches Syndrom (1995) Internist 36 (5 Suppl Metabolisc):1 – 12
3. Niskanen L (1996) Insulin treatment in elderly patients with non-insulin-dependent diabetes mellitus. A double-edged sword? Drugs Aging 8 (3):183 – 192
4. Katsilambros NL, Tsapogas PC, Arvanitis MP, Tritos NA, Alexiou ZP, Rigas KL (1996) Risk factors for lower extremity arterial disease in non-insulin-dependent diabetic persons. Diabet Med 13 (3):243 – 246

Symptome

Die Beschwerden werden von einigen Kindern sehr lange verdrängt.

Durst: kann in Einzelfällen zu bizarrem Verhalten wie Trinken von Badewasser führen.

Polyurie: Bettnässen.

Gewichtsabnahme.
Verminderter Appetit.

Erbrechen: eventuell mit Bauchschmerzen.

Verwirrtheit: ohne Koma.

Klinischer Befund

Unkomplizierte Fälle

Reizbarkeit.
Dehydratation.

Komplizierte Fälle

Präkoma.

Tiefe Atmung bei hoher Atemfrequenz: Kussmaul-Atmung.

Hypotonie.

Infektion: Ohren, Rachen, Lunge, Harnwege.

Labor- und Apparate-Diagnostik

Bei Erstvorstellung oder akuter Erkrankung

Wenn bei einem kranken Kind mehrere der oben aufgeführten Symptome auftreten, ist auch bei atypischem Befund immer ein Harnzuckertest durchzuführen.

Bestimmung der Blutzuckerwerte sowie Natrium-, Kalium-, Bikarbonat- und Harnstoffkonzentration im Plasma: Glukose > 400 mg/dl; Natriumwerte in der Regel im Normbereich (jedoch abhängig vom Grad der Hyperglykämie und Dehydratation); Kaliumwerte niedrig, normal oder hoch (i.v. Substitution richtet sich nach gemessenem Wert); Bikarbonatwerte niedrig.

Urinstatus: Nachweis von Glukose und Ketonen.

Bestimmung von pH-Wert, Sauerstoff- und Kohlendioxidgehalt sowie Säure-Basen-Status des Blutes: Indikation ergibt sich aus klinischem Befund und Ergebnissen der Blutuntersuchungen.

Blut-, Harn- und/oder Sputumkultur: Indikation ergibt sich aus klinischem Befund.
Thoraxröntgen: zum Nachweis einer pneumoniebedingten Induration.

Differentialdiagnose

Bei Erstdiagnose des Diabetes mellitus
Jede mit Übelkeit und Erbrechen oder Polyurie einhergehende bzw. zum Koma führende Erkrankung.

Bei bekanntem Diabetes mellitus
Stoffwechselentgleisung aufgrund einer interkurrierenden Infektion.
Hypoglykämisches Koma.

Ätiologie

Insuffiziente Insulinproduktion und -sekretion aufgrund lymphozytärer Infiltration und Destruktion von Betazellen der Langerhans-Inseln.
Spezifische HLA-Phänotypen (z. B. HLA-DQ8 und -DQ2) und zirkulierende Komplementbindungs-Antikörper gegen Inselzellgewebe sowie Antikörper gegen Insulin (*siehe* Diabetes mellitus, insulinabhängiger (Typ 1)).

Epidemiologie

In den USA sind ~ 3 von 1000 Kindern von der Erkrankung betroffen.

Komplikationen

Hypovolämie, Kreislaufversagen, Herzstillstand.

Gleichgewichtsstörungen bei Hirnödem: durch zu rasche Korrektur einer Hyperglykämie oder Störung des Elektrolythaushaltes.

Hypo- oder Hyperkaliämie: durch falsche Dosierung der i.v. Kaliumsubstitution und Insulintherapie.

Hypophosphatämie.

Hypoglykämie: durch die Insulintherapie.

Langzeitkomplikationen des Diabetes (z. B. Retinopathie, Neuropathie, Nephropathie und Makroangiopathie): im Kindesalter selten.

Pharmakotherapie

Orale Antidiabetika sind beim infantilen Diabetes mellitus kontraindiziert.
Lang- und kurzwirksame Insuline werden in der Regel vor den Mahlzeiten injiziert; Injektionshäufigkeit und Zusammenstellung der Insuline sollen eine optimale Blutzuckereinstellung ermöglichen.
Insulin lispro, das eine besonders schnelle Wirksamkeit aufweist, kann auch nach den Mahlzeiten injiziert werden, was insbesondere bei kleinen Kindern mit unregelmäßigen Mahlzeiten von Vorteil ist.
Bei kleinen Kindern kann die Insulintherapie auch durch unregelmäßige Schlafgewohnheiten erschwert werden. Hier empfiehlt sich eine Aufteilung der Abenddosis, wobei ein kurzwirksames Insulin vor der Abendmahlzeit und ein intermediärwirksames Insulin später am Abend, eventuell sogar während das Kind schläft, gegeben wird.
Insulin-Pens sind mit kurz- und intermediärwirksamen Insulinen erhältlich.
Die Behandlungsschemata können individuell angepaßt werden, wobei Altinsulin vor den Mahlzeiten und intermediärwirksames Insulin zur Sicherstellung der Insulinversorgung während der Bettruhe vor dem Schlafengehen zugeführt wird.

■ Standarddosierung
Insulin, tgl. 0,5 – 1,0 IE/kg KG, aktuelle Dosisanpassung nach Blutzuckerbestimmungen.

■ Kontraindikationen
In seltenen Einzelfällen Überempfindlichkeitsreaktionen (meist auf die in der Insulinzubereitung enthaltenen Konservierungsstoffe).

■ Besonderheiten
Zur Vermeidung von Hyper- oder Hypoglykämien ist eine Selbstkontrolle der Blutzuckerwerte entscheidend.

■ Wechselwirkungen
Hochdosierte Betarezeptoragonisten können eine hochgradige Insulinresistenz bewirken.

■ Nebenwirkungen
Hyper- oder Hypoglykämie durch falsche Dosierung.
Insulin kann auch durch kontinuierliche Dauerinfusion mittels Insulinpumpe zugeführt werden.

Behandlungsziele

Wiederherstellung der Gesundheit und Ermöglichen eines normalen Lebens.
Blutzuckereinstellung.

Prognose

Infantiler Diabetes mellitus kann mit erheblichen Komplikationen assoziiert sein. Früher war die Lebenserwartung um 30 % reduziert, heute verbessert sich die Prognose jedoch laufend.

Nachsorge

Regelmäßige Kontrolltermine in einer auf Diabetes mellitus im Kindesalter spezialisierten Einrichtung sind für die Überwachung des kindlichen Wachstums, eine auf den aktuellen Entwicklungsstand zugeschnittene Ernährungsberatung, die Überprüfung der langfristigen Blutzuckereinstellung und die Komplikationsprävention entscheidend.
Bei den Kontrollterminen ist folgendes zu beachten:
Wenn eine Hyperglykämie und Ketonurie vorliegen, das Kind jedoch nicht erbricht, ist eine ambulante Behandlung ausreichend (keine i.v. Flüssigkeitszufuhr erforderlich).
Häufige Einbestellung des Kindes in eine entsprechende Spezialeinrichtung oder Hausbesuche durch das Personal dieser Einrichtung.
Anpassung der Insulindosierung an die aktuellen Blutzuckerwerte.
Täglich 2mal oder häufiger subkutane Insulininjektion sowie entsprechende diätetische Maßnahmen.
Bei Erbrechen stationäre Einweisung zur i.v. Rehydratation, Insulinbehandlung und Abklärung der unmittelbaren Ursache der diabetischen Ketoazidose.
Altersgemäße Aufklärung des Kindes über den Diabetesverlauf und die physiologischen Grundlagen der Glukosehomöostase durch ein erfahrenes Mitglied dieser Einrichtung, in der Regel eine speziell geschulte Krankenschwester.
Aufklärung der Eltern über die Erkrankung ihres Kindes und deren Beherrschung (Behandlung der Hyper- und Hypoglykämie, Anpassung der Nahrungsaufnahme bei körperlicher Aktivität, in den Ferien und während einer Krankheit).
Unterstützung der Eltern bei der Bewältigung der Tatsache, daß ihr Kind lebenslang eingeschränkt sein wird.

Hinweise zu Ernährung/ Lebensführung

Die Eltern sollten in enger Zusammenarbeit mit einem Ernährungsberater einen realistischen Speiseplan für das Kind erstellen.
Auf regelmäßige Mahlzeiten mit Zwischenmahlzeiten sowie einer Mahlzeit vor dem Schlafengehen ist zu achten.
Die Aktivitäten der Kinder sollten nicht eingeschränkt werden, können bei entsprechender Intensität jedoch eine zusätzliche Kohlenhydrataufnahme erforderlich machen. Bei Aktivitäten, die mit Kälteexposition verbunden sind, ist eine Hypoglykämie unbedingt zu vermeiden, da es aufgrund der gestörten Körpertemperaturregelung zu einer Hypothermie kommen kann.
Das Kind oder eine erwachsene Begleitperson sollten Glukose in Form von Tabletten oder Gel bei sich haben. Eltern sollten lernen, dem hypoglykämischen Kind für den Fall, daß eine orale Glukosezufuhr nicht mehr möglich ist, selbst Glukagon zu injizieren.

Literatur
1. Herwig J (1997) Diabetes mellitus Typ I im Kindes- und Jugendalter. Z Ärztl Fortbild Qualitätssich 91 (3):233 – 242
2. Wittich A, Jakob U, Klinik M, Opitz U, Wirsching M, Leititis J (1996) Krankheitsanpassung jugendlicher Diabetiker: ein Vergleich der Sicht der Patienten, ihrer Eltern und der behandelnden Ärzte. Klin Pädiatr 208 (1):19 – 25
3. Wächter A (1996) Kindgerechte Ernährung bei Diabetes mellitus. Kinderkrankenschwester 15 (3):93 – 96

Symptome

Beim gut eingestellten Diabetes mellitus treten während eines chirurgischen Eingriffs keine Symptome auf.

Durst und Polyurie: Hinweis auf schlecht eingestellten Diabetes mellitus.

Übelkeit und Bauchschmerzen: Hinweis auf sehr schlecht eingestellten insulinabhängigen Diabetes mellitus.

Klinischer Befund

Tachykardie, Ketoazidose, Dehydratation, Hypotonie: postoperativ bei meist bereits vor dem Eingriff schlecht eingestelltem insulinabhängigem Diabetes mellitus.

Labor- und Apparate-Diagnostik

Bei geplanten Eingriffen

Blutzuckerprofil: 2 Tage vor einem größeren Eingriff; die Hämoglobin-A_{1c}-Werte sollten maximal 10 % vom Normbereich abweichen.
Im übrigen die gleichen Voruntersuchungen wie bei Nichtdiabetikern.

Bei Notfalloperationen

Blutzuckerbestimmung: zur Beurteilung der Hyperglykämie.

Elektrolyt- und Plasma-Harnstoff-Stickstoff-Analyse: zur Beurteilung der Nierenfunktion und des Elektrolythaushalts.

Blutgasanalyse: zur Beurteilung des Säure-Basen-Haushalts.

Differentialdiagnose

Eine akute, einen chirurgischen Eingriff erfordernde Abdominalerkrankung kann mit einem schwer dekompensierten insulinabhängigen Diabetes (Pseudoperitonitis diabetica) verwechselt werden; eine Abklärung durch den Facharzt ist unbedingt erforderlich.

Ätiologie

Im Rahmen der Streßreaktion des Körpers auf Operation und Anästhesie kommt es durch vermehrte Ausschüttung von Kortisol, Katecholaminen und anderer gegenregulierenden Hormonen zu Hyperglykämie, Hemmung der Insulinfreisetzung und gesteigerter Insulinresistenz.
Der Grad der Streßreaktion hängt u. a. von der Größe des chirurgischen Eingriffs ab.

Epidemiologie

50 % der Diabetiker müssen sich irgendwann einer Operation unterziehen.
Bei Diabetikern mit Makroangiopathie ist mit häufigeren Operationen zu rechnen.

Komplikationen

Kardiovaskuläre Komplikationen: insbesondere Myokardinfarkt; Haupttodesursache bei Diabetikern im Zusammenhang mit einem chirurgischen Eingriff.

Infektion und schlechte Wundheilung: bei schlecht eingestellten Diabetikern.

Wahl des Operationszeitpunktes

Routineeingriffe sollten bei frisch diagnostiziertem Diabetes mellitus bis zum Erreichen einer guten Blutzuckereinstellung verschoben werden.
Akute Erkrankungen, die einen Eingriff notwendig machen, können mit einer Ketoazidose einhergehen; wenn möglich, sollte die Operation bis zur Stoffwechselstabilisierung aufgeschoben werden.
Eingriffe sollten nach Möglichkeit morgens durchgeführt werden.

Pharmakotherapie

Bei Patienten mit raschem Wechsel von Hypoglykämien und schwerer Hyperglykämie („Brittle diabetes") muß eventuell 24 Stunden vor dem Eingriff eine Glukose-Insulin-Infusion angelegt werden.
Die Streßreaktion bei Lokalanästhesie ist wesentlich geringer als bei Allgemeinanästhesie.
Infektionen sollten entschieden mit Antibiotika behandelt werden.

Bei insulinunabhängigem Diabetes mellitus, Behandlung vor dem Eingriff

Metformin, das eine Laktatazidose verursachen kann, sollte mindestens 48 Stunden vor dem Eingriff abgesetzt werden.
Statt dessen sollten kürzerwirksame Sulfonylharnstoffe, z. B. Glibenclamid, tgl. 2,5 - 20 mg, oder Glipizid, tgl. 2,5 - 20 mg, gegeben werden.
Die Blutzuckerwerte müssen überwacht werden.
Als Nebenwirkung kann eine Hypoglykämie auftreten.
Am Operationstag keine orale Medikation und keine Nahrungszufuhr bei weiterer Blutzuckerkontrolle.

Bei insulinunabhängigem Diabetes mellitus, Behandlung während des Eingriffs

Die routinemäßige Gabe glukosehaltiger intravenöser Lösungen ist nur bei erhöhtem Risiko einer Hypoglykämie indiziert.
Bei größeren Eingriffen wird bis zum Nachlassen der postoperativen Streßreaktion gleich wie beim insulinabhängigen Diabetes mellitus vorgegangen.

Bei insulinabhängigem Diabetes mellitus, Behandlung vor dem Eingriff

Zur Stabilisierung der Blutzuckerwerte bei 100 - 180 mg/dl kann die stationäre Aufnahme des Patienten bereits vor der Operation erforderlich sein.
Bei guter Einstellung braucht die Insulindosierung bis zum Vortag der Operation nicht mehr geändert zu werden. Bei schlechten präprandialen Werten kann mit Hilfe von kurzwirksamem Insulin eine rasche Stoffwechselnormalisierung erreicht werden.
Die Blutzuckerwerte müssen überwacht werden.

Bei insulinabhängigem Diabetes mellitus, Behandlung während des Eingriffs

Kurzwirksames Insulin, 50 IE in 50 ml physiologischer Kochsalzlösung mittels Infusionspumpe; Insulin-Dauerinfusion ist zur Vermeidung einer Ketoazidose entscheidend; bei hypoglykämischen Patienten sollte die Glukoseinfusion erhöht werden.
Glukoselösung mit 10 mval/l Kaliumchlorid mittels separater Infusionspumpe; initial 5%ige Glukoselösung mit 125 ml/Min. oder 10%ige Glukoselösung mit 60 ml/Min.
Die Blutzuckerwerte müssen im Bereich von 100 - 180 mg/dl gehalten werden. 1 - 4 IE Insulin mittels Infusionspumpe können stündlich erforderlich sein; Dosistitration nach Bedarf.
Mischinsuline sind kontraindiziert, da sich der postoperative Insulinbedarf rasch verändert.
Die Blutzuckerwerte sollten stündlich kontrolliert werden.
Die i.v. Insulingabe ist bis zur ersten Mahlzeit fortzusetzen, die s.c. Insulingabe sollte 1 - 3 Stunden vor Absetzen der Infusion begonnen werden; der Insulinbedarf ist in der Regel höher als normal.

Behandlungsziele

Während der Operation die Blutzuckerwerte bei 100 - 180 mg/dl halten.

Prognose

Die Mortalität ist in der Regel gegenüber Nichtdiabetikern nicht erhöht.

Nachsorge

Vor einem Eingriff 3 - 4mal tgl. Kontrolle der Blutzuckerwerte.
Während und kurz nach einem Eingriff mindestens stündliche Kontrolle der Blutzuckerwerte.
Tägliche Bestimmung der Kreatinin- und Elektrolytwerte, bei Bedarf entsprechende Substitution.

Hinweise zu Ernährung / Lebensführung

Nach größeren chirurgischen Eingriffen kommt es häufig zu einer Phase relativen oder absoluten Fastens; zur Vermeidung einer durch Insulinmangel hervorgerufenen Ketoazidose, muß beim insulinabhängigen Diabetiker eine ausreichende Energie- und Insulinzufuhr sichergestellt werden.
Bei Durchführung eines Eingriffs am Morgen fallen Frühstück und Antidiabetikaeinnahme aus.
Bei kleinen Eingriffen können Mahlzeiten und Antidiabetikaeinnahme rasch wieder-aufgenommen werden.

Spezielle Situationen

Herzchirurgie

Hypothermische Bypass-Operationen mit Einsatz einer Herz-Lungen-Maschine und inotroper Pharmaka führen zu einer erheblichen Insulinresistenz und einem wesentlich höheren Insulinbedarf.
Durch die raschen Änderungen des Insulinbedarfs ist ein separater Infusionszugang für Insulin unerläßlich.

Schwangerschaft

Die Blutzuckereinstellung der Diabetikerin während der Entbindung ist für Mutter und Kind von entscheidender Bedeutung.

Literatur

1. Pinzur MS, Bednar M, Weaver F, Williams A (1997) Hand infections in the diabetic patient. J Hand Surg Br 22 (1):133 - 134
2. Ubbink DT, Tulevski II, Legemate DA, Jacobs MJ (1997) Diabetes mellitus is not a contra-indication for peripheral vascular intervention in patients with leg ischemia. Vasa 26(1):39 - 42
3. Ebskov B, Ebskov L Major (1996) Lower limb amputation in diabetic patients: development during 1982 to 1993. Diabetologia 39 (12):1607 - 1610
4. Jauch KW (1997) Chirurgischer Metabolismus. Der Chirurg 68 (6):551 - 558

Symptome und klinischer Befund

Der Diabetes kann bereits vor der Schwangerschaft bestanden haben oder sich während einer Schwangerschaft entwickeln (Gestationsdiabetes). Bei einigen Frauen mit asymptomatischem Diabetes mellitus wird die Diagnose erstmals in der Schwangerschaft gestellt. Bei entsprechendem Verdacht sollte die Patientin in der Schwangerschaft als Diabetikerin behandelt werden.
Für Frauen mit Diabetes mellitus sind Beratung und optimale Blutzuckereinstellung vor der Konzeption von entscheidender Bedeutung. Allgemein gilt, die Patientin bei jedem Termin nach Konzeption oder Planung einer Schwangerschaft zu fragen.
Gestationsdiabetes ist in der Regel asymptomatisch; einige Patientinnen klagen jedoch über eine Zunahme der Polyurie. Da der Diabetes in der Regel noch nicht lange besteht, ist ein Screening nach Komplikationen nicht erforderlich.

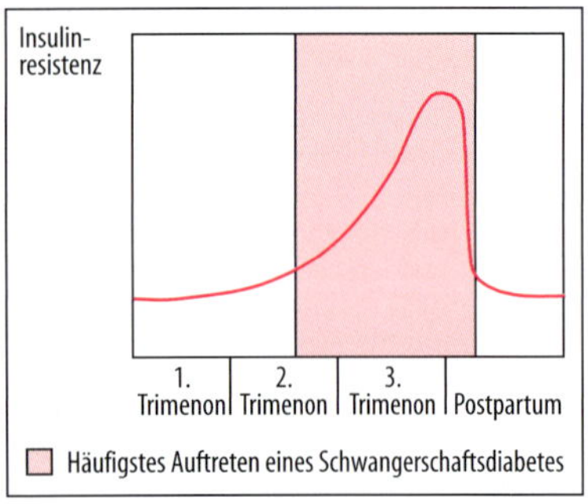

Zunahme der Insulinresistenz und Entwicklung eines Gestationsdiabetes.

Labor- und Apparate-Diagnostik

Untersuchungen bei Verdacht auf Gestationsdiabetes: Alle Risikopatientinnen sollten im Abstand von 12 Wochen auf einen Gestationsdiabetes hin untersucht werden.
Alle Schwangeren sollten im Abstand von 24–28 Wochen auf Diabetes mellitus hin untersucht werden.
Bei Nüchternblutzuckerkonzentrationen > 90 mg/dl, willkürlich bestimmten Blutzuckerkonzentrationen > 125 mg/dl oder Versagen des 1stündigen Screening-Tests ist ein Glukosetoleranztest in Erwägung zu ziehen.

Screening-Test: orale Gabe von 50 g Glukoselösung und Bestimmung der Blutzuckerkonzentration nach 1 Stunde. Bei Blutzuckerkonzentrationen > 140 mg/dl nach 1 Stunde sollte immer ein 3-Stunden-Glukosetoleranztest durchgeführt werden.

3-Stunden-Glukosetoleranztest: in der Schwangerschaft werden 100 g Glukoselösung gegeben und die Blutzuckerkonzentration nüchtern und jeweils nach 1, 2 und 3 Stunden bestimmt. Ein Gestationsdiabetes liegt vor, wenn zwei dieser Parameter folgende Werte annehmen: nüchtern > 105 mg/dl, nach 1 Std. > 190 mg/dl, nach 2 Std. > 165 mg/dl, nach 3 Std. > 145 mg/dl.

Untersuchungen bei Schwangeren mit Diabetes mellitus

Hämoglobin-A_{1c}: sollte monatlich kontrolliert und während der Schwangerschaft im normalen Bereich gehalten werden; Diskrepanzen zwischen Hämoglobin-A_{1c}-Werten und der Selbstbestimmung des Glukosebedarfs müssen abgeklärt werden und sind in der Regel auf Probleme bei der Selbstkontrolle zurückzuführen.

Fundoskopie (durch einen erfahrenen Arzt): während des 1. Trimenon, bei Bedarf Nachkontrolle.

Elektrolyte, Plasma-Harnstoff-Stickstoff, Kreatinin und großes Blutbild.

Bestimmung von Protein und Kreatinin-Clearance im 24-Stunden-Urin: bei normalen Werten im 1. Trimenon ist eine weitere Messung in der Regel nur bei Auftreten spezifischer Probleme erforderlich.

Ultraschalluntersuchung auf fetale (auch kardiale) Fehlbildungen: ~ in der 18. Woche.

Untersuchungen bei allen Schwangeren mit diabetischer Stoffwechsellage

Hämoglobin-A1c: siehe oben.

Selbstkontrolle der Blutzuckerwerte: mindestens 4mal tgl.; Zielwerte werden unterschiedlich angegeben, liegen jedoch meist bei 65–95 mg/dl vor den Mahlzeiten, < 110 mg/dl vor dem Schlafengehen und < 120 mg/dl 2 Stunden nach den Mahlzeiten.

Kontrolle von Gewicht und Lebensfähigkeit des Fötus im 3. Trimenon: z. B. durch Ultraschalluntersuchung und Kardiotokogramm.

Differentialdiagnose

Nicht anwendbar.

Ätiologie

Ursachen eines Gestationsdiabetes (erhöhte Insulinresistenz)

Erhöhte Konzentrationen von Progesteron, Kortisol, Prolaktin und Plazentalaktogen, die auch zu einer Beeinträchtigung des Stoffwechsels der Postinsulinrezeptoren führen.
Ungeklärte Prozesse, die zu einer Erhöhung des Insulinbedarfs um das 2–3fache während der Gravidität führen.

Risikofaktoren für einen Gestationsdiabetes

Gestationsdiabetes in früheren Schwangerschaften.
Positive Familienanamnese eines Diabetes mellitus.
Nüchternglykosurie.
Intrauteriner Fruchttod in früheren Schwangerschaften.
Riesenkinder („large for date babies") bei früheren Schwangerschaften.
Fetale Fehlbildungen bei früheren Schwangerschaften.
Adipositas der Mutter.
Hydramnion, Makrosomie.

Epidemiologie

In Deutschland beträgt die Prävalenz des Gestationsdiabetes je nach diagnostischen Kriterien und untersuchter Bevölkerungsgruppe 1–3 %.

Komplikationen

Bei der Mutter

Zunehmende Retinopathie, Nephropathie.
Zunehmende Makroangiopathie.
Präeklampsie im Rahmen einer Gestose.
Hydramnion.
Ketoazidose, Hyperglykämie.
Tod.

Beim Kind

Atemnotsyndrom, Ikterus, Makrosomie.
Hypoglykämie.
Hypokalzämie.
Polyglobulie.
Mikrozephalie, Sakralagenesie.
Angeborene Fehlbildungen.
Angeborene Herzfehler.
Intrauteriner Fruchttod.

Schwangerschaftsberatung

Diabetikerinnen sollten auf folgende Risiken hingewiesen werden:
Die Sterblichkeit diabetischer Mütter ist gegenüber nichtdiabetischen Müttern leicht erhöht.
Komplikationen wie Retinopathie, Nephropathie und koronare Herzkrankheit können sich in der Schwangerschaft verschlimmern.
Die Wahrscheinlichkeit einer Kaiserschnittentbindung ist erhöht.
Während der Schwangerschaft sind zahlreiche Vorsorgeuntersuchungen und eine engmaschige Überwachung erforderlich.
Die Blutzuckerwerte müssen mehrmals täglich von der Patientin selbst kontrolliert werden.
Mehrmals täglich sind Insulininjektionen erforderlich.
Eine entsprechende Diät muß streng eingehalten, Rauchen und Alkohol aufgegeben werden.
Es besteht ein erhöhtes Risiko kindlicher Fehlbildungen und neonataler Komplikationen. Dieses Risiko kann durch entsprechende engmaschige Überwachung und Compliance sowie euglykämische Einstellung vermindert werden.

Pharmakotherapie

Während der Schwangerschaft

Alle Patientinnen, die orale Antidiabetika einnehmen, sollten auf 2–4mal tgl. Insulin umgestellt werden; empfehlenswert ist eine Mischung aus kurz- und intermediärwirksamem Insulin nach Bedarf oder eine Abenddosis intermediärwirksames Insulin vor dem Schlafengehen und kurzwirksames Insulin vor den Mahlzeiten.

Zwei Drittel der Patientinnen mit Gestationsdiabetes können durch Diät behandelt werden; das übrige Drittel benötigt Insulin, z. B. 2mal tgl. eine Mischung aus kurz- und intermediärwirksamem Insulin sowie eventuell zusätzlich kurzwirksames Insulin vor dem Mittagessen.

Der Insulinbedarf erhöht sich während der Schwangerschaft und kann > 100 IE tgl. betragen.

Ein Absinken des Insulinbedarfs im 2. oder 3. Trimenon kann ein Hinweis auf fetale Entwicklungsstörungen sein und erfordert eine sofortige Abklärung.

Während Wehen und Entbindung

Stündlich werden 1–4 IE Insulin i.v. benötigt; die Dosis wird anhand stündlicher Kapillarblut- und/oder Plasmaglukosebestimmung angepaßt. Der Insulinbedarf nimmt während und nach den Wehen ab.

Die Blutzuckerkonzentrationen müssen ungefähr im Normbereich gehalten werden.

Bei langanhaltenden Wehen und bei Risikopatientinnen ist eine unabhängige Energiezufuhr, z. B. 10%ige Glukoselösung, 100 ml/Std. i.v., erforderlich.

Insulin sollte mittels Insulinpumpe gegeben werden (Normalinsulin, 50 IE in 50 ml physiologischer Kochsalzlösung).

Als Wehenhemmer eingesetzte Betasympathomimetika können zu Insulinresistenz führen.

Allgemeinanästhesie und Schnittentbindung erhöhen den Insulinbedarf.

Nach der Entbindung kommt es zu einem dramatischen Absinken des Insulinbedarfs.

Patientinnen mit Gestationsdiabetes brauchen häufig keine weitere Insulinbehandlung, sollten jedoch ärztlich untersucht werden.

Weitere Punkte

ACE-Hemmer sind in Schwangerschaft und Stillzeit kontraindiziert.

Orale Antidiabetika sind in Schwangerschaft und Stillzeit ebenfalls kontraindiziert.

Glukokortikoide (für die fetale Lungenreifung) können bei insulinabhängigem Prägestationsdiabetes eine diabetische Ketoazidose auslösen.

Bei Gestationsdiabetes sollte 6 Wochen nach der Entbindung ein routinemäßiger 2-Stunden-Glukosetoleranztest durchgeführt werden.

Behandlungsziele

Stabilisierung der Blutzuckerwerte vor den Mahlzeiten bei 65–90 mg/dl, 2 Stunden nach den Mahlzeiten bei 120 mg/dl und der Hämoglobin-A_{1c}-Werte im Normbereich.

Ungestörte Entwicklung des Fötus, Vermeidung neonataler oder mütterlicher Probleme.

Prognose

Retinopathie, Nephropathie und Makroangiopathie können sich während der Schwangerschaft verschlimmern, ein Prozeß, der durch gute Stoffwechseleinstellung und Überwachung jedoch minimiert werden kann.

Die perinatale Sterblichkeit ist bei Schwangerschaften von Diabetikerinnen erhöht; ungefähr 50 % dieser Erhöhung ist mit einer schlechten Blutzuckereinstellung assoziiert.

Die mütterliche Sterblichkeit ist etwas höher als bei nichtdiabetischen Patientinnen.

Nachsorge

Anfangsbetreuung

Kliniken, in denen die Patientinnen sowohl durch Spezialisten für Diabetes als auch für Geburtshilfe betreut werden können, bieten Vorteile.

Screening-Tests zum Nachweis diabetischer Komplikationen sollten durchgeführt und bei jedem Termin der Blutdruck gemessen werden.

Nachfolgende Betreuung

Je nach Bedarf sollte die Patientin alle 1–2 Wochen zur Kontrolle einbestellt werden.

Bei Patientinnen mit Gestationsdiabetes besteht ein 30–50%iges Risiko, nach 5 Jahren einen insulinunabhängigen Diabetes mellitus zu entwickeln.

Hinweise zu Ernährung / Lebensführung

Bei bekanntem Diabetes mellitus hat eine Ernährungsberatung in der Regel bereits stattgefunden; bei Erstdiagnose des Diabetes in der Schwangerschaft muß die Patientin an entsprechende Stellen überwiesen werden.

Bei der Ernährung ist darauf zu achten, daß 50 % der Energiezufuhr in Form von Kohlenhydraten aufgenommen wird und daß die Nahrung ausreichend Kalzium und Vitamine enthält.

Eisen- und Folsäuresubstitution sind erforderlich.

Während der Schwangerschaft sollte durch entsprechende Kontrolle der Nahrungsaufnahme auf eine normgerechte Gewichtszunahme geachtet werden.

Literatur

1. Briese V, Stiete H, Stiete S (1997) Gestationsdiabetes – perinataler Hyperinsulinismus und postnatale Entwicklungsstörungen. Zentralbl Gynakol 119 (7):324–330
2. Fasching P (1997) Funktionelle Insulintherapie und Gravidität. Wien Med Wochenschr 147 (9):217–221
3. Brockerhoff P (1996) Diabetes mellitus und Schwangerschaft. Med Klin 91 Suppl 1:25–26
4. Gemeinsame Empfehlung der Arbeitsgemeinschaft Diabetes und Schwangerschaft, der Deutschen Diabetes-Gesellschaft (DDG), der Deutschen Gesellschaft für Gynäkologie und Geburtshilfe, der Deutsch-Österreichischen Gesellschaft für Neonatologie und Pädiatrische Intensivmedizin und der Deutschen Gesellschaft für Perinatale Medizin für die Betreuung der Neugeborenen diabetischer Mütter (1996) Z Geburtshilfe Neonatol 200 (2):79

Symptome

Flüssige Stühle: > 3 Stuhlentleerungen und > 200 ml pro Tag.

Blut (Dysenterie): Hinweis auf akute Schleimhautentzündung.

Bauchschmerzen: unterschiedlich stark und häufig, vor der Stuhlentleerung.

Tenesmus: Hinweis auf Proktitis.
Fieber.

Gewichtsabnahme, Mangelernährung, Dehydratation: bei längeranhaltender Erkrankung.

Fettstühle mit unverdauten Nahrungspartikeln: häufig bei Giardiasis.

Klinischer Befund

Fieber: Hinweis auf akute Schleimhautentzündung.

Klinische Zeichen der Dehydratation oder Mangelernährung.

Blasse Haut- und Schleimhautfarbe: bei chronischer Anämie oder akutem Blutverlust.

Ausschlag oder Exkoriation in der Analregion: unspezifische Reizung durch alkalische Stühle; kann jedoch auch bei Infektion mit *Enterobius vermicularis* oder *Strongyloides stercoralis* auftreten.

Arthropathie: gelegentlich bei Infektion durch gramnegative Erreger.

Borborygmus.

Splenomegalie, Roseola: bei Infektion mit *Salmonella typhi* oder *paratyphi.*

Peritonitis: selten.

Labor- und Apparate-Diagnostik

Diagnostische Tests sind bei starken Beschwerden oder Anhalten der Symptome > 1 Woche indiziert.
Bluttests: Eosinophilie des peripheren Blutes deutet auf invasive helminthische Infektion hin.

Stuhluntersuchungen (Mikroskopie, Parasitologie, Kultur): in frischen, noch warmen Stuhlproben lassen sich *Entamoeba histolytica* und *Giardia lamblia* am besten nachweisen; die Stuhlprobe sollte auch auf *Clostridium-difficile*-Toxin untersucht werden.

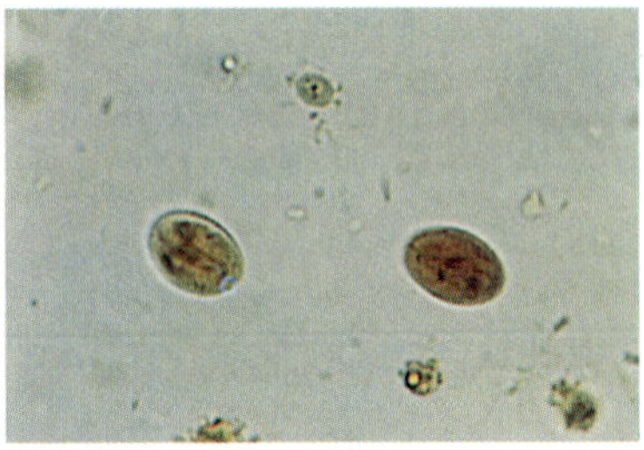

Giardia-lamblia-Zysten. (Iodfärbung).

Endoskopie des oberen Gastrointestinaltraktes einschließlich Duodenalbiopsie: zur morphologischen und parasitologischen Untersuchung in schweren Fällen oder bei Anhalten der Symptome > 2 Wochen und negativem Befund der Stuhluntersuchungen.

Dünndarmröntgen: bei Verdacht auf Ileozökaltuberkulose oder wenn trotz umfangreicher Untersuchungen keine Diagnose gestellt werden konnte.

H_2-Atemtest: zum Nachweis einer Darmflorastörung (bakterielle Fehlbesiedelung).

HIV-Serologie: bei Risikopatienten oder bei negativem Befund aller anderen Untersuchungen.

Differentialdiagnose

Entzündliche Darmerkrankung (meist Colitis ulcerosa).
Arzneimittelinduzierte Diarrhö: Laxanzien, Magnesiumverbindungen, Chinidin, Prostaglandine.
Laktoseintoleranz.
Diabetische Neuropathie des autonomen Nervensystems.
Endokrin verursachte Diarrhö (z. B. bei Diabetes mellitus, Hyperthyreose).
Phäochromozytom.
Andere nichtinfektiöse Ursachen für Massen- oder Fettstühle (Malabsorption): H-Ketten-Krankheit, schwere Mangelernährung, Zustand nach Darmresektion, chronische Pankreatitis, chronische Leberzellfunktionsstörung, Zöliakie, Morbus Whipple.
Idiopathische Diarrhö.
Darmflorastörungen (bakterielle Fehlbesiedelung).
NSAR-induzierte Enteropathie.

Ätiologie

Bakterien: *Aeromonas* spp., *Campylobacter* spp., *C. difficile*, *Escherichia coli* (einschließlich 0157:H7), *Mycobacterium tuberculosis*, *Plesiomonas shigelloides*, *Salmonella* spp., *Shigella* spp., *Vibrio* spp., *Y. enterocolitica*, *Mycobacterium avium-intracellulare.*
Viren: Adenovirus, Astrovirus, Norwalk-Agens, Rotavirus, HIV.
Protozoen: *E. histolytica*, *G. lamblia*, *Isospora belli*, *Cryptosporidium* spp.
Helminthes: *Capillaria philippinensis*, *E. vermicularis*, *Fasciolopsis buski*, *Schistosoma mansoni*, *Schistosoma japonicum*, *Strongyloides stercoralis*, *Taenia* spp., *Trichuris trichiuria*, *Ascaris* spp.
Reisediarrhö: klinische Syndrome unterschiedlicher Genese, einschließlich Viren, Bakterien und Protozoen.
Lebensmittelvergiftung.
Postinfektiöse Malabsorption.
Immunsuppression.

Epidemiologie

Darminfektionen treten weltweit auf.
Fäkal-oraler Übertragungsweg.
Reisediarrhö tritt häufiger bei Reisen in Länder mit schlechteren sozioökonomischen und hygienischen Bedingungen auf (einschließlich der meisten tropischen und subtropischen Länder), die Prävalenzraten weisen jedoch große geographische Unterschiede auf.

Komplikationen

Dehydratation, Störungen des Elektrolythaushaltes.

Niereninsuffizienz: durch Hypovolämie oder akute tubuläre Nekrose im Rahmen einer Sepsis.

Anämie: aufgrund von Blutungen.

Sepsis durch gramnegative Erreger: in seltenen Fällen.

Hyperinfektionssyndrom: bei Infektion mit *S. stercoralis.*

Ileusperforation, Blutung: bei Salmonellose.

Lymphadenitis mesenterialis oder Ileitis, nicht-eitrige Arthritis, Morbus Bechterew, Erythema nodosum, Morbus Reiter: bei Infektion mit *Yersinia enterocolitica.*

Perforation, Morbus Reiter, hämolytisch-urämisches Syndrom: bei Shigellose. *Akute nekrotisierende Kolitis, Appendizitis, Amöbengranulom, Blutung, Striktur:* bei Amöbenbefall des Kolons.

Kolonnekrose: bei pseudomembranöser Kolitis.

Pharmakotherapie

Die meisten infektiösen Diarrhöen sind selbstlimitierend und erfordern keine medikamentöse Behandlung.

Indikationen

Reisediarrhö: Prophylaxe mit Bismutum subsalicylicum; Rehydratation nur bei wässrigen Stühlen; Ciprofloxacin bei toxischen Erscheinungen (Fieber, Dehydratation) oder Dysenterie, die bei Verdacht auf Entamoeba-Befall auch eine Metronidazol-Behandlung erfordern kann.
Wahl des Arzneimittels und der Dosierung hängt vom Erreger ab:
C. difficile: Vancomycin, alle 6 Std. 125 mg über 10 Tage, oder Metronidazol, 3mal tgl. 500 mg über 10 Tage.
E. histolytica: Metronidazol, 3mal tgl. 500 mg über 10 Tage.
G. lamblia: Metronidazol, 3mal tgl. 250 – 500 mg über 7 Tage.
I. belli: Trimethoprim-Sulfamethoxazol, 3mal tgl. 160 Tage, danach 2mal tgl. über 3 Wochen.
S. typhi oder *paratyphi*: Ciprofloxacin, Chloramphenicol, Trimethoprim-Sulfamethoxazol oder Amoxicillin.
S. mansoni, japonicum, mekongi, intercalatum oder *matthei*: Praziquantel.
S. stercoralis: Albendazol oder Thiabendazol.
Cholera, wässrige Durchfälle; orale Rehydratation (i.v. in extremen Fällen, z. B. bei Infektion mit *Vibrio cholerae*).

Ausgewählte Dosierungsschemata

Amoxicillin, 3mal tgl. 500 mg über 14 Tage (bei Infektion mit *S. typhi*, bei fieberfreien Patienten Dosisreduktion).
Ampicillin, 4mal tgl. 1 g über 14 Tage.
Chloramphenicol, tgl. 50 mg/kg KG in verteilten Dosen über 14 Tage.
Ciprofloxacin, 2mal tgl. 500 – 750 mg über 3 Tage bei schwerer Reisediarrhö; über 14 Tage bei Infektion mit *Salmonella* spp.
Albendazol, 2mal tgl. 400 mg über 1 – 3 Tage; bei Infektion mit *S. stercoralis* Behandlungsdauer 3 Tage, nach 3 Wochen erneute Behandlung.
Mebendazol, Initialdosis 100 mg (bei Askariasis kann zweite Dosis erforderlich sein).
Thiabendazol, 2mal tgl. 25 mg/kg KG über 3 Tage (bei Hyperinfektionssyndrom länger).
Praziquantel, Initialdosis 40 – 50 mg/kg KG; bei Infektion mit *S. japonicum* eintägige Behandlung mit 60 mg/kg KG auf 3 Dosen verteilt.
Weitere Einzelheiten siehe aktuelle Verschreibungsinformationen des Herstellers.

Behandlungsziele

Linderung der Durchfälle, Bauchkoliken und anderen Darmsymptome.
Schnellstmögliche Rehydratation des Patienten, vorzugsweise oral.
Heilung bakterieller und parasitärer Infektionen.
Normalisierung des Ernährungszustandes des Patienten, insbesondere wenn die Infektion mit klinisch manifester Malabsorption assoziiert ist.
Rezidivprophylaxe, insbesondere bei Infektionen mit *Salmonella typhi* oder *paratyphi*.
Palliativbehandlung bei nicht heilbaren immunsupprimierten Patienten.

Prognose

Bei einigen schweren Infektionen (z. B. Bakterienruhr oder durch *E. histolytica* verursachte Kolitis) kann eine vollständige Heilung fast aller Patienten durch eine spezifische Chemotherapie erreicht werden.
Wenn Komplikationen einen chirurgischen Eingriff erforderlich machen, ist die Prognose weniger günstig.

Nachsorge

Die meisten Darminfektionen sind akuter Natur und erfordern keine Nachsorge.
Bei Infektionen mit *S. typhi* und *paratyphi* muß sichergestellt werden, daß der Patient nicht zum Dauerausscheider wird.
Bei klinisch manifester, in der Folge einer Darminfektion auftretender Malabsorption sollte die Erhaltungstherapie überwacht und die Heilung sichergestellt werden.

Hinweise zu Ernährung / Lebensführung

Im Umgang mit Nahrungsmitteln müssen Hygienevorschriften strengstens beachtet werden: die meisten Darminfektionen sind auf eine Verseuchung der Speisen und insbesondere des Trinkwassers zurückzuführen.
Meiden von Milch und Milchprodukten empfiehlt sich bei sekundärem Laktasemangel, der bei Darminfektionen jeder Genese zu Komplikationen führt.
Patienten sollten extrem viel trinken (jedoch keine alkoholischen oder koffeinhaltigen Getränke).
Zur Vermeidung einer weiteren Ausbreitung des Erregers ist auf sorgfältiges Händewaschen zu achten.

Literatur

1. Farthing M, Feldman R, Finch R, Fox R, Leen C, Mandal B, Moss P, Nathwani D, Nye F, Percival A, Read R, Ritchie L, Todd WT, Wood M (1996) The management of infective gastroenteritis in adults. A consensus statement by an expert panel convened by the British Society for the Study of Infection. J Infect 33 (3):143 – 152
2. Laing RB, Lee C, Leen CL (1996) An audit of the clinical features and use of antimicrobials in adult diarrhoea. J Infect 32 (1):17 – 21

Symptome

Massenhafte, wässrige Durchfälle: > 400 ml/Tag.
Heftige Bauchschmerzen.
Erbrechen.

Klinischer Befund

Häufig deutliche Gewichtsabnahme und Dehydratation.

Labor- und Apparate-Diagnostik

Stuhlkultur: zum Nachweis von *Salmonella, Campylobacter* und *Shigella* spp.

Stuhlfärbung und mikroskopische Untersuchung: eventuell mit Konzentration der Stuhlproben; Ziehl-Neelsen-Färbung zum Nachweis von Kryptosporidien, *Isospora* spp. und *Cyclospora* spp.; Trichrom- und Fluoreszenzfärbung zum Nachweis von Mikrosporidien; mikroskopische Untersuchung der frischen Stuhlprobe auf Amöben und Zysten von *Giardia* spp.

Dünndarmbiopsie: die elektronenmikroskopische Untersuchung ist das Verfahren der Wahl zum Nachweis von Mikrosporidien, diese sind jedoch auch durch Stuhlfärbung oder mit dem Lichtmikroskop erkennbar.

Biopsie: bei Verdacht auf Zytomegalievirus- oder *Mycobacterium avium*-Komplex-Kolitis oder Diarrhö aufgrund eines Lymphoms oder Kaposi-Sarkoms.

Malabsorptionstests: zum Nachweis einer mit partieller Zottenatrophie und Malabsorption, insbesondere von Vitamin-B_{12} (Schilling-Test), assoziierten Protozoeninfektion.

Differentialdiagnose

Viral bedingte Diarrhö: Zytomegalievirusinfektion kann mit Blutstühlen und Bauchschmerzen einhergehen.
Bakteriell bedingte Diarrhö: *Shigella, Salmonella* und *Campylobacter* spp. können zu einer akuten Diarrhö mit systemischen Symptomen führen; opportunistische bakterielle Infektionen mit *M. avium-intracellulare* verursachen wässrige Durchfälle bei Patienten mit stark reduzierter CD4-Zahl ($< 100 \times 10^6$/l).
„Pathogen-negative Diarrhö": bei großvolumigen Durchfällen können die Erreger durch die Untersuchungen meist nachgewiesen werden; kleinvolumige Durchfälle im Rahmen eines Colon irritabile treten bei CD4-Zahlen $> 200 \times 10^6$/l häufiger auf.

Ätiologie

Infektiös

Mycobacterium avium.
Kryptosporidien.
Mikrosporidien (mindestens zwei Spezies: *Septata intestinalis* und *Enterocytozoon bieneusi).*
Cyclospora spp.
Isospora spp.
Entamoeba spp.
Giardia spp.
Zytomegalievirus.

Nichtinfektiös

Lymphom.
Kaposi-Sarkom.

Epidemiologie

Kryptosporidiose tritt bei häufigem Umgang mit Tieren auf; die Erkrankung wird durch Geschlechtsverkehr übertragen. Trinkwasserepidemien sind ebenfalls bekannt.
Mikrosporidiose tritt nur bei stark immunsupprimierten Patienten (CD4-Lymphozytenzahlen $< 100 \times 10^6$/l) auf.
Infektion mit Isospora ist in Südamerika und Afrika verbreitet; gelegentlich tritt sie bei Reisen in diese Erdteile auf.
Infektion mit *Entamoeba* spp. ist bei homosexuellen Männern verbreitet, diese Stämme sind in der Regel jedoch nicht pathogen.
Infektion mit Giardia ist bei homosexuellen Männern verbreitet (Übertragung durch Geschlechtsverkehr möglich); bei HIV-positiven Männern tritt sie häufiger auf.

Komplikationen

Toxisches Megakolon: in seltenen Fällen.
Schmerzen im rechten Oberbauch, cholangiographische Erscheinungen einer AIDS-assoziierten sklerosierenden Cholangitis.
Kräfteverfall, Inanition, Tod.

Pharmakotherapie

Allgemeine Behandlung

Rehydratation, in der Regel durch oralen Volumenersatz.

Behandlung mit einem die Darmmotilität hemmenden Mittel (z. B. Codeinphosphat, tgl. 30–80 mg) oder stärker wirkenden Opiaten kann zu einem toxischen Megakolon führen.

Spezifische Vitaminsubstitution empfiehlt sich bei Malabsorption.

Das Stuhlvolumen kann während der Behandlung durch Gabe von Somatostatinanaloga (z.B. Octreotid, 2–3mal tgl. 50–200 μg) reduziert werden.

Bei Kryptosporidiose

Der Nachweis der speziellen Wirksamkeit der üblichen Therapieschemata steht noch aus.

- Standarddosierung

Paromomycin, 4mal tgl. 500 mg (ohne Erfolg).

Azithromycin, tgl. bis zu 1,5 g.

- Kontraindikationen

Keine.

- Besonderheiten

Paromomycin: das Stuhlvolumen verringert sich um 50 %, die Kryptosporidien werden jedoch nicht abgetötet.

- Wechselwirkungen

Nicht bekannt.

- Nebenwirkungen

Nicht bekannt.

Bei Mikrosporidiose

Der Nachweis der speziellen Wirksamkeit der üblichen Therapieschemata steht noch aus.

- Standarddosierung

Albendazol, 2mal tgl. 400 mg, oder Metronidazol, 3mal tgl. 400 mg.

- Kontraindikationen

Keine.

- Besonderheiten

Albendazol: tötet *Septata intestinalis* ab, weniger erfolgreich bei *E. bieneusi*.

Metronidazol: kann eine symptomatische Besserung bewirken.

- Wechselwirkungen

Metronidazol: Alkohol.

- Nebenwirkungen

Metronidazol: Übelkeit.

Bei Infektion mit *Entamoeba histolytica*

Metronidazol, 3mal tgl. 400 mg über 1 Woche, Chloroquin, 10 mg/kg KG/Tag über 3 Wochen.

Bei Lambliasis

Metronidazol, tgl. 1,2–2 g über 3 Tage; Tinidazol, initial 2 g, bei Bedarf wiederholen; alternativ Mepacrin, 3mal tgl. 100 mg über 5–7 Tage, bei Bedarf nach 2 Wochen wiederholen.

Bei Infektion mit Isospora und Cyclospora

Trimethoprim/Sulfamethoxazol forte Tabletten, 2mal tgl. 1 Tablette über 2 Wochen, danach Erhaltungsdosis.

Behandlungsziele

Beseitigung der Durchfälle.

Abtöten der Erreger.

Gewichtszunahme fördern, weitere Abnahme verhindern.

Prognose

Kryptosporidiose

Bei CD4-Zellenzahl $> 200 \times 10^6$/l kommt es mit der Zeit zur Remission.

Bei CD4-Zellenzahl $< 200 \times 10^6$/l kann es zur Chronifizierung der Durchfälle kommen.

Die Durchfälle halten in der Regel trotz therapeutischer Maßnahmen an.

Bei CD4-Zellenzahlen $> 200 \times 10^6$/l ist die Prognose eher von der CD4-Zellenzahl als von der Diarrhö abhängig.

Bei CD4-Zellenzahlen $< 200 \times 10^6$/l beträgt die mittlere Lebenserwartung 1 Jahr.

Mikrosporidiose

Die Durchfälle halten in der Regel trotz therapeutischer Maßnahmen an.

Die mittlere Lebenserwartung liegt bei < 1 Jahr.

Andere Infektionen

Die Durchfälle lassen in der Regel mit der Behandlung nach, bei Absetzen der Arzneimittel kann es jedoch zum Rezidiv kommen.

Die Prognose hängt stärker von der zugrundeliegenden CD4-Zellenzahl als von der Diarrhö ab.

Nachsorge

Kontrolle, ob die Erreger abgetötet wurden.

Anhaltende Durchfälle führen durch schwere Anorexie zur Auszehrung; deshalb sollten die Substitution bestimmter Stoffe, Elementardiät oder künstliche Ernährung über Magensonde oder Gastrostomie in Erwägung gezogen werden.

Hinweise zu Ernährung / Lebensführung

Durch Safer-Sex-Maßnahmen läßt sich das Übertragungsrisiko beim Geschlechtsverkehr verringern.

Bei immunsupprimierten Patienten mit einer CD4-Zellenzahl $< 200 \times 10^6$/l empfiehlt sich das Abkochen des Trinkwassers.

Bei Gartenarbeit und Umgang mit Haus- und Nutztieren sollten entsprechende Vorsichtsmaßnahmen getroffen werden.

Literatur

1. Johanson JF (1996) Diagnosis and management of AIDS-related diarrhea. Can J Gastroenterol 10 (7):461–468
2. Bini EJ, Weinshel EH (1998) Endoscopic evaluation of chronic human immunodeficiency virus-related diarrhea: is colonoscopy superior to flexible sigmoidoscopy? Am J Gastroenterol 93 (1):56–60

Symptome

Die Ausprägung einer disseminierten intravasalen Gerinnung kann unterschiedlich stark sein und vom asymptomatischen chronischen, labormedizinisch diagnostizierten Syndrom (kompensiert) bis zur akuten floriden klinisch manifesten hämorrhagischen Diathese (dekompensiert) reichen. Die disseminierte intravasale Gerinnung ist immer mit einer Grunderkrankung assoziiert. Die Symptome der Grunderkrankung stehen in der Regel im Vordergrund.

Generalisierte Hauteinblutungen: insbesondere über abhängigen Arealen.
Blutungen im Bereich von Operationswunden und -inzisionen, Einstichstellen einer Venenpunktion, Verweil- und Drainagekanülen.
Hämatemesis, Melaena, Hämoptyse, Hämaturie und Vaginalblutung.

Finger- und Zehengangrän, Purpura fulminans, blasige Abhebungen der Haut: mikrothrombotische Läsionen in 5–10% der Fälle vorhanden.

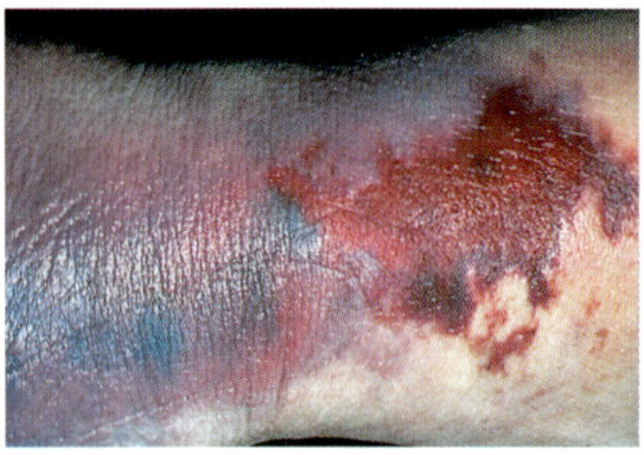

Purpura fulminans, umgeben von einer ausgedehnten subkutanen Blutung.

Klinischer Befund

Manifeste Blutungen: eventuell vorhanden, wie unter Symptomen aufgeführt.

Labor- und Apparate-Diagnostik

Durch einfache Screening-Tests lassen sich verminderte Gerinnungsfaktor- und Thrombozytenkonzentrationen nachweisen.

Ein normaler Befund bei einmaliger Bestimmung dieser Werte kann eine disseminierte intravasale Gerinnung noch nicht definitiv ausschließen; zum Nachweis des Verbrauchs von Gerinnungsfaktoren und Thrombozyten können Testserien erforderlich sein.

Messung von Prothrombinzeit, aktivierter partieller Thromboplastinzeit, Thrombinzeit: alle Werte erhöht; die Verlängerung der Thrombinzeit ist ein zuverlässiger Indikator für die klinische Signifikanz erhöhter Konzentrationen der Fibrinogenspaltprodukte und niedriger Fibrinogenwerte; ist die Thrombinzeit doppelt so lang wie der normale Kontrollwert, muß mit einer klinisch manifesten Blutung gerechnet werden.

Bestimmung der Fibrinogenkonzentration: niedriger Wert.

Messung der Fibrinogenspaltprodukte und D-Dimere: erhöhte Konzentrationen; die Messung der Fibrinogenspaltprodukte ist ein sensitiver, jedoch kein spezifischer Test zum Nachweis einer disseminierten intravasalen Gerinnung; die Messung der D-Dimere ist spezifisch, jedoch weniger sensitiv.

Thrombozytenzählung: niedriger Wert.

Blutausstrich: in vielen Fällen besteht eine mikroangiopathische hämolytische Anämie; fragmentierte Erythrozyten, die beim Vorbeiströmen an den in das Gefäßlumen ragenden Fibrinfasern entstehen.

Differentialdiagnose

In aller Regel führen einfache Screening-Tests und das klinische Bild zur Diagnose.
Vitamin-K-Mangel: normale Thrombozytenzahl.
Lebererkrankung: erhöhte Konzentrationen von Faktor VIII.
Lupusantikoagulans und Thrombozytopenie: normale Fibrinogenwerte, Inhibitoren vorhanden.
Thrombotische thrombozytopenische Purpura: Gerinnungstests in der Regel normal, floride mikroangiopathische Veränderungen im Blutausstrich.
Massive Transfusion: klinische Anamnese.

Ätiologie

Ursachen und assoziierte Erkrankungen

Infektionen: Meningokokken-Sepsis, gramnegative Sepsis, Malaria, Viren (Purpura fulminans).
Maligner Prozeß: disseminiertes metastasierendes Karzinom, akute myeloische Leukämie, Promyelozytenleukämie.
Gynäkologische Komplikationen: septischer Abort, Fruchtwasserembolie, vorzeitige Plazentalösung, Eklampsie, Dead-fetus-Syndrom, Plazentaretention.
Gewebezerstörung: schwere Verbrennungen oder Traumatisierung, große chirurgische Eingriffe, Hypo- oder Hyperthermie, Schock.
Immunologische Phänomene: Anaphylaxie, Transfusion inkompatibler Konserven, Abstoßungsreaktion nach Allotransplantation.
Verschiedene andere Ursachen: Lebererkrankung und infizierte Shunts zur Aszitesableitung, extrakorporaler Kreislauf, einige Schlangen- und Insektengifte, Gefäßmißbildungen.

Pathogenese

Disseminierte intravasale Gerinnung wird durch unangemessene und anhaltende Aktivierung von Gerinnungsmechanismen ausgelöst.
Dadurch kommt es zu einer übermäßigen Steigerung der Thrombinproduktion, der Thrombozytenaggregation und zum Verbrauch von Gerinnungsfaktoren.
Thrombin bewirkt wiederum über sekundäre Plasminproduktion eine Aktivierung von Protein C und fibrinolytischen Systemen.
Natürliche Inhibitoren der Gerinnungskaskade werden ausgeschaltet.
Verbrauch von Gerinnungsfaktoren, Verbrauchsthrombozytopenie und Hyperfibrinolyse verursachen Blutungen.
Die unkontrollierte Freisetzung von Fibrinspaltprodukten führt zu Mikrothrombosen.

Epidemiologie

60% der klinischen Fälle disseminierter intravasaler Gerinnung sind auf eine infektionsbedingte Sepsis, hervorgerufen meist durch gramnegative Bakterien, zurückzuführen.
Die meisten akuten Fälle treten bei intensivmedizinisch betreuten schwerkranken Patienten auf.

Komplikationen

Unstillbare Blutung.
Mikrovaskulärer Verschluß und Nekrose von Herz-, Leber-, Nieren- und Gehirngewebe.
ARDS.

Pharmakotherapie

Antikoagulanzien

Antikoagulanzien könnten bei akuter Promyelozytenleukämie (FAB-M3), akuter intravasaler Hämolyse (Transfusion inkompatibler Blutkonserven) und Purpura fulminans eine Rolle spielen (umstritten).

■ Standarddosierung
Heparin, 5–100 IE/kg KG/Std., als intravenöse Dauerinfusion.

■ Kontraindikationen
Floride Blutung.

■ Besonderheiten
Zur Entfaltung der Heparinwirkung ist Antithrombin III erforderlich, das bei disseminierter intravasaler Gerinnung häufig vermindert ist; damit eine effektive Heparinisierung erreicht wird, muß somit in vielen Fällen gleichzeitig AT II substituiert werden (Konzentrat oder FFP).
Die partielle Thromboplastinzeit sollte das 1,5–2fache des normalen Kontrollwertes betragen.
Kann mit einer erhöhten Blutungsneigung einhergehen; erfordert engmaschige Überwachung und Betreuung durch einen Spezialisten.

■ Wechselwirkungen
Andere Antikoagulanzien.

■ Nebenwirkungen
Blutung (bei Überdosierung).

Fibrinolyseinhibitoren

Aufgrund der gesteigerten Fibrinablagerung wirkt die Fibrinolyse als Schutzmechanismus gegen mikrovaskuläre Organschäden; Fibrinolyseinhibitoren sind deshalb im allgemeinen kontraindiziert. Unter speziellen Umständen, nämlich bei vorherrschender Fibrinolyse, können sie jedoch angebracht sein.
Fibrinolyseinhibitoren sollten nur in Absprache mit einem Spezialisten eingesetzt werden.

Nichtpharmakotherapie

Einzelheiten siehe Transfusionsmedizin.

Fresh Frozen Plasma (FFP)

Frisch eingefrorenes Plasma liefert alle Gerinnungsfaktoren und physiologischen Gerinnungsinhibitoren.
Initial werden 10–15 ml/kg KG gegeben.
Kann eine Flüssigkeitsüberlastung des Körpers verursachen.

Kryopräzipitat

Kryopräzipitat liefert Fibrinogen und Faktor VIII.
Bei erforderlicher signifikanter Fibrinogensubstitution werden 1 IE/5 kg KG gegeben.

Thrombozytenkonzentrate

Thrombozytenkonzentrate sind bei Vorliegen einer Verbrauchsthrombozytopenie erforderlich.
Bei Absinken der Thrombozytenzahl auf $< 10-20 \times 10^9$/l und Auftreten einer manifesten Blutung werden 4 Konzentrate/m^2 Körperoberfläche gegeben.

Erythrozytenkonzentrate

Erythrozytenkonzentrate sind zur Behandlung einer assoziierten Hämolyse oder Anämie erforderlich, um den Hämatokrit bei $> 0,3$ zu halten (Hb ~ 10 g/dl).
Bei jeder Bluttransfusion besteht das Risiko einer Virusübertragung.
Ein weiteres Problem ist die Gefahr der Flüssigkeitsüberlastung.

Behandlungsziele

Behandlung der Grunderkrankung.
Umkehr der Koagulopathie (durch Substitution von Gerinnungsfaktoren und Thrombozyten oder Verwendung pharmakologischer Gerinnungsinhibitoren).
Allgemeine supportive Maßnahmen bei akut kranken Patienten.

Prognose

Die Mortalität bei schwerer disseminierter intravasaler Gerinnung ist hoch und kann > 80 % betragen.
Die hohe Mortalitätsrate ist in der Regel auf das Fortschreiten der Grunderkrankung zurückzuführen; die Beseitigung oder Besserung der Ursache ist von allergrößter Bedeutung.

Nachsorge

Blutgerinnungs-Screening-Tests sollten zur Erfolgskontrolle der Substitutionstherapie wiederholt werden; anzustreben ist eine maximal 3 Sekunden über dem Kontrollwert liegende Prothrombinzeit, eine maximal 10 Sekunden über dem Kontrollwert liegende partielle Thromboplastinzeit und ein Fibrinogenwert von > 1,0 g/l.
Die Notwendigkeit einer weiteren Substitution sollte anhand der Ergebnisse der Screening-Tests und des Grades der klinischen Blutung beurteilt werden.
Pathologische Laborwerte normalisieren sich bei erfolgreicher Behandlung der Grunderkrankung.

Hinweise zu Ernährung / Lebensführung

Es sind keine speziellen Maßnahmen erforderlich.

Literatur

1. Sutterlin R, Barthels D (1996) Empfehlungen zur initialen Diagnostik und Therapie bei akuten Gerinnungsstörungen. Anaesthesiol Reanim 21 (3):76–80
2. Baglin T (1996) Disseminated intravascular coagulation: diagnosis and treatment. BMJ 312 (7032):683–687
3. Scherer R, Paar D, Stöcker L (1994) Diagnose und Therapie pathologischer Gerinnungsaktivierungen. Der Anaesthesist 43 (6):347–354
4. Staudinger T, Locker GJ, Frass M (1996) Management of acquired coagulation disorders in emergency and intensive-care medicine. Semin Thromb Hemost 22 (1):93–104

Symptome

Eine Divertikulose findet sich bei der Mehrzahl der älteren Personen, verursacht jedoch nur bei wenigen krankhafte Beschwerden oder Symptome.

Symptomatische Divertikelkrankheit
Folgende Beschwerden können auftreten: Fieber, Schmerz im linken Unterbauch (Sigmadivertikulitis).

Dunkler Stuhl: durch akute Darmblutung aus einem Divertikel.

Darmobstruktion: aufgrund einer linksseitigen, durch rekurrierende Divertikulitiden verursachten Striktur.

Klinischer Befund

Symptomatische Divertikelkrankheit
Fieber, Druckschmerz, Abwehrspannung, palpierbare entzündliche Schwellung: Entzündungszeichen mit eventueller Abszedierung, charakteristischerweise im linken Unterbauch lokalisiert.

Schock, akutes Abdomen, paralytischer Ileus: Zeichen einer Perforation.

Anämie, Schock, Abgang von frischem Blut aus dem Rektum: Zeichen einer Blutung (d. h. Divertikelblutung). Eine Divertikelblutung geht häufig mit dem Verlust von einer oder mehrerer Einheiten Blut einher. Ein okkulte gastrointestinale Blutung weist auf eine andere Diagnose hin.

Bauchauftreibung, Obstruktion: Zeichen einer Striktur.

Labor- und Apparate-Diagnostik

Labortests sind bei asymptomatischer Divertikelkrankheit in der Regel ohne Befund, dienen jedoch dem Ausschluß anderer Erkrankungen.
Divertikel sind durch einen Kolonkontrasteinlauf (mit Barium) einfacher zu erkennen als durch eine Koloskopie.
Die Divertikulitis ist eine Erkrankung, die eher anhand der klinischen Symptome als der labordiagnostischen oder bildgebenden Untersuchungen diagnostiziert wird. Letztere sind jedoch von differentialdiagnostischem Wert.

Großes Blutbild: zum Nachweis einer Anämie (Blutverlust) oder erhöhten Leukozytenzahl (Entzündung).

Laborchemische Leberdiagnostik: zum Ausschluß einer Gallenblasenerkrankung, die gelegentlich die gleichen Symptome hervorruft.

Sigmoidoskopie: zum Ausschluß einer Kolitis oder malignen Erkrankung, die gelegentlich die gleichen Symptome hervorrufen.

Röntgenleeraufnahme des Abdomens: eventuell Hinweis auf Ileus oder Perforation.

Kontrasteinlauf: zeigt eventuell vorliegende Obstruktion oder Striktur.

Ultraschalluntersuchung oder CT des Abdomens und der Beckenregion: kann einen abszeßbedingten Hohlraum zeigen.

Koloskopie: eventuell mit Biopsie einer Striktur zum Ausschluß eines malignen Prozesses.

Nuklearmedizinische Untersuchung mit Erythrozytenmarkierung: zur Suche nach aktiven Blutungen.

Urinstatus: zum Ausschluß eine akuten Nephritis.

Differentialdiagnose

Allgemein
Kolorektales Karzinom.
Chronische entzündliche Darmerkrankung.
Pseudomembranöse Kolitis.

Abszeß oder Perforation
Gynäkologische entzündliche Erkrankung des kleinen Beckens.
Pyelonephritis.
Perforation eines peptischen Geschwürs.
Ischämische Kolitis.
Appendizitis.
Morbus Crohn.

Blutung
Kolonpolypen.
Angiodysplasie.
Obere Gastrointestinalblutung.

Striktur
Strahlenschaden.
Ischämische Kolitis.
Endometriose.

Ätiologie

Folgende Faktoren scheinen bei der Entwicklung von Divertikeln eine Rolle zu spielen:
Geringes Stuhlvolumen und in Folge intraluminale Druckerhöhung im Kolon.
Reduziertes Stuhlvolumen und verzögerte Darmpassage aufgrund eines ernährungsbedingten Ballaststoffmangels.
Druckerhöhung aufgrund veränderter Motilität der Darmmuskulatur.
Schwäche und geringe Elastizität der Darmwand.

Epidemiologie

Eine Divertikulose ist bei 33 % der Personen > 40 Jahre und bei 50 % der Personen > 70 Jahre vorhanden.
Die Divertikulose scheint in Industrieländern häufiger aufzutreten.
Divertikulitis und Divertikelblutung sind vollständig unterschiedliche Prozesse und treten nur selten gleichzeitig auf.

Komplikationen

Lebensbedrohliche gastrointestinale Blutung.

Abszeßbildung oder Perforation: führt zu subphrenischen oder perikolischen Infiltrationen.

Darmobstruktion.
Strikturbildung.

Fistelbildung: zu Blase oder Vagina.

Pharmakotherapie

Divertikulitis

Antibiotikagabe über mindestens 2 Wochen bei akuter Entzündung, Abszeßbildung oder Verdacht auf systemische Beteiligung.
Eine intravenöse Antibiotikabehandlung ist bei systemischen Manifestationen der Entzündung indiziert, und zwar Cefotetan, 2 g alle 12 Stunden, oder Ciprofloxacin, 400 mg alle 12 Stunden, und Metronidazol, 500 mg alle 6 Stunden; nach Beseitigung der Symptome Fortsetzung der Therapie noch mindestens über 48 Stunden.
Für die orale Antibiotikabehandlung eignet sich Metronidazol, 500 mg alle 8 Stunden, plus Ciprofloxacin, 500 mg alle 12 Stunden; alternativ Trimethoprim, 160 mg/Sulfamethoxazol, 800 mg alle 12 Stunden, oder ein orales Cephalosporin.

Divertikelblutung

Supportive Therapie, bei Bedarf Volumenexpansion und Blutprodukte.
Antibiotika spielen bei der Behandlung einer Divertikelblutung keine Rolle.

Nichtpharmakotherapie

Bei Perforation im Rahmen einer Divertikelkrankheit: Notfallkolostomie zur Dekompression des Kolons, danach elektive Resektion des erkrankten Darmsegments.
Bei Abszeßbildung, Sepsis oder Versagen der medikamentösen Therapie muß ebenfalls ein chirurgischer Eingriff in Erwägung gezogen werden.
Bei lebensbedrohlicher Blutung im Rahmen einer Divertikelkrankheit: eventuell chirurgischer Eingriff zur Blutstillung oder während einer selektiven Angiographie der Mesenterialarterien durchgeführte therapeutische Embolisation.

Behandlungsziele

Linderung der akuten Symptome.
Verbesserung der Darmfunktion.
Verminderung der Häufigkeit weiterer symptomatischer Schübe.

Prognose

Bei 70–80 % der Patienten mit Divertikelblutung kommt es zu einer spontanen Blutstillung, die Rezidivrate beträgt < 50 %.
Bei den meisten Patienten mit Divertikulitis genügt eine Antibiotika-Therapie; bei einem kleinen Prozentsatz ist die Drainage eines Abszesses oder chirurgische Korrektur von Strikturen erforderlich.

Nachsorge

Rezidivierende Symptome sind häufig, neuauftretende oder veränderte Symptome erfordern jedoch eine Abklärung.
Kommt es durch zusätzliche Ballaststoffzufuhr zu einer Besserung der Symptome, sollte diese als Langzeittherapie fortgesetzt werden.

Hinweise zu Ernährung/Lebensführung

Eine erhöhte Ballaststoffzufuhr kann sich in einigen Fällen günstig auswirken, insbesondere bei ausgeprägter Obstipation.
Übermäßige Ballaststoffzufuhr ist bei deutlicher Einengung oder Strikturbildung durch vorangegangene Entzündungen kontraindiziert.
Regelmäßige körperliche Bewegung führt zu einer Verbesserung der Darmfunktion.

Literatur

1. Nirula R, Greaney G (1997) Right-sided diverticulitis: a difficult diagnosis. Am Surg 63 (10):871–87
2. Flückiger R, Styger S, Huber A (1998) Diverticulitis des Coecum und Colon ascendens. Der Chirurg 69 (2):174–179
3. Fürst H, Schildberg FW (1998) Chirurgische Behandlung entzündlicher Darmerkrankungen. Der Radiologe 38 (1):8–14

Definition

Eisenmenger-Komplex
Dieses erstmals von Eisenmenger beschriebene Krankheitsbild ist definiert als systemische pulmonale Hypertonie aufgrund eines erhöhten pulmonalen Gefäßwiderstandes mit Shunt-Umkehr (d. h. Rechts-Links-Shunt), der durch einen großen Ventrikelseptumdefekt hervorgerufen wird. Zusätzlich bestehen Dextroposition der über dem Defekt reitenden Aorta und Hypertrophie des rechtens Ventrikels.

Eisenmenger-Reaktion
Die auf P. Wood zurückgehende Begriffserweiterung umfaßt alle mit systemischer pulmonaler Hypertonie und pulmonaler Gefäßkrankheit assoziierten Defekte und damit atriale, ventrikuläre und auch aortopulmonale Shuntvarianten.

Symptome

Dyspnoe: je nach Grad der Hypoxie; bei der Eisenmenger-Reaktion im Rahmen eines Ductus arteriosus apertus Botalli ist die Atemnot am geringsten ausgeprägt, da sauerstoffarmes Blut durch den Shunt in den unteren Teil des Körpers gelangt.

Angina pectoris bei Belastung.

Belastungssynkope: geringes Herzzeitvolumen.

Hämoptyse: Lungeninfarkt oder Kapillarruptur.

Knöchelschwellung: Rechtsherzinsuffizienz.

Palpitation: Sinustachykardie, atriale Arrhythmien.

Klinischer Befund

Zentrale Zyanose.

Trommelschlegelfinger: beim Ductus arteriosus apertus sind die Zehen stärker betroffen und deutlicher zyanotisch als die Finger.

Geringes Pulsvolumen, Arrhythmien.

Erhöhter Venendruck: mit prominenter Vorhofwelle.

Prominente rechtsventrikuläre Pulsationen mit palpierbarem 2. Pulmonalton.
Rechtsatrialer 4. Herzton, pulmonaler Ejektionsklick, lauter 2. Pulmonalton.

Herzgeräusche: nicht durch Defekte verursacht; geringe Strömung über großen Defekten, Herzgeräusche daher auf pulmonale Hypertonie zurückzuführen; frühdiastolisches Geräusch durch Pulmonalklappenregurgitation, pansystolisches Geräusch durch Mitralklappenregurgitation.
2. Herzton fixiert gespalten bei Vorhofseptumdefekt, einfach bei Ventrikelseptumdefekt, normal gespalten bei Ductus arteriosus apertus.

Knöchelödem: Rechtsherzinsuffizienz.

Labor- und Apparate-Diagnostik

EKG: zeigt P-Pulmonale (Hypertrophie des rechten Vorhofs), Rechtstyp mit hohen R-Zacken und negativen T-Wellen in den rechten Brustwandableitungen (Hypertrophie des rechten Ventrikels).

Thoraxröntgen: zeigt dilatierten Pulmonalarterienhauptstamm bei reduzierter peripherer Lungendurchblutung.

Zweidimensionale Echokardiographie: zeigt anatomische Gegebenheiten des Defektes und Folgen der Rechtsherzinsuffizienz (vergrößerter rechter Ventrikel, der den kleineren linken Ventrikel komprimiert).

Herzkatheterisierung: Messung des systemischen Lungendrucks mit Shuntnachweis durch Messung der O_2-Sättigung.

Differentialdiagnose

Fallot-Tetralogie.
Transposition mit Pulmonalstenose.
Primäre pulmonale Hypertonie.
Sekundäre pulmonale Hypertonie, z. B. bei pulmonaler Vaskulitis oder pulmonalen Thromboembolien.
In allen diesen Fällen kann gleichzeitig ein offenes Foramen ovale bestehen und die Signifikanz des Defekts verschleiern.

Ätiologie

Die Eisenmenger-Reaktion tritt in Assoziation mit folgenden Defekten auf:
Ventrikelseptumdefekt.
Vorhofseptumdefekt.
Ductus arteriosus apertus.
Aortopulmonaler Defekt.
Double outlet right ventricle.
Truncus arteriosus communis.
Transposition der großen Arterien.

Epidemiologie

Die Inzidenz kongenitaler Herzvitien beträgt ~ 10 von 1000 lebend geborenen Kindern; nur bei wenigen kommt es zur Entwicklung eines Eisenmenger-Syndroms.

Komplikationen

Rechtsherzinsuffizienz.
Plötzlicher Herztod.
Polyglobulie.
Hirnabszeß.
Blutung.
Paradoxe Embolie.
Infektiöse Endokarditis.
Hämoptyse.
Hyperurikämie.

Pharmakotherapie

Diuretika

Eine routinemäßige Diuretikabehandlung ist bei Insuffizienz des rechten Ventrikels angezeigt, eine Dehydratation ist jedoch sorgfältig zu vermeiden.

Digoxin

Digoxin ist nach wie vor das Mittel der Wahl zur Senkung der Herzfrequenz bei Vorhofflimmern. Die Rolle primärer Antiarrhythmika wie Amiodaron ist bisher noch wenig erforscht.

- Standarddosierung

Digoxin, tgl. 0,0625 – 0,25 mg.

- Kontraindikationen

AV-Block II. und III. Grades, Hyperkaliämie.

- Besonderheiten

Eine Hypokaliämie ist zu vermeiden.

- Wechselwirkungen

Keine.

- Nebenwirkungen

Appetitverlust, Übelkeit, Erbrechen, Herzrhythmusstörungen.

Antibiotika

Antibiotika sind bei invasiven Eingriffen und zur Behandlung einer infektiösen Endokarditis angezeigt (*Einzelheiten siehe* Endokarditis).

Antikoagulanzien

Antikoagulanzien sind bei klinisch manifester Thromboembolie (z. B. bei transitorischen ischämischen Attacken) und bei Vorhofflimmern angezeigt; häufig werden sie auch bei schwerer pulmonaler Hypertonie zur Vermeidung einer in situ Thrombose verschrieben.

- Standarddosierung

Cumarinderivat, Dosierung je nach ermittelter INR.

- Kontraindikationen

Schwangerschaft, peptisches Geschwür, schwere Hypertonie.

- Wechselwirkungen

Siehe Verschreibungsinformationen des Herstellers.

- Nebenwirkungen

Blutung.

Weitere Optionen

Nichtmedikamentöse Verhütungsmethoden sind vorzuziehen, ein reines Progesteronpräparat kann jedoch ebenfalls in Frage kommen.
Eine routinemäßige Verabreichung pulmonaler Vasodilatatoren ist nicht empfehlenswert, in Einzelfällen kann jedoch eine kontrollierte probeweise Gabe erwogen werden.
Erste Erfahrungen mit Prostacyclinen (als Dauerinfusion) sind vielversprechend.
Die Hämoptyse ist ein medizinischer Notfall und sollte nach Möglichkeit vom Spezialisten in einem kardiologischen Zentrum behandelt werden.

Behandlungsziele

Besserung der Symptome und Lebensverlängerung.

Weitere Behandlungsmöglichkeiten

Eine korrektive chirurgische Behandlung des anatomischen Defekts ist bei Vorliegen eines erhöhten pulmonalen Gefäßwiderstandes nicht möglich.
Die Herz-Lungen-Transplantation bietet bei schwer behinderten Patienten die besten Überlebenschancen, jedoch müssen andere Erkrankungen wie Niereninsuffizienz ausgeschlossen sein.
Ein Aderlaß mit gleichzeitiger Flüssigkeitssubstitution ist ratsam, um die Symptome einer Polyglobulie zu vermeiden.

Prognose

Die meisten Patienten sterben im 4. Lebensjahrzehnt, am häufigsten durch plötzlichen Herztod.
Nach einer Herz-Lungen-Transplantation sind die langfristigen Überlebenschancen deutlich besser, Ergebnisse gegenwärtig laufender Studien stehen jedoch noch aus.

Nachsorge

Patienten mit Eisenmenger-Komplex müssen sorgfältig überwacht werden.
Bei Vorliegen einer Polyglobulie muß besonders auf den Hämatokritwert geachtet und ggf. ein Aderlaß durchgeführt werden.
Die gesamte medizinische Betreuung muß unter Berücksichtigung des kardiologischen Aspekts erfolgen (z. B. Verhütung und Schwangerschaft, nichtkardiale chirurgische Eingriffe, Infektionen).

Hinweise zu Ernährung / Lebensführung

Schwangerschaft ist mit einer signifikant hohen Mortalitätsrate assoziiert und deshalb zu vermeiden.
Reisen in große Höhen werden extrem schlecht toleriert.
Anstrengende körperliche Tätigkeiten und Wettsportarten sollten vermieden werden.
Bei Flugreisen ist Sauerstoffgabe indiziert, Dehydratation ist zu vermeiden.

Literatur

1. Heß W (1995) Herz-Kreislauferkrankungen in der Schwangerschaft. Bedeutung für die Anästhesie. Der Anaesthesist 44 (6):395 – 404

Symptome

Pruritus.
Trockenheit, Depigmentierung, Verdikkung der betroffenen Stellen, Bläschenbildung und Nässen der Haut.

Klinischer Befund

Xerosis.
Keratosis pilaris.
Dennie-Morgan lines (infraorbitale Hautfalte).
„Allergikeraugen“ (infraorbitale Schatten).
Aufgekratzte Stellen.

Lichenifikation der Haut: Prädilektionsstellen sind Gelenkbeugen.

Prominente Haarfollikel: insbesondere bei dunkelhäutigen Patienten.

Assoziierte Pityriasis alba.
Verstärktes Hervortreten der feinen Linien an der Innenfläche beider Hände.
Sekundärinfektion aufgekratzter Hautstellen.

Labor- und Apparate-Diagnostik

Atopisches Ekzem ist eine klinische Diagnose, die Familienanamnese kann jedoch hilfreich sein.
Häufig liegen weitere Störungen der atopischen Trias (d. h. Asthma, allergische Rhinitis, atopisches Ekzem) vor.

Mikroskopische Untersuchung tangential abgetragener Hautproben: zum Ausschluß von Skabies oder Dermatophyteninfektionen.

Kultur: zum Ausschluß einer Superinfektion durch Staphylokokken.

Hautbiopsie: bei entsprechender klinischer Erfahrung nur selten erforderlich.

Differentialdiagnose

Skabies.
Tinea.
Psoriasis.
Ichthyose.
Dermatitis herpetiformis.
Prämykosides Stadium der Mycosis fungoides (T-Zell-Lymphom).
Netherton-Syndrom (atopisches Ekzem ist ein Leitsymptom).
Wiskott-Aldrich-Syndrom.
Acrodermatitis enteropathica.
Kontaktekzem.
HIV-Infektion (insbesondere bei Kindern).
Phenylketonurie ist während der ersten Lebensjahre häufig mit einem atopischen Ekzem assoziiert.

Ätiologie

Obwohl eine ganze Reihe immunologischer Faktoren im Zusammenhang mit dem atopischen Ekzem identifiziert werden konnten, ist die Genese der Erkrankung nach wie vor unklar; mehrere Faktoren scheinen eine Rolle zu spielen.
Folgende immunologische Veränderungen werden mit dem atopischen Ekzem in Verbindung gebracht:
Erhöhte Serum-IgE-Konzentrationen.
Reduzierte zellvermittelte Immunität.
Verlangsamte Chemotaxis von Neutrophilen und Monozyten.
Relative Zunahme der Interleukin-4 (IL-4) produzierenden $CD4^+$-T-Lymphozyten.
Abnahme der IL-2 produzierenden $CD4^+$-T-Lymphozyten.

Epidemiologie

Die Prävalenz des atopischen Ekzems liegt bei 7–24 : 1000 und ist im Kindesalter am höchsten.
Krankheitsbeginn ist bei ~ 50 % der Fälle im ersten und bei 85 % vor dem fünften Lebensjahr.

Komplikationen

Sekundärinfektion: meist durch *Staphylococcus aureus*; Ekzema herpeticatum (Pustulosis varicelliformis Kaposi) kann sich durch Herpes-simplex-Befall einer ekzematös veränderten Haut entwickeln (eine bei Säuglingen und Kleinkindern unter Umständen schwer verlaufende und lebensbedrohende Erkrankung); das atopische Ekzem ist außerdem häufig mit Molluscum contagiosum assoziiert.

Erythrodermie (Psoriasis erythrodermica): kann sich bei schwerer Verlaufsform entwickeln; erfordert stationäre Aufnahme des Patienten mit engmaschiger Überwachung des Flüssigkeits- und Elektrolythaushalts sowie Behandlung aller Sekundärinfektionen, die für die Auslösung des akuten Schubs in Frage kommen.

Pharmakotherapie

Äußerliche Behandlung

Emollientia zur Vermeidung trockener Hautstellen.
Steroide mit geringer, mittlerer oder höchster Wirkungsstärke:
Geringe Wirkungsstärke: topische Steroide, Hydrocortison 1-2,5 %.
Mittlere Wirkungsstärke: Triamcinolon, Fluocinolon.
Höchste Wirkungsstärke: Desoximetason, Clobetason, Betamethason.

■ Standarddosierung
Alle topischen Steroide 1-2mal tgl. auftragen; topische Steroide mittlerer oder höchster Wirkungsstärke in Gesicht, Achsel- oder Leistenregion nicht länger als einige Tage anwenden.

■ Kontraindikationen
Keine.

■ Besonderheiten
Hochwirksame Steroide zur Vermeidung von Nebenwirkungen nicht länger als unbedingt erforderlich einnehmen.

■ Nebenwirkungen
Atrophie der Haut, Follikulitis, systemische Resorption (insbesondere bei Kindern).

Systemische Behandlung

Eine systemische Behandlung ist nur in folgenden Fällen indiziert:
Sekundärinfektion durch Herpes-Viren: Aciclovir.
Sekundärinfektion durch Bakterien: Antibiotika.
Nur in besonders schweren Fällen: systemische Steroide.
Milderung des Juckreizes: Antihistamine.

Ultraviolettphototherapie

Als adjuvante Maßnahme bei therapierefraktärer Dermatitis.

■ Standarddosierung
3-4mal/Woche Behandlung mit künstlichem UV-B oder PUVA (orales oder topisches Psoralene plus UV-A) unter fachmännischer Überwachung; eventuell selektive Behandlung von Händen und/oder Füßen.

■ Kontraindikationen
Relative: hellhäutige Personen.
Absolute: jede durch Lichtexposition verschlimmerte Dermatose wie Lupus erythematodes, polymorphe Lichtdermatose, photoallergisches Ekzem oder sich bei Lichtexposition verschlimmerndes atopisches Ekzem.

■ Besonderheiten
Bei Fehlen von Kontraindikationen ist eine begrenzte natürliche Sonnenexposition empfehlenswert. Sonnenbrand und heißes oder feuchtes Klima, das den Juckreiz verstärken könnte, sind jedoch zu vermeiden. Eine Selbstbehandlung mittels Höhensonne ist aufgrund der Gefahr einer Überexposition im allgemeinen nicht empfehlenswert.

■ Wechselwirkungen
Substanzen, die zu einer Photosensibilisierung führen, wie Tetracycline, Antibiotika aus der Gruppe der Fluorchinolone, Phenothiazine oder Sulfonamide.

■ Nebenwirkungen
Akut: Phototoxizität.
Chronisch: erhöhtes Hautkrebsrisiko.

Behandlungsziele

Verminderung des Juckreizes.
Vermeidung einer Sekundärinfektion.
Patientenaufklärung und -schulung zur Förderung des selbstverantwortlichen Umgangs mit der Erkrankung.
Hauptziel ist die Beherrschung der Symptome, eine Heilung dieser chronischen Erkrankung ist nicht möglich.

Prognose

In ~ 40 % der Fälle kommt es bis zum Beginn des Erwachsenenalters zu einer Remission.
In den übrigen Fällen entwickelt sich ein chronischer Verlauf mit im Wechsel auftretenden Schüben und Remissionen.

Nachsorge

In den meisten Fällen topische Behandlung und weitere Betreuung der Patienten, bis eine deutliche Besserung eintritt.
Einige Ärzte bestellen ihre Patienten im Abstand von 3-6 Monaten zur entsprechenden Schulung ein.

Hinweise zu Ernährung/ Lebensführung

In seltenen Fällen läßt sich eine eindeutige Hautreaktion auf bestimmte Nahrungsmittel feststellen, die dann zu vermeiden sind.
Wichtig ist eine umfassende Aufklärung von Kindern und Erwachsenen bezüglich der Natur der Erkrankung sowie Unterweisung, wie Emollientia bei Juckreiz zur Vermeidung von Kratzen aufgetragen werden können.
Patienten sollten über Faktoren, die zu einer Verschlechterung der Symptome führen können, genau Bescheid wissen, z.B. trockene Raumluft (insbesondere durch Holzfeuerung), heiße Bäder, reizende Seifen, Wolle, Weichspüler, Hausstaub, Streß, Kratzen usw.

Literatur

1. Abeck D, Brockow K, Ring J (1997) Hautpflege bei Kindern mit atopischem Ekzem. Pflege Aktuell 51 (3):166-169
2. Lischka G (1996) Testung auf Nahrungsmittel bei dyshidrotischem Ekzem. Hautarzt 47 (1):65
3. Darsow U, Abeck D, Ring J (1997) Allergie und atopisches Ekzem: Zur Bedeutung des "Atopie-Patch-Tests". Hautarzt 48 (8):528-535
4. Juhlin L (1996) Comparison of fluticasone propionate cream, 0.05%, and hydrocortisone-17-butyrate cream, 0.1%, in the treatment of eczema. Cutis 57 (2 Suppl):51-56

Definition

Die Endokarditis ist eine (meist bakteriell bedingte) Entzündung der Herzinnenhaut, in der Regel mit Herzklappenbeteiligung; charakteristisch sind endokardiale Vegetationen aus Plättchen- oder Fibrinthromben mit Bakterien und Monozyten.

Subakute Endokarditis (Endocarditis lenta): Besiedelung vorgeschädigter Herzklappen durch wenig virulente Mikroorganismen.

Akute Endokarditis: Besiedelung intakter Herzklappen durch hochgradig virulente Mikroorganismen.

Endokarditis mit negativer Blutkultur: nach inkompletter Therapie, bei Besiedelung durch seltene Keime (z. B. Chlamydien, Rickettsien, *Brucella* spp., Pilze) oder bei nichtbakterieller Endokarditis.

Nichtbakterielle Endokarditis: Endokarditis Libman-Sacks bei SLE; nichtbakterielle Vegetationen (häufiger an Mitral- als an Aortenklappen) mit Klappenstenose oder -insuffizienz.

Marantische Endokarditis bei Erkrankungen im Endstadium: sterile Vegetationen, selten embolisierend, häufig zufälliger postmortaler Befund.

Symptome

Fieber, Krankheitsgefühl, Appetitmangel, Gewichtsverlust, Schüttelfrost: unspezifische Entzündungssymptome

Fortschreitende Herzinsuffizienz: durch Klappendestruktion, kann dramatisch verlaufen.

Neurologische Ausfälle bei Apoplex, fehlender Puls an den Extremitäten, Flankenschmerzen bei Niereninfarkt, Hämoptysen und Dyspnoe bei Lungeninfarkt: durch Embolisation der Vegetationen.

Arthralgie, Schmerzen in der Leistenregion: durch Ablagerung von Immunkomplexen.

Klinischer Befund

Fieber: fehlt bei moribunden Patienten oder bei Immunsuppression.

Herzgeräusche: fehlen bei rechtsventrikulärer Endokarditis.

Blässe, Purpura, Petechien, Vaskulitis, Splitterblutungen, erythematöse Knötchen an den Fingerkuppen (Osler-Knötchen), flache rote Läsionen an Handflächen und Fußsohlen, hämorrhagische Retinainfarkte. Exanthem.
Herzinsuffizienz.

Trommelschlegelfinger, Café-au-lait-Flekken, Splenomegalie: bei chronischem Verlauf.

Labor- und Apparate-Diagnostik

Labor- und Apparate-Diagnostik

Die Diagnose erfolgt aufgrund vieler, den Verdacht bestätigender Befunde, keiner der Tests ist allein beweisend.

Blutkultur: mindestens drei Kulturen zur Erregerbestimmung erforderlich.

Großes Blutbild: Anämie, erhöhte Leukozytenzahl, Hämolyse bei paraprothetischen Defekten.

Urinstatus: mikroskopische Hämaturie, Proteinurie (bei Nierenbeteiligung).

Harnstoff- und Kreatininanalyse: erhöhte Konzentrationen bei Glomerulonephritis.

CRP, BKS, Plasmaviskosität: erhöhte Werte als Ausdruck der Entzündung.

EKG: kann Erregungsleitungsstörungen als Hinweis auf einen Septumabszeß zeigen (z. B. kann das Auftreten eines Linksschenkelblocks einen AV-Block oder plötzlichen Herztod ankündigen).

Zweidimensionale Echokardiographie: das Vorhandensein von Vegetationen bestätigt die Diagnose (das Fehlen von Vegetationen schließt eine Endokarditis jedoch nicht aus); dient der Beurteilung einer Klappeninsuffizienz oder der Kammergröße; ermöglicht Früherkennung von Komplikationen (z. B. Abszeßbildung).

Ösophagus-Echokardiographie: höhere Sensitivität als die zweidimensionale Echokardiographie; bei unsicherer Diagnose und bei Patienten mit Herzklappenersatz indiziert.

Serologische Tests: z. B. zur Feststellung einer Infektion durch *Brucella* spp., Chlamydien, Rickettsien.

Differentialdiagnose

Tuberkulose, Staphylokokken-Sepsis, paraneoplastisches Phänomen (Lymphom, Karzinom), Fieber unklarer Genese.
Systemische Vaskulitis.
Ruptur der Chordae tendineae, Aortendissektion, linksseitiges Vorhofmyxom.

Ätiologie

Auf der Oberfläche geschädigter Herzklappen lagern sich kleine, kurzlebige, sterile Plättchen- oder Fibrinthromben an, die sich durch eine transiente Bakteriämie infizieren.
Eine Bakteriämie kann durch zahnmedizinische Eingriffe (*Streptococcus viridans*) diagnostische oder therapeutische Eingriffe im Urogenitalbereich (*Escherichia coli, Streptococcus faecalis*), Schleimhautschäden durch Kolonkarzinom (*Streptococcus bovis*) oder intravenöse Zugänge bzw. Injektionen (*Staphylococcus aureua* oder*epidermis*) hervorgerufen werden.
Die Infektion wird in 50 % aller Fälle durch alpha-hämolysierende Streptokokken (*Streptococcus viridans*) verursacht.
Weitere bakterielle Erreger sind *Streptococcus pyogenes, Haemophilus parainfluenzae, Neisseria, Pseudomonas* und *Brucella* spp.
Nichtbakterielle Erreger sind Pilze (z. B. *Candida* spp., *Apergillus* spp.) Chlamydien (z. B. *Chlamidia psittaci*) und Rickettsien (z. B. *Coxiella burnetii*).
Risikogruppen sind: Patienten mit vorgeschädigtem Endokard (75 % der Fälle: 25 % rheumatisches Fieber; 25 % Herzklappenersatz; 15 % Aorten- oder Mitralklappenprolaps, 10 % angeborene Herzfehler). Fixer.
Patienten mit lange liegenden intravenösen Zugängen, z. B. bei künstlicher Ernährung, Chemotherapie oder hämodynamischer Überwachung; rezidivierende Bakteriämie, Immunsuppression oder durch den Zugang selbst verursachtes Klappentrauma.

Epidemiologie

In einem durchschnittlichen Kreiskrankenhaus wird pro Monat ein Endokarditis-Patient eingewiesen.
Ein Allgemeinarzt mit durchschnittlichem Klientel trifft alle 10 Jahre auf einen Endokarditis-Fall.

Komplikationen

Klappendestruktion: akute Klappeninsuffizienz, Lungenödem, Herzinsuffizienz.

Embolie: führt zum Infarkt; kann in allen Gefäßen auftreten.

Lokale Ausdehnung der Infektion: Pericarditis purulenta, Abszeß im Bereich der Aortenwurzel (kann zum Sinus aortae führen), Myokardabszeß (Erregungsleitungsstörung).

Verschleppung septischer Emboli in die Vasa vasorum: kann überall im Gefäßsystem zu mykotischen Aneurysmen führen; lebensbedrohend in zerebralen Gefäßen, Gefahr der intrazerebralen Blutung.

Distale Infektion (metastatisch): durch septische Embolie; z. B. Hirnabszeß, Enzephalitis.

Candida-Endokarditis: kann bei mykotischer Endophtalmitis als Superinfektion auftreten.

Glomerulonephritis.

Pharmakotherapie

Entscheidend ist eine exakte frühzeitige Diagnosestellung und enge Zusammenarbeit zwischen Kardiologen, Mikrobiologen und Herzchirurgen.
Bei Fieber und bloßem Verdacht auf Endokarditis ist eine sofortige Antibiotikatherapie nicht erforderlich (falls das Allgemeinbefinden des Patienten dies zuläßt), Abwarten der Laborergebnisse (Verzögerung um 48–72 Stunden) ermöglicht eine exakte Diagnose.
Bei positiven Blutkulturen ist bis zum Vorliegen der Laborergebnisse die sofortige Einleitung einer Antibiotikatherapie angezeigt; die Wahl des Antibiotikums richtet sich dabei nach der Empfindlichkeit des vermuteten Erregers.
Bei negativer Blutkultur sind entsprechende serologische Tests auf kulturnegative Erreger angebracht; bis zum Vorliegen der Laborergebnisse ist die sofortige Einleitung einer Antibiotikatherapie nach Wahrscheinlichkeit des Erregers angezeigt.
Der Therapieerfolg zeigt sich in einem Fieberrückgang innerhalb von 10 Tagen sowie einem Absinken der CRP-Werte innerhalb von 2 Wochen.

- Standarddosierung

Streptococcus viridans: Penicillin G, tgl. 8–24 Mega IE als Bolusinjektion im Abstand von 6 Std. oder als Dauerinfusion.
Staphylococcus aureus: Nafcillin oder Oxacillin, 2 mg i.v. alle 4 Std.
Jeweils zusammen mit Aminoglykosiden in synergistischer Dosierung (z.B. 2mal tgl. 60 mg i.v.), abhängig von Nierenfunktion und Blutkonzentrationen.
Streptococcus faecalis: Ampicillin und Gentamicin.
Staphylococcus epidermidis: Vancomycin.
Pilze: Amphotericin B.

- Kontraindikationen

Penicillinallergie (alternativ Vancomycin).

- Besonderheiten

Die Angemessenheit der Dosierung kann durch Hemmen bzw. Abtöten der Erreger *in vitro* mit Patientenserum überprüft werden (Titer sollten > 1 : 8 sein).

- Wechselwirkungen

Eventuell Anpassung der Cumarinderivat-Dosierung erforderlich.
Risiko der Ototoxizität und Nephrotoxizität bei Kombination von Vancomycin und Gentamicin, vor allem bei eingeschränkter Nierenfunktion sowie bei gleichzeitiger Gabe von hochdosiertem Furosemid.

- Nebenwirkungen

Anaphylaxie, Exanthem, Fieber (allergische Reaktionen auf Erstbehandlung) und oropharyngeale Candidiasis sowie in seltenen Fällen Neutropenie (Penicillin G), cholestatischer Ikterus (Floxacillin), Hepatitis (Floxacillin, Rifampicin, Amphotericin) und Ototoxizität (Vancomycin, Gentamicin).

Nichtpharmakotherapie

Sanierung der Eintrittsstelle, z.B. Entfernung kariöser Zähne.
Unverzügliches kardio-chirurgisches Vorgehen nach entsprechender Indikationsstellung:
Infektion kann durch Pharmakotherapie nicht gestoppt werden (mögliche Abszeßbildung), Hinweise sind > 10 Tage andauerndes Fieber, steigende CRP-Konzentration, zunehmende Nephritis.
Anzeichen einer Abszeßbildung, z.B. Erregungsleitungsstörungen, Defekt im Echokardiogramm oder Klappenersatzdehiszenz.
Verschlechterung der hämodynamischen Situation, z.B. Lungenödem oder zunehmende Kardiomegalie.
Infektion durch schwer zu bekämpfende Bakterien, z.B. *Staphylococcus aureus, Candida* spp., *Aspergillus* spp.
Infektion am Klappenersatz.
Rekurrierende Embolien oder weiteres Wachstum großer Vegetationen trotz Antibiotikatherapie.

Behandlungsziele

Infektionsbekämpfung und Verhinderung einer Herzklappenschädigung.

Prävention

Risikopatienten sollten auf gute Zahnhygiene achten und bei potentiell bakteriämischen Eingriffen wie Zahnextraktion oder Eingriffen im Urogenitalbereich antibiotisch abgedeckt werden.
Trotz dieser Maßnahmen lassen sich nur ungefähr 10 % der Fälle vermeiden.

Prognose

Trotz Fortschritten in Diagnose und Behandlung ist die Mortalität mit > 20 % weiterhin hoch; sie läßt sich jedoch durch rasche Diagnosestellung, Isolation des Erregers, hochdosierte Antibiotikagabe und entsprechende herzchirurgische Intervention reduzieren.
Bei einigen Patienten kommt es zu Rezidiven (< 10 %); bei allen besteht die Gefahr einer Neuinfektion.

Nachsorge

3–4 Wochen nach Abschluß einer scheinbar erfolgreichen Antibiotikabehandlung Kontrolle von Blutkultur, Blutbild, CRP-Konzentration und Echokardiogramm.
Eventuell Beseitigung prädisponierender Faktoren (z.B. Ventrikelseptumdefekt, Ductus arteriosus Botalli apertus).

Hinweise zu Ernährung/ Lebensführung

Keine speziellen Maßnahmen erforderlich.

Literatur

1. Markreiter M, von Essen R (1997) Bakterielle Endokarditis und Endokarditisprophylaxe. Folge 1: Bakterielle Endokarditis. Fortschr Med 115 (13):53–54
2. Markreiter M, von Essen R (1997) Bakterielle Endokarditis und Endokarditisprophylaxe. Folge 2: Endokarditisprophylaxe. Fortschr Med 115 (14):49–50
3. Christen R, Saner H, Pirovino M (1996) Die nicht-bakterielle thrombotische Endokarditis: ein Beitrag zur klinischen Differentialdiagnose der kulturnegativen Endokarditis. Schweiz Med Wochenschr 126 (48):2087–2089
4. Zacherl S, Feyertag C, Salzer Muhar U, Wimmer M (1996) Bakterielle Endokarditis im Kindesalter. Klin Pädiatr 208 (2):47–52
5. Malinverni R (1996) Aminoglykoside in der Behandlung der infektiösen Endokarditis. Schweiz Med Wochenschr Suppl 76:14–20
6. Drochner U, Mehnert F (1996) Herzklappenerkrankung. Hirnabszeß bei Aortenklappenendokarditis. Radiologe 36 (12):995–996

Symptome

Kopfschmerz, Verhaltensstörungen, Fieber, Photophobie, Benommenheit; kann bis zu Verwirrtheit, Koma und Konvulsionen fortschreiten.

Sprachstörungen, Muskelschwäche, Koordinationsstörungen, unwillkürliche Bewegungen: Hinweis auf fokale zerebrale Beteiligung.
Epileptische Anfälle.

Klinischer Befund

Benommenheit, Verwirrtheit, Reizbarkeit, Koma.

Nackensteife: Zeichen einer eventuell vorhandenen Meningitis.

Assoziierte fokale Großhirnhemisphären-Zeichen: z. B. Hemiparese und Dysphasie (an Herpesenzephalitis denken).

Ataxie, Nystagmus, Myoklonien, unwillkürliche Bewegungen, Babinski-Zeichen.

Labor- und Apparate-Diagnostik

CT und MRT des Gehirns: zum Ausschluß anderer Ursachen und eventuell Nachweis eines Hirnödems; fokale Schädigung von unterem Temporallappen und orbitalem Frontalhirn durch Herpes simplex kann im nativen CT erst nach einigen Tagen sichtbar werden, ist nach Kontrastmittelgabe jedoch früher erkennbar.

Lumbalpunktion und Liquoranalyse: der Liquor kann unter erhöhtem Druck stehen und weist in der Regel eine lymphozytäre Pleozytose, mäßig erhöhte Eiweißwerte und normale Glukosekonzentrationen auf; ein um das Vierfache gestiegener Titer der spezifischen viralen Antikörper ist erst in der Retrospektive aufschlußreich; heterogene Enzym-Immunassays (ELISA) zum Nachweis viraler Antigene und Genamplifikation mit Polymerase-Kettenreaktion werden immer häufiger eingesetzt und erleichtern eine frühzeitige genaue Diagnose.

EEG: zeigt generalisierte Verlangsamung der Aktivität bei diffuser zerebraler Funktionsstörung und kann bei Herpesenzephalitis periodische Komplexe oder fokale Verlangsamung über der Temporalhirnregion aufweisen.

Differentialdiagnose

Meningitis: bakteriell, tuberkulös, durch Pilze oder Viren bedingt.
Postinfektiöse oder postvakzinelle Enzephalomyelitis.
Toxische Enzephalopathie bei systemischer Infektion.
Metabolische Enzephalopathie: verläuft in der Regel ohne Fieber, Kopfschmerz oder Liquorveränderung.
Hirnabszeß, Empyem, subdurales Hämatom und andere intrakraniellen Raumforderungen.
Meningealkarzinose.

Ätiologie

Virusbefall des Hirnparenchyms ruft eine unterschiedlich starke entzündliche Reaktion hervor, die mit perivaskulärer Ansammlung von Lymphozyten und anderen mononukleären Zellen und mit Zerstörung der Nerven- und Gliazellen einhergeht; dabei kann es auch zu einer hämorrhagischen Nekrose kommen.

Epidemiologie

Die Herpes-simplex-Virusinfektion ist die häufigste Ursache einer sporadischen Enzephalitis.
Andere Herpesviren, insbesondere Varicella-zoster-, Zytomegalie- und Epstein-Barr-Viren sind häufige Erreger, insbesondere bei geschädigtem Immunsystem, z. B. nach Transplantation oder bei AIDS-Patienten.
Die durch Arboviren hervorgerufene Enzephalitis tritt epidemisch in Gebieten mit Stechmücken auf.
Mumpsenzephalitis und subakute sklerosierende Enzephalitis treten seit Einführung entsprechender Impfungen seltener auf; die subakute sklerosierende Enzephalitis ist eine progredient verlaufende Spätkomplikation der Maserninfektion.
Die häufig bei AIDS-Patienten auftretende progrediente multifokale Leukenzephalopathie ist auf einen durch das humane Polyomavirus (JC-Virus) verstärkten Immundefekt zurückzuführen.
HIV kann bei Serokonversion eine Meningoenzephalitis und später eine langsam fortschreitende Demenz verursachen.

Komplikationen

Krämpfe und Status epilepticus: treten häufig auf und erfordern eine entschlossene Therapie.

Hirnödem: kann zu einer zerebralen Herniation führen und Maßnahmen zur Reduzierung des Hirndrucks erfordern.

Pharmakotherapie

Viele Enzephalitis hervorrufende Viren können nicht wirksam bekämpft werden; häufig kann der Erreger nicht einmal identifiziert werden.
Krämpfe müssen zur Vermeidung von Rezidiven und dadurch ausgelösten Langzeitschäden sofort mit Antikonvulsiva behandelt werden.
Die häufig selbstlimitierende und prognostisch günstige Erkrankung erfordert umfassende supportive Maßnahmen.
Beatmung, Mannitol und Dexamethason können zur akuten Behandlung eines Ödems eingesetzt werden.
Frühzeitige intravenöse Behandlung mit Aciclovir verringert die Morbidität und Mortalität der Herpesenzephalitis; die Behandlung sollte nicht hinausgezögert werden, bis Ergebnisse einer eventuell durchgeführten (und nur selten wirklich indizierten) Gehirnbiopsie vorliegen.

- Standarddosierung

Aciclovir, alle 8 Std. 10 mg/kg KG i.v. Infusion über 10 Tage (Erwachsene), alle 8 Std. 500 mg/m^2 (Kinder im Alter von 3 Monaten bis 12 Jahren).

- Kontraindikationen

Überempfindlichkeit.

- Besonderheiten

Dosisreduzierung bei Nierenschaden.

- Wechselwirkungen

Mögliche Wechselwirkung mit Zidovudin.

Ganciclovir kann bei Verdacht auf Zytomegalievirusbefall günstig sein.

Eine Besserung der HIV-Enzephalopathie wurde bei Zidovudingabe berichtet.

Behandlungsziele

Kausal
Antivirale Behandlung bei Herpesenzephalitis.

Symptomatisch
Vermeidung rezidivierender Krämpfe.
Verminderung der Hirndrucksteigerung.
Bei Bedarf optimale Rehabilitation.

Prognose

Die Prognose hängt von der Art des verursachenden Virus, vom Alter des Patienten und von der assoziierten Grunderkrankung ab.
Bei zu später Diagnose und Behandlung kann eine Herpesenzephalitis häufig zu schweren Folgeschäden oder zum Tod führen.

Nachsorge

Bei bleibender Behinderung können anfangs gezielte neurologische Rehabilitationsmaßnahmen erforderlich sein.

Hinweise zu Ernährung / Lebensführung

Nicht relevant.

Literatur

1. Büttner U, Straube A, Handke V (1997) Opsoklonus und Ocular flutter. Der Nervenarzt 68 (8):633 – 637
2. Goebel FD, Bogner JR (1997) Kombinationsbehandlung der HIV-Infektion. Der Internist 38 (12):1146 – 1153

Definition

Die hepatische Enzephalopathie ist ein reversibles neuropsychisches Syndrom, das als Komplikation einer fulminanten Leberinsuffizienz oder chronischen Lebererkrankung auftritt.
Eine hepatische Enzephalopathie kann in seltenen Fällen auch ohne assoziierte Lebererkrankung im Rahmen eines Harnstoffzyklus-Enzymdefekts und portosystemischen Shunts auftreten.
Die latente hepatische Enzephalopathie verläuft subklinisch im Rahmen einer chronischen Lebererkrankung und kann nur mit Hilfe psychometrischer Tests diagnostiziert werden.

Symptome

Es läßt sich eine große Bandbreite von Manifestationen und Verläufen feststellen (*siehe* Klassifikation).
Umkehr des normalen Schlaf-Wach-Rhythmus.
Nachlassen der geistigen Fähigkeiten.
Verwaschene Sprache.

Flapping Tremor: in Ruhe nicht vorhanden.

Persönlichkeitsveränderungen: charakteristische Merkmale eines Frontalhirnsyndroms.

Koma.

Symptome der Grunderkrankung: z.B. Infektion oder gastrointestinale Blutung.

Klinischer Befund

Patienten mit Bewußtseinsstörungen haben normale Pupillenreaktionen.
Flapping tremor.
Foetor hepaticus.

Konstruktive Apraxie: Streichholztest, Zahlenverbindungstest.

Hyperreflexie: außer bei Koma.
Erhöhter Muskeltonus und Muskelsteife.
Hyperventilation bei tiefem Koma.

Zeichen der Grunderkrankung: z.B. spontane bakterielle Peritonitis.

Labor- und Apparate-Diagnostik

Keiner der Laborparameter kann die Diagnose allein bestätigen.
Die auslösende Lebererkrankung und/oder assoziierte Komplikationen müssen identifiziert werden.
Der auslösende Faktor muß immer gesucht werden.
Patienten müssen sorgfältig auf mögliche Infektionen hin untersucht werden (einschließlich Parazentese bei Vorliegen eines Aszites).

Psychometrische Tests: unerläßlich zum Nachweis einer subklinischen Enzephalopathie; am wenigsten aufwendig sind Zahlenverbindungstest und den Patienten ein Zifferblatt zeichnen lassen.

EEG: ausgeprägte Frequenzverlangsamung; charakteristische triphasische Wellen; Veränderungen treten zuerst in den Frontalhirnregionen auf.

CCT: zum Ausschluß eines subduralen Hämatoms und anderer intrazerebraler Störungen; meist läßt sich eine gewisse Atrophie des Gehirns festestellen, insbesondere bei chronischer Enzephalopathie.

Serum-Ammoniakbestimmung: Konzentration in der Regel erhöht, falsch-positive und falsch-negative Ergebnisse kommen jedoch vor.

Differentialdiagnose

Alkoholinduzierter Gehirnschaden.
Alkoholentzugssyndrom.
Wernicke-Enzephalopathie.
Chronisches subdurales Hämatom oder anderer raumfordernder Prozeß.
Metabolisches Koma anderer Genese.
Postiktaler Zustand.
Meningitis, Enzephalitis.

Ätiologie

Auslösende Faktoren:
Obstipation.
Gastrointestinale Blutung (okkulte oder manifeste).
Infektion.
Polyurie.
Hypovolämie.
Einnahme von Sedativa oder Opiaten.
Diarrhö und Erbrechen.
Überernährung.
Proteinüberangebot.
Akute Verschlechterung einer chronischen Lebererkrankung.
Störungen der Harnstoffkonzentration oder des Elektrolythaushalts.
Unbeherrschter Diabetes mellitus.
Hypoglykämie.
Chirurgischer Eingriff.

Epidemiologie

Eine chronische Lebererkrankung weist in der Regel einen progredienten Verlauf auf, so daß die meisten Patienten früher oder später eine hepatische Enzephalopathie entwickeln, insbesondere im Zusammenhang mit zusätzlichen Auslösemechanismen.
Ein intermittierender Krankheitsverlauf ist am häufigsten zu beobachten.
Eine subklinische oder latente Enzephalopathie ist in den meisten Fällen vorhanden, ihre klinische Signifikanz ist jedoch noch unklar.
Die fulminante Leberinsuffizienz ist eine relativ seltene Erkrankung und erfordert eine sofortige Überweisung an ein Lebertransplantationszentrum.

Komplikationen

Hirndrucksteigerung: bei fulminanter Leberinsuffizienz; durch Hirnödem, kann zum Hirntod führen.

Komplikationen des Komas: z.B. Aspiration im Rahmen einer Enzephalopathie.

Strukturelle Schädigung der Nervenzellen: Demyelinisation und spastische Paraplegie bei chronischer Enzephalopathie (selten); chronische zerebelläre oder Stammganglienzeichen können in Verbindung mit Parkinson-ähnlichen Merkmalen auftreten.

Fokale Krämpfe: selten, andere Ursachen müssen ausgeschlossen werden.

Klassifikation

	Bewußtseinslage	Symptome
Stadium I (Prodromalstadium)	Geringe Verwirrtheit Verlangsamung Verwaschene Sprache Euphorie	Keine Leichte Apraxie Veränderte Handschrift
Stadium II (Drohendes Koma)	Stärker ausgeprägte Verwirrtheit Zeitliche Desorientiertheit Lethargie	Verstärkte Reflexe Erhöhter Tonus Flapping Tremor Ataxie
Stadium III (Stupor)	Schläfrig, jedoch erweckbar Deutliche Verwirrtheit Unzusammenhängende Sprache	Flapping Tremor Babinski-Zeichen Klonus
Stadium IV (Tiefes Koma)	Koma	Fehlende Reflexe Dezerebration

Pharmakotherapie

Bei Beseitigung der Grunderkrankung kommt es meist zur Remission.

Akute Enzephalopathie bei chronischer Lebererkrankung

Laktulose oder Sorbitol, verabreicht durch Magensonde oder Klysma.
Korrektur des gestörten Elektrolythaushalts.
Intravenöses Thiamin bei Alkoholismus.

Langzeittherapie

- Standarddosierung

Laktulose oder Sorbitol, initial 4mal tgl. 30 ml, allmähliche Dosissteigerung, bis zwei weiche Stuhlentleerungen/Tag erreicht werden.

- Kontraindikationen

Bekannte Überempfindlichkeit.

- Besonderheiten

Auf Störungen des Elektrolythaushalts sollte geachtet werden.

- Wechselwirkungen

Keine bekannt.

- Nebenwirkungen

Meteorismus, Flatulenz.

Enzephalopathie bei fulminanter Leberinsuffizienz

Korrektur der Hypoglykämie: 20 % Dextrose i.v.
Korrektur des gestörten Elektrolythaushalts.
Darmsterilisierung: orale nichtresorbierbare Antibiotika.
Frühzeitige Infektionsbehandlung.

Weitere Optionen

Flumazenil, ein Benzodiazepinrezeptor-Antagonist, kann vorübergehend eine symptomatische Besserung bewirken.

Behandlungsziele

Behandlung und Beseitigung der Grunderkrankung.
Vermeidung eines Rezidivs.

Weitere Behandlungsmöglichkeiten

Korrektur, Embolisation oder Ligatur eines eventuell vorhandenen chirurgischen Shunts.
Orale, nichtresorbierbare Antibiotika (z. B. Neomycin) können in Laktulose- oder Sorbitol-therapierefraktären Fällen in Erwägung gezogen werden.
Lebertransplantation bei rezidivierender akuter oder chronischer Lebererkrankung und fulminanter Leberinsuffizienz mit ungünstiger Prognose.

Prognose

Die Prognose wird von der hepatischen Grunderkrankung und Beseitigung auslösender Faktoren bestimmt.

Nachsorge

Die Nachsorge hängt von der Schwere der hepatischen Grunderkrankung ab, Kontrolltermine in der Klinik in 1 - 3monatigem Abstand sind jedoch üblich; die Patienten sollten 3 Monate lang ein Tagebuch führen und alle Stuhlentleerungen dokumentieren.

Hinweise zu Ernährung/ Lebensführung

Entsprechende Ernährung, insbesondere Restriktion der Eiweißaufnahme (z. B. < 30 g/Tag); gilt nur bei Vorliegen einer Enzephalopathie, die auf Medikamente nicht ausreichend anspricht.
Aufklärung der Patienten und ihrer Angehörigen über die Frühwarnsymptome der Enzephalopathie, damit frühzeitig eine ärztliche Behandlung begonnen wird.

Literatur

1. Jentschura D, Storz LW, Rumstadt B, Winkler M (1996) Hepatische Enzephalopathie nach porto-systemischem Shunt. Langenbecks Arch Chir 381 (5):283 – 288
2. Wettstein M, Haussinger D (1996) Hepatische Enzephalopathie, Diagnostik und Therapie. Med Klin 91 (7):447 – 448

Symptome

Krampfanfälle: meist abrupter Beginn, transitorisch, stereotypisch.
Somatische, visuelle, auditorische, olfaktorische, gustatorische oder viszerale Sensationen.
Déjà-vu, Jamais-vu, Makropsie, Mikropsie.
Veränderung von Haltung, Tonus, Bewegungen.
Bewußtseinsverlust oder -veränderung.

Klinischer Befund

In der Regel keine klinischen Manifestationen im anfallsfreien Intervall.
Auf folgende Befunde sollte geachtet werden:
Bewußtseinslage und kognitive Funktionsfähigkeit.
Neurologische fokale Ausfälle, Kopfumfang, Hemiatrophie.
Hinweis auf Hirndrucksteigerung.
Hinweis auf Nebenwirkungen von Antiepileptika.
Hautveränderungen, die auf tuberöse Sklerose, Neurofibromatose usw. hinweisen.

Labor- und Apparate-Diagnostik

EEG: routinemäßig, mit Hyperventilation und Photostimulation; bei normalem Befund und unklarer Diagnose kann Schlafentzugs- und Schlaf-EEG, 24-Stunden-EEG oder Video-EEG-Registrierung (bei häufigen Episoden) erwogen werden; die Zuverlässigkeit des EEG kann sich bei Wiederholung um das Vierfache erhöhen.

Bildgebende Neurodiagnostik: MRT besser als CT, erforderlich zum Nachweis therapierefraktärer partieller Anfälle oder Herdausfälle, wenn CT-Befund normal oder unklar ist oder wenn eine chirurgische Behandlung der Epilepsie erwogen wird.

Bestimmung der Antiepileptika-Konzentration: nach Verschreibung von Medikamenten zur Überprüfung der Compliance und Dosisanpassung zur Kontrolle von Symptomen und Anfällen.

Blutuntersuchungen: Nüchternblutzucker-, Leber und Nierenwerte sowie großes Blutbild.

Lumbalpunktion: zur raschen Abklärung bei entsprechender Indikation.

Neuropsychologische Tests: bei Verdacht auf verminderte kognitive Leistung und Gedächtnisverlust.

Thoraxröntgen, EKG, HIV- und Syphilis-Serologie: bei entsprechendem Verdacht.

Differentialdiagnose

Bewußseinsveränderung oder -verlust
Synkope, Vagus-Überaktivität, Anhalten des Atems (bei Kindern), Arrhythmien, vermindertes Herz-Zeit-Volumen, Arzneimittelmißbrauch, Hypoglykämie, toxisch bedingte Verwirrtheit, Narkolepsie oder Kataplexie, transitorisch-globale Amnesie, psychische Störungen.

Bewegungsstörungen
Paroxysmale Bewegungsstörungen, Crisis oculogyris, Hyperventilationstetanie, psychische Störungen.

Neurologische Ausfälle
Transitorische ischämische Attacken, Apoplex, Migräne, psychische Störungen.

Nächtliche Anfälle
Parasomnie, paroxysmale nächtliche Dystonie.

Ätiologie

Ursachen:
Kryptogenetische Faktoren.
Idiopathisch (oft familiär gehäuft).
Hippokampussklerose.
Kortikale Dysplasie.
Tumor.
Trauma.
Infektion (Enzephalitis, bakterielle Meningitis).
Vaskuläre Faktoren (Infarkt, Blutung).
Hypoxie.
Granulom bei Tuberkulose, Zystizerkose (in Entwicklungsländern).

Epidemiologie

Insgesamt erlebt 1 von 40 Personen irgendwann in ihrem Leben einen nichtfebrilen epileptischen Anfall.
Die Prävalenz der aktiven Epilepsie (Anfall innerhalb der letzten 2 Jahre) beträgt in der Gesamtbevölkerung 1:200, bei Kindern $<$ 15 Jahren 1:150.

Komplikationen

Trauma.
Status epilepticus.
Plötzlicher Tod, atriale Arrhythmie.
Psychosoziale Behinderung.

Klassifikation

Die Klassifikation der Epilepsie ist für Diagnostik, Therapie und Prognose von großer Wichtigkeit.

Partielle Epilepsie

Fokale Anfälle (Ursprung in einem oder mehreren diskreten Herden), die als Mischung aus einfach-partiellen, komplex-partiellen und sekundär generalisierten Anfällen auftreten können.

Generalisierte Epilepsie

Primär generalisierte Anfälle: normale Hirnfunktion mit normaler Hintergrundaktivität im EEG, oft familiäre Häufung und früher Beginn, Absencen, myoklonische, tonisch-klonische Anfälle.
Sekundär generalisierte Anfälle: gestörte Hirnfunktion, Verlangsamung im EEG, gemischte tonische, atypische Absencen, myoklonische oder tonisch-klonische Anfälle.

Pharmakotherapie

Bei den angegebenen Medikamenten ist mit komplexen Wechselwirkungen zu rechnen. Die angegebenen Dosierungen gelten für Erwachsene.

Medikamente der ersten Wahl

Phenytoin: bei allen Anfällen, initial können 20 mg/kg KG gegeben werden.
Carbamazepin: bei einfach- oder komplex-partiellen sowie sekundär generalisierten Anfällen, bei tonischen oder klonischen generalisierten Anfällen; initial 100 mg, durchschnittliche Erhaltungsdosis tgl. 600 – 2400 mg in 3 – 4 Gaben. Ein längerwirksames Äquivalent (tgl. 2 Dosen) ist ebenfalls erhältlich.
Clonazepam: bei myoklonischen Anfällen (Medikament der zweiten Wahl bei Absencen, atonischen Anfällen); initial 0,5 mg, durchschnittliche Erhaltungsdosis tgl. 0,5 – 3,0 mg in 1 – 2 Gaben).
Ethosuximid: nur bei Absencen; initial 250 mg, durchschnittliche Erhaltungsdosis tgl. 500 – 1500 mg in 1 – 2 Gaben.
Valproinsäure: primär bei generalisierten oder myoklonischen Anfällen; auch wirksam bei einigen Formen partieller Epilepsie; initial 750 mg, durchschnittliche Erhaltungsdosis tgl. 1500 – 3000 mg, verteilt auf 3 Gaben.

Medikamente der zweiten Wahl

Gabapentin: bei partiellen Anfällen; initial 300 mg, durchschnittliche Erhaltungsdosis tgl. 1800 – 3600 mg in 3 Gaben.
Lamotrigin: bei partiellen Anfällen, bei tonischen, klonischen, tonisch-klonischen oder atonischen Anfällen, bei Absencen oder atypischen Absencen; initial 25 mg, durchschnittliche Erhaltungsdosis tgl. 300 – 500 mg in 2 Gaben; bei Kombination mit Valproinsäure sollte die Initialdosis 25 mg betragen, Dosissteigerung alle 2 Wochen.
Phenobarbital: bei partiellen Anfällen, bei tonischen, klonischen, tonisch-klonischen oder atonischen Anfällen, bei atypischen Absencen; initial 60 mg, durchschnittliche Erhaltungsdosis tgl. 60 – 180 mg als Einzeldosis.

Allgemeine Nebenwirkungen

Akut, dosisabhängig: Sedierung, Benommenheit, Übelkeit, Kopfschmerzen, gelegentlich Tremor.
Idiosynkratisch: Hautausschlag, schwere Knochenmarksuppression, Doppelbilder, Leberinsuffizienz, Verhaltensstörungen, Gewichtszunahme, Tremor, Gingivahyperplasie, Weichgewebeveränderungen, Polyneuropathie.

Behandlungsziele

Beherrschung der Anfälle bei Vermeidung von Nebenwirkungen.

Weitere Behandlungsmöglichkeiten

Bei refraktärer mesialer Temporallappenepilepsie besteht nach einer Exstirpation des vorderen Temporallappens in ausgewählten Fällen eine 80%ige Remissionschance.
Bei läsionsbedingter und extratemporaler partieller Epilepsie beträgt die Remissionsrate nach einem chirurgischen Eingriff 30 – 50 %.

Prognose

In 70 – 80% der Fälle kommt es nach 2 – 5 Jahren zur Remission; nach einer 5 Jahre dauernden aktiven Epilepsie beträgt die Remissionsrate 30 %.
Nach einer Remission beträgt das Risiko eines Rezidivs innerhalb der nächsten 2 Jahre bei fortgesetzter Therapie insgesamt 20 %, bei Absetzen der medikamentösen Behandlung 40 %.
Risikofaktoren für ein Rezidiv sind früher Beginn, häufige generalisierte Anfälle, generalisierte Spike-wave-Komplexe im EEG, struktureller Hirnschaden und schlechte Beherrschung der Anfälle.

Nachsorge

Stufenweiser Behandlungsplan

Kann je nach Bedarf befolgt werden.
1. Minimierung charakteristischer Auslösefaktoren: Fieber (bei Kindern), Alkohol, Übermüdung, auslösende Arzneimittel, Lichtempfindlichkeit.
2. Initial geringe Dosis eines Medikaments der ersten Wahl.
3. Dosissteigerung, bei Bedarf bis zur maximal tolerierten Dosis.
4. Bei fehlendem Ansprechen auf die Behandlung Überprüfung der Diagnose, Ursache und Compliance.
5. Versuchsweise Gabe eines anderen Medikaments in Mono- oder Kombinationstherapie (80 % der Patienten sprechen auf Monotherapie, 10 – 15 % auf Kombinationstherapie mit 2 Medikamenten an).
6. Ausschleichende Dosierung unwirksamer oder zu Nebenwirkungen führender Medikamente.
7. Behandlung im Rahmen von klinischen Studien.
8. Überweisung zur Abklärung einer eventuellen neurochirurgischen Behandlung partieller Anfälle.

Eventuell ausschleichende Dosierung, wenn der Patient 2 – 3 Jahre anfallfrei war.

Notwendige Patientenaufklärung

Aufklärung des Patienten über Notwendigkeit der regelmäßigen Medikamenteneinnahme, Verbot, ein Fahrzeug zu führen, Verhütung und Schwangerschaft, Sicherheitsvorkehrungen im Bad und beim Kochen (Mikrowelle benutzen).

Hinweise zu Ernährung/ Lebensführung

Patienten müssen auf ausreichend Schlaf achten.
Alkohol setzt die Krampfschwelle herab und kann die Antiepileptika-Konzentration im Blut verändern.
Führen eines Fahrzeugs, Schwimmen, ohne Begleitung in große Höhen steigen oder Bedienen gefährlicher Maschinen sind verboten.

Literatur

1. Kramer G (1997) Besonderheiten der Pharmakotherapie von Epilepsien im höheren Lebensalter. Schweiz Rundsch Med Prax 86 (37):1418 – 1423
2. Wenzel D (1997) Epilepsie im Kindesalter. Z Arztl Fortbild Qualitatssich Jun; 91 (3):257 – 266
3. Wieser HG (1996) Behandlung der Epilepsien: Wo stehen wir heute? Schweiz Rundsch Med Prax. 85 (4):74 – 79
4. Aktuelles zu Epilepsie, Schizophrenie, Spastik. Neuro-Forum, Dresden, 5. April 1997. (1997) Psychiatr Prax 24 (3 Suppl):1 – 16

Symptome

Diese Erkrankungen treten in einem ganzen Spektrum von Erscheinungsformen auf, vom relativ milden Erythema exsudativum multiforme minor bis zum schwer verlaufenden und potentiell lebensbedrohlichen Stevens-Johnson-Syndrom.

Unspezifische Infektion der oberen Atemwege: Prodromalsyndrom.

Extrem juckende Ausschläge.

Schmerzhafte, bullöse Effloreszenzen: Befall mehrerer Schleimhäute beim Stevens-Johnson-Syndrom; bei Ruptur der Blasen entstehen flache Ulzera.

Fieber, Krankheitsgefühl, Husten, Halsschmerzen, Brustschmerzen, Erbrechen, Diarrhö, Myalgie, Arthralgie: schwere systemische Reaktion bei Stevens-Johnson-Syndrom.

Klinischer Befund

Erythema exsudativum multiforme

Klassische kokardenartige Effloreszenzen: abrupt einsetzender symmetrischer Befall, periphere Regionen am stärksten betroffen; häufig auch an Handinnenflächen und Fußsohlen.

Urtikarielle Plaques: kann auftreten, entwickelt sich jedoch nicht so rasch wie bei einer „echten"Urtikaria.

Bläschen und Blasen: können sich auf vorbestehenden Effloreszenzen entwickeln und kündigen in der Regel eine schwerere Verlaufsform an; schwerer Krankheitsverlauf mit Schleimhautbeteiligung und Allgemeinsymptomen deutet auf ein Stevens-Johnson-Syndrom hin.

Stevens-Johnson-Syndrom

Blasenbildende Läsionen an den Schleimhäuten: plötzliches Auftreten 1–14 Tage nach den anderen Symptomen; Mundschleimhaut, Lippen und Konjunktiva häufig betroffen, in vielen Fällen auch weitere Schleimhautregionen; Befall von Urethra, Vulvovaginalbereich oder Glans penis kann zur Harnretention führen.

Schmerzen durch orale Läsionen: häufig so heftig, daß es zur Behinderung der Flüssigkeitsaufnahme und Atmung kommt.
Pneumonie, Niereninsuffizienz, Diarrhö, Paronychie, Nagelverlust, Polyarthritis, Otitis media und Koma.

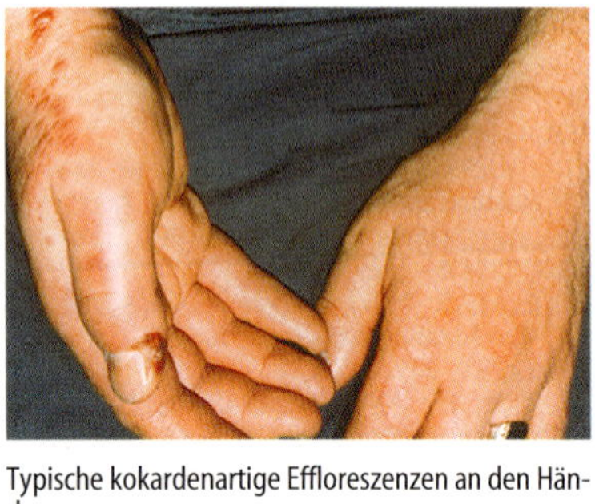

Typische kokardenartige Effloreszenzen an den Händen.

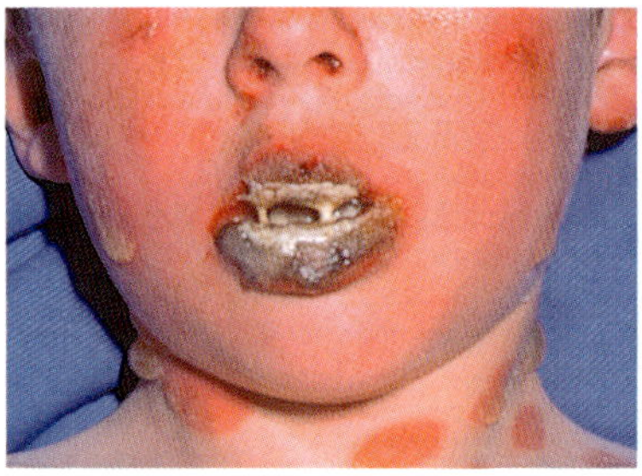

Befall der Mundschleimhaut.

Labor- und Apparate-Diagnostik

Arzneimittelanamnese: sehr wichtig.

Rachenabstrich: zum Nachweis von Coxsackie-, Herpes-simplex- oder Adenoviren.

Serologie: zum Nachweis von *M. pneumoniae*, Coxsackie-, Herpes-simplex- oder Adenoviren.

Autoimmunserologie: bei Verdacht auf Vorliegen einer Kollagenose.

Großes Blutbild und BKS-Bestimmung: Gesamtleukozyten häufig, Eosinophile eventuell ebenfalls erhöht; BKS und CRP meist erhöht.

Harnstoff- und Albuminbestimmung: Harnstoff in der Regel durch Katabolismus und Flüssigkeitsverlust bei ausgedehntem Hautbefall erhöht; Exsudation der Läsionen kann zu Hypoalbuminämie führen.

Hautbiopsie: zeigt charakteristisches Spektrum an Veränderungen von leichter dermaler Entzündung bis zur vollen epidermalen Nekrose.

Differentialdiagnose

Bei typischen Fällen mit kokardenartigen Hautherden ist die Diagnose in der Regel kein Problem; atypische Fälle sind differentialdiagnostisch zu unterscheiden von:
Chronischer Urtikaria.
Toxischem Erythem (Arzneimittel oder Infektion).
Kollagenosen.
Sekundärer Syphilis.
Akuter HIV-Serokonversion.
Hämorrhagischem Fieber.
Kawasaki-Syndrom.
Lyell-Syndrom.
Chronischer Meningokokkämie.

Ätiologie

Diese Krankheitsbilder werden durch eine Überempfindlichkeitsreaktion auf Immunkomplexe in den Hautgefäßen hervorgerufen.
In ~ 50 % der Fälle läßt sich keine Ursache feststellen.
Folgende Faktoren können als Auslöser in Frage kommen:
Viren (insbesondere Herpes-simplex-Virus, Enteroviren), *M. pneumoniae*, Chlamydien, *Histoplasma capsulatum*.
Arzneimittel: Antibiotika (z. B. Penicilline, Sulfonamide), Antikonvulsiva (insbesondere Phenytoin), Acetylsalicylsäure, Kortikosteroide, Cimetidin.
Allopurinol, orale Kontrazeptiva.
Neoplasien: Leukämie, Lymphom, multiples Myelom, kryptogene Neoplasie.
Kollagenosen: Lupus erythematodes, Polyarthritis, rheumatoide Arthritis.
Andere: Sarkoidose, Nahrungsmittelbestandteile (z. B. Emulgatoren in der Margarine).

Epidemiologie

Bis zu 1 % der Patienten einer dermatologischen Praxis leiden an einem Erythema exsudativum multiforme oder Stevens-Johnson-Syndrom.
Kinder < 3 Jahren und Erwachsene > 50 Jahren sind selten betroffen.
Die Inzidenz ist im 2. und 3. Lebensjahrzehnt am höchsten, 50 % der Patienten sind < 20 Jahre.
Das Verhältnis Männer : Frauen beträgt 1,5 : 1.
Der Krankheitsverlauf ist bei jungen Erwachsenen und Kindern, insbesondere Jungen, am schwersten.
Jahreszeitlich gehäuftes Auftreten in Abhängigkeit vom jeweiligen auslösenden Keim (z. B. *Mycoplasma* spp., Herpes-simplex- und Adenovirus) läßt sich beobachten.

Komplikationen

Erblindung: durch Beteiligung der Kornea.

Rezidiv: insbesondere bei Herpes-simplex-Virus oder Arzneimitteln als auslösendem Faktor.

Pharmakotherapie

Behandlung auslösender Faktoren

Als Auslöser in Frage kommende Arzneimittel sind abzusetzen.
Aciclovir bei Herpes-simplex-Virus, entsprechende Antibiotika bei *Mycoplasma*-Infektion (Makrolid-Antibiotika oder Tetracycline).

■ Standarddosierung
Aciclovir (Salbe) alle 4 Std. direkt auftragen oder 5mal tgl. 200 mg.
Aciclovir oder Valaciclovir, 2mal tgl. 500 mg.
Erythromycin, 4mal tgl. 500 mg.

■ Kontraindikationen
Aciclovir: Nierenfunktionsstörung, schwere Dehydratation.
Erythromycin: Überempfindlichkeit.

■ Wechselwirkungen
Aciclovir: weitere Virostatika, z. B. Zidovudin (führt zu Lethargie).
Erythromycin: führt zu erhöhten Theophyllinkonzentrationen.

■ Nebenwirkungen
Aciclovir: Hautausschläge, gastrointestinale Beschwerden.
Erythromycin: gastrointestinale Beschwerden, Übelkeit, Erbrechen, Schmerzen, Diarrhö.

Behandlung der Hautläsionen

Antihistaminika sind bei Pruritus, Salicylate oder NSAR zur symptomatischen Schmerzbehandlung indiziert (Salicylate werden allerdings auch als auslösende Faktoren angesehen). Bei bullösen Hautläsionen 2mal tgl. Heilerde-Kompressen über 20 Minuten, danach jeweils Auftragen von Sulfadiazin-Silber-Creme.

■ Standarddosierung
Chlorpheniramin, alle 6 – 8 Std. 4 mg oral.
Naproxen, alle 6 – 8 Std. 250 mg.

■ Kontraindikationen
Naproxen: akutes peptisches Geschwür; nicht bei Kindern anwenden (alternativ Paracetamol).

■ Besonderheiten
Chlorpheniramin: eingeschränkte Fahrtauglichkeit (Benommenheit).

■ Wechselwirkungen
Chlorpheniramin: Alkohol, Sedativa.
Naproxen: orale Antikoagulanzien.

■ Nebenwirkungen
Chlorpheniramin: Benommenheit, Kopfschmerzen, gastrointestinale Beschwerden.
Naproxen: gastrointestinale Beschwerden.

Behandlung schwerer Verlaufsformen (Stevens-Johnson-Syndrom)

Absetzen auslösender Arzneimittel und Behandlung infektiöser Ursachen ist unerläßlich.
Erfahrungsgemäß sprechen die Hautmanifestationen auf eine hochdosierte Kurzzeittherapie mit Steroiden an, was allerdings noch nicht durch kontrollierte Studien belegt ist.
Aufgrund der Beteiligung der Mundschleimhaut kann eine enterale oder parenterale Ernährung erforderlich sein und sollte in der ersten Woche erwogen werden.
Eine intravenöse Flüssigkeitssubstitution sollte frühzeitig eingeleitet werden.

■ Standarddosierung
Prednisolon, tgl. 80 – 100 mg.

■ Kontraindikationen
Akutes peptisches Geschwür.

■ Besonderheiten
Dosis ausschleichen bei Behandlungsende.

■ Wechselwirkungen
NSAR, orale Antikoagulanzien.

■ Nebenwirkungen
Cushing-Syndrom, bei Kindern Wachstumsstörungen.

Behandlungsziele

Beseitigung oder Behandlung auslösender Faktoren.
Entsprechende Schmerzbehandlung bei Schleimhautbeteiligung.
Symptomatische Besserung bei generalisiertem Hautbefall.
Aufrechterhaltung der Nährstoffzufuhr und Flüssigkeitssubstitution in diesem durch übermäßigen Katabolismus geprägten Zustand.

Weitere Behandlungsmöglichkeiten

Bei Befall der Mundschleimhaut empfiehlt sich 3mal tgl. eine antiseptische Mundspülung mit 30%igem Wasserstoffperoxid, Verdünnung 1 : 9.
Bei Befall der Augen, der potentiell gefährlichsten Komplikation beim Stevens-Johnson-Syndrom, ist die Überweisung an einen Augenfacharzt erforderlich.
Bei schwerem Verlauf kann die Behandlung in einer Spezialklinik für Verbrennungen erforderlich sein.
Sorgfältige Hautbehandlung ist zur Vermeidung von Sekundärinfektionen unerläßlich.

Prognose

Der Ausschlag heilt bei Ausschaltung oder Behandlung auslösender Faktoren restlos ab.
Eine vollständige Heilung ist zwar normal, nach Infektion mit *Mycoplasma* kann es jedoch zur Narbenbildung an der Hornhaut kommen.
Bei unbehandelten Stevens-Johnson-Syndrom beträgt die Mortalität 5 – 15 %.
Erythema exsudativum multiforme weist in der Regel eine leichte Verlaufsform auf und klingt nach 2 – 3 Wochen ab.
Mit Herpes simplex assoziierte Fälle verlaufen in der Regel ebenfalls leicht, bei späterer Reaktivierung des Virus kann es jedoch zu Rezidiven kommen; in diesem Fall ist eine Prophylaxe mit Aciclovir angezeigt.
Mit *Mycoplasma* oder Arzneimitteln assoziierte Fälle heilen häufig langsamer ab, ein progredienter Verlauf mit Entwicklung zum Stevens-Johnson-Syndrom ist wahrscheinlicher.

Nachsorge

Eine Herpes-simplex-Prophylaxe (topisches, gelegentlich auch systemisches Aciclovir) ist wichtig, wenn dieses Virus der auslösende Faktor ist; dadurch lassen sich in der Regel Rezidive vermeiden.

Hinweise zu Ernährung / Lebensführung

In den seltenen Fällen, in denen die Erkrankung durch einen Nahrungsmittelbestandteil (z. B. Emulgatoren in der Margarine) ausgelöst wird, muß dieser gemieden werden.
Sind orale Kontrazeptiva verantwortlich, muß auf eine andere Verhütungsmethode umgestellt werden.

Literatur

1. Rzany B, Mockenhaupt M, Baur S, Schroder W, Stocker U, Mueller J, Hollander N, Bruppacher R, Schopf E (1996) Epidemiology of erythema exsudativum multiforme majus, Stevens-Johnson syndrome, and toxic epidermal necrolysis in Germany (1990 – 1992): structure and results of a population-based registry. J Clin Epidemiol 49 (7):769 – 773
2. Mockenhaupt M, Schopf E (1996) Epidemiology of drug-induced severe skin reactions. Semin Cutan Med Surg 15 (4):236 – 243
3. Hering O, Mockenhaupt M, Rzany B, Schroder W, Schopf E (1997) The dermal type of erythema multiforme: a rare variant of Stevens-Johnson syndrome or cases of clinical misclassification? Acta Derm Venereol 77 (3):217 – 218

Symptome

Schmerzhafte rote Knoten: an Unterschenkeln, gelegentlich auch an Oberschenkeln und Unterarmen; Schmerzen verstärken sich beim Heben schwerer Lasten; allmähliches Auftreten; können fast vollständig miteinander konfluieren; langsames Abheilen (3 - 6 Wochen) unter Ausbildung von Hämatomen, jedoch keine Narben.

In Gruppen auftretende Läsionen: Befund zeigt Läsionen in unterschiedlichen Stadien.

Klinischer Befund

Berührungsschmerzhafte erythematöse Knoten: 1 - 5 cm Durchmesser; in der Regel an den Unterschenkelstreckseiten; keine Ulzeration oder Blasenbildung; Rückbildung innerhalb von 3 - 6 Wochen unter gelb-bläulicher Hämatombildung.

Fieber und systemische Reaktion: unterschiedlich ausgeprägt, kann den Hautveränderungen 1 - 7 Tage vorausgehen.

Labor- und Apparate-Diagnostik

Abklärung der Ursache ist zur Vermeidung von Rezidiven entscheidend.

Anamnese: Arzneimittel (z. B. orale Kontrazeptiva), Schwangerschaft, Kontakt mit Tuberkulose, entzündliche Darmerkrankung, Yersiniose, Histoplasmose, Streptokokkeninfektion, Stuhlkultur.

Großes Blutbild, BKS-Bestimmung: Akute-Phase-Proteine immer erhöht.

Thoraxröntgen: Hinweis auf Vorliegen einer Sarkoidose, Tuberkulose, disseminierten Mykose.

Bakteriologie: Untersuchung von Sputum oder Morgenurin auf säure-/alkoholfeste Bakterien, Rachenabstrich oder Antistreptolysin-O-Titer zum Nachweis einer Streptokokkeninfektion.

Mendel-Mantoux-Tuberkulinprobe: stark positiv bei Tuberkulose, negativ bei Sarkoidose.

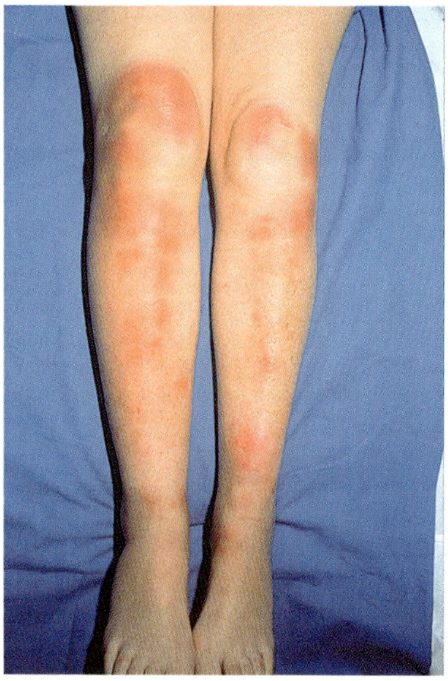

Typischer Befund an den Unterschenkelstreckseiten.

Differentialdiagnose

Erythema nodosum leprosum: bei Lepra, nicht assoziierte akute Reaktion auf Proteine zerfallender Mykobakterien im Rahmen der Behandlung.
Erythematöse Hautläsionen der Unterschenkelstreckseiten, z. B. prätibiales Myxödem.
Rheumaknoten (insbesondere an Ellbogen, Handgelenken oder Handinnenflächen).
Kindsmißhandlung.
Schoenlein-Henoch-Purpura (auch mit Abdominal- und Gelenkbeschwerden assoziiert).
Infektiöse Zellulitis (insbesondere bei Immunsuppression).
Subkutanes Granuloma annulare (eher chronischer Verlauf, in der Regel asymptomatisch).

Ätiologie

Beim Erythema nodosum handelt es sich um eine septale Pannikulitis des Unterhautfettgewebes, die durch eine Überempfindlichkeitsreaktion auf Antigene oder andere Stimuli hervorgerufen wird.
Als Auslöser kommen folgende Faktoren in Frage:
Arzneimittel: z. B. Penicillin, Sulfonamide, orale Kontrazeptiva in 25 % der Fälle.
Infektionen: z. B. Tuberkulose, Infektion durch Streptokokken, Yersinien, Salmonellen, *Campylobacter* spp., tiefe Mykosen, Lepra.
Entzündliche Erkrankungen, z. B. Sarkoidose, chronisch entzündliche Darmerkrankung, Behçet-Krankheit, Schilddrüsenerkrankung.
Schwangerschaft.
20 - 40 % der Fälle sind idiopathisch.

Epidemiologie

Erythema nodosum ist die häufigste Ursache einer akuten Pannikulitis.
Im Kindesalter ist die Ursache der Erkrankung meist eine Streptokokkeninfektion (in der Regel des Rachenraums).
Der Altersgipfel liegt bei 20 - 30 Jahren, die Erkrankung kann jedoch in jedem Alter auftreten.
Das Verhältnis Frauen : Männer beträgt 3 : 1.
Im Rahmen einer Tuberkulose tritt die Erkrankung am häufigsten vor dem 20. Lebensjahr auf.
Im Rahmen einer Schwangerschaft oder entzündlichen Darmerkrankung tritt die Erkrankung am häufigsten zwischen dem 15. und 40. Lebensjahr auf.
Im Rahmen einer Behçet-Krankheit tritt die Erkrankung am häufigsten zwischen dem 20. und 40. Lebensjahr auf.
Fieber und systemische Reaktionen sind bei älteren Patienten häufiger und längeranhaltend.

Komplikationen

Die Hautläsionen heilen komplikationslos ab.
Eventuelle Komplikationen stehen im Zusammenhang mit der Grunderkrankung; wird diese nicht behandelt, können die Hautläsionen fortbestehen (bis zu 4 - 5 Monate).

Pharmakotherapie

Die Behandlung der Hautläsionen ist primär symptomatisch.
Die Behandlung der Grunderkrankung verhindert Rezidive.

Schmerzbehandlung

NSAR sind in der Regel ausreichend.

- Standarddosierung

Naproxen: alle 6–8 Std. 250 mg.

- Kontraindikationen

Überempfindlichkeit, akutes peptisches Geschwür; eingeschränkte Anwendung bei gleichzeitiger Antikoagulanzien-Therapie und Asthma.

- Wechselwirkungen

Cumarinderivate.

- Nebenwirkungen

Gastrointestinale Beschwerden, Krankheitsgefühl, Übelkeit, Ulzeration.

Systemische Steroide

Steroide sind effektiv, müssen jedoch äußerst vorsichtig eingesetzt werden; nur anwenden, wenn die Grunderkrankung, z. B. Tuberkulose, ausreichend behandelt wurde.

- Standarddosierung

Prednisolon, initial 20–40 mg, danach ausschleichende Dosisreduzierung über 10 Tage.

- Kontraindikationen

Akutes peptisches Geschwür.

- Wechselwirkungen

NSAR, orale Antikoagulanzien.

- Nebenwirkungen

Cushing-Syndrom, Wachstumsstörungen bei Kindern, Glukoseintoleranz, Osteoporose.

Behandlungsziele

Symptomatische Behandlung von Schmerzen und Beschwerden im Rahmen der Hautläsionen.
Beseitigung oder Behandlung auslösender Faktoren.

Weitere Behandlungsmöglichkeiten

Kaliumiodid.
Feuchte Verbände zur symptomatischen Behandlung der Läsionen.

Prognose

Die Läsionen heilen in der Regel innerhalb von 3–6 Wochen ab.
Spontanremissionen sind häufig.

Nachsorge

Im Vordergrund steht die Diagnose auslösender Faktoren.

Hinweise zu Ernährung / Lebensführung

In der akuten Phase der Entzündung sollte längeres Heben schwerer Lasten vermieden werden.

Literatur

1. Bohn S, Buchner S, Itin P (1997) Erythema nodosum: 112 Fälle. Epidemiologie, Klinik und Histopathologie. Schweiz Med Wochenschr 127 (27–28):1168–1176
2. Grunewald RW, Fiedler GM, Stockmann F, Schauer A, Müller GA (1997) Ungewöhnliche Diagnose bei rezidivierender Arthritis, Erythema nodosum und Herzrhythmusstörungen. Dtsch Med Wochenschr 122 (49):1516–1520
3. Czerwenka W, Steurer J (1996) Husten, Fieber und Exanthem. Schweiz Rundsch Med Prax 85 (34):1005–1008
4. Luhrs JP, Krug N, Schurmeyer TH (1997) Parotisschwellung und Unterschenkel-Erythem. Darstellung von Differentialdiagnose und Therapie anhand einer Fallbeschreibung. Fortschr Med 115 (25):39–42
5. Schlehaider UK, Suckow M, Rosenthal P, Kowalzick L (1997) Kutane Reaktionen bei Morbus Crohn. Vaskulitiden verschiedener Etagen des Hautorgans. Hautarzt 48 (5):328–331

Symptome

Schmerzen im gesamten Körper.
Körperliche Erschöpfung.
Müdigkeit.
Therapieresistente chronische Schmerzen.
Myalgien, Arthralgien.
Leicht erhöhte Temperatur.
Begrenzte körperliche Belastbarkeit.
Schlafstörungen.

Klinischer Befund

Fehlen objektiver Entzündungszeichen.
Typische Schmerzpunkte.
Normale Beweglichkeit.

Labor- und Apparate-Diagnostik

Großes Blutbild: normaler Befund.

Serologie: normaler Befund; BKS (Westegren-Methode) normal, kein Rheumafaktor.

Elektromyographie.
Röntgen.

Differentialdiagnose

Chronisches Müdigkeitssyndrom.
Depression.
Arthrosis deformans.
Rheumatoide Arthritis.
SLE.

Ätiologie

Unbekannt.
Folgende Ursachen werden diskutiert:
Störung der zentralen Schmerzwahrnehmung.
Muskuläre Stoffwechselanomalie.
Schlafstörungen (nichterholsame Tiefschlafphase).

Epidemiologie

Prävalenz: 5 % der Patienten einer allgemeinärztlichen Praxis, 2–4 % der Gesamtbevölkerung.
Bei Frauen häufiger als bei Männern.
Beginn meist zwischen dem 20. und 45. Lebensjahr.
Vorkommen gehäuft bei gebildeten, ehrgeizigen und perfektionistischen Personen.

Komplikationen

Verminderte Lebensqualität.
Dekonditionierung.
Eingeschränkte Arbeitsfähigkeit.
Analgetika-Abhängigkeit.
Depression.
Chronische Deformierung und/oder Verkrüppelung treten bei der Fibromyalgie nicht auf.

Zur Terminologie

Aufgrund der fehlenden Entzündung ist der Begriff „Fibrositis" irreführend und sollte nicht verwendet werden.

Pharmakotherapie

Niedrig dosierte Antidepressiva, z. B. Amitriptylin, tgl. 10 – 25 mg, führen in 20 – 30 % der Fälle zu einer Besserung. Ihre Wirkung beruht auf einer Beeinflussung der zentralen Schmerzwahrnehmung, bestimmter biochemischer Abläufe und der Schlafstörungen. Potentielle Nebenwirkungen sind Mundtrockenheit, Müdigkeit und Somnolenz, die durch die niedrige Dosierung jedoch minimal gehalten werden.

Nichtpharmakotherapie

Aufklärung des Patienten über die nichtdestruktive und nichtdeformierende Natur der Erkrankung.
Gute Erfolgschancen zur Linderung chronischer Schmerzen bestehen auch bei Verfahren wie Biofeedback, Entspannungstechniken und Meditation.
Physiotherapie in Form eines sanften langfristigen Trainingsprogramms, das körperliche Beeinträchtigung und Erschöpfung besonders berücksichtigt.

Behandlungsziele

Schmerzlinderung.
Verbesserung des Wohlbefindens.
Verbesserung der körperlichen Leistungsfähigkeit.
Verbesserung der Arbeitsleistung.

Prognose

Die Prognose ist sehr unterschiedlich. Umstritten ist, ob die Lebenserwartung normal oder leicht verringert ist.

Nachsorge

Nachsorgetermine beim Hausarzt in mit dem Patienten abgesprochenen Abständen. Opioide sollten vermieden werden (und bewirken häufig auch keine wesentliche Schmerzlinderung).

Hinweise zu Ernährung / Lebensführung

Ein sanftes, regelmäßiges Bewegungstraining ist die erfolgversprechendste Maßnahme. Rigorose Trainingsprogramme werden in der Regel schlecht toleriert (und nach kurzer Zeit aufgegeben).

Literatur

1. Reinhold-Keller E (1997) Diagnose des Fibromyalgiesyndroms. Internist 38 (10):993 – 994
2. Wagener P, Hein R, Felstehausen KH (1997) Gynäkologische Operationen beim Fibromyalgiesyndrom. Eine retrospektive Analyse an 890 Patientinnen einer rheumatologischen und einer Allgemeinpraxis. Fortschr Med 115 (24):39 – 40

Symptome

Bluterbrechen.
Abgang schwarzer Teerstühle: d. h. Melaena.
Abdominalschmerz.
Synkope.
Gewichtsabnahme.

Klinischer Befund

Hämatemesis.
Melaena.
Tachykardie und orthostatische Hypotonie.

Abdominaler Druckschmerz: unspezifisch.

Typische Anzeichen einer chronischen Lebererkrankung (d. h. Palmarerythem, Spider Naevi, Gynäkomastie): auf entsprechende Befunde sollte bei allen Patienten mit oberer gastrointestinaler Blutung geachtet werden.

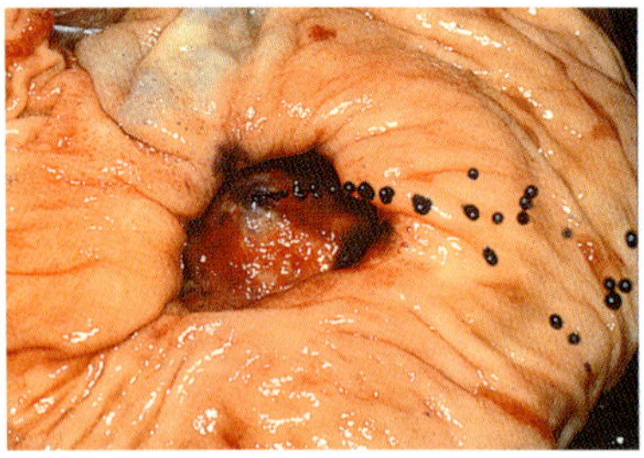

Blutendes Magengeschwür.

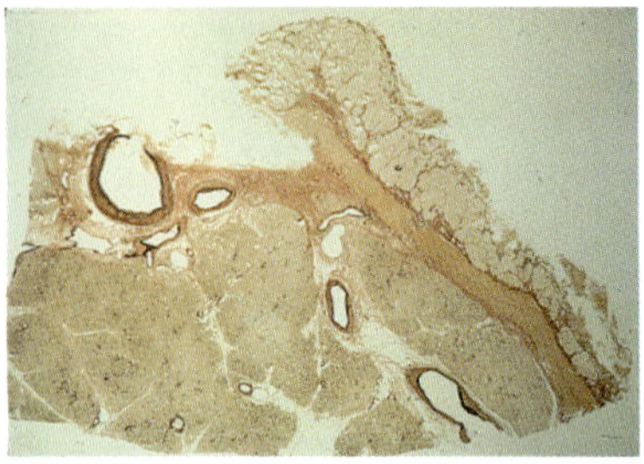

Perforierte Arterie im ausgedehnten Duodenalulkus eines verstorbenen Patienten.

Labor- und Apparate-Diagnostik

Großes Blutbild: zum Nachweis einer Anämie. Im akuten Fall korreliert der Schweregrad der Blutung noch nicht mit dem initial gemessenen Hämoglobinwert; Mikrozytose (d. h. mittleres Volumen des einzelnen Erythrozyten < 80) deutet auf chronischen Blutverlust hin; ausreichende Thrombozytenzahl, Prothrombinzeit und partielle Thromboplastinzeit sowie Eisenspeicher sollten ebenfalls überprüft werden, insbesondere bei Manifestationen einer chronischen Lebererkrankung. Blut-Harnstoff-Stickstoff-Konzentrationen sind bei Blutungen häufig erhöht und können bei Vorliegen einer Hypotonie noch weiter ansteigen.

Ösophagogastroduodenographie: Darstellung des proximalen Gastrointestinaltrakts bis zum mittleren Duodenalabschnitt. Ermöglicht Prognosen bezüglich einer Rezidivblutung bei Vorliegen eines peptischen Geschwürs (eine Rezidivblutung ist bei sichtbaren Gefäßen wahrscheinlicher), direkte Blutstillung bei blutenden Ulzera oder Varizen sowie Biopsie verdächtiger Läsionen.

Differentialdiagnose

Epistaxis.
Schlucken von Blut bei Hämoptyse.
Aufnahme eisen- oder wismuthaltiger Präparate, wodurch der falsche Eindruck einer Melaena entsteht.

Ätiologie

Ein rapider oder langsamer Blutverlust aus dem Gastrointestinaltrakt oberhalb des Treitz-Bandes kann folgende Ursachen haben:
Ösophagusvarizen.
Portale Gastropathie.
Magengeschwür.
Zwölffingerdarmgeschwür.
Erosive Gastritis (durch NSAR).
Hämorrhagische Gastritis.
Ösophagusulkus im Rahmen einer Ösophagitis.
Mallory-Weis-Läsion.
Adenokarzinom des Magens.
Lymphom.
Hämobilie.
Aortoenterale Fistel.

Epidemiologie

Die Zahl der Krankenhauseinweisungen aufgrund einer oberen gastrointestinalen Blutung wird auf 150 von 100.000 Personen geschätzt.
Diese Blutung tritt gehäuft bei chronischer Lebererkrankung, Niereninsuffizienz, Diabetes mellitus und bei Vorliegen von Koagulopathien auf.
Aufgrund der begrenzten Kompensationsreserven ist die obere gastrointestinale Blutung im höheren Lebensalter besonders gefährlich; die verbreitete NSAR-Einnahme zur Behandlung arthritischer Beschwerden ist in dieser Bevölkerungsgruppe ein Hauptrisikofaktor.

Komplikationen

Verblutung.
Perforation.
Kardiale oder zerebrovaskuläre Ischämie.
Metabolische Azidose.
Akutes prärenales Nierenversagen.
Aspiration.

Pharmakotherapie

Genaue Angaben siehe Ösophagitis, Zwölffingerdarmgeschwür, Magengeschwür und Ösophagusvarizenblutung.
Wenn überhaupt, spielt die Pharmakotherapie bei der Behandlung akuter Blutungen des oberen Gastrointestinaltrakts so gut wie keine Rolle, mit Ausnahme der Ösophagusvarizenblutung, bei der die i.v. Gabe von Octreotid einen günstigen Einfluß zu haben scheint (*siehe* Ösophagusvarizenblutung).
Rasche Volumenexpansion durch i.v. Infusion kristalloider Lösungen über großlumige Zugänge ist bei manifester heftiger Blutung oder Verschlechterung der hämodynamischen Situation angezeigt; Flüssigkeitsstatus und Blutungsgeschwindigkeit in Verbindung mit dem Hämatokrit werden zur Berechnung des erforderlichen Transfusionsvolumens benutzt.
Die Transfusion von Erythrozytenkonzentraten sollte überlegt eingesetzt werden, um das Risiko iatrogener Infektionen und Komplikationen so gering wie möglich zu halten; eine Flüssigkeitsüberlastung ist zu vermeiden.
Im allgemeinen können gesunde, junge Patienten mit normalem Flüssigkeitsstatus einen Hämatokrit von 20 ohne ernste Probleme tolerieren.

Nichtpharmakotherapie

Peptisches Geschwür

Endoskopische Behandlung: Laser, monopolare oder bipolare Elektrokoagulation sowie Injektion von Adrenalin allein, Adrenalin und einem Verödungsmittel oder Alkohol. Kann die Häufigkeit einer Rezidivblutung, Notwendigkeit eines chirurgischen Eingriffs und die Mortalität senken; im höheren Lebensalter ist die wiederholte endoskopische Behandlung einem chirurgischen Eingriff eventuell vorzuziehen.

Chirurgischer Eingriff: bei anhaltender oder rekurrierender Blutung im Krankenhaus; ein erforderlicher chirurgischer Eingriff sollte nach Möglichkeit durchgeführt werden, bevor sich der Allgemeinzustand des Patienten durch wiederholtes Auftreten hypotensiver Krisen verschlechtert hat.

Ösophagusvarizenblutung

Siehe auch Varizenblutung.

1. *Ballontamponade:* Blutstillung in 85 % der Fälle, jedoch Rezidivblutungen in 21 – 60 % der Fälle und keine Verbesserung der Mortalitätsrate; als Komplikationen können Ösophagusruptur und Aspirationspneumonie auftreten, die Quote letaler Komplikationen beträgt 10 %.

2. *Endoskopische Sklerotherapie:* Varizenverödung durch Injektion von Monoethanolamin, Alkohol, Natrimtetradecylsulfat oder Natriummorrhuat. Senkt erwiesenermaßen Blutungshäufigkeit und Mortalität bei Patienten mit frischer Varizenblutung; dient außerdem der akuten Blutstillung.

3. *Endoskopische Varizenligatur:* weniger invasiv als ein chirurgischer Eingriff, geringere Komplikationsrate als die endoskopische Sklerotherapie.

4. *Transjugulärer intrahepatischer portokavaler Shunt (TIPS):* bei rekurrierenden Varizenblutungen nach Versagen der Sklerotherapie und Varizenligatur.

5. *Chirurgischer Eingriff:* für die wenigen Fällen, in denen eine endoskopische Therapie nicht zum Erfolg führt; in Frage kommen portosystemischer Shunt, ösophageale Transsektion, Devaskularisation oder Lebertransplantation.

Bei anhaltender Blutung mit Transfusion von 6 – 8 Blutkonserven über 24 Std. und erfolglosen endoskopischen Behandlungsversuchen besteht die Indikation zum chirurgischen Eingriff.

Komplikationen der Behandlung

Nach dem Eingriff: Pneumonie, Nieren- oder Herzinsuffizienz, weitere Blutung.
Nach endoskopischem Eingriff bei blutendem peptischem Geschwür: Auslösung einer akuten Blutung, Perforation, Magen- oder Zwölffingerdarminfarkt (durch Injektion).
Nach endoskopischer Behandlung blutender Ösophagusvarizen: Ösophagusulkus, Perforation, Sepsis, Thrombose durch verschleppten Thrombus, Pleuraerguß, Aspiration.

Behandlungsziele

Blutstillung.
Normalisierung von Flüssigkeitsstatus und Erythrozytenvolumen.
Prävention erneuter Blutungen.

Prognose

Bei Blutung aus einem peptischen Geschwür kommt es in 15 – 30 % der Fälle im Krankenhaus zur Rezidivblutung, in 15 – 20 % der Fälle wird eine Notoperation erforderlich und in 5 – 10 % der Fälle kommt es zum Exitus.
Die Mortalitätsrate nach Einweisung mit der ersten Ösophagusvarizenblutung liegt bei 30 %.
70 % der Patienten mit Varizenblutung versterben innerhalb von 1 – 4 Jahren.
Bei Blutung aufgrund einer Mallory-Weiss-Läsion, Ösophagitis, Gastritis und Duodenitis ist die Prognose ausgezeichnet.
Die meisten Patienten mit Blutung aufgrund eines gastrointestinalen Karzinoms versterben innerhalb 1 Jahres.

Nachsorge

Ulkuspatienten mit größeren Blutungen sollten zur Kontrolle des Heilungsprozesses und der Ausrottung von *Campylobacter pylori* endoskopisch nachuntersucht werden.
Bei Auftreten einer zweiten größeren Blutung sollte ein chirurgischer Eingriff erwogen werden.
Bei blutenden Varizen sind bis zu deren Beseitigung wiederholte Endoskopien und Sklerosierungen erforderlich.

Hinweise zu Ernährung/ Lebensführung

Bei Magengeschwür in der Anamnese empfiehlt sich der Verzicht auf NSAR, mit Ausnahme von Paracetamol, das keinen signifikanten Einfluß auf Magenerosion oder Thrombozytenfunktionsstörungen hat.
8 Stunden vor einem endoskopischen oder chirurgischen Eingriff sollte der Patient nüchtern sein; zu anderen Zeitpunkten deutet nichts darauf hin, daß Nahrungsaufnahme die Blutungstendenz verstärkt.

Literatur

1. Avgerinos A, Nevens F, Raptis S, Fevery J (1997) Early administration of somatostatin and efficacy of sclerotherapy in acute oesophageal variceal bleeds: the European Acute Bleeding Oesophageal Variceal Episodes (ABOVE) randomised trial. Lancet. 350 (9090):1495 – 1599
2. Kelly JP, Kaufman DW, Jurgelon JM, Sheehan J, Koff RS, Shapiro S (1996) Risk of aspirin-associated major upper-gastrointestinal bleeding with enteric-coated or buffered product. Lancet 348(9039):1413 – 1416
3. Renner EL (1997) Osophagusvarizen. Ther Umsch 54 (11):617 – 623
4. Gerbes AL, Fischer G, Holl J, Paumgartner G (1996) Therapie der Varizenblutung. Dtsch Med Wochenschr 121 (13):416 – 423

Symptome

Erkennbarer Abgang von rotem Blut aus dem Rektum (d. h. Hämatochezie).
Stuhldrang.
Benommenheit beim Aufstehen.

Bauchschmerzen: nach Stuhlentleerung meist nachlassend.

Brennende perianale Schmerzen bei der Stuhlentleerung: Hinweis auf Analfissur.

Klinischer Befund

Hämatochezie (gelegentlich Teerstuhl).

Tachykardie, orthostatische Hypotonie: Hinweise auf signifikanten Blutverlust.

Okkultes Blut im Stuhl.

Labor- und Apparate-Diagnostik

Großes Blutbild: zum Nachweis einer Anämie.
Mikrozytäre Anämie ohne erkennbare andere Ursache ist ein Hinweis auf chronischen Blutverlust; eine Thrombozytopenie sollte ausgeschlossen werden.

Eisenmangel erfordert eine gründliche Untersuchung der Dickdarmschleimhaut (durch Koloskopie) und, bei normalem Befund, Untersuchungen des Dünndarms oder des oberen Gastrointestinaltraktes, falls Oberbauchbeschwerden oder Gewichtsverlust vorliegen.

Kolondarstellung: zum Ausschluß eines malignen Prozesses; bei Patienten < 50 Jahren mit Blutung im Rahmen einer klinisch manifesten Infektion ist eine Kolondarstellung in der Regel nicht erforderlich, eine sorgfältige Beobachtung im Hinblick auf eine sich entwickelnde entzündliche Darmerkrankung ist jedoch sicherzustellen; eine pseudomembranöse Kolitis sollte ebenfalls in Betracht gezogen werden.

Proktoskopie: ist zur Abklärung einer perianalen Blutung (d. h. Blut am Toilettenpapier oder auf der Stuhloberfläche) bei relativ jungen Patienten mit negativer Familienanamnese maligner Gastrointestinalerkrankungen ausreichend, wenn sich eine Blutungsquelle leicht identifizieren läßt.

Koloskopie: zur Abklärung einer unteren gastrointestinalen Blutung bei Patienten > 50 Jahre, insbesondere wenn ein Abfall der Hämoglobinwerte beobachtet wurde; Anzeichen und Symptome einer offensichtlich nur den Perianalbereich betreffenden Erkrankung bei Patienten mit negativer Familienanamnese maligner Gastrointestinalerkrankungen können durch eine Sigmoidoskopie mit flexiblem Endoskop mit anschließender engmaschiger Nachkontrolle abgeklärt werden.

Kolonkontrasteinlauf: relativ geringe Empfindlichkeit im Hinblick auf eine ursächliche Abklärung der Blutung, insbesondere im Sigmoidal- und Perianalbereich.

Stuhlkultur: zum Nachweis infektiöser Ursachen einer unteren gastrointestinalen Blutung (durch *Clostridium difficile* und *Entamoeba histolytica*), die auf Antibiotika ansprechen (z. B. Metronidazol, 500 mg alle 8 Std.) und bei ausbleibender Behandlung tödlich verlaufen können.

Nuklearmedizinische Untersuchungen: Untersuchung mittels markierter Erythrozyten bei Patienten mit ungeklärtem rezidivierendem Blutverlust; Untersuchung auf Meckel-Divertikel bei entsprechendem Verdacht.

Differentialdiagnose

Divertikelblutung.
Arteriovenöse Gefäßfehlbildung/Angiodysplasie.
Hämorrhoiden.
Analfissur.
Entzündliche Darmerkrankung (Colitis ulcerosa häufiger als Morbus Crohn, akute selbstlimitierende Kolitis.)
Infektiöse Kolitis/Enteritis (z. B. durch *Entamoeba histolytica*, *Campylobacter jejuni*, *Shigella* spp., *Salmonella* spp., *Escherichia coli*, *Clostridium difficile*.)
Ischämische Kolitis, Strahlenkolitis.
Maligne Kolonerkrankungen (z. B. Adenokarzinom, Lymphom, Karzinoid).
NSAR-induzierte Enteropathie.
Magen- oder Ösophagusblutung mit raschem Transit.
Meckel-Divertikel.

Ätiologie

Ein allmählicher oder rascher Blutverlust stammt in den meisten Fällen aus dem Kolon, gelegentlich auch aus dem Dünndarm (*siehe* Differentialdiagnose).

Epidemiologie

Eine untere gastrointestinale Blutung tritt im höheren Lebensalter häufiger auf.

Komplikationen

Massiver Blutverlust.
Kardiale oder zerebrovaskuläre Ischämie.
Metabolische Azidose.
Prärenale Insuffizienz.

Pharmakotherapie

Siehe Analfissur, Hämorrhoiden, Dickdarmdivertikel, Colitis ulcerosa, Morbus Crohn.

Eisensubstitution

Eine orale Eisensubstitutionsbehandlung, z. B. mit Eisen-II-Sulfat, wirkt sich bei gastrointestinalem Blutverlust und Eisenmangelanämie typischerweise günstig aus.

■ Standarddosierung
3mal tgl. 325 mg auf nüchternen Magen.

■ Kontraindikationen
Überempfindlichkeit.

■ Besonderheiten
Aufklärung des Patienten, daß eine Schwarzfärbung des Stuhls auftreten kann, die nicht mit einer Blutung verwechselt werden sollte (und eine solche eventuell verschleiern kann); Eisensubstitution beeinträchtigt die Darstellung der Darmschleimhaut bei der Koloskopie und sollte deshalb mindestens 5 Tage vorher abgesetzt werden.

■ Wechselwirkungen
Antazida, Tetracycline beeinträchtigen die Eisenresorption und sollten im Abstand von mindestens 2 Stunden eingenommen werden.

■ Nebenwirkungen
Übelkeit, Magen-Darm-Störungen und Obstipation; parenterale Eisensubstitution kann bei übermäßigen Nebenwirkungen der oralen Therapie erforderlich sein.
Intraarterielle Vasopressingabe via selektiver Katheterisierung des blutenden Gefäßes kann zur Stillung einer Divertikel- oder Angiodysplasieblutung eingesetzt werden.
Eine sich trotz Eisensubstitution nicht bessernde chronische Anämie aufgrund einer Angiodysplasie kann auf tägliche Östrogengabe (z. B. Norethisteron + Ethinylöstradiol) ansprechen; eingeschränkte Anwendung bei Männern oder Patienten mit kardiovaskulärer Erkrankung.

Behandlungsziele

Identifizierung der Blutungsquelle.
Behandlung der Grunderkrankung, um die Blutung zum Stillstand zu bringen.
Verhinderung der Komplikationen einer Anämie oder Hypovolämie.

Weitere Behandlungsmöglichkeiten

Therapeutische Koloskopie oder Enteroskopie mit Elektrokoagulation der erkennbaren blutenden Stellen.
Therapeutische Embolisation der blutenden Gefäße während der Angiographie.
Chirurgische Resektion der (durch Endoskopie, Szintigraphie oder Angiographie entdeckten) blutenden Stellen.

Prognose

In hohem Maße von der Blutungsquelle und dem Ausmaß des Blutverlustes abhängig.

Nachsorge

In hohem Maße von der Blutungsquelle abhängig; eine Gastrointestinalblutung muß immer abgeklärt werden.

Hinweise zu Ernährung / Lebensführung

Sofort den Arzt aufsuchen.
Auf ausreichende Flüssigkeitszufuhr achten.
Absetzen von Medikamenten, die mit verminderten Thrombozytenfunktion assoziiert sind (z. B. Aspirin, andere NSAR).
Bei Erkrankungen der Analregion (Fissuren, Hämorrhoiden) sind ballaststoffreiche Ernährung und Sitzbäder empfehlenswert.

Literatur

1. Mork H (1997) Die chronische okkulte gastrointestinale Blutung. Fortschr Med 115 (31):26–27
2. Hoffmann R (1997) Stufendiagnostik der intestinalen Blutung. Schweiz Rundsch Med Prax 86 (25–26):1075–1079

Symptome

Akute Schmerzen in einem Gelenk: meist im Großzehengrundgelenk (Podagra); Beginn häufig nachts; Schmerzen lassen auch unbehandelt spontan nach, es besteht jedoch eine Rezidivneigung.

Leichtes Krankheitsgefühl mit Reizbarkeit und leichtem Fieber.

Polyartikuläre Anfälle: in 5 – 10 % der Fälle (50 % bei Älteren).

Chronische asymmetrische Polyarthropathie: nach wiederholten akuten Gichtanfällen.

Klinischer Befund

Ausgeprägte Berührungsempfindlichkeit.
Geschwollene, glänzende, gerötete, schmerzhafte Gelenke.

Schuppung: bei Abklingen des Anfalls.

Tophi am äußeren Rand der Ohrmuschel, am Ellbogengelenk und über den kleinen Hand- und Fußgelenken: in schweren Fällen.

Bursitis olecrani: häufig.

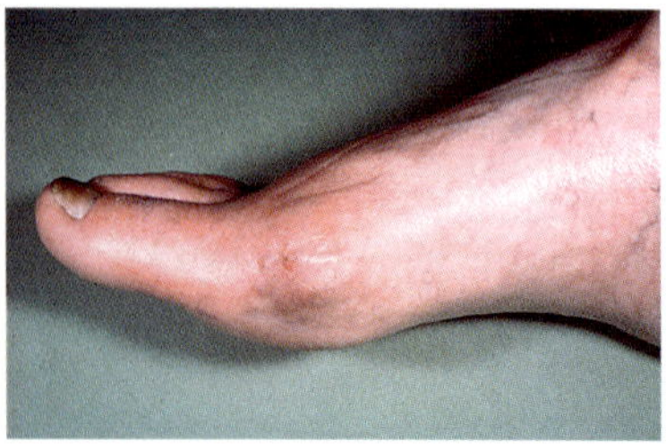

Akute Gicht am großen Zeh.

Labor- und Apparate-Diagnostik

Polarisationsmikroskopie: nadelförmige, negativ doppelbrechende Kristalle in der aus dem betroffenen Gelenk aspirierten Synovialflüssigkeit beweisen die Diagnose.

Serumharnsäurestimmung: Konzentration in der Regel erhöht, kann während des akuten Gichtanfalls jedoch auf normale Werte absinken.

Großes Blutbild: zum Ausschluß sekundärer Ursachen, z. B. einer lymphoproliferativen Erkrankung.

BKS-Bestimmung: kann während des akuten Anfalls erhöht sein.

Kreatininbestimmung: Hyperurikämie kann mit einer Niereninsuffizienz einhergehen oder diese ursächlich auslösen.

Nüchternlipidbestimmung: Hyperlipidämie häufig.

Bestimmung der renalen Harnsäureausscheidung: zur Abklärung, ob (bei purinarmer Ernährung) eine Harnsäureüberproduktion oder verminderte Ausscheidung vorliegt.

Röntgenuntersuchung: charakteristische juxtaartikuläre Lochstanzdefekte ohne begleitende Osteoporose im Bereich der Gelenke (Spornbildung an den Ecken der Metaphysenplatten) bei Patienten mit chronischer Gichtarthropathie.

Differentialdiagnose

Akuter Gichtanfall
Septische Arthritis.
Zellulitis.
Pyrophosphatarthritis („Pseudogicht").

Chronisch-tophöse Gicht
Rheumatoide Arthritis.
Septische Arthritis.
Hyperlipidämie mit Xanthombildung.

Andere Erkrankung
Schmerzhafte Ballenentzündung am Großzehengrundgelenk mit asymptomatischer Hyperurikämie.

Ätiologie

Ein akuter Gichtanfall tritt häufig nach übermäßigem Alkoholgenuß, chirurgischen Eingriffen oder interkurrierenden Erkrankungen auf.
Primäre Gicht kann durch eine genetisch prädisponierte Harnsäureüberproduktion bzw. verringerte Harnsäureausscheidung oder fehlende Inhibition der Harnsäurekristallisation im Gewebe verursacht werden.
Sekundäre Gicht kann durch Diuretikatherapie (insbesondere bei älteren Frauen), Nierenschaden, Reduktionsdiät (hohe Purinaufnahme bei bestehender Adipositas), verstärkten Zellabbau (maligne Erkrankung), Alkoholexzess oder Schwermetallvergiftung, insbesondere durch Blei („Bleigicht") verursacht werden.

Epidemiologie

Gicht tritt besonders häufig bei Männern im mittleren Lebensalter, Frauen nach der Menopause und Patienten mit Niereninsuffizienz auf.

Komplikationen

Verlängerung akuter Gichtanfälle: durch falschen Einsatz von Allopurinol.

Gastrointestinalblutung: durch hochdosierte NSAR.

Nierenschaden: durch arzneimittelinduzierte Veränderung der Nierenrindendurchblutung.

Pharmakotherapie

Behandlung des akuten Gichtanfalls

■ Standarddosierung

Schnell wirkende NSAR, z. B. Indometacin, initial 20–50 mg, dann 3mal tgl. 25–30 mg, bis Symptomatik nachläßt; danach verringerte Dosis.
Colchicin, in den ersten 24 Std. stündl. 0,5 mg bis zur Höchstdosis von 6 mg. Colchicin-freies Intervall von mindestens 7 Tagen.

■ Kontraindikationen

Indometacin: Magengeschwür, Antikoagulanzien, Nierenschaden.
Colchicin: Überempfindlichkeit.

■ Besonderheiten

Colchicin: prophylaktische Gabe (1- bis 2mal tgl. 0,5 g).
Alternativ können in hartnäckigen oder problematischen Fällen intraartikuläre oder orale Steroide verabreicht werden.

■ Wechselwirkungen

Indometacin: Cumarinderivate.

■ Nebenwirkungen

Indometacin, Diclofenac: Verdauungsstörungen, Magenblutung, Kopfschmerzen, Übelkeit, Schwindel (bei Indometacin ausgeprägter).
Colchicin: Übelkeit, Durchfälle.

Behandlung der Hyperurikämie

Eine Behandlung im symptomfreien Intervall zwischen den Anfällen kann in Erwägung gezogen werden, wenn der Serumharnsäurespiegel erhöht bleibt.
Allopurinol ist bei wiederholten Gichtanfällen, chronisch-tophöser Gicht, durch Hyperurikämie verursachten Nierenschaden, Einleitung einer Chemotherapie und asymptomatischer Hyperurikämie (> 12 mg/dl) sowie bei einer positiven Nierensteinanamnese angezeigt.

■ Standarddosierung

Allopurinol, Initialdosis 300 mg; verringerte Dosis bei Niereninsuffizienz.

■ Kontraindikationen

Akuter Gichtanfall, Überempfindlichkeit.

■ Besonderheiten

Verringerte Dosis bei Niereninsuffizienz zur Vermeidung einer Metabolitanhäufung; in den ersten 3 Monaten zusätzlich prophylaktische Gabe von NSAR oder Colchicin zur Vermeidung gehäufter Gichtanfälle.

■ Wechselwirkungen

Azathioprin.

■ Nebenwirkungen

Hautausschlag.

Behandlungsziele

Begrenzung der Entzündung während des akuten Gichtanfalls.
Verhinderung wiederholter Gichtanfälle und chronischer Gichtarthropathie durch Senkung der Serumharnsäurespiegel.

Prognose

Die Prognose ist ausgezeichnet; durch moderne hypourikämische Therapiemöglichkeiten können die meisten Patienten geheilt werden.

Nachsorge

Gichtpatienten werden in der Regel vom Hausarzt betreut; regelmäßige Kontrolle des Serumharnsäurespiegels zur Anpassung der hypourikämischen Behandlung sowie zur Überprüfung der Compliance.
Eine Überweisung an den Facharzt ist bei unklarer Diagnose, schlechtem Ansprechen auf die Behandlung oder Entwicklung einer Arzneimittelunverträglichkeit angezeigt.

Hinweise zu Ernährung / Lebensführung

Bei adipösen Patienten kann sich eine kalorienreduzierte Ernährung günstig auswirken.
Begrenzung des Alkoholkonsums ist empfehlenswert, da Alkohol die renale Harnsäureausscheidung hemmt und häufig mit akuten Anfällen assoziiert ist.
Begrenzte Aufnahme purinreicher Nahrungsmittel (z. B. Schellfisch, Fleisch), da diese einen Anfall auslösen können. Eine völlig purinfreie Ernährung ist kaum praktikabel.

Literatur

1. Peichl P (1997) Epidemiologie, Häufigkeit und geschlechts-spezifische Unterschiede in der primären Gicht. Wien Med Wochenschr 147 (16):370–372
2. Seidl G, Ullrich R, Trattnig S, Dominkus M, Morscher M, Aringer M, Imhof H (1996) MR-Bildgebung bei der Gicht. Radiologe 36 (8):632–636
3. Becker-Capeller D, Helker K, Weber MH (1996) Die polyartikulare Gicht – Wandel im klinischen Bild? Z Ärztl Fortbild Jena 90 (3):227–231

Definition

Immunologisch vermittelte akute oder chronische Entzündung der Glomeruli, häufig in Assoziation mit tubulointerstitiellen Läsionen.
Die folgende Einteilung basiert teilweise auf der Klassifikation der WHO.

Nichtproliferativ

Minimal Change Glomerulonephritis: unauffälliger lichtmikroskopischer Befund.

Membranöse Glomerulonephritis: Verdikkung der Basalmembran, subepitheliale Immunkomplexe.

Fokale-segmentale Glomerulosklerose: Vernarbungen im Bereich der Mesangiumzellen und Kapillarschlingen.

Fibrilläre oder immunotaktoide Glomerulonephritis: extrazelluläre, sich nicht verzweigende Mikrofibrillen.

Endokapillär-proliferativ

Diffuse proliferative Glomerulonephritis: glomeruläre Proliferation.

Fokal-segmentale proliferative Glomerulonephritis: glomeruläre Proliferation.

Mesangiale IgA-Nephritis: große IgA-Ablagerungen im Mesangium.

Mesangiokapilläre Glomerulonephritis: Verdickung der Kapillarschlingen mit ausgedehnter Mesangiumproliferation; auch als „membranoproliferative Glomerulonephritis" bezeichnet.

Fokal-nekrotisierende Glomerulonephritis: nekrotische Segmente in peripheren Kapillarschlingen.

Extrakapillär-proliferativ

Rapid progressive Glomerulonephritis (Halbmondbildung): Zellhaufen (Makrophagen und andere Zellen) füllen die Bowman-Kapsel teilweise oder vollständig aus; verantwortlich sind unterschiedliche glomeruläre Läsionen.

Symptome und klinischer Befund

Proteinurie: asymptomatisch (meist < 2 g/24 Std.); nephrotisch (> 3 g/24 Std.).

Hämaturie: mikroskopisch (Nachweis durch Teststreifen); makroskopisch (dunkelgefärbter Urin).

Hypertonie.
Nephritisches Syndrom.
Akute Niereninsuffizienz.
Chronische Niereninsuffizienz.
Nephrotisches Syndrom.

Labor- und Apparate-Diagnostik

Urindiagnostik: dysmorphe Erythrozyten und Erythrozytenzylinder sind Zeichen der glomerulären Entzündung.

24-Stunden-Urin: Untersuchung auf Kreatinin-Clearance und Eiweiß.

Serum-Harnstoff-Stickstoff und Kreatininbestimmung.

Nierenbiopsie (Licht-, Elektronen- und Immunfluoreszenzmikroskopie): zur Diagnose und Behandlung fast aller Glomerulonephritisformen erforderlich.

Albumin- und Lipidbestimmung.

Untersuchungen auf Lupus erythematodes und Vaskulitis: z. B. Nachweis von Anti-Doppelstrang-DNA-Antikörper oder antineutrophilem zytoplasmatischem Antikörper (ANCA).

Bestimmung des Anti-Basalmembran-Antikörper.

Untersuchung auf entsprechende assoziierte Infektionen.

Komplementtests: CH50, C3, C4.

Röntgen- und Ultraschalluntersuchung des Abdomen oder intravenöse Pyelographie.

Differentialdiagnose

Nephritisches Syndrom

Schwere Hypertonie.
Nierenkrise im Rahmen einer Sklerodermie.
Thrombotische Mikroangiopathie (z. B. hämolytisch-urämisches Syndrom).
Akute interstitielle Nephritis.

Nephrotisches Syndrom

Präeklampsie.
Amyloidose.
Diabetes mellitus.
Dekompensierte Herzinsuffizienz.
Leberzirrhose mit Ödem- und Aszitesbildung.
NSAR-Einnahme.

Andere

Orthostatische Proteinurie.
Andere Ursachen einer Hypertonie oder akuten bzw. chronischen Niereninsuffizienz.

Ätiologie

Immunpathogenese

Immunkomplexe: in situ Bildung (innerhalb des Glomerulus) oder, seltener, Ablagerung zirkulierender Immunkomplexe.
Direkter Antikörper-vermittelter Defekt: gegen die glomeruläre Basalmembran (GBM) gerichtete Antikörper (Goodpasture-Syndrom); selten.
Möglicherweise zellvermittelter Defekt; spielt vermutlich bei vielen Formen der Glomerulonephritis eine Rolle.

Assoziierte Krankheiten

Primär: keine bekannte Assoziation (idiopathisch).
Sekundär: postinfektiös, z. B. nach Infektion durch Viren (Hepatitis B, HIV), Bakterien (Streptokokken), Protozoen (Malaria); Arzneimittelinduziert, z. B. Gold, Penicillamin;
Vaskulitis; Neoplasie.

Epidemiologie

Glomerulonephritis ist eine der häufigsten Ursachen der chronischen Niereninsuffizienz.
Minimal Change Glomerulonephritis ist die häufigste Ursache des nephrotischen Syndroms bei Kindern.
Mesangiale IgA-Nephritis ist die häufigste Ursache rezidivierender makroskopischer Hämaturien bei jungen Erwachsenen.

Komplikationen

Hypertonie: kann sehr ausgeprägt sein.

Akute und chronische Niereninsuffizienz.

Nephrotisches Syndrom: venöse und arterielle Thrombosen, Pleuraergüsse, Aszites, Hypovolämie, Infektion, beschleunigte Atherosklerose.

Pharmakotherapie

Immunsuppression

Die Indikation wird auf der Grundlage der klinischen Manifestationen und pathohistologischen Befunde gestellt.
Eine aggressive Therapie ist bei schwerer Proteinurie oder sinkender glomerulärer Filtrationsrate indiziert.
Der pathohistologische Befund ist für die Therapie entscheidend.
Minimal Change Glomerulonephritis:
Remissionsinduktion: hochdosierte Steroide, Cyclosporin.
Erhaltungstherapie: niedrig dosierte Steroide oder Cyclosporin.
Rezidivprophylaxe: Cyclophosphamid.
Membranöse Glomerulonephritis: versuchsweise Steroide, bei ausgewählten Patienten eventuell mit Chlorambucil oder Cyclophosphamid.
Fokal-segmentale Glomerulosklerose: hochdosierte Steroide oder Cyclosporin, eventuell beides (längere Behandlungsdauer erforderlich).
Mesangiale IgA-Nephritis: Fischöl (Eikosapentaensäure) oder Steroide.
Postinfektiöse diffuse proliferative Glomerulonephritis: Infektionsbehandlung.
Mesangiokapilläre Glomerulonephritis: keine effektive Behandlung; bei ausgewählten Patienten versuchsweise Immunsuppression.
Fokal-nekrotisierende oder rapid progressive Glomerulonephritis: Steroide mit Cyclophosphamid (initial i.v. Methylprednisolon über 3 Tage kann günstig sein); bei ausgewählten Patienten zusätzlich Plasmapherese (sofortige Plasmapherese beim Goodpasture-Syndrom obligatorisch).

Supportive Maßnahmen

Kontrolle des Flüssigkeitshaushalts: Diuretika (Kombinationstherapie kann erforderlich sein).
Blutdrucksenkung: nach Möglichkeit ACE-Hemmer; Kalziumantagonisten können zu einer verstärkten Ödembildung führen.
Aggressive Behandlung interkurrierender Infektionen (Zellulitis, Pneumonie, spontane bakterielle Peritonitis).
Antikoagulation: sollte beim nephrotischen Syndrom erwogen werden, insbesondere wenn Patienten immobil sind.

Behandlungsziele

Suppression der glomerulären Entzündung.
Vermeidung progredienter glomerulärer Vernarbung und Entwicklung einer chronischen Niereninsuffizienz.
Reduzierung der Eiweißausscheidung.
Blutdrucksenkung und Kontrolle des Flüssigkeitshaushalts.
Vermeidung einer exzessiven Immunsuppression.

Prognose

Ungünstige Prognose bei schwerer Hypertonie, großer persistierender Proteinurie und erhöhten Kreatininwerten.
Die Prognose hängt in hohem Maß vom pathohistologischen Befund ab, z. B.
Minimal Change Glomerulonephritis: ausgezeichnete Prognose, Rückbildung auch bei Auftreten von Rezidiven.
Membranöse Glomerulonephritis: in 30 % der Fälle Remission, 30 % Krankheitsstillstand, 30 % progredienter Verlauf mit Entwicklung einer chronischen Niereninsuffizienz.
Mesangiale IgA-Nephritis: in 25 % der Fälle progredienter Verlauf mit Entwicklung einer chronischen Niereninsuffizienz.
Postinfektiöse diffuse proliferative Glomerulonephritis: > 90 % Remission.
Mesangiokapilläre Glomerulonephritis: > 75 % progredienter Verlauf mit Entwicklung einer chronischen Niereninsuffizienz.

Nachsorge

Bei den meisten Patienten ist eine lebenslange Nachsorge erforderlich.
Rigorose Blutdrucksenkung, nach Möglichkeit durch ACE-Hemmer.
Dosierung der Immunsuppressiva in Abhängigkeit vom Krankheitsverlauf.
Überwachung der Lipidwerte.

Hinweise zu Ernährung / Lebensführung

Bei Ödemen oder Hypertonie kein zusätzliches Salzen der Speisen.
Beim nephrotischen Syndrom normale Proteinzufuhr.
Bei Niereninsuffizienz reduzierte Proteinzufuhr (tgl. 0,5 g/kg KG).
Bei Ödemen Restriktion der oralen Flüssigkeitsaufnahme.
Schwangere haben ein erhöhtes Präeklampsierisiko (hohes Risiko bei erhöhten Kreatininwerten).
Gelegentlich kommt es in der Schwangerschaft zu einer Verschlechterung der Nierenfunktion.

Literatur

1. Erley CM, Berger ED, Heyne N, Klass M, Kramer D, Braun N, Wolf S, Risler T (1997) Renale Hamodynamik und Proteinurie bei chronischer Glomerulonephritis unter Behandlung mit beta-Rezeptorenblockern oder ACE-Hemmern. Dtsch Med Wochenschr 122 (31–32):953–958
2. Grabensee B, Bach D, Heering P (1997) Immunsuppression in der Therapie der Glomerulonephritis. Internist 38 (6):562–573
3. Fünfstück R, Stein G (1996) Update Nephrologie – Teil IV. Rapid progrediente Glomerulonephritis. Med Klin 91 (10):632–639
4. Krieter DH, Muller GA (1996) Ciclosporin in der Behandlung glomerulärer Erkrankungen. Internist 37 (1):84–88
5. Allendorff J, Stelzer K, Kohler H (1996) Die Hämaturie – Diagnostisches Vorgehen und therapeutische Ansätze. Z Ärztl Fortbild Jena 90 (3):187–190

Symptome

Aufsteigende symmetrische Muskelschwäche der Extremitäten: Beine in der Regel zuerst betroffen, dadurch Schwierigkeiten beim Treppensteigen, Aufstehen aus dem Sitzen und schließlich beim Gehen und Stehen.

Parästhesien der Extremitäten mit distalem Sensibilitätsverlust: in 95 % der Fälle.

Nacken-, Schulter- und Rückenschmerzen, Ischialgie: kann sehr ausgeprägt sein.

Doppelbilder, Kau- und Schluckstörungen („Sabbern", Regurgitation von Speisen und Getränken in den Nasenraum), verwaschene Sprache, schwacher Hustenreflex: Hinweis auf Hirnnervenbeteiligung.

Atemnot: Spätsymptom bei Beteiligung von Interkostalmuskulatur und Zwerchfell.

Müdigkeit: kann sehr ausgeprägt sein und häufig auch nach Rückbildung der muskulären Symptome weiter anhalten.

Blasenentleerungsstörungen und Harnretention: in der Regel erst bei fortgeschrittener Muskelschwäche (im Ggs. zur akuten Myelopathie mit frühem Auftreten der Sphinktersymptomatik).

Klinischer Befund

Muskelschwäche der Extremitäten: schlaffe, in der Regel symmetrische Paresen, Arme meist geringer betroffen.

Hirnnervenlähmungen: am häufigsten Fazialislähmung, gefolgt von Bulbärparalyse.

Verminderte oder fehlende Reflexe: frühe klinische Manifestation.

Sensible Ausfälle: können selbst bei ausgeprägten Symptomen fehlen oder minimal sein.

Verlust der Tiefensensibilität: in einigen Fällen.

Ataxie, Ophtalmoplegie, Areflexie bei geringer oder fehlender Muskelschwäche: Fisher-Syndrom; selten.

Labor- und Apparate-Diagnostik

Erstuntersuchungen

Lumbalpunktion: typischerweise erhöhte Proteinkonzentration bei normaler Zellenzahl (albumino-zytologische Dissoziation); Proteinwerte eventuell in der ersten Woche normal.

Bestimmung der Serum-Kaliumkonzentration: zum Ausschluß einer Hypo- oder Hyperkaliämie-bedingten Paralyse.

Untersuchung auf antinukleäre Antikörper: positiver Befund in seltenen mit SLE assoziierten Fällen.

Leberfunktionsproben: häufig pathologischer Befund.

Schwermetall-Screening: nur bei klinischer Indikation.

Porphyrin-Screening: positiver Befund bei akuter intermittierender Porphyrie, deren klinische Manifestationen jenen des Guillain-Barré-Syndroms gleichen können.

Untersuchung auf Antikörper gegen Borrelia burgdorferi: zum Ausschluß einer Lyme-Borelliose.

Untersuchung auf Antikörper gegen Campylobacter im Stuhl: mit Axonbeteiligung assoziiert.

Spezielle Untersuchungen

Elektroneurographie: zur Diagnose einer multifokalen Leitungsblockade und verzögerten Nervenleitgeschwindigkeit, die das Vorliegen einer mit Demyelinisation einhergehenden Neuropathie bestätigen; bei Untersuchungen zu Krankheitsbeginn kann der Befund nur leicht verändert sein, z. B. verzögerte oder fehlende F-Welle; eine axonale Degeneration kann ebenfalls auftreten.

Elektromyographie: bei fehlender sensibler Beteiligung zum Ausschluß einer neuromuskulären Leitungsblockade oder Muskelerkrankung sowie zur Bestätigung der axonalen Degeneration.

Untersuchung auf Antigangliosid-Antikörper: Anti-GM_1-Antikörper in 20 – 30 % der Fälle vorhanden; Anti-GQ1b-Antikörper mit Fisher-Syndrom assoziiert.

Differentialdiagnose

Stammhirnenzephalitis oder -infarkt.
Akute Myelopathie.
Poliomyelitis.
Andere Neuropathien: Porphyrie, Vaskulitis, Neuropathie im Rahmen einer lebensbedrohlicher Erkrankung, arzneimittelinduzierte Neuropathie, Toxine (z. B. Schwermetalle, organische Phosphate), Lyme-Borelliose oder HIV-Infektion.
Neuromuskuläre Leitungsblockade: Myasthenia gravis, Botulismus.
Muskelerkrankung: Hypokaliämie (mit oder ohne periodischer hyperkaliämischer Lähmung), Polymyositis, akute Rhabdomyolyse.
Funktionale Störung: Hysterie, Simulation.

Ätiologie

Die Ursache des Guillain-Barré-Syndroms (akute Polyradikuloneuritis) ist unbekannt, in 60 – 70 % der Fälle geht der Erkrankung jedoch eine Infektion voraus.
Es handelt sich um eine autoimmunologisch bedingte entzündliche Demyelinisation mit variabler axonaler Degeneration peripherer Nerven, die durch verschiedene Faktoren ausgelöst werden kann, z. B.:
Viren: Zytomegalievirus, Epstein-Barr-Virus, HIV (meist zum Zeitpunkt der Serokonversion).
Bakterien: *Mycoplasma pneumoniae, Campylobacter jejuni.*
Vakzine gegen Tollwut und Grippevirus Typ A.
Chirurgische Eingriffe.

Epidemiologie

Seit der fast vollständigen Ausrottung der Poliomyelitis ist das Guillain-Barré-Syndrom in den Industriestaaten die häufigste Ursache einer akuten generalisierten neuromuskulären Paralyse.
Die Inzidenz liegt bei 1 – 2 : 100.000.
Männer sind häufiger betroffen.
Die Erkrankung tritt bei jungen Frauen und im höheren Lebensalter häufiger auf.
Die Erkrankung ist nicht ansteckend.
Es ist keine jahreszeitliche Häufung zu beobachten.

Komplikationen

Tod: bei unzureichender Sicherstellung offener Atemwege.

Atelektase, Pneumonie, Phlebothrombose, Lungenembolie, Gelenkkontrakturen, Dekubitus, Angst und Depression, Schmerz.

Herzrhythmusstörungen einschließlich Bradykardie und Asystolie, Blutdruckschwankungen: aufgrund der Instabilität des vegetativen Nervensystems.

Pharmakotherapie

Allgemeine Maßnahmen

Häufige Messung der Vitalkapazität der Lunge und kontinuierliche EKG-Überwachung in der progressiven Phase.
Intensivmedizinische Überwachung bei raschem Absinken der Vitalkapazität oder Unfähigkeit des Patienten, Speichel zu schlucken.
Regelmäßiges Umlagern, Mund- und Augenpflege, Sekretabsaugung.
Heparin, 2mal tgl. 5000 E s.c.
Ernährung über Magensonde bei Bulbärparalyse oder ausgeprägter Schwächung des Patienten.

Plasmapherese

Plasmaaustausch, 5mal 50 ml/kg KG über 5 – 10 Tage, bei Patienten, die ohne fremde Hilfe nicht mehr gehen können.
Nach Diagnosestellung sofortige Therapieeinleitung, da die Behandlung in der frühen Phase der Erkrankung wirksamer ist.

Immunglobulin

- Standarddosierung

Immunglobulin, tgl. 0,4 g/kg KG i.v. über 5 Tage oder tgl. 1 g/kg KG über 2 Tage.

- Kontraindikationen

IgA-Mangel durch zirkulierende Anti-IgA-Antikörper.

- Besonderheiten

Kann zu aseptischer Meningitis und akuter oder chronischer Niereninsuffizienz führen sowie eine bestehende ischämische Erkrankung verstärken.

- Nebenwirkungen

Fieber, Überempfindlichkeitsreaktionen, Flüssigkeitsüberlastung.

Behandlungsziele

Vermeidung einer Ateminsuffizienz.
Schmerzlinderung.
Vermeidung von Komplikationen durch Immobilität.
Wiederherstellung der Funktionsfähigkeit.

Weitere Behandlungsmöglichkeiten

Frühzeitige Tracheostomie: zur Unterstützung der Bronchialtoilette und Linderung der Beschwerden.
Beatmung: wenn die Vitalkapazität bei 20 ml/kg KG liegt oder rasch absinkt (die Sauerstoffsättigung läßt sich am besten durch Pulsoxymetrie überwachen) oder wenn der Patient die Atemwege nicht offen halten kann.
Endokardialer Herzschrittmacher: bei Bradykardie oder Sinusarrest.

Prognose

Bei ~5 % der Patienten kommt es zum Rezidiv, bei 80 % kommt es zur vollständigen Rückbildung (durchschnittlich dauert es 9 Monaten, bis der Patient wieder ohne fremde Hilfe leben kann), bei 20 % bleibt eine Behinderung zurück, bei weiteren 5 % endet die Erkrankung tödlich.
Prognostisch ungünstig sind Alter > 40 Jahre, fulminanter Beginn der Muskelschwäche, Beatmung, hohe Titer von IgA-Antigangliosid-GM_1-Antikörper und vorausgegangene Durchfallerkrankung.

Nachsorge

Intensive Überwachung bis zum Beginn der Rückbildungsphase und eventuell Verschluß eines Tracheostomas.
Aufklärung und Beruhigung des Patienten, daß sich die Symptome mit hoher Wahrscheinlichkeit nahezu vollständig zurückbilden.
Fortsetzung der Rehabilitationsmaßnahmen, z. B. Physiotherapie, auch nach der Entlassung.
Vermeidung aktiver Immunisierungen, insbesondere Tetanus-Toxoid, das mit Rezidiven in Verbindung gebracht wurde.

Hinweise zu Ernährung / Lebensführung

Keine speziellen Maßnahmen erforderlich.

Literatur

1. v.d. Ven C; Haupt WF; Rosenow F; Gibbels E; Borberg H (1996) Klinisch rein motorische Variante der Polyneuritis Guillain-Barré. Darstellung von 3 Fällen. Nervenarzt 67 (12):1020 – 1022
2. van der Meche FG (1996) The Guillain-Barré syndrome; pathogenesis and treatment. Rev Neurol Paris 152 (5):355 – 358
3. McMahon Parkes K, Cornock MA (1997)) Guillain-Barré syndrome: biological basis, treatment and care. Intensive Crit Care Nurs 13 (1):42 – 48
4. van der Meche FG, Visser LH, Jacobs BC, Endtz HP, Meulstee J, van Doorn PA (1997) Guillain-Barré syndrome: multifactorial mechanisms versus defined subgroups. J Infect Dis Dec 176 Suppl 2:99 – 102

Symptome

25 % der Patienten sind beschwerdefrei.

Müdigkeit, Gewichtsabnahme, Muskelschwäche: in 25 % der Fälle.

Hämatombildung oder Infektionen: in 25 % der Fälle.

Völlegefühl oder Beschwerden im Abdomen: in 25 % der Fälle.

Klinischer Befund

Mäßige bis massive Splenomegalie: in 75 % der Fälle.

Lymphadenopathie: selten.

Hepatomegalie: gelegentlich.

Zeichen einer Infektion, Blutung oder Hämatombildung.

Labor- und Apparate-Diagnostik

Großes Blutbild: zeigt normochrome, normozytäre Anämie, Neutropenie, Monozytopenie, Thrombozytopenie, „haarige" Leukozytose. Haarzellen sind große Lymphozyten, die einen gebuchteten Kern mit lockerem, spitzenartigem Chromatin sowie ein oder zwei unterscheidbare Nukleolen aufweisen; das Zytoplasma ist blaß blaugrau und weist feine, haarförmige Ausläufer auf; in der Regel lassen sich nur wenige Haarzellen im Blut nachweisen, ihre Zahl beträgt in 10 % der Fälle jedoch $> 10 \times 10^9$/l.

Knochenmarkpunktion: zeigt diffuse oder fleckige Infiltrate der leukämischen Zellen

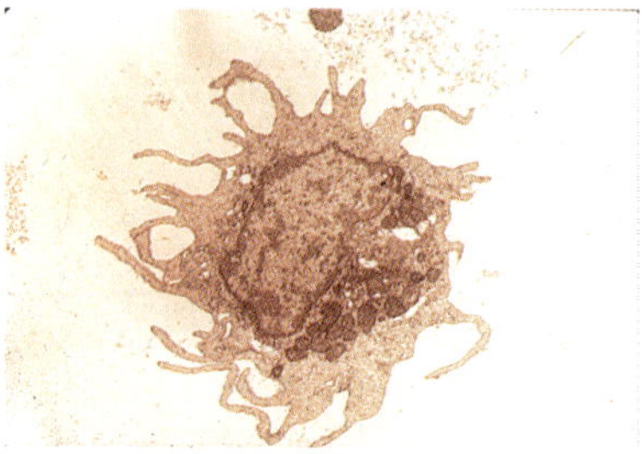

Haarzelle im Transmissionselektronenmikroskop.

sowie einen charakteristischen blassen Zytoplasmasaum, der die gleichförmigen blanden Kerne umgibt.

Zellmarkeranalyse: mäßig positiv für Oberflächenimmunglobuline einer einzigen Leichte-Ketten-Klasse; $CD11c^+$, $CD19^+$, $CD20^+$, $CD25^+$, $CD37^+$, $CD3^-$, $CD15^-$, $CD10^-$; tartratresistente saure Phosphatase positiv.

Differentialdiagnose

Tumoren mit ähnlichen „haarförmigen" Zytoplasmaausläufern, z. B. Milzlymphom mit Zottenlymphozyten, Haarzellvarianten und monozytoides B-Zell-Lymphom (differentialdiagnostische Abklärung durch sorgfältige morphologische Untersuchung und Zellmarker).
Andere Ursachen einer isolierten Splenomegalie bei Vorliegen eines Hyperspleniswmus.

Ätiologie

Die Ursache ist unbekannt, in einem Fall der seltenen T-Zell-Haarzellenleukämie konnte allerdings das Retrovirus HTLV-II (human T-cell lymphotrophic virus II) isoliert werden.

Epidemiologie

Seltene Form der Leukämie, die Inzidenz in der Gesamtbevölkerung beträgt 1 : 500.000. Es erkranken viermal mehr Männer als Frauen.
Das Durchschnittsalter bei der Diagnosestellung liegt bei 55 Jahren (Altersbereich 29 – 90 Jahre).

Komplikationen

Infektionen: Neutropenie und Monozytopenie führen zu einer erhöhten Infektanfälligkeit, bakterielle und gehäufte atypische Infektionen sind zu beobachten, außerdem Infektionen durch Pilze, Protozoen und Mykobakterien.

Vaskulitis: mikroskopische Polyarteriitis in 5 % der Fälle.

Pharmakotherapie

Die Behandlung sollte unter der Überwachung durch einen Spezialisten erfolgen.

2-Chlorodeoxyadenosin

■ Standarddosierung
0,1 mg/kg KG/Tag als Dauerinfusion über 7 Tage.

■ Nebenwirkungen
Fieber und Infektionen im ersten Monat der Therapie, Absinken der Neutrophilen- und Thrombozytenzahlen, die in der Regel gegen Ende der 4. Woche wieder ansteigt.
In den USA gegenwärtig das Medikament der Wahl.
Möglicherweise kann eine langfristige vollständige Remission erreicht werden.
Nebenwirkungen sind Myelotoxizität (intensive supportive Maßnahmen zur Besserung des Blutbilds zu Behandlungsbeginn, um Tod durch Blutung oder Infektion zu verhindern) sowie erhöhtes Infektionsrisiko durch Pilze, Viren oder Protozoen aufgrund der $CD4^+$-T-Zellsuppression (ähnlich wie bei 2-Deoxycoformycin).

Zusätzliche Pharmaka

α-Interferon
■ Standarddosierung
α-Interferon, 3mal wöchentl. 3 Mio. E, in der Regel über 2 Jahre, führt bei 80 % der Patienten zur Besserung.

■ Kontraindikationen
Überempfindlichkeit, schwere Nierenfunktionsstörung, Leber- oder Rückenmarkfunktionsstörung.

■ Besonderheiten
In der ersten Zeit der Therapie kann es zur Verstärkung der Zytopenie und damit zu erhöhtem Blutungs- und Infektionsrisiko kommen.
Antikörper gegen α-Interferon werden in 50 % der Fälle gebildet, führen jedoch nur gelegentlich zum Therapieversagen.

■ Wechselwirkungen
Keine Informationen verfügbar.

■ Nebenwirkungen
Leichte grippeähnliche Symptome (lassen mit der Zeit nach).

2-Deoxycoformycin (Pentostatin)
■ Standarddosierung
2-Deoxycoformycin, wöchentlich 4 mg/m² über 3 Wochen, danach jede 2. Woche über weitere 6 Wochen.

■ Kontraindikationen
Niedrige glomeruläre Filtrationsrate; eingeschränkte Anwendung bei Nierenfunktionsstörung.

■ Wechselwirkungen
Keine Informationen verfügbar.

■ Nebenwirkungen
Erhöhtes Infektionsrisiko durch Pilze, Viren oder Protozoen aufgrund der $CD4^+$-T-Zellsuppression.
Durch Behandlung mit diesem Adenosindesaminaseinhibitor kann eine höhere Quote vollständiger Remissionen erreicht werden als mit α-Interferon (bis zu 80 %); erste Studien lassen vermuten, daß die meisten Remissionen über 4 Jahre hinaus anhalten.

Behandlungsziele

Dem Patienten ein beschwerdefreies Leben ermöglichen.
Insbesondere bei jüngeren Patienten nach Möglichkeit Induktion einer langfristigen Remission, auch wenn dabei anfangs ein erhöhtes Risiko der verstärkten Panzytopenie besteht.

Weitere Behandlungsmöglichkeiten

Bis wirksame Medikamente zur Verfügung standen, war Splenektomie die Behandlung der Wahl; sie wird weiterhin in folgenden Fällen angewandt:
Signifikante Splenomegalie und Zytopenie.
Relativ geringe Knochenmarkbeteiligung.
Unverträglichkeit der medikamentösen Intervention.
Laparotomie aufgrund einer anderen Indikation.

Prognose

Die heutigen Behandlungsmethoden ermöglichen den meisten Patienten eine normale Lebenserwartung.
Nur in wenigen Fällen kommt es nach der Interferontherapie zu einer vollständigen Remission, meist wird jedoch eine ausreichende Verbesserung des Blutbilds erreicht, so daß mit keinen weiteren Folgen für den Patienten zu rechnen ist.
1–2 Jahre nach Absetzen der Interferontherapie treten zunehmend Rezidive auf.
Nach vollständiger Remission überlebten 83 % der Patienten 4 Jahre ohne weitere Verschlechterung.

Nachsorge

Eine lebenslange Nachsorge empfiehlt sich für alle Patienten.
Erneute Behandlung, wenn Symptome auftreten oder das Blutbild eine Verschlechterung zeigt.

Hinweise zu Ernährung/ Lebensführung

Empfehlung, nach Möglichkeit ein normales Leben zu führen.

Literatur

1. Cheson BD (1994) Chronic lymphocytic leukemia and hairy-cell leukemia. Curr Opin Hematol 1(4):268–277
2. Brittinger G, Hellriegel KP, Hiddemann W (1997) Chronische lymphatische Leukämie und Haarzellenleukämie. Diagnostik und Therapie. Med Klein 92 (6):309–312
3. Dunphy CH, Petruska PJ (1996) Atypical prolymphocytic variant of hairy-cell leukemia: case report and review of the literature. Am J Hematol 53 (2):121–125

Definition

Beim hämolytisch-urämischen Syndrom (HUS) handelt es sich nicht um eine selbstständige Krankheit, sondern um einen Symptomenkomplex mit folgenden charakteristischen Merkmalen: Akute Niereninsuffizienz.
Mikroangiopathische hämolytische Anämie.
Thrombozytopenie.
Thrombotische thrombozytopenische Purpura (TTP) ist häufig eng mit dem HUS assoziiert und schwer zu unterscheiden; der Begriff sollte für folgende Fälle reserviert bleiben:
Rezidivierende Form des HUS.
Assoziiertes Fieber und fluktuierende ZNS-Zeichen.
Beim HUS und TTP sind die Blutgerinnungszeiten normal. Thrombozytopenie und mikroangiopathische hämolytische Anämie mit verlängerten Blutgerinnungszeiten sind Hinweise auf Sepsis und disseminierte intravasale Gerinnung.

Symptome

Krankheitsgefühl, Übelkeit, Müdigkeit: unspezifische Symptome einer Niereninsuffizienz.

Oligurie, verfärbter Urin, Konzentrationsstörungen, andere subtile ZNS-Veränderungen.

Abdominale Krämpfe; wässrige, später blutige Diarrhö; Fieber < 38 °C: Hinweis auf Infektion mit *E. coli.*

Klinischer Befund

Blässe: durch Anämie.

Ikterus: gelegentlich durch Hämolyse.

Purpura, Petechien oder verlängerte Blutungszeit: bei schwerer Thrombozytopenie.

Labor- und Apparate-Diagnostik

Großes Blutbild: Thrombozytopenie; Schistozyten im Blutausstrich.

Blutgerinnungszeiten: Prothrombinzeit und partielle Thromboplastinzeit charakteristischerweise normal.

Biochemie: erhöhte Harnstoff-, Kreatinin- und Uratkonzentrationen, Hyponatriämie, Hypalbuminämie bei schwerer Verlaufsform.

Nierenbiopsie: bei Kindern in der Regel nicht erforderlich; kontraindiziert bei schwerer Thrombozytopenie; zeigt eventuell glomeruläre und arterioläre Thrombosen, akute Tubulusnekrosen, Intimaproliferation der zuführenden Arteriolen und kleinen Arterien, unterschiedliche Grade glomerulärer Endotheldefekte.

Stuhlkultur zum Nachweis von E. coli 0157:H7 und Verotoxin: bestätigt Diagnose bei assoziierter Diarrhö.

Serologie: Nachweis neutralisierender Antikörper gegen *E. coli* 0157:H7.

Hämolyseparameter: erhöhte Konzentrationen von Laktatdehydrogenase und freiem Hämoglobin, verringerte Haptoglobinkonzentrationen im Serum.

Differentialdiagnose

Sepsis in Assoziation mit disseminierter intravasaler Gerinnung
Gramnegative Bakterien.
Infektion durch *Staphylococcus aureus, Pneumococcus* spp. oder *Meningococcus* spp.
Psittakose.
Mycoplasma.

Virale und andere Erkrankungen: Thrombozytopenie ohne Hämolyse
Hantavirus-Infektion.
Dengue-hämorrhagisches Fieber.
Malaria.
Leptospirose.
Schlangenbiß.

Schwangerschaft in Assoziation mit disseminierter intravasaler Gerinnung
Septischer Abort.
Fruchtwasserembolie.
Längere Retention eines Infans mortuus (Dead-fetus-Syndrom).
Präpartale Blutung.

Andere gesundheitliche Einschränkungen
Organ- und Knochenmarktransplantation.
Sklerodermie-Krise.
Verzögertes postpartales oder in Assoziation mit oralen Kontrazeptiva auftretendes HUS.
Chemotherapeutische Tumorbehandlung mit Mitomycin C.

Ätiologie

Infektiöse Ursachen
E. coli assoziiert mit Diarrhö (meist vorhanden): Infektion durch kontaminiertes Rindfleisch oder Milchprodukte.
Shigellen.
HIV.

Sporadische nichtinfektiöse Ursachen
Idiopathische oder familiär gehäuft auftretende Erkrankungen, Arzneimittel (Mitomycin, Cyclosporin), Tumoren, Schwangerschaft, SLE, Transplantation, Sklerodermie, maligne oder rasch zunehmende Hypertonie.

Epidemiologie

Das Diarrhö-assoziierte HUS tritt in der Regel vor dem 5. oder nach dem 65. Lebensjahr auf.

Komplikationen

Blutige Diarrhö, Darminfarkt, Rektalprolaps: bei Patienten mit assoziierter Diarrhö.

Schwere maligne Hypertonie, Kardiomyopathie: bei Fehlen der Diarrhö.

Reizbarkeit, Unruhe, Zuckungen, generalisierte oder fokale Krampfanfälle, transitorische Sehstörungen, Benommenheit, zerebelläre Ataxie, Bewußtseinsstörungen, Dezerebrationsspasmen, Koma.

Pharmakotherapie

Intravenöse physiologische Kochsalzlösung und Furosemid: zur Normalisierung des zirkulierenden Volumens, Therapie der prärenalen Niereninsuffizienz und Erreichen der Diurese.
Thrombozytenaggregationshemmer (z. B. Aspirin, Dipyridamol): bewirken trotz theoretisch anzunehmender Wirksamkeit häufig keine Besserung.
Prostacyclin-Infusionen: von theoretischem Wert und hilfreich zur Blutdrucksenkung.

Nichtpharmakotherapie

Transfusion von Erythrozytenkonzentraten: bei Anämie.
Hämodialyse: bei Indikation, d. h. bei Hypervolämie, Hyperkaliämie, Urämie, Azidose.
Infusionen von FFP: können eine Remissionsinduktion bewirken; erforderliche Menge unklar, vermutlich jedoch tgl. 1 – 2 l; Wirkmechanismus unbekannt, Neutralisierung von Toxinen und dadurch Wiederherstellung antioxidativer Mechanismen und Induktion einer Prostacyclinsynthese kann jedoch eine Rolle spielen; die Infusionen sollten fortgesetzt werden, bis Erythrozytenfragmentierung aufgehört und die Thrombozytenzahl auf 100×10^9/l angestiegen ist.
Plasmapherese: in der Regel zur Schaffung intravasalen Raumes für wiederholte FFP-Infusionen; kann sich durch Entfernung humoraler Faktoren günstig auswirken. Die Behandlung umfaßt in der Regel 6 – 12maligen Plasmaaustausch, wobei die Anzahl vom Ansprechen auf die Therapie, d. h. Erhöhung der Thrombozytenzahl, Verminderung der LDH, abhängt.

Behandlungsziele

Nach Möglichkeit Wiederherstellung der Diurese.
Bei Bedarf Dialyse.
Blutdrucksenkung.
Nach Möglichkeit Induktion einer Blutbildremission.
Vermeidung von Krampfanfällen.

Prognose

Beim klassischen HUS mit vorausgehender Diarrhö und assoziierten glomerulären Thromben kommt es in der Regel zur Spontanremission, in manchen Fällen können allerdings bleibende Schäden entstehen. Die meisten im Kindesalter auftretenden Fälle gehören in diese Kategorie. Bei idiopathischem HUS, insbesondere bei Erwachsenen, kommt es häufig zu einer schwerer verlaufenden Erkrankung der zuführenden Glomerulusgefäße und terminalem Nierenversagen.
3 – 25 % der Patienten sterben in der akuten Phase der Erkrankung (meist aufgrund einer ZNS-Beteiligung); 10 – 20 % bleiben dialysepflichtig; bei 10 % kommt es zu langfristigen neurologischen Folgen; bei 70 % kommt es zur Remission ohne weitere Folgen.

Nachsorge

Wiederherstellung der Nierenfunktion und Beseitigung der Proteinurie.
Langfristige Nachsorge bei chronischer Niereninsuffizienz.
Blutdrucksenkung nach Möglichkeit durch ACE-Hemmer.

Hinweise zu Ernährung / Lebensführung

Keine speziellen Maßnahmen erforderlich.

Literatur

1. Allerberger F, Solder B, Caprioli A, Karch H (1997) Enterohämorrhagische Escherichia coli und hämolytisch-urämisches Syndrom. Wien Klin Wochenschr 109 (17):669 – 677
2. Ohlmann D, Hamann GF, Hassler M, Schimrigk K (1996) Beteiligung des zentralen Nervensystemes bei hämolytischurämischem Syndrom/thrombotisch-thrombozytopenischer Purpura. Nervenarzt 67(10):880 – 882
3. Siegler RL, Pavia AT, Cook JB (1997) Hemolytic uremic syndrome in adolescents. Arch Pediatr Adolesc Med 151 (2):165 – 169
4. Ludwig K; Muller Wiefel DE (1998) Pathomechanisms in the haemolytic uraemic syndrome. Nephrol Dial Transplant 13 (1):23 – 27
5. Risse F, Mezger J, Glasmacher A, Gorschlüter M, Paar D, Sauerbruch T (1997) Hämolytisch-urämisches Syndrom nach Mitomycin C. Der Onkologe 3 (3):280 – 282

Symptome

Hämophilie

Spontan auftretende Blutung: in Gelenke und Muskeln.

Hämatombildung in tiefen Gewebeschichten: insbesondere nach Trauma oder chirurgischem Eingriff.

Von Willebrand-Jürgens-Syndrom

Hämatome.
Epistaxis und Melaena.
Exzessive Blutung nach Zahnextraktionen oder chirurgischen Eingriffen.
Postpartale Blutung, selten Gelenkergüsse und Muskelblutungen.

Klinischer Befund

Hämophilie

Akut: überwärmte, geschwollene, schmerzhafte Gelenke; unerwartete Nachblutung nach chirurgischem Eingriff.

Chronisch: bleibende Gelenkdeformation.

Labor- und Apparate-Diagnostik

Hämophilie

Aktivierte partielle Thromboplastinzeit: verlängert.

Faktor VIII (Hämophilie A), Faktor IX (Hämophilie B) und Faktor XI (Faktor-XI-Mangel): jeweils erniedrigte Werte.

Faktor-Gerinnungsaktivität: korreliert mit Schweregrad von Hämophilie A und B (normaler Bereich 50 - 150 E/dl).
< 2 E/dl Hinweis auf schwere Form mit häufigen spontanen Blutungen, Gelenkdeformierung und Körperbehinderung;
2 - 5 E/dl Hinweis auf mäßig schwere Form mit posttraumatischen, gelegentlich auch spontanen Blutungen;
5 - 20 E/dl Hinweis auf leichte Form mit posttraumatischen Blutungen.

Von Willebrand-Jürgens-Syndrom

Blutungszeit: verlängert.

Faktor-VIII-Gerinnungsaktivität, Von-Willebrand-Faktor-Antigen und -Aktivität: niedrige Werte.

Plättchenfunktionstests: reduzierte ristocetininduzierte Plättchenaggregation.
Das von Willebrand-Jürgens-Syndrom wird anhand der Art des Proteindefekts klassifiziert; eine Einteilung, die für die Wahl der Therapie entscheidend ist.

Differentialdiagnose

Mangel anderer Gerinnungsfaktoren oder Plättchenfunktionsstörungen.

Ätiologie

Ursachen der Hämophilie

Quantitativer Gerinnungsfaktormangel.
Faktor-VIII-Mangel: Hämophilie A (häufigste Form).
Faktor-IX-Mangel: Hämophilie B.
Faktor-XI-Mangel.

Ursachen des von Willebrand-Jürgens-Syndroms

Quantitativer oder qualitativer Mangel an Von-Willebrand-Faktor, einer für die Thrombozytenfunktion in der primären Blutstillung wichtigen Komponente, die als Adhäsionsprotein und Trägerprotein für Faktor VIII dient.

Vererbung

Hämophilie A und B: X-chromosomal gebunden (Männer sind betroffen, einige Trägerinnen benötigen bei chirurgischen Eingriffen oder Verletzungen jedoch ebenfalls Faktorkonzentrate).
Von Willebrand-Jürgens-Syndrom: autosomal dominant.
Faktor-XI-Mangel (schwere Form): autosomal rezessiv.

Epidemiologie

1 von 5000 Männern leidet an Hämophilie A oder B; 1 von 6 Hämophiliepatienten hat Hämophilie B.
Faktor-XI-Mangel tritt häufig bei ost- und mitteleuropäischen Juden (Aschkenasim) auf, kann aber in allen ethnischen Gruppen vorkommen.
Von Willebrand-Jürgens-Syndrom ist die häufigste angeborene hämorrhagische Diathese, wenn alle Schweregrade berücksichtigt werden; die Inzidenz der klinisch signifikanten Form beträgt ~ 125 : 1 Million.

Komplikationen

Durch Transfusion übertragene Infektionskrankheiten

Hepatitis A: ist ein Problem bei Produkten, die mit löslichen Detergenzien sterilisiert wurden; eine entsprechende Impfung empfiehlt sich deshalb für alle Hämophiliepatienten.

Hepatitis B: Spenderblut wird zwar immer auf Hepatitis-B-Viren untersucht, jedoch können die Sterilisationsverfahren für Gerinnungsfaktorkonzentrate nicht als 100 % sicher angesehen werden; bei Hämophilie ist eine Impfung obligatorisch.

Hepatitis C: alle mit unsterilisierten Gerinnungsfaktorkonzentraten behandelten Hämophiliepatienten wurden infiziert (Sterilisation wurde 1985 eingeführt); in einigen Fällen kam es zum progredienten Verlauf mit Entwicklung einer chronischen Lebererkrankung; eine Interferontherapie kann zur Normalisierung der Transaminasen führen; eine gleichzeitig bestehende HIV-Infektion beschleunigt die Entwicklung einer Hepatitis-C-assoziierten Lebererkrankung.

HIV-Infektion: trat bei Patienten auf, die zwischen 1979 und 1985 Konzentrate erhielten.

Hemmkörper

Neutralisierende Antikörper: bilden sich nach Infusion von Konzentraten.

Chronische Arthropathie

Chronische, zur Körperbehinderung führende Arthritis: durch rekurrierende Hämarthrosen.

Identifizierung von Genträgern und Pränataldiagnostik

Genträgerstatus und Vorliegen der Störung beim Fetus können durch folgendes festgestellt werden:
Polymorphie der Länge der Restriktionsfragmente.
Variable Anzahl repetitiver Sequenzen.
Direkte Mutationsanalyse (Forschung).
Chorionzottenbiopsie vor der 10. Woche (Identifikation von Genträgern mit molekularem Marker).
Geschlechtsbestimmung des Fetus und Chorionbiopsie (Identifikation von Genträgern ohne molekularen Marker).

Pharmakotherapie

Intramuskuläre Injektionen sind bei Vorliegen einer hämorrhagischen Diathese kontraindiziert.
Thrombozytenaggregationshemmer wie Acetylsalicylsäure oder NSAR sind ebenfalls zu vermeiden.

Indikationen

Bei Hämophilie A: Faktor-VIII-Konzentrat oder DDAVP (Desmopressin).
Bei Hämophilie B: Faktor-IX-Konzentrat.
Bei Faktor-XI-Mangel: Faktor-XI-Konzentrat oder FFP.
Bei von Willebrand-Jürgens-Syndrom: Faktor-VIII-Konzentrat mit hohem Gehalt an Von-Willebrand-Faktor oder DDAVP (kontraindiziert bei Typ II B).

Gerinnungsfaktorpräparationen

1. Rekombinante Gerinnungsfaktoren.
2. Durch Affinitätschromatographie mit monoklonalem Antikörper hochgereinigte Gerinnungsfaktoren.
3. Durch konventionelle Separation gewonnene Gerinnungsfaktoren mit *sehr hoher Reinheit (> 100 E/mg)* oder *mittlerer Reinheit (< 50 E/mg)*.

Die Anzahl der erforderlichen Einheiten x läßt sich nach folgender Gleichung berechnen:
x = [gewünschter Anstieg des Gerinnungsfaktors (%) × KG (kg)] ÷ K
wobei K = 1,5 für Faktor VIII, 1 für Faktor IX und 2 für Faktor XI ist.
Die zur Blutstillung erforderlichen Konzentrationen bewegen sich in folgenden Bereichen:
15–20 E Gerinnungsfaktor/dl Plasma bei geringfügigen Gelenkergüssen und Hämatomen.
20–40 E Gerinnungsfaktor/dl Plasma bei schweren Gelenkergüssen und Muskeleinblutungen sowie kleineren chirurgischen Eingriffen.
80–100 E Gerinnungsfaktor/dl Plasma bei großen Eingriffen oder intrazerebralen/intraabdominalen Blutungen.

DDAVP (Deamino-D-Arginin-Vasopressin)

DDAVP führt zu einer Freisetzung von Von-Willebrand-Faktor aus den Endothelzellen.
Es dient der Erhöhung endogener Von-Willebrand-Faktor-VIII-Konzentrationen während kleinerer Eingriffe bei Patienten mit leichter Hämophilie und von Willebrand-Jürgens-Syndrom.
Bei schwerer Hämophilie oder von Willebrand-Jürgens-Syndrom Typ III ist DDAVP nicht geeignet.

■ Standarddosierung
DDAVP, 0,3 µg/kg KG in 100 ml physiologischer Kochsalzlösung als i.v. Infusion über 20 Minuten.

■ Kontraindikationen
Gefäßerkrankung, von Willebrand-Jürgens-Syndrom Typ II B.

■ Besonderheiten
Ansprechen sollte durch Faktoranalyse überwacht werden.

■ Wechselwirkungen
Keine.

■ Nebenwirkungen
Hyponatriämie und Krämpfe (bei Kindern < 2 Jahren), Koronararterienverschluß (bei Patienten > 60 Jahren).

Tranexamsäure und Aminocapronsäure

Der Fibrinolyseinhibitor Tranexamsäure verringert den Blutverlust, insbesondere bei Schleimhautblutungen (z. B. im Rahmen oralchirurgischer Eingriffe), Epistaxis und Tonsillektomie.

■ Standarddosierung
Tranexamsäure, 3–4mal tgl. 1 g oral oder i.v.; bei Kindern 3mal tgl. 25 mg/kg KG.
Aminocapronsäure, 5–30 g in verteilten Dosen alle 3–6 Std. über 5–7 Tage.

■ Kontraindikationen
Hämaturie, Gefahr der „Gerinnungskolik“.

■ Besonderheiten
Verminderte Dosis bei Nierenfunktionsstörung.

■ Wechselwirkungen
Keine.

■ Nebenwirkungen
Übelkeit, Schwindel.

Behandlungsziele

Vermeidung spontaner Blutungen und Ermöglichung komplikationsloser chirurgischer Eingriffe.

Prognose

Durch die heute üblichen virussicheren Blutprodukte und die Möglichkeiten der kontrollierten Selbstbehandlung können viele Patienten mit schwerer Hämophilie ein relativ normales Leben führen.
Leichte Formen der Hämophilie oder des von Willebrand-Jürgens-Syndroms beeinträchtigen die Patienten kaum, außer bei Verletzungen oder geplanten chirurgischen Eingriffen.

Nachsorge

Alle Patienten mit hämorrhagischer Diathese sollten registriert und regelmäßig in einem speziellen Hämophiliezentrum untersucht werden; regelmäßige Untersuchungen und Zugang zu entsprechender Therapie sind für die erfolgreiche Langzeitbetreuung entscheidend.

Hinweise zu Ernährung/Lebensführung

Sportarten mit direktem Körperkontakt sollten vermieden werden, regelmäßiges sportliches Training, z. B. Schwimmen ist jedoch zu empfehlen.

Literatur

1. Venkateswaran L, Wilimas JA, Jones DJ, Nuss R (1998) Mild hemophilia in children: prevalence, complications, and treatment. J Pediatr Hematol Oncol 20 (1):32–35
2. Rodriguez Merchan EC (1997) Pathogenesis, early diagnosis, and prophylaxis for chronic hemophilic synovitis. Clin Orthop (343):6–11
3. DiMichele D (1996) Hemophilia 1996. New approach to an old disease. Pediatr Clin North Am 43 (3):709–736
4. Gilbert MS, Radomisli TE (1997) Therapeutic options in the management of hemophilic synovitis. Clin Orthop (343):88–92
5. Hay CR; Negrier C; Ludlam CA (1997) The treatment of bleeding in acquired haemophilia with recombinant factor VIIa: a multicentre study. Thromb Haemost 7 (86):1463–1467

Symptome

Schmerzlose Blutung: typische hellrote Blutspuren an Stuhloberfläche oder Toilettenpapier bei ansonsten normaler Darmentleerung; okkulter Blutverlust sollte nie ohne vorherigen Ausschluß ernsterer Erkrankungen (*siehe* Differentialdiagnose) auf Hämorrhoiden zurückgeführt werden.

Vorwölbung von Gewebe nach der Darmentleerung.
Perianale Irritation, Pruritus.

Akuter heftiger perianaler Schmerz: Hinweis auf akute Thrombose oder Inkarzeration.

Klinischer Befund

Innere Hämorrhoiden: sichtbarer und gelegentlich palpierbarer Hämorrhoidalplexus oberhalb der Kryptenlinie (am besten mit dem Anoskop zu erkennen).

Äußere Hämorrhoiden: palpierbare, von Plattenepithel bedeckte venöse Erweiterung unterhalb der Kryptenlinie; intensiv schmerzhaft bei Thrombosierung, was schließlich zur Ausbildung kleiner gutartig erscheinender Marisken führt.

Perianale Entzündung: durch eingeschränkte Hygiene aufgrund der Gewebehyperplasie.

Labor- und Apparate-Diagnostik

Anoskopie: zur Beurteilung der Art und Schwere der Hämorrhoiden; bei akuter Thrombose oder Inkarzeration wird die Untersuchung in der Regel nicht toleriert.

Sigmoidoskopie: zum Ausschluß anderer Erkrankungen, z. B. maligner Prozesse; nach dem 45. Lebensjahr, bei Kolorektalkarzinom in der Familienanamnese und bei fehlendem Ansprechen auf die konservative Therapie ist eine Darstellung des gesamten Kolons durch Koloskopie oder Bariumeinlauf (Doppelkontrastverfahren) indiziert.

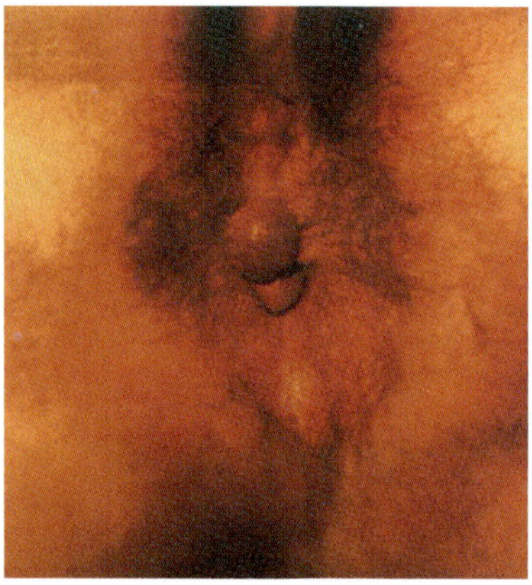

Akut thrombosierte äußere Hämorrhoide.

Differentialdiagnose

Kolorektale Neoplasie (Polyp oder Karzinom).
Perianaler Abszeß oder Fistelbildung.
Analfissur.
Pilonidalsinus.
Proktokolitis.
Condylomata acuminata.
Rektumvarizen.
Rektumprolaps.
Pruritus ani.

Ätiologie

Vergrößerung der analen Schwellkörpergefäße mit Hyperplasie des perianalen Gewebes bei verändertem Venendruck im Beckenbereich, der durch übermäßiges Pressen im Rahmen einer Obstipation oder Schwangerschaft auftreten kann.

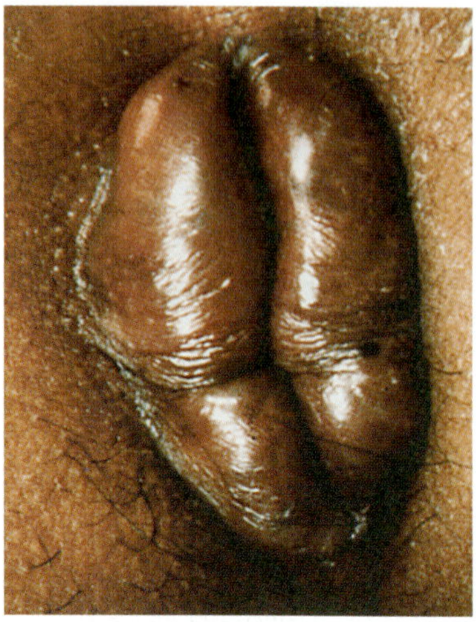

Große, akut prolabierte, bilaterale äußere und innere (gemischte) Hämorrhoiden.

Epidemiologie

Die Prävalenz in den USA wird auf bis zu 50 % geschätzt.

Komplikationen

Von heftigen Schmerzen begleitete Thrombose.

Inkarzeration innerer Hämorrhoiden, eventuell Entwicklung einer Gangrän und lebensbedrohlichen Infektion: in seltenen Fällen.

Pharmakotherapie

Stuhlerweichende Mittel (z. B. synthetische oder pflanzliche Laxantien) sollten in allmählich steigender Dosierung angewandt werden, bis täglich 1–2 weiche Stühle bei minimaler Anstrengung entleert werden. Die normale Initialdosis ist 1- bis 2mal tgl. 1 gehäufter Eßlöffel, aufgelöst in 3/4 l Wasser. Patienten sollten darüber aufgeklärt werden, daß die Lösung sofort nach der Zubereitung eingenommen werden muß und zu Beginn der Therapie einige Tage lang mit verstärkten Blähungen zu rechnen ist.
Topische Gleitmittel in Kombination mit Lokalanästhetika (z. B. Benzocain, Hamamelis) können zur symptomatischen Schmerzbekämpfung angewandt werden, haben jedoch keinen Einfluß auf Hämorrhoiden oder Blutung. Präparate, die ein topisches Steroid enthalten (z. B. Hydrocortison, 1 %) oder entzündungshemmend wirken, können bei Bedarf 2mal tgl. zur Linderung der Symptomatik lokal aufgetragen werden.

Behandlungsziele

Verminderung von Schmerz, Blutung und perianaler Entzündung.

Weitere Behandlungsmöglichkeiten

Gummibandligatur ist möglicherweise die verbreitetste Behandlungsmethode symptomatischer innerer Hämorrhoiden, Alternativen sind Sklerotherapie, Kryotherapie, Elektrokoagulation oder Laserverödung; aufgrund der Innervation des bedeckenden Plattenepithels sind diese Behandlungsverfahren bei äußeren Hämorrhoiden kontraindiziert.
Der akute Schmerz bei thrombosierten äußeren Hämorrhoiden kann durch Injektion eines Lokalanästhetikums und begrenzte Dekompression innerhalb der ersten 48 Stunden nach Auftreten der Symptome behandelt werden. Danach sind Evakuation des Hämatoms und optimale Blutstillung häufig schwer zu erreichen. Eine chirurgische Behandlung innerer Hämorrhoiden erfolgt in der Regel nur bei Anhalten der Symptome trotz erfolgter konservativer Behandlungsversuche oder bei Inkarzeration.

Prognose

Hämorrhoiden können sehr lästig sein, stellen jedoch selten eine signifikante gesundheitliche Einschränkung dar.
Das Vorliegen sicht- oder tastbarer Hämorrhoiden allein stellt noch keine Indikation zur Behandlung dar und sagt nichts über das spätere Auftreten von Beschwerden aus.

Nachsorge

Eine routinemäßige Nachsorge ist bei Hämorrhoiden in der Regel nicht erforderlich; ausschlaggebend für das therapeutische Vorgehen sind die Beschwerden des Patienten, weniger das Vorliegen der Hämorrhoiden an sich.

Hinweise zu Ernährung / Lebensführung

Ballaststoffreiche Ernährung.
Vermeiden von übermäßigem Pressen bei der Darmentleerung.
Sitzbäder.

Literatur

1. Butters M (1997) Hämorrhoiden Entstehung, Symptomatik und Therapie. Ther Umsch 54 (4):185–189
2. Watson SJ, Phillips RK (1996) Hämorrhoidektomie: Gegenwärtiger Stand. Chirurg 67 (3):213–221
3. Gawenda M, Walter M (1996) Die operative Therapie des fortgeschrittenen Hämorrhoidalleidens. Ist ein Eingriff auf tageschirurgischer Basis möglich? Chirurg 67 (9):940–943

Symptome

Viele betroffene Patienten haben Schwierigkeiten, ihren Arzt spontan auf dieses Problem anzusprechen; der Hausarzt sollte deshalb alle Patienten > 65 Jahre (insbesondere Frauen) direkt fragen, ob sie Probleme haben, den Harn zurückzuhalten.

In der Anamnese genaue Angaben über Auftreten, geschätzte Miktionsmenge (häufig ungenau oder unbekannt), Beginn, Häufigkeit, Flüssigkeitsaufnahme, Veränderungen der Darm- oder Sexualfunktion, Arzneimittel, Menopause, psychische Veränderungen.

Eine 24-Stunden-Miktionsregistrierung kann zur genaueren Beurteilung der Inkontinenz sehr hilfreich sein; Angaben über Zeitpunkt, Miktionsmenge und assoziierte Symptome (Harndrang, Husten, Gefühl der unvollständigen Blasenentleerung).

Klinischer Befund

Körperliche Untersuchung mit Beurteilung des intravasalen Flüssigkeitsstatus (orthostatischer Blutdruck), Untersuchung des Abdomen (dilatierte Blase) sowie des Genital-, Becken- und Rektalbereichs (Zystozele, Rektozele).

Klassifikation

Um diagnostische und therapeutische Richtlinien zu erhalten, sollte die chronische Harninkontinenz genauer klassifiziert werden, und zwar als (cholinerge) Detrusorhyper- oder hypoaktivität, Ausgangshyper- oder hypoaktivität (Alpharezeptor-vermittelte Aktivität des inneren [glatte Muskulatur] und äußeren [quergestreifte Muskulatur] Sphinkters) bzw. Kombination. Die Beziehungen der üblichen Klassifikation in Drang-, Streß- und Überlaufinkontinenz zu den Detrusor- und Ausgangsfunktionen sind in der folgenden Tabelle zusammengefaßt.

Physiologische Ursachen häufiger Formen der chronischen Harninkontinenz

Detrusorhyperaktivität	Ausgangsobstruktion (große Restharnmenge)	Ausgangsinsuffizienz	DHIC (Harndrang) Überlaufinkontinenz
Urge-Inkontinenz	DSD (Harndrang) Überlaufinkontinenz	Streßinkontinenz	

Labor- und Apparate-Diagnostik

Restharnbestimmung: in allen Fällen indiziert; bestätigt Detrusorhypoaktivität und/oder Ausgangsobstruktion. Normal sind Werte < 50 ml, Grenzwerte 50 - 200 ml, pathologische Werte > 200 ml. Der Restharn kann durch Ultraschall geschätzt werden, wenn eine Katheterisierung mit Bestimmung des Ein- und Ausgangs nicht indiziert ist.

Urinstatus, Serum-Kreatinin, Blut-Harnstoff-Stickstoff, Blutzucker, Kalzium.

Weitere Untersuchungen je nach Ergebnis der ersten Tests: eine zytologische Untersuchung kann bei Hämaturie und/oder irritativen Miktionsstörungen ohne Harnwegsinfekt erwogen werden; bei Hämaturie außerdem intravenöse Pyelographie.

Differentialdiagnose

Transitorische Harninkontinenz (DIAPERS)

Delirium: in der Regel klinisch evident.
Infektion (symptomatisch): ein asymptomatischer Harnwegsinfekt ist selten Ursache einer Harninkontinenz.
Atrophische Vaginitis.
Pharmazeutisch: Sedativa/Hypnotika, Diuretika, Anticholinergika, Alpharezeptorenblocker, Alphasympathomimetika, Kalziumantagonisten.
Exzessive Harnbildung: Hyperkalzämie, Hyperglykämie, Diabetes insipidus, hypervolämische Zustände (dekompensierte Herzinsuffizienz, Veneninsuffizienz der unteren Extremitäten).
Restriktion der Mobilität: M. Parkinson, Zustand nach Apoplex.
Stuhleinklemmung (Fäkalom).

Ätiologie

Detrusorhyperaktivität bei oberer Rückenmarksschädigung (z. B. Apoplex); kann von Dyssynergie des externer Sphinkters (simultane Kontraktion des externen Urethrasphinkers bei Detrusorkontraktion) begleitet sein; wird als Detrusor-Sphinkter-Dyssynergie (DSD) bezeichnet.

Detrusorhyperaktivität ohne obere Rückenmarksschädigung („instabiler Detrusor"): kann durch mechanische Irritation (z. B. Blasentumor) und Detrusorhyperaktivität in Verbindung mit eingeschränkter Kontraktilität (DHIC - detrusor hyperactivity with impaired contractility) verursacht werden, einer bei geschwächten älteren Patienten häufig auftretenden idiopathischen Störung, die durch unwillkürliche Detrusorkontraktionen und große Restharnmengen charakterisiert ist.

Detrusorhypoaktivität: neurologisch bedingt (Polyneuropathie, Bestrahlung oder chirurgischer Eingriff in der Sakralregion, Rückenmarksverletzung), Anticholinergika und B_{12}-Mangel.

Ausgangshyperaktivität (Obstruktion): benigne Prostatahyperplasie, Urethrastriktur, DSD (*siehe* oben), Arzneimittel (Alphasympathomimetika).

Ausgangshypoaktivität: Beckenbodenerschlaffung, Arzneimittel (z. B. Alpharezeptorenblocker), postoperative Insuffizienz des Urethrasphinkters.

Epidemiologie

1 - 5 % der Männer, 10 - 25 % der Frauen zwischen 15 und 64 Jahren.

15 - 30 % der zu Hause wohnenden älteren Personen (> 65 Jahre) leiden an Harninkontinenz; zwei Drittel sind Frauen; bei 25 - 30 % dieser Personen kommt es mindestens 1mal/Woche zum Auftreten der Inkontinenz.

Niedrig angesetzten Schätzungen zufolge betragen in den USA die jährlichen Kosten für die Betreuung zu Hause wohnender Patienten 7 Milliarden US-Dollar (1990), für Heimbewohner 3,3 Milliarden US-Dollar.

Komplikationen

Harnretention, Reflux, Nierenschaden (Detrusorhypoaktivität, Ausgangsobstruktion). Sozialer Rückzug.

Pharmakotherapie

Anticholinergika

■ Standarddosierung
Oxybutynin, 3-4mal tgl. 2,5-5,0 mg.
Trizyklische Antidepressiva (z. B. Amitriptylin, Imipramin, Doxepin), 1-3mal tgl. 10-25 mg.

■ Kontraindikationen
Engwinkelglaukom.

■ Besonderheiten
Günstig bei Detrusorhyperaktivität (Dranginkontinenz) mit geringem Restharn; Restharnmenge sollte nach Erreichen der therapeutischen Wirkung oder maximal tolerierten Dosis zum Ausschluß einer Harnretention überprüft werden.

■ Wechselwirkungen
Keine.

■ Nebenwirkungen
Mundtrockenheit, Orthostase, Obstipation, Harnretention.

Phenylpropanolamin

■ Standarddosierung
2mal tgl. 50 mg (Depotpräparat).

■ Kontraindikationen
Wenn überhaupt, eingeschränkte Anwendung bei Hyperthyreose, kardiovaskulären Erkrankungen, Hypertonie, Diabetes mellitus, Glaukom oder Prostatahypertrophie.

■ Besonderheiten
Günstig bei leichter Streßinkontinenz; Blutdrucküberwachung bei Hypertonie; einige Präparationen enthalten Tartrazin, das als potentes Allergen wirken kann.

■ Wechselwirkungen
Nicht zusammen mit Monoaminoxidasehemmern verwenden; kumulative Wirkung mit anderen Sympathomimetika.

■ Nebenwirkungen
In therapeutischen Dosen in der Regel keine oder nur geringe Nebenwirkungen; kann zu Nervosität, Unruhe, Palpitationen, Blutdrucksteigerung führen.

Behandlungsziele

Reduzierung oder Beseitigung der Symptome.
Verbesserung der Möglichkeiten, am sozialen Leben teilzunehmen.

Weitere Behandlungsmöglichkeiten

Überweisung an Urologen oder Gynäkologen zur weiteren Diagnostik und Behandlung in folgenden Fällen:
Große Restharnmenge.
Unklare Diagnose und Fehlen eines vernünftigen empirischen Behandlungsplans oder Fehlen eines konsistenten klinischen Bildes.
Versagen der empirischen Behandlung und Indikation zur weiteren (in der Regel chirurgischen) Therapie.
Hämaturie ohne Infektion.
Andere abzuklärende Begleiterkrankungen: Verdacht auf neu aufgetretene systemische oder lokale neurologische Störungen, Prostataknoten, ausgeprägte Symptome einer Blasenentleerungsstörung (Hinweis auf Tumor), Inkontinenz in Assoziation mit rekurrierenden Harnwegsinfekten (Ausschluß eines strukturellen Defekts), schwerer symptomatischer Prolaps im Beckenbereich.

Prognose

Dranginkontinenz: bei 90 % entsprechend ausgewählten Frauen tritt durch Blasentraining eine Besserung ein; durch medikamentöse Behandlung (Anticholinergika) kommt es bei bis zu 40 % der Frauen zur Heilung, bei bis zu 80 % zur Besserung.
Streßinkontinenz: Heilung in 15 %, Besserung in 60 % der Fälle durch Beckenboden- oder Blasentraining; die gleichen Zahlen gelten für die medikamentöse Behandlung (Alphasympathomimetika); 80 % Heilungschancen bei chirurgischer Behandlung.

Nachsorge

Je nach Schweregrad und Behandlung sollte der Patient regelmäßig nach einem Wiederauftreten der Symptome befragt werden.

Hinweise zu Ernährung/ Lebensführung

Blasentraining: bewußte Verzögerung der Blasenentleerung; geeignet bei instabilem Detrusor (Detrusorhyperaktivität ohne obere Rückenmarksschädigung) und Streßinkontinenz.

Gewohnheitsmäßiges (bzw. veranlaßtes) Wasserlassen zu bestimmten Zeiten: regelmäßiges Wasserlassen, bevor ein Harndrang entsteht; der Zeitplan kann auf der Grundlage registrierter Inkontinenzepisoden festgelegt werden; sehr hilfreich bei kognitiv eingeschränkten Patienten mit Dranginkontinenz.

Beckenbodentraining: führt bei motivierten Frauen zu einer Besserung der Streßinkontinenz; die Stärkung der willkürlichen periurethralen Muskulatur sowie des Beckenbodens erhöht die Schließkraft der Urethra. Die Übungen bestehen aus 10 Sekunden Anspannen und 10 Sekunden Entspannen im Wechsel und sollten über mindestens 6 Wochen tgl. 30-80mal wiederholt werden. Diese Übungen können auch bei postoperativer Ausgangsschwäche hilfreich sein.

Literatur

1. Uher EM, Schuhfried O, Paternostro T, Fialka V, Hexel M (1996) Therapierelevante Aspekte der Anatomie, Pathophysiologie und Diagnostik der weiblichen Harninkontinenz. Acta Med Austriaca 23 (5):152-155
2. Trinkler FB (1996) Urininkontinenz. Ther Umsch 53 (9):687-696
3. von Gontard A, Lehmkuhl G (1997) "Enuresis diurna" ist keine Diagnose – neue Ergebnisse zur Klassifikation, Pathogenese und Therapie der funktionellen Harninkontinenz im Kindesalter. Prax Kinderpsychol Kinderpsychiatr 46 (2):92-112

Symptome und klinischer Befund

Unterer Harnwegsinfekt

Zystitis: Dysurie, Harndrang und suprapubischer Druckschmerz.

Akute Prostatitis: Dysurie, Harndrang, Fieber, Schmerzen in der Dammregion, obstruktive Miktionsstörung, Druckschmerz.

Chronische Prostatitis: rezidivierende Infektion, Miktionsstörungen, Bauch- oder Rükkenschmerzen.

Oberer Harnwegsinfekt

Akute Pyelonephritis: Fieber, Schüttelfrost, Verschlechterung der Allgemeinzustandes, Rücken- oder Flankenschmerz, Dysurie und Harndrang.

Nierenabszesse: Fieber und Schüttelfrost, Schmerz und Druckempfindlichkeit der Flanken, Schwellung in der Flanken- oder Abdominalregion, Dysurie und Harndrang.

Urosepsis: klinische Manifestationen der Bakteriämie überlagern häufig jene des Harnwegsinfekts.

Labor- und Apparate-Diagnostik

Infektionsnachweis

Urinkultur: $> 10^2$ colony forming units (CFU) koliforme Bakterien/ml oder $> 10^5$ CFU nichtkoliforme Bakterien/ml bei symptomatischen Frauen, 10^3 CFU Bakterien/ml bei symptomatischen Männern, $> 10^5$ CFU Bakterien/ml in zwei aufeinanderfolgenden Kulturen bei asymptomatischen Patienten, $> 10^2$ CFU Bakterien/ml bei katheterisierten Patienten oder jedes Bakterienwachstum in suprapubisch gewonnen Urinproben bei symptomatischen Patienten.

Mikroskopische Urinuntersuchung: Pyurie (> 10 Leukozyten/ml unzentrifugierten Urins) bestätigt das Vorliegen eines Harnwegsinfekts, ist aber nicht spezifisch; Leukozyten im „sterilen" Urin (sterile Leukozytose) kann auf empfindliche Keime oder vorausgegangene Antibiotika-Therapie hinweisen; Mikrohämaturie in 50 % der Fälle.

Urinuntersuchung mit Teststreifen: ein kombinierter Test zum Nachweis von Leukozyten und Nitrit ist ein brauchbares Screening-Instrument, bei negativem Befund kann ein Harnwegsinfekt (im Keimzahlbereich 10^5 CFU/ml) mit 96 - 97%iger Sicherheit ausgeschlossen werden.

Infektionslokalisation

Die Frage, ob die Infektion auf den unteren Harntrakt beschränkt oder bereits in den oberen aufgestiegen ist, hat wichtige Implikationen für die Therapie; die Lokalisation erfolgt in der Regel aufgrund der klinischen Manifestationen.

Bildgebende Verfahren

Mit radiologischen Verfahren lassen sich strukturelle Veränderungen des Harntrakts wie Refluxnephropathie, Obstruktion, Steinbildung, angeborene Fehlbildungen und, bei Kindern, vesikoureteraler Reflux diagnostizieren.
Als Indikation gelten bei Kindern und Männern die Erstinfektion, bei Frauen rekurrierende Infektionen, Vorliegen eines oberen Harnwegsinfekts, seltene Erreger, > 48 Stunden nach Therapiebeginn anhaltendes Fieber, simultan bestehende Hypertonie oder chronische Mikrohämaturie.

Intravenöse Urographie: Untersuchung der Wahl bei Erwachsenen (in der Regel erst nach Abklingen der Symptome); Ersatz oder Ergänzung der Ultraschalluntersuchung bei Nierenfunktionsstörung oder Verdacht auf Nierenabszeß oder Krankheitsgeschehen im kleinen Becken.

^{99m}Tc-DMSA-Szintigraphie und Ultraschalluntersuchung: mit Miktionszystourethrographie oder Radionuklidzystographie; Untersuchung der Wahl bei Kindern.

Differentialdiagnose

Urethritis: Chlamydien, Gonorrhoe, Herpesvirus.
Vaginitis: Bakterien, Trichomonas, Hefen.
Läsionen in der Dammregion: Herpesvirus, andere sexuell übertragbare Infektionen, Hautkrankheiten, mechanische oder chemische Irritation.

Ätiologie

Uropathogene sind häufig die normalen Bestandteile der Darmflora.
Escherichia coli verursacht 85 % der in der normalen Umgebung erworbenen Harnwegsinfekte.
Katheterisierung, diagnostischer oder therapeutischer Einsatz von Instrumenten, Kreuzinfektion und Selektion einer resistenten Darm- und Umgebungsflora sind für das unterschiedliche mikrobiologische Spektrum der nosokomialen Harnwegsinfekte verantwortlich.
Der Infektionsweg ist in der Regel vom besiedelten Perineum durch die Urethra aufsteigend.

Epidemiologie

3,7 % der Jungen und 2 % der Mädchen leiden im ersten Lebensjahr an einer Bakteriurie.
4 - 7 % der Schwangeren haben eine Bakteriurie (1 - 3 % der nichtschwangeren jungen Frauen).
Harnwegsinfekte treten bei jungen Männern mit Ausnahme von Homosexuellen selten auf.
10 - 20 % der älteren Heimbewohner und bis zu 50 % der hospitalisierten älteren Personen haben eine Bakeriurie.

Komplikationen

Refluxnephropathie: kortikale Narbenbildung und keulenförmige Dilatation der darunterliegenden Nierenbeckenkelche bei Kindern mit Bakteriurie in Assoziation mit vesikoureteralem Reflux.

Nierenschaden, perinephritische Abszeßbildung, Sepsis: durch Infektion bei Vorliegen komplizierender Faktoren (z. B. Obstruktion, Steine, vesikoureteraler Reflux).

Komplizierter oder unkomplizierter Harnwegsinfekt

Die Unterscheidung zwischen komplizierten und unkomplizierten Harnwegsinfekten ermöglicht eine gezieltere Behandlung.
Folgende Faktoren lassen auf eine okkulte Nierenbeteiligung bei scheinbarem unteren Harnwegsinfekt bzw. das Vorliegen eines komplizierten Harnwegsinfekts schließen:
Männliches Geschlecht.
Anamnese der Harnwegsinfekte im Kindesalter.
Symptome bestehen bei Vorstellung des Patienten bereits seit > 7 Tagen.
Vorausgegangene Antibiotikabehandlung.
Schwangerschaft.
Hospitalisierung, vor allem bei älteren Patienten.
Vorausgegangener diagnostischer oder therapeutischer Eingriff mit Instrumenten.
Dauerkatheter.
Zugrundeliegende Fehlbildung des Harntrakts.
Diabetes mellitus.
Immunsuppression.
Rückenmarksverletzung.

Pharmakotherapie

Indikationen

Bei unteren Harnwegsinfekten (unkompliziert): 3–5tägige Behandlung mit Trimethoprim, Cotrimoxazol oder Nitrofurantoin; genauso effektiv wie eine 7–14tägige Behandlungsdauer; geringere Rezidivrate als Einzeldosistherapie.
Bei unteren Harnwegsinfekten (kompliziert): Antibiotika-Therapie wie oben, Dauer 7–14 Tage; Kurzzeittherapien sind ungeeignet.
Bei Schwangeren: 7–14tägige Behandlung mit Amoxicillin, Cefalexin oder Nitrofurantoin; frühzeitige Screening-Tests und Behandlung einer asymptomatischen Bakteriurie.
Bei Prostatitis: Trimethoprim, Cotrimoxazol oder ein Chinolon über 4 Wochen (bei chronischer Prostatitis länger); abakterielle Prostatitis kann auf Doxycyclin oder Erythromycin ansprechen.
Bei oberen Harnwegsinfekten (unkompliziert): je nach Schwere der Allgemeinsymptome kann eine stationäre Aufnahme erforderlich sein.
Bei zu Hause betreuten Patienten: orales Trimethoprim, Cotrimoxazol oder Chinolon über 14 Tage.
Bei stationär betreuten Patienten: initial i.v. Cefuroxim, Cefotaxim, Ciprofloxacin oder Cotrimoxazol; bei Abklingen des Fiebers orale Behandlung je nach Kultur über 14 Tage; Rezidive werden über 6 Wochen behandelt.
Bei oberen Harnwegsinfekten (kompliziert):
Nach operativen Eingriffen oder Katheterisierung: initial i.v. Ceftazidim oder Amoxicillin mit Ciprofloxacin oder Gentamicin.
Bei Obstruktion und Infektion des oberen Harntrakts: Antibiotika-Therapie wie oben, mit sofortiger Drainage durch perkutane Nephrostomie, eventuell endgültige chirurgische Behandlung.
Bei Nierenabszeß: Antibiotika-Therapie wie oben, mit i.v. Flucloxacillin, dann 4–6wöchige Behandlung mit Antibiotika je nach Kultur; perkutane Drainage in der Regel erforderlich.

Ausgewählte Behandlungsschemata

Amoxicillin, 3mal tgl. 500 mg oral.
Cefotaxim, 3mal tgl. 1 g i.v.
Ceftazidim, 2mal tgl. 1–2 g i.v.
Cefuroxim, 3mal tgl. 750 mg i.v.
Cefalexin, 4mal tgl. 500 mg oral.
Ciprofloxacin, 2mal tgl. 500 mg oral oder 200 mg i.v.
Cotrimoxazol, 2mal tgl. 800 mg (Sulfamethoxazol) und 160 mg (Trimethoprim) oral.
Flucloxacillin, 4mal tgl. 500 mg i.v.
Gentamicin, 3mal tgl. 80 mg i.v., Anpassung nach peak- und Testspiegel im Blut.
Nitrofurantoin, 4mal tgl. 100 mg oral.
Ofloxacin, 2mal tgl. 200 mg oral.
Trimethoprim, 2mal tgl. 200 mg oral.

Kontraindikationen und Nebenwirkungen der Antibiotika

Chronische Niereninsuffizienz: Nitrofurantoin nicht wirksam, führt zu Neuropathie; Tetracycline verstärken eine Urämie; Aminoglykoside können eingesetzt werden, Konzentrationen müssen zur Vermeidung von Nephrotoxizität und Ototoxizität jedoch sorgfältig überwacht werden.
Schwangerschaft: Tetracycline verursachen fetale Dystrophie von Knochen- oder Zahnsubstanz; Trimethoprim möglicherweise teratogen; Chinolone führen möglicherweise zu Arthropathie; Aminoglykoside sind mit Ototoxizidät assoziiert.
Kindesalter: Tetracycline verursachen Dystrophie von Knochen- oder Zahnsubstanz; Sulfonamide führen zu Hämolyse.

Prophylaxe

Postkoital oder zur Nacht: Trimethoprim, 100 mg, Nitrofurantoin, 100 mg, oder Cotrimoxazol, 480 mg, reduzieren die Rezidivrate bei Frauen mit normalem Harntrakt.
Prophylaxe empfiehlt sich auch nach akuter Pyelonephritis in der Schwangerschaft.

Behandlungsziele

Symptomatische Besserung.
Verhinderung einer erhöhten Mortalität durch vorzeitige Entbindung oder Geburtskomplikationen.
Vermeidung und Beseitigung einer systemischen Sepsis.
Vermeidung einer progressiven Nierenschädigung.

Prognose

Die mit Refluxnephropathie assoziierte Nierenschädigung kann auch ohne Vorliegen einer chronischen Infektion und eines Refluxes fortschreiten.
Bei Erwachsenen mit unkomplizierter Infektion kommt es bei entsprechender Behandlung kaum zu Langzeitschäden.
Komplizierte obere Harnwegsinfekte sind potentiell stärker schädigend und können zu progressiver renaler Vernarbung führen.

Nachsorge

Während der Schwangerschaft, nach unkomplizierter akuter Pyelonephritis und nach allen komplizierten Harnwegsinfekten sind erneute Urinkulturen zur Kontrolle erforderlich.
Alle prädisponierenden Faktoren sollten ausgeschaltet oder behandelt werden.
Eine Obstruktion wird durch einen chirurgischen Eingriff oder intermittierende Selbstkatheterisierung entsprechend der Indikation behandelt; Calculi müssen entfernt werden.

Hinweise zu Ernährung / Lebensführung

Verstärkte Flüssigkeitsaufnahme während einer akuten Infektion kann zum Abklingen der Erkrankung beitragen; langfristig dient eine hohe Flüssigkeitszufuhr der Prophylaxe.
Bei Frauen kann sich postkoitales Wasserlassen günstig auswirken; bei Verwendung eines Diaphragmas und spermizider Cremes sollte an Umstellung auf eine andere Verhütungsmethode gedacht werden.

Rekurrierende Infektionen

Rezidiv

Ein Rezidiv tritt kurz nach Behandlungsende auf.
Erreger ist der gleiche Keim.
Ein Rezidiv ist ein Hinweis auf Wahl des falschen Arzneimittels oder falsche Behandlungsdauer, schlechte Compliance, okkulte Nierenbeteiligung oder zugrundeliegende Fehlbildung des Harntrakts.

Reinfektion

Eine Reinfektion tritt > 6 Wochen nach Behandlungsende auf.
Erreger ist ein anderer Keim.
Eine Reinfektion ist ein Hinweis auf ein geschwächtes Immunsystem des Patienten.

Literatur

1. Wedekind C, Bohles H (1997) Diagnostik und Management der Harnwegsinfektionen im Kindesalter. Wien Med Wochenschr 147 (21):494–496
2. Krautzig S, Bahlmann J (1996) Tubulointerstitielle Nierenerkrankungen bei Harnwegsinfektion, Reflux und Obstruktion. Internist 37 (11):1096–1110
3. Fünfstück R, Stein G (1997) Pathogenetische Aspekte der Harnwegsinfektion. Wien Med Wochenschr 147 (19–20):465–469
4. Ringert RH, Gross AJ (1996) Blasenkatheter oder suprapubische Fistel? Indikation und Kontraindikation. Langenbecks Arch Chir Suppl Kongressbd 113:713–717

Symptome und klinischer Befund

Impetigo

Isolierte Effloreszenzen oder multiple, mit goldgelben Krusten, nässenden Stellen oder Bläschen bedeckte Hautstellen: aufgeplatzte Bläschen hinterlassen offene Stellen.

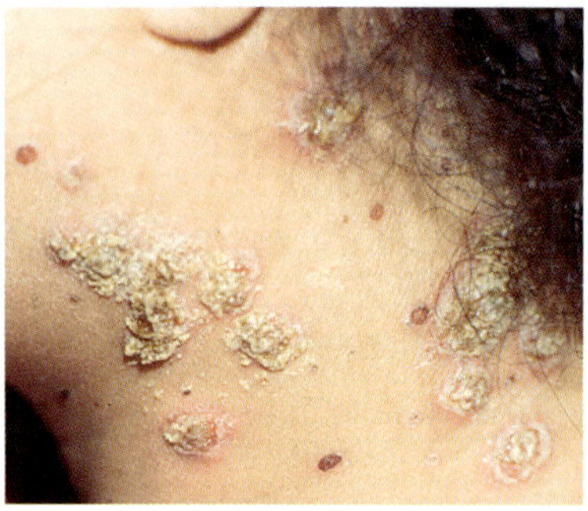

Impetigo.

Erysipel

Im wesentlichen auf Haut und Lymphgefäße begrenzte Entzündung, Erythem mit scharf begrenzten und palpierbaren Rändern, Ödem, lokale Überwärmung, leichte oberflächliche Schmerzen, Fieber und Krankheitsgefühl; Prädilektionsstellen sind Gesicht und untere Extremitäten.

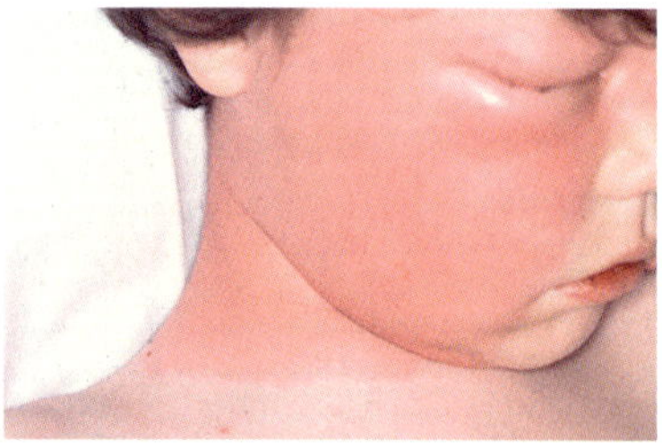

Erysipel.

Zellulitis

Stärker ausgeprägtes Ödem, Schmerz in tieferen Schichten, weniger scharf begrenzte Ränder als beim Erysipel, eventuell Krepitation beim Palpieren, Nekrose der darüber liegenden Haut.

Furunkel oder Abszesse

Fokale Eiteransammlungen häufig schmerzhaft.
Abszesse können größer werden und reifen.

Karbunkel

Konglomeratherd mit mehreren Follikelnekrosen.

Infektionen mit Methicillin-resistentem *Staphylococcus aureus* (MRSA)

Die meisten Keimträger sind asymptomatisch, bei einigen kann es jedoch zu lokaler oder generalisierter lebensbedrohlicher Sepsis kommen.

Labor- und Apparate-Diagnostik

Mikrobiologie: 1. Bei Impetigo sollte ein Abstrich des betroffenen Hautareals vorgenommen werden.
2. Die Diagnose eines klassischen Erysipels erfordert in der Regel keine mikrobiologische Abklärung; bei gewünschter eindeutiger Bestimmung des Erregers eines Erysipels oder einer Zellulitis können einige ml physiologische Kochsalzlösung in das betroffene Areal injiziert und sofort aspiriert werden (die Nadel wird zwischendurch nicht entfernt).
Bei bekannter Eintrittspforte einer Infektion sollte dort ein Abstrich vorgenommen werden.
3. Eiter eines Abszesses sollte mikroskopisch untersucht und eine Kultur angelegt werden.
4. Die Diagnose einer MRSA-Infektion erfordert immer eine mikrobiologische Abklärung; daher Abstrich von Nase, Rachen, Perineum, ekzematösen Hautarealen, Achselhöhlen, Sputum, Urin (falls ein Katheter liegt), allen potentiell infizierten Stellen (einschließlich Operationswunden), Einstichstellen intravenöser Zugänge.

Blutkultur: bei intakter Haut über dem von Zellulitis betroffenen Bereich.

Differentialdiagnose

Keine.

Ätiologie

Erreger der Impetigo, insbesondere der Impetigo bullosa, ist in der Regel *Staphylococcus aureus*, gelegentlich auch *Streptococcus pyogenes*.
Das Erysipel wird in den meisten Fällen durch *S. pyogenes* verursacht, Staphylokokken, Pneumokokken, *Klebsiella*, Yersinien sowie *Haemophilus influenzae* sollten jedoch ebenfalls in Erwägung gezogen werden.
Zellulitis wird meist durch *S. pyogenes*, jedoch auch durch eine Reihe anaerober Keime wie *Clostridium perfringens* und fakultative anaerobe Keime verursacht; häufig lassen sich mehrere Pathogene isolieren; bei einer nicht durch Trauma, offenes Geschwür oder Ischämie verursachten Zellulitis der unteren Extremitäten sollte immer auch an eine koexistente Tinea pedis (Fußpilz) gedacht werden.
Furunkel und Karbunkel werden durch *S. aureus* verursacht.

Epidemiologie

Bis zu 40 % der Bevölkerung sind Träger von *S. aureus* (Besiedlung des Nasenraums).
Bei intensivem Antibiotika-Einsatz, z. B. in Krankenhäusern, sind die meisten Staphylokokken Penicillin-resistent, jedoch empfindlich gegen Methicillin, Cloxacillin und Floxacillin.
Über gehäufte MRSA-Infektionen insbesondere in Krankenhäusern wird seit 1960 berichtet; einige Stämme sind virulent, andere harmlos, wenn sie nicht auf immungeschwächte Personen treffen.
Die meisten MRSA-Stämme sind auch resistent gegen andere häufig eingesetzte Antibiotika, einige Stämme sind hochgradig ansteckend („epidemische Stämme").
Die Besiedlung des Pharyngealbereichs durch *S. pyogenes* ist im jüngeren Lebensalter häufiger und kann insbesondere im Winter unter engen Wohnverhältnissen 15 – 20 % betragen.
Impetigo tritt zwischen dem 2. und 5. Lebensjahr, in warmen Klimazonen sowie unter schlechten hygienischen Verhältnissen am häufigsten auf; die Inzidenz nimmt im Sommer zu.
Häufigkeit und Schwere invasiver Streptokokkeninfektionen nehmen in den USA und in Europa seit den späten 80er Jahren zu.

Komplikationen

Lymphangitis, Scharlach, Sepsis, rheumatisches Fieber nach Streptokokkeninfektion: seltene Komplikation beim Erysipel.

Ausbreitung der Infektion in benachbarte Gewebe, Sepsis: Komplikation bei Zellulitis.

Perforation, Sepsis: Komplikationen beim Furunkel.

Pharmakotherapie

Bei Erysipel

Ein Erysipel spricht bei schwerem Verlauf in der Regel auf parenterales Penicillin an.

■ Standarddosierung
Penicillin G, 3mal 5 Mio. IE i.v.
Penicillin V, 3mal 1,2 Mio. IE oral.

■ Kontraindikationen
Überempfindlichkeit.

■ Besonderheiten
Dicloxacillin oder neue Makrolid-Antibiotika sind Alternativen.

■ Wechselwirkungen
Keine.

■ Nebenwirkungen
Gastrointestinalbeschwerden, Überempfindlichkeitsreaktionen.

Bei Zellulitis

In der Regel Dicloxacillin.

■ Standarddosierung
Dicloxacillin, 4mal tgl. 500 mg.

■ Kontraindikationen
Überempfindlichkeit.

■ Besonderheiten
Alternativ Erythromycingabe.

■ Wechselwirkungen
Keine.

■ Nebenwirkungen
Gastrointestinalbeschwerden, Überempfindlichkeitsreaktion

Bei Furunkeln und Abszessen

Keine Antibiotika sind erforderlich bei offener Drainage ohne Entzündung des umliegenden Gewebes.
Ansonsten sind Floxacillin oder Erythromycin indiziert.

Bei MRSA-Infektion

Bei generalisiert besiedelten Patienten können topische Antiseptika versucht werden (z. B. Hexachlorophen, Chlorhexidin, Povidon-Iod), der Erfolg ist jedoch nicht erwiesen.
Bei lokal begrenzter Keimbesiedlung (insbesondere der Nase) kann Mupirocin aufgetragen werden.
Bei invasiver Infektion, oder wenn eine MRSA-Ausrottung zur Durchführung einer entsprechenden Behandlung der Grunderkrankung absolut erforderlich ist, kann unter der Überwachung eines Spezialisten eine Antibiotika-Therapie durchgeführt werden. MRSA-Stämme sind häufig empfindlich gegen Vancomycin oder Teicoplanin; Fusidinsäure, Rifampicin oder Ciprofloxacin können ebenfalls in Frage kommen.

■ Standarddosierung
Hexachlorophen, alle 4–6 Std. nach Reinigung sparsam auftragen.
Mupirocin, über 10 Tage 3mal tgl. auf die Nasenlöcher auftragen.
Vancomycin, 2mal tgl. 1 g.

■ Kontraindikationen
Hexachlorophen: Hautschaden, Schwangerschaft, Stillzeit, Kinder < 2 Jahre.
Mupirocin, Vancomycin: Überempfindlichkeit.

■ Wechselwirkungen
Vancomycin: Colestyramin, Aminoglykoside, Schleifendiuretika.

■ Nebenwirkungen
Hexachlorophen: Erythem (zu großzügiges Auftragen).
Mupirocin: leichtes Brennen, Stechen, Juckreiz.
Vancomycin: Hypotonie, Nephrotoxizität, Ototoxizität, Knochenmarksuppression, Überempfindlichkeitsreaktionen, Phlebitis, Muskelkrämpfe.
Der Patient gilt nicht mehr als Keimträger, wenn wöchentlich durchgeführte Screening-Abstriche 3mal hintereinander negativ waren.
Vor einer stationären Aufnahme muß der Patient isoliert und sein Keimträgerstatus abgeklärt werden.

Behandlungsziele

Beseitigung der Infektion.
Vermeidung einer Ausbreitung der MRSA-Infektion.

Weitere Behandlungsmöglichkeiten

Chirurgische Exploration zur Abklärung von Ausmaß und Erreger sowie Behandlung bei anaerober Zellulitis.
Abszeßspaltung.

Prognose

Beim Erysipel kommt es häufig an der gleichen Stelle zu einer erneuten Infektion; in diesem Fall ist umgehend eine Antibiotika-Therapie einzuleiten.

Nachsorge

Alle Patienten sollten regelmäßig auf Fußpilz hin untersucht werden, der eine häufige Eintrittspforte für Erreger einer Zellulitis der unteren Extremitäten ist.

Hinweise zu Ernährung / Lebensführung

Keine speziellen Maßnahmen erforderlich.

Prävention einer MRSA-Ausbreitung

Isolierung des Patienten.
Identifizierung der MRSA-Quelle.
Beurteilung des Ansteckungsrisikos der übrigen Patienten.
Hinweis im Krankenblatt des Patienten auf Vorliegen einer MRSA-Infektion.
Infiziertes Personal muß identifiziert und behandelt werden.
Händewaschen nach jedem Patientenkontakt.
Handschuhe beim Umgang mit infiziertem Gewebe oder Verbandsmaterial.
Mundschutz bei potentieller Exposition mit infiziertem Aerosol.
Sichere Entsorgung kontaminierter Materialien ist entscheidend.
Sorgfältigste Sterilisierung der Räume.
Entlassung des Patienten, wenn die Angehörigen über eine ausreichende Abwehrlage verfügen. Kommt eine Entlassung nicht in Frage, ist die Isolierung auch bei asymptomatischen Patienten unumgänglich.
Reduzierung nicht unbedingt erforderlicher Kontakte zwischen Personal und Patient auf ein Minimum (Schleusenpflege).
Reduzierung des nicht mit der Station vertrauten Personals auf ein Minimum.

Literatur
1. Abeck D, Korting HC, Mempel M (1998) Pyodermien. Der Hautarzt 49 (3):243–252
2. Simon JC, Dietrich A, Kapp A, Schöpf E (1995) Chronisch bullöse Dermatose des Kindesalter. Assoziation mit einer Salmonellen-Enteritis. Der Hautarzt 46 (7):485–489

Symptome

Akute Hepatitis verläuft häufig asymptomatisch, bei Hepatitis C ist dies sogar die Regel.
Symptome (falls vorhanden) sind Krankheitsgefühl, Kopfschmerzen, Myalgien, Arthralgien, Appetitlosigkeit, Übelkeit, rechtsseitige Oberbauchbeschwerden, Fieber, Ikterus, Pruritus, Dunkelfärbung des Urins, heller Stuhl.
Bei Kindern < 2 Jahren treten bei HAV- oder HBV-Infektion selten Symptome auf, für die meisten Erwachsenen gilt dies jedoch nicht.

Klinischer Befund

In der Regel unauffällig, folgende klinische Manifestationen können jedoch auftreten: Ikterus, Druckschmerz im rechten Oberbauch, Hepatomegalie.

Hepatische Enzephalopathie, „Flapping Tremor", Foetor hepaticus: bei akuter Leberinsuffizienz.

Hautausschlag im Rahmen einer leukozytoklastischen Vaskulitis: in selteneren Fällen.

Labor- und Apparate-Diagnostik

Biochemische Untersuchungen: Bestätigung der Diagnose durch erhöhte Serum-Transaminasen, leicht erhöhte Werte für alkalische Phosphatase, unterschiedlich starke Erhöhung der Bilirubinwerte; bei fortschreitender Erkrankung kann sich vor einer Remission ein cholestatisches Krankheitsbild entwickeln.

Großes Blutbild oder Blutausstrich: meist nicht aufschlußreich; Merkmale eines Hypersplenismus können jedoch auf eine zugrundeliegende chronische Lebererkrankung hinweisen.

Prothrombinzeit: bei verlängerter Prothrombinzeit sollte verstärkt auf die Entwicklung einer fulminanten Verlaufsform geachtet sowie an eine zugrundeliegende chronische Lebererkrankung gedacht werden.

Virustests: in der Reihenfolge der vermuteten Ursache.
HAV: Nachweis von IgM-Antikörper (Hinweis auf akute Infektion; IgG-Antikörper läßt sich nach durchgemachter Infektion lebenslang nachweisen).
HBV: Nachweis von IgM-Anti-Core-Antikörper (bildet sich bereits in der Frühphase der Erkrankung) und Oberflächenantigen (bei symptomatischer Erkrankung meist vorhanden, kann jedoch rasch eliminiert werden).
HCV: Antikörperkonversion tritt eventuell erst nach einigen Monaten auf, in den meisten Fällen kommt es jedoch innerhalb von 2 Monaten zu einem positiven Befund (HCV-RNA kann jedoch bereits in der Frühphase der Infektion durch Polymerase-Kettenreaktion nachgewiesen werden).
HDV: Nachweis von Anti-HDV-Antikörper weist auf Infektion hin, und zwar als Simultaninfektion bei akuter Hepatitis B oder als Superinfektion bei chronischem HBV-Trägerstatus.
HEV: Nachweis durch ELISA (sehr selten).
Zytomegalie- und Epstein-Barr-Virus: entsprechende Tests bei Verdacht auf virale Ursache und negativem Befund aller anderen serologischen Tests.
HGV: verursacht in der Regel keine klinische Erkrankung; kein Test zu diesem Zeitpunkt.

Leberbiopsie: kann in seltenen Fällen bei unklarer Diagnose oder Verdacht auf zugrundeliegenden Leberschaden indiziert sein.

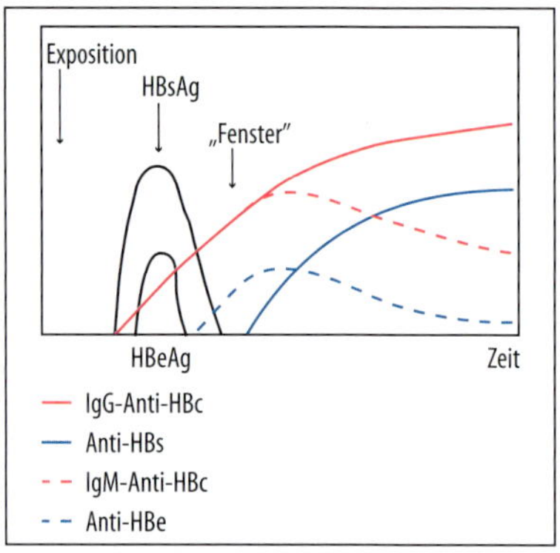

Serologische Diagnose der akuten Hepatitis B (HB). HBeAg: HBe-Antigen; HbsAg: HB-Oberflächenantigen.

Differentialdiagnose

Akute Manifestationen einer chronischen Lebererkrankung, z. B. akuter Beginn einer rapid progredient verlaufenden Autoimmunerkrankung, Wilms-Tumor.
Akute Erkrankung bei Patienten mit zugrundeliegender chronischer Lebererkrankung, z. B. akute Alkoholhepatitis.

Ätiologie

Hepatitis-A-Virus (HAV): oral-fäkaler Übertragungsweg; Infektion bei Auslandsreisen, mit Verzehr von Schalentieren und einigen Sexualpraktiken assoziiert; häufig läßt sich keine Quelle feststellen.
Hepatitis-B-Virus (HBV): häufig durch Geschlechtsverkehr übertragen; vertikaler Übertragungsweg spielt ebenfalls eine wichtige Rolle; erhöhtes Risiko bei intravenöser Injektion von Drogen; in 50 % der Fälle läßt sich kein Risikofaktor feststellen.
Hepatitis-C-Virus (HCV): mit intravenöser Injektion von Drogen und Bluttransfusion assoziiert, vertikaler oder sexueller Übertragungsweg weniger häufig als bei HBV; in 50 % kein Risikofaktor feststellbar.
Hepatitis-D-Virus (HDV): wird vorwiegend durch intravenöse Injektion von Drogen übertragen; tritt nur zusammen mit Hepatitis B auf.
Hepatitis-E-Virus (HEV): fäkal-oraler Übertragungsweg in Entwicklungsländern (Epidemien, häufig fulminanter Verlauf bei Schwangeren).
Epstein-Barr-Virus.
Zytomegalie-Virus (insbesondere bei Immunsuppression).

Epidemiologie

Siehe Ätiologie.

Komplikationen

Fulminante Leberinsuffizienz: in 1 – 5 % der Fälle.

Entwicklung einer chronischen Hepatitis: kann bei Hepatitis B (~ 10 %), Hepatitis C (50 – 70 %), jedoch nie bei Hepatitis A auftreten.

Anämie.

Aplastische Anämie, Vaskulitis, Kryoglobulinämie: selten, bei Hepatitis B oder C.

Arthritis.
Nierenerkrankung.

Pharmakotherapie

Bei Hepatitis A und B kommt es mit Auftreten des Ikterus häufig zu einem Verschwinden oder deutlichen Nachlassen der Prodromalsymptome; eine kausale Therapie der akuten viralen Hepatitis ist nicht möglich.
Eine symptomatische Besserung bei persistierender Cholestase kann durch Ursodeoxycholsäure, nachts 600 mg, erreicht werden.
Gegen HAV steht ein wirksamer Impfstoff zur aktiven Immunisierung zur Verfügung. Immunglobuline können gezielt zur kurzfristigen Prophylaxe und bei Kontaktpersonen von Patienten mit akuter Hepatitis eingesetzt werden.
Gegen HBV steht ein wirksamer Impfstoff zur Verfügung; eine Impfung direkt nach Exposition kann ebenfalls noch effektiv sein. Hepatitis-B-Immunglobuline dienen zusammen mit einer Impfung dem Schutz von Neugeborenen HBsAg-positiver Mütter sowie als prophylaktische Maßnahme nach einer Exposition.
Die akute Hepatitis C verläuft häufig unbemerkt. Angesichts der hohen Infektionsrate und der unsicheren Prognose von Hepatitis C sollte bei akuter Infektion Interferon, 3mal wöchentl. 3 Mio. E, in Erwägung gezogen werden.

Behandlungsziele

Symptomatische Behandlung.
Beobachtung im Hinblick auf Entwicklung einer fulminanten Leberinsuffizienz.

Prognose

Akute Hepatitis führt häufig zu einer Schwächung des Patienten, eine Remission ist jedoch üblich; das Gefühl der Müdigkeit hält eventuell noch einige Monate an.
Über 40 % der HCV-infizierten und ~ 10 % der HBV-infizierten Patienten werden zu Virusträgern. Nach einer schweren akuten Hepatitis B kommt es seltener zu einer Chronifizierung.
Die unmittelbare Prognose bei Hepatitis B mit Entwicklung eines Trägerstatus ist exzellent, später entwickelt sich jedoch häufig eine chronische Lebererkrankung.

Nachsorge

Bei akuter Hepatitis A, B oder E empfiehlt sich eine Nachsorge bis zur Normalisierung der Leberwerte.
Bei Hepatitis B ist eine Nachsorge bis zur Elimination von HBsAg indiziert; ein Persistieren dieses Antigens über 6 Wochen hinaus kann auf die Entwicklung eines Trägerstatus hinweisen.
Bei Hepatitis D hängt die Prognose letzendlich vom Verlauf der Hepatitis B ab; bei einem Patienten, der HBsAg-positiv bleibt, kann sich eine chronische Lebererkrankung entwickeln.
Angesichts der derzeitigen Unsicherheit bezüglich der Prognose von Hepatitis C sollten die Patienten alle 6–12 Monate zur Nachkontrolle einbestellt werden, bis die Erkrankung (d. h. HCV-Antikörper oder -RNA) nicht mehr nachgewiesen werden kann.

Hinweise zu Ernährung/ Lebensführung

Alkoholkarenz bis zur vollständigen Remission.
Paracetamol in höheren Dosen (> 4 g/Tag) sollte vermieden werden.
Bettruhe empfehlenswert; viele Patienten können über Wochen oder Monate ihren Beruf nicht ausüben und benötigen später einige Zeit bis zur Wiederherstellung der vollen Leistungsfähigkeit.
Aufklärung des Patienten über die Übertragungswege, über die er die Hepatitis erworben hat und über die er sie an andere übertragen kann; dies kann kurzfristig mit einer Einschränkung der beruflichen oder sexuellen Aktivität verbunden sein.

Literatur

1. Gerok W (1997) Neue Hepatitisviren. Schweiz Rundsch Med Prax 86 (29-30):1160–1162
2. Berg T, Schreier E, Heuft HG, Naumann U, Neuhaus P, Huhn D, Hopf U (1997) Hepatitis-G-Virus-Infektion: epidemiologische Aspekte und klinische Relevanz. Dtsch Med Wochenschr 122 (9):268–274
3. Blum HE (1996) Aktuelle Diagnostik der Virushepatitiden. Schweiz Rundsch Med Prax 85 (47):1502–1506
4. Moradpour D, Blum HE (1996) Neue Hepatitisviren. Molekularbiologie und Klinik. Internist 37 (9): 903–911

Definition

Mindestens seit 6 Monaten persistierende Leberfunktionsstörung (d. h. pathologisch veränderte Leberenzymkonzentrationen, häufig progredienter Verlauf mit Entwicklung einer Lebersynthesestörung) infolge einer Entzündung des Leberparenchyms.

Symptome

Die meisten Patienten mit chronischer Hepatitis sind beschwerdefrei.

Müdigkeit, Krankheitsgefühl: die häufigsten Symptome.

Gastrointestinale Blutung, Bewußtseinsveränderungen, Abdominalbeschwerden oder Bauchauftreibung: bei fortgeschrittener chronischer Hepatitis mit Entwicklung einer Leberzirrhose.

Klinischer Befund

Das Auftreten klinischer Manifestationen deutet in der Regel auf eine fortgeschrittene Lebererkrankung hin.

Muskelatrophie, Aszites, Palmarerythem, Dupuytren-Kontraktur: unspezifischer Befund.

Spider Naevi, Splenomegalie, Hodenatrophie, Gynäkomastie, Enzephalopathie, Caput medusae.

Labor- und Apparate-Diagnostik

Leberfunktionsproben: ALT und AST typischerweise stärker erhöht als alkalische Phosphatase; unterschiedlich stark erhöhte Bilirubinwerte.

Quick-Test: Lebersynthesestörungen bewirken ein Absinken der Serumalbuminkonzentration sowie eine Verlängerung der Prothrombinzeit.

Großes Blutbild: Hypersplenismus kann zu Leukopenie und Thrombozytopenie führen.

Leber-Ultraschalluntersuchung oder -CT: häufig normaler Befund, zeigt in einigen Fällen jedoch Leberschrumpfung und Splenomegalie.

Leberbiopsie und histologische Untersuchung des Biopsiematerials: typisch sind folgende Befunde:
HBV/HDV: Ausbreitung entzündlicher Infiltrate aus den vergrößerten Portalfeldern ins Leberparenchym; immunhistochemischer Nachweis von HBsAg; das zusätzliche Vorliegen einer Hepatitis-D-Infektion führt zu einem schwereren Verlauf und läßt sich ebenfalls immunhistochemisch nachzuweisen.
HCV: in der Regel leicht verlaufende chronische Hepatitis mit lobulärer Komponente, prominente Lymphfollikel in den Portalfeldern, hyaline Einzelzellnekrosen (Councilman bodies), fokale hepatozelluläre Nekrose; Nachweis durch immunhistochemische Anfärbung ist derzeit noch nicht möglich.
Autoimmune Hepatitis: periportales entzündliches Infiltrat und Mottenfraßnekrose; negativer HBV/HDV-Befund der immunhistochemischen Anfärbung.
In den im folgenden dargestellten weiteren Untersuchungen geht es in der Regel um die Identifizierung infektiöser oder behandelbarer Ursachen (z. B. Hämochromatose, autoimmune Lebererkrankung, Morbus Wilson, alkoholische oder arzneimittelinduzierte Lebererkrankung).

Bestimmung der Serum-Ferritinkonzentration: erhöhte Werte bei Hämochromatose. Eine Eisensättigung (d. h. Eisen/Transferrin) $>60\,\%$ sollte eine Leberbiopsie zur quantitativen Eisenspeicherbestimmung nach sich ziehen.

Autoantikörper-Analyse: antinukleäre Antikörper, Antikörper gegen Doppelstrang-DNA und gegen glatte Muskulatur sind bei Autoimmunerkrankungen häufig erhöht.

Serumprotein-Elektrophorese: Fehlen der Alpha-Fraktion bei Alpha1-Antitrypsin-Mangel. Immunglobuline sind bei chronischer Lebererkrankung allgemein erhöht, bei autoimmuner Hepatitis ist der Anstieg jedoch besonders ausgeprägt (insbesondere IgG).

Coeruloplasmin: erniedrigtes Coeruloplasmin und erhöhte Kupferwerte im 24-Stunden-Urin sind Hinweis auf Morbus Wilson.

Hepatitis-C-Serologie: Interpretation wie folgt:
Positiv, aktive Erkrankung: ELISA+, RIBA+ (2–4 Banden), ALT erhöht, RNA+.
Falsch-positiv: ELISA+, RIBA- oder unbestimmt (1 Bande), ALT normal, RNA-.

Hepatitis-B-Serologie: Interpretation wie folgt:
Immun, nach Impfung: HBsAk+, HBsAg-, HBcAk-, HBeAg-, HBeAk-, DNA-.
Immun, nach HBV-Exposition: HBsAk+, HBsAg-, HBcAk+, HBeAg-, HBeAk+, DNA-.
Infiziert, Trägerstatus: HBsAk-, HBsAg+, HBcAk+, HBeAg-, HBeAk+, DNA-.
Infiziert, hohes Übertragungsrisiko: HBsAk-, HBsAg+, HBcAk+, HBeAg+, HBeAk-, DNA+.

Hepatitis-D-Serologie: Hepatitis D (Deltahepatitis) kann als Simultaninfektion bei Hepatitis B (HBV) oder als Superinfektion bei einem HBV-Träger auftreten; Anti-Hepatitis-D-Antikörper sind Hinweis auf Superinfektion.

Differentialdiagnose

Primäre biliäre Zirrhose.
Primär sklerosierende Cholangitis.
Granulomatöse Hepatitis: multiple Granulome (Befund bei Leberbiopsie) bei Sarkoidose, Tuberkulose, Histoplasmose, Q-Fieber, Brucellose, Lymphom.
Alkoholische Lebererkrankung.
Hämochromatose.
Morbus Wilson.

Ätiologie

Alkohol, 38 %.
Hepatitis-C-Virus (HCV), 34 % der Fälle.
Unbekannt, 17 %
Hepatitis-B-Virus (HBV), 9 %.
Autoimmunprozesse, 1 %.
Weitere Ursachen sind bestimmte Medikamente, Morbus Wilson, Hämochromatose, Alpha1-Antitrypsin-Mangel und Fettleberhepatitis.

Komplikationen

Leberzirrhose: in 20–50 % der Fälle.

Ösophagusvarizenblutung, Enzephalopathie, Aszites: durch portale Hypertonie bei Leberzirrhose.

Hepatozelluläres Karzinom: erhöhtes Risiko bei Leberzirrhose.

Abkürzungen

ALT	Alaninaminotransferase (GPT)
AST	Aspartataminotransferase (GOT)
HBcAk	Hepatitis-B-Core-Antikörper
HBeAk	Hepatitis-B-e-Antikörper
HBeAg	Hepatitis-B-e-Antigen
ELISA	enzyme-linked immunosorbent assay (heterogener Enzym-Immunoassay)
RIBA	recombinant immunoblot assay (rekombinanter Immunoblotassay)
HBsAk	Hepatitis-B-Oberflächenantikörper
HBsAg	Hepatitis-B-Oberflächenantigen

Pharmakotherapie

Die Behandlung sollte unter der Überwachung eines Spezialisten erfolgen.

Bei HBV-Infektion

Eine Indikation zur Behandlung besteht bei histologisch nachgewiesener chronischer Hepatitis und positivem Befund für HBeAg oder Virus-DNA.
Eine signifikante Besserung kann in 40–50 % der Fälle erreicht werden.

- Standarddosierung

α-Interferon, 3mal wöchentl. 10 Mio. E s.c. über 4–6 Monate.
Alternative Behandlungsschemata stehen ebenfalls zur Verfügung.

- Kontraindikationen

Überempfindlichkeit, manifeste Leberinsuffizienz (z. B. Aszites, Ösophagusvarizen, Thrombozytopenie).

- Wechselwirkungen

Keine.

- Nebenwirkungen

Induktionstherapie: subfebrile Temperaturen, Krankheitsgefühl, Arthralgie, Myalgie, Kopfschmerzen, Appetitverlust, Übelkeit, Erbrechen, Diarrhö.
Erhaltungstherapie: Müdigkeit, Appetitverlust, Gewichtsverlust, Alopezie, Depression, Neutropenie, Thrombozytopenie, Verstärkung einer Autoimmunerkrankung, Induktion einer Schilddrüsenerkrankung, Myalgie.
Eine vorherige Steroidtherapie kann zu einer überschießenden Immunstimulation führen; eine Überlegenheit der Kombinationstherapie gegenüber der Interferon-Monotherapie ist aufgrund der verfügbaren Daten nicht erwiesen.
Arzneimittelresistente HBV-Mutanten können auftreten.

Bei HCV-Infektion

Eine Indikation zur Behandlung besteht bei histologisch nachgewiesener Hepatitis und positivem Befund für RIBA (2–4 Banden) oder Virus-RNA (Polymerase-Kettenreaktion).
Eine anhaltende Remission nach Absetzen der Therapie kann nur in 20 % der Fälle erreicht werden.

- Standarddosierung

α-Interferon, 3mal wöchentl. 3 Mio. E s.c. über 4–12 Monate.

- Kontraindikationen

Überempfindlichkeit, manifeste Leberinsuffizienz (z. B. Aszites, Ösophagusvarizen, Thrombozytopenie).

- Wechselwirkungen

Keine.

- Nebenwirkungen

Wie oben.

Bei HDV-Infektion

Patienten sprechen eventuell auf α-Interferon an, die Remission hält jedoch in der Regel nach Absetzen der Therapie nicht an.

Bei autoimmuner Hepatitis

Die Indikation zur Behandlung besteht bei erhöhten Transaminase- und IgG-Werten, histologisch nachgewiesener chronischer Hepatitis und auf Autoimmunerkrankung hinweisendem Befund der serologischen Tests (z. B. ANA, SMA, LKM-Antikörper).

- Standarddosierung

Prednison, initial 20–40 mg, allmähliche Dosisreduzierung (je nach klinischem Ansprechen); eventuell Erhaltungsdosis von tgl. 5–10 mg.
Azathioprin, tgl. 50–70 mg oral, als Adjuvans.

- Kontraindikationen

Systemische Infektion; bekannte schwere Reaktion auf Kortikosteroide (z. B. Psychose).

- Wechselwirkungen

Keine.

- Nebenwirkungen

Steroide: Osteoporose, proximale Myopathie, Hautatrophie, Kataraktbildung, Diabetes mellitus, Gewichtszunahme, Amenorrhö, Depression, Hypertonie.
Azathioprin: Pankreatitis, Knochenmarksuppression.

Behandlungsziele

Remissionsinduktion und dadurch Vermeidung einer Leberzirrhose.
Ausschaltung der aktiven Virusreplikation.

Chirurgische Behandlung

Orthotope Lebertransplantation: Lebertransplantation ist die Therapie der Wahl bei allen Patienten mit terminaler Lebererkrankung aufgrund einer chronischen Hepatitis; die 5-Jahres-Überlebensrate liegt je nach Ursache bei 50–70 %.
Bei HBV-Patienten kommt es häufig zu einem Rezidiv, begleitet von einer rapiden Verschlechterung der Lebererkrankung.

Nachsorge

Während einer α-Interferon-Therapie sorgfältige Überwachung im Hinblick auf Leukopenie und Thrombozytopenie.
Überprüfung der Schilddrüsenfunktion, da entsprechende Funktionsstörungen eine Autoimmunerkrankung verstärken können.
Überwachung aller Patienten unter Langzeit-Kortikosteroidtherapie im Hinblick auf Nebenwirkungen und jährliche Untersuchung auf Osteoporose, z. B. Densitometrie.
Bei Leberzirrhose ist das Risiko eines hepatozellulären Karzinoms erhöht; Kontrolle alle 6 Monate durch Bestimmung des Alphafetoproteins und Ultraschalluntersuchungen wird von einigen Wissenschaftlern befürwortet.

Hinweise zu Ernährung / Lebensführung

Alkoholkarenz.
Bei HBV-Infektion Verwendung von Kondomen beim Geschlechtsverkehr, wenn der Partner nicht geimpft ist; sexuelle Übertragung der Hepatitis C kommt zwar vor, jedoch deutlich seltener.
Vermeidung höherer Dosen Paracetamol (> 4 g/Tag).

Literatur

1. Schlaak JF, Gerken G (1997) Chronische Hepatitiden. Differentialdiagnostik und Therapie. Folge 3: Differentialdiagnose der Hepatitis B, D und G. Fortschr Med 115 (22–23):44–46
2. Schlaak JF, Gerken G (1997) Chronische Hepatitiden. Differentialdiagnostik und Therapie-Folge 1. Fortschr Med 115 (19):34–36
3. Heintges T, Niederau C, Mohr L, Hensel F, Haussinger D (1996) Diagnose und Therapie der chronischen Virushepatitis. Z Gastroenterol 34 (7):446–456

Symptome

Kleine hepatozelluläre Karzinome (< 3 cm Durchmesser) verursachen in der Regel keine Beschwerden; die Symptome beginnen schleichend.

Oberbauchbeschwerden: im rechten Hypochondrium oder Epigastrium.

Gewichtsabnahme, Muskelschwäche, Appetitverlust.

Abdominale Schwellung: Aszites oder Hepatomegalie.

Subfebrile Temperaturen.
Symptome der Leberzirrhose.

Metastatische Symptome: z. B. Knochenschmerz.

Klinischer Befund

Die Leber ist häufig vergrößert und druckempfindlich, kann bei relativ kleinem Tumor jedoch unauffällig sein.
Typische Zeichen der chronischen Lebererkrankung.

Arteriengeräusch: in 20 % der Fälle.

Splenomegalie: in 20 – 30 % der Fälle.

Kachexie: bei fortgeschrittener Erkrankung.

Ikterus: in Spätstadien der Erkrankung.

Labor- und Apparate-Diagnostik

Biochemische Untersuchungen: in der Regel erhöhte Werte für alkalische Phosphatase bei fehlender Erhöhung der Bilirubinwerte; Aspartataminotransferase und Alaninaminotransferase häufig leicht erhöht.

Hämatologie: eventuell Panzytopenie (Hypersplenismus) oder Polyglobulie.

Alphafetoprotein: dient in Kombination mit der Ultraschalluntersuchung der Früherkennung; bei kleinem Tumor kann der Wert falsch-normal, bei chronischer Hepatitis falsch-erhöht sein.

Thoraxröntgen: zeigt eventuell rechtsseitigen Zwerchfellhochstand oder Metastasen.

CT: dient dem Tumor-Staging; eventuell Sicherung der Diagnose durch MRT, das insbesondere eine differentialdiagnostische

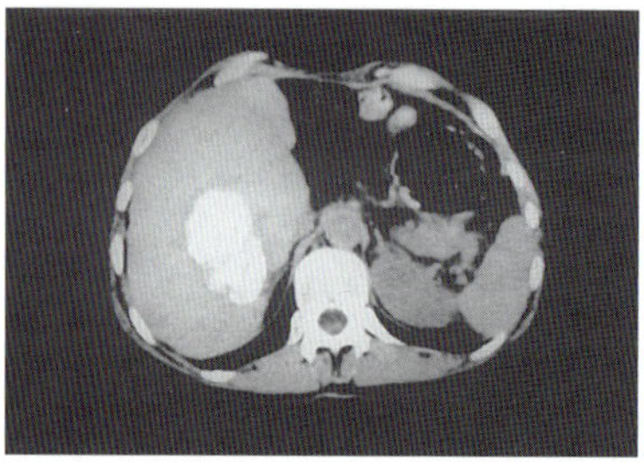

Lipiodol-Retention in einem hepatozellulären Karzinom.

Unterscheidung zwischen Hämangiomen und anderen Tumoren ermöglicht.

Ultraschalluntersuchung: Screening zur Erkennung kleiner hepatozellulärer Karzinome bei Patienten mit Leberzirrhose; erkannt werden Tumoren ab 1 cm Größe, häufig durch geringes Echo an der betreffenden Stelle.

Zöliakographie: Tumoren sind in der Regel stärker vaskularisiert; die Untersuchung dient dem Staging bei Tumoren, die nicht klar umschrieben erscheinen, oder zur Unterscheidung zwischen gutartigen und malignen Tumoren.

Lipiodol-CT: hochempfindliches Verfahren zur Erkennung kleiner hepatozellulärer Karzinome; das ölige Kontrastmittel Lipiodol wird durch Hepatozyten abgebaut, nicht jedoch durch Zellen eines hepatozellulären Karzinoms; CT 2 Wochen nach der intraarteriellen Injektion von Lipidiol.

Leberbiopsie: in der Regel ist eine gezielte Biopsie unter Sicht indiziert; eine Aspirationsbiopsie ist ebenfalls möglich, hat jedoch einen geringeren diagnostischen Wert.

Differentialdiagnose

Zysten, Lebermetastasen eines extrahepatischen Karzinoms, Abszeß, Adenom, fokal-noduläre Hyperplasie.
Gutartiges Hämangiom.

Ätiologie

Das hepatozelluläre Karzinom entwickelt sich in den meisten Fällen auf dem Boden einer Leberzirrhose, die durch verschiedene Erkrankungen und Faktoren verursacht sein kann:
Chronische Hepatitis-B- oder -C-Virusinfektion.
Alkoholische Lebererkrankung.
Autoimmune Hepatitis oder primäre biliäre Leberzirrhose.
Hämochromatose.
Andere ererbte Stoffwechselstörungen.
Tyrosinose, Alpha1-Antitrypsin-Mangel.
Exogene Karzinogene, z. B. das von *Aspergillus flavus* gebildete, potente chemische Karzinogen Aflatoxin, das in Gebieten mit einer starken Durchseuchung mit dieser Pilzgattung zu einer Verunreinigung von Nahrungsmitteln führt; genetische Veränderungen sind dokumentiert.
Membranöse Obstruktion der Vena cava inferior.
Anabolika.
Orale Kontrazeptiva (umstritten).

Epidemiologie

Gebiete mit hoher, mäßiger und geringer Inzidenz korrelieren in etwa mit der Prävalenz von Hepatitis B und C; eine geringe Inzidenz besteht in Nordeuropa und Nordamerika.
Hepatozelluläre Karzinome treten bei Immigranten aus Gebieten mit hoher und mittlerer Prävalenz (Zentralafrika, China, Süd- und Osteuropa, Naher Osten) häufiger auf.

Komplikationen

Akute Peritonealblutung: häufig das zum Tod führende Ereignis.

Infiltration von Gefäßen und Gallengang.
Befall von Pfortader, Vena cava inferior und rechtem Vorhof.

Metastasen: Lunge, Knochen, Haut, Gehirn, Nebenniere und Lymphsystem.

Hypoglykämie, Hyperkalzämie, Polyglobulie, Hyperlipidämie.
Leberinsuffizienz.
Ösophagusvarizenblutung.

Pharmakotherapie

Die Ansprech- und Überlebensrate bei Chemotherapie ist enttäuschend. Die Behandlung sollte unter der Überwachung durch einen Spezialisten erfolgen.

- Standarddosierung

Doxorubicin, Epirubicin, Cisplatin, Mitoxantron, alle 3–4 Wochen.

- Kontraindikationen

Alle: Überempfindlichkeit.
Doxorubicin: Knochenmarksuppression, bukkale Ulzerationen (nach der Erstdosis).
Cisplatin: vorbestehende Nierenfunktionsstörung, Hörstörungen, Knochenmarksuppression.

- Besonderheiten

Supportiv können Tamoxifen, Interferon und Interleukin-2 eingesetzt werden.
Doxorubicin: Überwachung von EKG, Auswurffraktion und Echokardiogramm.
Cisplatin: ausreichend Flüssigkeitszufuhr; Überwachung von Blutbild, Serumkreatinin und Blut-Harnstoff-Stickstoff; Audiometrie.

- Wechselwirkungen

Cisplatin: Kombination mit Aminoglykosiden oder Cephalosporinen kann zu verstärkter Ototoxizität oder Nephrotoxizität führen.

- Nebenwirkungen

Doxorubicin: Mukositis, Knochenmarksuppression, Alopezie, Übelkeit, Erbrechen, Diarrhö, Kardiotoxizität.
Cisplatin: Nephrotoxizität, Myelosuppression, Neurotoxizität, Ototoxizität, Immunsuppression, Übelkeit, Erbrechen.
Mitoxantron: Leukopenie, Thrombozytopenie, Anämie, Übelkeit, Erbrechen, Alopezie, Diarrhö, Mukositis, kardiovaskuläre Störungen (selten), blaugraue Verfärbung des Urins.

Nichtpharmakotherapie

Chirurgische Therapie

Die chirurgische Resektion ist die Behandlung der Wahl bei hepatozellulärem Karzinom, wenn keine Kontraindikationen bestehen. Die Resektion empfiehlt sich bei solitären Tumoren ohne Infiltration der Lebergefäße oder extrahepatische Metastasen; eine extensive Resektion ist bei Patienten mit Leberzirrhose nicht indiziert.
Orthotope Lebertransplantation: kommt bei Patienten mit zugrundeliegender Leberzirrhose und einem solitären Tumor <5 cm Durchmesser bzw. drei Tumorknoten mit je < 3 cm Durchmesser in Frage.

Perkutane Äthanolinjektion

Die perkutane Äthanolinjektion ist bei solitären Tumoren < 3cm Durchmesser am effektivsten (Injektion in den Tumor mit Hilfe von Alkohol oder Lipidiol, z. B. 3mal wöchentl. intratumorale Injektion von 10–20 ml Alkohol, insgesamt 12 Behandlungsgänge). Diese Form der Palliativbehandlung wird seit einigen Jahren zunehmend durchgeführt. Eine Injektionstherapie ist bei Patienten mit Leberzirrhose indiziert, für die eine Operation nicht in Frage kommt.

Behandlungsziele

Heilung oder Verlängerung der symptomfreien Überlebenszeit.
Linderung der Beschwerden.

Weitere Behandlungsmöglichkeiten

Arterielle Katheterembolisation: bei nicht resezierbarem Karzinom indiziert, nicht bei Pfortaderthrombose oder Leberzirrhose der Klasse C (Klassifikation nach Child-Pugh); Nebenwirkungen sind Bauchschmerzen und Fieber; eventuell in Kombination mit Lipiodol-geführter Chemotherapie.

Prognose

< 25 % der Patienten sprechen zumindest teilweise auf die gegenwärtig zur Verfügung stehende Chemotherapie an.
5-Jahres-Überlebensraten von 60 % wurden nach intratumoraler Injektion von Alkohol bei kleinen hepatozellulären Karzinomen beschrieben, in anderen Studien blieben die Injektionen jedoch wirkungslos.
1-Jahres-Überlebensraten von 78 % wurden nach arterieller Katheterembolisation beschrieben.
Die 5-Jahres-Überlebensrate nach einer chirurgischen Behandlung beträgt 25 %; eine günstigere Prognose hat die chirurgische Behandlung bei Patienten mit eingekapselten Tumoren, Resektion im Gesunden, fehlender intrakapsulärer oder intravasaler Infiltration durch Tumorzellen sowie Leberzirrhose der Klasse A (Klassifikation nach Child-Pugh).

Nachsorge

Regelmäßige Kontrolle von Leber, Lunge und Knochen mittels bildgebender Diagnostik, um die Entwicklung eines Rezidivs rechtzeitig zu erfassen.
Regelmäßige Bestimmung der Alphafetoproteinkonzentrationen bei initial erhöhten Werten.

Hinweise zu Ernährung / Lebensführung

Keine speziellen Maßnahmen erforderlich.

Literatur

1. Hesse UJ, Troisi R, Defreyne L, Praet M, Pattyn P, Elewaut A, de Hemptinne B (1997) Die kombinierte transarterielle Chemoembolisation (TAE) und perkutane Ethanolinjektion (PEI) beim hepatozellulären Karzinom vor Transplantation. Langenbecks Arch Chir Suppl Kongressbd 114:121–125
2. Jonas S, Bechstein WO, Kling N, Guckelberger O, Neuhaus P (1997) Therapie des primären hepatozellulären Karzinoms. Dtsch Med Wochenschr 122 (19):617–620
3. Hasse F, Mehring UM, Castaneda F, Jager H, Mathias KD, Lohlein D (1996) Vergleich der Leberresektion gegenüber der sequentiellen transarteriellen Chemoembolisation bei hepatozellulärem Karzinom im Stadium pT3 oder pT4. Langenbecks Arch Chir Suppl Kongressbd 113:208–210
4. Reinwald H (1997) Diagnostik und Therapie des hepatozellulären Karzinoms. Med Klin 92 (11):663–674
5. Kubicka S, Rudolph L, Manns MP (1997) Hepatozelluläres Karzinom: Diagnostik und multimodale Therapie. Internist 38 (10) 954–962

Symptome

Varizellen

Fieber und Krankheitsgefühl: in der Prodromalphase, unterschiedlich ausgeprägt.

Kopfschmerzen, Myalgie.

Vesikuläres Exanthem: meist stark juckend.

Herpes zoster

Schmerz im Bereich des betroffenen Dermatoms: kann dem Exanthem um einige Tage vorausgehen.

Geistige Verwirrung, Depression: häufig bei älteren Patienten.

Symptome dauern häufig über Wochen oder Monate an.

Klinischer Befund

Varizellen

Exanthem mit Bläschenbildung: Gesicht und Stamm am stärksten betroffen; aus Maculae und Papeln entwickeln sich rasch Bläschen und Krusten; über 3-4 Tage treten immer wieder neue gruppiert stehende Bläschen auf und trocknen innerhalb von 7-10 Tagen ab; Befall von Konjunktiva, Oropharynx, Vulva, Vagina ist möglich; größere Effloreszenzen und langsame Entwicklung sind Ausdruck einer zugrundeliegenden Immunschwäche.

Herpes zoster

Unilaterales, segmentales Exanthem: Effloreszenzen ähnlich wie bei Varizellen, jedoch häufig konfluierend; gelegentlich ulzerierend; häufig einzelne verstreute Effloreszenzen an anderen Körperstellen; schwerer Verlauf mit Befall mehrerer Dermatome oder rezidivierende Erkrankung sind Ausdruck einer zugrundeliegenden Immunschwäche, z.B. einer HIV-Infektion.

Labor- und Apparate-Diagnostik

Virologische Tests sind nur bei unklarem klinischem Bild erforderlich.

Tzank-Test: Bläscheninhalt dient der raschen Sicherung der Diagnose.

Gewebekultur: zur differentialdiagnostischen Unterscheidung zwischen Varicella-Zoster- und Herpes-simplex-Virus.

Differentialdiagnose

Herpes simplex.
Andere Erkrankungen mit vesikulärem Exanthem, insbesondere Erythema exsudativum multiforme.

Ätiologie

Der Erreger der Varizellen (Windpocken), das Varicella-Zoster-Virus, wird durch direkten Kontakt oder Tröpfcheninfektion, über kurze Entfernungen auch mit der Luft, verbreitet; Quelle sind Varizellen- oder Zoster-Erkrankte.
Man vermutet, daß das Virus seine DNA nach der Erstinfektion in die Satellitenzellen der sensorischen Spinal- oder Hirnnervenganglien einbaut.
Die spätere Reaktivierung dieses Virus verursacht Herpes zoster (Gürtelrose).

Epidemiologie

2 % der Varizellenfälle, jedoch 25 % der Todesfälle aufgrund dieser Erkrankung treten bei > 20jährigen auf.
Die Prävalenz des Herpes zoster steigt kontinuierlich mit dem Lebensalter an, in der Altergruppe der > 80jährigen erkrankt 1 von 100 Personen.
Herpes zoster bei Säuglingen und Kleinkindern wird vermutlich durch Reaktivierung einer intrauterinen Infektion verursacht.
Sowohl bei Varizellen als auch Herpes zoster besteht im Krankenhaus die Gefahr der Kreuzinfektion.

Komplikationen

Varizellen

Bakterielle Sekundärinfektion der Haut: in der Regel durch *Staphylococcus aureus* oder *Streptococcus pyogenes.*

Varizellenpneumonie: insbesondere bei Erwachsenen und Schwangeren.

Systemische Ausbreitung: in Leber, Gehirn, Lunge bei immungeschwächten Patienten.

Hämorrhagisches Exanthem: bei immungeschwächten Patienten.

Enzephalitis, Polyneuritis, Myelitis transversa: in seltenen Fällen.

Reye-Syndrom (hepatozerebrales Syndrom): bei Kindern, selten.

Hämolytische Anämie, Koagulopathie mit hämorrhagischem Exanthem: selten.

Herpes zoster

Uveitis, Keratitis: bei Zoster ophtalmicus.
Periphere Paralyse.

Ramsay-Hunt-Syndrom: Befall des Ganglion geniculatum mit Fazialisparese, Geschmacksverlust, ipsilateralen oralen Ulzera und Hautläsionen im Bereich der Ohrmuschel.

Darm- und Blasenfunktionsstörung: Befall der Sakralregion.

Enzephalitis: selten.

Zerebrale Vaskulopathie: Befall des Trigeminus mit späterem Hirninfarkt und Hemiplegie; selten.

Infektion in der Schwangerschaft

Varizellen bei Schwangeren können schwer und bei Entwicklung einer Pneumonie kompliziert verlaufen; die Patientinnen sollten sorgfältig überwacht werden.
Eine intrauterine Infektion kann zur Schädigung des Fetus führen und Hautnarben, Gliedmaßenhypoplasie, Mikro- oder Hydrozephalus sowie Fehlbildungen der Augen nach sich ziehen.
Dieses fetale Varizellensyndrom weist eine Inzidenz von 1-3 % im ersten Schwangerschaftsdrittel auf (danach deutlich seltener).
Ein Schwangerschaftsabbruch wegen einer mütterlichen Varizellenerkrankung ist aufgrund des geringen und unwägbaren Risikos für den Fetus nicht indiziert.
Ein mütterlicher Herpes zoster bedeutet kein Risiko für das Kind.

Infektiosität

Inkubationszeit (Varizellen): 17 Tage.
Infektiosität: im Zeitraum von 2 Tage vor Ausbruch des Exanthems bis zum Abtrocknen der Läsionen.
Erhöhte Infektiosität und Anfälligkeit bei immungeschwächten oder immunsupprimierten Patienten.

Pharmakotherapie

Aciclovir

Aciclovir ist ein hochselektives Virostatikum, das die virale DNA-Polymerase hemmt und zu einem vorzeitigen DNA-Kettenabbruch führt.

■ Standarddosierung

Varizellen und Herpes zoster bei immungeschwächten Patienten, Varizellenpneumonie: Aciclovir, 10 mg/kg KG i.v. alle 8 Stunden.
Kutane Varizellen: Aciclovir, 5mal tgl. 800 mg oral über 7 Tage (Therapiebeginn innerhalb von 72 Stunden nach Auftreten des Exanthems).
Zoster ophtalmicus: Aciclovir oral, wie oben, über 10 Tage.
Schwere maternale oder neonatale Infektion: Aciclovir i.v.

■ Kontraindikationen

Überempfindlichkeit.

■ Besonderheiten

Hohe Kosten; keine Beeinflussung von Latenz oder Rezidiven.

■ Wechselwirkungen

Das Auftreten extremer Lethargie wurde bei Verabreichung von Zidovudin mit i.v. Aciclovir beschrieben.

■ Nebenwirkungen

Exantheme und Gastrointestinalbeschwerden (gelegentlich), Veränderungen biochemischer und hämatologischer Parameter (selten), Kopfschmerzen und neurologische Reaktionen, insbesondere bei intravenöser Gabe, erhöhtes Risiko einer Kristallurie und Nierenschädigung bei höherer Dosierung (die orale Maximaldosis bei Niereninsuffizienz ist 3mal tgl. 800 mg).

Zosterimmunglobulin

Die Abgabe der knappen Zosterimmunglobuline unterliegt in den USA der staatlichen Kontrolle.
Eine Behandlung ist bei Erregerkontakt hochgefährdeter Personen indiziert, z. B. in folgenden Fällen:
Nach Knochenmarktransplantation (auch bei positiver Varizellen-Anamnese).
Bei konsumierender Erkrankung (auch bei positiver Varizellen-Anamnese).
Symptomatische HIV-positive Personen mit erwiesenermaßen fehlendem Varicella-Zoster-Virus-Antikörper.
Schwangere ohne Antikörper (bei unklarer Varizellen-Anamnese ist ein Antikörpersuchtest angezeigt).
Symptomatische immunsupprimierte Patienten, die in den 3 Monaten vor dem Erregerkontakt mit hochdosierten Steroiden behandelt wurden (Nachweis).
Neugeborene bis zur 4. Woche nach der Geburt, deren Mütter im Zeitraum von 1 Woche vor bis 1 Monat nach der Entbindung an Varizellen erkrankten, sowie jene, die mit Varizellen oder Herpes zoster in Kontakt kamen und deren Mütter eine negative Varizellen-Anamnese oder fehlenden Antikörper aufweisen.
Frühgeborene (vor der 30. Schwangerschaftswoche geborene Kinder oder Kinder mit einem Geburtsgewicht von < 1 kg), die Kontakt mit dem Erreger hatten.

■ Standarddosierung

Zosterimmunglobulin, Dosierung altersabhängig:
bis zum 5. Lj. 250 mg; 6.–10. Lj. 500 mg; 11.–14. Lj. 750 mg; ab 15. Lj. 1000 mg.

■ Kontraindikationen

Überempfindlichkeit gegen humanes Immunglobulin.

■ Besonderheiten

Gabe so früh wie möglich, bis maximal 10 Tage nach Exposition.

■ Wechselwirkungen

Keine.

■ Nebenwirkungen

Überempfindlichkeitsreaktion (selten).
Attenuierter Lebendimpfstoff gegen Varizellen steht für immungeschwächte Patienten, insbesondere Kinder mit Leukämie, zur Verfügung (in den USA namentlich eingetragene Abgabe).

Behandlungsziele

Varizellen

Linderung der Symptome bei zuvor gesunden Patienten.
Infektionsbegrenzung und Reduzierung von Morbidität und Mortalität bei Patienten mit eingeschränkter Immunabwehr oder Varizellenpneumonie sowie bei maternaler oder neonataler Infektion.

Herpes zoster

Beschleunigung der Heilung und Schmerzlinderung.
Vermeidung von Komplikationen bei Zoster ophthalmicus.
Vermeidung einer systemischen Ausbreitung der Infektion bei immungeschwächten Patienten.

Prognose

Ab dem 20. Lebensjahr sind Varizellen mit einer erhöhten Mortalität assoziiert. Bei immungeschwächten Patienten lassen sich Morbidität und Mortalität durch eine Behandlung mit Aciclovir reduzieren.

Nachsorge

Die Patienten sollten im Hinblick auf Komplikationen überwacht werden.
30 Tage oder länger anhaltender Schmerz an einer akut von Herpes zoster befallen Körperstelle deutet auf eine Zosterneuralgie hin, die eine Behandlung mit Amitriptylin oder Natriumvalproat erfordert. *Einzelheiten siehe* Zosterneuralgie.

Hinweise zu Ernährung/ Lebensführung

Patienten sollten Kontakt mit besonders gefährdeten (z. B. immunsupprimierten) Personen bis zum Eintrocknen der Hautläsionen vermeiden.

Literatur

1. Gross G (1997) Zoster. Manifestationsformen an der Haut, Komplikationen und Therapie. Dtsch Med Wochenschr 122 (5):132–139
2. Straube A, Padovan CS (1996) Herpes zoster: Verlauf, Komplikationen und Therapie. Nervenarzt 67 (8):623–629
3. Jacobs A, Bamborschke S, Szelies B, Lanfermann H, Schroder R, Heiss WD (1996) Varicella-Zoster-Virus-Myelitis sine herpete. Eine wichtige Differentialdiagnose radikulärer Syndrome. Dtsch Med Wochenschr 121 (11):331–335
4. Malin JP (1996) Zoster und Nervensystem. Dtsch Med Wochenschr 121 (19):635–638

Symptome

Schmerz, Brennen, Juckreiz, prickelndes Gefühl, über 6–12 Stunden anhaltend, danach Eruption von Bläschen, die in der Regel innerhalb von 48 Stunden ulzerieren und Krusten bilden: rekurrierender Herpes labialis (Fieberbläschen).

Fieber, Krankheitsgefühl, Kopfschmerzen, Persönlichkeitsveränderung, Verwirrtheit, Krämpfe, Parese, Paralyse oder Koma: Herpesenzephalitis.

Fieber, Krankheitsgefühl, Kopfschmerzen, Übelkeit, Erbrechen, Photophobie, Nackensteife: Herpesmeningitis.

Schmerz, Photophobie, Lidödem, tränende Augen, verschwommenes Sehen: Herpes corneae (das Spektrum reicht von der oberflächlichen Infektion bis zur in die Tiefe reichenden Keratitis stromalis und Iridozyklitis).

Fieber, schmerzhafte Mundschleimhaut, Gaumenschwellung, Bläschen, ulzeröse Läsionen im vorderen Mundbereich, druckschmerzhafte lokale Lymphknoten: primäre Gingivostomatitis (häufig auch asymptomatisch).

Schmerz, Brennen, Juckreiz, prickelndes Gefühl, Eruption von Bläschen, die später ulzerieren und Krusten bilden, im Bereich des Perineum, vaginaler Ausfluß, Dyspareunie: Herpes genitalis; Schweregrad, Ausmaß und Dauer der Symptome sind sehr unterschiedlich, je nachdem, ob es sich um eine Erstinfektion (meist schwerer Verlauf) oder um ein Rezidiv handelt; asymptomatische Verläufe sind ebenfalls möglich.

Bläschen, ulzeröse Läsionen, Krustenbildung, Krankheitsgefühl, Fieber, Lymphadenopathie: Ekzema herpeticarum.

Juckreiz, heftige lokale Schmerzen, Bläschen, ulzeröse Läsionen, Krustenbildung, Fieber, Lymphadenopathie: weitere Formen kutaner Herpes-Virusinfektion (herpetische Entzündung am Finger, Herpes gladiatorum, Herpesbefall der Mamille).

Klinischer Befund

Erythem mit Eruption von Bläschen, Ulzeration und Krustenbildung: kutane Herpesläsionen.

Persönlichkeitsveränderung, fluktuierende Bewußtseinstrübung, fokale oder generalisierte Krämpfe, fokale neurologische Befunde, Benommenheit, Stupor, Koma: Herpesenzephalitis.

Nackensteife, positives Kernig-Zeichen: Herpesmeningitis.

Kleine Bläschen oder prädendritische Ulzera auf der Hornhaut: Herpes corneae; im Röntgenbild nach Fluoreszeinanfärbung erscheinen die dendritischen Ulzera als feine, sich bäumchenartig verzweigende Linien.

Labor- und Apparate-Diagnostik

Kutane Herpesläsionen

Labortests sind in der Regel nicht erforderlich, die Diagnose wird anhand des klinischen Bildes gestellt.

Tzank-Test: kann mehrkernige Riesenzellen aufweisen.

Immunfluoreszenztest: eventuell Nachweis viraler Antigene im Zellabstrich.

Viruskultur: aus Bläschensekret oder Ulzera.

Herpesenzephalitis

CT, MRT, EEG: zeigt Temporallappenlokalisation; im EEG temporäre Spikes und verlangsamte Wellen bei 80 % der Patienten.

Liquoranalyse: zeigt lymphozytäre Pleozytose, in der Regel 50–500 Zellen/mm^3; häufig sind Erythrozyten vorhanden, Probe kann xanthochrom sein; Eiweiß oder Erythrozyten eventuell erhöht, Glukose in der Regel normal; Liquor kann auf Virus-DNA (Polymerase-Kettenreaktion) oder virale Antigene (Immunassay) untersucht werden, mit der Therapie sollte jedoch nicht bis zum Vorliegen von Ergebnissen abgewartet werden.

Herpesmeningitis

Lumbalpunktion: zeigt die für aseptische Meningitis typischen Liquorveränderungen; eine Herpesmeningitis kann angenommen werden, wenn die Befunde mit Herpesbefall der Schleimhaut, in der Regel im Rahmen eines primären Herpes genitalis korrelieren.

EEG: zeigt Veränderungen im Temporallappen.

Herpes corneae

Augenuntersuchung und Fluoreszein: zeigt Vorliegen dendritischer Ulzerationen.

Zellabstrich der Hornhaut: Nachweis viraler Antigene; kann zur Isolierung des Virus genutzt werden.

Differentialdiagnose

Schleimhautläsionen

Ursachen einer Gingivitis und Stomatitis.
Aphten.
Coxsackie-Virusinfektion (Hand-Fuß-Mund-Krankheit).
Behçet-Krankheit.
Entzündliche Darmerkrankung.
Herpes zoster.
Geschlechtskrankheit.

Herpesenzephalitis

Andere Enzephalitiden.
Raumfordernde Prozesse (z. B. Abszeß, Tumor, Tuberkulom).

Herpesmeningitis

Andere Ursachen einer Meningitis (z. B. Viren, Bakterien, Pilze).

Herpes corneae

Augeninfektionen.

Ätiologie

Erreger

Herpes-simplex-Virus Typ 1 und 2 (DNA-Viren mit Hülle).

Krankheitsauslösende Faktoren

Starke UV-Lichtexposition, Pneumonie, Meningitis und Malaria: Reaktivierung des Virus („Fieberbläschen").
Fieber, belastende Umstände, Depression, Menstruation, Geschlechtsverkehr: Rezidiv des Herpes genitalis.
Immunsuppression: Schleimhautbefall durch Herpes simplex.

Übertragungswege

Herpetische Entzündung am Finger und Herpes gladiatorum: Eindringen des Virus in einen Finger oder direkter Kontakt.
Ursachen eines Herpesbefalls der Mamille: Bisse und andere traumatische Formen der Virusinokulation (z. B. durch Nadeln, Rasierklingen, kontaminierte Fingernägel).

Epidemiologie

Seroepidemiologische Studien zeigen, daß 30–50 % der Patienten aus höheren sozioökonomischen Gruppen und 100 % jener aus niedrigeren Gruppen zu Beginn der Pubertät mit Herpes-simplex-Virus Typ 1 infiziert sind.
Die Prävalenz von Antikörper gegen Herpes-simplex-Virus Typ 2 reicht von 3 % bei Nonnen bis zu ~ 70 % bei Prostituierten.
Die Prävalenz der Herpesenzephalitis liegt bei 0,1–0,4 : 100.000.

Komplikationen

Erythema exsudativum multiforme, aseptische Meningitis, Urethritis, Harnretention, Myelitis: bei Schleimhautbefall.

Schwere neurologische Folgeschäden, Tod: bei Herpesenzephalitis.

Erblindung, Augapfelruptur (selten): bei rekurrierendem Herpes corneae.

Pharmakotherapie

Aciclovir bewirkt bei einigen Infektionen erwiesenermaßen eine klinische Besserung. Bisher weist kein zugelassenes Medikament die Sicherheit und Wirksamkeit von Aciclovir auf.
Das neuerdings zur Verfügung stehende Famciclovir ist ebenfalls relativ wirksam.

■ Standarddosierung
Bei Herpes-genitalis-Erstinfektion: Aciclovir, 5mal tgl. 200 mg über 10 Tage.
Bei rekurrierendem Herpes genitalis (Prophylaxe): Aciclovir, tgl. 400 – 800 mg verteilt auf 2 – 4 Dosen (Dauersuppressionstherapie).
Bei Schleimhautbefall durch Herpes-simplex-Virus bei immungeschwächten Patienten: Aciclovir i.v. oder oral.
Bei Herpesenzephalitis: Aciclovir, 3mal tgl. 10 mg/kg KG über 10 Tage.
Bei Herpes corneae: Aciclovir, 5mal tgl. 400 mg (wirksamer als 3%ige Salbe).

■ Kontraindikationen
Überempfindlichkeit.

■ Besonderheiten
Aufgrund mangelnder Daten über die Auswirkungen des Medikaments in Schwangerschaft und Stillzeit sollte es in diesen Fällen nur eingesetzt werden, wenn die potentiellen Vorteile das Risiko aufwiegen.
Während der Behandlung maligner Prozesse ist die Bioverfügbarkeit des Medikaments möglicherweise herabgesetzt, daher empfiehlt sich die i.v. Gabe.

■ Wechselwirkungen
Probenecid verlängert die Halbwertzeit von Aciclovir.
Keine schädlichen Wechselwirkungen bekannt.

■ Nebenwirkungen
Erhöhte Harnstoff- und Kreatininkonzentrationen aufgrund der Ablagerung von Aciclovirkristallen in den Tubuli nach schneller Bolusinjektion, gelegentlich Übelkeit und Erbrechen, bei Austritt des Medikaments in das umliegende Gewebe auch Entzündung und Ulzeration an der Einstichstelle.

Behandlungsziele

Schnellere Heilung.
Reduzierung der Virusreplikation und -dissemination.
Vermeidung von Rezidiven, neurologischen Folgeschäden und Tod sowie Erblindung.

Prognose

Die Behandlung der Herpes-simplex-Virusinfektion der Schleimhaut beschleunigt die Heilung und begrenzt die weitere Virusausbreitung.
Die Behandlung der Herpesenzephalitis reduziert Mortalität und Morbidität; dies gilt insbesondere für die frühzeitige Therapie junger Patienten mit hoher Bewertung nach der Glasgow-Komaskala.
Die Behandlung des Herpes corneae ist unterschiedlich erfolgreich, je nach Schwere der vorausgegangenen Entzündung und Narbenbildung.
Prophylaxe verringert die Inzidenz und Schwere der Rezidive bei rekurrierendem Herpes genitalis und generalisierter Virusausbreitung bei immungeschwächten Patienten.

Nachsorge

Schwangere sollten ihren Gynäkologen über ein früheres Auftreten von Herpes genitalis unterrichten.

Hinweise zu Ernährung/ Lebensführung

Patienten mit Herpes labialis sollten eine Virusübertragung insbesondere auch auf Kinder durch Küssen möglichst vermeiden.
Labortests haben gezeigt, daß Latexkondome sicher vor einer Herpes-simplex-Infektion schützen können.

Literatur
1. Gabler-Sandberger E (1996) Herpes neonatorum – Prävention und Therapie. Welche Neugeborenen sind gefährdet? – Wann Sectio, wann Aciclovir? Fortschr Med 114 (30):393 – 394
2. Rieger H, Thiem P (1996) Herpes-simplex-Virus-Infektion der Hand. Dtsch Med Wochenschr. 121 (36):1090 – 1092
3. Becker K, Lubke HJ, Borchard F, Haussinger D (1996) Entzündliche Speiseröhrenerkrankungen durch Herpes-simplex-Virusinfektionen – Übersicht und Bericht über 15 eigene Fälle. Z Gastroenterol 34 (5):286 – 295
4. Fabricius EM (1996) Warum sind AIDS-Patienten häufig sehbehindert? Ther Umsch 53 (1):49 – 57

Symptome

Dilatative Kardiomyopathie beginnt häufig als asymptomatische Funktionsstörung des linken Ventrikels.
Herzinsuffizienz ist definitionsgemäß eine symptomatische Funktionsstörung des linken Ventrikels.

Nachlassende Belastungsfähigkeit, Dyspnoe, peripheres Ödem: Hauptsymptome.

Nykturie, vermehrte Harnausscheidung: weniger häufig.

Klinischer Befund

Herzinsuffizienz
Eine Herzinsuffizienz kann ohne klinischen Befund bei der Untersuchung bestehen.

Ödem, erhöhter Jugularvenendruck, auskultatorisch Rasselgeräusche über der Lunge: Zeichen einer Flüssigkeitsretention.

Kalte, feuchte Haut, Hypotonie: Zeichen einer verminderten Durchblutung.

Verlagerter linksventrikulärer Spitzenstoß, rechtsventrikuläre Hebung, 3. oder 4. Herzton, funktionale Mitral- oder Trikuspidalklappeninsuffizienz, Tachykardie: Zeichen einer Ventrikelfunktionsstörung.

Grunderkrankung
Klappenfehler.
Arteriosklerotische Gefäßerkrankung.
Schwere Hypertonie.

Schwere Anämie oder Volumenüberlastung: z. B. bei arteriovenöser Fistel.

Pathologische Arrhythmien.
Anzeichen einer generalisierten Myopathie oder Intoxikation.

Labor- und Apparate-Diagnostik

Thoraxröntgen, Echokardiographie, Belastungs-EKG: zur Sicherung der Diagnose.

EKG: Hinweise auf auslösende Faktoren, z. B. koronare Herzkrankheit oder Myokardinfarkt, Hypertrophie des linken Ventrikels, Arrhythmien, andere Ursachen pathologischer Q-Zacken.

Echokardiographie: zur Erfassung einer Klappenerkrankung; ermöglicht die differentialdiagnostische Abgrenzung zwischen globaler Funktionsstörung des linken Ventrikels (z. B. dilatative Kardiomyopathie) und segmentaler Funktionsstörung (z. B. koronare Herzkrankheit).

Bluttests: zur Erfassung seltener Ursachen, z. B. hypokalzämische Kardiomyopathie, Thyreokardiopathie, Eisenspeichererkrankungen, Anämie, Schwermetallvergiftungen, Amyloidose (Serum-Elektrophorese, Rektumbiopsie), Sarkoidose (Serum-ACE); zur Diagnose assoziierter Erkrankungen; Störungen der Nieren- und Leberfunktion sowie des Elektrolythaushalts sind häufig.

Koronarangiographie: u. U. zur Erfassung einer koronaren Herzkrankheit.

Ventrikelbiopsie: selten, zum Nachweis einer spezifischen, insbesondere viral bedingten Myokarditis.

Radionuklidventrikulographie: zur Bestimmung der Auswurffraktion, zur Quantifizierung des Schweregrads einer systolischen Funktionsstörung.

24-Stunden-EKG: zur Erfassung ventrikulärer Arrhythmien.

Differentialdiagnose

Chronische Lungenerkrankung.
Psychisch bedingte Dyspnoe.

Ätiologie

Koronare Herzkrankheit: in 40 – 70 % der Fälle.
Hypertonie: 10 – 30 %.
Idiopathische, alkoholbedingte, postpartale oder familiäre dilatative Kardiomyopathie: 10 – 20 %.
Herzklappenfehler: 5 – 10 %.
Myokarditis nach Virusinfektion: etwa 1 – 10 % (vermutlich jedoch häufige Ursache einer idiopathischen dilatativen Kardiomyopathie).
HIV-assoziiert.

Epidemiologie

1 % aller Erwachsenen leiden an einer Herzinsuffizienz oder dilatativen Kardiomyopathie.
Die Inzidenz nimmt mit steigendem Lebensalter zu (ab dem 80. Lj. > 10 %).

Komplikationen

Atriale und ventrikuläre Brady- und Tachyarrhythmien: insbesondere Vorhofflimmern und ventrikuläre Tachykardie.

Periphere Embolien, orthostatische Hypotonie.
Niereninsuffizienz.
Stauungsleber und Leberfunktionsstörungen.
Gastrointestinale Resorptionsstörung.
Muskelatrophie, Gewebeveränderungen, biochemische Veränderungen infolge der Gewebshypoxie, schnelle Ermüdbarkeit.
Lungenödem, nichtasthmatische Bronchokonstriktion, geschwächte Atemmuskulatur.

Pulmonale Hypertonie und Rechtsherzinsuffizienz: selten.

Pharmakotherapie

Diuretika

Bei Flüssigkeitsretention werden in leichten Fällen Thiazide, in mittelschweren Fällen Schleifendiuretika, in schweren Fällen eine Kombinationstherapie mit Thiaziden, Schleifendiuretika und kaliumsparenden Diuretika gegeben.

■ Standarddosierung
Hängt vom Grad der Flüssigkeitsretention ab.

■ Kontraindikationen
Niereninsuffizienz oder Hypokaliämie (beides relativ).

■ Wechselwirkungen
Niedrige Kaliumwerte bei gleichzeitiger Einnahme von Digoxin.

■ Nebenwirkungen
Hypokaliämie, Nierenfunktionsstörung.

ACE-Hemmer

Bei symptomatischer Herzinsuffizienz, wenn keine Kontraindikationen vorliegen, in einigen Fällen (z.B. nach Myokardinfarkt) bei asymptomatischer Funktionsstörung des linken Ventrikels.

■ Standarddosierung
Höhere Dosierung, z.B. Captopril, 3mal tgl. 25–50 mg, oder Enalapril 2mal tgl. 10 mg.

■ Kontraindikationen
Verschlechterung der Nierenfunktion, Allergie, starker Husten.

■ Wechselwirkungen
Hyperkaliämie bei gleichzeitiger Einnahme kaliumsparender Diuretika.

■ Nebenwirkungen
Husten, Niereninsuffizienz.
Bei therapierefraktärem Husten können Angiotensin-II-Blocker (z.B. Losartan) gegeben werden, die ebenfalls eine Verbesserung der Symptome sowie der Prognose bewirken.

Digoxin

Zur Senkung der Kammerfrequenz bei Vorhofflimmern; seine Rolle im Sinusrhythmus ist umstritten.

■ Standarddosierung
Digoxin, tgl. 0,0625–0,25 mg.

■ Kontraindikationen
Niereninsuffizienz.

■ Besonderheiten
Überwachung der Serumkonzentrationen erforderlich.

■ Wechselwirkungen
Diuretika-induzierte Verminderung der Kaliumwerte.

■ Nebenwirkungen
Arrhythmien, Übelkeit, Sehstörungen.

Betablocker

Werden im allgemeinen nur mit größter Vorsicht und unter der Überwachung durch einen Herzspezialisten eingesetzt. Neuere Medikamente wie Carvedilol sind erfolgversprechender als die älteren Betablocker.

■ Standarddosierung
Einschleichende Dosierung.

■ Kontraindikationen
Verschlechterung der Herzinsuffizienz, AV-Block, Asthma bronchiale.

■ Wechselwirkungen
Andere zur Bradykardie führende Substanzen (Digoxin, einige Kalziumantagonisten).

■ Nebenwirkungen
Verschlechterung der Herzinsuffizienz, AV-Block.

Sympathomimetika und Phosphodiesterasehemmer

Nur zur kurzfristigen Unterstützung der Therapie, Langzeiteinnahme kontraindiziert.
Bei ambulant behandelten Patienten konnte ein günstiger Effekt nicht festgestellt werden.
Bei gleichzeitiger Einnahme von Monoaminoxidasehemmern kommt es zu Wechselwirkungen.
Als Nebenwirkung können ventrikuläre Arrhythmien auftreten.

Antiarrhythmika

Mit Ausnahme von Digoxin sind Antiarrhythmika nur bei symptomatischen lebensbedrohlichen Rhythmusstörungen angezeigt. Amiodaron ist vermutlich das Mittel der Wahl (implantierbare Defibrillatoren stellen eine allerdings kostenintensive Alternative dar).

■ Standarddosierung
Amiodaron, tgl. 100–200 mg.

■ Kontraindikationen
Schwere Herzinsuffizienz, AV-Block.

■ Besonderheiten
Digoxin.

■ Wechselwirkungen
Reduzierung der Digoxin- und Cumarindosierung erforderlich.

■ Nebenwirkungen
Verstärkung der Rhythmusstörungen, Verschlechterung der Herzinsuffizienz, Leber- und Lungentoxizität, Schilddrüsenfunktionsstörung.

Behandlungsziele

Linderung der Symptome.
Verzögerung des Erkrankungsfortschritts.
Herabsetzung der Mortalitätsrate.

Weitere Behandlungsmöglichkeiten

Aortokoronarer Bypass: bei ausgewählten Patienten mit schwerer koronarer Herzkrankheit.
Herztransplantation: bei jüngeren Patienten mit schwerer Funktionsstörung des linken Ventrikels; es stehen nach wie vor zu wenig Spenderorgane zur Verfügung.
Antikoagulanzien: zur Embolieprophylaxe bei Vorhofflimmern, Embolien in der Anamnese oder einem durch nichtinvasive bildgebende Diagnostik nachgewiesenen Thrombus.

Prognose

Ungünstige prognostische Faktoren sind: Höheres Lebensalter, niedrige Auswurffraktion, niedrige körperliche Belastungsgrenze, ischämische Ursache, ventrikuläre Arrhythmien, verringerte Variabilität der Herzfrequenz, hohe Plasma-Noradrenalinkonzentration, geringe Serum-Natriumkonzentration.
Die jährliche Mortalität liegt bei Patienten mit schwerer Herzinsuffizienz bei 50 %, bei leichter bis mittelschwerer Herzinsuffizienz bei 10–20 %.

Nachsorge

Eine regelmäßige Kontrolle ist lebenslang erforderlich.

Hinweise zu Ernährung/Lebensführung

Empfehlenswert sind eine Reduktion der Salz- und Alkoholaufnahme sowie Erreichen bzw. Halten des Idealgewichts. Bei fortgeschrittener Erkrankung kann eine Restriktion der Flüssigkeitsaufnahme erforderlich sein.
Bei stabiler mittelschwerer Herzinsuffizienz ist ein regelmäßiges körperliches Training, bei instabiler Herzinsuffizienz oder interkurrenter Erkrankung körperliche Schonung angezeigt.

Literatur

1. Amiodaron bei Herzinsuffizienz. Erkenntnisse aus GESICA und CHF STAT. (1996) Internist Berl 37 (9 Suppl Amiodaron):1–4
2. Fischer TA, Treese N (1997) Stellenwert von Digitalis in der Therapie der akuten und chronischen Herzinsuffizienz. Med Klin 92 (9):546–551
3. Schwinger RH, Erdmann E (1997) Therapie der Herzinsuffizienz. Teil II: Therapie der chronischen Herzinsuffizienz. Fortschr Med 115 (16):36–38, 41–45
4. Schwinger RH, Erdmann E (1997) Therapie der Herzinsuffizienz. Teil I: Definition, Pathophysiologie, Therapie der akuten Herzinsuffizienz. Fortschr Med 115 (16):30–34

Symptome

Im allgemeinen treten folgende Symptome, einzeln oder in Kombination, auf:

Epilepsie: bei > 50 % der Patienten zum Zeitpunkt der Diagnose vorhanden; assoziierte Herdzeichen können ein Hinweis auf die Lokalisation des Tumors sein; besonders häufig treten einfache partielle Krampfanfälle auf.

Dysphasie, Hemiparese, Verschlechterung der intellektuellen Fähigkeiten, Persönlichkeitsveränderung, Hirnnervenstörungen.

Kopfschmerzen, Stauungspapille, Sehstörungen, Erbrechen: einzeln oder in Kombination Hinweis auf Hirndrucksteigerung aufgrund intrakranieller Massenverschiebung.

Klinischer Befund

Stauungspapille, verminderte Sehschärfe, Gesichtsfeldausfälle.

Doppelbilder: mit oder ohne manifeste Lähmung des III. oder IV. Hirnnerven.
Gesichtsmuskelschwäche.
Dysphasie.
Hemiparese, gesteigerte Reflexe, Babinski-Zeichen, halbseitige sensible Ausfälle.

Zeichen des primären malignen Geschehens bei sekundärem Hirntumor: z. B. sichtbare Narbe einer kurz zurückliegenden Melanomexstirpation.

Labor- und Apparate-Diagnostik

Neuroradiologische Untersuchung: in erster Linie CT und MRT des Gehirns; invasivere Verfahren (z. B. Angiographie und PET) sind gelegentlich aus therapeutischen Zwecken erforderlich.

Thoraxröntgen: wichtig als Teil der allgemeinen Suche nach extrazerebralen Primärtumoren oder Lungenmetastasen.

EEG: eventuell als Sekundäruntersuchung zur Abklärung epileptischer Manifestationen erforderlich.

Bluttests: eventuell zur differentialdiagnostischen Abklärung, z. B. Blutkulturen bei Verdacht auf metastatischen Hirnabszeß.

Lumbalpunktion: zum Nachweis der meningealen Ausbreitung eines malignen Prozesses.

Differentialdiagnose

Zerebrovaskuläre Erkrankung
Andere hirnorganischen Erkrankung (z. B. Enzephalitis oder Demyelinisation).
Andere extradurale intrakranielle Tumoren (z. B. Meningeom).
Hirnabszeß: differentialdiagnostische Abklärung sehr wichtig; häufig liegen keine Zeichen einer akuten Infektion vor, trotz relevanter Otitis media, Bronchiektasen oder Herzklappenerkrankung in der Anamnese.

Ätiologie

Die Ursache der meisten Hirntumoren ist nach wie vor unklar, eine erhöhte Inzidenz nach Strahlenbelastung, bei Neurofibromatose und bei einigen kongenitalen Immundefekten ist jedoch erwiesen.
Es gibt immer mehr Hinweise darauf, daß das intrazerebrale Astrozytom mit dem Verlust der Tumorsuppressorgenfunktion auf Chromosom 17 und 10 und mit der Amplifikation des EGF-(epidermaler Wachstumsfaktor)-Rezeptors assoziiert ist.

Epidemiologie

~ 55 % der Hirntumoren bei Erwachsenen sind Primärtumoren; Hirntumoren sind die zehnthäufigste Tumorart beim Mann.
Die jährliche Inzidenz der Hirntumoren liegt bei ~ 10 : 100.000.
Der Altersgipfel liegt im 5. Lebensjahrzehnt, Männer erkranken etwas häufiger (55 %).
Sekundäre Hirntumoren sind häufig und machen in neurologischen Reihenuntersuchungen 15 – 20 % aller Hirntumoren aus.

Komplikationen

Erblindung: Stauungspapille aufgrund progredienter Hirndrucksteigerung führt unbehandelt zur Erblindung.

Herniation: Hirnmassenverschiebung aufgrund eines progredienten Tumorwachstums kann zu zentraler Herniation oder Tentoriumschlitzeinklemmung führen und damit zu irreversiblen ischämischen Hirnschäden sowie aufgrund des Versagens der Hirnstammfunktionen zum tödlichen Atemstillstand.

Pharmakotherapie

Bei Epilepsie

Eine Antiepileptika-Therapie wird in der Regel bei supratentorial lokalisierten Tumoren eingeleitet, und zwar unabhängig vom Auftreten epileptischer Manifestationen.

■ Standarddosierung
Phenytoin, tgl. 300 – 400 mg, oder Carbamazepin, tgl. 600 – 1000 mg.

■ Kontraindikationen
Leberfunktionsstörung, schwere Zytopenie.

■ Wechselwirkungen
Analgetika, Antibiotika, Antidepressiva.

■ Nebenwirkungen
Verwirrtheit, Hauteruptionen, Gaumenschwellung, Doppelbilder, Ataxie.

Bei Hirndrucksteigerung und zur Stabilisierung der Hirnfunktionen

■ Standarddosierung
Dexamethason, initial 4 mg alle 6 Std. (Erwachsene); bis zu 20 mg alle 6 Std. können über einige Wochen zur palliativen Behandlung im Terminalstadium gegeben werden.

■ Kontraindikationen
Peptisches Geschwür.

■ Besonderheiten
Nach chirurgischer Dekompression und adjuvanter Strahlentherapie können Steroide unter ausschleichender Dosierung allmählich abgesetzt oder auf ein Minimalniveau reduziert werden, das den Patienten beschwerdefrei hält.
Während der Einnahme von Dexamethason besteht ein erhöhtes Risiko für die Entwicklung eines peptischen Geschwürs; in der Regel werden zusätzlich Histamin-H_2-Rezeptorenblocker, z. B. Ranitidin, 2mal tgl. 150 mg, verschrieben.

■ Wechselwirkungen
Verminderte Wirkung oraler Antidiabetika, Diuretika.

■ Nebenwirkungen
Peptisches Geschwür, Gewichtszunahme, Demineralisation.

Bei akuter Hirndrucksteigerung

Bei Bewußtlosigkeit aufgrund einer tumorbedingten Hirndrucksteigerung oder bei zerebraler Herniation mit Atemstillstand kann eine Behandlung in der Notfallambulanz oder Intensivstation mit Beatmung, Mannitol zur osmotischen Diurese und i.v. Dexamethason erforderlich sein.

Chemotherapie

Nach einem chirurgischen Eingriff und adjuvanter Strahlentherapie kann beim malignen Gliom eine Chemotherapie als adjuvante Maßnahme oder zur Behandlung eines Rezidivs indiziert sein.
Zu diesem Zweck werden in erster Linie Nitrosoharnstoffe und Procarbazin eingesetzt.

Behandlungsziele

Linderung der Symptome; eine Heilung maligner primärer oder sekundärer Hirntumoren ist in der Regel nicht möglich.

Weitere Behandlungsmöglichkeiten

Chirurgischer Eingriff: in fast allen Fällen indiziert, zur histologischen Sicherung der Diagnose, Stadienzuordnung und nach Möglichkeit Reduzierung der Tumormasse.
Strahlentherapie: eine lokale Bestrahlung des Tumors und umgebenden Gewebes wird in der Regel bei malignen primären Hirntumoren eingesetzt; sekundäre Hirnmetastasen werden durch Ganzhirnbestrahlung therapiert.

Prognose

Die Prognose hängt von Typ und histologischem Grad des Tumors, vom Alter des Patienten sowie der Hirnfunktion zum Zeitpunkt der Behandlung ab.
Die durchschnittliche Überlebenszeit beträgt beim Astrozytom Grad IV ~ 9 Monate, beim Astrozytom Grad II ~ 6 Jahre.

Nachsorge

Zur Überwachung des weiteren Verlaufs erfolgt alle 3 – 6 Monate eine klinische Beurteilung des neurologischen Status und der Hirnfunktionen sowie eine CT-Nachuntersuchung des Gehirns.
Bei Fortschreiten der Erkrankung kann bei 10 – 15 % der Patienten ein erneuter chirurgischer Eingriff oder neue Behandlungsverfahren wie fokussierte Strahlentherapie oder Immuntherapie in Erwägung gezogen werden.
Die Terminalphase ist in der Regel kurz (einige Tage bis 6 Wochen) und die Patienten können häufig zu Hause gepflegt werden; die Pflege in einem Hospiz kann in einigen Fällen günstiger sein.

Hinweise zu Ernährung/Lebensführung

Keine speziellen Ernährungshinweise.
Verringerte intellektuelle Fähigkeiten und Müdigkeit können die berufliche Aktivität begrenzen.

Literatur

1. Salander P, Bergenheim T, Henriksson R (1996) The creation of protection and hope in patients with malignant brain tumours. Soc Sci Med 42 (7):985 – 996
2. SaegerW, LüdeckeDK , Losa M (1997) Komibinierte neuronale und endokrine Tumoren der Sellaregion. Der Pathologe 18 (6):419 – 424
3. Reulen HJ, Schmid UD, Ilmberger J, Eisner W, Blse K (1997) Tumorchirurgie im Sprachkortex in Lokalanästhesie. Neuropsychologisches und neurophysiologisches Monitoring während Operationen in der dominanten Hirnhälfte. Der Nervenarzt 68 (10):813 – 824
4. Kahn T, Bettag M, Harth T, Schwabe B, Schwarzmaier H-J, Mödder U (1996) Laserinduzierte interstitielle Thermotherapie von zerebralen Tumoren unter kernspintomographischer Kontrolle. Der Radiologe 36 (9):713 – 721

Symptome

Die Symptome sind in der Regel minimal (außer daß die Kinder groß für ihr Alter sind).

Klinischer Befund

Hochgewachsene Kinder bieten in der Regel ein normales Erscheinungsbild.
Anzeichen einer Pubertas praecox oder Hyperthyreose.

Anzeichen einer Virilisierung: Schambehaarung, Akne, Klitorishypertrophie; ein Überschuß an Nebennierenrindenandrogenen sollte ausgeschlossen werden.

Überstreckbare Gelenke, Arachnodaktylie, Iridodonesis, hoher Gaumen: Manifestationen beim Marfan-Syndrom.

Labor- und Apparate-Diagnostik

Größe und Gewicht sollten auf Standardwachstumskurven eingetragen werden. Bei Patienten, deren Größen- und Gewichtsperzentile über längere Zeit konstant bleiben, ist eine pathologische Ursache des Hochwuchses eher unwahrscheinlicher.
Hochwuchs in Assoziation mit einer echten Pubertas praecox erfordert eine vollständige Abklärung.

Anthropometrie: Messung der Körpergröße des Kindes und beider Elternteile; Aufzeichnung der Tanner-Stadien in der Pubertät; Messung der Höhe im Sitzen zur Bestimmung der Beinlänge ist aufschlußreicher als die Messung der Gesamtkörpergröße.

Röntgenuntersuchung: Beurteilung der Skelettreife (einschließlich des Knochenalters) ermöglicht eine Prognose bezüglich der Endgröße; das Aussehen der Darmbeinapophyse im Röntgenbild ermöglicht eine Beurteilung des potentiellen Wirbelsäulenwachstums.

Spezielle Tests: die Messung von Thyroxin und Thyreoidea-stimulierendem Hormon (TSH) ermöglicht die Diagnose einer Hyperthyreose; Gigantismus ist mit erhöhten Somatomedin-C-Konzentrationen assoziiert und kann auch zusammen mit Hypogonadismus auftreten (was zu einem Ausbleiben des Epiphysenschlusses führt).

Differentialdiagnose

Nicht anwendbar.

Ätiologie

Normale Wachstumsgeschwindigkeit und Erscheinung

Hochgewachsene Eltern.
Adipositas bereits in der Kindheit.
Marfan-, Klinefelter- oder Sotos-Syndrom.

Erhöhte Wachstumsgeschwindigkeit

Pubertas praecox oder vorzeitige Adrenarche.
Androgensekretion (kongenitale NNR-Hyperplasie, NNR-Tumor).
Hyperthyreose.
Wachstumshormonüberschuß.

Epidemiologie

Hochwuchs betrifft 1 % der Bevölkerung.

Komplikationen

Bei sonst gesunden hochgewachsenen Personen treten keine Komplikationen auf.
Komplikationen treten bei pathologischer Ursache des Hochwuchses im Zusammenhang mit der Grunderkrankung auf.
Bei Hochwuchs aufgrund einer kongenitalen NNR-Hyperplasie kann es zu einem frühen Abschluß der Pubertät kommen, so daß die Körpergröße im Erwachsenenalter letztendlich eher gering ist.

Pharmakotherapie

Die Behandlung von Pubertas praecox sowie NNR-, Schilddrüsen- und Hypophysenerkrankungen (eventuell chirurgischer Eingriff erforderlich) gehört in die Hände eines Spezialisten.
Bei Klinefelter-Syndrom und inkompletter Pubertät sind zur Gynäkomastie- und Osteoporoseprävention Androgene erforderlich.
Sexualhormone können bei großen Kindern mit Hypogonadismus oder verzögerter Pubertät zur Beschleunigung des Epiphysenschlusses eingesetzt werden.
Ethinylöstradiol: initial tgl. 2 µg, Dosiserhöhung auf tgl. 5, 10, 15, 20 und 30 µg in Abständen von 6 Monaten; bei Erreichen der 15 µg-Dosis oder früherem Auftreten einer Durchbruchsblutung zusätzlich Progesteron; bei Familienanamnese thrombotischer Erkrankungen kontraindiziert.
Testosteron: initial 50 mg in Abständen von 4 Wochen, nach 6 Monaten Dosiserhöhung auf 100 mg alle 4 Wochen; nach weiteren 6 Monaten alle 3 Wochen, danach alle 2 Wochen; führt zu einem beschleunigten Epiphysenschluß.

Behandlungsziele

Reduzierung der prognostizierten Endgröße.

Prognose

Die Prognose hängt von der Diagnose ab.

Nachsorge

Bei Kindern mit Marfan-Syndrom ist eine ophthalmologische und kardiologische Abklärung erforderlich.

Hinweise zu Ernährung/Lebensführung

Keine speziellen Maßnahmen erforderlich.

Literatur
1. Rosenfield RL (1996) Essentials of growth diagnosis. Endocrinol Metab Clin North Am 25 (3):743–758
2. Beinert T, Schmidt-Kalwa C, Mergenthaler HG, Fleischhacker M, Flath B, Stefanic M, Possinger K (1997) Dysproportionaler Riesenwuchs, Flammennävi, Hämangiome, Varizen und Erstdiagnose einer monoklonalen Gammopathie. Der Onkologe 3 (2):186–190
3. Taute BM, Podhaisky H, Wiegand E, Eifert S, Behrmann C (1998) Einseitiger Extremitätenriesenwuchs, Naevus flammeus und chronische venöse Insuffizienz bei einem 48jährigen Patienten. Der Internist 39 (3):308–311

Symptome

Häufig keine manifesten Symptome.

Hyperkaliämie

Schwäche der Skelettmuskulatur.
Diarrhö.

Hypokaliämie

Muskelschwäche und Müdigkeit.
Polyurie und Polydipsie.
Palpitationen.

Klinischer Befund

Hyperkaliämie

Schwäche der Skelettmuskulatur.
Unregelmäßiger Puls.
Ileus.
Bradykardie, AV-Block, Herzstillstand (Asystolie).

Hypokaliämie

Orthostatische Hypotonie.
Ileus.

Schwäche der Skelettmuskulatur: selten, Atemnot.

Herzrhythmusstörungen: atriale und ventrikuläre Extrasystolen, atriale oder ventrikuläre Tachykardie.

Labor- und Apparate-Diagnostik

Die Sicherung der Diagnose bei signifikant veränderten Serumkaliumkonzentrationen erfordert eine sofortige fehlerfrei durchgeführte Wiederholung der Blutentnahme und rasche labordiagnostische Analyse der Probe.

Nierenfunktionsprüfungen: Blut-Harnstoff-Stickstoff, Kreatinin.
EKG.
Analyse des Säure-Basen-Haushalts.
Bestimmung der Magnesium-, Phosphat- und Glukosewerte.
Bestimmung der Kalium- und pH-Werte im Urin.
Kreatinkinasebestimmung.

Differentialdiagnose

Fehler bei der Blutentnahme.

Ätiologie

Hyperkaliämie

In den meisten Fällen liegt diesen Krankheitsbildern eine (eventuell minimale oder transitorische) Nierenfunktionsstörung in Kombination mit einem der unten beschriebenen Faktoren zugrunde.
Exzessive Kaliumaufnahme: Diät, Kochsalzersatzstoffe, Kaliumsalze von Penicillinen, Transfusion gelagerter Blutkonserven.
Umverteilung: Azidose, Muskelarbeit, erbliche periodische hyperkaliämische Lähmung, Hormonmangel (Insulin, Aldosteron, Kortisol), Arzneimittel (Betablocker, Alphaantagonisten), Freisetzung durch Zellzerfall, Hyperosmolalität.
Störung der renalen Ausscheidung: akute oder chronische Niereninsuffizienz, kaliumsparende Diuretika, Mineralokortikoidmangel, ACE-Hemmer, NSAR, Cyclosporin, Pentamidin, renale tubuläre Azidose Typ IV.
Störung der enteralen Ausscheidung: nach Kolektomie in Verbindung mit einer vorbestehenden Niereninsuffizienz.

Hypokaliämie

Unzureichende Zufuhr: Diät.
Umverteilung: anabole Zustände, Behandlung einer schweren Anämie, Transfusion gewaschener oder eingefrorener Erythrozytenkonzentrate, metabolische Alkalose, einige myeloproliferative Erkrankungen, Betasympathomimetika, Behandlung einer Hyperglykämie, periodische hypokaliämische Lähmung.
Enteraler Kaliumverlust: massives Erbrechen oder Magensaftdauerabsaugung, Diarrhö, Laxanzienabusus.
Renaler Kaliumverlust: Diuretika, Hyperaldosteronismus, Schwartz-Bartter-Syndrom, Cushing-Syndrom, Lakritzenabusus, erhöhte ACTH-Werte, renale tubuläre Azidose, tubuläre Toxine (z. B. Cisplatin, Amphotericin, Aminoglykoside), Ureterosigmoidostomie, Magnesiummangel.

Epidemiologie

Eine Hyperkaliämie ohne zugrundeliegende Nierenfunktionsstörung ist selten.
Die Hypokaliämie gehört aufgrund ihrer Assoziation mit häufig verschriebenen Arzneimitteln (Diuretika und Laxantien) sowie ihres Auftretens als Komplikation bei Durchfällen zu den häufigeren Erkrankungen.

Komplikationen

Hyperkaliämie

Plötzlicher Herztod: Asystolie.

Hypokaliämie

Rhabdomyolyse bei starker körperlicher Anstrengung (akut).
Wachstumsverzögerung bei Kindern.
Nephrogener Diabetes insipidus.
Negative Stickstoffbilanz.
Interstitielle Nephritis: Nierenfunktionsstörung.
Glukoseintoleranz.
Myokardfibrose.

Pharmakotherapie

Bei mäßiger Hyperkaliämie

Bei mäßiger Hyperkaliämie mit einem akuten Anstieg der Kaliumwerte auf < 6,5 mval/l und normalem EKG-Befund sind folgende Maßnahmen angezeigt:
Verminderte Kaliumaufnahme.
Absetzen auslösender Medikamente.
Sicherstellung einer ausreichenden renalen Ausscheidung.
Zur Überwachung des Therapieerfolgs Messung der Plasmakaliumkonzentration alle 6 Stunden.

Bei schwerer Hyperkaliämie

Akuter Anstieg der Kaliumwerte auf > 6,5 mval/l in Verbindung mit einem pathologischen EKG-Befund oder chronisch erhöhte Kaliumwerte von > 8 mval/l sind als medizinischer Notfall zu behandeln.
EKG-Überwachung.
Rasche Korrektur ist von vitaler Bedeutung.
Bei Oligurie und Flüssigkeitsüberlastung notfallmäßige Dialyse.

■ Standarddosierung
Akute Therapie: 10 ml 10%ige Kalziumglukonatlösung, langsame i.v. Gabe.
50 ml 50%ige Glukoselösung mit 10 E Insulin, i.v.
Langzeittherapie: 50 ml 8,4%ige Natriumbikarbonatlösung i.v., nur bei Vorliegen einer Azidose.
Natriumpolystyrensulfonat, 15 g, und Laktulose, 10 ml, oral alle 6 Stunden oder Natriumpolystyrensulfonat durch Klysma, wenn kein Ileus vorliegt.
Furosemid oder Bumetanid, alle 4–6 Std. i.v., bis eine Harnflußgeschwindigkeit von > 50 ml/Std. erreicht ist, z. B. Bumetanid, initial 1 mg, Dosiserhöhung auf 5 mg.

■ Kontraindikationen
Keine.

■ Besonderheiten
Nach i.v. Glukose- und Insulingabe Überprüfung auf Hypoglykämie.
Kalziumglukonat: kardioprotektive Wirkung, bewirkt keine Verminderung der Plasmakaliumkonzentration.

■ Wechselwirkungen
Keine.

■ Nebenwirkungen
Keine.

Bei Hypokaliämie

■ Standarddosierung
Lösliches Kaliumchlorid, tgl. 80–200 mval oral.
Kaliumchlorid, 60–120 mval i.v. über 24 Std.

■ Kontraindikationen
Keine.

■ Besonderheiten
Nach Möglichkeit orale Kaliumsubstitution.
Intravenöse Substitution ist mit potentiellen Risiken verbunden: 10 mval/Std. ist in der Regel ungefährlich; bei schnellerer Gabe ist eine EKG-Überwachung zwingend notwendig.
Kalium in Chloridform ist bei Alkalose zur Reduzierung kontinuierlicher renaler Kaliumverluste angezeigt.

■ Wechselwirkungen
Hypokaliämie verstärkt die Toxizität von Digoxin.

■ Nebenwirkungen
Nach oraler Kaliumsubstitution verzögerte Hyperkaliämie durch verzögerte gastrointestinale Resorption.

Behandlungsziele

Langsame Normalisierung des Säure-Basen-Haushalts und Wiederherstellung normaler Plasmakaliumwerte über 24–72 Stunden.

Prognose

Hängt von den zugrundeliegenden Störungen ab.

Nachsorge

Bei stark abweichenden Kaliumwerten sind häufig wiederholte Messungen der Plasmakaliumkonzentrationen über mehrere Tage unerläßlich.

Hinweise zu Ernährung / Lebensführung

Patienten mit Hyperkaliämie aufgrund einer chronischen Niereninsuffizienz sollte empfohlen werden, ihre tägliche Kaliumaufnahme auf 40–60 mval zu begrenzen; Nahrungsmittel mit einem hohen Kaliumgehalt sind unter anderem Obst, Schokolade, Nüsse und Instantkaffee.
Eine Hypokaliämie kann nur in seltenen Fällen durch diätetische Maßnahmen korrigiert werden.

Literatur

1. Greenberg A (1998) Hyperkalemia: treatment options. Semin Nephrol 18 (1):46–57
2. Perazella MA, Mahnensmith RL (1997) Hyperkalemia in the elderly: drugs exacerbate impaired potassium homeostasis. J Gen Intern Med 12 (10):646–656
3. Roberts KB (1996) Hyperkalemia. Pediatr Rev 17 (3):106

Symptome

Eine Hyperkalzämie verursacht in der Regel keine oder unspezifische Symptome.
Müdigkeit und Lethargie.
Übelkeit und Erbrechen.
Obstipation.
Polydipsie und Polyurie.
Muskelschwäche.

Eingeschränkte geistige Leistungsfähigkeit, gelegentlicher Bewußtseinsverlust: in schweren Fällen.

Klinischer Befund

Spezifische klinische Manifestationen sind selten.

Zeichen der Dehydratation: bei mittelschwerer bis schwerer Hyperkalzämie.

Nephrolithiasis: kann bei Hyperparathyreoidismus auftreten.

Kalkablagerungen in der Hornhaut und im Weichgewebe.

Labor- und Apparate-Diagnostik

Bestimmung der Serumkalziumkonzentration: Gesamtserumkalziumwert durch Serumproteinkonzentration, insbesondere Albumin, beeinflußt.

Bestimmung der Parathormonkonzentration: erhöhte Werte sind Hinweis auf Hyperparathyreoidismus; die Messung der intakten Parathormonmoleküle ist vorzuziehen.

Untersuchung auf Anämie, Leberfunktionsproben, Bestimmung der alkalischen Phosphatase und Serumprotein-Elektrophorese: abweichende oder erhöhte Werte können Hinweis auf ein malignes Geschehen sein.

Thorax- und Skelettröntgen: bei Verdacht auf einen malignen Tumor.
Spezifische Untersuchungen auf andere Ursachen einer Hyperkalzämie sind nach Ausschluß der häufigsten Grunderkrankungen angezeigt.

Differentialdiagnose

Nicht anwendbar.

Ätiologie

97 % aller Fälle in der allgemeinärztlichen Praxis sind entweder auf einen primären Hyperparathyreoidismus oder einen in der Regel bereits metastasierenden malignen Tumor zurückzuführen.
Daneben kommen folgende andere Ursachen in Frage:
Schwere Hyperthyreose.
Vitamin-D-Intoxikation.
Vitamin-A-Intoxikation.
Kalziumbehandlung zur Bindung von Phosphat bei chronischer Niereninsuffizienz.
Sarkoidose.
Erbliche benigne oder hypokalziurische Hyperkalzämie.
Diuretische Phase der akuten Niereninsuffizienz.
Milch-Alkali-Syndrom.
Morbus Addison.

Epidemiologie

Der Hyperparathyreoidismus tritt nach dem mittleren Lebenalter deutlich häufiger auf und ist bei Frauen dreimal häufiger als bei Männern.
Ein Hyperparathyreoidismus liegt bei der multiplen endokrinen Neoplasie Typ I (Wermer-Syndrom) in 90–95 % der Fälle, beim Typ II jedoch nur in 20–30 % der Fälle vor.
Eine Hyperkalzämie tritt als Komplikation bei vielen malignen Tumoren auf.

Komplikationen

Dehydratation: häufig, führt unbehandelt zu einer Exazerbation der Hyperkalzämie.

Knochenschmerz: häufig bei malignen Tumoren, selten bei Hyperparathyreoidismus.

Pankreatitis: seltene Komplikation der chronischen Hyperkalzämie.

Pharmakotherapie

Bei Hyperparathyreoidismus

Die einzige endgültig zur Heilung führende Behandlung der durch einen primären Hyperparathyreoidismus bedingten Hyperkalzämie ist der chirurgische Eingriff.
Eine Östrogentherapie kann bei Frauen mit Hyperparathyreoidismus zum Erhalt der Knochenmasse beitragen.

Bei malignem Tumor

Die Primärtherapie besteht in intravenöser Rehydratation *mit anschließender* Diurese. Bei der medikamentösen Behandlung einer signifikanten Hyperkalzämie werden häufig Bisphosphonate als Mittel der Wahl eingesetzt.

■ Standarddosierung
Pamidronsäure, 60 – 90 mg i.v. durch Dauerinfusion, alternativ Etidronat, tgl. 5 – 10 mg.

■ Kontraindikationen
Eingeschränkte Anwendung bei Niereninsuffizienz.

■ Besonderheiten
Die Serumkalziumkonzentrationen sinken innerhalb von 3 – 5 Tagen auf normale Werte. Orale Bisphosphonate müssen auf nüchternen Magen eingenommen werden und sind weniger wirksam als i.v. Präparate.

■ Wechselwirkungen
Verminderte Resorption oraler Bisphosphonate bei gleichzeitiger Einnahme von Antazida, Eisen und Kalzium.

■ Nebenwirkungen
Gastrointestinale Beschwerden.

Bei Sarkoidose

Eine Hyperkalzämie spricht rasch auf Steroide an.

■ Standarddosierung
Prednison, tgl. 20 mg, Reduzierung auf die zur effektiven Senkung der Hyperkalzämie erforderliche Minimaldosis.

■ Kontraindikationen
Systemische Infektionen; eingeschränkte Anwendung bei peptischem Geschwür oder Diabetes mellitus.

■ Wechselwirkungen
Keine.

■ Nebenwirkungen
Cushing-ähnliches Erscheinungsbild (bei kontinuierlich hoher Dosierung), Dyspepsie.

Adjuvante Therapien

Calcitonin kann frühzeitig als adjuvante Maßnahme zur Behandlung der Hyperkalzämie eingesetzt werden.

■ Standarddosierung
Calcitonin, 4 IE/kg KG s.c. oder i.m. alle 12 Std.; bei Bedarf Dosiserhöhung auf 8 IE/kg KG alle 12 oder alle 6 Std.

■ Kontraindikationen
Allergische Reaktion auf synthetisches Calcitonin vom Lachs.

■ Wechselwirkungen
Wirkung tritt innerhalb von 12 Std. ein, läßt nach 72 – 96 Std. jedoch deutlich nach.

■ Nebenwirkungen
Hypokalzämie.

Nichtpharmakotherapie

Bei Hyperparathyreoidismus

Ein chirurgischer Eingriff ist bei jüngeren Patienten und bei Auftreten von Komplikationen (z. B. Nierensteinen) ernsthaft zu erwägen.
Bei älteren asymptomatischen Patienten kann eine konservative Therapie in Frage kommen.
Ein chirurgischer Eingriff gehört in die Hände eines in der Behandlung der Nebenschilddrüsen erfahrenen Operateurs.
Nach einem erfolgreichen Eingriff sinkt die Serumnatriumkonzentration in der Regel innerhalb von 24 Stunden auf einen normalen oder niedrigen Wert.
Nach dem Eingriff kann eine transitorische Hypokalzämie auftreten, in seltenen Fällen entwickelt sich ein bleibender Hypoparathyreoidismus.

Bei malignen Tumoren

Aufgrund früher Metastasierung ist eine Heilung in der Regel nur selten möglich.

Behandlungsziele

Hyperparathyreoidismus

Heilung durch chirurgischen Eingriff.
Überwachung asymptomatischer Patienten.

Maligner Tumor

Linderung der Symptome.

Prognose

Hyperparathyreoidismus

Bei effektiver chirurgischer Behandlung des Hyperparathyreoidismus ist die Lebenserwartung normal.
Nach einer Heilung kommt es nur selten zu einem Rezidiv, außer bei Vorliegen hyperplastischer Drüsen z. B. im Rahmen eines MEN-(multiple endokrine Neoplasie)-Syndroms.

Maligner Tumor

Wenn keine effektive Chemotherapie zur Verfügung steht, ist die Prognose bei Hyperkalzämie im Rahmen eines malignen Geschehens ungünstig; es kommt zu Rezidiven und in den meisten Fällen innerhalb von 6 Monaten zum Tod.

Nachsorge

Die Nachsorge ist bei Vorliegen eines malignem Tumors von entscheidender Bedeutung, um das Wiederauftreten einer Hyperkalzämie bei nicht geheilter Erkrankung rechtzeitig zu erfassen.

Hinweise zu Ernährung / Lebensführung

Eine kalziumarme Ernährung ist bei der Hyperkalzämie von geringem therapeutischem Wert, eine kalziumreiche Ernährung kann die Störung jedoch verstärken.
Bei einer konservativen Behandlung des Hyperparathyreoidismus muß auf ausreichende Flüssigkeitsaufnahme geachtet werden, insbesondere wenn die Patienten sich nicht wohl fühlen.

Literatur

1. Seifert G (1997) Heterotope (extraossäre) Verkalkung (Kalzinose). Ätiologie, Pathogenese und klinische Bedeutung. Pathologe 18 (6):430 – 438
2. Funke M, Kim M, Hasse C, Bartsch D, Rothmund M (1997) Ergebnisse eines standardisierten Therapiekonzepts bei primärem Hyperparathyreoidismus. Dtsch Med Wochenschr 122 (48):1475 – 1481
3. Olschewski P; Nordmeyer JP; Scholten T (1996) Das Milch-Alkali-Syndrom – eine seltene Differentialdiagnose der Hypercalcämie. Dtsch Med Wochenschr 121 (33):1015 – 1018
4. Hehrmann R (1996) Die hyperkalzämische Krise. Entgleisung eines vorbestehenden Hyperkalzämie-Syndroms. Fortschr Med 114(10):118 – 122

Symptome

Asymptomatische pathologische Lipidwerte werden häufig bei routinemäßig oder aufgrund anderer Risikofaktoren (z. B. positive Familienanamnese) durchgeführter Untersuchungen festgestellt. Symptome entstehen indirekt durch Folgeerkrankungen.

Myokardinfarkt, Angina pectoris, Claudicatio intermittens, transitorische ischämische Attacken, Apoplex: Hinweis auf beschleunigte Atherosklerose.

Pankreatitis, Verwirrtheit: selten, durch Chylomikronämie verursacht.

Klinischer Befund

Auf äußerlich erkennbare Lipidablagerungen ist zu achten, da sie einen Hinweis auf die Dauer der Lipidämie (und des damit assoziierten Risikos) geben und die Aufmerksamkeit auf eine asymptomatische Lipidämie lenken können:

Arcus lipoides corneae: Veränderungen bei 50 % der 50jährigen vorhanden; schweres oder frühzeitiges Auftreten kann auf eine Hypercholesterinämie und Karotisstenose hinweisen.

Sehnenxanthome: Prädilektionsstellen sind Ferse, Kniegelenk, Knöchel; Hinweis auf chronische schwere, fast immer familiäre Hypercholesterinämie.

Weichgewebexanthome: Ellbogen, Augenlider, Beugefalten der Handflächen, selten andere Stellen; charakteristisch für gemischte Lipidämie und Hypertriglyzeridämie.

Lipaemia retinalis und eruptive Xanthomatose: Hinweis auf Chylomikronämie.

Hornhauttrübung: seltene schwere HDL-Störung.

Karotisgeräusch, schwache oder fehlende periphere Pulse: Gefäßveränderungen.

Labor- und Apparate-Diagnostik

Ziel der Untersuchungen ist es, Muster und Ursache der Hyperlipoproteinämie zu erkennen.
Bis zu 3 Monate nach einem Myokardinfarkt können die Lipidwerte verändert und schwierig zu interpretieren sein.

Lipidspiegel: Bestimmung der Cholesterin-, Triglyzerid-, HDL-Cholesterinkonzentration im Nüchternblut; für die Cholesterinwertbestimmung allein ist Nüchternblut nicht unbedingt erforderlich.

Untersuchung auf sekundäre Hyperlipoproteinämie: Bestimmung der TSH-Konzentration, Glukosetoleranz, Leberwerte; weitere Untersuchungen je nach Anamnese oder körperlichem Befund.

Weiterführende Untersuchungen: Bestimmung von Apolipoprotein E bei mäßiger gemischter Hyperlipoproteinämie oder Palmarxanthomen; Fibrinogenkonzentration, Thrombozytenfunktion, Lipoprotein-a-Konzentration kann ebenfalls aufschlußreich sein.

Spezielle Diagnostik: bei schwerer Hypertriglyzeridämie Bestimmung von Apolipoprotein CII und Lipoproteinlipase; bei schwerem HDL-Mangel Bestimmung der Lezithin-Cholesterin-Acyltransferase-Aktivität und Apolipoprotein AI sowie DNA-Analysen.

Untersuchung von Familienmitgliedern: bei Verdacht auf genetische Störung, insbesondere polygene oder familiäre Hypercholesterinämie.

Zur Gesamtbeurteilung des Risikos klinischer Symptome sowie der Behandlungsmöglichkeiten sollten auch weitere Risikofaktoren in Betracht gezogen werden, insbesondere Blutdruck, Herzstatus, Zigarettenrauchen und Fibrinogenkonzentrationen.

Differentialdiagnose

Andere Ursachen einer vorzeitigen Gefäßerkrankung, Pankreatitis, Hornhauttrübung.

Ätiologie

Genetische Ursachen

Monogen dominant: Formen der heterozygoten familiären Hypercholesterinämie (selten homozygot) und familiären kombinierten Hypercholesterinämie.
Rezessiv: die meisten Fälle familiärer Hyperbetalipoproteinämie (Typ III).
Polygen.

Sekundäre Ursachen

Hypothyreose bei älteren hypercholesterinämischen Frauen.
Alkoholismus bei Männern in gehobener Position.
Diabetes oder verminderte Glukosetoleranz bei älteren Männern oder Frauen mit gemischter Lipidämie.
Chronische Nieren- oder Lebererkrankung.
Überempfindlichkeit gegen Retinoide.

Unbekannte Ursachen

Hierunter fallen ernährungsabhängige Einflüsse und potentielle genetische Grundlagen (Hypercholesterinämie).

Epidemiologie

Die durchschnittlichen Cholesterinwerte der US-Bevölkerung sind vergleichweise hoch.
Frauen weisen höhere HDL- und niedrigere LDL-Werte auf als Männer.
Die HDL-Werte sind nach der Pubertät nicht mehr altersabhängig; LDL-Werte weisen bei Frauen und jungen Männern eine steigende Tendenz auf.
Eine heterozygote familiäre Hypercholesterinämie liegt bei 0,2 % der Neugeborenen und 6 % der vor dem 50. Lebensjahr in Koronarstationen eingewiesenen Patienten vor.
Eine ausgeprägte Apolipoprotein-E-Variante findet sich bei 1,7 % der Neugeborenen (Lipidämie Typ III), jedoch nur 1 % entwickeln im Erwachsenenalter eine schwere pulmo- oder kardiovaskuläre Erkrankung; in der Regel muß zur Ausbildung klinischer Manifestationen dieses genetischen Defekts ein sekundärer Risikofaktor (z. B. Alkohol) vorliegen.

Komplikationen

Progrediente Arteriosklerose.
Restenosierung nach Gefäßtransplantation oder Angioplastie.
Anfallsweise auftretende Abdominalbeschwerden und Pankreatitis.

Pharmakotherapie

Die Ursache pathologisch erhöhter Lipidwerte muß identifiziert und behandelt werden.
Kein einzelnes Medikament ist universell geeignet; Kombinationen sind in der Regel sinnvoll.

Richtlinien für eine lipidsenkende Therapie diätresistenter Patienten

1. Bei bestehender koronarer Herzkrankheit, vorausgegangener koronarer Bypass-Operation, Angioplastie oder Herztransplantation bewirkt eine effektive lipidsenkende Therapie bei mäßiger bis schwerer Hypercholesterinämie eine Verbesserung der Überlebensrate, Schutz vor Myokardinfarkt und Herztod sowie Revaskularisation.
2. Eine asymptomatische Hyperlipoproteinämie bei Männern sowie bei Frauen nach der Menopause, insbesondere bei Vorliegen mehrerer Risikofaktoren oder einer schweren genetischen Fettstoffwechselstörung (z. B. familiäre Hypercholesterinämie), sollte mit HMG-CoA-Reduktasehemmern behandelt werden, wenn ein stark erhöhter LDL-Cholesterinwert durch diätetische Maßnahmen nicht gesenkt werden kann.

HMG-CoA-Reduktasehemmer

Potente cholesterinsenkende Wirkstoffe, die allein oder in Kombination mit Resinen gegeben werden.

- Standarddosierung

HMG-CoA-Reduktasehemmer,
tgl. 10–40 mg als Einzeldosis, je nach Präparat (z. B. Lovastatin, Fluvastatin, Pravastatin, Simvastatin).

- Kontraindikationen

Lebererkrankung, Schwangerschaft, Stillen.

- Besonderheiten

Nicht für die Behandlung im Kindesalter zugelassen.

- Wechselwirkungen

Gelegentlich schwere Myositis oder Rhabdomyolyse bei gleichzeitiger Einnahme von Cyclosporinen oder Fibraten.

- Nebenwirkungen

Rheumatische Beschwerden, schwere Myositis bei Mono- oder Kombinationstherapie; eventuell verminderte Reaktionsfähigkeit.

Resine

Resine bewirken eine Ableitung von Gallensäuren, Senkung der Cholesterin- und Erhöhung der Triglyzeridwerte; bei Kindern mit familiärer Hypercholesterinämie sind sie die Mittel der ersten Wahl.

- Standarddosierung

Resine, 2mal tgl. 1–2 Beutel (maximal 4 Beutel/Tag).

- Kontraindikationen

Gallengangobstruktion.

- Besonderheiten

Die Compliance ist bei den neueren Präparaten besser.

- Wechselwirkungen

Kann zur verminderten Resorption anderer Medikamente führen (zeitlich versetzte Einnahme).

- Nebenwirkungen

Magenreizung, Obstipation, Flatulenz.

Fibrate

Fibrate werden bei gemischter Lipidämie oder niedrigen HDL-Spiegeln eingesetzt; sie fördern den Triglyzeridumsatz und können zu einer verstärkten HDL-Produktion führen; einige senken die Fibrinogenkonzentration, was die Wahl dieses Medikaments beeinflussen kann.

- Standarddosierung

Hängt vom Präparat ab.

- Kontraindikationen

Schwere Nieren- oder Lebererkrankung, Schwangerschaft.

- Besonderheiten

Einige Fibrate sind auch für die Behandlung im Kindesalter zugelassen, werden aber selten eingesetzt.

- Wechselwirkungen

Gleichzeitige Einnahme von HMG-CoA-Reduktasehemmern kann die Prothrombinzeit oraler Antikoagulanzien beeinflussen.

- Nebenwirkungen

Veränderter Stuhlgang, Ausschläge, Myositis (selten).

Medikamente der zweiten Wahl

Probucol kann eine Rückbildung der Xanthome bewirken, die HDL-Werte werden jedoch ebenfalls reduziert.
Fischöle oder mehrfach ungesättigte Fettsäuren (aus Pflanzen oder Meerestieren gewonnen) haben eventuell eine antithrombotische Wirkung.
Nikotinsäuren können eine Erhöhung der HDL-Werte und Senkung der Lipoprotein-a-Werte bewirken, die Compliance ist in der Regel jedoch schlecht.

Behandlungsziele

Verbesserung der Gesamtlipidwerte bei Patienten mit manifester koronarer Herzkrankheit oder erhöhtem Risiko.
Verminderung des Fortschreitens der Arteriosklerose und Verbesserung der Prognose.

Prognose

Erhöhte HDL-Werte sind mit einer Reduktion der Plaques assoziiert.

Nachsorge

Eine Ernährungsumstellung muß unterstützt, der Patient entsprechend motiviert und die Familie miteinbezogen werden.
Bei fehlendem Behandlungserfolg muß die Compliance des Patienten überprüft oder eine sekundäre Fettstoffwechselstörung (z. B. Hypothyreose, Alkoholismus) in Erwägung gezogen werden.
Die Wirkung diätetischer und medikamentöser Maßnahmen zeigt sich erst nach einiger Zeit, daher Nachuntersuchung erst nach 4 Monaten.

Hinweise zu Ernährung/ Lebensführung

Reduzierung der Gesamtfettaufnahme (mit einem höheren Anteil ungesättigter Fettsäuren), Gewichtsreduktion, regelmäßige körperliche Aktivität sind empfehlenswert.
Viel Überzeugungskraft und Motivation ist notwendig, um die Compliance des Patienten aufrechtzuerhalten; Unterstützung durch einen engagierten Ernährungsberater kann hier wertvolle Dienste leisten.
Ernährungsumstellung kann auch die Wirksamkeit verordneter Lipidsenker verbessern.

Literatur

1. Keller C (1997) Stellenwert der Diättherapie bei Hypercholesterinämie. Internist 38 (11):1109
2. Suckfull M, Thiery J, Wimmer C, Mees K, Schorn K (1997) Hypercholesterinämie und Hyperfibrinogenämie beim Hörsturz. Laryngorhinootologie 76 (8):453–457
3. Keller C (1997) Therapieindikationen bei Hypercholesterinämie. Internist 38 (5):483
4. Richter WO (1996) Fettstoffwechselstörungen – Diagnostik und Therapie in der Praxis. Folge 5: Hypercholesterinämie – medikamentöse Therapie (Forts.). Fortschr Med 114 (15):193–195
5. Berthold HK, von Bergmann K (1996) Medikamentöse Therapie der Hypercholesterinämie. Dtsch Med Wochenschr 121 (22):729–734

Symptome

Die Symptome hängen sowohl von der absoluten Natriumkonzentration als auch von der Geschwindigkeit der Konzentrationsveränderung ab.

Hypernatriämie	Hyponatriämie
Unruhe. Reizbarkeit. Lethargie. Schlaflosigkeit.	Lethargie. Verwirrtheit und Desorientiertheit. Appetitlosigkeit. Übelkeit. Muskelkrämpfe.

Klinischer Befund

Hypernatriämie	Hyponatriämie
Hyperreflexie. Muskulärer Hypertonus. Bewußtseinstrübung. Krampfanfälle. Bewußtseinsveränderungen, Koma.	Hyporeflexie. Hypothermie. Pseudobulbärparalyse. Krampfanfälle. Cheyne-Stokes-Atmung. Bewußtseinsveränderungen, Koma.

Labor- und Apparate-Diagnostik

Der größte Teil des im Körper befindlichen Natriums ist extrazelluläres Natrium, somit spiegeln sich Veränderungen in der Natriumbilanz in Veränderungen im extrazellulären Flüssigkeitsvolumen (EZFV) wider. Eine veränderte Serumnatriumkonzentration korreliert mit einer veränderten Relation zwischen Natrium und Wasser im EZFV und kann bei erhöhtem, normalem oder vermindertem EZFV auftreten (erhöhtes, normales oder vermindertes Gesamtkörpernatrium).

Registrierung von Ödemen, Beurteilung des Jugularvenendrucks, Gewebeturgor, Blutdruck im Stehen und Liegen, periphere Durchblutung, Auskultation der Lungenbasis und Körpergewicht: wichtig zur exakten Dokumentation des EZFV-Zustands; Ödeme weisen immer auf einen erhöhten Gesamtkörperbestand an Natrium hin.
Nierenfunktionsprüfungen, Thoraxröntgen, EKG, Leberfunktionsproben, Albumin- und Glukosebestimmung, Harn- und Plasmaosmolalität, Hormontests (Schilddrüsen- und NNR-Hormone); Echokardiographie bei Verdacht auf Herzerkrankung.

Differentialdiagnose

Hyperlipidämie oder Hyperproteinämie: kann eine Pseudohyponatriämie verursachen; in diesen Fällen ist die Serumosmolalität normal.
Hyperglykämie: kann ebenfalls eine Pseudohyponatriämie verursachen. Zur quantitativen Bestimmung der Serumnatriumabnahme wird der Serumglukosewert durch 62 geteilt.

Ätiologie

Ursachen einer Hypernatriämie

Normales oder leicht reduziertes extrazelluläres Flüssigkeitsvolumen (EZFV): Diabetes insipidus, Beatmung ohne Luftbefeuchtung, mangelndes Durstempfinden, Schwitzen.
Erhöhtes EZFV (Ödem): übermäßige Natriumaufnahme, erhöhte Werte für adrenokortikale Hormone.
Vermindertes EZFV (ohne freien Zugang zu Wasser): hohe renale Natriumverluste, hohe Verluste gastrointestinaler Sekrete, Verbrennungen, Schwitzen.

Ursachen einer Hyponatriämie

Normales oder leicht erhöhtes EZFV: übermäßige Flüssigkeitsaufnahme, Schwartz-Bartter-Syndrom (Arzneimittel-induziert).
Erhöhtes EZFV (Ödem): akute oder chronische Niereninsuffizienz, Herzinsuffizienz, Leberzirrhose mit Aszitesbildung, nephrotisches Syndrom, Schwangerschaft.
Vermindertes EZFV (bei freiem Zugang zu Wasser): hohe renale Natriumverluste, hohe Verluste gastrointestinaler Sekrete, Verbrennungen, Schwitzen.

Epidemiologie

Hypernatriämie tritt häufig bei älteren sowie bei immobilen oder bewußtlosen Patienten bei fehlendem Zugang zu Wasser auf.
Hyponatriämie tritt häufig in Krankenhäusern auf, verursacht in der Regel durch eine unangemessene Flüssigkeitssubstitution, meist mit Glukose-Kochsalzlösung, oder eine exzessive Diurese bei Herzinsuffizienz.

Komplikationen

Hypernatriämie	Hyponatriämie
Krampfanfälle. Dehydratation des Gehirns. Hirnvenenruptur. Hirnvenenthrombose (Sinusthrombose). Hirnblutung.	Krampfanfälle. Hirnödem. Hirndrucksteigerung. Hirnstammherniation. Muskelkrämpfe. Zentrale pontine Myelinolyse: einer zu schnellen Korrektur zugeschrieben; verursacht bleibende neurologische Ausfälle; selten.

Pharmakotherapie

Hypernatriämie

Zunächst muß das extrazelluläre Flüssigkeitsvolumen bestimmt und korrigiert werden; ein Mangel wird durch physiologische Kochsalzlösung, ein Überschuß durch Diuretika oder Dialyse behandelt.
Danach kann eine *langsame* Korrektur der Hypernatriämie durch 0,5%ige Glukose-, Glukose-Kochsalz- oder 0,9%ige Kochsalzlösung erfolgen, wobei die Hälfte des ermittelten Ersatzvolumens über die ersten 24 Stunden gegeben wird.
Die Überwachung des zentralen Venendrucks und ein Blasenkatheter zur Überwachung der Harnausscheidung können erforderlich sein.

Hyponatriämie

Bei leichter bis mäßiger chronischer Verdünnungshyponatriämie kann eine Restriktion der Wasseraufnahme bereits ausreichen.
Bei Ödemen sollten Diuretika gegeben werden.
Bei Vorliegen eines echten Natriummangels wird 0,9%ige Kochsalzlösung (häufig mit Diuretikagabe) oder 3%ige hypertone Kochsalzlösung (ohne Diuretikagabe) zur Normalisierung der Serumnatriumkonzentrationen langsam infundiert – eine zu rasche Korrektur kann zu Hirnschäden führen (die Behandlung erfolgt bei akutem Beginn mit 1,5–2 mval/Std., bei chronischer Hyponatriämie mit maximal 1 mval/Std.).
Die Serumnatriumkonzentrationen werden häufig überwacht und die Kochsalzinfusion bei einem Wert von 120–125 mval/l beendet.
Natriumgabe bei ödematösen Patienten kann eine Herzinsuffizienz auslösen; Diuretika können zur Normalisierung des intravasalen Volumens erforderlich sein.
In schweren Fällen ist die Überwachung des zentralen Venendrucks und ein Blasenkatheter zur Überwachung der Harnausscheidung erforderlich.

Behandlungsziele

Normalisierung des extrazellulären Flüssigkeitsvolumens.
Normalisierung der Serumnatriumkonzentration.
Vermeidung sekundärer Störungen durch rasche Veränderungen der Serumnatriumkonzentration oder des EZFV.

Prognose

Hängt von der Grunderkrankung ab.
Abrupter Beginn oder zu rasche Korrektur sind gefährlicher als langsame Veränderungen.
Am stärksten gefährdet sind sehr alte oder sehr junge Patienten.
Bleibende neurologische Ausfälle sind häufig, insbesondere bei zu rascher Korrektur.

Nachsorge

Hängt von der Grunderkrankung ab.

Hinweise zu Ernährung / Lebensführung

Hypernatriämie und Hyponatriämie entwickeln sich in der Regel bei Krankenhauspatienten; somit wird das klinische Bild häufig von der primären Grunderkrankung beherrscht.
Bei einer Veränderung des extrazellulären Flüssigkeitsvolumens ist eine veränderte Natriumzufuhr angezeigt, z. B. Natriumrestriktion bei Ödemen.
Bei zwanghaftem Trinken oder Medikamentenmißbrauch kann eine psychiatrische Behandlung erforderlich sein.

Literatur
1. Palevsky PM (1998) Hypernatremia. Semin Nephrol 18 (1):20–30
2. Fried LF; Palevsky PM (1997) Hyponatremia and hypernatremia. Med Clin North Am 81 (3):585–609

Symptome

Die Symptome lassen sich unterscheiden in Symptome, die direkt mit der Hyperprolaktinämie in Verbindung stehen, und Symptome, die auf die Massenverschiebung durch ein hypophysäres Makroadenom zurückzuführen sind.

Hyperprolaktinämie

Galaktorrhö.

Amenorrhö, Oligomenorrhö: bei Frauen.

Impotenz: bei Männern.

Sterilität.
Libidostörungen.

Makroadenom

Kopfschmerzen.

Gesichtsfeldausfälle: charakteristisch sind bitemporale Hemianopsie und Doppelbilder.

Krampfanfälle: Temporallappenepilepsie aufgrund einer lokalen Ausbreitung des Tumors (selten).

Apoplex: selten.

Klinischer Befund

Makroadenom

Hypopituitarismus.

Optikusatrophie: bei tumorbedingter Kompression des N. opticus.

Verlust sekundärer Geschlechtsmerkmale, orthostatische Hypotonie, Hypothyreose, Verzögerung oder Stillstand der Pubertät: Zeichen des Hypopituitarismus.

Labor- und Apparate-Diagnostik

Exakte Medikamentenanamnese.

Bestimmung der Serumprolaktinkonzentration: TRH-Test oder andere dynamische Stimulationstests sind nicht aussagekräftig.

Schilddrüsenfunktionsprüfungen: Hypothyreose kann zu erhöhten Serumprolaktinkonzentrationen führen.

Bestimmung der Gonadotropin- und Sexualhormonspiegel: zur Bestätigung der Diagnose bei Verdacht auf Hypogonadismus.

MRT oder CT der Hypophyse: zur Erfassung eines Tumors.

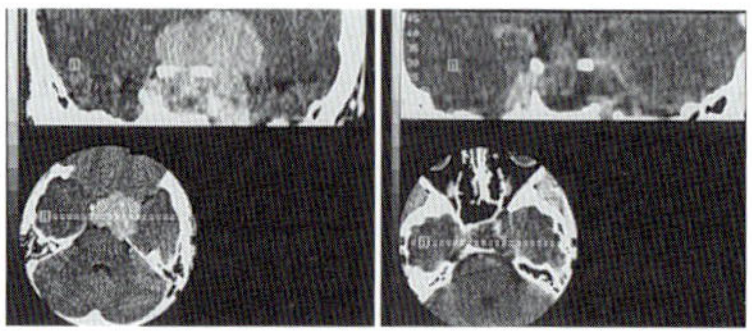

Achsen- und Frontalschnitt eines großen Prolaktinoms (*links*). Der Befund der Nachuntersuchung (*rechts*) zeigt, daß der Tumor durch Bromocriptin-Therapie buchstäblich verschwunden ist.

Bei Vorliegen eines Makroadenoms

Gesichtsfelduntersuchungen.
Bestimmung der ACTH- und Kortisolkonzentration.
Dynamischer Hypophysenfunktionstest.

Differentialdiagnose

Prolaktinom.
Andere Ursachen einer Hyperprolaktinämie (Prolaktin in der Regel < 150 ng/ml) sind:
Hypothyreose.
Arzneimittel (Prolaktin meist < 150 ng/ml): substituierte Benzamine (Metoclopropamid, Sulpirid), Phenothiazidderivate, Butyrophenone, Reserpin, Methyldopa.
Kompression des Hypophysenstiels durch andere Tumoren im Bereich des Hypothalamus oder der Hypophyse, dadurch Unterbindung des Transports prolaktinhemmender Faktoren (primäre Dopamine) zur Hypophyse.
Kompression des Hypophysenstiels durch andere Tumoren im Bereich des Hypothalamus oder der Hypophyse, dadurch Unterbindung des Transports prolaktinhemmender Faktoren (primäre Dopamine) zur Hypophyse. Streß: z. B. Venenpunktion, Epilepsie.
Krankheitsgeschehen in der Brustwand (Tumor, Herpes zoster).

Ätiologie

Prolaktinome sind Prolaktin sezernierende monoklonale Tumoren.
Erhöhte Östrogenspiegel (z. B. orale Kontrazeptiva, Schwangerschaft) können das Wachstum von Prolaktinomen stimulieren.

Epidemiologie

Prolaktinome treten bei Frauen deutlich häufiger auf.

Komplikationen

Hyperprolaktinämie

Sterilität, Impotenz.
Osteoporose: durch Hypogonadismus.

Makroadenom

Hydrozephalus.
Erblindung.
Hypopituitarismus.
Hirnnervenlähmung.

Pharmakotherapie

■ Standarddosierung
Bromocriptin, initial 1,25 mg, mit einer kleinen Mahlzeit vor dem Schlafengehen; Dosisanpassung je nach gemessenen Serumprolaktinkonzentrationen.
Cabergolin, 2mal wöchentl. 1,0 mg, langsame Dosiserhöhung auf 2mal wöchentl. 1,0 mg. Vor kurzem für die Prolaktinomtherapie zugelassen; der Hauptvorteil ist die Gabe 2mal/Woche.

■ Kontraindikationen
Präeklampsie, Überempfindlichkeit gegen Ergotalkaloide, Psychose-Anamnese.

■ Besonderheiten
Bei Unverträglichkeit oder Resistenz gegen Bromocriptin oder Cabergolin ist Pergolid ein alternativer Dopaminagonist. Dieses Medikament ist jedoch nicht speziell für die Prolaktinomtherapie zugelassen.

■ Wechselwirkungen
Keine.

■ Nebenwirkungen
Gastrointestinale Beschwerden, insbesondere Übelkeit; orthostatische Hypotonie; Hypotonie bei der ersten Dosis (eine Wirkung, die durch Medikamente zur Anhebung der Prolaktinkonzentration umgekehrt wird).

Spezielle Überlegungen

Orale Kontrazeptiva
Östrogene können das Prolaktinomwachstum stimulieren. Bei Anwendung oraler Kontrazeptiva sollten deshalb die Prolaktinspiegel überwacht werden. Bei Anstieg oder Entwicklung von Symptomen einer Hypophysenvergrößerung ist eine Abklärung durch Hypophysen-MRT oder Gesichtfelduntersuchungen oder beides angezeigt. Niedrig dosierte Kontrazeptiva (Ethinylestradiol, maximal 30 µg/Tag) sind günstiger; bei Entwicklung von Komplikationen sollte der Arzt nicht zögern, der Patientin ein Absetzen der Kontrazeptiva zu empfehlen.

Schwangerschaft
Weder Prolaktinome noch eine Bromocriptintherapie stellen eine absolute Kontraindikation für eine Schwangerschaft dar. Die Prolaktinwerte steigen normalerweise während der Schwangerschaft an und können daher bei Schwangeren mit vorbestehender Hyperprolaktinämie irreführend sein. Patientinnen mit Prolaktinom sollten engmaschig auf die Entwicklung einer Hypophysenvergrößerung hin untersucht werden (z. B. Gesichtfelduntersuchungen). Bromocriptin ist für die Einnahme während der Schwangerschaft nicht zugelassen und sollte nach Möglichkeit abgesetzt werden.

Behandlungsziele

Normalisierung der Serumprolaktinkonzentration.
Wiederherstellung der normalen Hypophysenfunktion.

Weitere Behandlungsmöglichkeiten

Transsphenoidale Chirurgie: in der Regel nur bei Versagen der Dopaminagonistentherapie oder bei Symptomen infolge der tumorbedingten Massenverschiebung. Die Resektion eines Mikroadenoms kann zur Heilung führen und wird von einigen Autoren als gangbare Alternative zu einer Langzeittherapie mit Bromocriptinagonisten angesehen.
Strahlentherapie des Hypophyse: adjuvante Maßnahme zu chirurgischer Resektion und medikamentöser Therapie; mit einem signifikanten Risiko der Entwicklung eines chronischen Panhypopituitarismus assoziiert.

Prognose

15–20 % der Mikroprolaktinome bilden sich während einer Langzeittherapie mit Dopaminagonisten zurück.
40 % der Patienten mit Makroadenomen weisen nach einer transsphenoidalen Hypophysektomie normale Serumprolaktinkonzentrationen auf.

Nachsorge

Patienten sollten die zur Normalisierung der Serumprolaktinkonzentration erforderliche Minimaldosis für Bromocriptin erhalten.
Bromocriptin sollte alle 2 Jahre abgesetzt und die Serumprolaktinkonzentration gemessen werden.
Eine langfristige Nachsorge ist angezeigt.

Hinweise zu Ernährung/Lebensführung

Durch eine Prolaktinomtherapie kann bei vielen Frauen die Fertilität wiederhergestellt werden, weshalb eine Beratung bezüglich Schwangerschaftverhütung angezeigt ist.

Literatur
1. Stoffel-Wagner B, Stoger P, Klingmüller D (1997) Erstsymptome und Anamnesezeiten bei 517 Patienten mit Hypophysenadenomen. Dtsch Med Wochenschr 122 (8):213–219
2. Von Werder K (1996) Makroprolaktinom. Dtsch Med Wochenschr 121 (30):962

Symptome

Gewichtsabnahme, Müdigkeit, Wärmeintoleranz, Halsschwellung.
Palpitationen, Kurzatmigkeit.
Tremor, Muskelschwäche, Nervosität.
Erhöhte Stuhlfrequenz.
Starrer Blick, Fremdkörpergefühl, Schwellung der Augenlider.
Die klassischen Symptome und Manifestation können bei älteren Patienten auch fehlen.

Klinischer Befund

Struma: diffus, mit oder ohne Schwirren, multi- oder uninodulär.
Feinschlägiger Fingertremor, proximale Myopathie.
Lidretraktion, mangelhafter Lidschluß, periorbitale Ödeme, Chemosis, Exophthalmus, Hornhautgeschwür, Augenmuskellähmung.
Sinustachykardie, Vorhofflimmern, Herzinsuffizienz.
Palmarerythem, Akropachie (Fingerschwellungen).

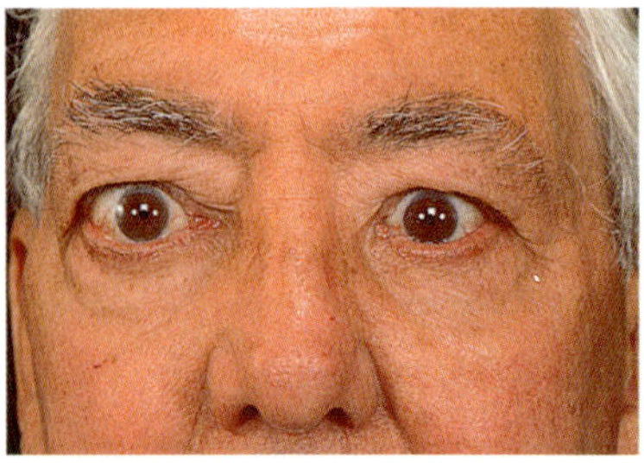

Periorbitales Ödem, leichte Lidretraktion und Chemosis bei endokriner Ophtalmopathie im Rahmen eines Morbus Basedow.

Labor- und Apparate-Diagnostik

Bestimmung der Schilddrüsenhormonkonzentrationen im Serum: freies Thyroxin (T_4) und Gesamt-Triiodthyronin (T_3) sollten zuerst gemessen werden; bei einigen Patienten kann T_3 im Vergleich zum freien T_4 unverhältnismäßig hoch sein (T_3-Hyperthyreose).

Bestimmung der Serumkonzentration des thyreoideastimulierenden Hormons (TSH): bei Hyperthyreose nicht nachweisbar; normale Werte schließen eine primäre Hyperthyreose aus.

Bestimmung der Autoantikörper: erhöhte Antischilddrüsenperoxidase-Antikörper und Antithyreoglobulin-Antikörper bei vielen Schilddrüsenerkrankungen vorhanden, auch bei Morbus Basedow. Der Nachweis von Anti-TSH-Rezeptor-Antikörpern ist für Morbus Basedow beweisend.

Radionuklid-Szintigraphie und Uptake-Messung: ^{99m}Tc-Szintigraphie ermöglicht die differentialdiagnostische Unterscheidung zwischen Morbus Basedow und hyperthyreoter Knotenstruma. Erhöhte Aufnahme von ^{131}I bestätigt das Vorliegen einer Hyperthyreose, geringe Aufnahme deutet auf Thyreoiditis hin.

TRH-Test: seit der Verfügbarkeit empfindlicher TSH-Immunassays nur noch selten angewandt.

Differentialdiagnose

Psychische Störungen, z. B. Angst.
Anämie.
Maligner Tumor.
Phäochromozytom.
Alkoholentzug.
Exzessive Coffeinaufnahme.

Ätiologie

Häufige Ursachen (95 % der Fälle)

Morbus Basedow.
Hyperthyreote Knotenstruma: uni- oder multinodulär.
Thyreoiditis: subakute, stumme, postpartale.

Seltene Ursachen

Exogenes Iod: bestimmte Algengerichte, Amiodaron, Röntgenkontrastmittel.
Thyreotoxicosis factitia: gezielte übermäßige Einnahme von Schilddrüsenhormonen.
Inadäquate TSH-Produktion durch die Hypophyse: TSH-produzierender Tumor, Schilddrüsenhormonresistenz-Syndrome.
Neonatale Hyperthyreose: bei Neugeborenen von Müttern mit Morbus Basedow in der Anamnese.

Epidemiologie

Die Prävalenz der Hyperthyreose beträgt bei Frauen ~20 : 1000, bei Männern ~2 : 1000.
Die hyperthyreote Knotenstruma ist eine Form endemisch oder sporadisch auftretender Strumen und entwickelt sich häufig auf dem Boden einer jahrelang bestehenden Struma; der Altersgipfel liegt bei ~60 Jahren.

Komplikationen

Kardiale Komplikationen: insbesondere Vorhofflimmern und dekompensierte Herzinsuffizienz (im höheren Lebensalter häufiger).

Verminderte Knochendichte und erhöhtes Risiko osteoporotischer Frakturen: Verlauf eventuell progredient, in einigen Fällen unter Gefahr des Visusverlusts aufgrund von Hornhautgeschwüren oder Kompression des N. opticus.

Pharmakotherapie

Betablocker

Betablocker sind bei mäßigen oder schweren Symptomen bis zur Normalisierung der Schilddrüsenhormonkonzentrationen im Blut angezeigt; bei Thyreoiditis sind häufig keine weiteren Maßnahmen erforderlich.
Sie bewirken eine schnelle symptomatische Besserung bei Tremor und Palpitationen, die durch eine sympathische Überaktivität hervorgerufen werden.

■ Standarddosierung
Propranolol, 3mal tgl. 20–80 mg (höhere Dosierungen können aufgrund des erhöhten Stoffwechsels bei der Initialdosis erforderlich sein).
Atenolol, tgl. 50–100 mg.

■ Kontraindikationen
Asthma bronchiale, obstruktive Lungenerkrankung; eingeschränkte Anwendung bei (auch Hyperthyreose-bedingter) Herzinsuffizienz.

■ Wechselwirkungen
Siehe Verschreibungsinformationen des Herstellers.

■ Nebenwirkungen
Siehe Verschreibungsinformationen des Herstellers.

Thioharnstoffderivate

Sowohl Thioharnstoffderivate als auch radioaktives Iod eignen sich zur Behandlung bei Morbus Basedow.
Thioharnstoffderivate können als Basistherapeutika bei Morbus Basedow oder zur Kurzzeittherapie vor einer Radioiodtherapie eingesetzt werden.
Sie bewirken in fast allen Fällen innerhalb von 2 Monaten eine Besserung der biochemischen Parameter und der Symptome; zur Rezidivprävention ist eine Behandlung über 18 Monate empfehlenswert.

■ Standarddosierung
Thiamazol, 3mal tgl. 30 mg zum Zeitpunkt der Diagnose, dann Dosisreduktion auf Erhaltungsdosis von 5–10 mg.
Propylthiouracil, 2–3mal tgl. 100 mg zum Zeitpunkt der Diagnose, dann Dosisreduktion auf Erhaltungsdosis von 1–2mal tgl. 50 mg.

■ Kontraindikationen
Thioharnstoff-induzierte Agranulozytose oder andere schwere Nebenwirkungen.

■ Wechselwirkungen
Keine.

■ Nebenwirkungen
Agranulozytose (selten; Patienten müssen darauf hingewiesen werden, daß das Medikament bei Auftreten von Fieber, Halsschmerzen oder anderen Infektionen sofort abzusetzen und der Arzt zur sofortigen Erstellung eines großen Blutbilds aufzusuchen ist); Hepatitis, cholestatischer Ikterus und Lupus-ähnliche Syndrome (selten, jedoch ernst); Hautausschläge, Übelkeit und Arthralgie (häufig, jedoch nicht ernst).

Radioiodtherapie

Diese Therapie muß unter der Überwachung durch einen Spezialisten erfolgen. Häufig wird sie als Basistherapie bei Morbus Basedow eingesetzt; bei Versagen der Thioharnstofftherapie ist sie das Verfahren der Wahl. Sie kann bei kleinen hyperthyreoten Adenomen (< 3 cm) und in einigen Fällen bei hyperthyreoter Knotenstruma eingesetzt werden.

■ Standarddosierung
Initial Radioiod-Einzeldosis; zweite Dosis nach 4–6 Monaten, wenn die Hyperthyreose noch vorliegt; höhere Initialdosen bei höherem Lebensalter oder schwerer Erkrankung, um eine rasche Wirkung und Hypothyreose-Induktion zu erreichen.

■ Kontraindikationen
Schwangerschaft (eine Schwangerschaft ist in den ersten 6 Monaten nach einer Behandlung vorsorglich zu vermeiden), Stillen, Hyperthyreose aufgrund einer Thyreoiditis; eingeschränkte Anwendung bei akuter Ophtalmopathie.

■ Besonderheiten
Thioharnstoffderivate sollten mindestens 4 Tage vor der Behandlung bis 4 Tage danach ausgesetzt werden. Eine Hyperthyreose kann verstärkt und in seltenen Fällen eine thyreotoxische Krise ausgelöst werden.

■ Wechselwirkungen
Keine.

■ Nebenwirkungen
Hypothyreose (> 50 % innerhalb der ersten 10 Jahre nach der Behandlung), kann das gewünschte Ergebnis sein, wenn höher dosiertes Radioiod zur Schilddrüsenablation und Thyroxinsubstitution eingesetzt wurden.

Hyperthyreosetherapie in der Schwangerschaft

Radioaktives Iod ist aufgrund des Risikos einer permanenten Schädigung der kindlichen Schilddrüse und dadurch verursachten neonatalen Hypothyreose während der Schwangerschaft kontraindiziert.
Thioharnstoffderivate sind die Mittel der Wahl; Propylthiouracil ist der Vorzug zu geben (passiert die Plazenta weniger leicht als Thiamazol, geringere Ausscheidung über die Muttermilch).
Die Dosis ist so anzupassen, daß sich die Serumthyroxinwerte im oberen Normbereich bewegen. In hoher Dosierung können diese Medikamente beim Kind zu Kropfbildung und Hypothyreose führen.
Bei Morbus Basedow sind nur geringe Dosen erforderlich, da es während der Schwangerschaft in der Regel zur Remission kommt.
Nach der Entbindung treten häufig Rezidive auf.

Behandlungsziele

Linderung der Symptome.
Wiederherstellung normaler Thyroxin-, Thriiodthyronin- und TSH-Werte.
Langfristige Euthyreose.

Weitere Behandlungsmöglichkeiten

Subtotale Thyreoidektomie: bei Morbus Basedow mit Auftreten thyreotoxischer Krisen oder sehr großen, zu Kompressionssyndromen führenden Strumaknoten.
Ein chirurgischer Eingriff ist auch bei hyperthyreoter (uni- oder multinodulär) Knotenstruma angezeigt.
Vor einem Eingriff muß durch Thioharnstoffderivate, Betablocker und eventuell Kaliumiodid ein euthyreoter Zustand erreicht werden.

Prognose

Nur 30 % der Patienten mit Morbus Basedow bleiben nach einer Thioharnstofftherapie langfristig euthyreot; bei 15 % kommt es auch ohne Therapie zur Hypothyreose.
Sowohl die Radioiodtherapie in mittlerer Dosierung als auch die subtotale Thyreoidektomie sind mit einem 50%igen Risiko einer permanenten Hypothyreose behaftet; höhere Dosierungen bewirken eine Schilddrüsenablation bei gleichzeitiger rascher Entwicklung einer permanenten Hypothyreose.

Nachsorge

Serumkonzentrationen von freiem Thyroxin und TSH sollten während einer hochdosierten Thioharnstofftherapie alle 4 Wochen, bei Erhaltungsdosis alle 3 Monate überprüft werden.
Nach einer Remission sind jährliche Nachsorgeuntersuchungen der Schilddrüsenfunktion indiziert.

Hinweise zu Ernährung / Lebensführung

Eine erhöhte Iodaufnahme kann bei Patienten mit euthyreoter Struma eine Hyperthyreose auslösen.
Rauchen führt bei Morbus Basedow zu einem signifikant erhöhten Risiko einer endokrinen Ophthalmopathie.

Literatur

1. Lind P (1997) Therapie der Hypo- und Hyperthyreose in der Schwangerschaft. Acta Med Austriaca 24 (4):157–158
2. Herrmann J (1997) Erweiterte Therapie-Möglichkeiten bei Hyperthyreose im Alter. Verödung von autonomen Adenomen und thyreostatische Dauertherapie. Z Gerontol Geriatr 30 (4):306–310
3. Dietlein M, Geckle L, Overbeck T, Moka D, Bausch V, Troche CJ, Lauterbach K, Schicha H (1997) Kostenminimierungsstudie zur definitiven Therapie der Hyperthyreose: Vergleich zwischen Strumaresektion und Radiojodtherapie. Nuklearmedizin Aug 36 (5):150–156
4. Schumm-Draeger PM (1997) Hyperthyreose Typ Morbus Basedow – Gibt es einen therapeutischen Standard? Konservative Therapie. Zentralbl Chir 122 (4):224–226
5. Schlaghecke R (1997) Absolute Arrhythmie und latente Hyperthyreose. Dtsch Med Wochenschr 122 (3):71

Symptome

Die meisten Patienten sind beschwerdefrei; die Hypertonie wird in der Regel bei einer routinemäßig oder aufgrund einer anderen Erkrankung durchgeführten Untersuchungen bzw. nach Auftreten von Komplikationen (Myokardinfarkt, Apoplex, periphere Gefäßerkrankung, Herzinsuffizienz) festgestellt.
Es empfiehlt sich, die Patienten nach Symptomen einer potentiellen Grunderkrankung, z. B. Hitzewellen und Palpitationen beim Phäochromozytom oder anderen endokrinen Erkrankungen, zu befragen.

Kopfschmerzen: gelegentlich.

Visusverschlechterung, Kurzatmigkeit, Angina pectoris: selten.

Klinischer Befund

Unkomplizierte leichte Hypertonie

Außer dem erhöhten Blutdruck keine klinischen Manifestationen.

Mäßige bis schwere Hypertonie

Kräftiger verlagerter Herzspitzenstoß, 4. Herzton, palpierbare Aktion des linken Vorhofs: Zeichen der kardialen Hypertrophie.

Fundus hypertonicus: Silberdrahtarteriolen, Kreuzungsphänomene, Blutungen, Exsudate, Stauungspapille.

Hypertensive Komplikationen

Manifestationen von Herzinsuffizienz, Niereninsuffizienz, peripheren Gefäßerkrankung, Apoplex.

Zugrundeliegende Erkrankung (sehr viel seltener als essentielle Hypertonie)

Manifestationen von Cushing-Syndrom, Nierenarterienstenose, Aortenkoarktation, Phäochromozytom, Akromegalie oder Conn-Syndrom.

Labor- und Apparate-Diagnostik

Blutdruckmessung: bestätigt die Diagnose; wiederholte Messungen an mehreren Terminen oder ambulante Langzeitblutdruckmessung.

Thoraxröntgen: zum Nachweis einer Aortenkoarktation, z. B. Rippenusur und doppelter Aortenschatten.

Nierenfunktions- und Elektrolytbestimmung: zur Erfassung einer Niereninsuffizienz oder geringer Kaliumwerte beim Conn-Syndrom.

Mikroskopische Untersuchung des Harnsediments: zum Nachweis einer Hämaturie, Zylindrurie, Proteinurie bei Nephritis.

Bestimmung von Katecholamin, Metanephrin, Vanillin-Mandelsäure im 24-Stunden-Urin: zum Nachweis einer Phäochromozytose.

Ultraschalluntersuchung der Nieren: zeigt kleine vernarbte Nieren bei Pyelonephritis oder terminaler Nierengefäßerkrankung; obstruktive Nephropathie.

Radioisotopennephrographie oder Renovasographie: zum Nachweis einer Nierenarterienstenose.

Hormontests: zum Nachweis von Cushing-Syndrom, Akromegalie, Schilddrüsenerkrankung.

EKG oder Echokardiographie: zum Nachweis einer linksventrikulären Hypertrophie bei mittlerer bis schwerer Hypertonie.

Mikroalbuminuriebestimmung: zum Nachweis einer Nierenfunktionsstörung bei mittlerer bis schwerer Hypertonie.

Differentialdiagnose

Erhöhte Werte nur bei Blutdruckmessung in der ärztlichen Praxis („Weißkittelhypertonie").

Ätiologie

In den meisten Fällen ist keine Ursache erkennbar (primäre oder essentielle Hypertonie).
Eine sekundäre arterielle Hypertonie kann durch folgende Faktoren verursacht sein:
Nierenarterienstenose, Nephritis, obstruktive Uropathie.
Aortenkoarktation.
Phäochromozytom, Cushing-Syndrom, Conn-Syndrom, Akromegalie, Schilddrüsenerkrankung.
Cyclosporin, Steroide, NSAR.
Präeklampsie, gelegentlich Neuropathie des autonomen Nervensystems.

Epidemiologie

Die Häufigkeit der Hypertonie hängt von den diagnostischen Einteilungskriterien des Blutdrucks ab: 10–15 % der erwachsenen Bevölkerung leiden unter Hypertonie; die Inzidenz nimmt mit steigendem Lebensalter zu.
Unterschiedliche Inzidenz und assoziierte Störungen bei Nichtweißen, z. B. Hypertonie mit Insulinresistenz bei Asiaten, Hypertonie mit niedrigem Renin bei Afro-Kariben.

Komplikationen

Vorhofflimmern, koronare Herzkrankheit, Herzinsuffizienz.
Periphere Gefäßerkrankung.
Nephrosklerose, Nierengefäßerkrankung, Niereninsuffizienz.
Transitorische ischämische Attacken, Apoplex, Enzephalopathie.
Blutung, Infarkt, Stauungspapille, Erblindung.

Pharmakotherapie

ACE-Hemmer

- Standarddosierung

Hängt vom gewählten Präparat ab (*siehe Verschreibungsinformation des Herstellers).*

- Kontraindikationen

Angioödem, Nierenarterienstenose, Schwangerschaft.

- Wechselwirkungen

Hyperkaliämie, verstärkte Wirkung bei gleichzeitiger Einnahme von kaliumsparenden Diuretika.

- Nebenwirkungen

Husten, Nierenfunktionsstörung, Angioödem (selten).
Für Patienten, die mit Husten auf ACE-Hemmer reagieren, stehen direkte Angiotensin-II-Blocker (z. B. Losartan, tgl. 25–50 mg) als Alternative zur Verfügung.

Kalziumantagonisten

- Standarddosierung

Hängt vom gewählten Präparat ab (*siehe Verschreibungsinformation des Herstellers*).

- Kontraindikationen

Herzinsuffizienz (relativ).

- Wechselwirkungen

Bradykardie bei gleichzeitiger Einnahme von Diltiazem oder Verapamil und Betablockern.

- Nebenwirkungen

Ödem, Flush.

Betablocker

- Standarddosierung

Hängt vom gewählten Präparat ab (*siehe Verschreibungsinformation des Herstellers*).

- Kontraindikationen

Asthma bronchiale, Herzinsuffizienz, AV-Block.

- Besonderheiten

Im höheren Lebensalter weniger wirksam.

- Wechselwirkungen

Bradykardie bei gleichzeitiger Einnahme von Diltiazem oder Verapamil.

- Nebenwirkungen

Lethargie, Müdigkeit, Impotenz.

Thiaziddiuretika

- Standarddosierung

Niedrige Dosierung, hängt vom gewählten Präparat ab (*siehe Verschreibungsinformation des Herstellers*).

- Kontraindikationen

Diabetes mellitus (relativ).

- Besonderheiten

Besonders im höheren Lebensalter geeignet.

- Wechselwirkungen

Andere Diuretika.

- Nebenwirkungen

Hypokaliämie, Glukoseintoleranz.

Alphablocker

- Standarddosierung

Hängt vom gewählten Präparat ab (*siehe Verschreibungsinformation des Herstellers*).

- Kontraindikationen

Bekannte Überempfindlichkeit.

- Besonderheiten

Nach der ersten Dosis kann es zu Hypotonie und Toleranz kommen.

- Wechselwirkungen

Wenige spezifische Wechselwirkungen.

- Nebenwirkungen

Flush, gelegentlich Lupus-erythematodes-ähnliche Syndrome.

Kombinationstherapie

Logische und synergistisch wirkende Kombinationen sollten gewählt werden, z. B. Thiaziddiuretika und ACE-Hemmer; vorgefertigte Kombinationspräparate sind häufig von Nachteil.

Behandlungsziele

Reduzierung des Blutdrucks auf < 140/90 mmHg, nach Möglichkeit Ausschaltung weiterer kardiovaskulärer Risikofaktoren.

Prognose

Bei kontrollierter Blutdrucksenkung (fast immer möglich) ist die Prognose ausgezeichnet.

Nachsorge

Lebenslange Nachsorge.

Hinweise zu Ernährung/ Lebensführung

Gewichtsreduktion, körperliche Bewegung, reduzierte Salzaufnahme, mäßiger Alkoholkonsum, Nikotinkarenz und möglichst Beseitigung weiterer Risikofaktoren, z. B. Hyperlipidämie.

Literatur

1. Wellhausen CE, Gehring J (1996) Ambulante Blutdruck-Langzeitmessung (ABDM). Teil II: Auswerteparameter und Normbereiche. Med Klin 91 (7):449–453
2. Spieker C, Barenbrock M, Rahn KH (1996) Differentialdiagnose und Therapie der essentiellen Hypertonie. Z Ärztl Fortbild Jena 90 (3):213–220
3. Ritz E (1997) Hypertonie und Niere. Arzneimittelforschung 47 (11):1297–1301
4. Schrader J (1997) Zielblutdruck unter antihypertensiver Therapie und 24-h-RR-Messung. Fortschr Med 115 (28):26, 29–30, 33–34
5. Scholze J (1997) Grundsäze und Variationsmöglichkeiten in der antihypertensiven Kombinationstherapie. Z Ärztl Fortbild Qualitätssich 91 (2):155–163
6. Schwartzkopff B, Strauer BE (1996) Neue Aspekte der Differentialtherapie der arteriellen Hypertonie mit Betablockern. Z Kardiol 85 Suppl 7:31–34
7. Bartens W, Nauck M, Wanner C (1996) Antihypertensive Kombinationstherapie bei Patienten mit erhöhtem Risikoprofil. Med Klin 91 (10):626–631

Symptome

Die Erkrankung kann asymptomatisch verlaufen.

Schwere Herzinsuffizienz: bei Kleinkindern.

Früher plötzlicher Herztod: kann bei Kindern und jungen Erwachsenen die erste Manifestation der Erkrankung sein.

Belastungsdyspnoe: bei ~ 50 % der Patienten.

Brustschmerz: bei ~ 50 % der Patienten; kann bei Belastung oder bereits in Ruhe auftreten.

Synkope: in 15 - 25 % der Fälle.

Schwindel, Palpitationen.

Klinischer Befund

Bei Patienten ohne linksventrikulären Druckgradient eventuell nur geringgradige Manifestationen.

Rasch ansteigender Arterienpuls: über der Karotisregion am besten tastbar.

Kräftige linksventrikuläre Pulsation: am deutlichsten nach vollständiger Exspiration, wenn der Patient auf der linken Seite liegt.

Systolischer Ejektionsklick: am besten über dem linken Brustbeinrand hörbar; in die Aorten- und Mitralklappenregion, jedoch nicht in den Halsbereich ausstrahlend.

Tastbarer Vorhofpuls: durch kräftige systolische Vorhofkontraktion.

Labor- und Apparate-Diagnostik

Zweidimensionales Echokardiogramm: wichtig zur Beurteilung von Anatomie und Funktion des linken Ventrikels, Gradienten, Klappeninsuffizienz und Vorhofgröße.

EKG: kann unauffällig sein (bei < 5 % der Patienten) oder die für linksventrikuläre Hypertrophie, Vorhofflimmern, Linkstyp, Rechtsschenkelblock und Fehlanordnung myokardialer Faserverläufe typischen Veränderungen zeigen (z. B. ST- und T-Wellenveränderungen, intraventrikuläre Erregungsleitungsstörungen, pathologische Q-Zacken); bizarre oder pathologische Befunde bei jungen Patienten sollten den Verdacht auf eine hypertrophische Kardiomyopathie lenken, vor allem wenn weitere Angehörige ebenfalls betroffen sind.

Thoraxröntgen: kann unauffällig sein oder eine Vergrößerung des linken oder rechten Vorhofs sowie des linken Ventrikels zeigen.

Laufbandergometrie mit Bestimmung der maximalen Sauerstoffaufnahme: einfacher,

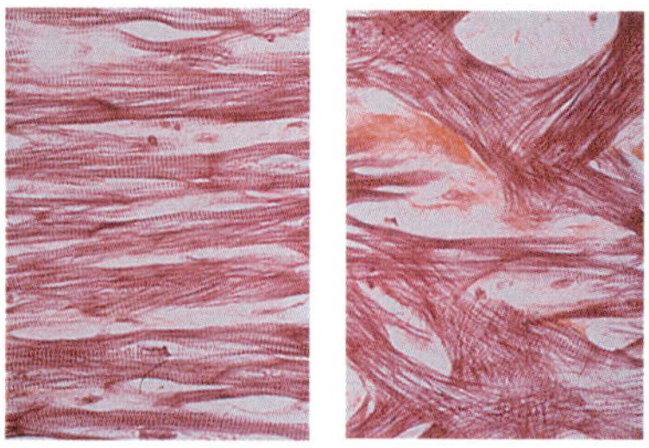

Anfärbung der Muskelfasern bei gesundem Herzmuskelgewebe (*links*) und bei Fehlanordnung myokardialer Faserverläufe (*rechts*).

nichtinvasiver Test; liefert wichtige Informationen über die Herzkreislauffunktionen; die maximale Sauerstoffaufnahme ist häufig leicht vermindert; bei 1/3 der Patienten kommt es zu einer pathologischen Blutdruckreaktion mit einem Abfall des systolischen Maximaldrucks um 25 - 150 mmHg (vermutlich von prognostischem Wert); in 25 % der Fälle sind mit Angina-pectoris-Beschwerden assoziierte ST-Streckenveränderungen von > 2 mm dokumentiert.

24-Stunden-EKG-Registrierung: Arrhythmien treten während der Aufzeichnung häufig auf und zwar manifestes Vorhofflimmern bei ~ 10 %, paroxysmale supraventrikuläre Arrhythmien bei 30 %, vorübergehende ventrikuläre Tachykardien bei 25 % der Patienten; die auftretende ventrikuläre Tachykardie ist ausnahmslos asymptomatisch, bedeutet für den erwachsenen Patienten jedoch eine erhöhtes Risiko eines plötzlichen Herztodes; das Auftreten einer kontinuierlichen ventrikulären Tachykardie ist häufig mit Symptomen verbunden und bedeutet ein erhöhtes Risiko für das Auftreten thromboembolischer Komplikationen.

Thallium-Szintigraphie: zeigt häufig fixierte oder reversible Durchblutungsstörungen; dient der Beurteilung einer Ischämie, vor allem bei ausgeprägten Veränderungen im Ruhe-EKG und unklarer Veränderung der Belastungsfähigkeit.

Herzkatheterisierung und linke Ventrikulographie: zur Diagnosestellung nicht erforderliches invasives Verfahren, das jedoch bei älteren Patienten mit Angina pectoris zum Ausschluß einer koronaren Herzkrankheit häufig erforderlich ist; eine Endokardbiopsie kann zum Ausschluß einer spezifischen Herzmuskelerkrankung (Amyloidose, Sarkoidose) notwendig sein, spielt jedoch aufgrund der disseminierten Fehlanordnung myokardialer Faserverläufe diagnostisch keine weitere Rolle.

Differentialdiagnose

Aortenklappenerkrankung.
Systemische Hypertonie.

Ätiologie

Bei der hypertrophischen Kardiomyopathie handelt es sich um eine autosomal-dominant vererbte Herzmuskelerkrankung.
50 - 60 % der Fälle sind durch Mutationen in dem die kontraktilen Proteine kodierenden Gen verursacht.

Pathologie

Makroskopisch: Myokardhypertrophie; Verdickung des anterioren Mitralklappensegels; Anschlagen des Mitralklappensegels an das obere anteriore Septum.
Histologisch: interstitielle Fibrose; Fehlanordnungen im Muskelfaserverlauf und Verflechtung der Muskelfasern; myozytäre Hypertrophie.

Pathophysiologie

Systolisch: hyperdynamische Kontraktion; systolischer intraventrikulärer Druckgradient (30 %, assoziierte Mitralklappeninsuffizienz).
Diastolisch: verminderte Erschlaffung; verminderte Füllung; verminderte Compliance.

Epidemiologie

Die hypertrophische Kardiomyopathie tritt bei Männern und Frauen gleich häufig auf, jüngere Männer und ältere Frauen sind jedoch etwas häufiger betroffen.
Im Kindes- und Jugendalter tritt die Erkrankung häufig während einer Wachstumsphase auf; eine vor Abschluß des pubertären Wachstumsschubs gestellte negative Diagnose muß bis zu einer nachfolgenden erneuten Untersuchung als provisorisch angesehen werden.
Nach Abschluß des Wachstums kommt es in der Regel zu keiner weiteren Progression der myokardialen Hypertrophie.
Die jährliche Mortalitätsrate durch plötzlichen Herztod beträgt bei Erwachsenen 2,5 % und bei Kindern und jungen Erwachsenen mindestens 6 %.
Verwandte 1. Grades betroffener Patienten sind in 50 % der Fälle Genträger und sollten sich einer Untersuchung durch EKG und zweidimensionale Echokardiographie unterziehen.

Komplikationen

Vorhofflimmern.
Systemische Embolie.
Infektiöse Endokarditis.
Plötzlicher Herztod.

Pharmakotherapie

Betablocker
Betablocker führen zu einer Verbesserung der Symptome und der körperlichen Belastungsfähigkeit, vermindern jedoch nicht die Inzidenz ventrikulärer Arrhythmien oder das Risiko eines plötzlichen Herztodes.

- Standarddosierung

Propranol, tgl. 80 - 320 mg.
Atenolol, tgl. 50 - 100 mg.

- Kontraindikationen

Erregungsleitungsstörung.

- Wechselwirkungen

Andere die Erregungsbildung unterdrükkende Medikamente.

- Nebenwirkungen

Weitere, unerwünschte Wirkungen adrenerger Hemmung.

Kalziumantagonisten
Kalziumantagonisten können zu einer Verbesserung der hämodynamischen Situation und der Symptome führen, reduzieren jedoch nicht das Risiko eines plötzlichen Herztodes.

- Standarddosierung

Verapamil, tgl. 120 - 480 mg.

- Kontraindikationen

Ausflußbahngradient.

- Besonderheiten

Verapamil führt nicht zu einer Beseitigung ventrikulärer Arrhythmien.

- Wechselwirkungen

Digoxin.

- Nebenwirkungen

Hochgradiger Erregungsleitungsblock, negativer inotroper Effekt.

Antiarrhythmika
Antiarrhythmika bewirken eine kurzfristige und langfristige Kontrolle supraventrikulärer und ventrikulärer Arrhythmien und verbessern die Langzeitprognose bei Erwachsenen mit vorübergehenden ventrikulären Tachykardien (Niedrigdosierung).

- Standarddosierung

Amiodaron, tgl. 100 - 200 mg.

- Kontraindikationen

Hyperthyreose.

- Besonderheiten

Plasmakonzentrationen sollten bei $< 1{,}5$ mg/l gehalten werden.

- Wechselwirkungen

Antikoagulanzien, Digoxin.

- Nebenwirkungen

Photosensibilität, Schlafstörungen.

Andere Optionen
Antikoagulanzien: wichtig bei paroxysmalem oder manifestem Vorhofflimmern.
Endokarditisprophylaxe: bei Obstruktion und Herzklappeninsuffizienz (*Einzelheiten siehe* Endokarditis).

Behandlungsziele

Verbesserung der Symptome.
Komplikationsprävention.
Prävention des plötzlichen Herztodes.

Weitere Behandlungsmöglichkeiten

Chirurgische Myektomie
Bei einer Obstruktion der linksventrikulären Ausflußbahn bewirkt dieser Eingriff eine symptomatische und hämodynamische Verbesserung.
Die perioperative Mortalität ist mit 5 - 10 % relativ hoch.

Zweikammerherzschrittmacher
Seit einiger Zeit zur Behandlung bei Obstruktionen empfohlenes Verfahren, das eine Verminderung des Ausflußgradienten und symptomatische Besserung bietet.
Weiterführende Untersuchungen stehen noch aus.

Herztransplantation
Auf Fälle mit schwerer systolischer Funktionsstörung begrenzt.

Prognose

Erwachsene mit vorübergehenden ventrikulären Tachykardien haben das höchste Risiko eines plötzlichen Herztodes.
Ebenfalls ein hohes Risiko haben Kinder und Jugendliche mit rekurrierenden Synkopen sowie Patienten, in deren Familie zwei oder mehr Mitglieder mit hypertrophischer Kardiomyopathie an einem plötzlichen Herztod verstarben.

Nachsorge

Regelmäßige Untersuchung auf progredienten Verlauf der Erkrankung und Entwicklung von Komplikationen.

Hinweise zu Ernährung/Lebensführung

Insbesondere Risikopatienten sollten Wettkampfsport meiden.

Literatur

1. Kuhn H, Gietzen F, Leuner C (1997) Therapie der hypertrophen obstruktiven Kardiomyopathie. Dtsch Med Wochenschr 122 (15):494 - 495
2. Gleichmann U, Seggewiss H, Faber L, Fassbender D, Schmidt HK, Strick S (1996) Kathetertherapie der hypertrophen obstruktiven Kardiomyopathie. Dtsch Med Wochenschr 121 (21):679 - 685
3. Brunner-La-Rocca HP, Kiowski W (1997) Hämodynamisch bedingte Synkopen. Ther Umsch Mar 54 (3):127 - 134
4. Schwartzkopff B, Stark P, Schulte HD, Mundhenke M, Klein RM, Losse B, Vester EG, Strauer BE (1997) Frühe postoperative Veränderungen der systolischen und diastolischen Funktion in Ruhe und unter Belastung bei Patienten mit hypertroph-obstruktiver Kardiomyopathie (HOCM) nach Myektemie. Z Kardiol 86 (6):438 - 449

Symptome

Schwitzen, Zittern, Angst, Gefühl der Überhitzung, Übelkeit, Palpitationen, zitternde Lippen: durch sympathische und adrenerge Reaktion auf geringe Blutzuckerkonzentration (vegetative Symptome).

Benommenheit, Müdigkeit, Verwirrtheit, Sprach- und Konzentrationsstörungen: durch eingeschränkte Hirnrindenfunktion aufgrund geringer Blutzuckerkonzentration.

Hunger, Schwäche, Sehstörungen.

Kopfschmerz, Krankheitsgefühl, Verwirrtheit: posthypoglykämische Symptome.
Bei rekurrierenden hypoglykämischen Krisen kommt es häufig zu Symptomen einer verminderten intellektuellen Leistungsfähigkeit oder Bewußtseinsstörungen, die der Patient selbst nicht wahrnimmt.

Fastenhypoglykämie: ernstes Symptom, das eine sorgfältige Befunderhebung erfordert.

Reaktive Hypoglykämie (postprandial): signifikante pathologische Ursache eher unwahrscheinlich; in einigen Fällen kann die postprandiale Hypoglykämie jedoch als Frühsymptom eines sich entwickelnden insulinunabhängigen Diabetes mellitus auftreten.

Klinischer Befund

Blässe, Diaphorese, Tremor, Tachykardie oder gelegentlich Bradykardie, erhöhter Pulsdruck, Pupillendilatation: vegetative Manifestationen.

Verhaltensänderung, verwaschene Sprache, Reizbarkeit, Bewußtseinstrübung, Krämpfe, Koma, transitorische neurologische Herdstörungen: neuroglukopenische Manifestationen.

Für eine formale Diagnose der Hypoglykämie müssen folgende Manifestationen vorliegen (Whipple-Trias):
1. Symptome der Neuroglykämie.
2. Niedrige Blutzuckerwerte während des Auftretens dieser Symptome.
3. Schlagartige Besserung bei Korrektur der Hypoglykämie.

Labor- und Apparate-Diagnostik

In allen Fällen

Blutzuckerbestimmung: < 40 mg/dl, bei behandelten Diabetikern ≤ 60 mg/dl.
Glukosetoleranztests sind zur Abklärung einer Hypoglykämie kaum geeignet.

Beim Nichtdiabetiker

Plasmainsulin- und C-Peptid-Bestimmung.
Blut- und Urinuntersuchung: zum Nachweis von Sulfonylharnstoffen.
Blut-Harnstoff-Stickstoff, Kreatin, Leberfunktionsproben, Insulin-Antikörpertests.

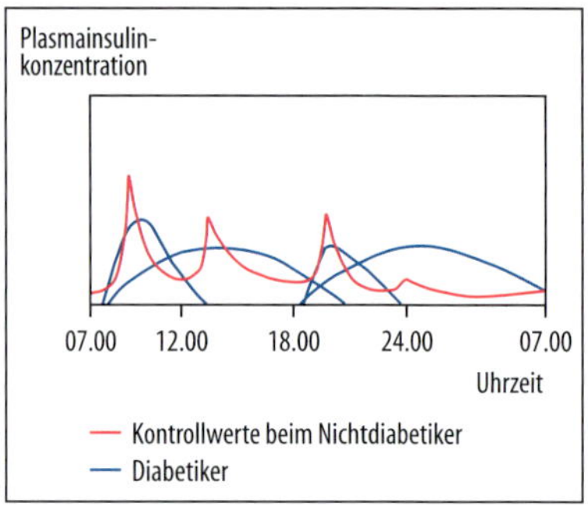

24-Stunden-Plasmainsulinkonzentrationen eines Diabetikers (2 Mischinsulin-Injektionen/Tag) und geschätztes Insulinprofil eines Nichtdiabetiker (3 Mahlzeiten/Tag) mit erkennbaren Zeiten eines erhöhten Hypoglykämierisikos.

Beim Diabetiker

Schilddrüsen- und NNR-Funktionstests, Magenpassagezeitbestimmung, Wachstumshormonbestimmung.

Bei Verdacht auf Insulinom

Nüchternbestimmung der Blutzucker-, Insulin- und C-Peptid-Werte: wiederholte Messungen während 72stündiger Nahrungskarenz oder bis zum Auftreten einer Hypoglykämie; hohe C-Peptid- und Insulinwerte sind Hinweis auf Insulinom, Sulfonylharnstoffe oder Insulinantikörper (selten); hohe Insulin- mit niedrigen C-Peptid-Werten deuten auf exogenes Insulin hin.

Bei Hypoglykämie anderer Genese

8.00 Uhr Kortisolbestimmung und ACTH-Kurztest, Wachstumshormon, insulinähnlicher Wachstumsfaktor, Leberfunktionsproben.

Bei Verdacht auf reaktive Hypoglykämie

Blutzuckerüberwachung zu Hause: Unterweisung des Patienten, wie er zu Hause die Blutzuckerkonzentration während einer Krise überwachen und die Daten später ins Labor senden kann.

Differentialdiagnose

Akut

Koma oder Verwirrtheit aufgrund anderer Ursachen wie:
Ketoazidose, aketotisches hyperosmolares Koma, Intoxikation oder Vergiftung, Urämie, Epilepsie, Apoplex, intrazerebrale Blutung, Meningitis, Schädelhirntrauma.

Rekurrierend

Epilepsie, Arrhythmien, psychische Störung, Phäochromozytom.

Ätiologie

Hyperinsulinismus beim Diabetiker

Ausgelassene, kleine oder verspätete Mahlzeiten, Dosierungsfehler, Muskelarbeit (Wirkung kann einige Stunden anhalten), Alkohol (verzögerte Wirkung), Hypothyreose, Niereninsuffizienz, Gastroparese: bei medikamentöser Diabetesbehandlung (Insulin, Sulfonylharnstoffe).
Heftige Insulinreaktion auf rasch resorbierte Glukose oder nach Magenoperation (Dumping-Syndrom).
Insulinom, Nesidioblastom.

Hyperinsulinismus beim Nichtdiabetiker

Tumoren, die einen insulinähnlichen Wachstumsfaktor produzieren.
Gezielter Mißbrauch von Insulin oder Sulfonylharnstoffen.

Erhöhte Insulinempfindlichkeit

Kortisolmangel.
Wachstumsfaktormangel.
Hypopituitarismus und Nebennierenrindeninsuffizienz (insbesondere bei Kindern).

Verminderte hepatische Glukoseproduktion

Lebererkrankung.
Alkoholintoxikation.
Sepsis.
Dekompensierte Herzinsuffizienz.
Glykogenspeicherkrankheit.
Ketotische Hypoglykämie des Kindesalters.
Frühmangelgeburt.
Störung der Fettsäureoxidation.

Epidemiologie

3 % der US-Bevölkerung leiden an Diabetes mellitus; 4–40 % machen schwere hypoglykämische Krisen durch.
10 % der Insulinome treten als multiple Tumoren auf, 10 % sind maligne, 9 % sind mit multipler endokriner Neoplasie assoziiert.

Komplikationen

Trauma: während der hypoglykämischen Krise.
Verlust der Wahrnehmung nachfolgender Krisen.
Bleibende neurologische Folgeschäden: in der Regel bei hochgradiger Insulinüberdosierung.
Tod.

Pharmakotherapie

Bei nicht bewußtlosen Patienten

Rasch resorbierbare Kohlenhydrate (20 g, z. B. 4 Glukosetabletten, ein Glas entrahmte Milch oder 1/2 Glas Orangensaft), danach kleine Mahlzeit.

Bei verwirrten oder bewußtlosen Patienten

50 ml 50%ige oder 100 – 150 ml 20%ige Glukoselösung i.v.
Bei Kindern: 20%ige Glukoselösung, 2,5 ml/kg KG.
Bei Kleinkindern: 10%ige Glukoselösung, 2,5 mg/kg KG.
Ein Austreten der Glukoselösung in das umliegende Gewebe ist zu vermeiden.
Bei Hypoglykämie aufgrund einer Sulfonylharnstofftherapie, massiven Insulinüberdosierung oder unbekannten Ursache sollte der Patient zur Beobachtung und Behandlung stationär aufgenommen werden. Insulinüberdosierungen werden durch i.v. Glukosegabe behandelt, eine Sulfonylharnstoff-induzierte Hypoglykämie spricht in vielen Fällen gut auf Octreotid an.
Alternativ wird 1 mg Glukagon i.m. gegeben, bei Erholung 30 g komplexe Kohlenhydrate oral.
Glukagon hat eine flüchtige Wirkung (< 60 Minuten), so daß nach der ersten Erholung eine endgültigere Therapie eingeleitet werden sollte.
Patienten, die zu Hause Glukagon benötigten, sollten sich umgehend in ärztliche Betreuung begeben.
Starke Unterernährung oder Alkoholintoxikation kann die Glukagonwirkung vermindern.

Behandlungsziele

Überwindung der akuten Krise.
Prävention weiterer Krisen.

Weitere Behandlungsmöglichkeiten

Bei Insulinomen, bei Tumoren, die insulinähnlichen Wachstumsfaktor produzieren, sowie bei Nesidioblastomen kommt eine chirurgische Entfernung in Betracht.

Prognose

Bei Diabetes mellitus ist die Prognose von der Grunderkrankung abhängig.
Bei Tumoren, die insulinähnliche Wachstumsfaktoren produzieren, ist die Prognose ungünstig.

Nachsorge

Prävention weiterer Krisen

Anpassung des Diabetes-Therapieschemas.
Bei einem Insulinom kann bis zur endgültigen chirurgischen Behandlung zur Überbrückung Diazoxid gegeben werden.
Bei Stoffwechselstörungen sind diätetische Maßnahmen angezeigt.

Hinweise zu Ernährung/ Lebensführung

Bei reaktiver Hypoglykämie sind kleine, regelmäßige Mahlzeiten mit hochkomplexen Kohlenhydraten empfehlenswert; einfache Zucker sollten gemieden werden.
Bei Stoffwechselstörungen im Kindesalter sind häufige kohlenhydratreiche, fettarme Mahlzeiten zu empfehlen.
Bei Diabetikern sind regelmäßige Mahlzeiten und Zwischenmahlzeiten sehr wichtig, wobei die Patienten die Dosis selbständig an bestimmte Situationen, z. B. übermäßige Muskelarbeit, anpassen sollten.

Literatur

1. Schiffers T (1997) Lebensqualität mit intensiver Insulintherapie: Ein prospektiver Vergleich von Insulin-Pen und -Pumpe. Psychother Psychosom Med Psychol 47 (7):249 – 254
2. Berger W (1997) Diabetische Notfallsituationen. Schweiz Rundsch Med Prax 86 (8):308 – 313
3. Howorka K, Pumprla J, Feiks A, Schlusche C, Nowotny C, Ulm M, Schober E, Bernaschek G (1996) Modulare Schulung bei Diabetes und Schwangerschaft: Ergebnis-Analyse in 58 Schwangerschaften von Diabetikerinnen unter funktioneller Insulinbehandlung. Geburtshilfe Frauenheilkd 56 (1):41 – 49

Symptome und klinischer Befund

Verzögerte Pubertät und Hypogonadismus

Mangelnde Gewichtszunahme: bei Kindern.

Gewichtsverlust: bei Erwachsenen.

Mangelnde Virilisierung, Hochwuchs mit langen Extremitäten, Gynäkomastie; verminderte Libido, fehlende nächtliche Ejakulationen oder Masturbation; kleine, feste Hoden, inkomplette Pubertät, Azoospermie: Hinweis auf Klinefelter-Syndrom.

Hypergonadotroper Hypogonadismus, progrediente Verminderung der Spermienzahl: innerhalb von einigen Monaten Entwicklung einer Azoospermie, nachfolgender Funktionsverlust der Leydig-Zwischenzellen; kann nach Hodenbestrahlung oder Chemotherapie auftreten.

Anosmie: Hinweis auf Kallmann-Syndrom.

Hypophysentumor oder frühere Hypophysenoperation in der Anamnese, multipler Hormonmangel, Fehlen der sekundären Geschlechtsbehaarung: Hinweis auf Hypophyseninsuffizienz.

Leichter Hypogonadismus bei Ullrich-Turner-Syndrom, Pulmonalklappenstenose: Hinweis auf Noonan-Syndrom.

Adipositas, Mikropenis, Hypotonie, geistige Retardierung, mäßiger Hypogonadismus: Hinweis auf Prader-Labhart-Willi-Syndrom.

Infertilität des erwachsenen Mannes

Verminderte Zahl und Motilität der Spermien.

Fehlen oder Obstruktion der Epididymes oder Vasa deferentes, Zustand nach Epididymitis oder Spermatozystitis: Hinweis auf Obstruktion.

Orchitis, Hodentorsion oder Maldescensus testis in der Anamnese: kann zu einer Schädigung der Tubuli führen.

Schwellung: gelegentlich schmerzhaft; läßt beim Liegen nach; Hinweis auf Varikozele; bei unilateraler Hodenschwellung muß jedoch immer ein Tumor ausgeschlossen werden.

Männlicher Pseudohermaphrodismus

Normales weibliches Genitale, primäre Amenorrhö: Hinweis auf fehlende Hodenentwicklung.

Leistenhoden, weibliches äußeres Genitale mit kurzer, blind endender Vagina, Gynäkomastie in der Pubertät, spärliche sekundäre Geschlechtsbehaarung: Hinweis auf Androgenrezeptordefekt (testikuläre Feminisierung).

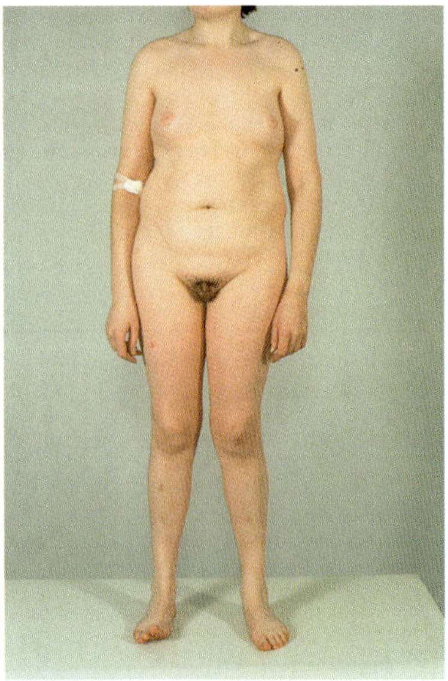

26jähriger Mann mit unbehandeltem Kallmann-Syndrom.

Labor- und Apparate-Diagnostik

Hormontests: Bestimmung der Serumkonzentration von luteinisierendem Hormon (LH), follikelstimulierendem Hormon (FSH), Prolaktin und Testosteron; erhöhte FSH-Werte in Verbindung mit Oligo- oder Azoospermie sind Hinweis auf primäre Hodenfunktionsstörung; ein dynamischer Hormontest ist in der Regel nicht erforderlich.

Bestimmung der Östradiolkonzentration im Serum: bei Gynäkomastie.

Karyogramm: zum Nachweis eines Klinefelter-Syndroms bei hypergonadotropem Hypogonadismus.

Untersuchung von Spermienmorphologie, -zahl und -motilität, Postkoitaltest nach Huhner-Sims: zur Abklärung einer Infertilität.

Hodenbiopsie: selten indiziert.

Ultraschalluntersuchung: zum Nachweis von Hodentumoren oder einer Prostataerkrankung.

MRT des Schädels: bei Verdacht auf Hypophysen- oder Hypothalamustumoren.

Differentialdiagnose

Verzögerte Pubertät und Hypogonadismus
Wachstumshormonmangel.
Männlicher Pseudohermaphrodismus
Weiblicher Pseudohermaphrodismus.

Ätiologie

Genetische Faktoren: X-chromosomal gebunden bei testikulärer Feminisierung, Mikrodeletion, Veränderung an Chromosom 15 beim Prader-Labhart-Willi-Syndrom.
Hormon- oder Enzymmangel.
Hodenbestrahlung oder Chemotherapie, Trauma.

Epidemiologie

Verzögerte Pubertät, Oligospermie und Azoospermie treten häufig auf.
Gynäkomastie tritt bei einem Drittel der Jungen während der Pubertät auf; im späteren Leben ist sie ebenfalls häufig zu beobachten.
Der männliche Pseudohermaphrodismus kommt relativ selten vor.
Eine testikuläre Feminisierung tritt bei 1 von 60.000 Männern auf.
Das Kallmann-Syndrom tritt bei 1 von 10.000 Männern auf.
Das Prader-Labhart-Willi-Syndrom tritt bei 1 von 10.000 – 20.000 Neugeborenen auf.
Alle anderen Enzymdefekte sind weitaus seltener.

Komplikationen

Verzögerte Pubertät und Hypogonadismus

Ausgeprägte psychische Störung: wenn bis zum Beginn der Pubertät keine Behandlung eingeleitet wurde.

Langfristig erhöhtes Frakturrisiko: durch Osteoporose.

Androgenmangel

Infertilität.
Impotenz.

Männlicher Pseudohermaphrodismus

Psychische Störung: kann durch effektive und einfühlsame Betreuung von Anfang an vermieden werden.

Maligner Tumor: bei XY-Patienten mit bindegewebigen Strängen („gonadal streaks“).

Pharmakotherapie

Die relative Bedeutung von Androgenmangel versus Infertilität sowie die Praktikabilität der Behandlung müssen in jedem Einzelfall klar gegeneinander abgewogen werden.

Bei Androgenmangel

- Standarddosierung

Testosteronenantat oder Propionat, 200 mg i.m. alle 2 Wochen, oder tgl. Testosteronpflaster.
Bei Gonadotropinmangel, wenn Fertilität angestrebt wird: pulsatiles GRH (gonadotropin-releasing hormone), 15 µg s.c. alle 90 Minuten mittels Pumpe, alternativ humanes Choriongonadotropin, 2mal wöchentl. 2000 IE s.c. oder wöchentl. 5000 IE s.c., nachfolgend humanes Menopausengonadotropin, 3mal wöchentl. 225 IE.

- Kontraindikationen

Eingeschränkte Anwendung bei Gewalttätigkeit in der Anamnese.

- Besonderheiten

Gonadotropinsubstitution: sollte in Zusammenarbeit mit einem Spezialisten für Infertilität erfolgen; eventuell Spermakonservierung für spätere Verwendung.

- Wechselwirkungen

Keine.

- Nebenwirkungen

Sekundäre Geschlechtsmerkmale, Glatzenbildung, Stimulation einer Prostatahyperplasie, Gynäkomastie bei Behandlung mit humanem Choriongonadotropin.

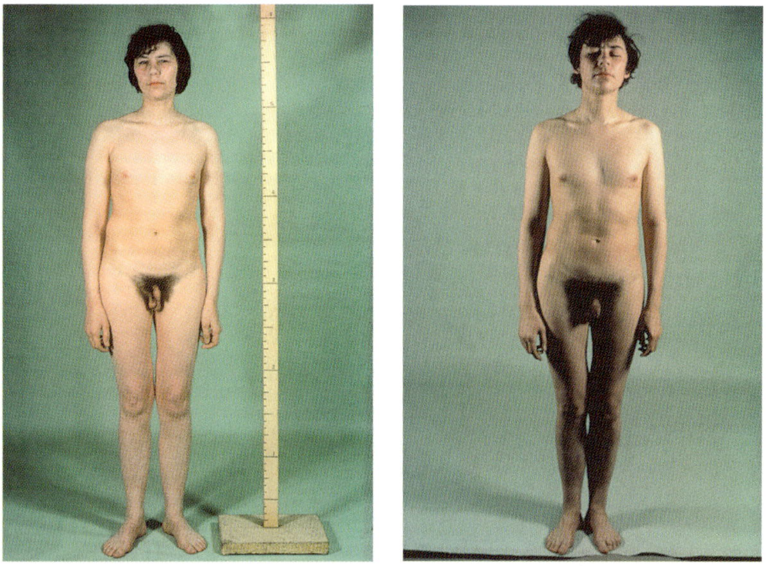

Patient mit Hypogonadismus und partiellem Gonadotropinmangel (Syndrom des fertilen Eunuchoidismus) vor (*links*) und nach (*rechts*) 1jähriger Behandlung mit 2mal wöchentlicher Gabe von humanem Choriongonadotropin.

Behandlungsziele

Wiederherstellung der männlichen Geschlechtsmerkmale, des normalen Geschlechtstriebes und der Potenz.
Langzeitprophylaxe gegen Osteoporose-bedingte Frakturen.
Nach Möglichkeit Wiederherstellung der Fertilität.

Prognose

Ein Androgendefekt an sich hat noch keinen ungünstigen Einfluß auf die Lebenserwartung.

Nachsorge

Regelmäßige Einbestellung der Patienten während einer Testosterontherapie.
Bei einer Schädigung der Keimzellen sollten die LH-, FSH- und Testosteronkonzentrationen im Blut jährlich kontrolliert und frühzeitig eine Androgensubstitution eingeleitet werden. Ein Einfrieren von Spermien ist zu erwägen.

Hinweise zu Ernährung / Lebensführung

Die meisten weiblichen Phänotypen mit Androgenrezeptordefekten (männlicher Hermaphrodismus, testikuläre Feminisierung, reine XY-Gonadendysgenesie) werden als Mädchen erzogen.

Literatur

1. Burgstaller M, Jockenhovel F, Allolio B (1996) Update Endokrinologie. Teil II. Med Klin 91 (4):207–217

Symptome

Parästhesien: insbesondere im Bereich von Gesicht, Händen und Füßen.

Tetanie: verursacht schmerzhafte Krämpfe, kann in schweren Fällen zur typischen Pfötchenstellung der Hände führen. Krampfanfälle.

Knochenschmerzen: häufig bei Vitamin-D-Mangel.

Klinischer Befund

Eine leichte Hypokalzämie kann ohne klinische Manifestationen verlaufen; treten diese auf, so sind es Anzeichen der neuromuskulären Übererregbarkeit.

Zuckungen lokaler Gesichtsmuskeln: nach Beklopfen des N. facialis vor oder unterhalb des Ohrs; Chvosteksches Zeichen positiv (gelegentlich auch bei gesunden Personen, in seltenen Fällen bei Hypokaliämie positiv).

Entwicklung tonischer Krämpfe (Trousseausches Zeichen): nach Umschnürung des Oberarms mit einer Blutdruckmanschette (sehr schmerzhaft, daher nicht zu empfehlen).

Proximale Myopathie: häufig bei Vitamin-D-Mangel.

Adipositas, rundes Gesicht, Verkürzung der Metakarpalia und Metatarsalia: Zeichen des Pseudohypoparathyreoidismus.

Labor- und Apparate-Diagnostik

Bestimmung der Serumkalziumkonzentration: erniedrigter Wert.

Bestimmung der Serumphosphorkonzentration: erniedrigt bei Vitamin-D-Mangel, erhöht bei Hypoparathyreoidismus, Pseudohypoparathyreoidismus und Niereninsuffizienz.

Bestimmung der Serumkreatininkonzentration: erhöht bei Niereninsuffizienz.

Bestimmung der alkalischen Phosphatase im Serum: häufig erhöht bei Vitamin-D-Mangel.

Bestimmung der Serummagnesiumkonzentration: erniedrigte Werte können eine Hypokalzämie verursachen.

Bestimmung der Serumparathormonkonzentration: erhöht bei Vitamin-D-Mangel, Pseudohypoparathyreoidismus und Niereninsuffizienz; erniedrigt bei Hypoparathyreoidismus.

Bestimmung der Vitamin-D-Konzentration.

Röntgen: Hand- und Kniegelenke bei Verdacht auf Rachitis, Thorax und Beckenregion bei Verdacht auf Osteomalazie.

Differentialdiagnose

Vorausgegangener chirurgischer Eingriff im Halsbereich.
Hypomagnesiämie, insbesondere bei Alkoholabhängigkeit, ausgedehnter Dünndarmerkrankung oder -resektion, Einnahme von Aminoglykosiden oder Cisplatin.

Ätiologie

Hypoproteinämie (Pseudohypokalzämie).
Akute oder chronische Niereninsuffizienz.
Vitamin-D-Mangel.
Hypoparathyreoidismus: selten idiopathisch, meist nach Operationen im Halsbereich.
Pseudohypoparathyreoidismus.
Hypomagnesiämie.
Schwere akute Pankreatitis.
Malabsorption.

Epidemiologie

Hypokalzämie tritt häufig in Zeiten erhöhter Kalziumumverteilungen (d. h. neonatale Phase, Wachstumsschub und Schwangerschaft) auf.

Komplikationen

Epilepsie.

Katarakte und Kalkherde im Bereich der Stammganglien: bei chronischer Hypokalzämie.

Pharmakotherapie

Bei akuter symptomatischer Hypokalzämie

■ Standarddosierung
10 ml 10%iges Kalziumglukonat, langsame i.v. Gabe, danach 50 - 100 ml in 1 l physiologischer Kochsalzlösung i.v. über 24 Stunden; Infusionsgeschwindigkeit so wählen, daß eine Linderung der Symptome erreicht wird.

■ Kontraindikationen
Keine.

■ Wechselwirkungen
Keine.

■ Nebenwirkungen
Gewebenekrose (bei Austreten aus der Vene in das umliegende Gewebe).

Bei Hypoparathyreoidismus

■ Standarddosierung
Calcitriol, tgl. 0,5 - 1,0 µg oral, zusätzlich entsprechende Kalziumaufnahme.

■ Kontraindikationen
Keine.

■ Besonderheiten
Regelmäßige Überwachung der Serumkalziumkonzentration.

■ Wechselwirkungen
Keine.

■ Nebenwirkungen
Hyperkalzämie.

Bei Vitamin-D-Mangel

■ Standarddosierung
Calciferol, tgl. 500 - 1000 E oral, zusätzlich entsprechende Kalziumaufnahme.

■ Kontraindikationen
Keine.

■ Wechselwirkungen
Keine.

■ Nebenwirkungen
In dieser Dosierung keine.

Bei Niereninsuffizienz

■ Standarddosierung
Calcitriol, tgl. 0,5 - 1,0 µg oral, zusätzlich entsprechende Kalziumaufnahme.

■ Kontraindikationen
Keine.

■ Besonderheiten
Untersuchung auf Hypophosphatämie.

■ Wechselwirkungen
Keine.

■ Nebenwirkungen
Hyperkalzämie.

Bei Hypokalzämie im Rahmen einer Hypomagnesiämie

Bei schwerer symptomatischer Hypomagnesiämie ist eine i.v. Initialbehandlung angezeigt: Magnesiumsulfat, 5 - 10 mg 50%ige Lösung in 1 l 5%ige Glukose über 3 - 4 Stunden.
Die Infusionen werden täglich bis zur Normalisierung der Serummagnesiumkonzentration gegeben.
Fortgesetzte Magnesiumverluste (z. B. durch Kurzdarmsyndrom) können durch intermittierende Infusionen oder orale Therapie behandelt werden. Verschiedene orale Präparate stehen zur Verfügung, bei denen als Nebenwirkung allerdings immer Diarrhö auftreten kann.

Behandlungsziele

Normalisierung der Serumkalziumkonzentration.

Prognose

Ein Hypoparathyreoidismus muß lebenslang behandelt werden.
Bei Vitamin-D-Mangel ist eine Behandlung während der gesamten Phase eines erhöhten Bedarfs erforderlich.

Nachsorge

Bei hochdosierter Vitamin-D-Gabe müssen die Serumkalziumkonzentrationen zur Vermeidung einer Hyperkalzämie regelmäßig überwacht werden.

Hinweise zu Ernährung / Lebensführung

Ausreichende Kalziumaufnahme (tgl. 800 - 2000 mg reines Kalzium).
Niedrigdosierte Vitamin-D-Substitution sollte bei Fehlen einer ausreichenden Sonnenlichtbestrahlung erwogen werden.

Literatur

1. Mori D, Mullis P, Streuli R (1997) Krampfanfall. Schweiz Rundsch Med Prax 86 (34):1309 - 1314
2. Hehrmann R (1996) Hypokalzämische Krise. Hypoparathyreoidismus – nichtparathyreogene Herkunft – häufigste Form: Hyperventilationssyndrom. Fortschr Med 114 (17):223 - 226
3. Schilling T, Ziegler R (1996) Diagnostik und Therapie des Hypoparathyreoidismus. Dtsch Med Wochenschr 121 (25 - 26):841 - 844

Symptome

Die Symptome können auf die Grunderkrankung (z. B. Tumor) oder auf den Hormonmangel zurückzuführen sein. Hormonmangel aufgrund eines expandierenden Hypophysentumors beginnt schleichend.

Impotenz oder Amenorrhö, Libidostörungen: durch Mangel an Gonadotropinen.

Wachstums- und Entwicklungsstörungen, Hypoglykämie: bei Kindern, durch Mangel an Wachstumshormon (GH – growth hormone).

Kälteintoleranz, Gewichtszunahme, Müdigkeit, Lethargie: durch Mangel an TSH (Thyreoidea-stimulierendes Hormon).

Benommenheit, Übelkeit, Erbrechen: durch Mangel an ACTH (adrenokortikotropes Hormon).

Polyurie, Nykturie: durch Mangel an Vasopressin (bei Hypophysentumoren selten).

Kopfschmerz oder Sehstörungen: durch ein Makroadenom.

Galaktorrhö: durch Prolaktinom oder tumorbedingte Kompression des Hypophysenstiels (im Gegensatz zu den Hypophysenhormonen steigt die Prolaktinkonzentration in der Regel mit dem Hypophysenwachstum an).

Klinischer Befund

Kleine weiche Hoden, Ausfall der Scham- und Achselbehaarung: durch Gonadotropinmangel.

Minderwuchs: bei Kindern, durch GH-Mangel.

Kalte Haut, fehlende oder verlangsamte Reflexe: durch TSH-Mangel.

Orthostatische Hypotonie, Schock: durch ACTH-Mangel.

Gesichtfeldausfälle, Doppelbilder oder Hirnnervenlähmungen, Stauungspapille, Liquorrhö in die Nase: Hinweis auf Makroadenom.

Manifestationen einer Akromegalie.

Labor- und Apparate-Diagnostik

Kortisolbestimmung zur Beurteilung der NNR-Achse: bei einem 8.00 Uhr Kortisolwert $> 20\,\mu g/dl$ ist ein signifikanter Mangel unwahrscheinlich; bei Werten $< 2\,\mu g/dl$ ist ein ACTH-Mangel anzunehmen, wenn der Patient keine Steroide nimmt; bei dazwischen liegenden Werten ist ein ACTH-Stimulationstest zur Beurteilung der NNR-Funktion erforderlich.

Schilddrüsenfunktionstests: freies Thyroxin (T_4), TSH; niedriger T_4-Wert oder niedriger freier T_4-Index ohne gleichzeitig erhöhte TSH-Werte lassen auf eine sekundäre Hypothyreose schließen.

Sexualhormonbestimmung zur Beurteilung der Gonadenachse: beim Mann: Testosteron, Sexualhormon-bindendes Globulin (SHBG – hohe Spiegel können zu einem hohen Gesamtbestand an gebundenem Testosteron führen, während das freie Testosteron niedrig bleibt), luteinisierendes Hormon (LH) oder follikelstimulierendes Hormon (FSH); niedrige basale Testosteronwerte und fehlender Anstieg von LH/FSH deuten auf einen Gonadotropinmangel hin; *bei der Frau:* Östradiol, SHBG, LH/FSH, Progesteron am 21. Tag (normale Werte deuten auf eine normale Gonadenachse hin.

Bestimmung der Prolaktinkonzentration: 2–3malige Messung; Hyperprolaktinämie kann die pulsatile Gonadotropinsekretion bei beiden Geschlechtern unterdrücken, ohne daß ein absoluter Mangel vorliegt.

GH-Bestimmung: basale Werte sind in der Regel nicht nachweisbar und daher ungeeignet; Insulintoleranztest oder Glukagontest werden zur Beurteilung der Wachstumshormonreserve bei Kindern eingesetzt, bei Erwachsenen sind sie in der Regel unnötig.

Plasma- und Urinosmolalitätsbestimmung zur Beurteilung der Hypophysenhinterlappenfunktion: Plasmaosmolalität > 295 mosmol/l und ein Verhältnis Urinosmolalität: Plasmaosmolalität von $< 2:1$ deuten auf einen Diabetes insipidus hin.

Insulintoleranztest: zur Beurteilung der ACTH- und GH-Reserve; muß in einer Spezialeinrichtung durchgeführt werden; kontraindiziert bei koronarer Herzkrankheit, Epilepsie oder Blackout unklarer Genese; besondere Vorsicht bei Kindern und älteren Patienten.

Releasing-Hormontests: CRH-, TRH- und GnRH-Tests dienen nur der Beurteilung der „rasch freisetzbaren" Reserve an Hypophysenvorderlappenhormonen und sind ungeeignet, die normale physiologische Sekretion des jeweiligen Hormons zu bestimmen.

MRT oder CT der Hypophyse: zur Darstellung von Makroadenomen und der meisten Mikroadenome.

Differentialdiagnose

Primäre NNR- oder Schilddrüseninsuffizienz.
Anorexia nervosa.

Ätiologie

Hypophysentumoren: häufigste Ursache.
Iatrogene Störungen: vorausgegangener chirurgischer Eingriff oder Strahlentherapie.
Metastasen: insbesondere Mamma- und Bronchialkarzinom.
Infektion: z. B. Tuberkulose.
Gefäßerkrankung: z. B. Sheehan-Syndrom oder Hypophysenapoplex.
Schwere körperliche Arbeit oder Unterernährung: kann zu reversiblem Verlust der GnRH-Freisetzung führen.

Epidemiologie

Die Inzidenz des Panhypopituitarismus ist schwer zu bestimmen, die jährliche Inzidenz des Hypophysentumors beträgt jedoch ~ 1 : 10.000.

Komplikationen

Kreislaufkollaps: durch NNR-Insuffizienz.

Expandierender Hypophysentumor: Kompression des Chiasma opticum und Invasion lokaler Strukturen.

Hydrozephalus: bei tumorbedingter Kompression des 3. Ventrikels.

Temporallappenepilepsie: bei temporaler Tumorausdehnung (selten).

Pharmakotherapie

Bei Störungen der Hypophysen-NNR-Achse

■ Standarddosierung
Hydrocortison, 20 mg vor dem Frühstück, 5 mg mit dem Abendessen (variabel).

■ Kontraindikationen
Keine.

■ Besonderheiten
Überwachung des Behandlungserfolgs anhand der Klinik.
Bei leichter Erkältung oder Halsschmerzen keine Dosisveränderung; bei mäßiger insbesondere durch Fieber imponierender Erkrankung doppelte Hydrocortisondosis; bei schwerer Erkrankung, insbesondere mit Erbrechen und Übelkeit, oder zur perioperativen Prophylaxe ist eine parenterale Gabe erforderlich (Hydrocortison, 100 mg i.m. alle 8 Std.).

■ Wechselwirkungen
Östrogene erhöhen die Konzentration des kortisolbindenden Globulins und damit die Hydrocortisonkonzentration.

■ Nebenwirkungen
Iatrogenes Cushing-Syndrom durch Übersubstitution.

Bei Schilddrüsenhormonmangel

■ Standarddosierung
Thyroxin, tgl. 100 – 150 µg (bei höherem Lebensalter und koronarer Herzkrankheit initial geringere Dosierung).

■ Kontraindikationen
Keine.

■ Besonderheiten
Überwachung des Behandlungserfolgs anhand der Klinik und Serum-TSH. Eine NNR-Insuffizienz muß vor Beginn einer Thyroxintherapie ausgeschlossen (oder behandelt) werden.

■ Wechselwirkungen
Östrogene erhöhen die Konzentration des thyroxinbindenden Globulins (TBG) und das Gesamthyroxin; zur Überwachung des Behandlungserfolgs Messung des freien Thyroxins zusammen mit TSH.

■ Nebenwirkungen
Keine.

Bei Wachstumshormonmangel

Kinder erhalten tgl. 0,04 mg/kg KG Wachstumshormon.
Wachstumshormone können sich bei Erwachsenen ebenfalls günstig auswirken, da sie psychisches Allgemeinbefinden und Muskelstärke zu verbessern und Übergewicht zu verringern scheinen. Nachteil sind die hohen Kosten.

Bei Störungen der Hypophysen-Gonaden-Achse

■ Standarddosierung
Beim Mann: Testosteronenantat, 200 mg i.m. alle 2 Wochen oder 300 mg alle 3 Wochen; tgl. transkutanes Testosteronpflaster.
Bei der Frau: Ethinylöstradiol, tgl. 30 µg, oder konjugierte Östrogene von der Stute, tgl. 0,125 mg. Zur Uterusbehandlung Medroxyprogesteronacetat, 5 – 10 mg an 10 Tagen/Monat oder tgl. 2,5 – 5,0 mg.

■ Kontraindikationen
Prostatakarzinom, Mammakarzinom.

■ Besonderheiten
Überwachung des Behandlungserfolgs anhand der Wirkung auf Potenz und Serumtestosteronwerte, Menstruation sowie Symptome des Östrogenmangels.

■ Wechselwirkungen
Östrogen führt zu einer Erhöhung vieler Bindungsglobuline und dadurch zu einer Erhöhung der Gesamthormonkonzentration.

■ Nebenwirkungen
Zu Beginn der Testosteronsubstitution kann verstärkte Aggressivität auftreten (selten).

Bei Hypophysenhinterlappeninsuffizienz

■ Standarddosierung
Desmopressin, 10 – 20 g vor dem Schlafengehen als Nasenspray; bei Bedarf kann die gleiche Dosis auch morgens gegeben werden.

■ Kontraindikationen
Keine.

■ Besonderheiten
Überwachung des Behandlungserfolgs durch Bestimmung der Plasma- und Urinosmolalität.

■ Wechselwirkungen
Keine.

■ Nebenwirkungen
Verdünnungshyponatriämie durch Übersubstitution.

Behandlungsziele

Wiederherstellung des Wohlbefindens.
Normalisierung der Hormonkonzentrationen des jeweiligen endokrinen Organs.
Beseitigung einer Grunderkrankung.

Weitere Behandlungsmöglichkeiten

Ein chirurgischer Eingriff ist in folgenden Fällen indiziert:
Wachsende oder umliegende Strukturen verdrängende Hypophysentumoren.
Gesichtsfeldausfälle.
Hirnnervenlähmungen.
Liquorrhö in die Nase.

Prognose

Eine exakte und sorgfältige Hormonsubstitution stellt die normale Lebenserwartung wieder her.

Nachsorge

Anfangs ist zur Sicherung der korrekten Dosierung eine engmaschige Überwachung erforderlich.
Danach sollten die Patienten alle 6 – 12 Monate untersucht werden.

Hinweise zu Ernährung/ Lebensführung

Die Patienten sollten immer einen Hinweis über die Erkrankung sowie ein Notfallpaket mit parenteralem Hydrocortison (zur Behandlung einer Störung der Hypophysen-NNR-Achse) bei sich führen.

Literatur

1. Schmitt K, Schober E, Birnbacher R, Frisch H (1996) Verhalten von Wachstumshormon nach Stimulation mit Wachstumshormon-Releasing-Hormon (GHRH) bei Kindern mit Störungen der Hypothalamus-Hypophysen-Achse und Mädchen mit Turner-Syndrom. Klin Pädiatr 208 (1):29 – 34
2. Robeck S, Stefan H, Engelhardt A, Neundorfer B (1996) Verlaufsbeobachtungen und endokrinologische Funktionsstörungen beim MELAS-Syndrom. Nervenarzt 67 (6):465 – 470

Symptome

Gewichtszunahme, Müdigkeit, Kälteintoleranz, Halsschwellung, Heiserkeit.
Angina pectoris, Kurzatmigkeit.
Schmerzen, Depression, Karpaltunnelsyndrom.
Trockene Haut.
Menorrhagie, Sterilität, Galaktorrhö infolge Hyperprolaktinämie.
Obstipation.

Wachstumsstörungen, geistige Retardierung, verzögerte Pubertät: bei Kindern.

Klinischer Befund

Bradykardie, Perikarderguß (selten), Herzinsuffizienz.
Heiserkeit, Taubheit, zerebelläre Ataxie, verzögerte Entspannung der Sehnenreflexe, Psychose („Myxödempsychose").
Anämie.
Struma.
Trockene Haut, Myxödem, Vitiligo, gelbliche Verfärbung der Haut, vermindertes Schwitzen.

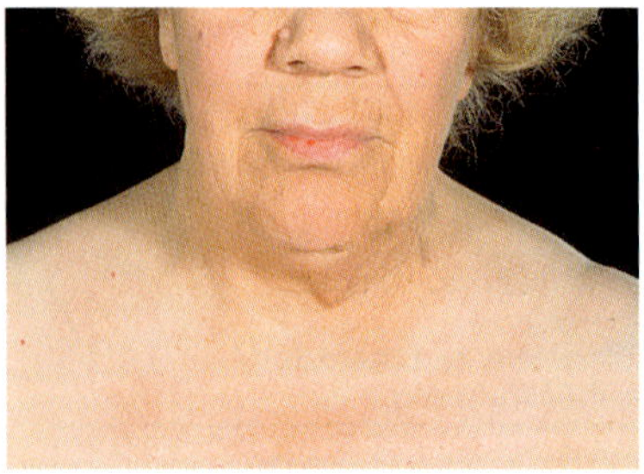

Hypothyreotes Erscheinungsbild einer älteren Patientin mit schwerer unbehandelter Hashimoto-Thyreoiditis.

Labor- und Apparate-Diagnostik

Bestimmung der Schilddrüsenhormonkonzentration im Serum: die Verminderung des freien oder Gesamtkörper-Thyroxins gibt einen Hinweis auf die Schwere der Hypothyreose; die Triiodthyroninkonzentration ist meist nur in schweren Fällen vermindert, so daß eine Messung in der Regel unnötig ist.

Bestimmung der Serum-TSH-Konzentration: erhöht bei primärer Schilddrüseninsuffizienz; erhöhte TSH-Werte bei normalem Thyroxin werden als subklinische Hypothyreose bezeichnet; TSH-Werte im Normbereich oder darunter und verminderte Thyroxinwerte weisen auf sekundäre Hypothyreose hin (hypothalamisch/hypophysär bedingt; das gleiche Bild findet sich bei einer nicht thyreoidal bedingten Erkrankung und Einnahme bestimmter Arzneimittel, z. B. Glukokortikoide).

Bestimmung der Autoantikörper: hohe Titer von Antischilddrüsenperoxidase-Antikörper und Antithyreoglobulin-Antikörper sind häufig bei Hashimoto-Thyreoiditis vorhanden.

Differentialdiagnose

Depressive, übergewichtige Patienten im mittleren Lebensalter erscheinen häufig leicht hypothyreot und sollten einem Screening-Test unterzogen werden.
Menstruationsstörungen.
Gewichtsveränderungen.
Anämie.
Herzinsuffizienz unklarer Genese (Digoxinresistenz).
Hyperlipidämie.
Aszites unklarer Genese.
Primäre Amyloidose.
Depression, primäre Psychose, intrazerebrale Erkrankungen (Arteriosklerose, Tumor).

Ätiologie

Ursachen einer primären Schilddrüseninsuffizienz

Autoimmunthyreoiditis: Hashimoto-Thyreoiditis.
Vorausgegangene Radioiodtherapie oder Thyreoidektomie.
Idiopathische Atrophie.
Iodmangel.
Thyreostatika oder exzessive Iodaufnahme.
Subakute oder stumme Thyreoiditis.
Schlechte Compliance bei Thyroxinsubstitution.
Fehlerhafte Hormonsynthese, Agenesie, infiltrierende Erkrankung (selten).

Ursachen einer sekundären Schilddrüseninsuffizienz

Hypohysen- oder Hypothalamuserkrankung.

Epidemiologie

Die Prävalenz der Hypothyreose beträgt bei Frauen 1–15 : 100, bei Männern ~ 1 : 100.
In den USA sind > 90 % der Fälle auf Autoimmunthyreoiditis, idiopathische Atrophie oder vorausgegangene Hyperthyreosetherapie zurückzuführen.

Komplikationen

Hypothermie und Koma: bei schwerkranken Patienten, typischerweise im höheren Lebensalter und bei kalter Witterung.

Hyperlipidämie und koronare Herzkrankheit: kann sich bei langdauernder Hypothyreose entwickeln.

Angeborene Hypothyreose

Prävalenz in den USA: 1 von 5000 Kindern.
Diagnose: routinemäßiges Screening aller Neugeborenen.
Mögliche Ursachen: Schilddrüsenagenesie, ektope oder hypoplastische Schilddrüsenerkrankung, ererbte Störungen der Hormonsynthese, Aufnahme von Anti-TSH-Rezeptor-Antikörpern über die Plazenta (in diesen Fällen kommt es innerhalb von 2 Monaten zur Spontanremission).

Iodmangel-Hypothyreose

Iodmangel ist weltweit die häufigste Ursache einer Hypothyreose und tritt typischerweise in Bergregionen auf.
Durch Iodsubstitutionsprogramme wird eine Beseitigung der Symptome erreicht.

Pharmakotherapie

Bei symptomatischer Hypothyreose ist eine Thyroxinsubstitution indiziert; bei Myxödemkoma wird gelegentlich durch Triiodthyronin ein rascherer Wirkungseintritt erreicht.
Die Symptome lassen innerhalb der ersten 2–3 Wochen der Behandlung nach, normale Serum-TSH-Konzentrationen werden jedoch erst nach 8 Wochen Behandlung mit voller Dosierung erreicht.

■ Standarddosierung
Thyroxin, tgl. 100–150 µg als Einzeldosis. Triiodthyronin, 2–3mal tgl. 25 µg oral (selten indiziert).

■ Kontraindikationen
Eingeschränkte Anwendung bei koronarer Herzkrankheit (in diesem Fall stationäre Aufnahme und initial sehr geringe Thyroxindosen.

■ Wechselwirkungen
Keine.

■ Nebenwirkungen
In der Regel keine; nach Einleitung der Therapie kann es zur Exazerbation einer koronaren Herzkrankheit kommen; bei Vorliegen einer subklinischen NNR-Erkrankung kann eine akute NNR-Insuffizienz ausgelöst werden.

Behandlungsziele

Linderung der Symptome.
Normalisierung der TSH- und Thyroxinkonzentration im Blut.

Prognose

Eine Langzeittherapie mit Thyroxin hat keinen Einfluß auf die Lebenserwartung. Eine Thyroxinbehandlung (in einer Dosierung, die eine Verminderung der Serum-TSH-Konzentration auf einen unterhalb der Norm liegenden Wert bewirkt) kann zu einer Verminderung der Knochendichte führen. Eine Zunahme des Risikos osteoporotischer Frakturen wurde jedoch nicht beobachtet.
Bis zu 25 % der Patienten unter einer Thyroxintherapie erhalten eine nach dem Befund der biochemischen Parameter zu geringe Dosis und sind dadurch eventuell stärker gefährdet, an einer Hyperlipidämie und koronaren Herzkrankheit zu erkranken.

Nachsorge

Die Serum-TSH-Konzentration sollte 6 Wochen nach Therapiebeginn zur Abklärung einer eventuellen Dosiserhöhung bestimmt werden; bei Langzeittherapie sollten die Werte jährlich kontrolliert werden.
Die Behandlung muß lebenslang erfolgen, außer in leichten Fällen, wie z. B. in den ersten 6 Monaten nach einer Radioiodtherapie, während einer Schwangerschaft oder nach subtotaler Thyreoidektomie (eventuell passager) sowie bei einer im Rahmen von subakuter oder stummer Thyreoiditis auftretenden sekundären Hypothyreose.

Literatur

1. Meller J, Zappel H, Conrad M, Roth C, Emrich D, Becker W (1998) ^{123}I-Szintigraphie und Perchlorat-Depletionstest bei der Diagnostik der kongenitalen Hypothyreose. Nuklearmedizin 37 (1):7–11
2. Moslinger D, Frisch H, Strobl W, Stockler Ipsiroglu S (1997) Neugeborenen-Screening auf kongenitale Hypothyreose. Acta Med Austriaca 24 (4):162–164
3. Hehrmann R (1996) Myxödem-Koma – eine seltene Komplikation der Hypothyreose. Mögliche iatrogene Auslösefaktoren beachten. Fortschr Med 114 (34):474–478
4. Meng W (1996) Diagnostik und Therapie der Hypothyreose im Erwachsenenalter. Z Ärztl Fortbild Jena 90 (1):43–49

Symptome

Impotenz: Unfähigkeit, bei $\geq 75\,\%$ der Versuche eine Erektion zu erreichen oder bis zum Orgasmus zu halten.

Erektionsstörung: unterschiedlich stark ausgeprägte sexuelle Funktionsstörung mit unzureichender Erektion und dadurch unbefriedigendem Geschlechtsakt. Kann sich in fehlender, nachlassender oder unvollständiger Erektion, fehlenden nächtlichen Erektionen, Anorgasmie äußern und mit Unvermögen, den Geschlechtspartner zu befriedigen, Libidoverlust, Ehe- oder Partnerschaftsproblemen, Angst oder Depression einhergehen.

Viele Patienten haben Hemmungen, ihre Schwierigkeiten von sich aus beim Arzt anzusprechen.

Klinischer Befund

Klinische Manifestationen der Impotenz/Erektionsstörung lassen sich in der Praxis meist nicht direkt feststellen, auch nicht in Spezialkliniken.
Anzeichen einer peripheren Gefäßerkrankung (hörbare Geräusche, palpierbares Schwirren), Polyneuropathie oder zentralnervösen systemischen Erkrankung/Verletzung (einschließlich fehlendem Bulbocarvernosusreflex) können Hinweise auf die verursachende Erkrankung sein.

Labor- und Apparate-Diagnostik

Bei allen Patienten

Bestimmung von Testosteron, Prolaktin und HbA_{1c} im Serum: Screening-Tests zur Erfassung von Hypogonadismus, Hyperprolaktinämie, Diabetes mellitus und seiner Risikofaktoren.

Bei ausgewählten Patienten

Nächtliche Tumeszenzmessung: zum Nachweis einer eventuell noch vorhandenen erektilen Funktion.

Kavernosographie, Kavernosometrie, Ultraschalluntersuchung: spezielle Untersuchung zum Ausschluß eines venösen Lecks als Ursache der Impotenz.

Elektromyographie im Bereich des kleinen Beckens: bei Verdacht auf neurogene Ursache, die bei der körperlichen Untersuchung jedoch nicht eindeutig nachgewiesen werden konnte.

Differentialdiagnose

Impotenz kann bei einer Reihe unterschiedlicher chronischer und/oder subakuter körperlicher oder psychischer Störungen bzw. im Rahmen der Behandlung dieser Störungen auftreten.
Psychogene Faktoren: Angst, Depression, Psychose, Alkoholismus.
Hormonelle Faktoren: Hypopituitarismus, Hyperprolaktinämie, Hypogonadismus, Diabetes mellitus.
Neurogene Faktoren: Rückenmarksverletzung, multiple Sklerose, Apoplex, Polyneuropathie.
Vaskuläre Faktoren: Arteriosklerose, Hypertonie.

Ätiologie

In 75 % der Fälle liegt eine primär organische/physiologische, in 25 % eine primär psychische Ursache vor.
In den meisten Fällen sollte daher nicht von einer psychischen Ursache/Natur der Störung ausgegangen werden.
Arzneimittel: insbesondere Antihypertensiva und Medikamente mit anticholinerger Wirkung oder Nebenwirkung; viele andere Arzneimittel können ebenfalls zu dieser Störung beitragen.
Alkoholaufnahme oder -mißbrauch: mit oder ohne assoziierte Hormonstörung.
Vaskuläre Arteriosklerose: häufig bei chronischem Diabetes mellitus und Hypertonie.
„Venöses Leck": betrifft in der Regel jüngere Männer.
Neurogene Ursache: $> 50\,\%$ der Patienten mit Rückenmarksverletzung sind betroffen; viele Formen der Polyneuropathie können ebenfalls ursächlich beteiligt sein.
Psychogene Ursache: reaktive und endogene Syndrome (insbesondere Depression und Angst) und/oder ihre Behandlung.
Postoperativ: als Komplikation nach einem urologischen Eingriff.

Epidemiologie

Häufig bei älteren Männern: ein Drittel der über 65jährigen sind von Impotenz betroffen.
In den USA sind ~ 30 Mio. Männer betroffen.
Bei 52 % der Männer zwischen 40 und 70 Jahren treten Erektionsstörungen auf.

Komplikationen

In erster Linie verringerte Lebensqualität, eventuell mit reaktiven psychischen Folgen und Verlust des Selbstwertgefühls.

Pharmakotherapie

Nicht ursachenspezifisch.
Impotenz oder Erektionsstörungen sprechen in den meisten Fällen auf eine Behandlung mit Prostaglandin E_1 (PGE_1) an; andere Stoffe wie Yohimbin oder Papaverin werden zwar auch verwendet, von der amerikanischen Gesundheitsbehörde FDA ist zur Behandlung der Impotenz/Erektionsstörung jedoch nur PGE_1 zugelassen; ausbleibender Behandlungserfolg deutet auf ein venöses Leck als Ursache hin.
Assoziierte oder zugrundeliegende Erkrankungen (z.B. Hypogonadismus) sollten ebenfalls behandelt werden.

- Standarddosierung

Alprostadil (PGE1) (intrakavernöses Prostaglandin), 2,5 µg, Dosiserhöhung auf 5 µg, danach schrittweise Erhöhung auf 5–10 µg, bis eine ausreichende Erektion von 1stündiger Dauer erreicht ist (Dosistitration in der ärztlichen Praxis).
Intraurethrales Prostaglandin, Dosisbereich 125–1000 µg, bis eine ausreichende Erektion von 1stündiger Dauer erreicht ist (Dosistitration in der ärztlichen Praxis). Der Patient sollte erst nach vollständigem Abklingen der Erektion entlassen werden.

- Kontraindikationen

Intrakavernös und intraurethral: Erkrankungen mit erhöhtem Priapismusrisiko (z.B. Sichelzellenanämie), Penismißbildung (z.B. Peyronie-Krankheit).
Nur intraurethral: anatomisch veränderte Urethra, Schwangerschaft der Sexualpartnerin.

- Besonderheiten

Prostaglandine (intrakavernös und intraurethral): Priapismus oder Erektionsdauer > 6 Stunden erfordern eine sofortige Überweisung an den Urologen und treten bei < 1 % der Patienten auf.
Prostaglandine (intrakavernöse): eingeschränkte Anwendung bei Patienten unter Antikoagulanzientherapie.

- Wechselwirkungen

Keine bekannt.

- Nebenwirkungen

Prostaglandine (intrakavernös und intraurethral): Penisschmerz, prolongierte Erektion.
Prostaglandine (intraurethral): Brennen der Harnröhre.

Weitere Behandlungsmöglichkeiten

Eine Überweisung empfiehlt sich bei Verdacht auf ein „venöses Leck“, psychogene Ursache oder wenn eine implantierbare Penisprothese die Behandlung der Wahl ist.

Sexualtherapie

Eine Sexualtherapie empfiehlt sich als adjuvante Maßnahme bei jeder erfolgversprechenden Therapie.
Leider stehen zu wenig entsprechend qualifizierte Spezialisten zur Verfügung.

Vakuumpumpe

Bei Erektionsstörungen jedweder Ursache angezeigt.

Implantierbare Penisprothese

Bei Erektionsstörungen jedweder Ursache angezeigt, sehr effektive Maßnahme.
Nachteil sind hohe Kosten, chirurgische Korrektur in 10–50 % der Fälle erforderlich.

Behandlungsziele

Dem Patienten und seiner Partnerin einen befriedigenden Geschlechtsakt ermöglichen.
Verbesserung der Lebensqualität.
Begrenzung unerwünschter Nebenwirkungen der Therapie.

Prognose

Die Ansprechrate auf eine oder mehrere der zur Verfügung stehenden Therapien ist hoch. Patienten und ihre Partnerinnen erreichen in 70 % der Fälle mit der Vakuumpumpe, in 80 % der Fälle mit der Autoinjektionstherapie und in 90 % der Fälle mit aufblasbaren Penisprothesen einen befriedigenden Geschlechtsakt.

Nachsorge

Priapismus durch Injektion von Prostaglandin E_1 ist ein medizinischer Notfall und muß sofort an einen qualifizierten urologischen Chirurgen überwiesen werden.
Beruhigung und Interessensbekundung nach Einleitung einer Behandlung sind für den Therapieerfolg von großer Bedeutung und daher Grund genug für Nachsorgetermine, an denen neben dem Patienten auch dessen Sexualpartnerin teilnehmen sollte.

Hinweise zu Ernährung / Lebensführung

Von zentraler Bedeutung für den Behandlungserfolg ist die Beteiligung des Patienten und seiner Sexualpartnerin.
Eine Restriktion der Alkoholaufnahme ist empfehlenswert.
Ausreichender erholsamer Schlaf und Vermeidung von Erschöpfungszuständen unterstützen die Behandlung.

Literatur

1. Sohn M; Sikora R; Hendrischke A (1996) Stellenwert der Aufzeichnung nächtlicher REM-Phasen-gekoppelter Erektionen in der Diagnostik der erektilen Impotenz. Wien Med Wochenschr 146 (13–14):389–90
2. Bossinger W (1996) Die erektile Impotenz. Z Gastroenterol 34 Suppl 2:75–76
3. Zvérina J (1997) Zur Therapie von Erektionsstörungen. Ergebnisse eines klinischen Doppelblindversuchs mit einem Kombinationspräparat. Der Urologe B 37 (1):48–51

Symptome

Mukokutaner Befall
Schmerzlose bläuliche Flecken.

Lymphatischer Befall
Lymphadenopathie und Ödem.

Pulmonaler Befall
Dyspnoe, Husten.
Hämoptysen, Brustschmerzen (pleuritischer oder dumpfer Schmerz).

Gastrointestinaler Befall
Appetitlosigkeit, Abdominalbeschwerden, Hämatemesis, Melaena.

Klinischer Befund

Mukokutaner Befall
Bräunlich-livide Maculae, Plaques oder Knoten, umgebendes Ödem.

Lymphatischer Befall
Derbe oder indurierte Lymphadenopathie.
Ödem der abhängigen Extremitäten.
Kompression benachbarter Strukturen.

Pulmonaler Befall
Knoten oder Pleuraerguß.

Gastrointestinaler Befall
Palpierbare Schwellung, Druckschmerz.

Andere Manifestationen
Organomegalie.

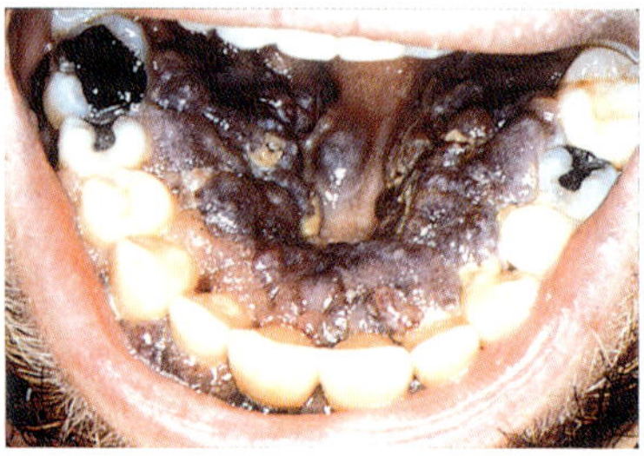

Orales Kaposi-Sarkom bei AIDS.

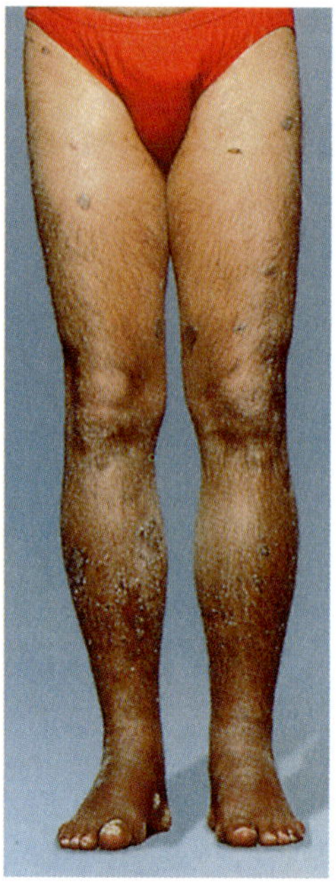

Generalisiertes kutanes Kaposi-Sarkom.

Labor- und Apparate-Diagnostik

Allgemein
Analyse der Lymphozyten-Unterfraktionen: Ein Kaposi-Sarkom kann in jedem Stadium von AIDS auftreten.

Großes Blutbild: zur Beurteilung der Anämie; vor Einleitung einer Chemotherapie ist die Bestimmung der Neutrophilen- und Thrombozytenzahl erforderlich.

Biopsie des befallenen Organs: zur Sicherung der Diagnose.

Pulmonaler Befall
Thoraxröntgen: kann normalen Befund oder Infiltrationen, Rundherde oder Pleuraerguß zeigen.

Fiberoptische Bronchoskopie: zur Darstellung und Biopsie.

Gastrointestinaler Befall
Fiberoptische Endoskopie oder Sigmoidoskopie: zur Darstellung und Biopsie.

Ultraschall oder CT: mit Biopsie unter Sicht, wenn der endoskopische Befund nicht eindeutig war.

Differentialdiagnose

Purpura, Hämatom, Angiom, Nävus.
Bazilläre Angiomatose, Dermatofibrom, Melanom.

Ätiologie

Folgende Faktoren können eine Rolle spielen:
Genetische Disposition (ältere Männer aus Osteuropa und Afrika).
Immunsuppression.
HIV-Infektion.
Wachstumsfaktoren und Zytokine, die das Wachstum des Kaposi-Sarkoms fördern.
Eventuell ein übertragbarer Kofaktor, HHV-8.
Eventuell ein noch unbekanntes humanes Herpesvirus.

Epidemiologie

Kaposi-Sarkome treten bei bis zu 48 % aller homosexuellen AIDS-Patienten auf.
Bei heterosexuellen Afrikanern mit AIDS, bei Frauen, die sich über bisexuelle Männer mit HIV infizierten, und in anderen Risikogruppen nimmt die Erkrankung zu.
Bei Kindern tritt das Kaposi-Sarkom selten auf.
Bei Hämophilen mit AIDS ist das Kaposi-Sarkom ebenfalls selten zu finden.
Das klassische, nicht HIV-assoziierte Kaposi-Sarkom tritt vor allem bei Männern um 50 Jahre aus Osteuropa auf. Weitere Formen sind das Lymphadenopathie-assoziierte Kaposi-Sarkom, vornehmlich in Afrika auftretend, sowie das Transplantations-assoziierte Kaposi-Sarkom.

Komplikationen

Ulzeration, Infektion, immobilisierungsbedingtes Ödem.
Gastrointestinale Obstruktion, Blutung.
Respiratorische Insuffizienz.

Pharmakotherapie

Alle Behandlungen müssen unter der Überwachung durch eine Spezialisten durchgeführt werden.

Intraläsionale Chemotherapie

Diese Form der Behandlung ist bei begrenztem mukokutanem Befall indiziert.

- Standarddosierung

Vinblastin, Injektion in die Läsion, bis eine Aufhellung eintritt.

- Kontraindikationen

Lokale Infektion.

- Wechselwirkungen

Keine.

- Nebenwirkungen

Lokale Schmerzen und Ulzeration.

Interferon

Interferone sind bei prognostisch günstigem Kaposi-Sarkom indiziert.

- Standarddosierung

Interferon-α, tgl. i.m. oder s.c., eventuell mit Zidovudin.

- Kontraindikationen

Knochenmarksuppression, Nieren- oder Leberfunktionsstörung.

- Besonderheiten

Die Läsionen können nach Ende der Behandlung wieder auftreten.

- Wechselwirkungen

Keine.

- Nebenwirkungen

Grippe-ähnliche Symptome, Neutropenie, Anämie.

Bleomycin und Vincristin

In den USA Chemotherapeutika der Wahl bei viszeralem oder rapid progredientem kutanem Befall.

- Standarddosierung

Vincristin (bei Entwicklung einer Neuropathie Vinblastin) und Bleomycin alle 2 Wochen, mit Hydrokortison.

- Kontraindikationen

Schwangerschaft und Stillzeit (alle), schwere Lungenfunktionsstörung (Bleomycin); eingeschränkte Anwendung bei Neuropathie.

- Wechselwirkungen

Erhöhte Phenytoin-Konzentrationen.

- Nebenwirkungen

Bleomycin: Hautausschläge, verstärkte Hautpigmentierung, Raynaud-Phänomen, Überempfindlichkeitsreaktion, dosisabhängig progressive Lungenfibrose.
Vincristin: Alopezie, periphere und vegetative Neuropathie.
Vinblastin: Myelotoxizität, Neurotoxizität (weniger ausgeprägt als bei Vincristin).

Liposomales Daunorubicin und Doxorubicin

Diese Medikamente stehen derzeit im Rahmen klinischer Studien oder für Einzelfälle zur Verfügung; in den USA werden sie relativ häufig eingesetzt.

Behandlungsziele

Kosmetische Korrektur (bei lokal begrenzter Erkrankung).
Vermeidung neuer und Behandlung bestehender Effloreszenzen (bei fortschreitender Erkrankung).
Verminderung der Tumormasse und symptomatische Behandlung von Schmerzen, Immobilisierungsfolgen und Infektionen (bei fortgeschrittener Erkrankung).

Weitere Behandlungsmöglichkeiten

Strahlentherapie unter der Überwachung eines Spezialisten ist die Therapie der Wahl, wenn keine Unterdrückung neuer Läsionen erforderlich ist; häufig wird sie mit Chemotherapie kombiniert.
Als Nebenwirkungen können Erythem und verstärkte Pigmentierung auftreten.

Prognose

Die Prognose ist höchst unterschiedlich; die Patienten können Monate oder Jahre überleben.
Bei HIV-Infizierten tritt der Tod häufig aufgrund anderer AIDS-assoziierter Erkrankungen ein.
Prognostisch ungünstige Faktoren sind:
CD4-Lymphozytenzahlen $< 200 \times 10^6$/l.
Vorausgegangene opportunistische Infektionen.
B-Symptome (Fieber, Nachtschweiß, Gewichtsverlust).
Tumor-assoziiertes Ödem.
Nichtnoduläres viszerales Kaposi-Sarkom.

Nachsorge

Überwachung des großen Blutbildes.
Nachsorge alle 3 Monate bei lokal begrenzter Erkrankung.
Nachsorge alle 1–2 Wochen bei generalisiertem Befall.

Hinweise zu Ernährung/Lebensführung

Keine speziellen Maßnahmen erforderlich.

Literatur

1. Rudlinger R (1996) Das Enigma Kaposi-Sarkom. Hautarzt 47 (2):91–95
2. Thimme R, Blum HE, Weber F (1997) Kaposi-Sarkom: ein Virus-induzierter Tumor? Dtsch Med Wochenschr 122 (43):1323–1326
3. Waldmann V, Kempf W, Burg G, Dummer R (1997) Kaposi-Sarkom unter Cyclosporin-A-Therapie bei aktinischem Retikuloid. Der Hautarzt 48 (4):262–265
4. Garbe C, Husak R, Orfanos CE (1994) HIV-assoziierte Dermatosen und ihre Prävalenz bei 456 HIV-Infizierten. Beziehungen zum Immunstatus und ihre Bedeutung als diagnostischer Marker. Der Hautarzt 45 (9):623–629

Symptome

Taubheitsgefühl, Kribbeln, Schmerzen und Brennen im Bereich des N. medianus.
Muskelschwäche, verminderte Griffstärke.

Koordinationsstörung: Fallenlassen von Objekten.

Brachalgia paraestethica nocturna: nachts an Intensität zunehmende Parästhesien und Schmerzen sind Leitsymptom des Karpaltunnelsyndroms.

Schmerzen in den Oberarmen: selten.

Klinischer Befund

Eingeschränkte Sensibilität.
Eingeschränkte Zwei-Punkte-Diskrimination.
Verminderte Griffstärke.
Atrophie der Daumenballenmuskulatur.

Test nach Phalen: wird das Handgelenk passiv in maximaler Flexion (oder maximaler Extension, „Betstellung" gehalten, treten innerhalb von 1 Min. die typischen Parästhesien auf.

Tinel-Hoffman-Zeichen: Perkussion des N. medianus auf der Innenseite des Handgelenks führt zu fortgeleiteten Schmerzen in der Hand; unspezifisches Zeichen.

Labor- und Apparate-Diagnostik

Elektromyographie.

Differentialdiagnose

Nervenwurzelerkrankung im Bereich der HWS.
Andere Ursachen lokaler Schmerzen im Handgelenk, z. B. Arthrosis deformans, Rheumatoide Arthritis.

Ätiologie

Arthrosis deformans.
Diabetes mellitus.
Schwangerschaft.
Hypothyreose.
Rheumatoide Arthritis.
Akromegalie.
Dysproteinämie (z. B. multiples Myelom).
Amyloidose.
Trauma.

Epidemiologie

Das Karpaltunnelsyndrom ist inzwischen die zweithäufigste Ursache einer Berufsunfähigkeit (nach Rückenschmerzen).

Komplikationen

Taubheitsgefühl.
Verminderung der Griffstärke.
Berufsunfähigkeit.
Atrophie der Daumenballenmuskulatur.

Pathophysiologie

Chronische Mikrotraumatisierung (z. B. beim Bedienen eines Preßlufthammers, Hacken von Fleisch).
Infiltration (Amyloidose, Hypothyreose, Diabetes mellitus).
Ödem: Arthrosis deformans, Schwangerschaft.
Idiopathisch: unbekannte Ursache in 20 % der Fälle.

Pharmakotherapie

NSAR sind von begrenztem Wert.
Lokale Kortikosteroidinjektionen spielen nur eine untergeordnete Rolle. Wenn überhaupt, sollten sie von einem orthopädischen Chirurgen oder Rheumatologen vorgenommen werden.

Nichtpharmakotherapie

Schienung: eine symptomatische Verbesserung kann durch kostengünstige vorgefertigte Handgelenkschienen erreicht werden. Spezialanfertigungen bieten keine zusätzlichen Vorteile.
Operative Dekompression.
Rehabilitation.

Behandlungsziele

Beseitigung von Schmerz und Taubheitsgefühl.
Verbesserung der Funktion.
Ermöglichung eines erholsamen Nachtschlafes.
Wiederherstellung der Griffstärke.

Prognose

Die Ergebnisse einer chirurgischen Freilegung des Karpaltunnels sind unterschiedlich.
Üblicherweise werden Heilungsraten von über 90 % angegeben, in bis zu 80 % der Fälle kommt es postoperativ jedoch zum Rezidiv, wenn die belastende Arbeit wiederaufgenommen wird.
Eine sorgfältige Auswahl der für einen chirurgischen Eingriff vorgesehenen Patienten in Verbindung mit Rehabilitationsmaßnahmen zur Einübung eines veränderten Verhaltens am Arbeitsplatz sind entscheidend.

Hinweise zu Ernährung/ Lebensführung

Ernährungsumstellung beim Diabetes mellitus ist empfehlenswert.
Schienung der Handgelenke.

Literatur

1. Skorpik G, Landsiedl F (1996) Das Karpaltunnelsyndrom. Ein Vergleich der endoskopischen und offenen operativen Behandlung. Handchir Mikrochir Plast Chir 28 (3):133–137
2. Stark B, Engkvist Lofmark C (1996) Endoskopische Operation oder konventionelle offene Operationstechnik bei Karpaltunnelsyndrom: Eine prospektive, vergleichende Studie. Handchir Mikrochir Plast Chir 28 (3):128–132
3. Assmus H (1996) Korrektur und Rezidiveingriffe beim Karpaltunnelsyndrom. Bericht über 185 Nachoperationen. Nervenarzt 67 (12):998–1002

Symptome

Schmerz: unterschiedlich lokalisiert – anterior, medial, lateral, posterior.
Gelenkblockade.
Abknicken/Nachgeben.
Instabilität.
„Knallendes" Geräusch.
Ziehen.
Schwellung.
Steife.
Streck- oder Beugehemmung.

Klinischer Befund

Schwellung (Gelenkerguß, Weichteilgewebe).
Deformierung.
Rötung.
Überwärmung.
Muskelatrophie.
Druckschmerz bei der Palpation (genaue Lokalisierung).

Provokationstests: Lachmann-Test (am besten geeignet), Schubladenphänomen, McMurray-Test.

Labor- und Apparate-Diagnostik

Von entscheidender Bedeutung ist die sorgfältige körperliche Untersuchung, die, von einem erfahrenen Orthopäden durchgeführt, eine höhere diagnostische Genauigkeit als MRT, Ultraschall oder Arthroskopie erreichen kann.
Gelenkpunktion.
Ultraschalluntersuchung.
MRT.
Arthrographie.
Arthroskopie.

Differentialdiagnose

Hämarthros

Meniskusrupturen.
Bandläsionen.
Osteochondrale Frakturen.
Patellaluxation.

Gelenkblockade

Korbhenkelriß des Meniskus.
Freier Gelenkkörper.
Ruptur des vorderen Kreuzbandes.
Suprapatellare Falte.

„Knallendes Geräusch"

~ 70 % der Patienten hörten bei der Ruptur des vorderen Kreuzbandes einen „Knall".
Sofort einsetzender Gelenkerguß.
Unfähigkeit, die derzeitige Tätigkeit weiterzuführen.

Zeitpunkt des Gelenkergusses

Akute Blutungen führen in der ersten Stunde nach der Verletzung zum Gelenkerguß; typisch bei Bandläsion, peripherer Meniskusruptur und osteochondraler Fraktur.
Später (nach 12 – 18 Std.) auftretende Gelenkergüsse treten häufiger bei Meniskusrupturen auf.

Ätiologie

Traumatisierungen unterschiedlicher Art

Akut, z. B. Sportverletzungen, Stürze.
Chronisch, z. B. rezidivierende Traumatisierung, Überbelastung.
Multifaktoriell (z. B. Abnutzung und Sturz).

Mechanik der Verletzung

Innere oder äußere Rotation (am häufigsten).
Krafteinwirkung kann auch gelenkfern erfolgen.
Abscherungen.
Aufprall oder Kollision.
Überbelastung.

Verletzung unterschiedlicher anatomischer Strukturen

Rupturen des vorderen Kreuzbandes.
Rupturen des hinteren Kreuzbandes.
Meniskusrupturen.
Rupturen des medialen Kollateralbandes.
Verstauchungen und Zerrungen.
Patellaluxation.
Frakturen.

Diskutierte Ursachen

Genetische Disposition.
Quadricepswinkel.
Falsche Wettkampfvorbereitung bei Leistungssportlern.
Falsches propriorezeptives Training.

Epidemiologie

Knieverletzungen gehören zu den häufigsten zur körperlichen Behinderung führenden Verletzungen in allen Lebensbereichen, insbesondere jedoch im Sport (sowohl im Gelegenheits- oder Freizeitsport als auch im Wettkampf- oder Hochleistungssport).
Bei Sportarten mit direktem Körperkontakt und Kollisionsgefahr treten Knieverletzungen häufig auf.
In den USA erleiden schätzungsweise 50 % der Mitspieler beim High School Football jährlich eine Knieverletzung.

Komplikationen

Atrophie.
Muskelschwäche.
Schwellung.
Deformierung.
Chronische Schmerzen.
Chronische Arthritis.
Instabilität.
Gelenkblockade.
Stürze.
Gangstörungen.
Einschränkung beim Sport.

Pharmakotherapie

Eine Schmerzbehandlung mit Paracetamol, NSAR, Kodein und Hydrocodon kann erforderlich sein.
Exakte Diagnose und frühzeitige Rehabilitation können zur Vermeidung einer Analgetikaabhängigkeit beitragen.

Nichtpharmakotherapie

Konservative Therapie: RICE (Rest, Ice, Compression, Elevation – Ruhe, Eis, Kompression, Hochlagerung).
Frühzeitig Übungen zur Wiederherstellung der Beweglichkeit.
Immobilisierung vs. Mobilisierung.
Funktionelle Schienung.
Kniesehnenaugmentation.
Rehabilitation: mit Hilfe der Bewegungsschienen-Therapie werden die besten Ergebnisse erzielt.

Chirurgische Therapie: bietet weitere Behandlungsmöglichkeiten.

Weitere therapeutische Maßnahmen: Arthroskopie und rekonstruktive Chirurgie.

Behandlungsziele

Schmerzlinderung.
Abschwellung.
Wiederherstellung der vollen Beweglichkeit.
Vermeidung und Rückbildung von Muskelatrophie.
Ermöglichung einer sicheren Wiederaufnahme der früheren Aktivitäten.

Prognose

Die Prognose ist sehr unterschiedlich und hängt von den spezifischen anatomischen Gegebenheiten und vom Schweregrad der Verletzung ab.
Die Rekonstruktion des vorderen Kreuzbandes weist möglicherweise eine Erfolgsrate von nur 50 % auf.
Bei einem Kniegelenk mit instabilem vorderem Bandapparat kann es in 40 % der Fälle zu zusätzlichen degenerativen Veränderungen kommen.
Die Behandlung einer Verletzung des hinteren Kreuzbandes ist umstritten: in 5–8 % der Fälle entwickelt sich eine Arthritis; bei Mehrfachverletzungen ist die Prognose noch schlechter; durch einen chirurgischen Eingriff läßt sich derzeit nur eine mäßige Stabilisierung des Gelenks erreichen.

Hinweise zu Ernährung/Lebensführung

Individuelle Behandlungspläne müssen die Präferenzen und Aktivitätserwartungen des Patienten berücksichtigen.
Sportpsychologische Strategien können entscheidend sein.

Literatur

1. Jürgensen I, Bachmann G, Leiers S, Cassens J (1996) Der traumatische Kniegelenkhämarthros – klinische Bedeutung der Kernspintomographie. Der Unfallchirurg 99 (9):665–670
2. Schwarz W, Hagelstein J, Minholz R, Schierlinger M, Danz B, Gerngross H (1997) Manuelle Sonometrie des Kniegelenks. Eine praxisnahe Methode zur Diagnostik der frischen Ruptur des vorderen Kreuzbandes. Unfallchirurg 100 (4):280–285
3. Krettek C, Schandelmaier P, Lobenhoffer P, Tscherne H (1996) Komplextrauma des Kniegelenks. Diagnostik, Management, Therapieprinzipien. Unfallchirurg 99 (9):616–627
4. Westrich GH, Haas SB, Bono JV ((1996)) Occupational knee injuries. Orthop Clin North Am 27 (4): 805–814

Symptome

Änderung der Stuhlgewohnheiten.

Blut im Stuhl: häufig okkult.

Gewichtsabnahme.

Tenesmus: bei rektaler Lokalisation der Läsionen.

Abdominale Beschwerden oder Schwellung: in seltenen Fällen.

Klinischer Befund

Blässe: bei Anämie.

Abdominale Geschwulst oder Bauchauftreibung.

Peritonitis: bei Perforation.

Mechanischer Ileus.

Hepatomegalie: durch Lebermetastasen.

Kachexie, klinisch manifeste Gewichtsabnahme.

Hämatochezie: bei rechtsseitig lokalisierten Läsionen gelegentlich Melaena.

Labor- und Apparate-Diagnostik

Bei einer Untersuchung mit dem flexiblen Sigmoidoskop entdeckte Läsionen erfordern eine weitere Abklärung mittels Biopsie; Patienten mit multiplen oder großen (> 1 cm) Adenomen sollten zur Koloskopie überwiesen werden.

Untersuchung des Primärtumors

Koloskopie: bei Verdacht auf kolorektales Karzinom aufgrund des klinischen Bildes; alle Polypen sollten entfernt und histologisch untersucht werden; auf die Mukosa begrenzte maligne Läsionen oder Stadium Dukes A (*siehe* Pathologie) erfordern keinen chirurgischen Eingriff oder Chemotherapie, wenn die Läsion durch das Koloskop vollständig reseziert werden kann (d. h. Resektionsränder im Gesunden).

Kolonkontrasteinlauf (Barium und Luft): in den Händen sehr kompetenter Radiologen weist dieses Verfahren annähernd die gleiche Empfindlichkeit zur Erfassung signifikanter Läsionen auf wie die Koloskopie und ist dabei kostengünstiger. Angesichts der Häufigkeit kolorektaler Karzinome im höheren Lebensalter und der fehlenden Möglichkeit zur Gewebeentnahme wird im allgemeinen dennoch die Koloskopie bevorzugt.

Untersuchung auf Metastasen

Bestimmung der Leberwerte: Lebermetastasen gehen häufig mit erhöhten Werten für alkalische Phosphatase einher.

Thoraxröntgen: zur Erfassung solitärer oder multipler peripherer Lungenmetastasen.

CT des Abdomens: zur Beurteilung der Tumorbelastung des kleinen Beckens und zum Nachweis einer eventuell vorliegenden Adenopathie oder Lebererkrankung.

Ultraschalluntersuchung der Leber: falls CT nicht verfügbar ist; kostengünstiger, jedoch weniger empfindlich als CT.

Untersuchungen zur Früherkennung

Untersuchung auf okkultes Blut im Stuhl: bei asymptomatischen Patienten > 50 Jahren führt die jährlich routinemäßig durchgeführte Untersuchung zur Senkung der Mortalitätsrate, erfordert für die weitere Abklärung der großen Anzahl falsch-positiver Befunde jedoch umfangreiche Mittel.

Untersuchung mit dem flexiblen Sigmoidoskop: bei asymptomatischen Patienten > 50 Jahren alle 5 Jahre.

Koloskopie: bei Risikogruppen, z. B. Patienten, in deren Familien zwei oder mehr Personen oder eine Person < 50 Jahren an einem kolorektalen Karzinom erkrankt sind; bei Patienten mit positiver Familienanamnese des Lynch-Syndroms oder der familiären adenomatösen Polypose ist bereits in jüngeren Jahren eine koloskopische Überwachung angezeigt.

Differentialdiagnose

Divertikelkrankheit.
Entzündliche Darmerkrankung.
Colon irritabile.
Adhäsionen.
Arteriovenöse Fehlbildungen.
Solitäres Rektalulkus.
Ischämie im Bereich der A. mesenterica.

Ätiologie

Risikofaktoren sind:
Fettreiche, ballaststoffarme Ernährung.
Colitis ulcerosa (> 10 Jahre).
Genetische Disposition: Lynch-Syndrom, familiäre adenomatöse Polypose.
Kolorektale Adenome.

Epidemiologie

In den USA hat ein asymptomatischer Erwachsener durchschnittlich ein 6%iges Risiko, während seines Lebens an einem kolorektalen Karzinom zu erkranken.
Der Altersgipfel liegt bei 60–69 Jahren.
Das kolorektale Karzinom nimmt unter den zum Tode führenden Malignomen in den Industrieländern die zweite Stelle ein.

Komplikationen

Ileus: meist bei linksseitiger Läsion.
Perforation, Sepsis.
Akute Blutung oder Eisenmangelanämie.
Fistelbildung.

Pathologie

Mikroskopisch: Adenokarzinom.
Makroskopisch: polypoide, ulzerierende, anuläre diffuse oder kolloidale Läsionen.

Lokalisation

Rektum: 30 %.
Caecum und Colon ascendens: 25 %.
Colon sigmoideum: 20 %.
Colon descendens: 15 %.
Colon transversum: 10 %.

Ausbreitung

Direkt, lymphogen, hämatogen.

Stadien (Dukes-Klassifikation)

A: begrenzt auf Mukosa/Submukosa.
B: Infiltration der Muscularis propria.
C: Lymphknotenbefall.
D: Fernmetastasen.

Pharmakotherapie

Postoperative Chemotherapie wirkt sich bei Patienten mit Stadium Dukes C günstig aus. 5-Fluorouracil scheint in Kombinationen mit Calciumfolinat (6 Monate) oder Levamisol (12 Monate) die wirksamste Substanz zu sein. Bei generalisierter Erkrankung ist eine günstige Wirkung allerdings nicht erwiesen.

Nichtpharmakotherapie

Elektiver chirurgischer Eingriff

Kurative Resektion: rechts- oder linksseitige Hemikolektomie, anteriore Rektumresektion oder abdominoperineale Rektumexstirpation, je nach Lokalisation und Ausmaß des Tumors.

Palliative Resektion oder Bypass-Operation.

Lokale Sanierung rektaler Tumoren: lokale transanale Resektion (offen oder endoskopisch), Lasertherapie oder intrakavitäre Strahlentherapie.

Notfalloperation

Bei 20 % der Patienten liegt bei Erstkonsultation ein Darmverschluß, eventuell mit Perforation, vor.

Adjuvante Strahlentherapie

Beim Rektumkarzinom kann das Tumorvolumen vor einem chirurgischen Eingriff durch Strahlentherapie verkleinert werden.

Behandlung des Rezidivs

Die Behandlung hängt von der Lokalisation, Größe und Zahl der Metastasen ab.

Regelmäßige Bestimmung der CEA-Konzentrationen (karzinoembryonales Antigen) ermöglicht eine Aussage bezüglich des Rezidivrisikos und kann bei geplanter aggressiver chirurgischer Behandlung von Metastasen außerhalb des Kolons (z. B. solitären Lebermetastasen) als Verlaufsparameter dienen.

Bei Auftreten von Rezidiven nach einer „kurativen" Resektion ist in weniger als 20 % der Fälle eine Zweitresektion möglich.

Lokalisation des Rezidivs: lokal (20 %, nach der Dukes-Klassifikation), Leber (30 %), Abdomen (20 %), Lunge (20 %), Retroperitonealraum (10 %).

Bei lokalem Befall: bei 50 % der Patienten kommt eine erneute chirurgische Abtragung in Frage, die Heilungsrate beträgt 25 %; Strahlentherapie ist bei rektalen Rezidiven eine wirksame palliative, durch Myelotoxizität jedoch begrenzt einsetzbare Maßnahme.

Bei Lebermetastasen: bei < 20 % (solitär oder unilobulär) der Patienten kommt eine kurative Resektion in Frage; eventuell kurzfristige Linderung durch Infusion von 5-Fluorodesoxyuridin in die Arteria hepatica propria; bei Kapseldistension kann durch fraktionierte Bestrahlung eine Schmerzlinderung erreicht werden.

Behandlungsziele

Entfernung des Primärtumors und der regionalen Lymphknoten, bei rektalen Läsionen auch des mesorektalen Bereichs (kurative Resektion).

Bei fortgeschrittener oder metastasierender Erkrankung Entfernung des Primärtumors oder Bypass-Operation zur Linderung der Symptomatik (palliative Resektion oder Bypass).

Begrenzung des lokalen Befalls bei Patienten, bei denen eine Operation nicht in Frage kommt.

Prognose

Bei 25 % der Patienten liegen zum Zeitpunkt der Erstkonsultation bereits Metastasen vor.

Die postoperative Mortalität im Krankenhaus (5–7 %) ist mit intraabdominaler Sepsis, Ileus, höherem Lebensalter oder kardiopulmonalen Komplikationen assoziiert.

Die 5-Jahres-Überlebensrate beträgt in den Stadien Dukes A 80–90 %, B 50–60 %, C 30 % und D 5 %.

Nachsorge

Nach kurativer Resektion Nachkontrolle in den ersten 6–12 Monaten zur Erfassung eventuell nicht resezierter Läsionen, bei asymptomatischen Patienten danach alle 3–5 Jahre.

Hinweise zu Ernährung/ Lebensführung

Zur Primärprophylaxe Reduktion des Fettanteils an der Nahrung auf 30 %, gleichzeitig Erhöhung des Anteils ballaststoffreicher Nahrungsmitteln sowie von Obst und Gemüse. Regelmäßige Aspirineinnahme scheint ebenfalls mit einem verringerten Risiko eines Adenokarzinoms des Dickdarms assoziiert zu sein.

Literatur

1. Kohne CH, Benter T (1997) Nachsorge des kolorektalen Karzinoms Stellenwert von Tumormarkern. Internist 38 (4):363–365
2. Klapdor R (1996) Früherkennung des kolorektalen Karzinoms. Med Klin 91 (5):320–321
3. Schorr M, Siebeck M, Zoller WG (1997) Patientenorientierte, risikoadaptierte Tumornachsorge bei Patienten mit kolorektalem Karzinom. Z Gastroenterol 35 (11):1019–1027
4. Zieren HU, Jacobi CA, Zieren J, Muller JM (1996) Lebensqualitätserfassung nach Resektion colorectaler Carcinome. Chirurg 67 (7):703–708

Definition

Koma ist der schwerste Grad der Bewußtseinsstörung, bei dem der Patient nicht mehr erweckbar ist.
Eine für die Praxis hilfreiche Definition von Koma bietet die Glasgow-Komaskala (Koma liegt bei Punktzahlen von 2:4:2 oder weniger vor, *siehe* Glasgow-Komaskala).

Symptome

Koma ist ein Symptom.

Klinischer Befund

Fieber: Hinweis auf Infektion (Meningitis, Enzephalitis, systemische Infektion).

Hypothermie: kann Ursache oder Wirkung sein.

Nackensteife, Kernig-Zeichen, Stauungspapille.

Kardiale Störungen: können auf subakute bakterielle Endokarditis oder Embolie hinweisen.

Hypertonie oder Hypotonie.

Langsame, flache Atmung: Hinweis auf Arzneimittel- oder Drogenüberdosis.

Schnelle Atmung: Hinweis auf Infektion oder Azidose.

Anämie, Ikterus, Hautausschlag.
Intoxikation, Diabetes mellitus, Leberinsuffizienz.
Organomegalie, Zystennieren.
Meningitis, Subarachnoidalblutung, Hirndrucksteigerung.

Labor- und Apparate-Diagnostik

Fremdanamnese (durch Zeugen): Angaben zur Entwicklung des Komas, zu den Umständen, unter denen der Patient entdeckt wurde, zu Trauma, Krampfanfällen, Arzneimitteleinnahme, vorausgegangenen Erkrankungen.

Glasgow-Komaskala: zur Bestimmung der Schwere der Bewußtseinsstörung.

Hirnstammfunktionsprüfungen: Pupillenreaktionen, spontane Augenbewegungen, vestibulookuläre Reflexe.

Motorische Funktionsprüfungen: Anzeichen einer Lateralisierung.

Fundoskopie: Untersuchung auf Stauungspapille, Blutung, Embolie.

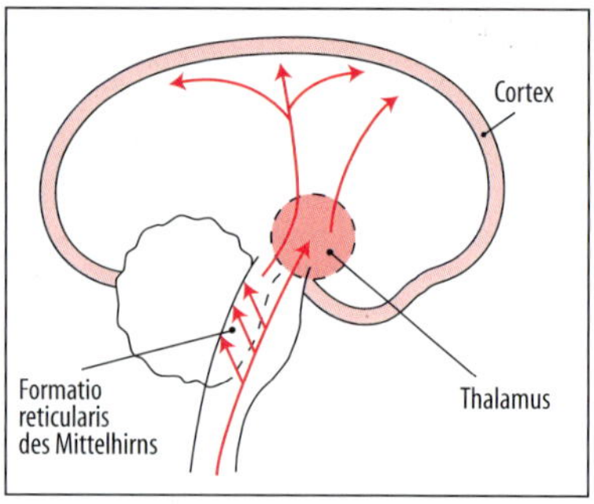

Anatomie des Bewußtseins.

Blutanalyse: zur Bestimmung biochemischer Parameter, z. B. Blutzucker, Elektrolyte; Leber-, Nieren- und Schilddrüsenfunktionsprüfung; Toxinbelastung; etc.

CT oder MRT: bei Vorliegen zerebraler Herdstörungen oder unklarer Diagnose.

Lumbalpunktion: bei fehlenden Herdstörungen und Vorliegen von Nackensteife.

Hämatologische Untersuchungen, Thoraxröntgen, EEG: bei fehlenden Herdstörungen oder Nackensteife (vorheriger Ausschluß einer Hirndrucksteigerung erforderlich).

Differentialdiagnose

Locked-in-Syndrom: willkürliche Reaktion wie Augen öffnen und schließen nach Aufforderung.
Apallisches Syndrom: spontanes Öffnen der Augen und Schlaf-Wach-Zyklen, jedoch kein Hinweis auf Kognition.
Psychogener Stupor: intakte vestibulookuläre Reflexe und kalorischer Nystagmus nach Kältereiz, Blepharospasmus, intakte Hirnnervenreflexe.

Ätiologie

Arzneimittel-, Drogen- oder Alkoholüberdosis.
Trauma.
Raumfordende intrazerebrale Prozesse.
Infektionen: Enzephalitis, Meningitis, Sepsis.
Stoffwechselentgleisungen.
Intrazerebrale Blutung und Thrombose.
Toxine.
Status epilepticus.

Epidemiologie

3 % der Notaufnahmen im Krankenhaus sind Komapatienten.
Bei 40 % dieser Patienten wurde das Koma durch Einnahme einer Überdosis Sedativa hervorgerufen.

Komplikationen

Infektionen: insbesondere der Atemwege oder Nieren, z. B. Aspirationspneumonie.
Stoffwechselentgleisungen.
Disseminierte intravasale Koagulation.
Dekubitalulzera.
Kontrakturen.
Tiefe Venenthrombosen.
Abrasio corneae.
Tod.

Glasgow-Komaskala

Kursivschrift bedeutet kein Koma.

Augenöffnung

1. Keine Augenöffnung.
2. Bei Schmerzreiz.
3. *Bei Anruf.*
4. *Spontan.*

Motorische Reaktion

1. Keine Reaktion.
2. Strecksynergien.
3. Beugesynergien.
4. Wegziehen des Körperteils.
5. *Gezielte Abwehrreaktion auf Schmerzreiz.*
6. *Gezielte Abwehrreaktion auf Aufforderung.*

Verbale Reaktion

1. Keine Reaktion.
2. Stöhnen, einzelne Laute.
3. *Einzelne Wörter.*
4. *Verwirrt.*
5. *Voll orientiert.*

Pharmakotherapie

Die Behandlung verursachender oder gleichzeitig bestehender Erkrankungen kann erforderlich sein: Antibiotika, Virostatika, Antimykotika, Korrektur von Stoffwechselentgleisungen, Entfernung toxischer Substanzen aus dem Körper, Behandlung raumfordernder Prozesse, s.c. Heparingabe zur Vermeidung von Thrombosekomplikationen.
Steroide und Mannitol sollten bei komatösen Patienten nicht routinemäßig gegeben werden, können in ausgewählten Fällen jedoch zur Verminderung einer Ödem-bedingten Hirndrucksteigerung beitragen.

Behandlungsziele

Behandlung der Ursache.
Sicherstellung von Flüssigkeits- und Nährstoffzufuhr.
Wiederherstellung der normalen physiologischen und psychischen Funktionen.

Prognose

Überdosierungen von Sedativa oder Alkohol sind in der Regel nicht tödlich und haben bei Sicherstellung von Kreislauf und Atmung eine gute Prognose.
Die Prognose der anderen nichttraumatischen Komaformen ist abhängig von der Ursache (ein metabolisches Koma hat eine bessere Prognose als ein hypoxisch-ischämisch bedingtes Koma), der Tiefe (je tiefer das Koma, desto ungünstiger die Prognose), der Dauer (je länger das Koma dauert, desto ungünstiger die Prognose) und den klinischen Manifestationen, z. B. den Hirnstammsyndromen.
Insgesamt kommt es nur bei 15 % der Patienten mit nichttraumatischem, über 6 Stunden anhaltendem Koma zu einer guten bis zufriedenstellenden Erholung.

Nachsorge

Sicherstellung der Atmung.
Ausreichende Ernährung.
Sicherstellung von Haut-, Herz/Lungen-, Blasen- und Darmfunktionen.
Überwachung des Fortschritts.

Hinweise zu Ernährung/ Lebensführung

Keine speziellen Maßnahmen erforderlich.

Literatur

1. Biniek R, Schindler E (1996) Untersuchung des bewußtlosen Patienten. Nervenarzt 67 (12):975–982
2. Osterwalder JJ (1996) Der komatöse Patient: erste Überlegungen und Maßnahmen. Schweiz Rundsch Med Prax 85 (50):1626–1629
3. Schwarz S, Schwab S, Fabian CW, Schellinger P, Orberk E, Hund E (1997) Sepsis: unklare Bewußtseinstrübung als Initialsymptom. Klinik und Pathophysiologie der septischen Enzephalopathie. Nervenarzt 68 (4):292–297

Symptome

Rückenschmerzen: akute, d. h. < 7 Tage andauernd; chronische, d. h. > 30 Tage andauernd.
Morgensteife.
Ins Bein ausstrahlende Schmerzen: Ischialgie.
Bewegungseinschränkung.
Funktionsstörung.

Klinischer Befund

Je nach Ursache und Ausprägung der Störung können die im folgenden aufgeführten Befunde erhoben werden.
Einschränkung der LWS-Lordose.

Muskelverspannungen: sicht- und tastbar.

Skoliose der BWS.
Verstärkte Beckenneigung.
Schmerzbedingte Schonhaltung.

Gangstörungen: Steppergang, Watschelgang.

Eingeschränkte LWS-Beweglichkeit: Flexion, Extension, Bewegung zur Seite hin.

Druckschmerzhaftes Weichteilgewebe.
Lasègue-Zeichen.
Muskelschwäche bei Extension der Großzehe.
Muskelschwäche bei Dorsalflexion des Fußes.
Abgeschwächter Achillessehnenreflex.
Sensibilitätsverlust.
Atrophie der Wadenmuskulatur.
Ischialgie.

Labor- und Apparate-Diagnostik

Großes Blutbild, alkalische Phosphatase, prostataspezifisches Antigen.
Röntgenleeraufnahme.
CT/MRT.
Elektromyographie.
Serumproteinelektrophorese.
Myelographie.
Tests zur Beurteilung der Muskelstärke.

Differentialdiagnose

Die differentialdiagnostische Abklärung des lumbalen Syndroms umfaßt die unter Ätiologie genannten Erkrankungen.

Ätiologie

Muskelverspannungen.
Spondylolisthesis.
Osteophytose.
Spinalstenose.
Kompressionsfraktur.
Degenerative Bandscheibenerkrankung.
Bandscheibenvorfall.
Infektion (von Wirbelkörper oder Bandscheibe).
Neoplasien.
Seronegative Spondylarthropathie:
Morbus Bechterew.
Psoriasisarthritis.
Morbus Reiter.
Arthritis im Rahmen einer Enteropathie.

Epidemiologie

25 % der Patienten sind zwischen 30 und 50 Jahre alt.
Häufigste Ursache einer Behinderung bei unter 45jährigen.
In 60 % der Fälle kommt es innerhalb 1 Jahres zum Rezidiv.
Schmerzen im Bereich der LWS sind in ~ 10 % der Fälle der Grund für das Aufsuchen des Hausarztes.
Risikofaktoren sind Belastung am Arbeitsplatz, Angst, Depression, Schwangerschaft und Zigarettenrauchen.
Rückenschmerzen gehören zu den 10 häufigsten in einer internistischen Praxis genannten Symptomen.
Rückenschmerzen sind in den USA der zweithäufigste Grund eines chirurgischen Eingriffs.
Die in den USA jährlich durch medizinische Behandlung von Rückenschmerzen im LWS-Bereich entstehenden Kosten werden auf 25 Milliarden US-Dollar geschätzt (1995).
Die Begleitkosten liegen bei > 40 Milliarden US-Dollar (ausgefallene Arbeitszeit, Entschädigung, Prozeßkosten).

Komplikationen

Sensible Ausfälle.
Motorische Ausfälle.
Gangstörungen: z. B. Steppergang.
Einschränkung der Berufsfähigkeit.
Analgetikaabhängigkeit.
Harn-/Stuhlinkontinenz.
Parese.
Atrophie.

Pharmakotherapie

NSAR: Ibuprofen, 4mal tgl. 400–800 mg; Piroxicam, tgl. 20 mg.
NSAR weisen eine mittlere Wirksamkeit auf.
Opioide und Narkotika sollten gemieden oder nur kurzfristig eingesetzt werden.
Der Nutzen von Muskelrelaxanzien ist umstritten.

Nichtpharmakotherapie

Techniken zum Umgang mit chronischen Schmerzen wie Biofeedback, Meditation, Entspannungstechniken.
Elektrostimulation.
Transkutane elektrische Nervenstimulation (TENS): umstritten.
Physiotherapie (Ultraschall, Massage).
Extensionsübungen.
Flexionsübungen.
Einschränkung schmerzauslösender Aktivitäten.

Behandlungsziele

Wiederherstellung der Beweglichkeit.
Schmerzlinderung.
Verbesserung der Schlafqualität.
Verbesserung der LWS-Funktion.

Prognose

Die Prognose ist sehr unterschiedliche.
In 90 % der Fälle kommt es zum Rezidiv.

Nachsorge

Ein multidisziplinärer Therapieansatz kann sinnvoll sein.

Hinweise zu Ernährung / Lebensführung

Patienten sollten das Rauchen aufgeben.
Gewichtsreduktion und regelmäßiges körperliches Training sind ein wichtiger Bestandteil der Behandlung.
Schulung und aktive Beteiligung der Patienten an ihrer Rehabilitation sind für die Erhaltung der Gesundheit und Rezidivprävention sehr wichtig („Rückenschule").
Veränderungen am Arbeitsplatz können erforderlich sein.
Physiotherapie kann zur Linderung der Beschwerden beitragen.

Literatur

1. Keitel W (1997) Rückenschmerz aus internistisch-rheumatologischer Sicht. Z Ärztl Fortbild Jena 90 (8):671-676
2. Lange A (1997) Physiotherapie beim Rükkenschmerz. Z Ärztl Fortbild Jena 90 (8):699–710
3. Goldmann R, Kriebel-Goldmann C, Leuwer M, Piepenbrock S (1997) Gelenkfunktionsstörungen im Bereich der Lenden- und der Brustwirbelsäule. Das Verhalten unter Muskelrelaxierung. Manuelle Medizin 35 (6):304–312

Symptome

Symptome nehmen rasch zu, Höhepunkt häufig innerhalb 4–12 Stunden nach Beginn erreicht.
Befallen sind in der Regel bei Pseudogicht Knie- oder Handgelenk, bei Gicht Großzehengrundgelenk, Mittel- bzw. Rückfußgelenk, Knie- oder Handgelenk.
Meist sind nur ein oder wenige Gelenke betroffen; polyartikulärer Gelenkbefall tritt in < 10 % der Fälle auf.
Heftigste Schmerzen.
Steife, Druckschmerz, Schwellung.

Fieber und allgemeines Krankheitsgefühl: insbesondere bei Befall der großen oder multipler Gelenke.

Klinischer Befund

Erythem der über dem betroffenen Gelenk liegenden Haut: später Schuppung.

Gerötetes, warmes Gelenk: Anzeichen einer artikulären und paraartikulären Entzündung; immer Hinweis auf Kristallablagerung oder Infektion.

Gespannter Gelenkerguß, Überwärmung, deutliche Gelenkkontur und Berührungsempfindlichkeit der über dem Gelenk liegenden Haut, eingeschränkte Beweglichkeit mit Belastungsschmerz: Anzeichen einer floriden Synovitis.

Fieber: kann insbesondere bei älteren Patienten mit Verwirrtheit einhergehen.

Trübes oder blutiges Gelenkpunktat: Zellzählung ergibt hohe Werte, > 95 % polymorphe Zellen.

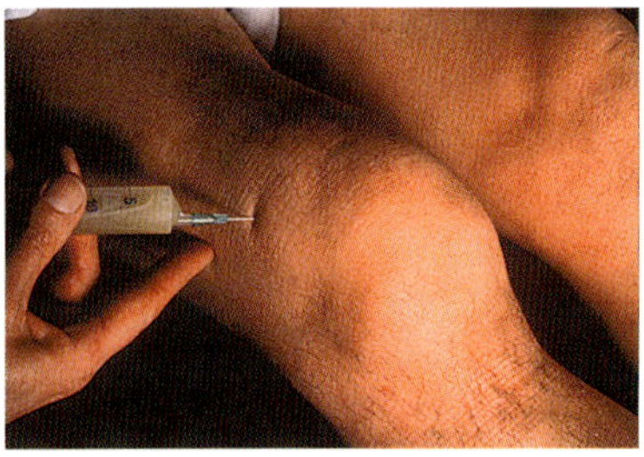

Aspiration trüber Synovialflüssigkeit bei gichtbedingter akuter Synovitis des Kniegelenkes.

Labor- und Apparate-Diagnostik

Diagnostische Untersuchungen: Analyse der Synovialflüssigkeit

Kompensierte Polarisationsmikroskopie: übliche Methode zur Kristallbestimmung; Mononatriumurat: starke (negative) Doppelbrechung, nadelförmige, 2–25 µm lange Kristalle, gut identifizierbar; Kalziumpyrophosphatdihydrat: schwache (positive) Doppelbrechung, rautenförmige, 2–10 µm lang, schwer zu identifizieren; andere Kristalle (Cholesterin, Oxalat, injizierte Steroide) selten.

Gram-Färbung und Kultur: entscheidend zum Ausschluß einer Infektion.

Zusätzliche Untersuchungen zur Bestätigung der Diagnose

Röntgenuntersuchung: zum Nachweis einer Chondrokalzinose (Pseudogicht); Osteophyt, Sklerose, Zysten, Gelenkspaltverschmälerung (Gicht, Pseudogicht); paraartikuläre Erosion (Gicht); diese Veränderungen sind zwar charakteristisch, jedoch nicht immer vorhanden.

BKS, CRP: meist erhöht.

Serumharnsäurebestimmung: bei Gicht häufig, jedoch nicht in jedem Fall erhöht.

Assoziierte Erkrankungen

Sie sollten nach der Diagnose und Behandlung des akuten Anfalls in Betracht gezogen werden.

Stoffwechsel-Screening: Kalzium, alkalische Phosphatase, Ferritin, Magnesium; bei Lebensalter > 55 Jahre oder Vorliegen einer polyartikulären Chondrokalzinose (Pseudogicht).

Harnstoff- (Serum-Harnstoff-Stickstoff), Kreatininbestimmung: zum Nachweis eines Nierenschadens bei primärer und sekundärer Gicht.

Lipoproteinbestimmung, Leberfunktionsproben: bei primärer und Alkohol-assoziierter Gicht.

Differentialdiagnose

Infektiöse Arthritis: Eine Infektion entwickelt sich im allgemeinen an einem veränderten, seit kurzem symptomatischen Gelenk.
Andere Formen der Kristallsynovitis.
Akute Kristallsynovitis und infektiöse Arthritis können gemeinsam auftreten.
Im Gelenk können sich mehrere Kristallarten ablagern („gemischte Kristallablagerung").

Ätiologie

Ursachen der primären Gicht

Hereditäre Verringerung der renalen Harnsäureausscheidung (in den meisten Fällen).
Hereditäre Harnsäureüberproduktion (selten).
Adipositas, übermäßiger Alkoholgenuß (hauptsächlich Bier).
Hereditäre Kristallisationskeimbildung oder das Kristallwachstum fördernde Gewebefaktoren.

Ursachen der sekundären Gicht

Chronische Diuretikabehandlung.
Chronischer Nierenschaden.
Bleivergiftung (häufig bei regelmäßigem Trinken von schwarzgebranntem Schnaps).

Ursachen der Pseudogicht

Sporadische isolierte Chondrokalzinose, Pyrophosphatarthropathie (Begleitkrankheit bei Arthrosis deformans).
Familiäre Disposition (selten).
Metabolische Prädisposition (selten): Hämochromatose, Hypomagnesiämie, Hyperparathyreoidismus, Hypophosphatasämie.

Auslösende Faktoren

Lokales Trauma, interkurrierende akute Erkrankung, chirurgischer Eingriff, Beginn einer medikamentösen Therapie, z. B. Allopurinol (Gicht), Thyroxin (Pseudogicht), parenterale Flüssigkeitszufuhr, Gelenkspülung.
„Freisetzung" bereits bestehender (bisher asymptomatischer) Kristalle löst akute Anfälle aus (umstritten).

Epidemiologie

Kristallsynovitis ist die häufigste Ursache einer akuten Monoarthritis bei Patienten im mittleren und höheren Lebensalter.
Bis zum 65. Lj. erkranken mehr Männer als Frauen an (meist primärer) Gicht.
Nach dem 65. Lj. erkranken gleich viele Männer wie Frauen an (meist sekundärer) Gicht.
An Pseudogicht erkranken vorwiegend ältere Personen, und zwar gleich viele Frauen wie Männer.
Pseudogicht tritt selten vor dem 55. Lj. auf (dann meist Hinweis auf familiäre oder metabolische Prädisposition).

Komplikationen

Clusteranfälle: ein Anfall löst Anfälle an weiteren Gelenken aus.

Gelenkruptur: bei assoziierter Weichteilgewebeentzündung.

Nervenkompression: durch akute Weichteilgewebeschwellung, am häufigsten im Bereich des Nervus medianus (Karpaltunnelsyndrom).

Pharmakotherapie

Orale nichtsteroidale Antirheumatika

Einfache Analgetika können in Kombination mit anderen therapeutischen Maßnahmen eingesetzt werden, schnellwirkende NSAR werden in der Regel jedoch vorgezogen (*nähere Angaben siehe* Gicht).

Colchicin

Colchicin wirkt bei allen Formen der akuten Synovitis, sollte aufgrund seiner Toxizität jedoch nur bei sehr hartnäckigen Anfällen eingesetzt werden.

■ Standarddosierung
Orales Colchicin, in den ersten 24 Std. initial 1 mg, dann stündlich 0,5 mg, bis der Schmerz nachläßt oder Nebenwirkungen auftreten (Tageshöchstdosis 6 mg); danach 3mal tgl. maximal 0,6 mg.

■ Kontraindikationen
Nieren- oder Leberschaden, Dehydratation.

■ Besonderheiten
Niemals parenterale Gabe; Colchicin-freies Intervall von mindestens 7 Tagen. (Hinweis: i.v. Gabe von Colchicin ist gefährlich).

■ Wechselwirkungen
Keine.

■ Nebenwirkungen
Starke Übelkeit, Erbrechen, wässrige Durchfälle.

Intraartikuläre Steroide

Angezeigt in problematischen Fällen (Befall großer oder multipler Gelenke, höheres Lebensalter) oder bei kontraindizierter oraler Gabe.
Rückgang der Synovitis im allgemeinen innerhalb 24–48 Std.
Dosierung in Abhängigkeit von der Größe des betroffenen Gelenkes; die unten aufgeführte Dosierung bezieht sich auf das Kniegelenk.

■ Standarddosierung
Methylprednisolon, 60 mg.
Triamcinolonhexacetonid, 60 mg.
Triamcinolonacetonid, 60 mg.

■ Kontraindikationen
Koexistente Infektion.

■ Besonderheiten
Strenge Beachtung steriler Kautelen, Verwendung von Einzeldosis-Fläschchen.

■ Wechselwirkungen
Keine.

■ Nebenwirkungen
Gesichtsrötung, lokale Haut- oder Fettatrophie (vor allem bei fluoridierten Steroiden), vorübergehende Verstärkung der Schmerzsymptomatik, Infektion (selten).

Nichtpharmakotherapie

Lokale physikalische Maßnahmen

Therapeutische Maßnahmen der ersten Wahl, die frühzeitig ergriffen werden müssen:
Aspiration zur Reduktion der (häufig vorübergehenden) intraartikulären Drucksteigerung.
Lokale Wärme- oder Kälteanwendung zur Reduzierung von Schmerzen und Schwellung.
Ruhigstellung (eventuell durch Schienung) des Gelenks zur Linderung der Symptomatik.
Hochlagerung zur Verringerung des Ödems.
Frühzeitige Rehabilitation (aktive Bewegung, Mobilisierung, kontrollierte Übungen) zur Vermeidung von Muskelatrophie und Beweglichkeitseinschränkung.
Vermeidung einer anhaltenden Immobilisierung. Phasen der Ruhigstellung sollten durch regelmäßige passive Bewegung unterbrochen werden.

Spülung

Eine Spülung ist in folgenden Fällen indiziert:
Koexistente Infektion.
Floride Synovitis der großen Gelenke, die nach 48 Std. noch nicht auf Aspiration, Steroidinjektion und orale Medikamente angesprochen hat.
Große lokalisierte Gelenkergüsse (die eine effektive Aspiration verhindern).

Behandlungsziele

Schmerzlinderung.
Reduzierung der intraartikulären Drucksteigerung.
Vermeidung von Muskelatrophie oder Kapselschrumpfung.

Prognose

Akute Anfälle bilden sich auch unbehandelt innerhalb 1–3 Wochen zurück.
Obwohl das Risiko bei jeder floriden Synovitis besteht, ziehen die meisten Anfälle keine bleibenden Folgeschäden nach sich.
Muskelschwäche oder Schwellung sind die häufigsten Folgeschäden.

Nachsorge

Langzeitinterventionen sollten erst nach erfolgreicher Behandlung des akuten Gichtanfalls in Angriff genommen werden.
Gegebenenfalls Stoffwechsel-Screening zum Nachweis von Pseudogicht.
Patienten mit assoziierter chronischer Pyrophosphatarthropathie sollte die Vermeidung negativer mechanischer Faktoren, Reduktion von Übergewicht, angemessene körperliche Bewegung und symptomatische medikamentöse Behandlung empfohlen werden.

Hinweise zu Ernährung/ Lebensführung

Keine speziellen Maßnahmen bei Pseudogicht.
Meiden von purinreichen Lebensmitteln und Alkohol kann sich bei Gicht günstig auswirken.

Literatur

1. Dubach M (1996) Der Fall aus der Praxis (349). Kalzium Pyrophosphat Arthropathie mit akuter Pseudogicht und Befall der großen Gelenke mit Bevorzugung der Handgelenke sowie der Kniegelenke beidseits. Schweiz Rundsch Med Prax 85 (20):671–673
2. Peichl P (1997) Epidemiologie, Häufigkeit und geschlechts-spezifische Unterschiede in der primären Gicht. Wien Med Wochenschr 147 (16):370–372
3. Becker-Capeller D, Helker K, Weber MH (1996) Die polyartikuläre Gicht – Wandel im klinischen Bild? Z Ärztl Fortbild Jena 90 (3):227–231

Symptome

Die Symptome sind meist chronisch (> 3 Wochen anhaltend), ein akuter Verlauf ist jedoch möglich.

Immunsuppression: CD4-Lymphozytenzahlen $< 100 \times 10^9$/l.

Kopfschmerzen: in 81 % der Fälle.

Fieber: in 77 % der Fälle.

Übelkeit oder Erbrechen: in 44 % der Fälle.

Photophobie: in 27 % der Fälle.

Krampfanfälle: in 5 % der Fälle, kann Leitsymptom sein.

Klinischer Befund

In > 50 % der Fälle lassen sich keine klinischen Manifestationen feststellen.

Verminderte geistige Leistungsfähigkeit: in 28 % der Fälle. Nackensteife selten.

Neurologische Herdstörungen und Stauungspapille: selten, kann in Verbindung mit Kryptokokkengranulomen auftreten.

Extraneurale Beteiligung: in 20 % der Fälle, mit Lungeninfiltraten, Hautläsionen und Prostatabeteiligung.

Labor- und Apparate-Diagnostik

Kryptokokkenantigen im Blut von 90 % der Patienten nachweisbar.

CT oder MRT: sollte bei Vorliegen von Herdstörungen zum Ausschluß eines raumfordernden Prozesses vor einer Lumbalpunktion durchgeführt werden; in der Regel unauffälliger Befund, kein Hinweis auf zerebrale Atrophie; in seltenen Fällen Hydrocephalus communicans; gelegentlich verstreute, symmetrische Läsionen geringer Dichte, die auf den Kryptokokkenbefall zurückgeführt werden.

Liquoranalyse: zur Sicherung der Diagnose; in der Regel minimale Pleozytose (< 20 Leukozyten) und erhöhte Eiweißkonzentration; Glukosewert eventuell erniedrigt. Der Liquor kann auch vollständig normal sein; im Tuscheverfahren können die Kryptokokken jedoch häufig identifiziert werden; Untersuchung auf Kryptokokkenantigen (> 1 : 16) bei 95 % der Patienten positiv.

Weitere Untersuchungen: Kryptokokken lassen sich aus anderem Material (Sputum, Blut, Knochenmark) anzüchten. Pathologische Leberwerte, geringe Albuminkonzentration oder Hyponatriämie in 20 % der Fälle; im peripheren Blut häufig Lymphopenie.

Differentialdiagnose

Virale oder tuberkulöse Meningitis.
Zerebrale Toxoplasmose.
Zerebrales Lymphom.
Gutartige Kopfschmerzen (Migräne, Spannungskopfschmerz, Depression).
Meningitis im Rahmen einer Hysterie.

Ätiologie

Kryptokokken sind ubiquitäre Hefen.
Die Infektion erfolgt durch Inhalation der Erreger.
Die Ausbreitung in das ZNS erfolgt hämatogen.

Epidemiologie

Kryptokokken-Meningitis ist in den meisten Fällen AIDS-assoziiert.
Aus verschiedenen klinischen Studien ist ersichtlich, daß Kryptokokken-Meningitis bei 2 – 12 % der AIDS-Patienten auftritt.

Komplikationen

Tod: kann trotz Behandlung während der akuten Erkrankung eintreten (in bis zu 30 % der Fälle); Hirndrucksteigerung oder Fortschreiten der Meningitis mit Krämpfen, Hirnnervenlähmungen, Stupor und Koma.

Zerebrale Kryptokokkengranulome: d. h. Kryptokokkenabszesse, selten.

Pharmakotherapie

Initialtherapie

Die standardmäßige Initialtherapie ist die Gabe von Amphotericin B in Kombination mit Flucytosin.
Die Behandlung bleibt bei 20 - 40 % der Patienten mit Kryptokokken-Erstinfektion erfolglos.

Amphotericin B
■ Standarddosierung
Amphotericin B, tgl. 0,75 mg/kg KG i.v.
Während der gesamten Behandlungsdauer werden in der Regel 15 mg/kg KG gegeben.

■ Kontraindikationen
Niereninsuffizienz, Schwangerschaft, Stillen, höheres Lebensalter.

■ Besonderheiten
Überwachung von Leber- und Nierenfunktion, Blutbild, Elektrolyten und Wirkstoffkonzentrationen.

■ Wechselwirkungen
Amphotericin B: erhöhtes Nephrotoxizitätsrisiko bei gleichzeitiger Einnahme von Cyclosporin, Aminoglykosiden; verminderte die Wirkung von Miconazol.

■ Nebenwirkungen
Amphotericin B: Übelkeit, Erbrechen, Fieber, Nephrotoxizität.

Flucytosin
■ Standarddosierung
5-Fluorcytosin, tgl. 100 mg/kg KG.

■ Kontraindikationen
Hepatitis, Erbrechen.

■ Wechselwirkungen
Keine.

■ Nebenwirkungen
Erbrechen, Diarrhö, Hepatitis, Knochenmarksuppression. Überwachung der Serumkonzentrationen.

Erhaltungstherapie

Bei ~ 50 % der HIV-positiven Patienten mit Kryptokokken-Meningitis kommt es ohne Erhaltungstherapie zum Rezidiv.
Die Rezidivrate läßt sich durch Fluconazol deutlich senken.

■ Standarddosierung
Fluconazol, tgl. 200 mg oral, lebenslang.

■ Kontraindikationen
Eventuell Stillen, Schwangerschaft, Kindesalter.

■ Besonderheiten
Kann bei leichtem Verlauf und gutem Ansprechen zur Initialtherapie eingesetzt werden (tgl. 400 mg i.v. oder oral).

■ Wechselwirkungen
Verstärkt die Wirkung von Cumarinderivaten, Phenytoin, Theophyllin, Cyclosporin, Sulphonylharnstoffen; vermindert die Wirkung von Rifampicin.

■ Nebenwirkungen
Diarrhö, Knochenmarksuppression.

Behandlungsziele

Beseitigung der Kryptokokkeninfektion.

Prognose

30 - 50 % der Patienten sprechen nicht auf die Behandlung an.

Nachsorge

Eine sorgfältige Überwachung ist erforderlich, insbesondere im ersten Jahr nach der Erkrankung, in dem Rezidive häufiger auftreten.

Hinweise zu Ernährung / Lebensführung

Keine speziellen Maßnahmen erforderlich.

Literatur
1. Milatovic D (1997) Systemische Therapie mit Antimykotika. Der Internist 38 (9):869-875
2. Khanna N, Chandramuki A, Desai A, Ravi V (1996) Cryptococcal infections of the central nervous system: an analysis of predisposing factors, laboratory findings and outcome in patients from South India with special reference to HIV infection. J Med Microbiol 45 (5):376 - 379
3. Penk A; Pittrow L (1997) Hochdosis Therapie mit Fluconazol > oder = 800 mg/die. Literaturübersicht. Mycoses.; 40 Suppl 1:33- 42
4. Zeind CS, Cleveland KO, Menon M, Brown JR, Solomon DK (1996) Cryptococcal meningitis in patients with the acquired immunodeficiency syndrome. Pharmacotherapy 16 (4):547 - 561

Symptome

Lethargie, Übelkeit, Erbrechen: Prodromalstadium der Virushepatitis.

Abdominalbeschwerden, Hämatemesis: häufig nach Paracetamolüberdosis.

Benommenheit oder Verwirrtheit: bei Stadium I und II der hepatischen Enzephalopathie.

Unruhe, Agitation: eventuell Aggressivität; mit Stadium III assoziiert.

Fehlende Reaktionen: mit Stadium IV assoziiert.

Klinischer Befund

Ikterus: häufig, jedoch nicht immer vorliegende Manifestation bei der Erstkonsultation.

Enzephalopathie unterschiedlicher Schweregrade: Flapping Tremor und Foetor hepaticus sind Spätmanifestationen.

Lebergröße: typischerweise normal, bei schwerer Hepatitis oder Budd-Chiari-Syndrom auch Hepatomegalie.

Aszites: Spätbefund.

Systemische Hypertonie, Dezerebrationsstarre, Hyperventilation: Hinweis auf Hirnödem.

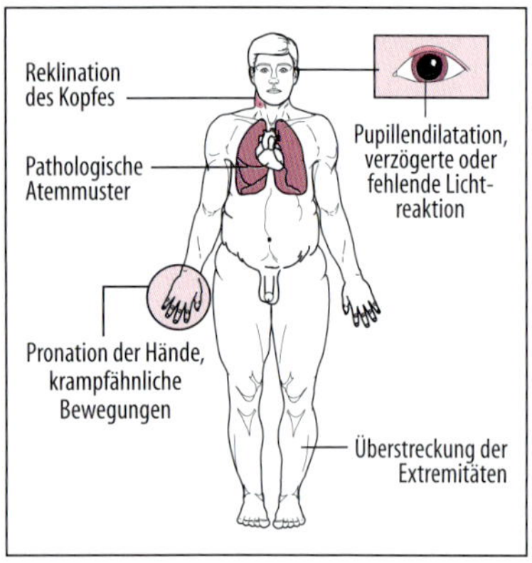

Körperlicher Befund bei akuter fulminanter Leberinsuffizienz.

Labor- und Apparate-Diagnostik

Anamnese: Toxine (Knollenblätterpilz, Tetrachlorkohlenstoff) oder Arzneimitteleinnahme (z. B. Paracetamol, Isoniazid).

Prothrombinzeit- oder INR-Bestimmung: Verlängerung (nach Ausschluß von disseminierter intravasaler Gerinnung oder Vitamin-K-Mangel) ist Hinweis auf schwere Leberfunktionsstörung.

Hämoglobinbestimmung: hämolytische Anämie deutet auf Morbus Wilson hin.

Serumbilirubinbestimmung: prognostisch bedeutsamer Parameter bei nicht-paracetamolbedingter Leberinsuffizienz.

Serumkreatininbestimmung: normale Harnstoff-Stickstoffkonzentration täuscht oft über das wahre Ausmaß der Nierenschädigung hinweg; prognostisch bedeutsamer Parameter bei paracetamolbedingter Leberinsuffizienz.

Blutzuckerbestimmung: Hypoglykämie deutet auf eine ungünstige Prognose hin.

Paracetamolspiegelbestimmung im Blut.

Hepatitis-A-Serologie: zum Nachweis von IgM-Anti-Hepatitis-A-Virus-Antikörper.

Hepatitis-B- und D-Serologie: zum Nachweis von IgM-Anti-Core-Antikörper, Hepatitis-B-Oberflächen-Antigen, Anti-Hepatitis-D-Virus-Antikörper.

Hepatitis-C-Antikörper: bei fulminanter viraler Non-A- oder Non-B-Hepatitis häufig negativ.

Coeruloplasminbestimmung und Kupferausscheidung im 24-Stunden-Urin: beim Morbus Wilson typischerweise niedrige Coeruloplasmin-, hohe Kupferwerte.

Zytomegalievirus-, Epstein-Barr-Virus-Serologie.

Ultraschall: zur Beurteilung der Lebergröße und -beschaffenheit.

Differentialdiagnose

Akute Dekompensation einer chronischen Lebererkrankung.
Reye-Syndrom.
Andere metabolische Enzephalopathien.

Ätiologie

Paracetamol.
Hepatitis A-, B-, B/D- oder E-Virusinfektion, seronegative Hepatitis (non-A, non-B, non-C), Halothan-induzierte Hepatitis, idiosynkratische Arzneimittelreaktionen.
Schwangerschaftsfettleber, Budd-Chiari-Syndrom, autoimmune Lebererkrankung, maligne Erkrankung, Pilzvergiftung.

Epidemiologie

In Abhängigkeit von der Ursache tritt die fulminante Leberinsuffizienz als Komplikation bei 0,1 – 4,7 % aller hospitalisierten Patienten mit Virushepatitis auf.

Komplikationen

Alle im folgenden beschriebenen Komplikationen sind Spätkomplikationen, die hauptsächlich bei fortgeschrittener Enzephalopathie auftreten.
Hypoglykämie.
Niereninsuffizienz.
Hirnödem.
Blutung, Infektion.
Respiratorische Insuffizienz.
Hypotonie.

Klassifikation

Fulminante Leberinsuffizienz
Entwicklung einer akuten Leberinsuffizienz mit Enzephalopathie innerhalb von 8 Wochen nach Beginn der Erkrankung bei zuvor normaler Leberfunktion.

Hyperakute Leberinsuffizienz
Entwicklung einer Enzephalopathie innerhalb von 7 Tagen nach Beginn des Ikterus, charakterisiert durch hohe Inzidenz eines Hirnödems; bei medikamentöser Behandlung dennoch gute Überlebenschancen.

Subakute Leberinsuffizienz
Entwicklung einer Enzephalopathie innerhalb von 8 – 12 Wochen nach Beginn des Ikterus, geringe Inzidenz eines Hirnödems und weniger ausgeprägte Verlängerung der Prothrombinzeit, dennoch ungünstige Prognose.

Pharmakotherapie

Acetylcystein

Acetylcystein sollte so bald wie möglich, idealerweise in den ersten 12 Stunden nach einer Paracetamolüberdosis gegeben werden.

- Standarddosierung

Acetylcystein, initial 140 mg/kg KG, dann Erhaltungsdosis von 70 mg /kg KG oral alle 4 Stunden.

- Kontraindikationen

Überempfindlichkeit.

- Wechselwirkungen

Keine.

- Nebenwirkungen

Gelegentlich Überempfindlichkeitsreaktionen; auf Erbrechen und Aspiration sollte verstärkt geachtet werden.

Schutz des Magens

H_2-Rezeptorenblocker oder Sucralfat zur Verminderung des Magenblutungsrisikos.

- Standarddosierung

Ranitidin, 50 mg i.v. alle 8 Std.
Sucralfat, 1 g oral alle 6 Std.

- Kontraindikationen

Überempfindlichkeit.

- Wechselwirkungen

Keine relevanten.

- Nebenwirkungen

Ranitidin: Thrombozytopenie.

Lactulose

Häufig wirkungslos, nur bei Enzephalopathie des Stadiums I oder II empfehlenswert.

- Standarddosierung

Lactulose, 30 ml alle 8 Std.; Dosistitration, bis 3 Darmentleerungen/Tag erreicht werden.

- Kontraindikationen

Gastrointestinale Passagebehinderung.

- Wechselwirkungen

Keine relevanten.

- Nebenwirkungen

Übelkeit, Flatulenz, Abdominalbeschwerden.

Behandlungsziele

Vermeidung bzw. Behandlung von Komplikationen.

Weitere Behandlungsmöglichkeiten

Bei schwerer fulminanter Hepatitis ist frühzeitig eine Lebertransplantation in Erwägung zu ziehen:

Kriterien für eine Lebertransplantation bei fulminanter Leberinsuffizienz (King's College Kriterien)

PTT > 100 Sek. (unabhängig vom Stadium der Enzephalopathie) oder eines der folgenden Kriterien:
Alter < 10 oder > 40 Jahre.
Zeitraum von Ikterus bis Enzephalopathie >7 Tage.
PTT > 50 Sek.
Bilirubin >17 mg/dl.
Ätiologie: Virushepatitis, Halothan, Arzneimittelreaktion, Morbus Wilson.
Bei paracetamolinduzierter Leberinsuffizienz: pH < 7,3 (unabhängig von Stadium der Enzephalopathie) oder alle drei der folgenden Kriterien:
Enzephalopathie Stadium III–IV.
PTT > 100 Sek.
Serumkreatinin > 3,4 mg/dl.

Prognose

Die meisten Patienten, bei denen sich die Erkrankung nicht über die Stadien I und II hinaus entwickelt, überleben.
Bei den Überlebenden kommt es zur vollständigen Erholung; die Entwicklung einer chronischen Lebererkrankung ist ungewöhnlich.

Nachsorge

Außer nach Lebertransplantation ist eine langfristige Nachsorge in der Regel nicht erforderlich.
Nach Einnahme einer Arzneimittelüberdosis ist eine psychosoziale Betreuung des Patienten wichtig.

Hinweise zu Ernährung / Lebensführung

Überweisung in ein Lebertransplantationszentrum erforderlich.
Meist parenterale oder künstliche enterale Ernährung notwendig.
Überlebende können ihre normalen Ernährungs- und Lebensgewohnheiten wieder aufnehmen; nach einer Lebertransplantation ist allerdings eine lebenslange Nachsorge und immunsuppressive Therapie erforderlich.

Literatur

1. Paar WD, Spengler U, Müller A, Hirner A, Sauerbruch T (1996) Diagnostik des akuten Leberversagens. Dtsch Med Wochenschr 121 (10):305–309
2. Paar WD, Spengler U, Sauerbruch T (1996) Konservative Therapie des akuten Leberversagens. Dtsch Med Wochenschr 121 (11):343–345
3. Lee WM (1996) Management of acute liver failure. Semin Liver Dis 16 (4):369–378
4. O'Grady JG (1997) Paracetamol-induced acute liver failure: prevention and management. J Hepatol 26 Suppl 1:41–46

Symptome

Die Erkrankung kann als Zufallsbefund (pathologische Leberwerte bei Routineuntersuchung aufgrund anderer Erkrankungen) oder aufgrund der folgenden Symptome vermutet werden:

Lethargie und Pruritus: bei Frauen im mittleren Lebensalter (klassisch).

Rechtsseitige Bauchbeschwerden: selten.

Aszites oder Ösophagusvarizenblutung: Hinweis auf portale Hypertonie.

Klinischer Befund

Ikterus: in späteren Stadien.

Xanthome und Xanthelasmen.
Hepatomegalie.
Splenomegalie.

Aszites: kann in späteren Stadien auftreten.

Spider Naevi: selten vorhanden.

Labor- und Apparate-Diagnostik

Großes Blutbild: in der Regel normal, MCV kann jedoch erhöht sein.

Leberfunktionsproben: Cholestase; im Frühstadium erhöhte Werte für alkalische Phosphatase, Gammaglutamyltransferase, Serumbilirubin; erhöhte Cholesterinwerte.

Immunologische Untersuchungen: erhöhte IgM- und IgG-Konzentrationen (IgG weniger deutlich erhöht); antimitochondriale Antikörper (AMA M_2-Subtyp) sind beinahe diagnostisch; andere Autoantikörper, z. B. antinukleäre Antikörper, sind gelegentlich ebenfalls vorhanden.

Leberhistologie: zeigt nichteitrige destruierende Cholangitis oder Hepatitis mit Infiltration der Portalfelder, eventuell mit Granulombildung.

Differentialdiagnose

Primär sklerosierende Cholangitis.
Autoimmune Hepatitis.
Arzneimittelinduzierter Ikterus.
Sarkoidose.
Chronische Virushepatitis.
Leberzirrhose anderer Genese.

Ätiologie

Die Ursache ist bisher ungeklärt, folgende Faktoren scheinen jedoch eine Rolle zu spielen:
Infektiöse Erreger: Bakterien oder Viren.
Autoimmunprozesse.
Arzneimittel: Benoxaprofen, Chlorpromazin.

Epidemiologie

Punktuellen Schätzungen zufolge liegt die Prävalenz in Großbritannien bei 2,3 – 14,4 : 100.000.
Die Erkrankung tritt in Afrika und Asien seltener auf.

Komplikationen

Es treten die Komplikationen der terminalen Lebererkrankung auf.
Ösophagusvarizenblutung.
Aszites.
Osteoporose: hepatische Osteopenie.
Leberinsuffizienz.
Hepatozelluläres Karzinom.
Hepatische Enzephalopathie.

Assoziierte Syndrome

Häufig

Arthralgie.
Hyperlipidämie.
Osteoporose.

Selten

Schilddrüsenerkrankung.
Sicca-Syndrom.
Glomerulonephritis.
Lungenfibrose.
Sklerodaktylie (CREST-Syndrom).
SLE.
Morbus Addison.
Zöliakie.
Raynaud-Phänomen.

Histologie

Stadium I

Floride Gallenganläsionen, Schädigung der von dichten entzündlichen Infiltraten umgebenen Gallengänge, Lymphozytenaggregate; Granulome.

Stadium II

Gallengangproliferation, Fibrose, Abnahme der Gallengänge.

Stadium III

Vernarbung (zurückgehende Entzündung), von den Portalfeldern ausgehende zunehmende Bindegewebsbildung; periportale Cholestase.

Stadium IV

Komplette Leberzirrhose; keine oder nur noch wenige Gallengänge vorhanden.

Pharmakotherapie

Symptomatische Behandlung

Medikamente zur Linderung des Pruritus.

■ Standarddosierung

Cholestyramin, tgl. 4–16 g, alternativ Colestipol.

■ Kontraindikationen

Vollständiger Gallengangverschluß.

■ Besonderheiten

Kann die Resorption fettlöslicher Vitamine beeinträchtigen, erfordert eventuell entsprechende Substitution.

■ Wechselwirkungen

Verzögerte oder verminderte Resorption von Digitalis, Tetracyclinen, Chlorothiazid, Cumarinderivaten, Thyroxin.

■ Nebenwirkungen

Erhöhte Blutungsneigung, Obstipation, Diarrhö.

Eine Osteoporoseprophylaxe und supportive Therapie assoziierter Symptome sollte ebenfalls erfolgen.

Weitergehende Behandlung

Die Behandlung sollte unter der Überwachung durch einen Spezialisten erfolgen.

Eine die Krankheit zum Stillstand bringende Therapie ist bislang nicht bekannt; antiinflammatorisch wirkende Substanzen (Kortikosteroide, Azathioprin, Cyclosporin, Colchicin, Methotrexat, Penicillinamin) wurden ohne signifikanten klinischen Erfolg versucht.

Die Gabe von Ursodeoxycholsäure kann sich günstig auswirken; das Medikament führt zur Verbesserung der biochemischen Parameter, Daten zur Verbesserung der Langzeitprognose sind jedoch noch umstritten.

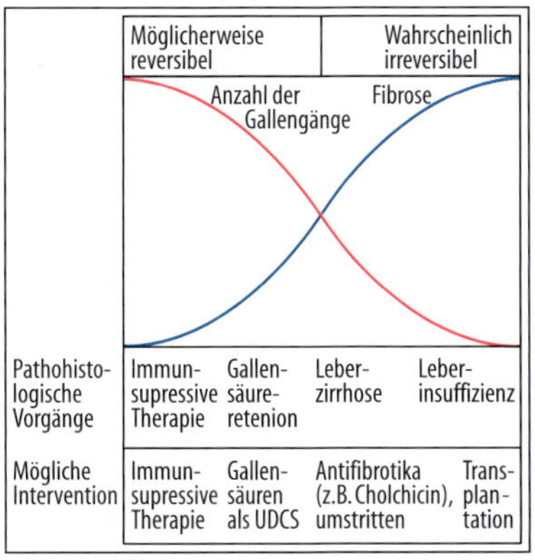

Progredienter Verlauf der primären biliären Leberzirrhose und mögliche Interventionen. UDCS = Ursodeoxycholsäure.

Behandlungsziele

Verhinderung des Krankheitsfortschritts.
Rückbildung der Symptome.

Weitere Behandlungsmöglichkeiten

Lebertransplantation bei terminaler Erkrankung oder therapierefraktären Symptomen.

Prognose

Die Prognose hängt von der Serumbilirubinkonzentration ab: > 10 mg/dl bedeutet eine durchschnittliche Lebenserwartung von 18 Monaten.
Die durchschnittliche Überlebenszeit von der Diagnose bis zum Tod beträgt 10 Jahre.

Nachsorge

Überwachung der Krankheitsfortschritts.
Vermeidung bzw. Behandlung von Komplikationen.

Hinweise zu Ernährung / Lebensführung

Verzicht auf regelmäßigen Alkoholkonsum.
Sicherstellung einer ausgewogenen Ernährung.
Chronische Cholestase kann zu Vitamin-K-Mangel führen, der sich in einer verlängerten Prothrombinzeit manifestiert.
Frühzeitige Erwägung einer Kalzium- und Vitamin-D-Substitution.

Literatur

1. Lobeck H; Hopf U; Gill C; Pohl C; Neuhaus P (1996) Primäre biliäre Zirrhose – Zelluläre Mechanismen und Bedeutung enterobakterieller Antigene. Verh Dtsch Ges Pathol 80:267–271
2. Rudi J, Schonig T, Stremmel W (1996) Therapie mit Ursodeoxycholsaure bei primär biliärer Zirrhose wahrend der Schwangerschaft. Z Gastroenterol Mar 34 (3):188–191
3. Rambusch EG, Manns MP (1997) Immunsuppressive Therapie der autoimmunen Lebererkrankungen. Internist 38 (6):574–581

Symptome und klinischer Befund

Jedes Organ oder Gewebe kann infiziert werden, dadurch kann das klinische Bild sehr unterschiedlich ausfallen.
Die Erkrankung verläuft biphasisch: nach einer Inkubationszeit von 7–12 Tagen (mindestens 2, höchstens 20 Tagen) folgt die septikämische Phase von 4–7 Tagen und danach die immune Phase von 4–30 Tagen.

Verlauf ohne Ikterus

In 90 % der Fälle.
Abrupter Krankheitsbeginn.
Fieber, Kopfschmerzen, Myalgie, Krankheitsgefühl, Adynamie.
Abdominalbeschwerden, Übelkeit, Erbrechen, gelegentlich Diarrhö.

Unerträglicher Kopfschmerz: kündigt in der Regel eine Meningitis in der immunen Phase an.

Gelenkschmerzen, Myalgie, Konjunktivitis mit Bindehautblutungen, Hautausschläge, Lymphadenopathie: häufige Befunde.

Lymphozytäre Meningitis: in der Regel einige Tage anhaltend, niemals letal.

Verlauf mit Ikterus (Morbus Weil)

In 10 % der Fälle.

Nieren- und Leberfunktionsstörungen: mit Anurie und zunehmendem Ikterus.

Hepatosplenomegalie, schwere Blutungen in Haut, Pleura, Peritoneum oder Gastrointestinaltrakt.
Kreislaufkollaps und Bewußtseinsstörungen.

Myokarditis, Hämorraghie, ARDS, Multiorganversagen: führen in 10–20 % der Fälle mit Ikterus zum Tod.

Labor- und Apparate-Diagnostik

Die Diagnose wird durch Erregerisolation oder Nachweis eines Antikörpertiteranstiegs gesichert.

Erregerisolation: spezielles Medium erforderlich; der Erreger kann während der septikämischen Phase im Blut oder Liquor, beim unbehandelten Patienten in der 3. Woche im Urin isoliert werden.

Serologie: der Objektträger-Agglutinationstest ist unzuverlässig; Antikörper sind nach 6–12 Tagen nachweisbar, erreichen nach 4 Wochen den Höchststand, können durch Antibiotikatherapie unterdrückt werden; mit dem ELISA-IgM-Test können Antikörper vom 5. Tag der Erkrankung an nachgewiesen werden; der Mikroagglutinationstest ist spezifisch und ermöglicht die Identifikation des infektiösen Serotyps.

Großes Blutbild und Gerinnungsstatus: zur Erfassung einer hämorrhagischen Diathese und Thrombozytopenie.

Leberfunktionsproben: in der Regel normaler Befund, eventuell jedoch erhöhte Bilirubinkonzentrationen.

Serumkreatininbestimmung: zur näheren Beurteilung einer Nierenfunktionsstörung.

Liquoranalyse: zum Nachweis einer lymphozytären Meningitis.

Differentialdiagnose

Grippaler Infekt, Virusinfektionen, aseptische Meningitis, Enzephalitis.
Typhusähnliche Erkrankungen.
Infektiöse Hepatitis, andere Ursachen eines Ikterus.
Rickettsiosen, Brucellose, Malaria.
Sepsis, Nephritis.
Leukämie, thrombozytopenische Purpura, Meningokokkeninfektion.

Ätiologie

Die in den USA prävalenten Serotypen der pathogenen Leptospiren, *Leptospira interrogans*, sind *icterohaemorrhagiae*, *australis*, *autumnalis* und *canicola*, in Deutschland *icterohaemorrhagiae*, *canicola*, *pomona* und *grippotyphosa*.
Überträger sind Wild- und Haustiere, insbesondere Ratten (*icterohaemorrhagiae*) und Rinder.
Die Übertragung auf den Menschen erfolgt über Kontakt von Schleimhäuten oder kleinen Hautläsionen mit infiziertem Tiergewebe und -urin oder verseuchtem Wasser und Erdreich.

Epidemiologie

Ansteckungsgefährdet sind vor allem Bauern, Molkerei- und Schlachthofpersonal, Tierärzte und Angestellte im Bereich des Wassersports auf Inlandsgewässern.

Komplikationen

6–12 Wochen nach der Erstinfektion auftretende Uveitis, Entwicklung eines Dauerausscheiderstatus (Leptospiren im Urin): äußerst selten.

Transplazentare Übertragung mit intrauterinem Fruchttod und Abort: kommt gelegentlich vor.

Pharmakotherapie

Antibiotika

Antibiotika können den Verlauf der Erkrankung nur beeinflussen, wenn sie in der ersten Woche gegeben werden.
Bei schwerem Verlauf kann eine Behandlung versucht werden, die Wirksamkeit ist jedoch nicht erwiesen.

■ Standarddosierung
Penicillin G, 900 mg; Ampicillin, 1 g, oder Erythromycin, 500 mg, alle 4mal tgl. parenteral über 1 Woche.
Amoxicillin, 3mal tgl. 500 mg oral, oder Doxycyclin, 2mal tgl. 100 mg über 1 Woche.

■ Kontraindikationen
Überempfindlichkeit; orale Medikationen sollten in Schwangerschaft und Kindesalter vermieden werden.

■ Besonderheiten
Penicillin: kann zu einer kurzfristigen Exazerbation des Symptome mit Pyrexie und Hypotonie führen (Jarisch-Herxheimer-Reaktion); diese Reaktion wird als Zeichen der leptospiralen Lyse betrachtet.

■ Wechselwirkungen
Penicilline: inaktivieren Aminoglykoside bei gleichzeitigem Aufziehen in einer Spritze.
Erythromycin: verstärkt die Wirkung von Digoxin, Cumarinderivaten und Carbamazepin.
Doxycyclin: beeinträchtigt eine Antikoagulanzien-Therapie.

■ Nebenwirkungen
Parenterale Medikationen: anaphylaktische Reaktion, gastrointestinale Reaktionen (selten).
Amoxicillin: erythematöse Ausschläge bei infektiöser Mononukleose.
Doxycyclin: Photosensibilisierung (selten), permante Zahnverfärbung.

Symptomatische Behandlung

Sofortige Korrektur eines gestörten Elektrolythaushaltes.
Erythrozytenkonzentrate, Thrombozyten oder Gerinnungsfaktoren bei Hämorrhagie.
Pethidin oder Morphin bei schweren Schmerzen.
Diazepam oder Phenytoin bei Krampfanfällen.
Steroide bei Thrombozytopenie.
Hämodialyse bei Niereninsuffizienz.

Behandlungsziele

Linderung der Symptome.

Prognose

In den meisten Fällen verläuft die Erkrankung leicht, häufig sogar unerkannt; es kommt zur spontanen Remission.
Beim Morbus Weil mit Befall von Leber und Nieren liegt die Mortalitätsrate bei 10–20 %; bei den Überlebenden bleiben jedoch keine Schäden zurück.
Beim Verlauf ohne Ikterus ist ein letaler Ausgang äußerst selten.
Eine Reinfektion durch andere Serotypen ist möglich.

Nachsorge

Supportive Maßnahmen wie Analgetika, Sedierung und Antiemetika.
Tägliche Überwachung der Nieren- und Herzfunktion.

Hinweise zu Ernährung / Lebensführung

Ausbreitung von Nagetieren in der Umgebung von Wohngebieten bekämpfen.
Kontamination von Wohn-, Gewerbe- und Erholungsgebieten durch infizierten Urin vermeiden.
Hautläsionen durch wasserfeste Verbände schützen und entsprechende Schutzkleidung tragen.
Auf Baden in gefährdeten Inlandsgewässern verzichten.
Nach dem Schwimmen, Kanufahren, Windsurfen oder Wasserskifahren immer duschen.
Besonders gefährdete Personen sollten einen Ausweis bei sich tragen, der bei einer eventuellen Infektion wertvolle Hinweise geben kann.
Patienten über Übertragungswege und Schutzmaßnahmen informieren.
Haus- und Nutztiere, insbesondere Rinder und Hunde, immunisieren.

Literatur

1. Wieneke U, Rumpf KW, Rüchel R, Müller GA (1997) 17jährige Patientin mit Ganzkörpererythem, Fieber, kompensierter Niereninsuffizienz, Thrombozytopenie und erhöhter Kreatinkinase. Der Internist 38 (3):251–254
2. Hecker K, Groll J, Muller-Lissner S (1997) Akutes Nierenversagen, Ikterus und Thrombozytopenie bei einem 48jährigen Patienten. Internist 38(5):470-473
3. Hill MK, Sanders CV (1997) Leptospiral pneumonia. Semin Respir Infect 12 (1):44–49

Symptome

In der Regel liegt eine kurze Anamnese von 2–3 Monaten vor.

Müdigkeit und Dyspnoe: durch Anämie.

Rekurrierende Infektionen: durch Leukopenie.

Verstärkte Hämatom- und Blutungsneigung: durch Thrombozytopenie.

Symptome der Hyperviskosität: bei sehr hohen Leukozytenzahlen (z. B. $> 200 \times 10^9$/l).

Gelenk- und Knochenschmerzen: bei Erwachsenen seltener als bei Kindern.

Klinischer Befund

Häufig keine manifesten Anzeichen.
Blässe.
Anzeichen einer Infektion.
Purpura oder Hämatom.
Lymphadenopathie oder Hepatosplenomegalie.

Labor- und Apparate-Diagnostik

Allgemeine Untersuchungen

Großes Blutbild (einschließlich Blutausstrich mit Romanowsky- oder Giemsa-Färbung): die Diagnose kann in vielen Fällen bereits durch sorgfältige morphologische Untersuchung gestellt werden; leukämische Blasten sind im peripheren Blut nicht immer nachweisbar; Thrombozytenzahl und Hämoglobin können vermindert oder normal sein.

Knochenmarkaspiration: bei > 30 % Blasten gilt die Diagnose als gesichert.

Bestimmung von Blut-Harnstoff-Stickstoff, Kreatinin, Elektrolyten, Kalzium, Phosphat, Urat: wichtige, vor Therapiebeginn durchzuführende Erstuntersuchungen, insbesondere bei hohen Leukozytenzahlen.

Thoraxröntgen: zur Erfassung eines Mediastinaltumors, der bei 70 % der Patienten mit T-Zell-Variante der akuten lymphoblastischen Leukämie (ALL) zu finden ist; Hinweis auf hohes Risiko eines Tumorzerfallssyndroms.

Lumbalpunktion mit Liquor-Zytologie: wichtige Erstuntersuchung zum Nachweis einer ZNS-Beteiligung (bei Erstkonsultation selten vorhanden).

Spezielle Untersuchungen

Diese Untersuchungen dienen der Sicherung der Diagnose; die lymphatische Abstammung der Blasten läßt sich lichtmikroskopisch häufig nur sehr schwer belegen. Die Untersuchungen dienen auch einer genaueren Kategorisierung der Erkrankung und besitzen damit auch prognostischen Wert.

Zytochemische Untersuchungen: zur differentialdiagnostischen Abgrenzung der ALL gegen die akute myeloische Leukämie (z. B. negative Reaktion mit Sudanschwarz).

Immunphänotypisierung: zur Identifikation der Blastenabstammung mit Hilfe einer Reihe von Zelloberflächenmarkern; wichtige Marker sind TdT (alle Subtypen positiv außer B-Zell-ALL), CD10 (identifiziert Common-ALL-Antigen), CD19 (positiv bei ALL der B-Zellreihe), CD2 (positiv bei ALL der T-Zellreihe).

Zytogenetische Untersuchungen: die direkte Untersuchung der Chromosomen während der Metaphase ermöglicht in ~ 70 % der Fälle den Nachweis von Translokationen; dadurch lassen sich Patientengruppen mit hohem Risiko identifizieren, z. B. jene mit t(9;22) oder Philadelphia-Chromosom-positiver ALL, das eine ungünstige Prognose aufweist; dient auch der Bereitstellung eines Markers, der zur Früherkennung eines Rezidivs verwendet werden kann.

Differentialdiagnose

Akute myeloische Leukämie.
Aplastische Anämie: die Diagnose der akuten lymphoblastischen Leukämie kann anfangs bei geringer Leukozytenzahl und unergiebiger Knochenmarkpunktion (Punctio sicca) schwierig sein.
Lymphoblastisches Lymphom: vorherrschend lymphomatöser Befund mit < 25 % Blasten im Knochenmark; Unterscheidung kann bei Erwachsenen willkürlich erscheinen, da die Therapie in der Regel die gleiche ist.

Ätiologie

Die Ursache der akuten lymphoblastischen Leukämie (ALL) ist noch ungeklärt, als ursächlich beteiligt gelten heute jedoch Genmutationen; ein erhöhtes Risiko besteht bei Vorliegen von DNA-Schäden, z. B. durch Strahlen oder DNA-Reparaturdefekte.
Patienten, die ionisierender Strahlung ausgesetzt waren, sind stärker gefährdet, an einer Leukämie zu erkranken; dies gilt jedoch noch mehr für die akute myeloische Leukämie.

Epidemiologie

ALL ist bei Erwachsenen, insbesondere ab dem 30. Lj., selten.
Patienten > 15 Jahren werden als Erwachsene eingestuft, da sie eine Untergruppe mit deutlich ungünstigerer Remissionstendenz und Überlebensrate bilden.

Komplikationen

Die meisten Komplikationen stehen im Zusammenhang mit der durch die Krankheit und, häufiger noch, die erforderliche intensive Chemotherapie hervorgerufene Knochenmarkinsuffizienz (Zytopenie).

Klassifikation

Morphologisch

Auf der Basis des lichtmikroskopischen Erscheinungsbildes wird die ALL durch die French-American-British-(FAB)-Klassifikation in die Subtypen L1, L2 und L3 unterteilt.
Diese Einteilung weist nur eine geringe Korrelation mit der Prognose oder dem Immunphänotyp auf, außer im Fall der L3-Morphologie, die mit der B-Zell-ALL korreliert.

Immunologisch

Auf der Basis der Expression von Oberflächenantigenen durch die Blasten erfolgt eine Unterteilung in ALL der T-Zellreihe (frühe T-Vorläufer und T-Zell-ALL) und der B-Zellreihe (frühe B-Vorläufer, Common-ALL, Prä-B-ALL und B-Zell-ALL).

Pharmakotherapie

Prinzipien

Die Behandlung sollte unter der Überwachung durch einen Spezialisten erfolgen, nach Möglichkeit im Rahmen einer klinischen Studie, um eine umfassende Befunderhebung sicherzustellen und die Entwicklung neuer Behandlungsmöglichkeiten zu fördern.
Die Erstbehandlung umfaßt mehrere Therapieblöcke, jeweils mit stationärer Aufnahme des Patienten.

Induktionstherapie: Remission (d. h. <5 % Blasten im Knochenmark) kann bei ~ 80 % der Erwachsenen in der Regel innerhalb des ersten Monats nach Therapiebeginn erreicht werden; behandelt wird mit Steroiden, Vincristin und Anthracyclin-Antibiotika.

Konsolidierungstherapie: folgt meist rasch auf die Induktionstherapie unter Einführung anderer Chemotherapeutika; zur optimalen Dauer und Intensität der Behandlung gibt es noch keine genauen Daten.

ZNS-Therapie: häufig als „ZNS-Prophylaxe" bezeichnet; ein ZNS-Befall findet sich bei ~ 37 % der Patienten mit hämatologischer Remission, wenn keine spezielle Therapie erfolgt; Behandlungsmöglichkeiten sind Ganzhirnbestrahlung, intrathekales Methotrexat oder hochdosiertes i.v. Methotrexat (das die Blut-Hirn-Schranke durchdringt).

Erhaltungstherapie: Dauerbehandlung über ~ 2 Jahre verbessert die Prognose; die Behandlung besteht in der Regel aus wöchentlicher Methotrexat- und 6-Mercaptopurin-Gabe, in Kombination mit monatlicher Vincristin- und Steroidgabe.

Supportive Therapie: insbesondere in frühen Behandlungsstadien wichtig; umfaßt Allopurinol, ausreichende Flüssigkeitszufuhr, Blutzellersatz und frühzeitige Antibiotikatherapie.

Allgemeine Komplikationen der Therapie

Knochenmarksuppression (unumgänglich).
Haarausfall.
Einschränkung oder Verlust der Fertilität.
Infektionen, insbesondere während der Neutropenie: Infektionen durch Bakterien, Viren oder Pilze erfordern in der Regel die sofortige Einleitung einer empirischen Therapie.
Übelkeit und Erbrechen: meist einfach zu behandeln.

Spezifische Nebenwirkungen einzelner Medikamente

Vincristin: Gewebeschaden durch Extravasation, Alopezie, Muskel- und Kieferschmerzen, Harnretention, Dysphagie, Polyneuropathie.
Prednison: Cushing-Syndrom und andere Steroid-Nebenwirkungen (einschließlich psychischer).
L-Asparaginase: thrombotische Krisen, Pankreatitis, Anaphylaxie.
Daunorubicin: Gewebeschaden durch Extravasation, Kardiomyopathie, Knochenmarksuppression, Erbrechen, Darmtoxizität.
Cytosin-Arabinosid: Darm- und Knochenmarktoxizität, Erythem, in hoher Dosierung zerebelläre Toxizität.
Thioguanin: Leber- und Knochenmarktoxizität, Hautausschläge.
Etoposid: Darm- und Knochenmarktoxizität.
Methotrexat: Nieren-, Leber- und Darmfunktionsstörungen; Knochenmarksuppression; Schleimhautentzündung (abhängig von Dosis und Darreichungsmodalität); Beeinträchtigung der intellektuellen Leistungsfähigkeit.
Mercaptopurin: Knochenmarksuppression, Hautausschläge, Leberfunktionsstörungen.

Behandlungsziele

Heilung bei minimaler Toxizität.

Weitere Behandlungsmöglichkeiten

Allogene Knochenmarktransplantation

Erwachsene erhalten das Allotransplantat während der ersten vollständigen Remission bei Vorhandensein eines passenden Spenders und Alter zwischen 20 und 50 Jahren; insbesondere bei Philadelphia-Chromosom-positiver Erkrankung indiziert (durch Medikamente allein nicht heilbar).

Autologe Knochenmarktransplantation

Weniger gut dokumentiert; naturgemäß steht diese Therapie mehr Patienten zur Verfügung, ist jedoch aufgrund der fehlenden „Graft versus leukemia"-Reaktion vermutlich weniger wirkungsvoll.

Prognose

Auch bei optimaler Behandlung ist die Prognose insgesamt bei Erwachsenen ungünstiger als bei Kindern; in Studien wurde eine leukämiefreie 5-Jahres-Überlebensrate bei nicht ausgewählten Patienten von 20–35 % ermittelt.
Prognostisch ungünstige Faktoren sind höheres Lebensalter, hohe Leukozytenzahl bei der Erstkonsultation ($> 30 \times 10^9$/l), t(9;22) und Ausbleiben einer vollständigen Remission nach 1monatiger Behandlung.

Nachsorge

Nach Entlassung regelmäßige Blutbildkontrolle; ist der Patient unter Erhaltungstherapie, kann eine Dosisanpassung erforderlich sein.
In der Regel wird während der Therapie eine Cotrimoxazol-Prophylaxe durchgeführt.

Hinweise zu Ernährung/Lebensführung

Auf ausreichende Ernährung ist zu achten.
Patienten und ihre Angehörigen sollten psychologisch unterstützt werden, insbesondere wenn eine junge Familie betroffen ist; Ansprechpartner sind die Sozialarbeiter der Kliniken, Gemeinden und Krankenkassen.
Entsprechende Maßnahmen zum Schutz vor Infektionen während der Phase der Neutropenie.

Rezidiv

Bei ~ 70 % der Patienten kommt es zum Rezidiv; das Risiko liegt zwischen 40 % bei jungen Erwachsenen und > 80 % bei den über 50jährigen.
Die Behandlung hängt von Alter, Dauer der Erstremission und vorausgegangenen Behandlungen ab.
Rezidive sind durch konventionelle Chemotherapie nicht heilbar.

Literatur

1. Hoelzer D, Gokbuget N, Arnold R, Buchner T, Freund M, Gassmann W, Heil G, Hiddemann W, Loffler H, Lipp T, Ludwig WD, Maschmeyer G, Thiel E, Messerer D (1996) Akute lymphatische Leukämie des Erwachsenen. Diagnostik, Risikogruppen und Therapie. Internist 37 (10):994–1007
2. Gmur J (1996) Heutiger Stand der Therapie und Prognose der akuten Leukämien des Erwachsenen. Ther Umsch Feb 53 (2):111–116

Symptome

Man beobachtet eine Symptomenkonstellation mit vielen unspezifischen und mit der Knochenmarkinsuffizienz assoziierten Beschwerden.

Erhöhte Hämatomneigung, Knochenschmerzen, Fieber, Blässe, Lethargie, Appetitverlust, Krankheitsgefühl: durch Knochenmarkinsuffizienz.

Bauchauftreibung: durch Hepatosplenomegalie.

Kurzatmigkeit, Gesichtsödem: durch Mediastinaltumor; selten.

Kopfschmerzen, Erbrechen: durch ZNS-Beteiligung; selten.

Manifeste Blutung: durch Knochenmarkinsuffizienz; selten.

Klinischer Befund

Pyrexie, Schleimhautblutungen, Hautpurpura, Blässe, dekompensierte Herzinsuffizienz (selten): durch Knochenmarkinsuffizienz.

Hepatosplenomegalie, Lymphadenopathie, Oberkörper- und Gesichtsödem mit erweiterten oberflächlichen Venen, Hautinfiltrate, Hodenschwellung: durch Expansion der leukämischen Tumormasse.

Hirnnervenlähmung (III, V, VI, VII), Stauungspapille, Fundusblutung durch leukämische Infiltrate: bei ZNS-Beteiligung (selten).

Labor- und Apparate-Diagnostik

Großes Blutbild: Panzytopenie, normale Zellzahl oder isolierte erhöhte Leukozytenzahl.

Blutausstrich: zeigt eventuell leukämische Blasten.

Knochenmarkmorphologie: bestätigt die Diagnose in Verbindung mit zytochemischer Untersuchung und Immunphänotypologisierung (reife B-Zell-Varianten werden nach Lymphom-Protokollen behandelt).

Thoraxröntgen: zum Nachweis eines Mediastinaltumors.

Lumbalpunktion: zum Nachweis einer ZNS-Beteiligung.

Bestimmung von Blut-Harnstoff-Stickstoff, Kreatinin, Elektrolyte und Harnsäure.

Leberfunktionsproben: zum Nachweis einer Leberinsuffizienz (selten).

Differentialdiagnose

Lymphadenopathie

Infektionen: z. B. infektiöse Mononukleose.
Lymphome oder andere Tumoren.

Hepatosplenomegalie

Leishmaniose.
Makrophagen-, Stoffwechsel-, Speicher- oder Autoimmunstörungen.
Lymphome.

Knochenmarkinsuffizienz

Aplastische Anämie.
Myelodysplastisches Syndrom.
Makrophagenstörungen.
Autoimmunkrankheiten.
Knochenmarktumor: z. B. Neuroblastom.
Infektionen: z. B. Tuberkulose, viszerale Leishmaniose.

Ätiologie

Die Ursache der akuten lymphoblastischen Leukämie (ALL) ist noch ungeklärt, als ursächlich beteiligt gelten heute jedoch Genmutationen.
Ein erhöhtes Risiko besteht bei:
Down-Syndrom.
Fanconi-Anämie.
Bloom-Syndrom.
Ataxia teleangiectatica und verschiedenen anderen Immundefekten.
Die ursächliche Beteiligung von Strahlung und elektromagnetischen Feldern ist nicht erwiesen.

Epidemiologie

Die ALL ist die häufigste maligne Erkrankung des Kindesalters.
Der Altersgipfel liegt bei 2 – 5 Jahren, in diesem Alter treten 20 % aller Leukämien auf.
Die Erkrankung tritt bei Jungen etwas häufiger auf.
85 % aller im Kindesalter auftretenden Leukämien sind ALL.

Komplikationen

Frühkomplikationen

Frühe Komplikationen treten in der Regel im Zusammenhang mit den Nebenwirkungen der Medikamente oder der verstärkten Knochenmarksuppression auf.
Tumorzerfallssyndrom mit Hyperkaliämie, Hyperurikämie, Hyperphosphatämie, Nierenfunktionsstörung.
Infektionen unterschiedlicher Art.
Blutung.
Anämie.
Erbrechen, Haarausfall, Polyneuropathie und -myopathie, Schleimhautentzündung.

Spätkomplikationen

Lernstörungen: z. B. eingeschränktes Kurzzeitgedächtnis oder Konzentrationsstörungen; durch Ganzhirnbestrahlung.

Kardiotoxizität: bei Behandlung mit Anthracyclin-Antibiotika.

Kataraktbildung, Infertilität, Wachstums- und Hormonstörungen: durch Cyclophosphamidbehandlung und Ganzkörperbestrahlung nach Knochenmarktransplantation.

Sekundärtumoren: durch Epipodophyllotoxine (Etoposid).

Pharmakotherapie

Die Behandlung sollte unter der Überwachung durch einen Spezialisten erfolgen, nach Möglichkeit im Rahmen einer klinischen Studie, um eine umfassende Befunderhebung sicherzustellen und die Entwicklung neuer Medikamente zu fördern.

Wahl der Behandlung

Bei Patienten mit hohem Rezidivrisiko (verzögerte Remission, nahezu haploider Chromosomensatz, Philadelphia-Chromosom-positive Erkrankung, ältere, männliche Kinder, hohe Leukozytenzahlen, meist $> 100 \times 10^9$/l): Transplantation während der ersten Remission.

Bei Patienten mit hohem Risiko eines ZNS-Rezidivs (Leukozytenzahl $> 50 \times 10^9$/l): Ganzhirnbestrahlung, hochdosiertes i.v. Methotrexat, Cytosin-Arabinosid oder Kombinationstherapie mit 3 Medikamenten.

Bei Patienten mit geringerem Risiko (Leukozytenzahl $< 50 \times 10^9$/l): kontinuierliche intrathekale oder hochdosierte Methotrexatgabe bzw. Cytosin-Arabinosid.

Bei Patienten mit ZNS-Beteiligung bei der Diagnose: Ganzhirn-Rückenmark- oder Ganzhirnbestrahlung und kontinuierliche intrathekale Methotrexatgabe.

Bei Säuglingen < 6 Monaten: intensive Kombinationstherapie mit mehreren Medikamenten.

Prinzipien

Induktionstherapie: in der Regel Vincristin, Asparaginase, Steroide; Remission in 97 % der Fälle.

Konsolidierungstherapie: intensive Behandlung mit einigen anderen Medikamenten als während der Induktionstherapie zur Bekämpfung „resistenter Zellklone".

ZNS-Therapie: zur Bekämpfung der Erkrankung in dem für Medikamente schwer zur erreichenden ZNS.

Re-Konsolidierungstherapie: wie im zweiten Schritt beschrieben; es können mehrere Konsolidierungen erforderlich sein.

Erhaltungstherapie über bis zu 2 Jahre: zur Bekämpfung minimaler Reste der Erkrankung.

Spezifische Komplikationen einzelner Medikamente

Vincristin: Gewebeschaden durch Extravasation, Alopezie, Muskel- und Kieferschmerzen, Harnretention, Dysphagie, Polyneuropathie.

Prednison: Cushing-Syndrom und andere Steroid-Nebenwirkungen (einschließlich psychischer).

L-Asparaginase: thrombotische Krisen, Pankreatitis, Anaphylaxie.

Daunorubicin: Gewebeschaden durch Extravasation, Kardiomyopathie, Knochenmarksuppression, Erbrechen, Darmtoxizität.

Cytosin-Arabinosid: Darm- und Knochenmarktoxizität, Erythem, in hoher Dosierung zerebelläre Toxizität.

Thioguanin: Leber- und Knochenmarktoxizität, Hautausschläge.

Etoposid: Darm- und Knochenmarktoxizität.

Methotrexat: Nieren-, Leber- und Darmfunktionsstörungen; Knochenmarksuppression; Schleimhautentzündung (abhängig von Dosis und Darreichungsmodalität); Beeinträchtigung der intellektuellen Leistungsfähigkeit.

Mercaptopurin: Knochenmarksuppression, Hautausschläge, Leberfunktionsstörungen.

Behandlungsziele

Heilung bei möglichst geringen Nebenwirkungen (Toxizität der einzelnen Medikamente und Komplikationen).

Weitere Behandlungsmöglichkeiten

Knochenmarktransplantation.
Ganzhirnbestrahlung.
Indikationen siehe Pharmakotherapie.

Prognose

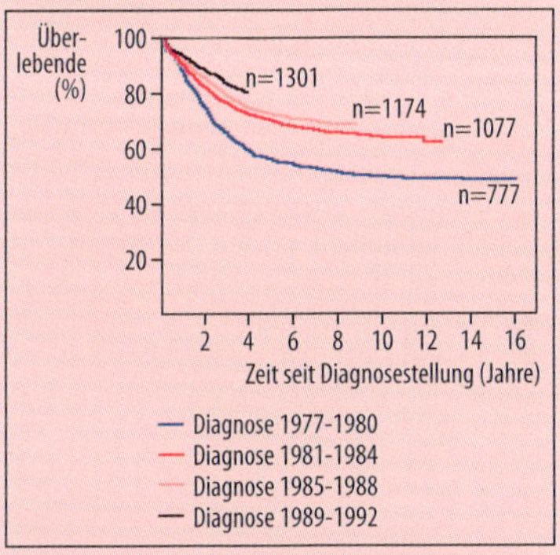

Überlebensraten von Patienten mit akuter lymphoblastischer Leukämie 1977 – 1992.

Eine ungünstige Prognose besteht bei ausbleibender Remission nach 1monatiger Behandlung, Philadelphia-Chromosom-positiver Erkrankung, annähernd haploidem Chromosomensatz, älteren, männlichen Kindern, hoher Leukozytenzahl, Säuglingen < 6 Monaten.

Nachsorge

Patienten unter Dauertherapie sollten je nach Blutbild alle 1 – 2 Wochen zur Nachsorge einbestellt werden.

Nach Abschluß der Therapie lebenslange Nachsorge; nach den ersten 6 Jahren sorgfältige Untersuchungen auf Zeichen eines Rezidivs (Organomegalie, Hodenschwellung, verringerte Zellzahlen im Blutbild, Blasten im Blutausstrich) und hormonelle, intellektuelle und kardiale Spätfolgen.

Prophylaktische Cotrimoxazolgabe zur Vermeidung einer *Pneumocystis-carinii*-Pneumonie.

Beratung bezüglich Rückkehr in die Schule und Durchführung der üblichen Impfungen.

Hinweise zu Ernährung / Lebensführung

Die Kinder und ihre Angehörigen einschließlich der Geschwister sollten während der Therapie im Krankenhaus und danach von Spezialisten betreut werden.

Auf ausreichende Ernährung ist zu achten.

Literatur

1. Mittler U (1997) Akute Leukämie im Kindesalter – Standortbestimmung und moderne Trends. Kinderkrankenschwester. 16 (3):100 – 101
2. Creutzig U, Schrappe M (1996) Akute Leukämien im Kindesalter. Klassifikation – Diagnose – Therapie – Prognose. Internist 37 (10):982 – 993
3. Pargac N, Weissbach G (1996) Akute Leukämien nach aplastischen Anämien im Kindesalter. Klin Pädiatr 208 (2):68 – 72
4. Schiller M, Hohenlochter B, Schulze-Westhoff P, Zimmermann M, Ritter J, Jürgens H, Boos J (1996) Intrazelluläre Retention von Cytarabin-Triphosphat (Ara-CTP) in Blasten von Kindern mit akuter lymphoblastischer Leukämie. Korrelation zu klinischen Verlaufsparametern. Klin Pädiatr 208 (4):151 – 159

Symptome

Einige Patienten sind beschwerdefrei.

Lethargie, Reizbarkeit, Müdigkeit, verminderte körperliche Belastbarkeit: Symptome der Anämie.

Infektanfälligkeit: infolge der Leukopenie.

Spontane Blutung oder Hämatombildung: Symptome der Thrombozytopenie.

Klinischer Befund

Blässe, Infektionen, Hämatome, Petechien.

Lymphadenopathie oder Hepatosplenomegalie: gelegentlich.

Gingivahyperplasie, leukämische Hautinfiltrate: insbesondere bei monozytärer Leukämie.

Hämorrhagische Manifestationen: insbesondere bei Promyelozytenleukämie.

Labor- und Apparate-Diagnostik

Großes Blutbild: häufig erniedrigter Hämoglobinwert und Thrombozytopenie; Leukozytenzahlen $> 100 \times 10^9$/l sind selten und Hinweis auf mangelndes Ansprechen auf die Therapie; bei Erstkonsultation häufig Leukozytenzahlen $< 3{,}0 \times 10^9$/l; im Differentialblutbild meist pathologisch veränderte Leukozyten, Neutropenie und Vorliegen einer „Blasten"-Population. Blasten sind große Zellen mit ~ 1,5–2fachem Erythrozytendurchmesser, die durch eine große Kern-Plasma-Relation (bei der akuten myeloischen Leukämie – AML – seltener) und einen Kern mit deutlichen Nukleolen (bei Monoblasten meist großer singulärer Kern) gekennzeichnet sind; Blasten können Reifungszeichen aufweisen, z. B. zytoplasmatische Granulation, Auer-Stäbchen oder monozytäre Merkmale. Die quantitative Thrombozytopenie wird morphologisch bestätigt.

Knochenmarkuntersuchung: zeigt erhöhter Blastenanteil; zur Abgrenzung gegen blastische Formen myelodysplastischer Syndrome muß dieser Anteil zur Diagnose der Leukämie > 30 % der gesamten Knochenmarkzellen betragen.

Zytochemische Untersuchungen: zur Bestätigung der myeloischen oder monozytären Abstammung der Blasten; Anfärbung durch Sudanschwarz, Chloroazetatesterase oder Myeloperoxidase.

Immunphänotypisierung: zuverlässigste Methode zur Bestimmung der hämatopoetischen Abstammungsreihe; Expression von CD33 oder CD15 deutet auf einen gewissen Grad der Knochenmarkreifung hin; CD34 und HLA DR sind frühere nichtlymphoide Marker und ermöglichen Verfahren zur objektiven Unterscheidung zwischen myeloischer und lymphoblastischer Leukämie; Antigene sind auf normalen Zellen exprimiert, „Leukämie-spezifische" oder atypische Phänotypen wurden jedoch identifiziert, die in Zukunft sicherlich zur Überwachung des Remissionsstatus dienen können, wenn normale Antigene in unangemessener Weise auf leukämischen Zellen exprimiert sind.

Zytogenetische Untersuchungen: viele strukturelle Chromosomenanomalien wurden beschrieben; es besteht eine Korrelation zwischen Prognose und zytogenetischer Anomalie, z. B. günstigere Prognose bei FAB M3 (meist mit 15;17 Translokation), einigen FAB M2-Formen (8;21 Translokation) und invertiertem Chromosom 16; ungünstigere Prognose bei Anomalien oder Deletionen der Chromosomen 5 und 7.

Molekulargenetik: molekulare Gensonden zum Nachweis der 15;17 und 8;21 Translokationen stehen heute zur Verfügung, was die Erfassung kleinerer Zellpopulationen durch Polymerase-Kettenreaktion ermöglicht; in Zukunft wird diese Technik eine wichtige Rolle in der Beurteilung der Remissionsqualität spielen.

Differentialdiagnose

Alle Ursachen einer Panzytopenie.

Ätiologie

Risikofaktoren für die Entwicklung einer akuten myeloischen Leukämie sind: Strahlenexposition.
Chemotherapie zur Behandlung eines Karzinoms, z. B. Morbus Hodgkin.
Chronische myeloproliferative oder myelodysplastische Syndrome.

Epidemiologie

AML ist die häufigste Leukämie bei Erwachsenen.
Das durchschnittliche Alter bei Erstkonsultation beträgt ~ 60 Jahre.
Es erkranken gleich viele Männer wie Frauen.
Die Prävalenz der Erkrankung steigt mit dem Alter (z. B. 1 von 105 Kindern, bis zu 3 von 105 bei über 70jährigen).

Komplikationen

Überhandnehmende Infektionen.

Blutung: insbesondere intrazerebrale Blutung bei Promyelozytenleukämie.

FAB-Klassifikation

Auf der Basis des morphologischen Erscheinungsbildes wird die AML durch die French-American-British-(FAB)-Klassifikation in die Subtypen M0–M7 unterteilt.
Bei FAB M3 (Promyelozytenleukämie) bestehen hohe Remissionschancen und ein geringes Rezidivrisiko.
Die FAB-Klassifikation leistet bezüglich der Normierung der Terminologie zwar gute Dienste, besitzt jedoch nur begrenzte prognostische Aussagekraft.

Pharmakotherapie

Supportive Therapie

Infektionen lassen sich durch spezielle pflegerische Sorgfalt vermeiden; Isolation des Patienten im Einzelzimmer mit Luftfilter; Mundschutz; Überwachung von Temperatur, Schleimhäuten, Perineum und Einstichstellen zentraler Zugänge.

Bei Auftreten von Infektionen rasche Einleitung einer i.v. Antibiotikatherapie (meist Aminoglykosid-Antibiotika und Ceftazidim oder gegen Pseudomonas wirkendes Penicillin) nach vorheriger Entnahme geeigneter Proben zur Untersuchung auf Bakterien, Pilze und Viren.

Bei Ansprechen innerhalb der ersten 48 Stunden Fortsetzung der Therapie über 3 - 5 Tage; bei fehlendem oder unvollständigem Ansprechen sowie ausstehendem Erregernachweis wird zusätzlich Vancomycin gegeben; bei ausbleibendem Erfolg außerdem i.v. Amphotericingabe. (*Einzelheiten siehe* Agranulozytose und Fieber.)

Behandlung von Gerinnungsstörungen

Gerinnungsfaktormangel wird durch Substitution entsprechender Blutprodukte oder Vitamin K behoben.

Schwere Gerinnungsstörungen, z. B. disseminierte intravasale Gerinnung, können bei der Promyelozytenleukämie (FAB M3) das beherrschende Krankheitsbild sein und bedürfen spezieller Aufmerksamkeit.

Durch Gabe von all-trans-Retinalsäure (ATRA) kann die Störung (meist innerhalb von 2 - 3 Tagen) wirksam beseitigt werden.

Blutprodukte sind unerläßlich, Fibrinolyseinhibitoren (Tranexamsäure) und Heparin werden heute jedoch seltener gegeben.

Chemotherapie

Die Behandlung sollte unter der Überwachung durch einen Spezialisten erfolgen.

Bei entsprechend intensiver Remissionsinduktion und Konsolidierungsphase bringt eine Erhaltungstherapie möglicherweise keine weitere Verbesserung der Prognose.

Zur Behandlung kommen Anthracyclin-Antibiotika, Cytosin-Arabinosid, Thioguanin und Etoposid in Frage; Nebenwirkung ist unter anderem Kardiotoxizität.

Während der Remissionsinduktion sind intensive supportive Maßnahmen erforderlich, in den meisten Fällen kommt es jedoch mit nur einer Behandlungsphase zur vollständigen Remission.

Eine zweite Behandlungsphase kann bei weniger intensivem Therapieansatz erforderlich werden; in allen Patientengruppen können eventuell noch weitere supportive Maßnahmen angezeigt sein.

Behandlungsziele

Wiederherstellung der normalen Knochenmarkfunktion.

Erreichen einer langfristigen Remission oder Heilung.

Weitere Behandlungsmöglichkeiten

Allogene Knochenmarktransplantation

Senkung des Rezidivrisikos von 60 auf 15 %.

Die Therapie-assoziierte Mortalitätsrate von 30 % ist auf Toxizität, Infektionen, *Pneumocystis-carinii*-Pneumonie und „Graft versus host"-Reaktionen zurückzuführen.

Die Therapie kann zu Infertilität und späterer Kataraktbildung führen (in 10 - 15 % der Fälle).

Allogene Transplantate stehen nur in 10 - 15 % der Fälle zur Verfügung.

Autologe Knochenmarktransplantation

Eine autologe Transplantation ist bei über 55jährigen Patienten ohne passenden Spender angezeigt.

Vorteile: geringere Toxizität, keine „Graft versus host"-Reaktion, höhere Verfügbarkeit, geringe assoziierte Mortalitätsrate (6 - 8 %).

Nachteile: Gefahr der Kontamination des entnommenen Materials, fehlender „Graft versus leukemia"-Effekt.

Prognose

Durch moderne Behandlungsschemata kann bei unter 55jährigen eine Remissionsrate von 80 % erreicht werden (maximal 90 % im Kindesalter, minimal 70 % im 5. Lebensjahrzehnt); im höheren Lebensalter liegen die Remissionsraten ungefähr bei 60 %.

30 - 40 % der chemotherapeutisch behandelten Patienten < 55Jahren und 20 % der älteren Patienten sind nach 5 Jahren immer noch rezidivfrei.

Nach allogener Knochenmarktransplantation kommt es bei 50 - 60 %, nach autologer Transplantation bei 45 - 55 % der Empfänger zur Heilung.

> 5 Jahre nach einer Knochenmarktransplantation ist ein Rezidiv selten, nach Chemotherapie jedoch etwas häufiger (die meisten Rezidive treten jedoch in den ersten 2 - 3 Jahren nach der Chemotherapie auf).

Nachsorge

2 - 3 Wochen nach einer chemotherapeutisch induzierten Besserung sollte der Remissionsstatus im Knochenmark untersucht werden.

Hinweise zu Ernährung/ Lebensführung

Auf ausreichende Ernährung ist zu achten.

Patienten und ihre Angehörigen sollten psychologisch unterstützt werden, insbesondere wenn eine junge Familie betroffen ist; Ansprechpartner sind die Sozialarbeiter der Kliniken, Gemeinden und Krankenkassen.

Entsprechende Maßnahmen zum Schutz vor Infektionen während der Phase der Neutropenie.

Literatur

1. Jehn U, Dengler R, Petrides PE (1996) Moderne Strategien bei der Therapie der akuten myeloischen Leukämie (AML) im Erwachsenenalter. I. Primärbehandlung der de novo AML. Internist 37 (6):661 - 668
2. Hubner G, Link H, Schonrock Nabulsi P, Wandt H, Gramatzki M, Loffler B, Fackler Schwalbe I, Queisser W, Brack N, Geer T, Raab M, Ohl S, Schneider B, Schneider C, Freund M, Poliwoda H, Ehninger G (1996) Intensive Postremissionstherapie bei akuter myeloischer Leukämie. Ergebnisse einer prospektiv vergleichenden Studie der Süddeutschen Hämoblastosegruppe (SHG). Med Klin 91 Suppl 3:26 - 32
3. Buchner T (1996)) Akute myeloische Leukämie. Internist 37 (10):1008 - 1012
4. Meidenbauer N, Schlake G, Bross K, Andreesen R (1998) Symptomatische leukämische Infiltration der Lunge als Komplikation einer akuten myeloischen Leukämie. Dtsch Med Wochenschr 123 (5):110 - 113
5. Schumacher A, Kessler T, Riedel A, Buchner T, van de Loo J (1996) Lebensqualität und Krankheitsverarbeitung bei Patienten mit akuter myeloischer Leukämie. Psychother Psychosom Med Psychol 46 (11):385 - 390

Symptome

70 % der Patienten sind beschwerdefrei; die Erkrankung wird in der Regel im Rahmen eines routinemäßig erstellten Blutbildes diagnostiziert.

Lymphknotenschwellung oder linksseitige Oberbauchbeschwerden: in 20 % der Fälle.

Symptome der Anämie: selten.

Hämatom- oder Blutungsneigung: selten.

Gewichtsabnahme, Fieber unklarer Genese, Nachtschweiß: „B"-Symptome; sehr selten und häufig Hinweis auf Transformation in hochmalignes Lymphom.

Klinischer Befund

Lymphadenopathie in der Hals-, Achsel- oder Leistenregion: in 30 % der Fälle.

Leichte bis mäßige Splenomegalie: in 10 % der Fälle.

Hepatomegalie: selten.

Anämie: selten.

Purpura: selten.

Labor- und Apparate-Diagnostik

Großes Blutbild: Lymphozytose mit $> 5 \times 10^9$/l reifen monomorphen kleinen Lymphozyten sowie Ausstrichartefakten (Gumprechtsche Kernschatten).

Lymphozytenmarkeranalyse: zeigt spärliche Oberflächenimmunglobuline einer einzigen Leichtkette (κ oder λ); $CD5^+$, $CD19^+$, $CD20^+$, $CD23^+$, $CD37^+$, $CD3^-$, $CD10^-$, $CD22^-$.

Serumimmunglobulinbestimmung: verminderte Konzentrationen in allen Klassen; IgM-Paraprotein bei 5 % der Patienten.

Direkter Antiglobulintest: in 10 % der Fälle positiv.

Knochenmarkpunktion: interstitielle, noduläre oder diffuse Infiltration durch kleine Lymphozyten.

Karyogramm: Trisomie 12 in 30 %, Deletion 13q14 in 25 % der Fälle.

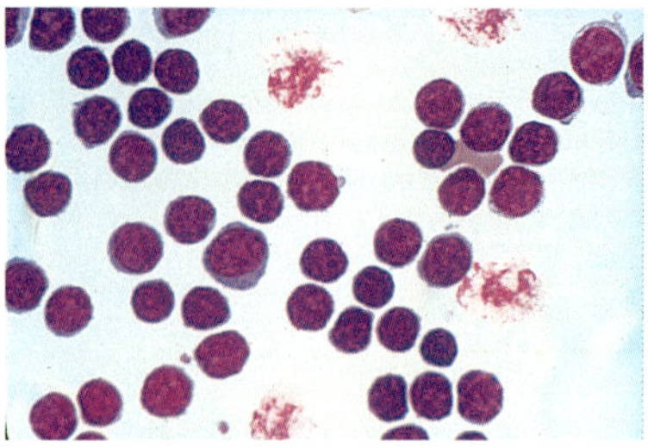

Leukaphereseprobe mit Romanowsky-Färbung von einem Patienten mit CLL zeigt kleine monomorphe Lymphozyten sowie vereinzelt Prolymphozyten und Gumprechtsche Kernschatten.

Differentialdiagnose

Prolymphozytenleukämie.
Haarzellenleukämie.
Milz-bedingtes Lymphom mit Zottenlymphozyten.
Lymphozytische Lymphome.
Sézary-Syndrom und T-Zell-Lymphom/-Leukämie des Erwachsenenalters.
Zentrozytisch-zentroblastisches Lymphom.
Mantelzellenlymphom.

Ätiologie

Die Ursache der chronischen lymphatischen Leukämie (CLL) ist unklar.
Eine Assoziation mit Strahlenbelastung oder Retroviren ist bisher nicht erwiesen.

Epidemiologie

CLL ist die häufigste Leukämie in Westeuropa und Nordamerika.

Komplikationen

Autoimmunhämolytische Anämie: in 10 % der Fälle, häufiger in Stadium C.

Autoimmune Thrombozytopenie, Neutropenie, aplastische Anämie: in < 2 % der Fälle.

Infektionen: in wenigen Fällen bei Hypogammaglobulinämie.

Herpes zoster: in 25 % der Fälle.

Transformation in Prolymphozytenleukämie oder hochmalignes Lymphom: in 10 % bzw. 2 % (Richter-Syndrom) der Fälle.

Pneumokokken-Pneumonie.

Staging

Rai (USA)

Stadium 0: nur Lymphozytose.
Stadium I: mit Lymphadenopathie.
Stadium II: mit Spleno- oder Hepatomegalie.
Stadium III: mit Anämie; Hämoglobin 110 g/l.
Stadium IV: mit Thrombozytopenie; Thrombozyten 100×10^9/l.

Binet (Europa)

Stadium A: keine Anämie oder Thrombozytopenie; Lymphadenopathie in < 3 Lymphknotenregionen*.
Stadium B: keine Anämie oder Thrombozytopenie; Lymphadenopathie in 3 oder mehr Lymphknotenregionen*.
Stadium C: Hämoglobin 100 g/l oder Thrombozyten 100×10^9/l.
* Lymphknoten der Hals-, Achsel- und Leistenregion sowie Milz und Leber.

Pharmakotherapie

Die Behandlung sollte unter der Überwachung durch einen Spezialisten erfolgen. Bei Patienten mit Stadium A ist eine Chemotherapie nicht empfehlenswert.

Alkylanzien

Hauptpfeiler der Therapie ist Chlorambucil. Die Erfolgsrate liegt bei 50 %.

▪ Standarddosierung
Chlorambucil, kontinuierliche orale Dosierung oder intermittierend alle 4 Wochen. Cyclophosphamid, oral oder i.v. alle 2–3 Wochen.

▪ Kontraindikationen
Keine.

▪ Wechselwirkungen
Keine bekannt.

▪ Nebenwirkungen
Übelkeit und Knochenmarksuppression, Arzneimittelexanthem (bei Chlorambucil in 5 % der Fälle), Alopezie (Cyclophosphamid).

Nukleosidanaloga

Mit dem Purinanalogum Fludarabin kann bei Chlorambucil-resistenten Patienten eine Erfolgsrate von bis zu 50 % erreicht werden.
2-Chlorodeoxyadenosin weist eine ähnliche Wirkung auf.

▪ Standarddosierung
Fludarabin, tgl. i.v. über 5 Tage, alle 28 Tage.

▪ Kontraindikationen
Keine.

▪ Besonderheiten
Geringere Knochenmarksuppression als Chlorambucil, jedoch ausgeprägtere T-Lymphozytopenie, dadurch erhöhtes Infektionsrisiko durch Viren, Pilze und Protozoen.

▪ Wechselwirkungen
Keine bekannt.

▪ Nebenwirkungen
Knochenmarksuppression, Immunsuppression.

Andere Optionen

Prednison: bei autoimmunen Komplikationen; bewirkt eine Redistribution der Lymphozyten vom Gewebe in die Blutbahn; günstige Wirkung bei Patienten mit Thrombozytopenie zu Beginn einer Alkylanzien-Therapie.
CHOP-Chemotherapie (Cyclophosphamid, Doxorubicin, Vincristin, Prednison): bei Stadium C eventuell wirksamer als Chlorambucil.
Immunglobulin-Substitutionstherapie: bei rekurrierenden Infektionen infolge von Immunglobulinkonzentrationen < 4 g/l.

Derzeit erforschte Verfahren

Knochenmarktransplantation: bei jüngeren Patienten mit histokompatiblem Spender. Ergebnisse sind vielversprechend.

Behandlungsziele

Linderung der Beschwerden.
Lebensverlängerung bei Patienten mit Stadium B oder C.

Weitere Behandlungsmöglichkeiten

Leukapherese kann zur Vermeidung oder Behandlung einer Hyperleukozytose bei sehr hohen Leukozytenzahlen ($> 500 \times 10^9$/l) oder zur Begrenzung der Leukozytenzahl bei therapieresistenten Patienten eingesetzt werden.

Prognose

Patienten mit Stadium A haben die gleiche Prognose wie Kontrollgruppen gleichen Alters und Geschlechts.
Die bei Behandlung mit Chlorambucil erreichte durchschnittliche Überlebenszeit beträgt 12 Jahre bei Stadium A, 5 Jahre bei Stadium B und 2 Jahre bei Stadium C.

Nachsorge

Überwachung des Krankheitsfortschritts. Auch bei Stillstand und fehlenden Symptomen sicherheitshalber regelmäßige Kontrolle.
Bei progredientem Verlauf Chlorambucil-Therapie.
Bei allen Patienten lebenslange Nachsorge; Abstände der Kontrolltermine von der Geschwindigkeit des Krankheitsfortschritts abhängig.

Hinweise zu Ernährung / Lebensführung

Empfehlung, nach Möglichkeit ein normales Leben zu führen.

Literatur
1. Brittinger G, Hellriegel KP, Hiddemann W (1997) Chronische lymphatische Leukämie und Haarzellenleukämie. Diagnostik und Therapie. Med Klin 92 (6):309–312
2. Borchmann P, Diehl V, Engert A (1996) Die chronisch lymphatische Leukämie (CLL). Fortschritte in Diagnostik und Therapie. Internist 37(10):1022–1029

Symptome

Pleuritischer Brustschmerz, Dyspnoe, Hämoptysen: Hinweis auf akute kleinere Lungenembolie.

Akut einsetzende Dyspnoe, Synkope, zentraler Brustschmerz: Hinweis auf massive Lungenembolie.

Allmählich einsetzende Dyspnoe, pleuritischer Brustschmerz, abnehmende körperliche Belastbarkeit: Hinweis auf subakute massive Lungenembolie.

Zunehmende Dyspnoe, Belastungssynkope: Hinweis auf chronische Lungenembolie.

Klinischer Befund

Unterschiedliche Manifestationen, je nach Ausmaß der Verlegung der arteriellen Lungenstrombahn, Dauer der Thrombenbildung sowie vorbestehende Herz- oder Lungenerkrankungen.

Kurzatmigkeit, Pleurareiben, mit Pleuraerguß assoziierte Manifestationen: Hinweis auf Lungeninfarkt.

Tachypnoe oder Hyperventilation, vermindertes Herzminutenvolumen, Rechtsherzinsuffizienz: Hinweis auf massive Lungenembolie.

Pulmonale Hypertonie: Hinweis auf chronische Lungenembolie.

Labor- und Apparate-Diagnostik

Die Diagnosestellung erfordert einen begründeten klinischen Verdacht sowie diesen Verdacht bestätigende (oder widerlegende) Untersuchungsergebnisse.

Pulmonalisangiographie: ermöglicht eine definitive Diagnose, jedoch invasiv und erfordert spezielle Einrichtungen; der Thrombus erscheint als Füllungsdefekt in den kontrastmittelgefüllten Pulmonalarterien.

Thoraxröntgen: zum Ausschluß anderer Erkrankungen; bei massiver Lungenembolie eventuell Gefäßzeichnung oder große Verschattungen im Bereich der Pulmonalarterien; bei Lungeninfarkt eventuell Streifenatelektasen basaler Lungenabschnitte; unspezifischer Befund.

EKG: der klassische S_1-, Q_3-Typ ist unspezifisch und selten vorhanden. Meist Sinustachykardie, Vorhofflimmern oder -flattern können jedoch auch auftreten.

Ventilations-Perfusionsszintigraphie: einfach durchzuführendes, mit geringem Risiko assoziiertes Verfahren; unauffälliger Befund schließt eine Lungenembolie nahezu vollständig aus; bei auffälligem Befund Sicherung der Diagnose durch Nachweis einer peripheren Venenthrombose (bei negativem Befund liegt das Risiko einer nachfolgenden Lungenembolie beim unbehandelten Patienten bei $< 3\,\%$) oder Pulmonalisangiographie; ein mit hoher Wahrscheinlichkeit positiver Befund ist in der Regel diagnostisch und weist eine Spezifität von 98 %, einen positiven Vorhersagewert von 91 % (bei 74 % der Patienten mit nachfolgender Lungenembolie vorhanden), jedoch eine geringe Sensitivität (41 %) auf; ein mit hoher Wahrscheinlichkeit positiver Befund erfordert eine sofortige Behandlung, da 14 % dieser Befunde sowie 45 % der unklaren Befunde nach 7tägiger Behandlung unauffällig sind.

MR-Angiographie: als nichtinvasive, die Diagnose bestätigende Alternative vielversprechend.

Echokardiographie: primär zur differentialdiagnostischen Abklärung der Dyspnoe; erkennbarer Thrombus im rechten Herzen oder in der proximalen Pulmonalarterie sowie begründeter klinischer Verdacht können als diagnostisches Kriterium angesehen werden. Nachweis einer rechtsventrikulären Vergrößerung kann Ersthinweis auf Lungenembolie sein.

Doppler-Ultraschalluntersuchung, Phlebographie, Impedanz-Phlethysmographie: indirekte Untersuchungen zum Nachweis einer proximalen Beinvenenthrombose; bei positivem Befund stellen sie bei Verdacht auf kleinere Lungenembolie und unklarer Lungenszintigraphie geeignete Alternativen zur Pulmonalangiographie dar.

Differentialdiagnose

Lungenembolien sind differentialdiagnostisch von einer ganzen Reihe anderer Erkrankungen abzugrenzen und können gelegentlich schwer zu „enttarnen" sein.

Akute kleinere Lungenembolie
Pneumonie.

Akute massive Lungenembolie
Sepsis.
Myokardinfarkt.
Hypovolämie.
Herzbeuteltamponade.

Subakute massive Lungenembolie
Lungenödem.
Pneumonie.
Hyperventilation.

Chronische Lungenembolie
Primäre pulmonale Hypertonie.

Ätiologie

Über 90 % aller Lungenembolien haben ihren Ursprung in einer tiefen Beinvenenthrombose.
Häufige Ursachen sind:
Bis zu 1 Monat zurückliegender chirurgischer Eingriff.
Vorausgegangene Erkrankung (z. B. Myokardinfarkt, Apoplex).
Immobilisierung, maligner Tumor, Adipositas oder orale Kontrazeptiva.
Schwangerschaft oder Östrogentherapie.
Permanenter zentraler Venenzugang.
Hyperkoagulabilität, erworben (z. B. Lupusantikoagulans, Antikardiolipin-Antikörper) oder kongenital (z. B. Antithrombin-III-Mangel, Protein-C-Mangel).

Epidemiologie

Postmortal findet sich bei 9–26 % aller Patienten eine Lungenembolie; nur bei ~ 16 % bestand vorher ein entsprechender Verdacht.
Ein letaler Ausgang findet sich gehäuft bei Frauen und im höheren Lebensalter.

Komplikationen

Tod.
Lungeninfarkt, Infektion, Kavernenbildung, Hypertonie.

Pharmakotherapie

Antikoagulanzien-Therapie: Heparin

Heparin wird bei hämodynamisch stabilen Patienten eingesetzt; es verhindert eine weitere Fibrinanlagerung und Ausdehnung des Thrombus.
Die Behandlung muß sofort nach Auftreten des klinischen Verdachts eingeleitet werden.

■ Standarddosierung
Heparin Bolusinjektion, 5000 – 8000 E, danach i.v. Infusion, um die aktivierte partielle Thromboplastinzeit beim 1,5 – 2,5fachen des Kontrollwerts zu halten.

■ Kontraindikationen
Akute Blutung, frische intrazerebrale Blutung oder Hirn-, Augen- oder Rückenmarkoperation, maligne Hypertonie.

■ Besonderheiten
Hochdosierte s.c. Heparingabe verringert die Notwendigkeit der i.v. Infusion und erhöht die Mobilität des Patienten.

■ Wechselwirkungen
Orale Antikoagulanzien oder die Thrombozytenfunktion einschränkende Medikamente, z. B. Aspirin oder Dextranlösungen.

■ Nebenwirkungen
Blutungen, heparininduzierte Thrombozytopenie.

Antikoagulanzien-Therapie: Cumarinderivate

Cumarinderivate werden nicht zur Behandlung des akuten Falls sondern präventiv eingesetzt; sie beeinträchtigen die Gerinnung und vermindern dadurch die Thrombenbildung.

■ Standarddosierung
Cumarinderivate, z. B. Phenprocoumon, 12 – 18 mg am 1. Tag, 6 – 12 mg am 2. Tag, dann nach Quick/INR-Wert (Erwachsene durchschnittlicher Größe); Anpassung der Erhaltungsdosis, um die INR bei 2,0 – 3,0 zu halten.

■ Kontraindikationen
Wie beim Heparin; Schwangerschaft.

■ Besonderheiten
Sollte gleichzeitig mit der Heparintherapie eingeleitet werden.

■ Wechselwirkungen
Viele Medikamente können die Wirksamkeit von Cumarinderivaten verstärken oder senken; sie sind den Verschreibungsinformationen des Herstellers zu entnehmen.

■ Nebenwirkungen
Blutungen.

Thrombolysetherapie

Indiziert bei hämodynamisch instabilen Patienten mit erwiesener Lungenembolie (d. h. starker klinischer Verdacht plus mit hoher Wahrscheinlichkeit positiver Befund der Lungenszintigraphie bzw. bei einer Echokardiographie oder Angiographie erkennbarer, die arterielle Blutstrombahn verlegender Thrombus).
Die Behandlung dient der Auflösung eines frischen Thrombus. Sie bewirkt eine raschere Rückbildung der Embolie und Verbesserung der kardiopulmonalen Situation als Heparingabe allein. Eine Senkung der Mortalitätsrate insgesamt ist jedoch nicht erwiesen.

■ Standarddosierung
Streptokinase, 250.000 E über 30 Minuten, danach 100.000 E/Std. über 24 Stunden.
Urokinase, 4400 E/kg KG über 10 Minuten, danach 4400 E/kg KG/Std. über 12 – 24 Stunden.
Rekombinanter t-PA (Plasminogenaktivator), 100 mg durch Dauerinfusion über 2 Stunden.

■ Kontraindikationen
Akute Blutung, frischer Apoplex, vorausgegangene Verletzung, größere Operation oder Organbiopsie.

■ Besonderheiten
Die lokale Gabe ist nicht wirksamer oder sicherer als die einfacher durchzuführende periphere Gabe.
Alle Fibrinolytika scheinen gleich wirksam zu sein.
Im Anschluß Heparintherapie.

■ Wechselwirkungen
Keine.

■ Nebenwirkungen
Blutung (das Risiko einer massiven Blutung ist 2mal so hoch wie bei der Heparintherapie); allergische Reaktionen auf Streptokinase.

Behandlungsziele

Morbiditätssenkung während der akuten Embolie.
Vermeidung von Rezidivembolien und chronischer pulmonaler Hypertonie.

Weitere Behandlungsmöglichkeiten

Vena-cava-Blockade: bei kontraindizierter oder versagender Antikoagulanzien-Therapie.
Pulmonale Embolektomie.

Prävention

Die meisten durch Lungenembolie verursachten Todesfälle treten plötzlich und bei Patienten auf, bei denen kein entsprechender Verdacht bestand; aus diesem Grund kann eine signifikante Senkung der Mortalitätsrate nur durch ausreichende Präventivmaßnahmen erreicht werden.
Physikalische Maßnahmen; Frühmobilisierung, pneumatische Unterschenkelmanschette und individuell angepaßte Kompressionsstrümpfe.
Medikamente: Standard-Heparin, 5000 E s.c. alle 8 – 12 Std; niedermolekulares Heparin, 1mal tgl. 3500 – 5000 E, je nach Präparat, oder niedrig dosiertes Cumarinderivat.
Die perkutane oder chirurgische Einführung eines Filters in die Vena cava inferior kann bei Patienten mit trotz wirksamer Antikoagulanzientherapie rekurrierenden Lungenembolien eine weitere Embolie verhindern.

Prognose

1/3 der akuten oder subakuten Lungenembolien führen zum plötzlichen Tod oder werden erst postmortal diagnostiziert.
Bei einer unbehandelten klinisch manifesten Lungenembolie beträgt die Mortalitätsrate aufgrund rekurrierender Embolien 30 %; durch eine effektive Therapie kann dieser Prozentsatz auf 8 % gesenkt werden.
Bei Überlebenden der akuten oder subakuten Embolie treten in der Regel keine klinischen Folgeschäden auf.
Die chronische Lungenembolie hat eine ungünstige Prognose, die medikamentöse Behandlung ist im allgemeinen erfolglos; in einigen Fällen kann durch elektive Thrombendarteriektomie eine langfristige Verbesserung erreicht werden.
Nach einer Lungenembolie besteht in prädisponierenden Situationen ein erhöhtes Risiko einer erneuten Thromboembolie.

Nachsorge

Die orale Antikoagulanzien-Therapie und Überwachung wird über mindesten 3 – 6 Monate fortgesetzt und kann lebenslang erforderlich sein, wenn die Risikofaktoren nicht ausgeschaltet werden können.

Hinweise zu Ernährung/ Lebensführung

Patienten sollten längere Phasen der Immobilität, z. B. Langstreckeflüge oder Busreisen, meiden.

Literatur

1. Lotter R, Zahn R, Zander M, Senges J (1996) Diagnostik der Lungenembolie. Dtsch Med Wochenschr 121 (18): 595 – 599
2. Zahn R, Lotter R, Seidl K, Senges J (1996) Therapie der Lungenembolie. Dtsch Med Wochenschr 121 (19):629-634
3. Soltesz S, Berg K, Molter G (1997) Erfolgreiche Thrombolyse einer fulminanten Lungenembolie unter kardiopulmonaler Reanimation. Anaesthesist 46 (10):890 – 894
4. Obergassel L, Miketic S, Carlsson J, Tebbe U (1996) Lungenembolie-Prophylaxe mit Vena-cava-Filter. Dtsch Med Wochenschr 121 (34 – 35):1060 – 1065

Symptome

Husten: eine chronische Bronchitis liegt vor, wenn an den meisten Tagen während mindestens 3 Monaten in 2 aufeinanderfolgenden Jahren Husten und Auswurf bestanden haben.
Auswurf.

Zunehmende Dyspnoe: insbesondere bei Belastung.

Gewichtsabnahme.

Rauchen in der Anamnese: in der Mehrzahl der Fälle.

Klinischer Befund

Beginn meist in der 5. oder 6. Dekade.
Faßthorax, verminderte Herzdämpfung und abgeschwächte Atemgeräusche, palpierbare Leber aufgrund hepatischer Verlagerung, Zeichen der Lungenüberblähung.

Erhöhte Atemfrequenz, Einsatz der Atemhilfsmuskulatur, „Lippenbremse", abgeschwächte Atemgeräusche: Zeichen der Atemwegsobstruktion.
Zyanose.

Rechtsventrikuläre Hebung, erhöhter Jugularvenendruck, peripheres Ödem: Zeichen der pulmonalen Hypertonie.

Feinblasige Rasselgeräusche während der Inspiration: bei chronisch-obstruktiver Atemwegserkrankung häufig vorhanden, nicht notwendigerweise Hinweis auf koexistente Herzinsuffizienz.
Hypersonorer Perkussionsschall.

Labor- und Apparate-Diagnostik

Großes Blutbild: gelegentlich Polyzythämie.

EKG: Rechtstyp oder Anzeichen einer Rechtsherzbelastung.

Thoraxröntgen: Anzeichen einer chronisch-obstruktiven Lungenerkrankung (tiefstehende, abgeflachte Zwerchfelle, langes schlankes Herz), eines Emphysems (blasige Aufhellungen, großer retrosternaler Luftraum in der seitlichen Aufnahme) oder einer pulmonalen Hypertonie (prominenter Hilus bei verminderter distaler Gefäßzeichnung).

Lungenfunktionsprüfung: zur Bestätigung der Diagnose und Beurteilung der therapeutischen Möglichkeiten einer Rückbildung; mit Hilfe der Diffusionskapazität läßt sich der Gasaustausch abschätzen.

Arterielle Blutgasanalyse: zum Nachweis einer Hypoxämie und Retention von Kohlendioxid; hohe Bikarbonatkonzentrationen weisen auf eine eher chronische Kohlendioxidretention hin.

CT des Thorax: u. U. zur Bestätigung der Emphysemdiagnose.

Differentialdiagnose

Asthma bronchiale.
Linksherzinsuffizienz.
Obstruktion der großen Atemwege, z. B. proximaler Tumor.
Allergische bronchopulmonale Aspergillose.
Aspiration.
Bronchiektasen
Mukoviszidose.

Ätiologie

Zigarettenrauchen: häufigste Ursache.
Luftverschmutzung: spielt eine sehr viel geringere Rolle als das Rauchen.
Atemwegsinfektionen/-entzündungen.
$Alpha_1$-Antitrypsinmangel: selten; homozygote Form bei 1 von 5000 Personen vorhanden, jedoch nicht alle entwickeln eine Lungenerkrankung; führt zum basalen Emphysem.
Intravenöser Drogen- oder Arzneimittelmißbrauch.

Epidemiologie

Schätzungen zufolge leiden ~15 Mio. US-Bürger an einer chronisch-obstruktiven Lungenerkrankung.
Chronisch-obstruktive Lungenerkrankungen verursachen jährlich schätzungsweise >90.000 Todesfälle.

Komplikationen

Infektiöse Exazerbation: akute Bronchitis, Pneumonie.
Pulmonale Hypertonie, Cor pulmonale.
Lungenembolie.
Respiratorische Insuffizienz, Tod.
Pneumothorax.
Bronchialkarzinom: wenn Rauchen die Ursache eines chronisch-obstruktiven Lungenerkrankung ist.
Hämoptyse.

Pharmakotherapie

Falsche Inhalationstechnik ist häufig einer der Hauptgründe des Therapieversagens; vor Einleitung oder Veränderung einer Therapie sollte sie deshalb immer überprüft werden.

Inhalative Anticholinergika

■ Standarddosierung
Ipratropiumbromid-Aerosol, 4mal tgl. 20–40 µg.

■ Kontraindikationen
Überempfindlichkeit; eingeschränkte Anwendung bei Glaukom (bei Vernebelung).

■ Wechselwirkungen
Keine.

■ Nebenwirkungen
Mundtrockenheit (selten).

Inhalative Beta-2-Sympathomimetika (z. B. Salbutamol, Fenoterol, Terbutalin)

■ Standarddosierung
Bis zu 4mal tgl. 2 Hübe (Dosierung je nach Präparat unterschiedlich).

■ Kontraindikationen
Überempfindlichkeit.

■ Besonderheiten
Unterschiedliches Ansprechen; eine klinische Verbesserung kann eintreten, ist jedoch nicht immer spirometrisch nachweisbar.

■ Wechselwirkungen
Keine.

■ Nebenwirkungen
Tremor, Palpitationen.

Inhalative Steroide

Bei Patienten indiziert, bei denen mit Steroiden ein objektive Besserung erreicht werden konnte.

■ Standarddosierung
Dosierung je nach Präparat.

■ Kontraindikationen
Überempfindlichkeit.

■ Besonderheiten
Systemische Resorption kann durch Verwendung eines Dosieraerosols verringert werden.

■ Wechselwirkungen
Keine.

■ Nebenwirkungen
Orale Candidose.

Orale Steroide

Bei Exazerbation einer chronisch-obstruktiven Lungenerkrankung und zur Erhaltungstherapie bei schwerkranken, auf Steroide ansprechenden Patienten.

■ Standarddosierung
Prednison, morgens 30–60 mg bei Exazerbation; möglichst geringe Dosierung zur Erhaltungstherapie.

■ Kontraindikationen
Keine.

■ Besonderheiten
Das Ansprechen auf Steroide sollte durch eine >10%ige FEV_1-Verbesserung nach 3wöchiger Therapie nachgewiesen sein.

■ Wechselwirkungen
Keine.

■ Nebenwirkungen
Osteoporose, Diabetes mellitus, Steroidpsychose.

Theophylline

■ Standarddosierung
Theophyllin, tgl. 300–900 mg.

■ Kontraindikationen
Keine.

■ Besonderheiten
Überwachung der Plasmakonzentrationen; sie sollten bei 10–20 µg/l gehalten werden.

■ Wechselwirkungen
Verminderter Stoffwechsel bei gleichzeitiger Aufnahme von Cimetidin, Erythromycin, Ciprofloxacin und oralen Kontrazeptiva; gesteigerter Stoffwechsel bei Nikotin, Alkohol, Phenytoin und Rifampicin.

■ Nebenwirkungen
Tachykardie, Arrhythmien.

Behandlungsziele

Maximierung der funktionellen Kapazität.
Verlangsamung des Krankheitsfortschritts.

Weitere Behandlungsmöglichkeiten

Sauerstoff-Langzeittherapie (tgl. >16 Std.) ist in folgenden Fällen indiziert:
Sauerstoffpartialdruck bei zwei aufeinanderfolgenden Messungen <55 mmHg und stabiler Zustand des Patienten.
Im Schlaf oder bei Belastung zunehmende Hypoxämie.
Patient ist Nichtraucher.
Ausbleiben einer Retention von Kohlendioxid nach versuchsweiser Sauerstoffgabe.
Mindestens einmal Auftreten eines peripheren Ödems.
Operation zur Reduzierung des Lungenvolumens: bei ausgewählten Patienten, insbesondere bei Jüngeren und $Alpha_1$-Antitrypsinmangel.
Nasale IPPV (intermittierende Überdruckbeatmung): eventuell bei Patienten, bei denen bei einer Sauerstofftherapie eine Retention von Kohlendioxid eintritt.
Nikotinkarenz.
Klopfdrainage, Lagerungsdrainage.
Atemgymnastik.

Prognose

Die 5-Jahres-Überlebensrate nach dem ersten Auftreten einer respiratorischen Insuffizienz liegt durchschnittlich bei 15–20 %.

Nachsorge

Regelmäßige Überwachung der Sekundenkapazität (FEV_1).
Beurteilung des Behandlungserfolgs.

Hinweise zu Ernährung / Lebensführung

Aufgabe des Rauchens verlangsamt den Krankheitsfortschritt auf das bei Nichtrauchern übliche Maß und kann im Frühstadium sogar zur symptomatischen Besserung führen.
Gewichtsreduktion verbessert die funktionelle Kapazität.
Eventuell Beratung, wie Patienten ihren Alltag zu Hause leichter bewältigen können.

Literatur

1. Leuppi JD, Zenhausern R, Schwarz F, Frey WO, Villiger B (1998) Bedeutung der Trainingsintensität für die Verbesserung der Ausdauerleistungsfähigkeit bei Patienten mit chronischen obstruktiven Lungenerkrankungen. Dtsch Med Wochenschr 123 (7):174–178
2. SCOPD – ein vernachlässigtes Krankheitsbild (1997) Fortschr Med Suppl 179:1–12
3. Barandun J (1996) Inhalationstherapie bei chronisch obstruktiven bronchialen Erkrankungen. Schweiz Med Wochenschr 126 (40):1693–1703
4. Kaiser U, Muthny FA, Schmitz M (1997) Psychosoziale Aspekte bei chronischen Atemwegserkrankungen (COPD): Relevanz und Konsequenzen für die pneumologische Rehabilitation. Pneumologie 51 (2):120–128

Symptome

Die Symptome sind häufig unspezifisch.

Frühe oder indolente Phase

Husten, Dyspnoe.

Nasale und okuläre Beschwerden: bei der Wegenerschen Granulomatose.

Ziehendes Atemgeräusch oder asthmatische Beschwerden, Bauchbeschwerden: beim Churg-Strauss-Syndrom.

Akute oder aggressive Phase

Fieber, Krankheitsgefühl, Appetitlosigkeit, Gewichtsabnahme.
Husten, Dyspnoe, Hämoptysen, Brustschmerz.
Hautausschlag, Arthralgie.

Klinischer Befund

Die Manifestationen sind sehr unterschiedlich.

Lungenbefund: häufig gering im Vergleich zum Ausmaß der Veränderungen im Röntgenbild.

Ziehendes Atemgeräusch: charakteristisches Merkmal bei Churg-Strauss-Syndrom und bronchozentrischer Granulomatose.

Entzündung und granulomatöse Veränderungen der Nasenschleimhaut: bei der Wegenerschen Granulomatose sowie lymphomatoiden Granulomatose.

Entzündung der Augen und Exophthalmus: bei der Wegenerschen Granulomatose.

Vaskulitisches oder unspezifisches Exanthem.
Periphere oder kraniale Neuropathie.

Labor- und Apparate-Diagnostik

Großes Blutbild: häufig Anämie; Eosinophilie $> 1{,}5 \times 10^9$/l beim Churg-Strauss-Syndrom.

BKS: meist erhöht.

Nierenfunktionsprüfungen: bei der Wegenerschen Granulomatose häufig pathologische Veränderungen.

Thoraxröntgen: variabler Befund; kann ausgedehnte Veränderungen, Induration oder diffuse Verschattungen zeigen; kavernenbildende Knoten typisch bei der Wegenerschen Granulomatose.

Antineutrophilen-zytoplasmatische-Antikörper (ANCA): cANCA bei 90 % der Patienten mit akuter Wegenerscher Granulomatose; pANCA bei einigen Patienten mit Churg-Strauss-Syndrom, lymphomatoider Granulomatose oder Wegenerscher Granulomatose; andere serologische Tests meist negativ.

Biopsie: idealerweise offene Lungenbiopsie; bronchoskopische oder renale Biopsie zur spezifischen histologischen Abklärung; Nasen- und Hautbiopsie in der Regel unspezifisch.

Differentialdiagnose

Allgemein

Kollagenosen/Vaskulitiden.
Andere systemische Vaskulitiden, subakute bakterielle Endokarditis, Vorhofmyxom.

Nur Lungenbeteiligung

Sarkoidose, Tuberkulose, Neoplasie, Infektion.

Lungen- und Nierenbeteiligung

Goodpasture-Syndrom, SLE.

Eosinophile Lungeninfiltrate

Eosinophile Pneumonie, bronchopulmonale Aspergillose, hypereosinophiles Syndrom, Arzneimittelreaktion.

Ätiologie

Die Ursache ist unbekannt, möglicherweise handelt es sich um eine granulomatöse oder vaskulitische Reaktion auf Infektionen oder Neoplasien.
Die bronchozentrische Granulomatose ist mit einer Infektion durch *Aspergillus* assoziiert.
Bei der lymphomatoiden Granulomatose handelt es sich möglicherweise um eine Form des Lymphoms.

Epidemiologie

Granulomatosen gehören zu den seltenen Erkrankungen; die häufigste Form ist die Wegenersche Granulomatose.
Granulomatosen treten in allen Altersgruppen auf, sind zwischen dem 35. und 55. Lj. jedoch am häufigsten.

Komplikationen

Allgemein

Lungenblutung: selten.

Infektion: häufig.

Periphere oder kraniale Neuropathie, Mononeuritis multiplex.

Wegenersche Granulomatose

Nierenfunktionsstörung: in 75 % der Fälle.

Taubheit: in 30 % der Fälle.

Arthralgien, Myalgien: in 70–90 % der Fälle.

Churg-Strauss-Syndrom

Herzbeteiligung: in 50 % der Fälle (häufigste Todesursache).

Diagnostische Wegweiser

Histologische Befunde sind häufig nicht verfügbar oder unklar; die Diagnosestellung erfolgt daher häufig auf der Kombination von klinischem Bild, Untersuchungsergebnissen und histologischen Befunden.

Wegenersche Granulomatose

Nekrotisierend-granulomatöse Vaskulitis mit Beteiligung des oberen und unteren Respirationstrakts und der Nieren; cANCA-positiv.

Churg-Strauss-Syndrom

(Allergische Angiitis und Granulomatose). Asthmatische Beschwerden, Eosinophilie und Vaskulitis; häufig pANCA-positiv.

Lymphomatoide Granulomatose

Nicht nekrotisierend, Beteiligung des oberen und unteren Respirationstrakts; selten.

Bronchozentrische Granulomatose

Lungenschatten, keine extrapulmonale Beteiligung.

Pharmakotherapie

Prednison

Prednison eignet sich zur Initial- und Erhaltungstherapie bei Churg-Strauss-Syndrom, nekrotisierender sarkoider Granulomatose und bronchozentrischer Granulomatose.

▪ Standarddosierung
Prednison, initial tgl. 60 – 80 mg oral.
Optional initiale Stoßtherapie mit Methylprednisolon, 1 g i.v an 3 aufeinanderfolgenden Tagen.
Kontinuierliche Dosisreduktion, nach 1 Monat Gabe alle 2 Tage.
Bei Wegenerscher Granulomatose ausschleichende Dosierung und vollständiges Absetzen des Medikaments nach Eintreten der Remission.

▪ Kontraindikationen
Eingeschränkte Anwendung bei Diabetes mellitus, Hypertonie oder peptischem Geschwür.

▪ Besonderheiten
Patienten sollten einen Hinweis auf Steroideinnahme bei sich tragen; Blutzucker- und Blutdruckkontrolle.

▪ Wechselwirkungen
Rifampicin, Carbamazepin, Phenytoin, Phenobarbital.

▪ Nebenwirkungen
Flüssigkeitsretention, Hypertonie, proximale Myopathie, verminderte geistige Leistungsfähigkeit, Osteoporose, Hautatrophie, erhöhtes Infektionsrisiko.

Cyclophosphamid

Cyclophosphamid: Mittel der Wahl bei Wegenerscher Granulomatose, empfehlenswert bei lymphomatoider Granulomatose, gelegentlich erforderlich beim Churg-Strauss-Syndrom.

▪ Standarddosierung
Cyclophosphamid, tgl. 1 – 2 mg/kg KG oral, mit Prednison.
Optional initiale Stoßtherapie mit Cyclophosphamid, 0,5 g i.v., danach monatlich 0,5 – 1 g i.v., je nach Leukozytenzahl.

▪ Kontraindikationen
Porphyrie, Schwangerschaft.

▪ Besonderheiten
Dosisverminderung bei Nierenfunktionsstörung; regelmäßige Dosisanpassung an Leukozytenzahl und Auftreten von Nebenwirkungen; in der Regel nach Eintreten einer Remission noch 1 Jahr Fortsetzung der Therapie.

▪ Wechselwirkungen
Allopurinol, Succinylcholinchlorid.

▪ Nebenwirkungen
Knochenmarksuppression, Übelkeit und Erbrechen, Haarausfall, Zystitis, Infertilität, Blasenkarzinom, Lymphom.

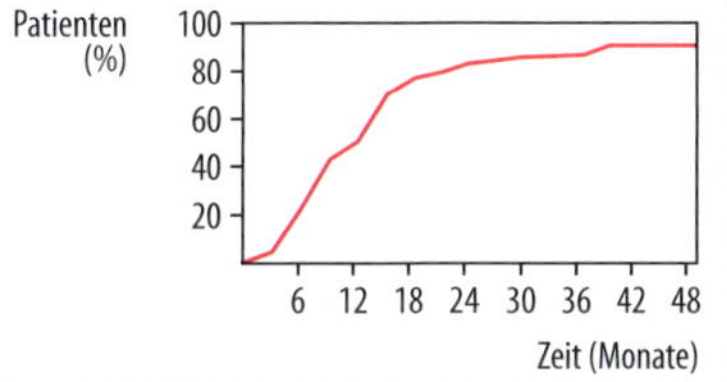

Kumulative Remissionsrate bei Standardtherapie der Wegenerschen Granulomatose (bei den 75 % der Patienten, bei denen es zur vollständigen Remission kommt).

Behandlungsziele

Remission und Rezidivprävention.

Prognose

Wegenersche Granulomatose
Langfristig überleben > 80 % der Patienten, Rezidive sind jedoch häufig und > 80 % der Patienten tragen bleibende Schäden davon.

Churg-Strauss-Syndrom
Die langfristige Prognose ist gut, kardiale Komplikationen sind jedoch die Haupttodesursache.

Lymphomatoide Granulomatose
Die 5-Jahres-Überlebensrate beträgt 50 %, bei Vorliegen eines Lymphoms weniger.

Bronchozentrische Granulomatose
Günstige Prognose und gute Behandlungserfolge mit Steroiden.

Nachsorge

Langzeitüberwachung erforderlich; die zur Beurteilung des Krankheitsverlaufs am besten geeigneten Parameter sind BKS und Thoraxröntgen.
ANCA-Titer sind hilfreiche Parameter bei Wegenerscher Granulomatose; sie bleiben bei akuten Infektionen unverändert, können vor Auftreten eines Rezidivs jedoch ansteigen.
Bei Wegenerscher Granulomatose Überwachung der Nierenfunktion.

Hinweise zu Ernährung/Lebensführung

Angesichts des durch Erkrankung und Therapie erhöhten Risikos einer Lungeninfektion sollte den Patienten empfohlen werden, das Rauchen aufzugeben.

Literatur

1. Loscar M, Hummel T, Haller M, Briegel J, Wiebecke B, Samtleben W, Berger H, Eichhorn P, Schelling G (1997) ARDS und Wegener-Granulomatose. Anaesthesist 46 (11):969 – 973
2. Fisseler-Eckhoff A, Bohle M, Müller KM (1996) Differentialdiagnose multipler Lungenrundherde. Lymphomatoide Granulomatose. Pathologe 17 (4):301 – 304

Symptome

Dyspnoe: bei Belastung, progredient zunehmend.

Husten: meist Reizhusten, ohne Auswurf.

Klinischer Befund

Trommelschlegelfinger, Uhrglasnägel: häufig.

Feinblasige Rasselgeräusche in der späten Inspirationsphase: in basalen Lungenpartien, später in der gesamten Lunge.

Zyanose.

Späte rechtsventrikuläre Hebung, rechtsventrikulärer Galopprhythmus, akzentuierter 2. Pulmonalton, erhöhter Jugularvenenpuls, peripheres Ödem: Anzeichen eines Cor pulmonale.

Hypoxämie: insbesondere bei Belastung.

Labor- und Apparate-Diagnostik

Thoraxröntgen: zeigt kleine Lungenfelder, unregelmäßige noduläre oder retikulonoduläre Verschattungen, häufig in den basalen Regionen am stärksten ausgeprägt (klassisches „milchglasartiges" Erscheinungsbild); im Endstadium Wabenlunge; dilatierte Pulmonalarterie; beim Cor pulmonale Kardiomegalie.

Hochauflösendes CT: empfindliches Verfahren, ermöglicht Diagnose, wenn Röntgenbefund unauffällig war; charakteristische subpleurale Verdichtungszone mit zentraler Aussparung; Distorsion der Bronchen und zystische Lufträume bei fortgeschrittener Erkrankung.

Lungenfunktionsprüfungen: restriktive Ventilationsstörung mit geringen Lungenvolumina, verminderter pulmonaler Compliance und verringerter Kohlenmonoxiddiffusionskapazität.

Arterielle Blutgasanalyse: bei leichtem Verlauf eventuell normaler Befund; charakteristischer Abfall des Sauerstoffpartialdruckes bei Belastung. Bei schwerem Verlauf schwere Hypoxie.

Bronchoalveoläre Lavage: erhöhte Zellzahl in der bronchoalveolären Flüssigkeit; Zelldifferenzierung kann diagnostische Hinweise geben. Hilfreich zur Behandlung infektiöser Ursachen.

Lungenbiopsie: offene Lungenbiopsie Goldstandard, bei schwerkranken oder älteren Patienten jedoch unangemessen; bei transbronchialer oder perkutaner Biopsie bzw. Nadelbiopsie sind die Gewebeproben kleiner und die histologischen Untersuchungsmöglichkeiten entsprechend begrenzt.

Hämatologie und Biochemie: in der Regel nicht aufschlußreich; BKS gelegentlich, Globulin- oder Immunglobulinkonzentrationen (eine oder mehrere Klassen) häufig erhöht; bei 30 % der Patienten sind Rheumafaktor oder antinukleäre Antikörper nachweisbar.

Differentialdiagnose

Die Tendenz zur Entwicklung einer interstitiellen Lungenfibrose besteht bei vielen Erkrankungen.
Inhalation fibrogener, z. B. silikat- oder asbesthaltiger Stäube.
Granulome im Rahmen einer exogen-allergischen Alveolitis, Berylliose oder Sarkoidose.
Chronische Exsudate, z. B. durch chronische Linksherzinsuffizienz, bestimmte Arzneimittel, chronische Niereninsuffizienz.

Ätiologie

Die Ursache der interstitiellen Lungenerkrankungen ist häufig unbekannt.
Die interstitielle Lungenfibrose ist durch ein entzündliches Exsudat der Alveolarwände mit Tendenz zur Fibrosierung gekennzeichnet.
Die interstitielle Lungenfibrose kann allein oder im Rahmen einer Kollagenose unbekannter Genese, z. B. systemischer Sklerose, SLE, rheumatoider Arthritis, Polymyositis, auftreten.
Bestimmte Medikamente, z. B. Bleomycin, Methotrexat und Amiodaron, können ein ähnliches Bild hervorrufen.
Bestimmte Viren, z. B. Influenza-A2-Virus, sind mit der Entstehung der interstitiellen Lungenfibrose in Verbindung gebracht worden.

Epidemiologie

Die interstitielle Lungenfibrose manifestiert sich meist im mittleren Lebensalter, häufig zwischen dem 50. und 70. Lj.
Die Prävalenz der Erkrankung wird auf 3–5 : 100.000 geschätzt.

Komplikationen

Tod: ~60 % der Patienten sterben an den direkten Folgen der Lungenfibrose (Infektion oder respiratorische Insuffizienz).

Pulmonale Hypertonie, Rechtsherzinsuffizienz: in einigen Fällen klinisch manifest.

Bronchialkarzinom: scheint bei Patienten mit interstitieller Lungenfibrose (Rauchern und Nichtrauchern) gehäuft aufzutreten.

Pharmakotherapie

Die Therapie hängt von der genauen Diagnose ab.
Bei idiopathischer Lungenfibrose können die im folgenden beschriebenen Therapiemöglichkeiten in Erwägung gezogen werden.

Kortikosteroide

Durch Steroide kann in 30–50 % der Fälle zumindest kurzfristig eine Besserung erreicht werden; allerdings weisen nur 20 % der Patienten objektive röntgenologische oder physiologische Verbesserungen auf.

■ Standarddosierung
Prednison, tgl. 60 mg über 2–3 Monate; bei Ansprechen langsame Dosisverminderung bis zur Erhaltungsdosis.

■ Kontraindikationen
Unkontrollierte Hypertonie, Diabetes mellitus, Infektion, schwere Osteoporose.

■ Wechselwirkungen
Keine.

■ Nebenwirkungen
Gewichtszunahme, Ödem, Hämatombildung, blaurote Striae der Haut (insbesondere über dem Abdomen), Vollmondgesicht, Osteoporose, Wirbelkörperfraktur, Diabetes mellitus, Myopathie (insbesondere der proximalen Schulter- und Beckengürtelmuskulatur), Hirsutismus, Menstruationsstörungen, psychotische Reaktionen, Kataraktbildung, Entzugssymptome.

Cyclophosphamid

In vielen Fällen kann durch Steroide allein keine Besserung erreicht werden; bei zunehmender Verschlechterung kann niedrigdosiertes Prednison mit dem Immunsuppressivum Cyclophosphamid kombiniert werden.

■ Standarddosierung
Cyclophosphamid, tgl. 2 mg/kg KG mit Prednison.

■ Kontraindikationen
Schwere Nierenfunktionsstörungen, Porphyrie.

■ Besonderheiten
Mit einer klinischen Verbesserung ist frühestens nach 2monatiger Behandlung zu rechnen.

■ Wechselwirkungen
Muskelrelaxanzien.

■ Nebenwirkungen
Cystitis haemorrhagica, Knochenmarksuppression, Alopezie.

Andere Medikamente

Behandlungsversuche mit D-Penicillamin, Azathioprin, Colchicin und Methotrexat haben sich als enttäuschend erwiesen.

Supportive Maßnahmen

Langzeit-Sauerstofftherapie bei Absinken des arteriellen Sauerstoffpartialdruckes auf < 55 mmHg.
Diuretika bei Herzinsuffizienz.
Opiate zur Unterdrückung des Hustenreizes und Linderung der Atemnot.
Pneumokokken- und Grippeimpfungen sind empfehlenswert.

Behandlungsziele

Verbesserung der Lebensqualität, Vermeiden einer Lungenfunktionsverschlechterung.
Linderung der Beschwerden.
Maximale supportive Maßnahmen, einschließlich psychischer Betreuung, wenn eine Linderung der Symptome nicht möglich ist.

Weitere Behandlungsmöglichkeiten

Eine Lungentransplantation ist bei rasch progredientem Verlauf und bei jüngeren Patienten, die auf eine konventionelle Therapie nicht ansprechen, angezeigt.

Prognose

Die Mortalitätsrate innerhalb er ersten 5 Jahre nach Diagnosestellung beträgt 50 %.
In der Regel sprechen Personen mit einer lymphozytären Reaktion in der bronchoalveolären Lavage eher auf die Behandlung an.
Bei frühzeitiger Diagnose kann eine günstigere Prognose erreicht werden. Positiv könnten sich auch verbesserte Methoden zur Verlaufsprognose auswirken, um zu vermeiden, daß eine aggressive Therapie erst bei schwerkranken Patienten eingeleitet wird.
Die 1-Jahres-Überlebensrate nach einer unilateralen Lungentransplantation beträgt 50 %.

Nachsorge

Beurteilung des Behandlungserfolgs anhand der klinischen subjektiven und objektiven Veränderungen (Röntgenbefund, Ergebnisse der Lungenfunktionsprüfung).

Hinweise zu Ernährung/ Lebensführung

Erhöhte Morbidität mit zunehmender Einschränkung des täglichen Lebens.
Die Ernährung spielt keine Rolle.

Literatur

1. Resch B, Eber E, Zach M (1997) Chronische interstitielle Lungenerkrankungen im Kindesalter – ein Überblick. Klin Pädiatr 209 (2):59–65
2. Costabel U (1996) Interstitielle Lungenerkrankungen. Pneumologie 50 Suppl 2:611–614
3. Wettengel R (1996) ACE-Hemmer-assoziierte interstitielle Lungeninfiltrate. Dtsch Med Wochenschr 121 (3):81
4. Lindemann H (1996) Interstitielle Lungenerkrankungen bei Kindern. Pneumologie 50 (3):245–248

Symptome und klinischer Befund

Müdigkeit: Hinweis auf Anämie; eines der am schwierigsten zu therapierenden und hartnäckigsten Symptome des SLE.

Polyarthralgien und nicht erosive symmetrische Arthritis: hauptsächlich an kleinen Gelenken (selten deformierend).

Erytheme: photosensible, diskoide Erytheme, in selteneren Fällen das klassische Schmetterlingserythem.

Vaskulitische Läsionen an den Extremitäten: führen in seltenen Fällen zu Finger- oder Zehengangrän.

Orale oder pharyngeale Ulzerationen.
Myalgie.

Pleuritischer oder perikardialer Schmerz: Hinweis auf Serositis.

Epistaxis, Gingivablutungen, Menorrhagien, Purpura: Symptome der Thrombozytopenie.

Optische und akustische Halluzinationen oder Epilepsie.

Ödem oder Hypertonie: z. B. bei nephrotischem Syndrom oder akuter Nephritis.

Alopezie.
Raynaud-Phänomen.
Lymphadenopathie.
Fieber.
Cutis marmorata.

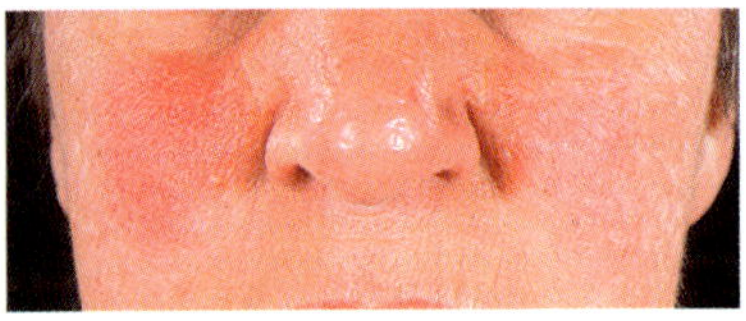

Klassisches Schmetterlingserythem.

Labor- und Apparate-Diagnostik

Laboruntersuchungen

Dienen der Diagnose eines SLE, kein einzelner Test ist allein diagnostisch.

Großes Blutbild: eventuell Anämie, Leukopenie, Neutropenie, Lymphopenie oder Thrombozytopenie; im akuten Schub häufig erhöhte BKS; Nachweis einer hämolytischen Anämie erfordert weitere Tests, z. B. einen Coombs-Test.

Analyse der antinuklearen Antikörper: Antikörper sind bei mindestens 95 % der SLE-Patienten nachweisbar, jedoch nicht SLE-spezifisch; Antikörper gegen Doppelstrang-DNA und Sm sind relativ SLE-spezifisch, jedoch nur bei ~ 50 % bzw. ~ 5 % der Patienten vorhanden. Antikörper gegen Ro-, La- und U1-Ribonucleoprotein dienen der Diagnose von Subtypen und Überlappungssyndromen; durch Nachweis von Antiphospholipid-Antikörper und Lupusantikoagulans lassen sich Patienten mit einem erhöhten Risiko einer größeren arteriellen und venösen Thrombose identifizieren.

Bestimmung von Krankheitsaktivität und Organbeteiligung

BKS-Bestimmung: in der Regel erhöhte BKS bei normalen CRP-Werten (außer bei gleichzeitig bestehender Infektion).

Plasma-Komplement-Analyse: niedriges C3, C4 und CH50 deuten auf akuten Schub hin.

Analyse der Anti-Doppelstrang-DNA-Antikörper: Antikörpertiter können im akuten Schub ansteigen, insbesondere bei Nierenbeteiligung.

Urinschnelltest (Teststreifen): zur Untersuchung auf Proteinurie und Hämaturie.

Harnsediment: Erythrozytenzylinder, Leukozytenzylinder.

Bestimmung von Nierenfunktion sowie Proteinverlust im 24-Stunden-Urin.

Differentialdiagnose

Andere Kollagenosen, z. B. rheumatoide Arthritis, progressive systemische Sklerose.
Infektion.
Maligner Tumor.

Ätiologie

Dem systemischen Lupus erythematodes (SLE) können folgende Ursachen zugrunde liegen:
Genetische Faktoren und ererbte Defekte initialer Komponenten des klassischen Komplementaktivierungspfades.
Exogene Faktoren, z. B. UV-Licht.
Arzneimittel, z. B. Hydralazin, Procainamid, Phenytoin.

Epidemiologie

Die Prävalenz des SLE beträgt in den USA bei Frauen 45 : 100.000, bei Männern 3,7 : 100.000.
Die höchste Inzidenz ist in der Altersgruppe der 20 – 40jährigen zu beobachten.
Im Kindesalter tritt die Erkrankung selten auf.

Komplikationen

Schwere Nierenbeteiligung.

ZNS-Beteiligung: Infarkte oder neuropsychische Störungen.

Infektionen infolge der Immunsuppression.

Schwere Thrombosen: insbesondere bei Vorliegen hoher Antiphospholipid-Antikörpertiter.

Pharmakotherapie

Indikationen

Erythem des diskoiden Lupus erythematodes: topische Steroide.
Gelenk- und Hautbeteiligung: Hydroxychloroquin.
Systemische Beteiligung: Behandlung des akuten Schubs mit Kortikosteroiden, Therapieeinleitung mit Zytostatika, z. B. Azathioprin, Chlorambucil, Methotrexat.
Schwere Vaskulitis (mit ZNS- und Nierenbeteiligung): Stoßtherapie mit Cyclophosphamid und Methylprednisolon.

Systemische Therapie

■ Standarddosierung
Hydroxychloroquin, 1 - 2mal tgl. 200 mg.
Prednison, tgl. 10 - 40 mg, und Azathioprin, tgl. 1 - 2,5 mg/kg KG, mit dem Ziel einer späteren Dosisreduzierung.
Stoßtherapie mit Methylprednisolon, tgl. 1 g i.v. über 3 Tage und Stoßtherapie mit Cyclophosphamid, 500 - 750 mg/m^2, bei Kreatinin-Clearance < 35 ml/Min. oder Myelosuppression Dosisanpassung nach unten.
Cyclophosphamidgabe i.v monatlich über 6 Monate, dann i.v. alle 3 Monate bis zum Eintreten einer klinischen Besserung oder toxischen Komplikation.
Aufgrund der komplexen Dosierung sollte die Cyclophosphamidtherapie unter der Überwachung durch einen Spezialisten (z. B. Rheumatologen, Nephrologen oder Pulmologen) erfolgen.

■ Kontraindikationen
Bekannte Überempfindlichkeit, systemische Infektionen.

■ Besonderheiten
Cyclophosphamid: vor den Infusionen großes Blutbild erforderlich zur Erfassung von Knochenmarktoxizität, insbesondere von Hinweisen auf Neutropenie.

■ Wechselwirkungen
Cyclophosphamid: aufgrund der erhöhten Toxizität sollte die gleichzeitige Gabe von Allopurinol vermieden werden.

■ Nebenwirkungen
Hydroxychloroquin: Retinopathie, Erytheme.
Azathioprin: Knochenmarksuppression, gastrointestinale Störungen, Lebertoxizität.
Cyclophosphamid: Übelkeit und Erbrechen, Haarausfall, Cystitis haemorrhagica, vorzeitige Menopause.
Alle Zytostatika: Teratogenität (sichere Verhütung obligatorisch).

Behandlungsziele

Abschwächung des akuten Schubs.

Prognose

Die wichtigsten zur Mortalitätsrate beitragenden Faktoren sind Nieren- und ZNS-Beteiligung sowie schwere Nebenwirkungen der Therapie.
Die Überlebensrate hat sich in den letzten 20 Jahren verbessert und liegt heute bei ~ 95 % nach 5 Jahren.

Nachsorge

Der akute Schub erfordert eine sofortige Behandlung.
Der Einsatz oraler Zytostatika erfordert eine monatliche Kontrolle des großen Blutbildes zur Erfassung einer Knochenmarksuppression, bei Methotrexat regelmäßige Leberfunktionsprüfungen.

Hinweise zu Ernährung / Lebensführung

Insbesondere photosensible Patienten sollten Sonnenlichtbestrahlung meiden und Sonnenschutzmittel mit hohem Lichtschutzfaktor (UVA und UVB) benutzen.

Literatur

1. Meyer U, Kleinheinz J, Gaubitz M, Schulz M, Weingart D, Joos U (1997) Orale Manifestationen bei Patienten mit systemischem Lupus erythematodes. Mund Kiefer Gesichtschir 1 (2):90 – 94
2. Hiepe F, Burmester GR (1996) Therapie des systemischen Lupus erythematodes. Dtsch Med Wochenschr 121 (37):1129 – 1133
3. Schwab UM, Harten P, Zeuner RA, Kulper M, Euler HH (1996) G-CSF bei Patienten mit Lupus-assoziierter Neutropenie und Infektionen. Z Rheumatol 55 (3):174 – 179

Symptome

Ein asymptomatischer Verlauf ist möglich.

Akute Erkrankung

Die Symptome treten in der Regel 3–32 Tage nach dem Zeckenbiß auf.

Grippe-ähnliche Symptome: Krankheitsgefühl, Fieber, Myalgie, Arthralgie, Halsschmerzen.

Erythem.
Nackensteife.
Photophobie.

Chronische Erkrankung

Die Symptome treten Wochen oder Monate nach dem Zeckenbiß auf.
Kopfschmerzen, Nackensteife, Photophobie, Verwirrtheit, Konzentrations- und Gedächtnisstörungen.
Brustschmerz.
Gelenkschmerz und -schwellung.
Bauchschmerzen und -druckschmerz, Diarrhö.
Erytheme.

Klinischer Befund

Akute Erkrankung

Fieber, druckschmerzhafte Muskeln oder Gelenke, Halsentzündung.

Erythema chronicum migrans: charakteristisches Erythem (~ 5 cm groß), roter Fleck oder Papel an der Stelle des Zeckenbisses, Ausdehnung der Hauteffloreszenz nach peripher hin mit zentraler Rückbildung über mehrere Wochen; metastatische Effloreszenzen sind möglich; das Erythem kann über Monate anhalten.

Lymphadenopathie.
Meningismus.

Chronische Erkrankung

Meningitis, Enzephalitis, kraniale Neuritis (insbesondere Bell-Lähmung), Radikulitis, Polyneuropathien.
AV-Block, Myoperikarditis.
Arthritis.
Hepatomegalie, Splenomegalie.

Akrodermatitis chronica atrophicans: rötlich-livide Hauteffloreszenzen mit späterer Sklerosierung und Atrophie.

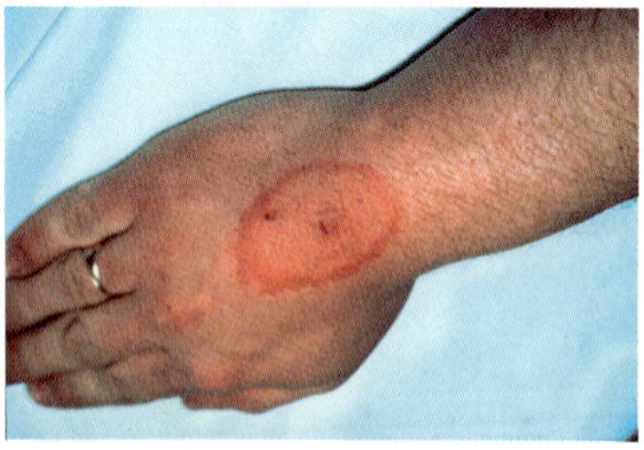

Erythema chronicum migrans.

Labor- und Apparate-Diagnostik

Mikroskopische und pathohistologische Untersuchung sowie Kultur: geringe Empfindlichkeit und nicht immer verfügbar, können jedoch zur Diagnose führen.

Serodiagnostik: meist verfügbare, jedoch keine diagnostischen Verfahren (bestätigen die klinische Diagnose); IgM-Tests 3–6 Wochen nach Infektion positiv, können über viele Monate positiv bleiben, sind jedoch nicht immer reproduzierbar; IgG-Tests 6–8 Wochen nach Infektion positiv, können über Jahre positiv bleiben, sind eher reproduzierbar und damit wichtigste diagnostische Testverfahren; am häufigsten stehen Immunfluoreszenztests und ELISA zur Verfügung.
Falsch-negative Ergebnisse der Antikörpertests können im Frühstadium der Erkrankung, bei Antibiotikatherapie oder durch Immunkomplexe bedingt auftreten; ein negativer Antikörpertest schließt die Diagnose noch nicht aus. Falsch-positive Ergebnisse sind auf andere Spirochäteninfektionen, andere Infektionen oder Testfehler zurückzuführen; Unterscheidung richtig-positiver von falsch-positiven Ergebnissen durch Immunoblot möglich.

Differentialdiagnose

Erythema chronicum migrans
Erythema marginatum.
Erythema multiforme rheumatoides.
Granuloma anulare.

Lymphadenopathie
Infektiöse Mononukleose.
Zytomegalievirus-Infektion.
Toxoplasmose.

Neurologische Symptome
Infektiöse Erkrankungen.
Toxoplasmose.
Guillain-Barré-Syndrom.
Multiple Sklerose.

Kardiale Symptome
Infektiöse Erkrankungen.
Chronische Herzerkrankung.
Digitalis-Einnahme.

Arthritis
Rheumatoide Arthritis.
Reaktive Arthritis.

Andere dermatologische Symptome
Erythema nodosum.
Mangeldurchblutung.
Lymphom.

Ätiologie

Die Erkrankung wird durch Biß von Zecken (*Ixodes scapularis* in den USA, *Ixodes ricinus* in Europa) übertragen.
Der Erreger ist die Spirochäte *Borrelia burgdorferi.*

Epidemiologie

Lyme-Borreliose tritt in den USA, Europa, Rußland, China, Japan und Australien auf.
Die Prävalenz korreliert mit der Distribution und Infektion von Zecken.
In Waldgebieten weisen 5–10 % der Bevölkerung Antikörper auf.
Die Infektion tritt im Juni und Juli am häufigsten auf.
Die Erkrankung ist bei allen Altersgruppen zu beobachten, eine Häufung findet sich jedoch bei aktiveren und eher mit Zecken in Berührung kommenden Personen.

Komplikationen

ZNS-Veränderungen.
Kardiale Überleitungsstörungen.
Oligoarthritis.

Pharmakotherapie

Behandlungskriterien

Das Infektionsrisiko hängt von der Dauer des Zeckenbefalls ab: < 24 Stunden, geringes Risiko; 48 Stunden, 50%iges Risiko; 72 Stunden, Infektion fast sicher.
Eine Infektion ist nur bei ~ 10 % der von infizierten Zecken gebissenen Personen zu beobachten, so daß eine empirische Behandlung in Gebieten mit wenig infizierten Zecken nicht gerechtfertigt erscheint.
Bei Erythema chronicum migrans ist eine Behandlung erforderlich; akute Erkrankung mit positivem serologischem Befund und chronische Erkrankung nach Ausschluß anderer Ursachen rechtfertigen die Behandlung ebenfalls.
Ein Behandlung sollte auch bei potentiell infizierten ängstlichen Patienten in Erwägung gezogen werden, jedoch ohne übermäßige Erfolgserwartungen.
Bei asymptomatischen Personen mit positivem serologischem Befund ist eine Behandlung in der Regel nicht erforderlich.

Bei akuter Erkrankung

- Standarddosierung

Doxycyclin, tgl. 200 mg oral über 14 Tage.
Amoxicillin, 3mal tgl. 500 mg über 14 Tage.

- Kontraindikationen

Doxycyclin: Schwangerschaft, Stillzeit, Kinder < 12 Jahren, SLE, Porphyrie.
Amoxicillin: Überempfindlichkeit gegen Penicillin.

- Wechselwirkungen

Doxycyclin: Antikoagulanzien, Antiepileptika, orale Kontrazeptiva.
Amoxicillin: Antikoagulanzien, orale Kontrazeptiva.

- Nebenwirkungen

Doxycyclin: Übelkeit, Erbrechen, Diarrhö, Kopfschmerzen, irreversible Zahnverfärbung, selten Knochenmarktoxizität.
Amoxicillin, Übelkeit, Diarrhö, Erytheme.
Erythromycin und Clarithromycin sind weniger wirksam, können jedoch bei penicillinempfindlichen Kindern eingesetzt werden.

Bei chronischer Erkrankung

Die chronische Erkrankung kann mit kardialen, neurologischen oder rheumatologischen Symptomen einhergehen.

- Standarddosierung

Ceftriaxon, tgl. 2 g i.v. oder i.m. über 14–21 Tage.
Penicillin G, 4mal tgl. 3 g i.v. über 14–21 Tage.

- Kontraindikationen

Ceftriaxon: Überempfindlichkeit gegen Cephalosporin.
Penicillin: Überempfindlichkeit.

- Wechselwirkungen

Ceftriaxon: Antikoagulanzien, Probenecid.
Penicillin: Antikoagulanzien, orale Kontrazeptiva.

- Nebenwirkungen

Ceftriaxon: Gastrointestinalbeschwerden, allergische Reaktionen, Erytheme, hämatologische Veränderungen, Leberfunktionsstörungen.
Penicillin: Überempfindlichkeitsreaktionen, insbesondere Urtikaria, Angioödem, Anaphylaxie.

Behandlungsziele

Abtöten der Erreger.
Vermeidung eines Krankheitsfortschritts.
Linderung der Beschwerden.

Prognose

Trotz Antibiotikatherapie treten bei 50 % der Patienten erneut Symptome auf, deren Schwere und Dauer allerdings erhebliche reduziert ist; gelegentlich dauern rekurrierende Symptome über Jahre an.
Akute Lyme-Borreliose und Karditis haben eine günstige Prognose.
Hirnnervenlähmungen und Meningitis haben eine günstige Prognose; dies gilt in der Regel auch für die assoziierte Radikulitis, Polyneuropathie, Enzephalitis und Enzephalomyelitis, obwohl hier eine Tendenz zum chronischen oder rezidivierenden Verlauf zu beobachten ist.
Eine Arthritis bildet sich meist zurück, langsames Ansprechen auf die Behandlung ist jedoch möglich und macht häufig eine weitere Behandlung erforderlich.
Bei chronischem Verlauf ist ein Rezidiv ungewöhnlich.

Nachsorge

Je nach Schwere der Symptome ist eventuell eine monate- oder jahrelange sorgfältige Überwachung notwendig.

Hinweise zu Ernährung/ Lebensführung

Keine speziellen Maßnahmen erforderlich.

Literatur

1. Weber K, Wilske B, Matuschka FR, Pfister HW (1996) Lyme-Borreliose. Hautarzt 47 (9):724–32
2. Stille Siegener M, Eiffert H, Vonhof S (1996) Kardiale und neurologische Manifestationen der Lyme-Borreliose bei angeborenem AV-Block I. Grades. Dtsch Med Wochenschr 121 (42):1292–1296
3. Hassler D (1997) Hautbefunde bei Lyme-Borreliose. Folge 2: Das Erythema migrans – klassische und atypische Erscheinungsformen. Fortschr Med Oct 20; 115 (29):53–56
4. Pradella SP, Krause A, Muller A (1997) Akute Borreliainfektion. Einseitige Papillitis als isolierte klinische Manifestation. Ophthalmologe 94 (8):591–594

Symptome

Häufig klinisch nicht vom Zwölffingerdarmgeschwür zu unterscheiden.

Schmerz im Epigastrium: als dumpf oder brennend beschrieben; korreliert unterschiedlich stark mit der Nahrungsaufnahme; läßt durch Antazida-Einnahme nach; tritt häufig nachts auf.

Übelkeit, rasche Sättigung oder Erbrechen: bei Magenausgangsstenose.

Hämatemesis oder Melaena.

Gewichtsabnahme: Hinweis auf maligne Ulzeration.

Klinischer Befund

Der körperliche Befund ist meist unauffällig; Druckschmerz bei Palpation des Epigastrium ist ein unverläßlicher Parameter der Krankheitsaktivität.

Anzeichen einer Verschlechterung der hämodynamischen Situation: Tachykardie, orthostatische Hypotonie bei akuter Blutung.

Lokale oder generalisierte Peritonitis: bei Ulkusperforation.

Oberbauchschwellung, Plätschergeräusch: bei Magenausgangsstenose.

Hämatemesis oder Melaena bei gastrointestinaler Blutung.

Labor- und Apparate-Diagnostik

Die Diagnose kann nur nach Darstellung des Magenlumens gestellt werden.

Fiberoptische Endoskopie: Ösophagogastroduodenoskopie ist das diagnostische Verfahren der Wahl (Biopsie und zytologische Untersuchung zum Ausschluß eines malignen Prozesses unerläßlich); ermöglicht direkte Darstellung des Ulkus; kann zur Diagnose kleinerer Läsionen oder Schleimhautveränderungen dienen; ermöglicht die histologische Bestätigung der Diagnose sowie die Beurteilung eines *Helicobacter pylori*-Befalls.

Röntgenkontrastuntersuchung: die Untersuchung des oberen Gastrointestinaltrakts nach Bariumbreischluck ist im Vergleich zur Ösophagogastroduodenoskopie ein kostengünstigeres und dabei ebenfalls geeignetes Verfahren; kleinere Läsionen können allerdings übersehen werden, Biopsien sind nicht möglich.

Großes Blutbild: zur Erfassung einer Anämie oder systemischer Entzündungszeichen.

Serum-Gastrinbestimmung: zur Diagnose eines Zollinger-Ellison-Syndroms bei rekurrierenden oder multiplen Ulzera, die nicht durch eine NSAR-Gastropathie oder *H. pylori*-Infektion hervorgerufen sind.

Bei allen Magengeschwüren ist eine Untersuchung auf *H. pylori* angezeigt (*siehe* Zwölffingerdarmgeschwür).

Differentialdiagnose

Zwölffingerdarmgeschwür.
Funktionelle Dyspepsie.
Pankreaskarzinom.
Gastroösophagealer Reflux.
Chronische Gastritis.
Colon irritabile.
Biliäre Erkrankung.
Pankreatitis.
Magenkarzinom.
Ischämische Gastropathie.
Lymphom.

Ätiologie

Basale und maximal stimulierte Säuresekretion meist im Normbereich; verminderte Defensivmechanismen der Magenschleimhaut mit nachfolgender Rückdiffusion von Säure in die Mukosa.
Potentielle Ursachen sind:
Einnahme von NSAR (hemmen die Synthese protektiver Prostaglandine).
Infektion mit *Helicobacter pylori* (in 70 % der Fälle).

Epidemiologie

Die Inzidenz des Magengeschwürs nimmt mit steigendem Alter zu.
Die Erkrankung tritt bei Frauen und Männern gleich häufig auf.
Das Magengeschwür tritt in unteren Einkommensschichten häufiger auf.
Das Verhältnis Zwölffingerdarmgeschwür : Magengeschwür ist 9 : 1.

Komplikationen

Perforation.
Blutung.
Magenausgangsstenose.

Pharmakotherapie

Bei Magengeschwür mit *H. pylori*-Befall ist eine Eradikationstherapie angezeigt (*Einzelheiten siehe* Zwölffingerdarmgeschwür).

Antazida

Können vorübergehend zu einer symptomatischen Besserung führen; Einnahme 1–3 Std. postprandial und vor dem Schlafengehen.
Bei Motivation und Compliance des Patienten kann eine Heilung erreicht werden.

H_2-Rezeptorenblocker

Mittel der Wahl; symptomatische Besserung innerhalb von Tagen, Ulkusheilungsrate nach 4 Wochen 80 %, nach 8 Wochen 90 %.

■ Standarddosierung
Ranitidin, 300 mg; Cimetidin, 800 mg; Famotidin, 40 mg; alle als Einzeldosis vor dem Schlafengehen.

■ Kontraindikationen
Bekannte Überempfindlichkeit (selten), Schwangerschaft und Stillzeit.

■ Wechselwirkungen
Cimetidin: orale Antikoagulanzien, Theophyllin, Phenytoin.

■ Nebenwirkungen
Cimetidin: Kopfschmerzen, Obstipation oder Diarrhö, Gynäkomastie (alle selten).

Protonenpumpen-Hemmer

■ Standarddosierung
Omeprazol, tgl. 20 mg, oder Lansoprazol, tgl. 30 mg, über 8 Wochen.

■ Kontraindikationen
Bekannte Überempfindlichkeit.

■ Besonderheiten
Im Vergleich zu den anderen Medikamenten läßt sich eine raschere Heilung beobachten.

■ Wechselwirkungen
Diazepam, Phenytoin, Cumarinderivate.

■ Nebenwirkungen
Kopfschmerzen, Diarrhö, Übelkeit, Erytheme (alle selten).

Prostaglandine

Prostaglandine sind vermutlich die am besten geeigneten prophylaktischen Medikamente bei Patienten mit peptischem Magengeschwür, die auf NSAR nicht verzichten können. Die Heilungsraten sind allerdings geringer als mit H_2-Rezeptorenblockern.

■ Standarddosierung
Misoprostol, tgl. 400 µg in 4 verteilten Dosen.

■ Kontraindikationen
Schwangerschaft oder geplante Schwangerschaft.

■ Besonderheiten
Kleine Dosen synthetischer Prostaglandine haben erwiesenermaßen eine zytoprotektive Wirkung und hemmen die Magensäuresekretion.

■ Wechselwirkungen
Keine bekannt.

■ Nebenwirkungen
Diarrhö, Abdominalbeschwerden, Flush, Menorrhagie.

Behandlungsziele

Linderung der Beschwerden.
Ulkusheilung.
Ausschluß einer malignen Entartung.

Weitere Behandlungsmöglichkeiten

Eine Indikation zum chirurgischen Eingriff besteht bei unkontrollierbaren Ulkus-bedingten Blutungen (frühzeitige Operation ist besonders bei älteren Patienten wichtig), Perforation, maligner Ulzeration, verzögerter Heilung oder Magenausgangsstenose.

Prognose

Nach erfolgreichem Abschluß einer Therapie mit H_2-Rezeptorenblockern beträgt das Risiko eines Rezidivulkus innerhalb eines Jahres 50 %, es sei denn, die auslösenden Faktoren (NSAR, *H. pylori*) werden beseitigt.

Nachsorge

Nach 8–12 Wochen wird die Schleimhautheilung endoskopisch bestätigt; falls keine Heilung eingetreten ist, sind wiederholte Biopsien und weitere endoskopische Untersuchungen angezeigt.
Nach der Ulkusheilung gilt die Therapie außer bei manifestem und fortdauerndem prädisponierendem Faktor als abgeschlossen.
Bei Wiederauftreten von Symptomen ist eine erneute Endoskopie angezeigt.
Größere gastrointestinale Blutungen werden durch Erhaltungstherapie mit H_2-Rezeptorenblockern (halbe Dosierung) nachbehandelt und der therapeutische Behandlungsplan wird fortgesetzt.

Hinweise zu Ernährung / Lebensführung

Blande Diäte, stark gewürzte Speisen oder säurehaltiges Obst haben keinen Einfluß auf den Heilungsverlauf.
Auf Coffein, Alkohol und Nikotin sollte verzichtet werden.
Patienten sollten explizit nach Einnahme von NSAR befragt und davor gewarnt werden, diese Medikamente mit Ausnahme von Paracetamol weiterhin einzunehmen.

Literatur

1. Kreiss C; Blum AL (1996) Epidemiologie und Risikofaktoren der gastroduodenalen Ulcuskrankheit. Chirurg 67 (1):7–13
2. Fried M, Bertschinger P (1996) Prophylaxe und Therapie NSAR-induzierter Ulzera: "facts versus fantasies". Schweiz Med Wochenschr 126 (37):1569–1572
3. Seelis RE; Dohmen W (1998) Kurzzeit-Eradikation der Helicobacter-pylori-Infektion über 6 Tage in der Kassenarztpraxis. Dtsch Med Wochenschr 123 (5):103–8; discussion 109
4. Creutzfeldt W (1996) Bringen andere Protonenpumpenblocker gegenüber Antra (Omeprazol) Vorteile? Internist 37 (9):936–937

Symptome

Schmerz im Epigastrium: häufig durch Nahrungsaufnahme verstärkt.

Rasche Sättigung, Völlegefühl.

Dysphagie: bei Adenokarzinom im Bereich der Kardia oder des distalen Ösophagus.

Erbrechen.
Hämatemesis oder Melaena.
Gewichtsabnahme.

Klinischer Befund

In vielen Fällen keine klinischen Manifestationen.

Blässe: durch Anämie.

Schwellung im Epigastrium: palpierbarer Magentumor.

Noduläre vergrößerte Leber: bei Lebermetastasen.

Plätschergeräusch: Hinweis auf Magenausgangsstenose.

Derber, unverschieblicher supraklavikulärer Knoten: Virchow-Drüse, in der Fossa supraclavicularis lokalisiert.

Rektale Geschwulst: Metastase im Douglas-Raum, bei der digitalen Untersuchung tastbar (selten).

Infiltration des Umbilicus: selten.

Labor- und Apparate-Diagnostik

Laboruntersuchungen ermöglichen zwar nicht die Diagnose eines Magenkarzinoms, können jedoch Hinweise auf Blutungen oder Lebermetastasen geben.

Großes Blutbild: zur Erfassung einer Anämie.

Leberfunktionsproben: bei Lebermetastasen häufig erhöhte Werte für alkalische Phosphatase.

Fiberoptische Endoskopie: zur direkten Darstellung des Karzinoms und Beurteilung einer eventuellen Kardia- oder Pylorusobstruktion; ermöglicht Biopsie (mindestens 8 Gewebeproben, insbesondere aus der Randzone) und zytologische Untersuchung; bei infiltrierend wachsendem Karzinom (Linitis plastica) und Lymphom können zur Diagnosestellung wiederholte Endoskopien mit tiefen oder großflächigen Gewebeentnahmen erforderlich sein; oberflächliche Karzinome können ebenfalls diagnostische Schwierigkeiten bereiten.

Bariumbreischluck (Doppelkontrastverfahren): abrupte Faltenabbrüche, Fusion, kolbige Verdickung oder Anspitzung von Schleimhautfalten können auf ein Karzinom hinweisen; weniger genau als die Endoskopie.

CT: zur Beurteilung der Krankheitsausdehnung, Metastasen.

Ultraschalluntersuchung: die konventionelle Ultraschalluntersuchung des Abdomens kann zur Beurteilung von Lebermetastasen hilfreich sein; die endoskopische Ultraschalluntersuchung kann Aufschluß über die Resezierbarkeit eines Karzinoms geben, wenn andere bildgebende Verfahren keine Metastasen zeigen.

Differentialdiagnose

Geschwür oder nichtulzeröse Dyspepsie.
Refluxösophagitis.
Ischämische Gastropathie.
Leber- oder Pankreaskarzinom.
Anämie anderer Genese.
Depression.

Ätiologie

Risikofaktoren sind:
Infektion mit *Helicobacter pylori.*
Verzehr geräucherter, stark gesalzener (Salzfisch) oder eingelegter Nahrungsmittel.
Umgekehrt assoziiert mit dem Verzehr tiefgekühlter Nahrungsmitteln, Vitamin C, frischem Obst und Gemüse.
Genetische Faktoren: Blutgruppe A, positive Familienanamnese.

Epidemiologie

In den USA beträgt die jährliche Inzidenz 10 : 100.000; unter Patienten aus Japan oder anderen ostasiatischen Ländern ist sie höher.
Das Verhältnis Männer : Frauen liegt bei 1,5 : 1.
Seit 30 Jahren läßt sich ein deutlicher Rückgang der Inzidenz feststellen.
Patienten mit Magenfrühkarzinom sind im Durchschnitt 8 Jahre jünger als jene mit fortgeschrittenem Karzinom.

Komplikationen

Obstruktion.
Blutung.

Tumorausbreitung: lymphogene, hämatogene (Leber, Lunge, Knochen, Nebennieren), lokale Dissemination in Ösophagus, Invasion benachbarter Organe (Pankreas, Mesokolon, Leber).

Pathologie

Maligne Neoplasie des Magens

90 % Adenokarzinome, 5 % Lymphome, 5 % andere maligne Veränderungen (Karzinoid, Leiomyosarkom, Adenoakanthom, Plattenepithelkarzinom, hepatoides Karzinom, Liposarkom).
Im fortgeschrittenen Stadium kann das Karzinom ein polypoides oder pilzartiges, mit erhöhtem Rand ulzerierendes oder diffus infiltrierendes (Linitis plastica) Wachstum aufweisen.

Magenfrühkarzinom

Auf Mukosa oder Submukosa beschränkt, unabhängig vom Lymphknotenbefall.
3 Typen: vorgewölbt (Typ I), oberflächlich (Typ II, häufigste Form), exkaviert (Typ III).

Präkanzeröse Veränderungen

Chronisch-atrophische Gastritis/Achlorhydrie.
Perniziöse Anämie: Entwicklung eines Magentumors (Karzinom oder Karzinoid) in 8 % der Fälle möglich.
Dysplasie.
Adenomatöse Polypen.
Vorausgegangene Gastrektomie (insbesondere 10 – 20 Jahre nach Billroth II mit Gastrojejunostomie).
Gastropathia hypertrophicans gigantea (Morbus Ménétrier): Entwicklung eines Magenkarzinoms in 10 % der Fälle möglich.

Pharmakotherapie

Chemotherapie hat sich in Studien als nicht lebensverlängernd erwiesen, kann jedoch eine deutliche Reduktion der Tumorgröße erreichen und zur Palliativtherapie eingesetzt werden.
Zur Behandlung der Symptome kommen folgende Maßnahmen in Frage:
Ulkusbedingte Schmerzen: H_2-Rezeptorenblocker (z. B. Ranitidin, Cimetidin, Nizatidin oder Famotidin) oder Protonenpumpen-Hemmer (z. B. Omeprazol oder Lansoprazol).
Soor oder Schmerzen beim Schlucken: Nystatin oder Ketoconazol bei Vorliegen einer Candida-Infektion.
Infiltrationsschmerz: Narkotika.
Obstipation: Laxanzien.
Erbrechen (Kardiainsuffizienz durch infiltrierendes Karzinom): Metoclopramid oder Cisaprid (führt jedoch nur in seltenen Fällen zur Besserung und kann eine Obstruktionssymptomatik verstärken).

Nichtpharmakotherapie

Kurative Resektion: bei Patienten ohne erkennbare Fernmetastasen (30–50 %) angezeigt.
Totale Gastrektomie: bei ausgedehntem oder kardianahem Tumor; höhere Mortalität und Morbidität als bei der partiellen Gastrektomie; potentielle Operationsfolgen sind kleines Reservoir (Syndrom des kleinen Magens) oder Erbrechen von Galle, Diarrhö und Malabsorption.
Partielle Gastrektomie: bei Magenfrühkarzinom oder infiltrierendem fortgeschrittenem Karzinom mit mindestens 5 cm Abstand zur Kardia; potentielle Operationsfolgen sind Gewichtsabnahme und Unfähigkeit, größere Nahrungsmengen aufzunehmen.
Gleichzeitige Entfernung regionaler Lymphknoten: auch bei Magenfrühkarzinom unbedingt erforderlich.
Palliative Maßnahmen:
Magenbypass: bei obstruktionsbedingten Schmerzen oder Erbrechen aufgrund einer Pylorusstenose.
Bei Dysphagie: Laserbehandlung oder wiederholte Dilatation.
Bei Blutungen: chirurgischer Eingriff, endoskopische Laser- oder Elektrokoagulation.
Bei Depression, Angst oder Aggressivität: ausführliche Gespräche, Hinzuziehen der Angehörigen und palliativtherapeutische Unterstützung durch entsprechenden Einsatz von Antidepressiva, Anxiolytika und Analgetika.
Palliative chirurgische Eingriffe zur Behandlung einer regionalen Tumorausdehnung unter Einbeziehung angrenzender Organe können bei Patienten mit Blutungen oder Pylorusstenose selbst bei Metastasierung noch Erleichterung verschaffen.
Als Komplikationen nach dem Eingriff können Anastomoseinsuffizienz und das Syndrom des kleinen Magens auftreten.

Behandlungsziele

Frühzeitige kurative Resektion.
Wirksame symptomatische Palliativtherapie, wenn eine Resektion nicht mehr möglich ist.

Prognose

Bei nicht resezierbarem Karzinom beträgt die mittlere Überlebenszeit 4–12 Monate; die 5-Jahres-Überlebensrate ist extrem niedrig.
Nach scheinbar erfolgreicher kurativer Resektion liegt die mittlere Überlebenszeit bei 28 Monaten, die 5-Jahres-Überlebensrate beträgt 40 %.
Die Prognose des Magenfrühkarzinoms ist mit einer 5-Jahres-Überlebenszeit von 80 % deutlich günstiger als jene des fortgeschrittenen Magenkarzinoms nach Resektion (Typ I und II haben eine bessere Prognose als Typ III).

Nachsorge

Nach einer Gastrektomie kann eine Eisen- und Vitamin-B_{12}- oder Vitamin-D-Substitution erforderlich sein.
In einigen Fällen ist nach einer Gastrektomie eine sorgfältige Abstimmung der Ernährung notwendig.
Zur Früherkennung eines lokalen oder distalen Tumorrezidivs sind Nachsorgeuntersuchungen mit Endoskopie, Ultraschall oder CT angezeigt.

Hinweise zu Ernährung / Lebensführung

Bei Dysphagie empfiehlt sich halbflüssige Kost mit enteralen Nahrungszusätzen.
Nach einer Gastrektomie besteht ein erhöhtes Risiko für das Dumping-Syndrom. Flüssigkeiten sollten vor und nicht während oder nach den Mahlzeiten mit fester Kost aufgenommen werden. Viele kleine Mahlzeiten sind empfehlenswert, Liegen direkt nach den Mahlzeiten kann die Beschwerden lindern.

Literatur

1. Jahne J, Piso P, Meyer HJ, Pichlmayr R (1996) Alterschirurgie beim Magenkarzinom – Resektion als Therapie der Wahl. Langenbecks Arch Chir Suppl Kongressbd 113:486–487
2. Zieren HU, Müller JM (1996) Nachsorge beim gastrointestinalen Malignom – eine Bewertung von Kosten und Nutzen. Zentralbl Chir 121(3):167–176
3. Ausch C, Rosen HR, Schiessel R (1996) Die Bedeutung der adjuvanten und neoadjuvanten Chemotherapie in der Behandlung des Magenkarzinoms. Wien Klin Wochenschr 108 (16):496–504
4. Jentschura D, Winkler M, Tsuji Y, Hagmuller E (1997) Ergebnisse der chirurgischen Therapie des Magencarcinoms beim älteren Menschen. Chirurg 68 (5):503–508
5. Richter GM, Dux M, Roeren T, Heuschen U, Kauffmann GW (1996) Gastrointestinale Diagnostik mit Hydrosonographie und Hydro-CT. Teil 1: Magenkarzinom. Rofo Fortschr Geb Röntgenstr Neuen Bildgeb Verfahr 164 (4):281–289

Symptome

Müdigkeit, Muskelschwäche und Gewichtsabnahme: in > 80 % der Fälle.

Blutungsneigung: 60 %.

Sensomotorische Polyneuropathie: 15 %.

Kopfschmerzen, Benommenheit, Schwindel, Verwirrtheit, Apoplex, Schläfrigkeit, Dyspnoe, Ödem in abhängigen Extremitäten: Symptome des Hyperviskositätssyndroms, in 20 % der Fälle.

Epistaxis, gastrointestinale Blutung, Purpura an den Beinen.

Klinischer Befund

Lymphadenopathie: in 40 % der Fälle.

Splenomegalie: 30 %.

Hepatomegalie: 30 %.

Polyneuropathie: 15 %.

Ataxie, Nystagmus, Hemiplegie, Demenz, Koma, Zeichen der dekompensierten Herzinsuffizienz, Purpura an den Beinen, hämorrhagische Diathese, dilatierte Netzhautvenen mit verstärkter Schlängelung und ausgeprägter Kaliberschwankung, Netzhautblutung, Stauungspapille: Manifestationen des Hyperviskositätssyndroms.

Labor- und Apparate-Diagnostik

Großes Blutbild: normozytäre, normochrome Anämie in 80 % der Fälle; Geldrollenbildung, gelegentlich scheinbar erhöhtes MCV, Neutropenie, Thrombozytopenie; eventuell erhöhte Lymphozytenzahl, jedoch selten $> 5 \times 10^9$/l.

Zellmarkeranalyse: Oberflächenimmunglobulin einer einzigen Leichtkettenklasse (κ oder λ); $CD19^+$, $CD20^+$, $CD37^+$, $CD38^+$, $CD5^-$, $CD10^-$.

Knochenmarkaspiration: erhöhte Anzahl kleiner und plasmozytoider Lymphozyten, gelegentlich in Plasmazellen.

Serumelektrophorese: monoklonale, hohe, schmale Zacke im Beta- oder Gamma-Globulinbereich (M-Gradient); durch Immunelektrophorese als IgM identifizierbar; Serum-IgG und -IgA häufig vermindert.

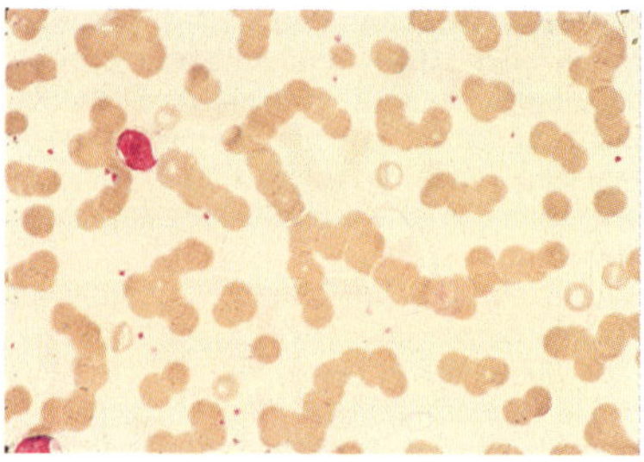

Geldrollenbildung im Blutausstrich mit Romanowsky-Färbung.

Bestimmung der Plasmaviskosität: erhöhter Wert; ein Hyperviskositätssyndrom liegt vor, wenn die relative Plasmaviskosität > 4 liegt.

Kryoglobulinanalyse: Proteine, die bei 4 °C unter Präzipitatbildung ausfallen, sind bei 15 % der Patienten vorhanden.

Kälteagglutininanalyse: Erythrozyten-Autoantikörper (Anti-I oder Anti-i) bewirken bei Kälte die Agglutination von Erythrozyten; idiopathisch erworbene monoklonale IgM-Anomalie.

Bei Gerinnungstests können sich Hinweise auf ein Pseudo-von-Willebrand-Jürgens-Syndrom mit verlängerter aktivierter partieller Thromboplastinzeit, verlängerter Blutungszeit und Thrombozytenfunktionsstörung ergeben.

Differentialdiagnose

Mit monoklonalen IgM-Proteinen assoziierte Erkrankungen:
Idiopathische (benigne) monoklonale Makroglobulinämie (27 %).
Kälteagglutininerkrankung (3 %).
Chronische lymphatische Leukämie (10 %).
Andere B-Zell-Lymphome (30 %).
IgM-Myelom (3 %).
Extramedulläres Plasmozytom (2 %).
Makroglobulinämie Waldenström (25 %).

Ätiologie

Ursache ist vermutlich eine Mutation in einem suszeptiblen Zellklon.
Die Proliferation Antikörper-produzierender Zellen als Reaktion auf antigene Stimulation kann sich unkontrolliert steigern, wenn die Regulationsmechanismen des Zellzyklus durch eine Mutation beeinträchtigt werden.

Epidemiologie

Die Makroglobulinämie Waldenström ist vorwiegend eine Erkrankung des höhen Lebensalters; das durchschnittliche Alter bei der Diagnose beträgt 65 Jahre.
Die jährliche Inzidenz liegt bei 1 : 200.000
Die Erkrankung tritt bei Männern häufiger auf.
Eine leichte familiäre Häufung läßt sich beobachten.

Komplikationen

Amyloidose: in < 10 % der Fälle.

Monoklonale IgM-Protein-Autoantikörper-Aktivität: gelegentlich.

Polyneuropathie, Kälteagglutininerkrankung, erworbene Hämophilie: jeweils auf Anti-Myelin-, Anti-Erythrozyten- und Anti-Faktor-VIII-Antikörper zurückzuführen.

Gerinnungsstörungen

IgM-Paraprotein beeinträchtigt die Bildung eines Thrombozytenpfropfes.
Die Thrombozytenadhäsion ist herabgesetzt, ebenso die Freisetzung von Plättchenfaktor 3.
Paraprotein beeinträchtigt ebenfalls die Gerinnungskaskade und wirkt eventuell als Antikörper gegen Faktor VIII.
Einige Paraproteine binden an Fibrin und hemmen die Aggregation von Fibrinmonomeren, was zur Bildung eines riesigen Gallertgerinnsels mit gestörter Blutgerinnselretraktion führt.
Bei Entwicklung einer Amyloidose läßt sich ein Faktor-X-Mangel beobachten.

Pharmakotherapie

Die Gabe von Chlorambucil unter der Überwachung durch eine Spezialisten ist die Behandlung der Wahl, jedoch nur ~ 50 % der Patienten sprechen darauf an,
Andere Alkylanzien weisen ähnliche Ansprechraten auf und können vermutlich in gleicher Weise eingesetzt werden.
Neueren Untersuchungen zufolge können Fludarabin und 2-Chlorodeoxyadenosin erfolgreich zur Behandlung der Makroglobulinämie eingesetzt werden. Auch α-Interferon scheint therapeutisch wirksam zu sein.

- Standarddosierung

Chlorambucil oral, tgl. über 2 Wochen, Wiederholung des Behandlungszyklus alle 4 Wochen.

- Kontraindikationen

Keine absoluten Kontraindikationen.

- Besonderheiten

Überprüfung des großes Blutbildes, da Chlorambucil zur Knochenmarksuppression führen kann.

- Wechselwirkungen

Keine größeren Wechselwirkungen bekannt.

- Nebenwirkungen

Knochenmarksuppression, Übelkeit und Erbrechen, Diarrhö, Ulzera im Mundbereich, Arzneimittelexanthem, gelegentlich Myelodysplasie, akute Leukämie.

Behandlungsziele

Linderung der Beschwerden.
Lebensverlängerung.

Weitere Behandlungsmöglichkeiten

Bei Auftreten eines Hyperviskositätssyndroms ist eine sofortige Plasmapherese angezeigt; Austausch des Plasmavolumens in regelmäßigen Abständen, bis eine relative Plasmaviskosität von 4 erreicht ist.
Erhaltungsplasmapherese allein kann zur Beherrschung der Erkrankung ausreichen; die Normalisierung der Plasmaviskosität ist nicht unbedingt erforderlich.

Prognose

Die Erkrankung ist nicht heilbar.
Bei Ansprechen der Therapie beträgt die mittlere Überlebenszeit 4 Jahre, bei Nichtansprechen 2 Jahre; die assoziierte Polyneuropathie ist häufig unbeeinflußbar.

Nachsorge

Nachsorgetermine in regelmäßigen Abständen.
Kontrolle des großen Blutbildes und der IgM-Konzentrationen.
Die Plasmaviskosität gibt Aufschluß über eine eventuell notwendige Plasmapherese.
Bisher gibt es keine größeren kontrollierten Studien, an denen sich der behandelnde Arzt orientieren könnte. In Analogie zu anderen Lymphomen mit niedrigem Malignitätsgrad ist bei asymptomatischen Patienten therapeutische Zurückhaltung angezeigt.

Hinweise zu Ernährung / Lebensführung

Empfehlung, nach Möglichkeit ein normales Leben zu führen.

Literatur

1. Qutub HM, Wilbur AC, Dada S (1997) Gastric involvement in Waldenstrom macroglobulinemia: CT findings. Abdom Imaging 22 (5):461–463
2. Gologan R, Dima I, Butoianu E, Nicoara S, Colita D (1996) Autoimmune hemolytic anemia with warm antibodies complicated with an intercurrent attack of hemolysis with cold agglutinins in a case of Waldenstrom disease. Rom J Intern Med 34 (1–2):149–154
3. Miyagawa S, Fukumoto T, Kanauchi M, Masunaga I, Fujimoto T, Dohi K, Shirai T (1996) Hypergammaglobulinaemic purpura of Waldenstrom and Ro/SSA autoantibodies. Br J Dermatol 134 (5):919–923
4. Vital C, Vital A, Deminiere C, Julien J, Lagueny A, Steck AJ (1997) Myelin modifications in 8 cases of peripheral neuropathy with Waldenstrom's macroglobulinemia and anti-MAG activity. Ultrastruct Pathol 21 (6):509–516

Symptome

Es treten kaum Beschwerden auf. In einigen Fällen stellt die Patienten einen leicht druckschmerzhaften Knoten unter dem Arm oder in der Brust fest.

Klinischer Befund

Klinische Manifestationen sind nicht in jedem Fall vorhanden.

Knoten in der Brust.

Hautveränderungen an der Brust: Peau d'Orange, Ulzeration, Ödem, Erythem. Fixierung des Knotens an der Brustwand.

Veränderungen der Mamille: Einziehung, Verfärbung, Erosion, Sekretion.

Lymphadenopathie: axillär, zervikal, supraklavikulär, infraklavikulär.

Labor- und Apparate-Diagnostik

Zur Diagnose

Bilaterale Mammographie.

Feinnadelpunktion des Knotens und zytologische Untersuchung: 95 % Empfindlichkeit; rasches, kostengünstiges und schmerzloses Verfahren; ermöglicht keine Unterscheidung zwischen Carcinoma in situ und invasivem Karzinom.

Stereotaktische Knoten-Biopsie: schmerzhafter, jedoch geringere Quote falsch-negativer Befunde als bei der Feinnadelpunktion.

Exzisionsbiopsie: liefert eine für die pathologische Bestimmung optimale Gewebeprobe, ist jedoch noch schmerzhafter und mit kosmetischer Beeinträchtigung assoziiert.

Zur Klassifikation

Dissektion der Achsellymphknoten und pathologische Untersuchung von 10–20 Knoten.

Thoraxröntgen.

Großes Blutbild, Differentialblutbild und Thrombozytenzählung: ein chronisch verändertes Blutbild kann ein Hinweis auf eine Knochenmarkbeteiligung sein; in diesem Fall ist eine Knochenmarkbiopsie angezeigt.

Leberfunktionsproben: kann Hinweise auf Lebermetastasen geben.

Skelettszintigraphie bei Verdacht auf Tumorstadium III.

CCT oder MRT: bei Vorliegen neurologischer Symptome.

Spezielle Untersuchungen

Untersuchung des Tumorgewebes auf Östrogen- und Progesteronrezeptoren: ermöglicht eine Aussage bezüglich der Erfolgsaussichten einer Hormontherapie mit Tamoxifen.

Bestimmung der Tumormarkerkonzentration (Mammakarzinom-Antigen CA 15-3): dient in erster Linie als Marker zur Beurteilung des Krankheitsfortschritts im Rahmen der Nachsorge.

BRCA1- und BRCA2-Mutationsanalyse: dient der Risikobeurteilung beim familiären Mammakarzinom.

Differentialdiagnose

Fibrozystische Mastopathie.
Mastitis.
Andere Mammatumoren: Lymphom, Sarkom, Melanom, Cystosarcoma phylloides.

Ätiologie

Die Ursache des Mammakarzinoms ist unbekannt, vermutliche liegen der Erkrankung jedoch Genmutationen zugrunde, für die ein erhöhtes Risiko bei DNA-Schäden besteht.
Bei Trägerinnen der BRCA1-Mutation besteht bis zum 45. Lj. ein 50%iges und lebenslang ein 85%iges Risiko eines Mammakarzinoms. Auch bei Vorliegen der BRCA2-Mutation ist das Risiko erhöht.

Epidemiologie

Mammakarzinome sind in den USA die häufigsten bei Frauen auftretenden Tumoren und machen bei Frauen 25 % aller Karzinome aus.
Es besteht eine Assoziation zwischen der Entwicklung eines Mammakarzinoms und fettreicher Ernährung, chronischer Alkoholaufnahme, Zeitpunkt der Menarche und Menopause sowie dem Alter bei der Geburt des ersten Kindes. Eine Assoziation mit vorausgegangener Östrogensubstitutionstherapie ist allerdings umstritten.
Eine positive Familienanamnese bei Verwandten 1. Grades erhöht das Risiko eines Mammakarzinoms um das 2–3fache.

Komplikationen

Schmerzen.
Pleura- oder Perikarderguß.
Knochen-, Hirn-, Lebermetastasen.
Rekurrierende Venenthrombose.
Pathologische Frakturen.

Stadieneinteilung nach UICC

I: Tumor < 2 cm, keine homolateralen Lymphknotenmetastasen, keine Fernmetastasen.
II: Tumor < 5 cm, keine homolateralen Lymphknotenmetastasen, keine Fernmetastasen.
III: Tumor > 5 cm mit Haut-, Interkostal- oder Brustwandinfiltration, homolaterale Lymphknotenmetastasen, keine Fernmetastasen.
IV: Fernmetastasen.

Behandlung

Die Behandlung hängt von Tumorstadium, Alter der Patientin und histologischem Befund ab.
Die Behandlung sollte unter der Überwachung durch einen Spezialisten erfolgen.

Chirurgische Eingriffe

Die Resektion ist der Hauptpfeiler der Therapie; die in Frage kommenden Verfahren reichen von der partiellen Mastektomie bis zur modifizierten radikalen Mastektomie.
Brusterhaltende Eingriffe mit oder ohne anschließende Strahlentherapie sind bei kleinen Tumoren möglich, bei multifokalem Befall oder assoziierten diffusen unklaren Verkalkungen im Mammogramm jedoch kontraindiziert.
Beim definitiven chirurgischen Eingriff werden auch 10–20 Achsellymphknoten mit entfernt, was bei über 65jährigen ohne palpierbare Knoten auch entfallen kann.

Strahlentherapie

Die Strahlentherapie wird zur Vermeidung lokaler Rezidive nach einem chirurgischen Eingriff eingesetzt.
Einigen Studien zufolge kann die Strahlentherapie bei Patientinnen nach der Menopause entfallen, wenn der Tumor < 2,5 cm groß ist und eine Quadrantektomie durchgeführt wird.

Chemotherapie

Die Entscheidung für eine Chemotherapie sollte nur nach reiflicher Überlegung auf der Grundlage des Tumorstadiums gefällt werden, kann jedoch bei Hochrisikopatientinnen auch bei negativem Lymphknotenbefund indiziert sein.
Die adjuvante Chemotherapie besteht in der Regel aus einer Kombinationstherapie mit zwei oder mehr der folgenden Substanzen: Cyclophosphamid, Methotrexat, Vincristin, Doxorubicin, 5-Fluorouracil oder Prednison.
Die Chemotherapie ist die Behandlung der Wahl beim Karzinom des Stadiums IV und kann auch Paclitaxel oder Mitomycin C beinhalten.

Hormontherapie

Eine adjuvante Hormontherapie mit Tamoxifen ist bei postmenopausalen Frauen und in jedem Tumorstadium indiziert; bei prämenopausalen Frauen kann sie bei Östrogenrezeptor-positivem Mammakarzinom eingesetzt werden.
GnRH-Agonisten, Aminoglutethimid und Progesteron können zusätzlich im Stadium IV eingesetzt werden.

Komplikationen der Therapie

Lymphödem nach Entfernung der Achsellymphknoten, beschleunigte koronare Gefäßerkrankung nach Thoraxbestrahlung, Osteoporose, Blasenfunktionsstörungen, Hitzewallungen, Trockenheit der Vagina, Stimmungsschwankungen bei Antiöstrogentherapie.
Hyperkalzämie und zunehmende Knochenschmerzen werden gelegentlich im Rahmen einer Tamoxifen-Therapie beobachtet.

Rezidiv

Im Tumorstadium IV kann eine Chemotherapie als palliative Maßnahme eingesetzt werden; die durchschnittliche Ansprechdauer liegt bei 9–12 Monaten.
Hochdosierte Chemotherapie mit autologer Knochenmarktransplantation ist bei 30 % der Patientinnen erfolgversprechend; in diesen Fällen wird nach 3 Jahren eine vollständig tumorfreie Remission erreicht.

Behandlungsziele

Früherkennung chirurgisch resezierbarer Karzinome.
Früherkennung prognostisch günstiger pathohistologischer Veränderungen, die noch keine aggressiven chirurgischen Eingriffe oder adjuvante Therapien erfordern.
Vermeidung von Fernmetastasierung durch adjuvante Therapie.
Hilfe bei den psychischen Aspekten der Erkrankung.

Prognose

Die Prognose korreliert direkt mit der Anzahl positiver Lymphknotenbefunde, Tumorgröße, Tumorhistologie und grading sowie dem Östrogenrezeptorstatus.
Ein duktales Carcinoma in situ hat mit lokaler und regionaler Therapie allein eine Heilungsrate von 98 %.
Die 5-Jahres-Überlebensraten für Stadium I–IIIB liegen jeweils bei 90 %, 80 %, 65 %, 50 % und 40 %.

Nachsorge

Regelmäßige Nachsorgeuntersuchungen zur Früherkennung lokaler Rezidive und Fernmetastasen sowie Nebenwirkungen der Therapie.

Hinweise zu Ernährung/Lebensführung

In den meisten Fällen kommt es zu keiner signifikanten Gewichtsabnahme, außer im Rahmen von Komplikationen der Chemotherapie.
Die Patientinnen sollten dazu ermutigt werden, ihre normalen Aktivitäten beizubehalten.

Literatur

1. Sack H (1998) Brusterhaltende Behandlung im Vergleich zur Mastektomie bei frühem Mammakarzinom: eine Metaanalyse des zehnjährigen Überlebens. Strahlenther Onkol 174 (1):47–48
2. Schulz-Wendtland R, Kramer S, Doinghaus K, Sabel M, Lang N, Bautz W (1997) Die Bedeutung der Röntgen-Mammographie für das Mammakarzinom-Screening. Röntgenpraxis 50 (5):103–109
3. Pestalozzi BC (1996) Mammakarzinom: State of the art. Schweiz Med Wochenschr 126 (48):2049–2058
4. Dunst J (1996) Effekt der Strahlentherapie und Operation beim kleinen Mammakarzinom. Eine Metaanalyse randomisierter Studien. Strahlenther Onkol 172 (7):405–406
5. Budach V, Sauer R (1998) Postoperative Strahlentherapie bei Hochrisikopatientinnen mit Mammakarzinom und adjuvanter Chemotherapie. Strahlenther Onkol Feb; 174 (2):106–107

Symptome

Fieber: über 3 – 4 Tage.
Exanthem.
Allgemeines Krankheitsgefühl.
Husten ohne Auswurf.
Katarrhalische Erscheinungen.
Konjunktivitis.

Klinischer Befund

Prodromalstadium (vor Ausbruch des Masernexanthems)
Fieber.
Enanthem, Koplikschе Flecken: pathognomonische kleine, weißliche Stippchen mit gerötetem Hof, vorwiegend im Bereich der Wangenschleimhaut.
Rote Halsschleimhaut.
Bronchitischer Husten.

Exanthemstadium
Exanthem: makulopapulär, fleckig, nicht juckend; Beginn im Gesicht und hinter den Ohren; Ausbreitung in wenigen Tagen über Stamm und Extremitäten; Dauer ~ 5 Tage; fast unveränderliche Verfärbungen (persistierend, bei Druck nicht verblassend) durch Austreten von Erythrozyten während des akuten Exanthems.
Konjunktivitis.
Lymphadenopathie.

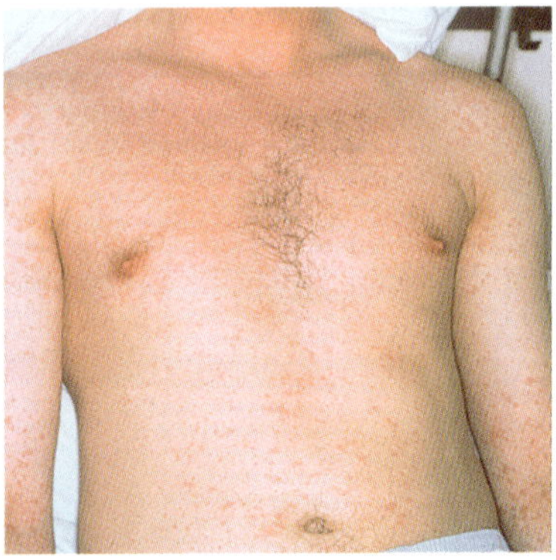

Koplikschе Flecken bei Masern.

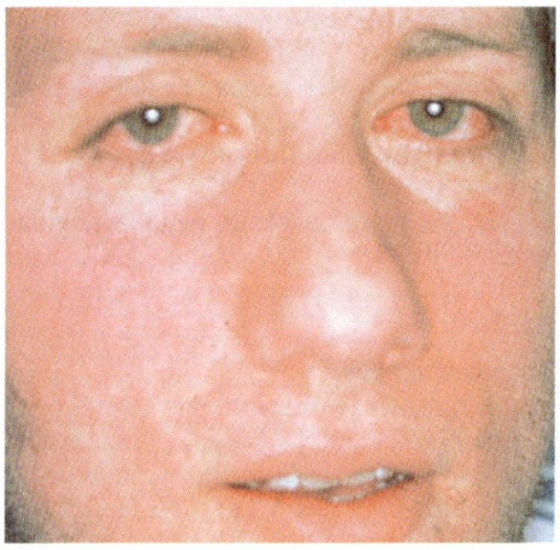

Fleckiges Masernexanthem und Konjunktivitis.

Labor- und Apparate-Diagnostik

Die Diagnose wird in der Regel aufgrund des klinischen Bildes gestellt.

Rachenabstrich oder Nasenrachenaspirat: Masernviren lassen sich in Gewebskulturen anzüchten (technisch aufwendig).

Immunfluoreszenzfärbung des Rachensekrets: Nachweis von Masernviren.

Serologie: Masern-spezifische IgM-Antikörper lassen sich eventuell im Frühstadium der Erkrankung im Blut nachweisen.

Wiederholte Antikörperbestimmungen: zeigen diagnostischen Anstieg der Antikörper (ungefähr um das 4fache).

Differentialdiagnose

Arzneimittelexanthem: entwickelt sich in der Regel nicht von oben nach unten, meist juckend, nur gelegentlich Verfärbungen, selten mit Fieber assoziiert.
Röteln: selten Krankheitsgefühl, Exanthem in der Regel nicht fleckig.
Infektion durch Adenoviren oder Enteroviren.
Bei keiner dieser Erkrankungen treten Koplikschе Flecken auf.

Ätiologie

Masern werden durch das Masernvirus (ein RNA-Virus) verursacht.
Die Übertragung erfolgt durch Tröpfcheninfektion.

Epidemiologie

Masern treten weltweit auf.

Komplikationen

Komplikationen verlaufen bei älteren oder sehr jungen Patienten schwerer.

Masernbronchiolitis: während das Exanthem am Stamm auf dem Höhepunkt ist.

Sekundäre bakterielle Pneumonie und Otitis media: in ~ 15 % der Fälle, insbesondere im Kindesalter.

Fieberkrämpfe: im Kindesalter, insbesondere während des Prodromalstadiums.

Postakute Masernenzephalitis: immunvermittelt, ungefähr am 6. Krankheitstag.

Subakute sklerosierende Panenzephalitis: durch persistierende Masernvirusinfektion des Nervensystems, meist mit letalem Ausgang; entwickelt sich einige Jahre nach der akuten Infektion.

Gastroenteritis: kann bei unterernährten Kindern zu Kwashiorkor und akutem Vitamin-A-Mangel führen.

Thrombozytopenie.

Riesenzellpneumonie oder Masernenzephalitis: bei immungeschwächten Patienten progredienter Verlauf.

Infektiosität

Masern sind hochinfektiös: die Patienten sind ungefähr vom 4. Tag vor Ausbruch des Exanthems bis zum Auftreten der Verfärbungen ansteckend.
Akute Infektion ohne symptomatische Erkrankung und Exanthem ist extrem selten.
Masern hinterlassen eine lebenslange Immunität.
Transplazentar erworbene mütterliche Antikörper schützen Säuglinge in den ersten 6 Lebensmonaten vor einer Infektion.
Ein infektiöser Trägerstatus entwickelt sich nicht.

Durchschnittliche Inkubationszeit

Bis zum Prodromalstadium mit Fieber: 10 Tage.
Bis zum Ausbruch des Masernexanthems: 14 Tage.

Pharmakotherapie

Symptomatisch

Analgetika, z. B. Paracetamol.
Antibiotika zur Behandlung bakterieller Komplikationen.

Prophylaktisch

Impfung durch Masernlebendimpfstoff im Rahmen der MMR-Impfung (Masern, Mumps und Röteln) im 2. Lebensjahr: kann eine leicht verlaufende Impfreaktion („Impfmasern“) hervorrufen.
Pool-Immunglobulin (Humanpräparat): schützt bei Gabe kurz nach Exposition vor Masern.
Impfstoff und Immunglobulin können zusammen gegeben werden, wenn die Impfung besonders gefährdeter Personen erwünscht ist (z. B. bei Mukoviszidose).
Vitamin-A-Mangel (klinisch oder subklinisch) führt zu einem schwereren Verlauf und einer höheren Komplikations- und Mortalitätsrate der Masern.
In Ländern mit einer Masernmortalitätsrate von 1 % oder höher sollte in allen Fällen Vitamin A gegeben werden, andernfalls nur in schweren Fällen.

Behandlungsziele

Linderung der Beschwerden.
Sofortige Behandlung von Komplikationen.

Prognose

In den meisten Fällen kommt es zur vollständigen Heilung und lebenslanger Immunität.

Nachsorge

Eine Nachsorge ist nicht erforderlich.

Hinweise zu Ernährung / Lebensführung

Während der infektiösen Phase, die in der Regel vom Beginn der Symptome bis zum Auftreten der Verfärbung anhält, sollten die Patienten isoliert werden.

Literatur

1. Hussey GD, Clements CJ (1996) Clinical problems in measles case management. Ann Trop Paediatr 16 (4):307–317
2. Anders JF, Jacobson RM, Poland GA, Jacobsen SJ, Wollan PC (1996) Secondary failure rates of measles vaccines: a metaanalysis of published studies. Pediatr Infect Dis J 15 (1):62–66
3. Kamaci M, Zorlu CG, Belhan A (1996) Measles in pregnancy. Acta Obstet Gynecol Scand 75 (3):307–309

Symptome

Kopfschmerz.
Nackensteife und Nacken- und Rückenschmerzen.
Erbrechen.
Photophobie.
Fieber.
Bewußtseinsveränderung.
Krampfanfälle.
Atypische klinische Manifestationen können bei sehr jungen, älteren oder immungeschwächten Patienten (Hochrisikogruppen) auftreten.

Klinischer Befund

Nackensteife: bei Kopfbeugung nach vorne, nicht bei Bewegung nach lateral.

„Meningitisches Schreien“: hochfrequent, bei Kleinkindern.

Positives Kernig-Zeichen: Schmerz und muskulärer Widerstand bei passiver Streckung der gebeugten Kniegelenke bei ebenfalls gebeugtem Hüftgelenk.

Positives Brudzinski-Zeichen: passives Beugen des Kopfes bewirkt eine spontane Beugung im Knie- und Hüftgelenk.

Hirnnervenlähmungen und andere Herdzeichen.

Zunehmende Bewußtseinstrübung: bei bis zu 25 % der Patienten.

Stauungspapille, vorgewölbte Fontanelle bei Säuglingen: Hinweis auf Hirndrucksteigerung.

Fieber, Tachykardie, Schock, Hinweis auf primäre Infektionsquelle: z. B. Pneumonie, Endokarditis, Sinusitis, Otitis media.

Exanthem: bei ~ 50 % der Patienten mit Meningokokken-Infektionen, in einigen Fällen läßt sich vor Auftreten von Petechien und Purpura ein flüchtiges Erythem beobachten.

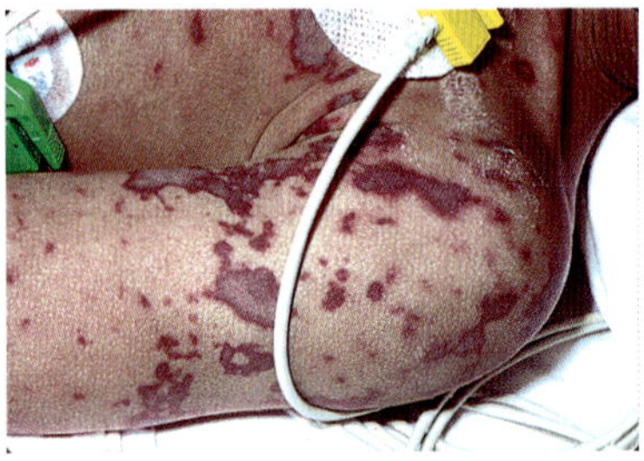

Purpura bei Meningokokken-Meningitis.

Labor- und Apparate-Diagnostik

Lumbalpunktion: zeigt bei unbehandelter akuter bakterieller Meningitis trüben, unter Druck stehenden Liquor, neutrophile Pleozytose (Hunderttausende von Zellen/μl), Eiweißkonzentration meist > 1 g/l, geringe Glukosekonzentration (unter 60 % des Serumglukosewertes). Spezifische Tests zum Erregernachweis sind Gramfärbung, Kultur, Untersuchungen auf Empfindlichkeit des Erregers, Untersuchung auf Fungi und Tuberkelbakterien durch Mikroskopie und Kultur, Immunassay zum Nachweis von Bakterienantigenen. Kontraindikationen der Lumbalpunktion sind Stauungspapille, zunehmende Bewußtseinstrübung und neurologische Herdzeichen; in diesen Fällen ist vor der Lumbalpunktion eine CCT zum Ausschluß eines raumfordernden Prozesses mit Mittellinienverlagerung und eines schweren Hirnödems erforderlich.

Großes Blutbild: zum Nachweis einer neutrophilen Leukozytose.

Gerinnungsstatus und Fibrinogenspaltprodukt-Analyse: zur Erfassung einer eventuell vorliegenden disseminierten intravasalen Gerinnung.

Elektrolytbestimmung: zum Nachweis einer Hyponatriämie.

Blutkultur: eventuell positiver Befund bei sterilem Liquor.

Thorax- und Schädelröntgen (Nasennebenhöhlen): zur Erfassung primärer Infektionsquellen.

Differentialdiagnose

Eine Meningitis liegt auch bei schweren Kopfschmerzen und Fieber nur selten vor.
Virusmeningitis, insbesondere durch Enteroviren, bei Mumps.
Interkurrierende Infektionen, insbesondere Influenza A und B mit Meningismus.
Kraniale Infektionen: Hirnabszeß, Sinusitis, Racheninfektionen.
Menigismus: Subarachnoidalblutung, leukämische Infiltration, Mollaret-Meningitis (rekurrierendes Fieber, Meningismus und Liquor-Pleozytose).
Autoimmunerkrankung, Vaskulitis.
Chemisch bedingte Meningitis, z. B. durch intrathekale Arzneimittel.

Ätiologie

70 – 90 % der Fälle bakterieller Meningitis werden durch einen der folgenden 3 Erreger verursacht:
Neisseria meningitidis.
Haemophilus influenzae (Typ b).
Streptococcus pneumoniae.
Andere Erreger finden sich bei spezifischen Risikogruppen, z. B. Enterobacteriaceae, B-Streptokokken bei Neugeborenen.
Listeria monocytogenes bei Neugeborenen und immungeschwächten Patienten.
Mycobacterium tuberculosis bei Patienten aus Entwicklungsländern und immungeschwächten Patienten.
Staphylokokken bei Patienten mit Schädel-Hirn-Trauma oder neurochirurgischem Shunt.

Epidemiologie

Die Inzidenz der bakteriellen Meningitis liegt in den Industrieländern jährlich bei ~ 5 – 10 : 100.000.
Die 3 Haupterreger weisen charakteristische epidemiologische Muster auf: *N. meningitidis* tritt epidemisch auf, *H. influenzae* bei Kindern unter 5 Jahren, *S. pneumoniae* bei Erwachsenen > 40 Jahren (insbesondere bei Alkoholkranken, nach einer Splenektomie und bei Vorliegen einer Sichelzellanämie).

Komplikationen

Krampfanfälle, fokale ZNS-Zeichen, Hirndrucksteigerung, subduraler Erguß, zerebrale oder subdurale Abszedierung, Hydrocephalus (occlusus oder communicans).

Septischer Schock, disseminierte intravasale Gerinnung mit Nebennierenblutung: Waterhouse-Friedrichsen-Syndrom, Komplikation der Meningokokken-Meningitis.

Syndrom der inadäquaten ADH-Sekretion (Schwartz-Bartter-Syndrom): in < 10 % der Fälle.

Arthritis: durch Sepsis oder Immunkomplexe bedingt, in < 10 % der Meningokokken-Infektionen.

Verhaltensstörungen, geistige Retardierung, Hörverlust, Epilepsie, Hirnnervenlähmungen, visuelle und motorische Ausfälle: Langzeitkomplikationen (häufiger bei *S. pneumoniae*-Infektionen; in < 30 % der Fälle).

Pharmakotherapie

Allgemeine Maßnahmen

Bakterielle Meningitis kann innerhalb von Stunden zum Tod führen; eine erfolgreiche Therapie hängt von frühzeitiger Diagnose und i.v. Gabe wirksamer Antibiotika in entsprechender Dosierung ab; die verwendeten Substanzen sollten liquorgängig sein und dem vermuteten Erreger entsprechen (z. B. Ampicillin und Ceftriaxon).
Bei Verzögerung der Lumbalpunktion aufgrund einer vorher erforderlichen CCT wird die Antibiotikatherapie vor der Computertomographie und nach einer Blutkultur eingeleitet.
Die optimale Therapie ist bakterizid mit großer therapeutischer Breite, und das verwendete Arzneimittel dringt in ausreichender Konzentration ins ZNS ein; sehr hohe i.v. Dosen können zur Überquerung der Blut-Hirn-Schranke erforderlich sein, auch wenn letztere bei Meningitis geschädigt ist.
Adjuvante Kortikosteroide sind bei grampositivem Befund oder im Rahmen einer Hirndrucksteigerung umstritten.

Bei Infektion durch *N. meningitidis*, *S. pneumoniae* und *H. influenzae*

■ Standarddosierung
Erwachsene: Ceftriaxon, alle 12 Std. 2 g über 10 Tage.

■ Kontraindikationen
Überempfindlichkeit gegen Cephalosporin; eingeschränkte Anwendung bei Nierenfunktionsstörung und Hinweis auf Allergien in der Anamnese.

■ Besonderheiten
Alternativen sind Cefotaxim, Penicillin und Chloramphenicol.

■ Wechselwirkungen
Keine.

■ Nebenwirkungen
Überempfindlichkeitsreaktionen, Knochenmarkschäden bei Chloramphenicol.

Bei penicillinempfindlichen Pneumokokken oder manifesten Meningokokken

■ Standarddosierung
Erwachsene: Penicillin G, tgl. 14,4 g (24 Mio. IE) in verteilten Dosen (meist initial 4 Mio. IE, dann 2stündl. 2 Mio. IE; kann bei Eintreten einer klinischer Besserung, meist nach 48 - 72 Std., auf 4 - 6stündl. Gabe reduziert werden; die Therapie sollte nach Abklingen des Fiebers noch über 7 Tage fortgesetzt werden.
Kinder und Säuglinge: Penicillin G, in Abhängigkeit vom Alter tgl. 100 - 300 mg/kg KG, nach Verschreibungsinformationen des Herstellers.

■ Kontraindikationen
Penicillinüberempfindlichkeit; eingeschränkte Anwendung bei Nierenfunktionsstörung und Hinweis auf Allergien in der Anamnese.

■ Besonderheiten
Alternativen sind Cefotaxim, Ceftriaxon und Chloramphenicol.

■ Wechselwirkungen
Keine.

■ Nebenwirkungen
Überempfindlichkeitsreaktionen.

Behandlungsziele

Erhalt des Lebens und Vermeidung persistierender neurologischer Komplikationen.
Verminderung des Rezidivrisikos durch Behandlung jeder prädisponierenden Ursache.
Prävention einer Ansteckung von Kontaktpersonen.

Ursachen eines Therapieversagens

Fehldiagnose: z. B. Tuberkulose, Abszeß.
Falsche Arzneimittel: schlechte Liquorgängigkeit, Antibiotikaresistenzen.
Falsche Verabreichungsform: intraventrikuläre Instillation zur Behandlung einer Ventrikulitis bei „resistenter" Infektion erforderlich.
Risikopatienten: sehr junge oder alte Patienten, Immunschwäche.
Unerkannte Komplikationen: therapierbare Hirndrucksteigerung, Abszeß oder Ventrikulitis, subduraler Erguß oder Abszeß (therapierbar); Vaskulitis, Enzephalitis (weniger gut therapierbar).
Schock.

Prävention

Eine Chemoprophylaxe (mit Rifampicin oder Ciprofloxacin) ist bei den mit dem Patienten in einem Haushalt lebenden Personen und Kontaktpersonen vor der Entlassung aus dem Krankenhaus angezeigt.
Die routinemäßige Impfung gegen *H. influenzae*-Infektion (mit *H. influenzae*-Typ-b-Impfstoff) im 2., 3. oder 4. Lebensmonat ist empfehlenswert.

Prognose

Die Mortalität beträgt insgesamt ~ 10 %, 5 - 10 % bei Infektion durch *H. influenzae*, 5 - 10 % bei Infektion durch *N. meningitidis* und 10 - 30 % bei Infektion durch *S. pneumoniae*.
Langzeitfolgeschäden treten jeweils bei 9 - 22 %, 4 - 6 % und 14 - 40 % auf.

Nachsorge

Wiederholte Lumbalpunktionen zur Überwachung des Therapieerfolgs sind nicht erforderlich, wenn sich eine klinische Besserung beobachten läßt.
Bakterielle Rezidive erfordern die sofortige Wiedereinleitung der Therapie.
Erwachsene sollten alle 3 Monate, Kinder alle 6 - 12 Monate und Neugeborene in größeren Abständen auf Langzeitfolgeschäden untersucht werden.

Hinweise zu Ernährung / Lebensführung

Keine speziellen Maßnahmen erforderlich.

Literatur

1. Helwig H, Noack R (1997) Diagnostik und antimikrobielle Therapie der bakteriellen Meningitis. Empfehlungen der Arbeitsgemeinschaft "ZNS-Erkrankungen" der Paul-Ehrlich-Gesellschaft für Chemotherapie e.V. (PEG) und der Deutschen Gesellschaft fur Pädiatrische Infektiologie (DGPI). Klin Pädiatr 209 (2):91 - 93
2. Ring A, Novak R, Schmitz FJ, Heinz HP (1996) Klassische und aktuelle Aspekte zur Meningitis purulenta. Nervenarzt 67 (8):630 - 638
3. Heckmann JG, Engelhardt A, Druschky A, Muck Weymann M, Neundorfer B (1996) Urinteststreifen zur Liquordiagnostik der bakteriellen Meningitis. Med Klin 91 (12):766 - 768
4. Grebe T, Bergenthal D, Fahr AM, Scheja HW (1997) Erwachsenen-Meningitis durch Streptococcus suis Typ 2. Dtsch Med Wochenschr 122 (41):1244 - 1247
5. Dudle G, Opravil M, Luthy R, Weber R (1997) Meningitis nach akuter Borrelia-burgdorferi-Infektion und HIV-Infektion. Dtsch Med Wochenschr 122 (39):1178 - 1180

Symptome

Symptome treten in erster Linie im Rahmen des Östrogenmangels auf.

Verkürzte, unregelmäßige oder fehlende Menstruationszyklen: in der Prämenopause in der Regel auf eine verkürzte Follikelreifungsphase zurückzuführen.

Vasomotorische Symptome („Hitzewellen"): betrifft ungefähr die Hälfte aller Frauen in den ersten beiden Jahren der Menopause; plötzlicher Beginn der Vasodilatation, Hitzewallungen und Schweißausbrüche im Bereich des Oberkörpers; Dauer meist einige Minuten; kann zur Entkräftung führen, die Symptome lassen bei den meisten Frauen jedoch mit der Zeit nach.

Vaginalatrophie und Dyspareunie.

Urethralsyndrom: Symptome eines Harnwegsinfekts ohne Nachweis eines Erregers (ob diese Symptome auf Östrogenmangel, Alterungsprozeß oder beides zurückzuführen sind, ist umstritten).

Frakturen: durch Verlust der mineralischen Knochendichte (*Einzelheiten siehe* Osteoporose).

Psychische Veränderung: die Inzidenz der Depression nimmt in der Menopause nicht zu; der mit der Menopause assoziierte Streß kann grundlegende Probleme jedoch verstärken.

Klinischer Befund

Bei den meisten Frauen sind im Verhältnis zu den Beschwerden nur geringe klinische Manifestationen festzustellen.

Urogenitale Komplikationen: blasse, atrophische, brüchige Vaginalhaut, eventuell Schrumpfung von Vagina, Zervix und Uterus; erhöhte Inzidenz von Zystozelen und Rektozelen (können auf Alterungsprozeß zurückzuführen sein).

Labor- und Apparate-Diagnostik

Menopause und Östrogenmangel sind in erster Linie klinische Diagnosen.

Serum-Östradiolkonzentration: ein Wert von < 20 pg/ml (bei erhöhter FSH-Konzentration) entspricht einer Ovarialinsuffizienz.

FSH-(Follikel-stimulierendes Hormon)-Konzentration: bei Ovarialinsuffizienz erhöht; kann bei Östrogenmangel anderer Genese erniedrigt oder normal sein.

Osteodensitometrie: bei bestehendem Risiko einer Osteoporose; kann wichtige Entscheidungshilfe im Hinblick auf eine Östrogensubstitutionstherapie sein.

Serum-Lipidkonzentrationen: Verlust der kardiovaskulären Schutzwirkung des Östrogens in der Menopause erhöht die Bedeutung der Diagnose und Behandlung einer Hyperlipidämie.

Differentialdiagnose

Andere Ursachen einer Amenorrhö wie Schwangerschaft, anatomische Fehlbildungen, vorausgegangene Hysterektomie, polyzystische Ovarien, NNR-Funktionsstörungen, Eßstörungen. (Beachte: Eine Amenorrhö wird nicht in jedem Fall durch Östrogenmangel verursacht).
Andere Ursachen von Schweißausbrüchen und Flush wie Hyperthyreose und Karzinoid.

Ätiologie

Die häufigste Ursache des weiblichen Östrogenmangels ist die Menopause.
Als weitere Ursachen kommen Oophorektomie, sportbedingte Amenorrhö, Hyperprolaktinämie, vorzeitige Ovarialinsuffizienz (häufig autoimmun bedingt), Hypopituitarismus, Turner-Syndrom, Schilddrüsenfunktionsstörung, Urämie oder Chemotherapie (Alkylanzien) in Frage; der weibliche Östrogenmangel kann auch idiopathisch sein.

Epidemiologie

50 % aller postmenopausalen Frauen sterben an einer kardiovaskulären Erkrankung.
In umfassenden Retrospektivstudien hatten postmenopausale Frauen mit einem oder mehreren kardialen Risikofaktoren durch Östrogensubstitutionstherapie eine höhere Lebenserwartung.
~ 75 % aller Frauen, die eine Östrogensubstitution begannen, brechen die Therapie nach einem Jahr ab.

Komplikationen

Prämenopausaler Östrogenmangel

Nichterreichen der erwartbaren maximalen Knochendichte: erhöhtes Risiko für spätere Osteoporose und Frakturen.
Vorzeitiger Verlust der kardioprotektiven Wirkungen des Östrogens.
Infertilität.

Menopause

Die meisten Komplikationen einschließlich osteoporotischer Frakturen und koronarer Herzkrankheit stehen im Zusammenhang mit den oben beschriebenen Symptomen und Befunden.

Senile Demenz (Morbus Alzheimer): neuere Studien deuten auf einen Zusammenhang mit Östrogenmangel hin.

Pharmakotherapie

Östrogensubstitutionstherapie

Östrogensubstitution ist aufgrund des positiven Effekts auf Knochendichte, koronare Herzerkrankung und Gesamtmortalität nach wie vor die Therapie der Wahl bei Frauen, bei denen keine Kontraindikationen bestehen. Östrogen bewirkt eventuell auch eine verringerte Inzidenz der senilen Demenz.

■ Standarddosierung
Anovulatorische prämenopausale Frauen: niedrig dosierte orale Kontrazeptiva mit < 35 µg/Tag Ethinylöstradiol.
Östradiol, 1mal tgl. 2 – 4 mg, Ethinylöstradiol, 2,5 – 10 µg.
Konjugierte Östrogene, 1mal tgl. 0,625 – 1,25 mg, Östrogenpflaster.

■ Kontraindikationen
Auf Östrogen ansprechende Tumoren oder stark positive Familienanamnese des Mammakarzinoms, Schwangerschaft, anormale Vaginalblutungen, Thromboembolie in der Anamnese.

■ Besonderheiten
Bei noch vorhandenem Uterus ist gleichzeitig eine Progesterontherapie zur Verminderung des Korpuskarzinomrisikos angezeigt. Zyklische (Medroxyprogesteron, tgl. 10 mg über 10 Tage/Monat) oder kontinuierliche (Medroxyprogesteron, tgl. 2,5 – 5,0 mg) Gabe.
Östrogenpflaster umgehen den first-pass-effect in der Leber und können bei Frauen mit Thromboembolien in der Anamnese, die eine Östrogensubstitutionstherapie wünschen, eingesetzt werden.

■ Wechselwirkungen
Kann bei Frauen unter Thyroxinsubstitutionstherapie zu einem erhöhten Thyroxinbedarf führen.

■ Nebenwirkungen
Brustschwellung und -schmerzen, Gewichtszunahme.

Nichthormonale Therapiemöglichkeiten bei vasomotorischen Symptomen

Clonidin: Dosierungsbereich von 50 – 400 µg/Tag. Bei höherer Dosierung erhöhte Inzidenz von Nebenwirkungen (Schlafstörungen, orthostatische Hypotonie).
Medroxyprogesteron: tgl. 20 – 40 mg. Wirksam zur Behandlung von Hitzewellen, jedoch negativer Einfluß auf Lipidwerte.
Bei entsprechender Indikation Behandlung der Osteoporose und Hyperlipidämie.

Behandlungsziele

Menopause

Linderung oder Verminderung der Östrogenmangelsymptome.
Erhaltung günstiger Lipidkonzentrationen.
Prävention eines nach der Menopause auftretenden raschen Verlustes der Knochenmasse.

Prämenopause

Wiederherstellung normaler Östradiolspiegel, entweder durch Normalisierung des Menstruationszyklus oder durch Östrogensubstitution.

Prognose

Menopause ist ein normaler Bestandteil des Alterungsprozesses und daher mit keiner spezifischen Prognose assoziiert.
Die negativen Folgen des Östrogenmangels (vor und nach der Menopause) lassen sich wirksam therapieren, die Prognose ist günstig.

Nachsorge

Bei persistierenden vasomotorischen Symptomen kann eine Dosisanpassung nach oben erforderlich sein.
Regelmäßige Zervix-Abstrich-Untersuchungen und bei entsprechender Indikation Mammographien sind empfehlenswert. Dies gilt insbesondere bei Frauen nach der Menopause, die eine Östrogensubstitutionstherapie erhalten.
Regelmäßige Bestimmungen der Knochendichte und Lipidkonzentrationen nach klinischer Indikation sind ebenfalls angezeigt.

Hinweise zu Ernährung/ Lebensführung

Patientinnen sollten auf die Bedeutung von muskelstärkendem Training, gesunder Ernährung, Aufgeben des Rauchens und ausreichender Kalzium- und Vitamin-D-Aufnahme nach der Menopause hingewiesen werden.
Frauen mit sportbedingter Amenorrhö sollte zur Wiederherstellung des normalen Menstruationszyklus eine Änderung der Trainings- und Ernährungsgewohnheiten empfohlen werden.
Bei jungen, dünnen Frauen mit Amenorrhö sollte nach Eßstörungen geforscht werden.

Literatur

1. Reincke M, Allolio B (1996) Östrogene in der Menopause – Therapie und Prophylaxe. III. Östrogensubstitution in der Menopause: Nutzen und Risiken bei der Prävention und Therapie kardiovaskulärer Erkrankungen. Internist 37 (4):410 – 415
2. Lauritzen C (1996) Östrogen-Gestagen-Substitution in der Altersgynäkologie. Langzeitprävention für das Lebensdrittel nach der Menopause. Fortschr Med 114 (15):187 – 90
3. Hufner M (1996) Östrogene in der Menopause – Therapie und Prophylaxe. II. Östrogene und Osteoporose. Internist 37 (4):405 – 409
4. Heger Mahn D, Entezami M, Schutt B, Kuhnz W, Richert K, Lubbert H (1996) Östrogene Effekte nach 14tägiger Gabe von 0,06 mg Ethinylestradiol bei postmenopausalen Frauen. Geburtshilfe Frauenheilkd 56 (5):221 – 225

Definition

Migräne mit Aura (klassische Migräne): charakterisiert durch Auftreten einer Aura und nachfolgend Anfälle unilateraler pochender Kopfschmerzen mit Übelkeit, Photophobie und Phonophobie; die Aura dauert in der Regel 10–20 Minuten, gelegentlich bis zu 1 Stunde; die Seite der neurologischen Störungen ist nicht mit der Seite der Kopfschmerzen assoziiert.

Migräne ohne Aura (gewöhnliche Migräne): charakterisiert durch anfallsweise auftretende unilaterale oder bilaterale Kopfschmerzen, gastrointestinale Beschwerden, Photo- oder Phonophobie, jedoch keine Aura.
Migränekopfschmerzen treten anfallsartig auf und können von einigen Stunden bis zu 3 Tagen anhalten; die Phasen zwischen den Schmerzattacken sind vollständig beschwerdefrei.

Cluster-Kopfschmerz: 90 % Männer; anfallsartig auftretender schwerer unilateraler periorbitaler Schmerz von 0,5–2 Stunden Dauer, ein- bis zweimal täglich (häufig nachts) über mehrere Wochen; zwischen den Schüben monate- oder jahrelange Beschwerdefreiheit; meist mit seitengleich mit dem Kopfschmerz auftretendem Horner-Syndrom, Tränensekretion und behinderter Nasenatmung assoziiert.

Ophthalmoplegische Migräne: rekurrierende anfallsweise Lähmung des III. oder VI. Hirnnerven in Assoziation mit Kopfschmerz; die neurologischen Ausfälle bilden sich eventuell mit einigen Tagen Verzögerung zurück.

Retinale Migräne: monookularer Visusverlust mit Skotom, z. T. lageveränderlich, mit nachfolgenden Kopfschmerzen.

Hemiplegische Migräne: rekurrierende Anfälle rasch einsetzender Hemiparese und nachfolgende Kopfschmerzen; die Lähmungen können über Stunden andauern.
Die verschiedenen Migräneformen werden durch Ausschluß anderer Erkrankungen diagnostiziert; andere schwerere Ursachen dieses klinischen Bildes (z. B. Apoplex, Aneurysma-Blutung, transitorische ischämische Attacke) müssen insbesondere bei sehr heftigen Schmerzen ausgeschlossen werden, bevor die Diagnose als sicher gelten kann.

Symptome

Die Aura der klassischen Migräne kann visuell (in 50 % der Fälle) oder sensibel (30 %) sein und gelegentlich auch Dysphasie oder motorische Ausfälle umfassen.

Visuelle Auren: Flimmerskotome, Fortifikationsillusion, Fragmentierung, Skotom, homonyme Hemianopsie.

Transientes Kribbeln oder Taubheitsgefühl: sensible Symptome; obere Gliedmaßen häufiger betroffen als untere.

Klinischer Befund

Bei Migräne liegt häufig kein klinischer Befund vor.
Wenn die Aura zum Zeitpunkt der Untersuchung noch anhält, sind Skotom, Hemianopsie und sensomotorische Phänomene der klassischen Migräne eventuell zu erfassen.
Bei anhaltenden Ausfällen müssen andere Ursachen ausgeschlossen werden.

Labor- und Apparate-Diagnostik

Bei gut begründeter Diagnosestellung sind Untersuchungen nicht erforderlich; bei unklarer Diagnose oder nach einem Migräneanfall persistierenden neurologischen Ausfällen dienen sie jedoch dem Ausschluß anderer Ursachen.

BKS: zum Ausschluß einer Arteriitis temporalis.

HWS-Röntgen, MRT: zum Ausschluß einer zervikalen Spondylose.

CCT oder MRT: zum Ausschluß von Tumoren, Gefäßmißbildungen oder Hydrocephalus.

Liquoranalyse: zum Ausschluß einer Subarachnoidalblutung oder Arteriitis.

Angiographie: zum Ausschluß einer Aneurysmablutung.

Differentialdiagnose

Spannungskopfschmerz: kontinuierlicher dumpfer Druckschmerz im Scheitelbereich oder den Kopf umschließend; eventuell wochen- oder sogar jahrelang anhaltend; gelegentlich Übelkeit, selten Erbrechen; kann gleichzeitig mit der Migräne bestehen, so daß das klinische Bild durch konstante Kopfschmerzen mit anfallartiger Schmerzsteigerung gekennzeichnet ist.
Arteriitis temporalis: meist bei über 65jährigen mit unilateralem temporalem Schmerz und Druckschmerz; Sehstörungen und nachfolgende Erblindung können auftreten; erhöhte BKS.
Lokale Erkrankung: z. B. Glaukom, Sinusitis, Erkrankungen des Nasenrachenraums, Gefäßmißbildungen.
Tumoren: Hirntumoren manifestieren sich meist durch Epilepsie, fokale neurologische Ausfälle, Bewußtseinstrübung und in seltenen Fällen Kopfschmerz, der häufig jedoch erst als Spätsymptom auftritt.
Blutung: abrupter Beginn mit heftigen Kopfschmerzen, meist okzipital lokalisiert und mit Nackensteife und Photophobie assoziiert; bei Aneurysmen können Symptome der Hirndrucksteigerung auftreten; Kopfschmerzen dieser Art sind in der Regel bisher noch nicht aufgetreten.
Arteriopathien: SLE kann mit Kopfschmerz auftreten; Panarteriitis nodosa kann zu Kopfschmerzen und transienten neurologischen Ausfällen führen.

Ätiologie

Ursache der Migräne ist vermutlich eine Kombination aus genetischer Disposition und auslösenden exogenen Faktoren (z. B. Streß, bestimmte Nahrungsmittel), die Veränderungen in der Freisetzung von Neurotransmittern (Serotonin) bewirkt und dadurch zu einer Veränderung der Hirndurchblutung und Schmerzen im Versorgungsgebiet des N. trigeminus führt.

Epidemiologie

Die Prävalenz beträgt bei Männern ~5 %, bei Frauen 12–15 % (in einigen Studien wird jedoch eine Prävalenz von 60–70 % angegeben).
Die Inzidenz nimmt von der Pubertät bis ins junge Erwachsenenalter zu; ein Beginn nach dem 50. Lj. ist ungewöhnlich.

Komplikationen

Komplizierte Migräne: die mit Migräne assoziierte Aura oder neurologischen Ausfälle bilden sich erst nach Tagen zurück; äußerst selten kommt es zu bleibenden Ausfällen oder Apoplex.

Dehydratation.

Migräneinfarkt: meist in der hinteren Parietal- oder Okzipitalregion; selten.

Pharmakotherapie

Viele Patienten erreichen durch Ruhe, Dunkelheit und einfache Analgetika (z. B. Naproxen) eine zufriedenstellende Besserung.

Beim akuten Migräneanfall mit und ohne Aura

Bei Vorliegen gastrointestinaler Beschwerden und schwererer Kopfschmerzen kann sich eine Kombination mit Analgetika und Antiemetika als günstig erweisen; Antiemetika bewirken nicht nur einer Verminderung des Brechreizes, sondern auch eine raschere Magenentleerung, wodurch es zu einer besseren Resorption der Analgetika kommt.
Heftige, auf diese Behandlung nicht ansprechende Anfälle können mit Sumatriptan oder Ergotamin behandelt werden.

- Standarddosierung

Sumatriptan, 25 – 100 mg oral bei Beginn oder 6 mg s.c. durch Selbstinjektion.
Ergotamin in unterschiedlicher Dosierung, je nach Darreichungsform.

- Kontraindikationen

Sumatriptan: Alter > 65 Jahre oder koronare Herzkrankheit in der Anamnese; nicht im Kindesalter oder bei hemiplegischer Migräne anwenden.
Ergotamin: Gefäßerkrankung, akute Infektion, hemiplegische Migräne.

- Besonderheiten

Sumatriptan: wirkt in 60 % der Fälle nach 2 Std., in 80 % nach 4 Std.
Ergotamin: aufgrund des Risikos von Gefäßspasmen darf die Maximaldosis nicht überschritten werden.

- Wechselwirkungen

Sumatriptan: Ergotamin, Monoaminoxidase-Hemmer, Lithium.
Ergotamin: Betablocker, Methysergid und Sumatriptan erhöhen das Risiko von Vasospasmen.

- Nebenwirkungen

Sumatriptan: Brustschmerz oder -enge, Benommenheit, transiente Schmerzen an der Injektionsstelle.
Ergotamin: Übelkeit, Erbrechen, Kopfschmerzen (eventuell bei Überdosierung), Prickeln, Brustenge.
Zolmitriptan: Alternativmedikament.

Prophylaxe bei gewöhnlicher und klassischer Migräne

Eine Prophylaxe mit Betablockern oder Serotoninantagonisten sollten bei mindestens 2 Anfällen/Monat in Erwägung gezogen werden; nach 6 – 12monatiger wirkungsvoller Behandlung kann eine Reduktion auf die Anfangsdosierung versucht werden.

- Standarddosierung

Propranolol retard, tgl. 60 – 160 mg (oder Nadolol, Metoprolol).
Trizyklische Antidepressiva: Amitriptylin, Nortriptylin.

- Kontraindikationen

Betablocker: Asthma bronchiale, Herzinsuffizienz, AV-Block.

- Wechselwirkungen

Siehe Verschreibungshinweise des Herstellers.

- Nebenwirkungen

Betablocker: Bradykardie, Herzinsuffizienz, Bronchospasmen, Müdigkeit, Depression.
Trizyklische Antidepressiva: Mundtrockenheit, Orthostase, Müdigkeit, Gewichtszunahme.
Außerdem können NSAR (Naproxen), Valproinsäure, Kalziumkanalblocker oder Methysergid eingesetzt werden.

Beim akuten Cluster-Kopfschmerz

Sumatriptan oder Ergotamin.
Sauerstoff (> 40 %), falls keine Kontraindikation vorliegt.
Prednisolon, 60 mg (gelegentlich hilfreich).

Prophylaxe beim Cluster-Kopfschmerz

Rasch wirkendes Sumatriptan oder Ergotamin vor Beginn eines Anfalls.
Lithium und Methysergid in therapierefraktären Fällen: regelmäßige Überwachung der Lithiumkonzentrationen und der Schilddrüsenfunktion erforderlich; Methysergid sollte zur Verminderung des Risikos einer Retroperitonealfibrose intermittierend (maximal 6 Monate) eingesetzt werden.

Behandlungsziele

Ausreichende Linderung der Beschwerden.
Anpassung der Therapie an Schwere und Häufigkeit der Anfälle.
Reduktion der durch die Migräne bedingten Beeinträchtigung in Beruf und Freizeit auf ein Minimum.

Prognose

Die meisten Patienten sprechen gut auf akute oder prophylaktische Therapie (oder beides) an.
Die Häufigkeit der Migräneanfälle läßt mit zunehmendem Alter oft nach, ein vollständiges Verschwinden ist jedoch selten.

Nachsorge

Regelmäßige Nachsorge im Krankenhaus ist bei unkomplizierter Migräne nicht erforderlich:
Der Allgemeinarzt sollte das Ansprechen auf die Medikamente beobachten, bis eine angemessene und wirkungsvolle Therapie gefunden ist.
Die Prophylaxe sollte mindestens 6 – 12 Monate durchgeführt werden.

Hinweise zu Ernährung / Lebensführung

Ernährungsbedingte Auslöser, z. B. Schokolade, Käse, Kaffee, Rotwein sollten von empfindlichen Patienten gemieden werden.
Streß löst häufig einen Migräneanfall aus: streßreduzierende Maßnahmen können zur Verringerung der Anfallshäufigkeit beitragen.
Orale Kontrazeptiva sollten vermieden werden; bei Migräne mit fokalen neurologischen Ausfällen sind sie kontraindiziert.

Literatur

1. Diener HC (1997) Die Migräne – Diagnostik, Differentialdiagnostik und Therapie. Ther Umsch 54 (2):64 – 70
2. Jenzer G (1997) Spannungskopfschmerzen und Migräne – Management in der Praxis. Schweiz Med Wochenschr 127 (40):1667 – 70
3. Zolmitriptan: Neue Perspektiven in der Migräne-Therapie. Satellitensymposium anläßlich des XI. Migraine Trust International Symposium. London, 10. September 1996. (1997) Fortschr Neurol Psychiatr 65 (2 Suppl):1 – 4
4. Nebenwirkungsarme Intervallbehandlung der Migräne. Der Serotonin-Antagonist Iprazochrom. (1997) Nervenarzt Aug 68 (8 Suppl):1 – 3

Symptome

Körperlänge unter der 3. Perzentile der Wachstumskurve für das entsprechende Alter oder gering im Vergleich zu den übrigen Familienmitgliedern.

Verzögerte Pubertät: in einigen Fällen.

Klinischer Befund

Der klinische Befund kann über den Minderwuchs hinaus unauffällig sein.
Eventuell Manifestationen einer Hypothyreose mit Struma.

Disproportionales Wachstum: z. B. kurze Beine.

Anzeichen einer Dysmorphie: z. B. Ullrich-Turner-Syndrom, intrauterine Wachstumsretardierung.

Labor- und Apparate-Diagnostik

Anthropometrie: Bestimmung der Wachstumsgeschwindigkeit durch mindestens 2malige Messung der Körperlänge des Kindes im Abstand von mindestens 3 Monaten; Beurteilung des Ernährungszustandes (Gewicht, Hautfaltendicke) kann hilfreich sein; Beobachtung der Tanner-Stadien in der Pubertät; Messung der Körperlänge der Eltern.

Röntgen: Knochenalter, Beurteilung des Skeletts (zum Nachweis eines disproportionalen Minderwuchses); Hypophysen-MRT (bei Verdacht auf hypothalamische oder hypophysäre Störung).

Hämatologie: zur Erfassung einer Anämie (Malabsorption von Vitamin B_{12}, Folsäure oder Eisen).

BKS: zum Ausschluß einer entzündlichen Erkrankung.

Biochemische Parameter: Standardlaborwerte sind Elektrolyte, Blut-Harnstoff-Stickstoff, Kreatinin, Kalzium und Leberfunktionsproben; Wachstumshormon und/oder Somatomedin C (IGF-1); Schilddrüsenfunktionsprüfungen (Thyrotropin, freies Thyroxin); luteinisierendes Hormon, Follikel-stimulierendes Hormon, Sexualhormone, Prolaktin (bei verzögerter Pubertät).

Karyogramm: XO bei Ullrich-Turner-Syndrom.

Differentialdiagnose

Die überwiegende Mehrzahl der kleinen Kinder weist keine Störung auf und erreicht im Erwachsenenalter eine normale Größe. Diese Kinder und insbesondere auch ihre Eltern sollten nach einer angemessenen ärztlichen Untersuchung beruhigt werden.

Ätiologie

Jede Erkrankung im Kindesalter bewirkt eine Verminderung der Wachstumsgeschwindigkeit und kann letztendlich zu einer geringeren Körperlänge führen.
Folgende Faktoren können eine Rolle spielen:
Ernährungsstörungen: bei Säuglingen.
Verminderte Wachstumshormonproduktion: bei Kindern ohne weitere körperliche Anzeichen einer Störung (gelegentlich Hypoglykämie).
Verzögerte oder ausbleibende Pubertät.
Einige hypothalamisch-hypophysäre Störungen in Assoziation mit Adipositas und Minderwuchs (z. B. Prader-Labhart-Willi-Syndrom).
Erkrankung eines Organsystems: bei dünnen Patienten.

Epidemiologie

Bei Jungen tritt eine Verzögerung der Pubertät (und ein daraus resultierender Minderwuchs) 20mal häufiger auf als bei Mädchen.
Die meisten anderen Störungen treten bei beiden Geschlechtern etwa gleich häufig auf.

Komplikationen

Vorzeitiger Epiphysenschluß: durch nicht indizierte Behandlung mit Sexualhormonen.

Pharmakotherapie

Im Kindesalter wird Wachstumshormon nur zur Korrektur eines entsprechenden Mangels gegeben; Sexualhormone sind die Medikamente der ersten Wahl (*siehe* unten).

Der langfristige Ausgleich eines Minderwuchses ist nur durch Korrektur einer pathologischen Wachstumsgeschwindigkeit möglich; die Körpergröße eines normalen Kindes kann nicht erhöht werden.

Thyroxin: 100 µg/m^2 oral als Einzeltagesdosis bei Hypothyreose.

Die Verschreibung der folgenden Medikamente sollte durch einen entsprechenden Spezialisten erfolgen:

Wachstumshormon: tgl. 0,04 µg/kg KG bei nachgewiesenem Hormonmangel.

Ethinylöstradiol: initial tgl. 2 µg, Dosiserhöhung tgl. 5, 10, 15, 20 und 30 µg in Abständen von 6 Monaten bei Pubertas tarda; bei Erreichen der 15-µg-Dosis oder vorzeitigem Auftreten einer Durchbruchsblutung zusätzlich Progesteron; eingeschränkte Anwendung bei Familienanamnese thrombotischer Erkrankungen.

Testosteron bei gonadaler Dysgenesie: initial 50 mg in Abständen von 4 Wochen, nach 6 Monaten Dosiserhöhung auf 100 mg alle 4 Wochen; nach weiteren 6 Monaten alle 3 Wochen, danach alle 2 Wochen; führt zu einem beschleunigten Epiphysenschluß.

Behandlungsziele

Erreichen der normalen Körpergröße.
Beruhigung von Patienten und Eltern.

Prognose

Eine medikamentöse Therapie macht aus normalen kleinen keine großen Kinder.

Die endgültige Körperlänge ist nach dem Epiphysenschluß erreicht.

Frühdiagnose und -behandlung verbessert die Aussichten, im Erwachsenenalter die maximal mögliche Körperlänge zu erreichen.

Das bestmögliche therapeutische Ergebnis ist das Erreichen der auf der Basis der elterlichen Körpergröße prognostizierten Körperlänge.

Nachsorge

Alle 6 Monate Anthropometrie zur Aufzeichnung des Behandlungserfolgs und bei Bedarf Dosisanpassung.

Hinweise zu Ernährung / Lebensführung

Bei Säuglingen sollte eine angemessene Ernährung empfohlen und eine Malabsorption entsprechend behandelt werden.

Literatur

1. Maier-Brandt B, Ries M, Lang T, Rauch R, Naehrlich L, Harms D,. Wenzel D (1997) Prader-Willi-Syndron. Schwierigkeiten der Diagnosestellung beim Neugeborenen. Monatsschrift Kinderheilkunde 145 (5):515–518
2. Hofmann M, Boehmer H, Zumbach M, Borcea V, Grauer A, Kasperk C, Heilmann P, Ziegler R, Wahl P, Nawroth PP (1997) Wolfram-Syndrom: Diabetes mellitus, Hypakusis, Optikusatrophie und Kleinwuchs bei STH-Mangel. Dtsch Med Wochenschr. 122 (4):86–90
3. Bercu BB, Walker RF (1997) Growth hormone secretagogues in children with altered growth. Acta Paediatr Suppl 423:102–106
4. Rosenfield RL (1996) Essentials of growth diagnosis. Endocrinol Metab Clin North Am 25 (3):743–758
5. Rosenfeld RG (1996) Biochemical diagnostic strategies in the evaluation of short stature: the diagnosis of insulin-like growth factor deficiency. Horm Res 46 (4-5):170–173

Symptome

Häufig leichte oder fehlende Symptome.

Dyspnoe: durch Lungenkongestion.

Müdigkeit: durch geringes Herzminutenvolumen.

Palpitationen: bei Vorhofflimmern.

Generalisierte Flüssigkeitsretention: im Spätstadium der Erkrankung.

Klinischer Befund

Unregelmäßiger Puls: bei Vorhofflimmern.

Geringe Pulsamplitude.
Erhöhter Venendruck.

Parasternale Hebung: rechtsventrikuläre Hypertrophie und systolische Expansion des linken Vorhofs.

Laterale Verlagerung und hyperdynamischer Spitzenstoß.
Pansystolisches Geräusch.
3. Herzton.

Akzentuierter Pulmonalton: bei pulmonaler Hypertonie.

Labor- und Apparate-Diagnostik

EKG: breite, zweigipflige P-Welle (P-mitrale), Vorhofflimmern.

Thoraxröntgen: Lungenkongestion, Vergrößerung der linken Vorhofs, Kardiomegalie, Verbreiterung der Pulmonalarterie (bei schwerer oder langdauernder Erkrankung).

Echokardiographie und Doppler-Ultraschall: großer linker Vorhof, großer linker Ventrikel, fractional shortening, Regurgitationsstrom (Doppler), Segelprolaps (Mitralklappenprolaps oder hypermobiles Segel).

Transösophageale Echokardiographie: eventuell bessere Darstellung des Klappenapparates.

Herzkatheterisierung: überhöhte V-Welle in der Wedge-Druckmessung, angiographischer Nachweis der Regurgitation.

Differentialdiagnose

Mitralklappenprolaps: spätsystolisches Geräusch und mittelsystolischer Klick.
Hypertrophische Kardiomyopathie: EKG und echokardiographischer Nachweis der linksventrikulären Hypertrophie.

Ätiologie

Rheumatische Herzerkrankung.
Mitralklappenprolaps, Ruptur der Chordae tendineae (im Rahmen einer Bindegewebsanomalie).
Funktionsstörung oder Ruptur des Papillarmuskels (im Rahmen der koronaren Herzerkrankung).
„Funktionelle" Störung, d. h. als Folge eines dilatierten, ungenügend kontrahierenden linken Ventrikels.

Epidemiologie

Die zunehmende Verfügbarkeit der Echokardiographie führt eventuell dazu, daß immer mehr Patienten mit Mitralklappeninsuffizienz erfaßt werden.

Komplikationen

Systemische Embolie.
Pulmonale Hypertonie, Rechtsherzinsuffizienz.
Endokarditis.

Pharmakotherapie

Digoxin
Bei Vorhofflimmern ist Digoxin zur Begrenzung der Kammerfrequenz indiziert (schwieriger als bei der Mitralstenose).

■ Standarddosierung
Digoxin, initial 0,5 mg, erneute Gabe nach 8 Std.; Erhaltungsdosis in der Regel tgl. 0,25 mg.

■ Kontraindikationen
Eingeschränkte Anwendung bei älteren, relativ kleinen oder nierengeschädigten Patienten (reduzierte Dosis).

■ Wechselwirkungen
Diuretika-induzierte Hypokaliämie verstärkt die Digoxin-Wirkung.

■ Nebenwirkungen
Übelkeit, Erbrechen, Diarrhö, Gelbsehen (Xanthopsie), Bradykardie.

Diuretika
Zur Behandlung der Lungenkongestion.

■ Standarddosierung
Furosemid, tgl. 20 – 80 mg, mit Kaliumsubstitution oder kaliumsparenden Substanzen (insbesondere bei gleichzeitiger Einnahme von Digoxin).

■ Kontraindikationen
Hypovolämie, Hyponatriämie, schwere Hypokaliämie.

■ Besonderheiten
Kann bei suszeptiblen Personen Gichtanfälle auslösen und die Diabeteseinstellung beeinträchtigen.

■ Wechselwirkungen
Digoxin.

■ Nebenwirkungen
Hypokaliämie, Dehydratation, Hörstörungen bei zu schneller i.v. Gabe.

Vasodilatatoren
Wenn keine systemische Hypotonie vorliegt, bewirken Vasodilatatoren über eine Reduzierung der Nachlast die Verminderung des Regurgitationsquotienten.

■ Standarddosierung
ACE-Hemmer, z. B. Enalapril, 2mal tgl. 5 – 20 mg, oder Captopril, 3mal tgl. 12,5 – 50 mg.
Kalziumantagonisten, z.B. Nifedipin retard, tgl. 30 – 120 mg.
Hydralazin, 3mal tgl. 12,5 – 75 mg.
Erstgabe zur Nacht, um direkte hypotensive Wirkungen zu vermeiden.

■ Kontraindikationen
Hypotonie, Kreatinin-Clearance < 30 ml/Min., beidseitige Nierenarterienstenose, Aortenstenose (ACE-Hemmer).

■ Besonderheiten
ACE-Hemmer: Therapiebeginn am besten stationär, wenn der Patient gleichzeitig auch hochdosierte Diuretika oder andere Vasodilatatoren einnimmt.

■ Wechselwirkungen
ACE-Hemmer: Kalium-sparende Diuretika oder Kaliumsubstitution.

■ Nebenwirkungen
ACE-Hemmer: Hypotonie, Nierenfunktionsstörung, Geschmacksstörung, Erytheme, trockener unproduktiver Husten.
Kalziumantagonisten: Flush, Kopfschmerz, Flüssigkeitsretention.
Hydralazin: Hypotonie, Kopfschmerz, Lupus-ähnliches Syndrom (selten).

Betablocker
Bei Patienten mit Vorhofflimmern, bei denen trotz Digitalis-Einnahme eine Belastungs-Tachykardie besteht, können Betablocker zur Vermeidung extremer Tachykardien eingesetzt werden.

■ Standarddosierung
Atenolol, tgl. 25 – 100 mg, oder Metoprolol, tgl. 50 – 100 mg, zur Begrenzung der Herzfrequenz.

■ Kontraindikationen
Asthma bronchiale, Herzinsuffizienz, Bradykardie, AV-Block, Spätstadien peripherer Durchblutungsstörungen.

■ Wechselwirkungen
Bradykardie bei gleichzeitiger Einnahme von Digitalis oder Kalziumkanalblockern. Geringere Dosierungen sind bei gleichzeitiger Einnahme von Digitalis die Regel.

Behandlungsziele

Erreichung einer normalen Belastbarkeit.
Chirurgische Klappensanierung, bevor es aufgrund der chronischen Flüssigkeitüberlastung zur Entwicklung einer linksventrikulären Funktionsstörung kommt.
Neuere Studien lassen vermuten, daß die frühzeitige chirurgische Behandlung eines hypermobilen Segels bei Auftreten von Symptomen oder Hinweis auf eine signifikante linksventrikuläre Volumenüberlastung durch nichtinvasive Verfahren die Langzeitprognose erheblich verbessert. Ein zu spät vorgenommener Eingriff kann zu bleibenden linksventrikulären Funktionsstörungen und verminderter Überlebenszeit führen.

Weitere Behandlungsmöglichkeiten

Chirurgische Mitralklappensanierung oder Ersatz. Die Sanierung ist dem Ersatz vorzuziehen.

Prognose

Die Prognose ist günstig, außer bei Vorliegen chronisch erhöhter Pulmonalarteriendrücke oder schwerer Schädigung des linken Ventrikels.

Nachsorge

Regelmäßige Überprüfung der Therapie, um eine dem aktuellen Befund entsprechende Dosierung sicherzustellen.

Hinweise zu Ernährung / Lebensführung

Empfehlenswert sind Vermeidung von Übergewicht, Nikotinabstinenz und nach Möglichkeit Weiterführen der normalen Aktivitäten.

Literatur

1. Globits S (1997) Klappenerkrankungen Der Radiologe 37 (5):341 – 350
2. Kotthoff S, Koch HG, Marquardt T, Kececioglu D, Vogt J (1997) Kardiovaskuläre Probleme bei Kindern und Jugendlichen mit Marfan-Syndrom. Monatsschrift Kinderheilkunde 145 (12):1307 – 1311
3. Enriquez Sarano M, Orszulak TA, Schaff HV, Abel MD, Tajik AJ, Frye RL (1997) Mitral regurgitation: a new clinical perspective. Mayo Clin Proc Nov 72 (11):1034 – 1043
4. Feldman T (1996) Rheumatic heart disease. Curr Opin Cardiol 11 (2):126 – 130
5. Gaasch WH, Eisenhauer AC (1996) The management of mitral valve disease. Curr Opin Cardiol 11 (2):114 – 119

Symptome

Müdigkeit: schleichender Beginn; durch geringes Herzzeitvolumen bedingt.

Dyspnoe, Orthopnoe: durch Lungenkongestion.

Palpitationen: durch Vorhofflimmern.

Klinischer Befund

Unregelmäßiger Puls: bei Vorhofflimmern. Lauter (palpierbarer) 1. Herzton.

Mitralöffnungston: bei mobiler Klappe.

Diastolisches Mitralgeräusch: bei schwerer Stenose langanhaltend.

Erhöhter Venendruck.

Parasternale Hebung: rechtsventrikuläre Hypertrophie.

Lauter Pulmonalton.

Labor- und Apparate-Diagnostik

EKG: breite zweigipflige P-Welle (P-mitrale), bei fortgeschrittener Erkrankung meist Vorhofflimmern.

Thoraxröntgen: Vergrößerung des linken Vorhofs, Lungenkongestion, prominente Pulmonalarterien (bei Patienten mit pulmonaler Hypertonie).

Echokardiographie und Doppler-Ultraschall: verdickte Mitralklappe mit verringerter Mobilität, großer linker Vorhof, verminderte linksventrikuläre Füllungsgeschwindigkeit, verminderte Mitralklappenöffnungsfläche.

Herzkatheterisierung: erhöhte Rechtsherzdrücke und enddiastolischer Druckgradient zwischen Wedge-Druck (oder linkem Vorhof bei gleichzeitiger transseptaler Herzkatheterisierung) und linkem Ventrikel.

Differentialdiagnose

Linkes Vorhofmyxom: klinisches Bild kann gleich sein (Echokardiogramm bestätigt Diagnose).

Ätiologie

Rheumatische Herzerkrankung.
Kongenital (selten).

Epidemiologie

Die Mitralstenose ist in den Industrieländern aufgrund der abnehmenden Inzidenz des rheumatischen Fiebers rückläufig.

Komplikationen

Systemische Embolie: aus dem linken Vorhof.

Pulmonale Hypertonie, Rechtsherzinsuffizienz.

Endokarditis: selten.

Pharmakotherapie

Digoxin

Bei Vorhofflimmern ist Digoxin zur Begrenzung der Kammerfrequenz indiziert.

■ Standarddosierung
Digoxin, initial 0,5 mg, erneute Gabe nach 8 Std.; Erhaltungsdosis in der Regel tgl. 0,25 mg, Dosisanpassung entsprechend der Serum-Digoxinkonzentration.

■ Kontraindikationen
Eingeschränkte Anwendung bei älteren, relativ kleinen oder nierengeschädigten Patienten (reduzierte Dosis).

■ Wechselwirkungen
Diuretika-induzierte Hypokaliämie verstärkt die Digoxin-Wirkung.

■ Nebenwirkungen
Übelkeit, Erbrechen, Diarrhö, Gelbsehen (Xanthopsie), Bradykardie.

Diuretika

Zur Behandlung der Lungenkongestion.

■ Standarddosierung
Furosemid, tgl. 20 – 80 mg mit Kaliumsubstitution oder kaliumsparenden Substanzen (insbesondere bei gleichzeitiger Einnahme von Digoxin).

■ Kontraindikationen
Hypovolämie, Hyponatriämie, schwere Hypokaliämie.

■ Besonderheiten
Kann bei suszeptiblen Personen Gichtanfälle auslösen und die Diabeteseinstellung beeinträchtigen.

■ Wechselwirkungen
Digoxin.

■ Nebenwirkungen
Hypokaliämie, Dehydratation.

Antikoagulanzien

Bei hochgradiger Stenose, bei Stenose und Vorhofflimmern sowie nach stattgehabter arterieller Embolie obligatorisch.

■ Standarddosierung
Cumarinderivate, z. B. Warfarin, tgl. 10 mg über 3 Tage; Erhaltungsdosis hängt von regelmäßiger Überprüfung der INR ab.

■ Kontraindikationen
Blutungsneigung.

■ Wechselwirkungen
Alle Medikamente, die Cumarinderivate von proteinbindenden Stellen verdrängen oder die Aktivität der Leberenzyme erhöhen, können zu einer Veränderung der INR führen und eine Dosisanpassung erforderlich machen.

■ Nebenwirkungen
Verstärkte Blutungsneigung.

Betablocker

Bei Patienten mit Vorhofflimmern, bei denen trotz Digitalis-Einnahme eine Belastungs-Tachykardie besteht, können Betablocker zur Vermeidung extremer Tachykardien eingesetzt werden.

■ Standarddosierung
Atenolol, tgl. 25 – 100 mg oder Metoprolol, tgl. 50 – 100 mg zur Begrenzung der Herzfrequenz.

■ Kontraindikationen
Asthma bronchiale, Herzinsuffizienz, Bradykardie, AV-Block, Spätstadien peripherer Durchblutungsstörungen.

■ Wechselwirkungen
Bradykardie bei gleichzeitiger Einnahme von Digitalis oder Kalziumkanalblockern. Geringere Dosierungen sind bei gleichzeitiger Einnahme von Digitalis die Regel.

Behandlungsziele

Erreichen einer normalen Belastungsfähigkeit.

Weitere Behandlungsmöglichkeiten

Ballon-Valvuloplastik bei mobilen und nicht stark verkalkten Klappen.
Chirurgische Valvulotomie oder Klappenersatz.

Prognose

Bei Fehlen einer pulmonalen Hypertonie ist die Prognose günstig.

Nachsorge

Nach Valvulotomie oder Valvuloplastik kann es zu einer Restenosierung kommen. Mit der Zeit kann die medikamentöse Therapie eventuell nicht mehr ausreichen und eine chirurgische Intervention erforderlich werden.
Die Patienten benötigen eine medikamentöse Endokarditisprophylaxe bei invasiven Eingriffen und in potentiell bakteriämischen Situationen.

Hinweise zu Ernährung / Lebensführung

Empfehlenswert sind Vermeidung von Übergewicht, Nikotinabstinenz und nach Möglichkeit Weiterführen der normalen Aktivitäten.

Literatur

1. Perings C, Hennersdorf M, Vester EG, Weirich J, Strauer BE (1998) Pathophysiologie, Epidemiologie und Komplikationen des Vorhofflimmerns. Der Internist 39 (1):2 – 11
2. Globits S (1997) Klappenerkrankungen Der Radiologe 37 (5):341 – 350
3. Friedl R, Wieshammer S, Kehrer J, Ammon C, Hubner D, Lehmann J, Heimpel H (1996) Ein fallbasiertes, interaktives und multimediales Computerlernprogramm zum Thema Herzinfarkt, Angina pectoris und Mitralstenose. Med Klin 91 (9):564 – 569
4. Voelker W, Karsch KR (1996) Exercise Doppler echocardiography in conjunction with right heart catheterization for the assessment of mitral stenosis. Int J Sports Med 17 Suppl 3:191 – 195
5. Lau KW, Ding ZP, Gao W, Koh TH, Johan A (1996) Percutaneous balloon mitral valvuloplasty in patients with mitral restenosis after previous surgical commissurotomy. A matched comparative study. Eur Heart J 17 (9):1367 – 1372

Symptome

Die Beschwerden setzen in der Regel im 3. Lebensjahrzehnt ein, in einigen Fällen auch bereits im Jugendalter oder, noch seltener, im Alter von über 30 Jahren.
Der Krankheitsbeginn ist schleichend, eine Assoziation mit Verletzungen besteht nicht.

Rückenschmerzen und -steifigkeit: am Morgen ausgeprägter, bei Bewegung nachlassend und in Ruhe zunehmend.

Periphere Gelenkbeschwerden: in 40 % der Fälle; besonders betroffen sind Schulter-, Hüft- und Kniegelenke.

Müdigkeit.

Uveitis und andere charakteristische Symptome der Spondylarthropathien: z. B. in Verbindung mit Spondylitis psoriatica, reaktiver Arthropathie, enteropathischer Arthritis.

Klinischer Befund

Die Anzeichen können minimal sein oder ganz fehlen.
Bewegungseinschränkung der LWS, verringerte Thoraxexpansion, geringe Beweglichkeit der HWS.
Bewegungseinschränkung der Hüft- und Schultergelenke, Synovitis des Kniegelenks, Entzündung der Achillessehne sowie der Finger- und Zehengelenke, Psoriasis, Psoriasis-assoziierte Nagelveränderungen.

Anzeichen einer Uveitis: in der akuten Phase.

Zunehmende thorakale Kyphose: mit fortschreitender Erkrankung.

Anämie infolge der chronischen Entzündung: insbesondere bei peripherer Gelenkbeteiligung.

Labor- und Apparate-Diagnostik

Röntgenuntersuchung der Beckenregion: Sakroiliitis (minimale, mäßige oder schwere Veränderungen des Sakroiliakalgelenks), juxtaartikuläre Sklerose und Erosionen, LWS-Veränderungen, Kalzifikation, HWS-Beteiligung.

Bestimmung von BKS, Plasmaviskosität und CRP: in 50 % der Fälle erhöhte Werte, jedoch können pathologische Laborwerte selbst bei schwerkranken Patienten fehlen.

Differentialdiagnose

Reaktive Arthropathie (M. Reiter), Arthropathia psoriatica, entzündliche Darmerkrankung.
Unspezifische Rückenschmerzen (sehr viel häufiger): Abklärung durch Röntgenbefund.
Andere Ursachen einer peripheren Gelenkerkrankung bei gleichzeitig bestehenden Rückenschmerzen.

Ätiologie

Bei der Entstehung des M. Bechterew spielen HLA-B27-Antigen und andere genetische und exogene Faktoren eine Rolle.
Zu den exogenen Faktoren gehören vermutlich auch jene, die bei anderen reaktiven Arthropathien eine Rolle spielen, z. B. *Chlamydia* spp., Mycoplasma, *Campylobacter*, *Shigella*, *Yersinia*, *Salmonella* spp. und andere gramnegative Keime.

Epidemiologie

Die Inzidenz des M. Bechterew in HLA-B27-positiven Bevölkerungsgruppen (Nordeuropa, USA, Zentralasien) liegt bei 0,5 %.
Das Verhältnis Männer : Frauen beträgt insgesamt 25 : 1, im Jugendalter 3 : 1 und bei Krankheitsbeginn gegen Ende des 3. Lebensjahrzehnts 1,5 : 1.

Komplikationen

Zerstörung des Hüftgelenks: ~ 20 % der Patienten, bei denen die Krankheit bereits im Jugend- oder frühen Erwachsenenalter ausbricht, benötigen innerhalb von 15 Jahren ein oder zwei neue Hüftgelenke.

Kniegelenkbeteiligung: macht in einigen Fällen eine totale Kniegelenkprothese erforderlich.

Visusverschlechterung: durch chronische Uveitis.

Wirbelfraktur: kann durch osteoporotische Veränderungen infolge der Wirbelversteifung auftreten; die resultierenden Rückenmarksverletzungen können überaus schwerwiegend sein.

Kaudasyndrom: in seltenen Fällen.

Apikale Lungenfibrose: kann durch Rauchen verschlimmert werden.

Pharmakotherapie

NSAR werden von 80 % der Patienten benötigt.

- Standarddosierung

Indometacin retard, 1- bis 2mal tgl. 75 mg, Dosis und Häufigkeit werden auf Patientenbedürfnisse hochtitriert.

- Kontraindikationen

Aktive Ulkuskrankheit, Indometacin-Unverträglichkeit (alternativ andere NSAR versuchen); eingeschränkte Anwendung bei älteren Patienten, Patienten unter antithrombotischer Medikation und bei Gastrointestinalblutung oder -perforation in der Anamnese.

- Wechselwirkungen

Warfarin und andere Antikoagulanzien.

- Nebenwirkungen

Störungen des ZNS, gastrointestinale Störungen.

Sulfasalazin ist bei peripherer Gelenkbeteiligung günstig, hat meist jedoch wenig Einfluß auf die Wirbelsäulensymptomatik.

Behandlungsziele

Einen erholsamen Nachtschlaf ermöglichen.
Verminderung der morgendlichen Steifigkeit (medikamentöse Behandlung).
Den Patienten in die Lage versetzen, gezielte krankengymnastische Übungen zu machen.
Die Leistungsfähigkeit und gute Körperhaltung erhalten.

Prognose

Der Verlauf der Erkrankung wird von genetischen und endogenen Faktoren bestimmt.
Obwohl keine endgültige Heilung möglich ist, können die meisten Patienten in sozialer, familiärer und beruflicher Hinsicht ein normales Leben führen.
Bei bis zu 10 % der Patienten kommt es zu einer unaufhaltsamen Progression der Erkrankung mit zunehmenden Haltungsschäden und Wirbelversteifung; in diesen Fällen kann ein chirurgischer Eingriff erforderlich sein.
Bei frühem Krankheitsbeginn sowie bei weniger gebildeten und gesellschaftlich benachteiligten Patienten scheint ein höheres Risiko für einen schweren Krankheitsverlaufs zu bestehen.

Nachsorge

Nach Stabilisierung des Zustands alle 6 – 12 Monate Nachsorgetermine beim Rheumatologen.
Bei schwerem Krankheitsverlauf kann eine Behandlung in einer Spezialklinik angebracht sein.

Hinweise zu Ernährung / Lebensführung

Krankengymnastik ist von entscheidender Bedeutung.
Wichtig ist ebenfalls, daß sowohl tagsüber als auch nachts auf eine gute Körperhaltung geachtet wird.
Hydrotherapie und physikalische Anwendungen dienen der Heranführung des Patienten an ein lebenslanges krankengymnastisches Übungsprogramm.
Patienten und Angehörige sollten das Behandlungskonzept verstehen und eine genaue Beschreibung des Übungsprogramms erhalten.
Das Rauchen sollte eingestellt werden.

Hilfe für Betroffene

Adressen entsprechender Selbsthilfegruppen können dem Branchenfernsprechbuch entnommen werden.

Literatur

1. Marker-Hermann E, Sucke B, Meyer zum Buschenfelde KH (1996) Neue Aspekte zur Pathogenese des Morbus Bechterew. Z Rheumatol 55 (1):4 – 18
2. Kessler T, Quintel M, Winkler H, Wentzensen A (1996) Letale transvertebrale Luxationsfraktur C6 mit Einriss der Trachea bei Bechterew. Eine Falldarstellung. Unfallchirurg 99 (7):525 – 529
3. Falkenbach A, Werny F, Gutl S, Wigand R (1997) Spezifische und unspezifische sportliche Aktivitaten von Patienten mit Morbus Bechterew. Rehabilitation Stuttg. 36 (1):48 – 50

Symptome

Durchfälle: meist ohne Blutbeimengung.

Bauchschmerzen.
Krankheitsgefühl und Appetitverlust, Gewichtsabnahme.
Rekurrierende perianale Schmerzen und Entzündungen.

Arthropathie, Haut- und Augenbeschwerden: in 10–20 % der Fälle.

Klinischer Befund

Bei mildem bis mittelschwerem Krankheitsverlauf ist der klinische Befund in der Regel relativ unauffällig.

Druckschmerzhaftes Abdomen, gelegentlich Schwellung oder Resistenz im rechten Unterbauch: bei Anzeichen einer Obstruktion oder Peritonitis sollte frühzeitig ein chirurgischer Eingriff in Erwägung gezogen werden.

Perianalabszeß, Fistelbildung oder Fissuren außerhalb der Mittellinie: in 50 % der Fälle.

Muskelatrophie, erkennbare Gewichtsabnahme: bei fortgeschrittener oder langdauernder Erkrankung.

Blasse Schleimhäute: Zeichen einer Anämie.

Klinische Manifestationen der Malabsorption wie Cheilitis granulomatosa, Glossitis bei Vitamin-B-Mangel, Neigung zu Hämatomen bei Vitamin-K-Mangel.

Hautveränderungen (selten): schmerzhafte, rote Knoten bei Erythema nodosum, ulzerierende Läsionen bei Pyoderma gangraenosum.

Arthritis des Sakroiliakal- und anderer großer Gelenke: in wenigen Fällen.

Labor- und Apparate-Diagnostik

Für die Diagnose eines Morbus Crohn müssen die Befunde der Labor- und Apparatediagnostik immer im Zusammenhang mit den klinischen Befunden betrachtet werden (d. h. isoliert betrachtete Röntgen-, Fiberendoskopie- oder Biopsiebefunde allein rechtfertigen die Diagnose eines Morbus Crohn noch nicht).

Stuhluntersuchungen: 3malige Untersuchung auf Wurmeier und Parasiten, Stuhlkultur, Nachweis von *Clostridium difficile*-Toxin.

Großes Blutbild: normochrome Anämie (typisch für chronische Erkrankungen), mikrozytäre Anämie (Eisenmangel), makrozytäre Anämie (B_{12}- und Folsäuremangel); erhöhte Thrombozyten und/oder Leukozyten können Hinweis auf Entzündung oder Infektion sein.

BKS- oder CRP-Bestimmung: Entzündungszeichen als Indikatoren der Krankheitsaktivität.

Bestimmung von Elektrolyten, Plasma-Harnstoffstickstoff, Kreatinin: erhöhte Werte bei Dehydratation.

Serum-Albuminbestimmung: erniedrigte Werte bei Mangelernährung.

Koloskopie: ermöglicht Abklärung eines Dickdarmbefalls und Darstellung des terminalen Ileum sowie eine entsprechende Biopsie; charakteristisch sind entzündete Areale (z. B. aphtöse oder serpiginöse Ulcera) in direkter Nachbarschaft zu Arealen mit unauffälligem Befund. Die Perianalregion ist häufig ebenfalls befallen, das Rektum in vielen Fällen jedoch unauffällig; Strikturen können ein Hinweis auf vorausgegangene Entzündungen sein.

Schleimhautbiopsie.

Endoskopie des oberen Gastrointestinaltraktes: bei Vorliegen entsprechender Symptome; Biopsie verdächtiger Veränderungen, um Morbus Crohn als Ursache nachzuweisen.

Röntgenkontrastdarstellung (Barium): Dünndarmpassage nach Sellink zum Nachweis eines Dünndarmbefalls, zeigt z. B. bizarre „dornenartige" Ulzerationen, string sign, prästenotische Dilatationen („skip lesions"), Pflastersteinrelief der Schleimhaut, Strikturen, Fistelbildung; geeignet zur Beurteilung von Strikturen und Darstellung der anatomischen Gegebenheiten vor einem chirurgischen Eingriff; ein Bariumeinlauf kann als Ergänzung zur Kolonoskopie, insbesondere zum Nachweis einer Fistelbildung, durchgeführt werden.

CT des Abdomens: zum Nachweis extraintestinaler Entzündungen (z. B. Abszesse).

Leukozytenszintigraphie: zur Lokalisierung einer durch die oben aufgeführten Untersuchungen nicht entdeckten Entzündung oder zur Bestimmung der Krankheitsausdehnung vor einer chirurgischen Behandlung.

Differentialdiagnose

Bakterielle Infektionen (Salmonellen, Shigellen, *Campylobacter* spp., *Escherichia coli*, Yersinien, Tuberkelbakterien, *C. difficile*).
Viralbedingte Gastroenteritis, Zytomegalievirus-Infektion.
NSAR-induzierte Enteropathie.
Amöbeninfektion, *Giardia* spp.
Colitis ulcerosa.
Ischämie.
Kolorektales Karzinom.
Lymphom.

Ätiologie

Unbekannt; exogene auslösende Faktoren wie Rauchen und unbekannte Infektionen bei genetisch prädisponierten Personen gelten heute als wahrscheinlichste Hypothese.
Bestimmte Nahrungsbestandteile als auslösende Faktoren wurden nicht nachgewiesen.
Das Erkrankungsrisiko bei positiver Familienanamnese beträgt insgesamt 5–15 %, bei Krankheitsbeginn in jungen Jahren liegt es höher.

Epidemiologie

Die Prävalenz des M. Crohn liegt bei 1 : 1000.
Bestimmte ethnische Gruppen werden bevorzugt befallen.
Die Krankheit kann bereits in der Kindheit beginnen.
Die Erkrankung manifestiert sich in aller Regel zwischen dem 20. und 30. Lebensjahr.
Beide Geschlechter sind gleich betroffen.

Komplikationen

Darmobstruktion oder -perforation mit Abszedierung; intraabdominale Sepsis.

Fistelbildung: zu Darm, Blase, Vagina oder Haut.

Mangelernährung, Vitaminmangel (z. B. Vitamin-B_{12}-Mangel).
Gastrointestinalblutung, Anämie.
Uveitis, Episkleritis.

Hautveränderungen: Erythema nodosum, Pyoderma gangraenosum.

Cholestatische Lebererkrankung: z. B. primär sklerosierende Cholangitis, in seltenen Fällen Cholangiokarzinom.

Nephrolithiasis (Oxalatsteine): selten.

Phlebothrombose.

Sekundäre Amyloidose: selten.

Histologie

Makroskopischer Befund

Entzündlich veränderte Areale wechseln mit unauffälligen Schleimhautbefunden ab.
Morbus Crohn tritt am häufigsten im terminalen Ileum auf, kann jedoch alle Bereiche des Gastrointestinaltraktes befallen.
Transmurale Entzündung.

Mikroskopischer Befund

Entzündungsbedingte Zerstörung der Kryptenarchitektur.
Nichtverkäsende Granulome; klassischer, jedoch seltener Befund.
Lymphozytäre Infiltration.

Pharmakotherapie

Kortikosteroide

Kortikosteroide sind die wirksamsten Arzneimittel zur Behandlung eines mittelschweren bis schweren Krankheitsbildes.

■ Standarddosierung
Prednison, tgl. 1 mg/kg KG, bis maximal 60 mg/Tag; bei Patienten mit reduzierter Motilität und Resorption ist die intravenöse Gabe zu erwägen; topische Steroide bei Befall von Rektum oder Perianalregion.

■ Kontraindikationen
Manifeste Sepsis; eingeschränkte Anwendung bei Hypertonie und Diabetes mellitus.

■ Besonderheiten
Das Auftreten neuer Schübe nach einer Remission kann nicht verhindert werden; bei Schmerzen im Hüftbereich sollte sofort an eine aseptische Nekrose gedacht werden. Langzeitbehandlung sollte möglichst vermieden werden; bei Remission ausschleichende Dosierung.

■ Wechselwirkungen
Erhebliche Immunsuppression bei gleichzeitiger Einnahme von Azathioprin: erhöhtes Risiko opportunistischer Infektionen, Immunisierung gegen Varizellen bei negativer Anamnese oder negativem Antikörpertiter.

■ Nebenwirkungen
Flüssigkeitsretention und Hypertonie, Induktion einer Glukoseintoleranz, Osteoporose, cushingoide Symptome, Stimmungsschwankungen, aseptische Nekrose, Hyperphagie, erhöhter Grundumsatz.

5-Aminosalicylsäure-Präparationen (z. B. Sulfasalazin, Mesalazin, Olsalazin)

Zur Monotherapie bei mildem bis mittelschwerem Krankheitsverlauf, als ergänzende Maßnahme bei schwereren Verlaufsformen. ■ Standarddosierung
Sulfasalazin, tgl. 4 g, Mesalazin, tgl. 2,4 – 4,8 g.

■ Kontraindikationen
Überempfindlichkeit gegen Salicylat; Sulfasalazin: Überempfindlichkeit gegen Sulfonamid, Mesalazin: Nierenschaden.

■ Besonderheiten
Sulfasalazin führt zu einer reversiblen Oligospermie und in einigen Fällen zur Hämolyse; Retard-Präparationen des Mesalazin sind insbesondere bei Morbus Crohn im Bereich des Dünndarms geeignet.

■ Nebenwirkungen
Übelkeit, Hautausschläge, gelegentlich Durchfall.

Antibiotika

In einigen Fällen, besonders bei Beteiligung der Perianalregion hilfreich; werden vor allem bei Erkrankung des Dickdarms eingesetzt, wirken mit Einschränkungen jedoch auch bei Dünndarmbefall.

Metronidazol ist das am besten erprobte Antibiotikum, Ciprofloxazin in Kombination mit Azithromycin kann sich in Zukunft jedoch als ebenso wirksam erweisen.

■ Standarddosierung
Metronidazol, 3mal tgl. 500 mg oral.

■ Kontraindikationen
Bekannte Überempfindlichkeit, Polyneuropathie.

■ Besonderheiten
Auf Alkohol sollte verzichtet werden (Alkoholunverträglichkeit).

■ Wechselwirkungen
Verstärkt die Wirkung von Cumarinen; hemmt den Stoffwechsel von Phenytoin.

■ Nebenwirkungen
Übelkeit, metallischer Geschmack, Gefahr der Neuropathie (Langzeitanwendung).

Andere Immunsuppressiva

Als steroidsparende Wirkstoffe und zur Verstärkung der Immunsuppression bei stärker ausgeprägter Resistenz.
Azathioprin ist das am besten erprobte Arzneimittel, in Fällen stärker ausgeprägter Resistenz werden jedoch auch Cyclosporin und Methotrexat eingesetzt.

■ Besonderheiten
Gefahr der Myelotoxizität bei Behandlungsbeginn am höchsten; engmaschige Überwachung des Blutbildes, insbesondere in den ersten Wochen der Behandlung, später monatlich.

■ Wechselwirkungen
Additive immunsuppressive Wirkung bei gleichzeitiger Einnahme von Steroiden.

■ Nebenwirkungen
Hautausschläge, Übelkeit, Myelosuppression, erhöhtes Risiko opportunistischer Infektionen, Pankreatitis.

Behandlungsziele

Unterdrückung von Krankheitsschüben.
Vermeidung von Komplikationen.
Ausgleich des Nährstoff- und Vitaminmangels.

Weitere Behandlungsmöglichkeiten

Ein „sparsamer" chirurgischer Eingriff (begrenzte Resektion oder nach Möglichkeit Strikturoplastik zur Vermeidung des Kurzdarmsyndroms) ist in folgenden Fällen indiziert:

Akute Erkrankung: akute Ileitis mit Manifestationen eines akuten Abdomen, fulminante Kolitis, unbeherrschte oder schwere rektale Blutung (selten), therapierefraktäre intraabdominale Flüssigkeitsansammlungen (Abszesse), Eingeweideruptur mit Peritonitis.

Chronische Erkrankung: durch Fibrosierung und Narbenbildung entstandener Subileus, Fisteln, therapierefraktärer chronischer, den Patienten zunehmend schwächender Morbus Crohn.

Prognose

Durch verbesserte immunsuppressive Therapeutika und „sparsame" chirurgische Verfahren konnten die Langzeitkomplikationen erheblich reduziert werden. Das Risiko eines Karzinoms ist in den nichtbefallenen Schlingen leicht erhöht.

Nachsorge

Die Aktivität der Erkrankung muß anhand der Symptome, klinischen Beunde und Kontrolle pathologischer Laborwerte überwacht werden.
Ein sich durch Symptome und klinischen Befund manifestierender Schub erfordert in der Regel keine neue diagnostische Einstufung der Krankheit, es sei denn, die medikamentöse Therapie spricht nicht an, oder es ist eine chirurgische Behandlung geplant.

Hinweise zu Ernährung / Lebensführung

Bei schwerem Verlauf Substitution von Nährstoffen, in fortgeschrittenem Stadium auch parenterale Ernährung. Elementardiät kann hilfreich sein, wird aufgrund ihrer Ungenießbarkeit von den Patienten jedoch schlecht akzeptiert; durch Elementardiät erreichte Remissionen sind nach Absetzen der Diät nicht dauerhaft.
Den Patienten sollte nahegelegt werden, das Rauchen aufgeben.
Ausgedehnter Dünndarmbefall geht mit eingeschränkter Laktosetoleranz einher.

Literatur

1. Stange EF, Schreiber S, Raedler A, Stallmach A, Scholmerich J, Loeschke K, Starlinger M, Fischbach W, Caspary WF (1997) Therapie des Morbus Crohn – Ergebnisse einer Konsensuskonferenz der Deutschen Gesellschaft für Verdauungs- und Stoffwechselkrankheiten. Z Gastroenterol 35 (7):541 – 554
2. Koop I, Schreiber S (1997) Rezidivprophylaxe des Morbus Crohn mit Azathioprin – Für wen, wie lange? Z Gastroenterol 35 (1):47 – 48
3. Seelig MH, Uhlig H, Braun J, Schumpelick V (1996) Chirurgische Therapie der schweren Colitis. Chirurg 67 (2):150 – 154
4. Meier R (1996) Chronisch-entzündliche Darmkrankheiten und Ernährung. Schweiz Med Wochenschr Suppl 79:14S–24S
5. Schroder O, Stein J (1996) Methotrexat (MTX) in der Therapie chronisch-entzündlicher Darmerkrankungen. Z Gastroenterol 34 (7):457 – 458

Symptome

In der Regel kommt der Patient aufgrund einer Lymphknotenschwellung zum Arzt. Ein Fluktuieren der Größe der Schwellung ist nicht ungewöhnlich.
~50% der Patienten haben weitere Symptome.

Symptome der Kategorie B: ungeklärtes Fieber > 38 °C, Gewichtsabnahme (> 10% des Körpergewichts in 6 Monaten), Nachtschweiß.

Pruritus: kann zu ausgedehnter Exkoriation durch Kratzen führen.

Alkoholinduzierter Lymphknotenschmerz: selten und unspezifisch.

Appetitlosigkeit, Lethargie.

Klinischer Befund

Tastbare Lymphadenopathie: meist vorhanden; eine sorgfältige Untersuchung aller Lymphknotenregionen ist von entscheidender Bedeutung.

Extranodulärer Befall: z. B. Knochenmark, Leber, ZNS; in 10–20% der Fälle.

Labor- und Apparate-Diagnostik

Nach sorgfältiger Untersuchung einer geeigneten Biopsieprobe wird die Diagnose gestellt. Der für M. Hodgkin charakteristische Befund zeigt Sternberg-Reed-Zellen, die als maligne Tumorzellen angesehen werden.
Anschließend erfolgen systematisch durchgeführte Untersuchungen zur Beurteilung des Stadiums (Staging) der Erkrankung.

Großes Blutbild: eventuell Neutrophilie, Eosinophilie, Lymphopenie, leukoerythroblastisches Bild bei Befall des Knochenmarks.

Bestimmung der BKS: gelegentlich erhöht; kann ein wichtiger Krankheitsparameter mit prognostischem Wert sein.

Leberfunktionsproben: pathologische Werte können auf eine Leberbeteiligung hinweisen.

Bestimmung der Laktatdehydrogenase: wichtiger Parameter mit prognostischem Wert.

Thoraxröntgen: zur Erfassung eines Lymphknoten- und Lungenbefalls.

CT von Thorax und Abdomen: zur Erfassung befallener Lymphknoten; zur Erkennung eines Leber- und Milzbefalls wenig geeignet.

Lymphangiographie: in Zentren mit entsprechender Erfahrung besser zur Beurteilung der retroperitonealen Lymphknoten geeignet als CT.

Knochenmarksuntersuchung: Stanzbiopsie; zeigt selten eine unvermutete Knochenmarksbeteiligung.

Explorative Laparotomie zum Zwecke des Staging: heute umstritten; theoretisch kann ein unvermuteter Milzbefall nachgewiesen und die Therapie entsprechend angepaßt werden.

Differentialdiagnose

Non-Hodgkin-Lymphom.
Infektionen, z. B. durch Epstein-Barr-Virus, Toxoplasma, Zytomegalievirus.
Angioimmunoblastische Lymphadenopathie (Lymphogranulomatosis X).

Ätiologie

Der Ursprung der beim M. Hodgkin auftretenden und als maligne Tumorzelle geltenden Sternberg-Reed-Zelle ist nach wie vor umstritten; der Zelloberflächenmarker CD15 ist in der Regel exprimiert, ebenso wie gelegentlich T- oder B-Zell-Oberflächenmarker.
Nach neuesten Erkenntnissen könnte das Epstein-Barr-Virus (EBV) in einigen Fällen die Ursache der Erkrankung sein. Das EBV-Genom wurde in der DNA der Sternberg-Reed-Zellen gefunden; serologische Untersuchungen weisen ebenfalls auf eine Korrelation zwischen EBV und M. Hodgkin hin.

Epidemiologie

Die Altersverteilung des M. Hodgkin weist zwei Altersgipfel auf: ein erster Altersgipfel liegt zwischen 15 und 40 Jahren, ein zweiter im 7. Lebensjahrzehnt. Mit höherem Lebensalter nimmt die Inzidenz zu.
Männer erkranken häufiger als Frauen.
Die Inzidenz ist in der weißen Bevölkerung höher.

Komplikationen

Infektion in Verbindung mit dem zugrundeliegenden Defekt der zellvermittelten Immunität: Herpes zoster in 20% der Fälle, Tuberkulose nicht ungewöhnlich.

Klassifikation (nach Reye)

1. Lymphozytenreich: Infiltrate mit kleinen Lymphozyten.
2. Nodulär-sklerosierend (> 80% der Patienten): dichte Kollagenbänder mit Tumorknoten.
3. Gemischtzellig: pleomorphe Infiltrate.
4. Lymphozytenarm: einige Sternberg-Reed-Zellen zu erkennen.

Staging (nach Ann Arbor)

M. Hodgkin scheint unifokal zu beginnen und sich systematisch in benachbarte Lymphknoten auszubreiten. Die Stadienzuordnung ist für eine rationale Therapieplanung von entscheidender Bedeutung.
Stadium I: Befall einer Lymphknotenregion.
Stadium II: Befall von zwei oder mehr Lymphknotenregionen auf der gleichen Zwerchfellseite.
Stadium III: Befall von Lymphknotenregionen auf beiden Zwerchfellseiten, Milzbefall.
Stadium IV: diffuser Befall extranodulärer Regionen.
Alle Stadien werden zusätzlich durch die Parameter A oder B gekennzeichnet:
Anhang A: keine systemischen Symptome.
Anhang B: „B"-Symptome wie unter *Symptome* beschrieben.

M. Hodgkin spricht auf Chemo- und Strahlentherapie an.
Die Wahl der Behandlung hängt von einem exakten Staging ab und sollte auch aktuelle klinische Studien berücksichtigen.

Pharmakotherapie

Chemotherapie

Bei stärker fortgeschrittener Erkrankung kommen verschiedene Kombinationstherapien mit je 4 Medikamenten in Frage, und zwar MOPP (Mustargenhydrochlorid, Vincristin, Procarbazin und Prednison), LOPP (Chlorambucil, Vincristin, Procarbazin, Prednison), ABVD (Doxorubicin, Bleomycin, Vinblastin und Dacarbazin) oder EVAP (Etoposid, Vincristin, Doxorubicin, Prednison).
Präzise Details des Therapie sollten immer von einem erfahrenen Hämatologen oder Onkologen festgelegt werden.
Ein sicherer i.v. Zugang ist erforderlich, da einige der Medikamente, insbesondere die Vinca-Alkaloide und Anthrazykline bei Hautkontakt zu Nekrosen führen.
Eine stationäre Aufnahme ist zur Durchführung der Therapie in der Regel nicht erforderlich, die Behandlung sollte jedoch so bald wie möglich nach Erstdiagnose und Staging eingeleitet werden.

Nichtpharmakotherapie

Strahlentherapie

Bei M. Hodgkin des Stadiums I oder IIA und Fehlen prognostisch ungünstiger Faktoren kann eine Strahlentherapie als einzige Maßnahme eventuell ausreichen.
Die Behandlung dauert in der Regel 1 Monat, das Bestrahlungsfeld sollte einen breiten Rand im Gesunden miteinschließen (extended field).
Eine Initialbehandlung mit kombinierter Chemo- und Strahlentherapie führt bei Frühstadien des M. Hodgkin zu keinen höheren Überlebensraten und kann mit einer erhöhten Toxizität verbunden sein.

Behandlung eines Rezidivs

Auch bei Auftreten eines Rezidivs kann die Langzeitprognose günstig sein.
Kommt es nach einer Strahlentherapie zum Rezidiv, können die Patienten durch Chemotherapie „gerettet" werden; die Prognose ist in diesem Fall genauso gut wie bei Patienten, die gleich zu Beginn kombiniert behandelt wurden; umgekehrt trifft dies allerdings selten zu.
Je länger die erste Remission anhält, desto besser ist die Chance, mit der Standardtherapie eine zweite Remission zu erreichen.
Die Erhöhung der Dosisintensität kann beim M. Hodgkin von Vorteil sein; bei ~ 50 % der Patienten, die auf eine Standardtherapie nicht ansprachen, kann mit hochdosierter Chemotherapie wie BEAM (Carmustin, Etoposid, Cytarabin, Melphalan) und zusätzlich autologen haematopoetischen Stammzellen eine günstige Langzeitprognose erzielt werden.

Komplikationen der Therapie

Hautreaktionen und Pneumonitis nach Strahlentherapie.
Myelosuppression, Emesis, Alopezie, Neurotoxizität nach Chemotherapie.
Sekundärkarzinom: Lungenkarzinom, akute myeloische Leukämie (~ 1 %), gehäuftes Auftreten 4–11 Jahre nach Initialbehandlung.
Fertilitätsstörung nach Chemotherapie.
Lungenfibrose.

Behandlungsziele

Heilung der Erkrankung bei minimaler Toxizität der Behandlung.

Prognose

Nach 10 Jahren sind noch ~ 60 % der Patienten am Leben.
Prognostisch ungünstig sind:
Höheres Lebensalter.
Vorliegen von B-Symptomen.
Gemischtzelliger/lymphozytenarmer histologischer Befund.
Stadium III oder IV zum Zeitpunkt der Diagnosestellung.
BKS > 40 mm/Std.
Erhöhte Laktatdehydrogenase.
Tumordurchmesser > 10 cm.
Ausbleiben einer vollständigen Remission nach entsprechender Ersttherapie.

Nachsorge

Regelmäßige Kontrolle während der Behandlung ist entscheidend für die Früherkennung von Komplikationen und Beurteilung des Therapieerfolgs.
Nach jedem Behandlungszyklus ist ein großes Blutbild obligatorisch.
Nach Beendigung der Behandlung ist ein umfassendes neues Staging erforderlich.
Das Intervall zwischen den Nachsorgeterminen kann allmählich verlängert werden, die Nachsorge sollte zur rechtzeitigen Erfassung therapiebedingter Spätkomplikationen oder Rezidiven jedoch lebenslang fortgesetzt werden.

Hinweise zu Ernährung/Lebensführung

Einige Patienten können auch während der Chemotherapie ihr normales Leben weiterführen, andere sind in ihrem Wohlbefinden erheblich beeinträchtigt.

Literatur

1. Goldschmidt H, Wallmeier M, Hegenbart U, Haas R (1997) Maligne Lymphome. Pathologie, Diagnostik, Therapie. Radiologe 37 (1):1–9
2. Engenhart-Cabillic R, Debus J, Wannenmacher M (1997) Strahlentherapie der Hodgkin- und Non-Hodgkin-Lymphome. Indikationen, Techniken und Ergebnisse. Radiologe 37 (1):81–88
3. Hartmann F, Pfreundschuh M, Diehl V (1996) Prognose und Therapie des Morbus Hodgkin. Med Klin 91 Suppl 3:75–79
4. Duhmke E (1996) Die Strahlenbehandlung der Lymphogranulomatose im Erwachsenenalter. Schweiz Rundsch Med Prax 85 (12):371–377
5. Wolf J, Diehl V (1996) Morbus Hodgkin – Pathogenese und Therapie. Ther Umsch 53 (2):140–146

Symptome

Tremor: in ~ 70 % der Fälle; wird in der Regel zuerst an den Händen, eventuell auch an Kiefer und Beinen festgestellt. Meist unilateraler Beginn.

Bewegungsverarmung, erschwertes Beginnen von Bewegungen, Iterativbewegungen: schlurfender, kleinschrittiger Gang, Schwierigkeit, sich im Bett umzudrehen, Mikrographie, leise Stimme, Obstipation.

Rigor: z. B. Gleichgewichtsstörungen, Stürze, Muskelsteife, Schmerz.

Klinischer Befund

Tremor: asymmetrisch, Ruhetremor, „Pillendreh"-Bewegung mit 3–5 Hz; kein Intentionstremor; wird durch emotionale Anspannung verstärkt; eventuell Haltungstremor mit 6–8 Hz.

Rigor und Bradykinesie: nach vorne gebeugter Oberkörper, schlurfender Gang bei geringem Mitbewegen der Arme; Zahnradphänomen, kann durch Synkinesen verstärkt werden; unbeweglicher Gesichtsausdruck („Maskengesicht"), verminderte Lidschluß- und Schluckgeschwindigkeit; Rigor wird in der Regel zuerst in der axialen Muskulatur, z. B. Hals und Schultern, festgestellt.

Labor- und Apparate-Diagnostik

Zur Diagnose des Morbus Parkinson stehen keine spezifischen Tests zur Verfügung; die Diagnose wird ausschließlich anhand des klinischen Bildes gestellt.
Untersuchungen sind bei unklarer Diagnose oder atypischem klinischem Bild, insbesondere bei jungen Patienten, indiziert.

Funktionstests des autonomem Nervensystems: bei multipler Systemdegeneration auffälliger Befund.

MRT: eventuell pathologische Aufhellung im Putamen von Patienten mit multipler Systematrophie; kann bei einigen Patienten mit Parkinsonismus der Erfassung eines Apoplex dienen.

Bestimmung der Kupfer- und Coeruloplasminkonzentration: bei allen Patienten mit frühem Krankheitsbeginn oder atypischem Krankheitsbild.

Differentialdiagnose

Arzneimittelinduzierter Parkinsonismus: z. B. durch Phenothiazine, Butyrophenone; meist symmetrisch und reversibel.
Essentieller Tremor: bilateral, kein Ruhetremor, Intentions- oder Haltungstremor; Besserung durch Alkohol; eventuell positive Familienanamnese; bei Bedarf Behandlung durch Betablocker oder Primidon.
Multiple Systemdegeneration oder progressive supranukleäre Parese: meist symmetrisch auftretende Symptomatik; Tremor seltener; häufige Stürze; zusätzliche Merkmale wie pyramidale oder zerebelläre Ausfälle, Blickparesen oder Beteiligung des autonomen Nervensystems mit orthostatischer Hypotonie und Blasenfunktionsstörung.
Morbus Wilson: in 40 % der Fälle neurologische Symptome, insbesondere Parkinsonismus und hypokinetische Dysarthrie; Leberzirrhose oder Psychosen treten ebenfalls auf; Kayser-Fleischer-Kornealring bei Spaltlampen-Untersuchung erkennbar; geringe Serum-Coeruloplasminkonzentration, hohe Kupferspiegel im Urin; Leberbiopsie zeigt Kupfer und Leberzellschädigung; Behandlung durch Penicillamin.
Toxininduzierter Parkinsonismus (z. B. Kohlenmonoxid).
Mitochondriale Störungen; Bewegungsstörungen, meist Dystonie oder Chorea.

Ätiologie

Zum Zeitpunkt der Diagnosestellung > 80%iger Dopaminmangel im Corpus striatum; der Verlust an Neuronen erfolgt in Substantia nigra (dopaminerge Neurone), Locus coeruleus (noradrenerge Neurone) und Corpus striatum (cholinerge Neurone). In den überlebenden Neuronen sind intrazytoplasmatische Einschlüsse, sog. Lewy-Körper, zu finden.
Die Ursache des Morbus Parkinson ist unbekannt, Umweltgifte und genetische Suszeptibilität könnten jedoch allein oder in Kombination eine Rolle spielen.

Epidemiologie

Die Inzidenz liegt bei ~ 20 : 100.000, die Gesamtprävalenz bei 150 : 100.000 (500 : 100.000 bei den über 50jährigen).
Beide Geschlechter sind gleich betroffen.
Bei frühem Krankheitsbeginn besteht eine höhere Tendenz zum Auftreten motorischer Fluktuationen (Plussymptome), bei Erkrankung im höheren Lebensalter ist die Inzidenz einer assoziierten Demenz deutlich höher.

Komplikationen

Depression, Angst.

Gleichgewichtsstörungen: können zu Stürzen und Verletzungen führen.

Kognitive und psychische Störungen: Frontallappenfunktionsstörung, Bradyphrenie, fluktuierende Verwirrtheitszustände (Demenz bei 25 % der Patienten); Überlappung mit anderen Syndromen, z. B. Lewy-Körper-Erkrankung, Lewy-Körperdemenz ist möglich.

Nebenwirkungen der L-Dopa-Therapie: Plussymptome.

Pharmakotherapie

Bei Diagnosestellung

Die meisten Neurologen geben bevorzugt Selegilin (MAO-Hemmer).

■ Standarddosierung
Selegilin, 2mal tgl. 5 mg.

■ Kontraindikationen
Einnahme von trizyklischen Antidepressiva oder Serotoninwiederaufnahme-Hemmern.

■ Besonderheiten
Kann die Notwendigkeit einer L-Dopa-Therapie hinauszögern, der genaue Wirkmechanismus ist jedoch unklar; bewirken eine mäßige Besserung der Symptome.

■ Wechselwirkungen
Die Dosierung von gleichzeitig gegebenem L-Dopa muß eventuell um 20–50% reduziert werden; gleichzeitige Gabe trizyklischer Antidepressiva kontraindiziert.

■ Nebenwirkungen
Gastrointestinalbeschwerden, Hypotonie, Verwirrtheit.

Bei Fortschreiten der Erkrankung

Die Behandlung ist grundsätzlich symptomatisch.
L-Dopa wird verordnet, wenn die klinischen Manifestationen das tägliche Leben beeinträchtigen oder wenn bei der Untersuchung Gleichgewichtsstörungen festgestellt werden.
Tremor und Bradykinese sprechen gut, Gleichgewichtsstörungen weniger gut auf die Behandlung an.
Der Einsatz von L-Dopa als Depotpräparat bietet bei mäßig bis stark fortgeschrittener Erkrankung Vorteile, insbesondere durch Verkürzung der „Off"-Zeit (Akinese). Bei Umstellung empfiehlt sich eine einschleichende Dosierung, da sich die Bioverfügbarkeit der Depotpräparate von jener der Standardpräparate unterscheidet; einige Neurologen setzen Depotpräparate frühzeitig ein, um eine stärker dem physiologischen Ablauf gleichende, längere Arzneimittelexposition der dopaminergen Neurone zu erreichen.
Dopaminagonisten können allein (in frühen Stadien) oder in Kombination mit L-Dopa eingesetzt werden.

■ Standarddosierung
L-Dopa mit einem Dopa-Decarboxylasehemmer, initial in geringer Dosierung und Häufigkeit, z. B. 2–3mal tgl. 100 mg, Dosiserhöhung nach Klinik.
Dopaminagonisten: z. B. Bromocriptin oder Pergolid in niedriger Dosierung, allmähliche Dosissteigerung.

■ Kontraindikationen
L-Dopa: Engwinkelglaukom.
Dopaminagonisten: Hypotonie, Arrhythmien.

■ Besonderheiten
L-Dopa: im allgemeinen sind häufige niedrige Dosen (bis zu alle 2–3 Std.) günstiger als hohe Dosen in großen Intervallen.
Dopaminagonisten: können allein eingesetzt werden, eine Toleranz gegen diese Medikamente entwickelt sich jedoch rasch.

■ Wechselwirkungen
Dopaminagonisten: durch Kombination mit L-Dopa kann die Kontrolle verbessert werden.

■ Nebenwirkungen
L-Dopa: Gastrointestinalbeschwerden, Hypotonie, Verwirrtheit, Halluzinationen, Dyskinesien und Dystonie; neuropsychische Nebenwirkungen lassen sich am besten durch Dosisanpassung behandeln, außerdem können Clozapin oder Olanzapin eingesetzt werden (Risiko der Agranulozytose).
Dopaminagonisten: Hypotonie, Halluzinationen, Verwirrtheit, Gastrointestinalbeschwerden.

Amantidin oder Anticholinergika können als adjuvante Maßnahmen zur Tremorbehandlung eingesetzt werden.

Behandlungsziele

Besserung der funktionellen Behinderung.
Verminderung oder Minimierung von Arzneimittelnebenwirkungen.
Behandlung von Plussymptomen (Tremor, Athelose, Hemiballismus, Chorea, Dystonie).

Weitere Behandlungsmöglichkeiten

Posteroventrale Pallidotomie kann in ausgewählten Fällen eine Besserung der Plussymptome bewirken.

Prognose

Morbus Parkinson weist einen unterschiedlich rasch fortschreitenden Verlauf auf.
Das Vorliegen einer Demenz verschlechtert die Prognose erheblich.

Nachsorge

Eventuell symptomatische Behandlung erforderlich.
Überwachung der korrekten Einnahme und Dosierung der Medikamente.
Eventuell medizinische und sozialdienstliche Betreuung erforderlich.

Hinweise zu Ernährung / Lebensführung

Aufrechterhaltung der täglichen Aktivitäten ist wichtig; ein multidisziplinärer Ansatz mit Physiotherapie, Ergotherapie, Sprachtherapie und psychosozialer Betreuung kann hier hilfreich sein; Unterstützung von Patienten und pflegenden Angehörigen.
Tagsüber eingeschränkte Proteinaufnahme, Hauptmahlzeit am Abend ermöglicht eine besser vorsehbare Resorption von L-Dopa.

Literatur

1. (1997) Morbus Parkinson – Therapie auf lange Sicht planen. Nervenarzt 68 (12 Suppl Morbus Par):1–8
2. (1997) Neue Wege in der Behandlung des Morbus Parkinson: Aktuelle Befunde zur Neuroprotektion und Hochdosistherapie mit Dopaminagonisten. Psychiatr Prax 24 (6 Suppl Neue Wege):1–4
3. (1997) Krankengymnastisches Übungsprogramm für Parkinson-Patienten. Krankenpfl J 35 (7–8):302–304
4. Kuhn W, Muller T (1997) Therapie des Morbus Parkinson. Teil 1: Standardtherapie motorischer und nicht motorischer Symptome. Fortschr Neurol Psychiatr 65 (8):361–374
5. Muller T, Kuhn W, Przuntek H (1997) Nichtmotorische Symptome des Morbus Parkinson. Deutliche Minderung der Lebensqualität-Möglichkeiten der Behandlung nutzen. Fortschr Med 115 (14):45–48
6. Muller T, Kuhn W, Przuntek H (1997) Aktuelle Therapie der idiopathischen Parkinson-Erkrankung. Teil 2: Neuere und alternative Therapieverfahren. Fortschr Med 115 (13):37–41
7. (1996) Klinik und Therapie des Parkinson-Syndroms. Nervenarzt 67 (12 Suppl):1–8

Symptome

Leitsymptome

Müdigkeit: > 3–6 Monate andauernde 50%ige Leistungsminderung; durch körperliche oder geistige Belastung verstärkt; rezidivierend, mit „guten und schlechten Tagen".
Deutliche Störung der Konzentration und des Kurzzeitgedächtnisses.

Weitere Symptome

Auslösende Erkrankung mit Fieber und Krankheitsgefühl, ähnlich einer Virusinfektion: häufig.

Myalgie: insbesondere Gliedmaßen- und Brustschmerz; durch Aktivität verstärkt.

Gelenkschmerz: insbesondere in den großen Gelenken.

Abdominalschmerz oder Meteorismus, Übelkeit, Obstipation und Diarrhö im Wechsel.
Kopfschmerz, Schwindel, Tinnitus, Parästhesien.

Schlafstörungen: anfangs mehr Schlafbedürfnis, später unterbrochener Schlaf oder intensive Träume.

Wärme- oder Kälteempfindlichkeit, übermäßiges Schwitzen.
Alkoholunverträglichkeit.

Klinischer Befund

Die meisten Patienten waren vorher beschwerdefrei; geringe klinische Manifestationen.

Lokal begrenzter muskulärer Druckschmerz: schmerzende Stelle an der betroffenen Muskelgruppe etwa 1 cm im Durchmesser.

Vergrößerte Lymphknoten, Drüsen oder Halsentzündung: während eines Rezidivs.

Muskelschwäche: bei über Jahre anhaltender Erkrankung.

Labor- und Apparate-Diagnostik

Müdigkeit allein ist für die Diagnosestellung nicht ausreichend; die zwei Leitsymptome und mindestens 4 der weiteren Symptome, klinischen Manifestationen oder positive Laborwerte müssen vorliegen.

Es gibt keine diagnostischen Test; die Untersuchungen dienen dem Ausschluß anderer Erkrankungen mit ähnlichem klinischem Bild.

Anfangsuntersuchungen

Zum Ausschluß anderer Erkrankungen.

Hämoglobinbestimmung: zum Ausschluß einer Anämie.

Leukozytenzahl: zum Ausschluß einer Infektion oder hämatologischen Erkrankung.

Schilddrüsenfunktionstest: zum Ausschluß einer Schilddrüsenerkrankung.

Plasmaviskositäts- oder BKS- und CRP-Bestimmung: unspezifischer Indikator einer Grunderkrankung.

Weitere Untersuchungen

Andere durch Anamnese oder körperliche Untersuchung naheliegende Erkrankungen müssen ausgeschlossen werden, insbesondere Infektionen, z. B. durch Zeckenbiß (Lyme-Borreliose) oder Verzehr von rohem Fleisch (Toxoplasmose).

Differentialdiagnose

Infektionen, insbesondere Epstein-Barr-Virusinfektion, Lyme-Borreliose, Toxoplasmose, Hepatitis A, Brucellose.
Endokrine Störungen, insbesondere Hypothyreose.
Psychische Erkrankungen, insbesondere wenn der Patient schon viele Jahre krank ist.
Maligner Prozeß.
Autoimmunerkrankung, Sarkoidose.
Arzneimittel oder Toxine.

Ätiologie

Die Ursache ist unbekannt; vermutlich spielen mehrere Faktoren einschließlich chronischer Infektion und der dadurch hervorgerufenen Immunantwort eine Rolle.

Epidemiologie

Das chronische Müdigkeitssyndrom tritt weltweit auf.
~ 1,3 von 1000 Personen sind betroffen.
Beide Geschlechter sind gleich häufig betroffen; bei Frauen dauert die Krankheit häufig länger.

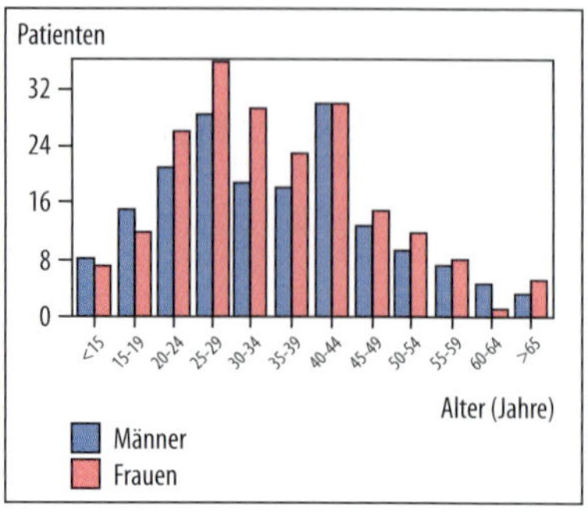

Patienten mit chronischem Müdigkeitssyndrom, nach Alter und Geschlecht (204 Frauen, 177 Männer; Verhältnis 1,2 : 1).

Komplikationen

Psychische Störungen: insbesondere Depression und Angst.

Colon irritabile.

Schwere Behinderung: kann zur Bettlägrigkeit führen.

Nomenklatur

Synonyme sind:
Chronic fatigue syndrome.
Chronisches Erschöpfungssyndrom.
Chronic fatigue/immune dysfunction syndrome (CFIDS).

Pharmakotherapie

Mäßige körperliche Aktivität ist zwar die beste Methode zur Begrenzung der Symptome, jedoch brauchen viele Patienten zusätzliche supportive Maßnahmen.
U. U. müssen verschiedene Medikamente ausprobiert werden, bis das am besten geeignete gefunden ist.

Analgetika

Leichte Analgetika, z. B. Paracetamol oder Aspirin, sollten zuerst versucht werden; bei ausbleibendem Erfolg können Dihydrocodein oder Ibuprofen eingesetzt werden.

Benzodiazepine

Aufgrund ihrer hypnotischen, sedierenden, anxiolytischen und muskelentspannenden Wirkung werden diese Medikamente erfolgreich bei Schlafstörungen eingesetzt.
Substanzen mit mittlerer Wirkungsdauer (Temazepam, Lormetazepam) eignen sich am besten.

- Standarddosierung

Temazepam, 10 mg oral zur Nacht über 3–4 Wochen.

- Kontraindikationen

Atemdepression, Angstzustände oder Zwangsgedanken.

- Wechselwirkungen

Alkohol.

- Nebenwirkungen

Benommenheit, Schwindel.

Antidepressiva

Die besten Erfolge werden mit Amitriptylin, Doxepin und Fluoxetin erzielt.

- Standarddosierung

Amitriptylin, 10 mg oral zur Nacht.

- Kontraindikationen

Herzerkrankung.

- Besonderheiten

Mit niedriger Dosierung beginnen, bei Bedarf allmähliche Steigerung.

- Wechselwirkungen

Alkohol.

- Nebenwirkungen

Mundtrockenheit, Sehstörungen, Übelkeit, Obstipation.

Behandlungsziele

Verminderung von Müdigkeit und Vermeidung von Rezidiven.
Linderung der Beschwerden.
Dem Patienten ermöglichen, seine normalen Aktivitäten wieder aufzunehmen, z. B. in Beruf oder Schule zurückzukehren.

Ursachen eines Therapieversagens

Überoptimistische Prognosen bezüglich einer Erholung.
Unfähigkeit des Patienten, seinen Lebensstil zu ändern.
Unangemessen starke Fokussierung auf alternative Heilmethoden.

Prognose

Nach schubweisem Verlauf der Erkrankung kann es (meist in den ersten 4 Jahren) zur Besserung, zur Stabilisierung auf einem niedrigeren Leistungsniveau oder zur Verschlechterung mit chronischer Behinderung kommen.

Nachsorge

Empfehlenswert ist ein Tagebuch mit Eintragung der täglichen Aktivitäten und Leistungsniveaus.
Die Aktivität kann wieder gesteigert und eine Rückkehr in Beruf oder Schule erwogen werden, wenn das Leistungsniveau 70–80 % des ursprünglichen Wertes erreicht hat.

Hinweise zu Ernährung / Lebensführung

Bei normaler Ernährung ist eine Vitamin- oder Mineraliensubstitution unnötig.
Die Leistungsgrenzen sollten nicht überschritten, das Schlafbedürfnis nicht unterdrückt werden (mindestens 10 Std./Tag); Schlaf- und Entspannungstechniken verbessern die Leistungsfähigkeit; körperliche Aktivität und geistige Anstrengung (z. B. berufliche oder finanzielle Sorgen, Partnerschaftsprobleme) führen zur Leistungsminderung.

Literatur

1. Heyll U, Wachauf P, Senger V, Diewitz M (1997) Definitionen des "Chronic Fatigue Syndrome" (CFS). Med Klin 92 (4):221–227
2. Lemke MR (1996) Das chronische Erschöpfungssyndrom – psychiatrische Aspekte. Fortschr Neurol Psychiatr 64 (4):132–141
3. Lieb K, Dammann G, Berger M, Bauer J (1996) Das chronische Müdigkeitssyndrom ("chronic fatigue syndrome", CFS). Definition, diagnostische Maßnahmen und Therapiemöglichkeiten. Nervenarzt 67 (9):711–720
4. Hoffmann A, Linder R, Kroger B, Schnabel A, Kruger GR (1996) Fibromyalgie-Syndrom und Chronic-Fatigue-Syndrom. Gemeinsamkeiten und Unterschiede. Dtsch Med Wochenschr 121 (38):1165–1168

Symptome

Husten mit viskösem, eitrigem Auswurf, Kurzatmigkeit, Hämoptysen, pfeifendes Atemgeräusch.
Sinusitis, Nasenpolypen.

Sterilität bei Männern, verminderte Fertilität bei Frauen: durch fehlende oder defekte Vasa deferentes bei Männern und erhöhte Viskosität der Vaginalsekrete bei Frauen.

Symptome einer dekompensierten Herzinsuffizienz und Cor pulmonale im Spätstadium der Erkrankung.

Gastrointestinale Beschwerden: Mekoniumileus beim Neugeborenen oder distaler Okklusionsileus, Malabsorption mit Gewichtsabnahme, Steatorrhö, Wachstumsstörungen im Säuglings- und Kindesalter, Rektumprolaps, Invagination, Volvulus, rekurrierende Pankreatitis, Leberzirrhose.

Diabetes mellitus.
Salzmangel, Hitzschlag.

Klinischer Befund

Inspiratorische und exspiratorische Rasselgeräusche, Knistern, pfeifendes Atemgeräusch; Faßthorax, verminderte Atemgeräusche, Zeichen einer Lungenüberblähung; Zyanose, *Pseudomonas* spp. im Bronchialsekret, Trommelschlegelfinger (hypertrophische Osteoarthropathie).

Dünnes, anorektisches Erscheinungsbild: Normalgröße und -gewicht schließen eine Mukoviszidose jedoch nicht aus.

Rechtsventrikuläre Hebung, Knöchelödem: bei Cor pulmonale.

Pneumothorax.
Respiratorische Insuffizienz.

Labor- und Apparate-Diagnostik

Patienten mit Mukoviszidose weisen eine erhöhte Chloridkonzentration im Schweiß auf. Diagnostische Standarduntersuchung ist daher der Schweißtest (quantitative Pilocarpin-Iontophorese). Eine Chloridkonzentration von >60 mval/l bestätigt die Diagnose. Genanalyse-Verfahren stehen ebenfalls zur Verfügung, mit denen die häufigsten einer Mukoviszidose zugrundeliegenden Genmutationen erfaßt werden können. Durch Genanalyse lassen sich ~90% der zu Mukoviszidose führenden Gendefekte nachweisen.

Lungenfunktionsprüfungen: zur Dokumentation des Schweregrades der Atemwegsobstruktion. Lungenfunktionsprüfungen können eine bronchiale Hyperreaktivität zeigen. Die Bestimmung der Sauerstoffsättigung im Blut erfolgt durch Pulsoximetrie oder arterielle Blutgasanalyse. Sauerstoffpartialdrücke können bei leichtem Verlauf normal sein, sinken mit fortschreitender Erkrankung jedoch auf unter 55 mmHg bei Raumluft und erfordern eine Sauerstoffgabe. Im Finalstadium treten erhöhte Kohlendioxidpartialdrücke auf (partielle und globale respiratorische Insuffizienz).
Die häufigsten in der Sputumkultur nachweisbaren Erreger sind *Staphylococcus aureus, Pseudomonas aeruginosa* oder *Burkholderia (Pseudomonas) cepacia*. Eine vollständige Ausrottung dieser Organismen ist nicht möglich.

Pankreasfunktionsprüfungen: zum Nachweis einer Steatorrhö, obwohl die klinische Beschreibung in der Regel ausreicht.

Thoraxröntgen: zeigt Überblähung mit verstärkter linearer Streifung und nodulär-zystische Veränderungen in allen Lungenbereichen, insbesondere jedoch im rechten Lungenoberlappen.

Differentialdiagnose

Asthma bronchiale.
Chronische Bronchitis.
Emphysem.
Bronchiektasen anderer Genese.
Chronische Pankreatitis.
Hypogammaglobulinämie.
Alpha1-Antitrypsinmangel.
Malabsorption anderer Genese.
Leberzirrhose anderer Genese.

Ätiologie

Die Mukoviszidose (Synonym: zystische Fibrose) wird autosomal rezessiv vererbt. Eine Veränderung, die zum Verlust des Phenylalaninrests an Position 508 des langen Arms von Chromosom 7 führt, ist für ~70% aller zur Mukoviszidose führenden Genmutationen verantwortlich. >600 weitere Veränderungen an diese Stelle sind im Zusammenhang mit der Erkrankung identifiziert worden.

Epidemiologie

Mukoviszidose ist in den USA die häufigste mit einer verminderten Lebenserwartung einhergehende genetische Erkrankung.
Die Inzidenz ist in verschiedenen ethnischen Gruppen unterschiedlich und beträgt in den USA ~1:3300 bei weißen, ~1:15.300 bei schwarzen und 1:32.100 bei asiatischen Neugeborenen.

Komplikationen

Infektiöse Komplikationen: häufig.
Mangelernährung mit Gewichtsabnahme.
Pulmonale Hypertonie.
Gastrointestinale Obstruktion.
Diabetes mellitus.
Atelektasen.
Massive Hämoptysen.
Cor pulmonale.
Respiratorische Insuffizienz.
Tod.

Pharmakotherapie

Antibiotikatherapie

Orale Antibiotika sind bei leichter Exazerbation durch empfindliche Keime angezeigt. Die Wahl des Antibiotikums sollte auf der Grundlage der Sputumkultur und Erregerempfindlichkeit erfolgen. Ein Hauptinfektionskeim ist *P. aeruginosa*, Behandlung meist durch gegen *Pseudomonas* spp. gerichtete orale Antibiotika.

Ciprofloxacin, 2mal tgl. 750 mg, oder Ofloxacin, 2mal tgl. 400 mg über 2–3 Wochen, werden häufig gegen *Pseudomonas* spp. eingesetzt. Behandlung von Staphylokokkeninfektionen häufig durch Dicloxacillin oder Cefalexin, jeweils 500 mg alle 6 Std.

Im Rahmen der Mukoviszidose treten rekurrierende Infektionen auf. Bei schwerer Exazerbation sind i.v. Antibiotika angezeigt, die nach Sputumkultur und Erregerempfindlichkeit ausgewählt werden. In der Regel erfolgt eine Kombinationstherapie mit 2 Substanzen, um insbesondere eine synergistische Wirkung gegen *Pseudomonas* spp. zu erreichen. Häufig gegebene Kombinationen sind Ceftazidim/Tobramycin oder Tobramycin/Piperacillin. Die Dosierung der Aminoglykosid-Antibiotika erfolgt in Abhängigkeit von den Plasmakonzentrationen.

Zusätzlich können vernebelte gegen *Pseudomonas* spp. gerichtete Antibiotika (meist Gentamycin oder Tobramycin) zur Minimierung infektiöser Komplikationen gegeben werden. Die Behandlungsdauer beträgt bei leichter, mäßiger oder schwerer Infektion in der Regel 14–21 Tage, gelegentlich länger. Vor Absetzen der Medikamente sollte die vor der Infektion vorhandene Lungenfunktion über mindestens 3–4 Tage wieder bestanden haben.

Die zu Hause durchgeführte i.v. Antibiotika-Therapie erfreut sich zunehmender Verbreitung und es gibt bereits Richtlinien zur Patientenauswahl für diese Therapieform.

Bronchodilatatoren

Dazu gehören inhalative Betasympathomimetika, inhalative Anticholinergika (die sich in einer Untergruppe der Mukoviszidose-Patienten als sehr wirksam erwiesen haben) und Theophylline (gelegentlich, insbesondere bei reaktiver Atemwegserkrankung, eingesetzt).

- Standarddosierung

Inhalative Beta-2-Sympathomimetika (z. B. Salbutamol, Fenoterol, Terbulatin), bei Bedarf bis 4mal tgl. 2 Hübe.

Ipratropiumbromid-Aerosol (oder andere Anticholinergika), 4mal tgl. 2 Hübe.

- Besonderheiten

Theophylline: Plasmakonzentrationen müssen überwacht und zwischen 10–15 µg/l gehalten werden.

- Wechselwirkungen

Inhalative Beta-2-Sympathomimetika: keine.

Inhalative Anticholinergika: keine.

Theophylline: Cimetidin, Erythromycin, Ciprofloxacin.

- Nebenwirkungen

Inhalative Beta-2-Sympathomimetika: Tremor.

Inhalative Anticholinergika: in seltenen Fällen Mundtrockenheit.

Theophylline: Tachykardie und Arrhythmien.

Mukolyse

- Standarddosierung

DNAase, vernebelt, 2mal tgl. 2,5 mg (klinische Studien).

- Besonderheiten

Zur Sicherstellung der richtigen Dosierung ist ein zugelassener Vernebler zu verwenden.

- Wechselwirkungen

Keine.

- Nebenwirkungen

Dysphagie oder Heiserkeit, selten.

Pankreasenzyme

In den meisten Fällen besteht eine exokrine Pankreasinsuffizienz. Pankreasenzyme vermindern die dadurch entstehende Malabsorption. Die Dosierung erfolgt auf empirischer Grundlage. Dosierungen > 6000 Lipase E/kg KG/Mahlzeit wurden mit Kolonstriktur bei Kindern in Verbindung gebracht. Substitution fettlöslicher Vitamine (Vitamine A, D, E und K) ist empfehlenswert.

Behandlungsziele

Minimierung pulmonaler Komplikationen und Verhinderung einer Lungenschädigung,

Behandlung der Komplikationen durch Obstruktion und Infektion der Atemwege, Förderung der mukoziliären Clearance und Verbesserung des Ernährungszustandes.

Weitere Behandlungsmöglichkeiten

Behandlung der pulmonalen Komplikationen durch Physiotherapie: Klopf- und Lagerungsdrainage sind zur Minimierung infektiöser Komplikationen unerläßlich. In jüngster Zeit hat sich eine Flutter zur Verbesserung der pulmonalen mukoziliären Clearance als hilfreich erwiesen.

Sauerstoff: Sauerstoff-Langzeittherapie ist bei Absinken des Sauerstoffpartialdrucks auf < 55 mmHg oder bei klinischen Anzeichen eines Cor pulmonale angezeigt.

Transplantation: Lungentransplantation kann bei entsprechend ausgewählten Patienten eine therapeutische Option darstellen; in der transplantierten Lunge kommt es nicht zum Rezidiv.

Gentherapie: die Möglichkeiten der Gentherapie werden derzeit mit dem Ziel einer Heilung oder symptomatischen Besserung intensiv erforscht.

Prognose

Umfassende Therapieprogramme haben in den letzten 35 Jahren die Überlebensrate von Mukoviszidosepatienten insgesamt verbessert. Die mittlere Überlebenszeit von Patienten mit angeborener Mukoviszidose liegt heute bei ~ 30 Jahren. Die Entwicklung einer Rechtsherzinsuffizienz mit Cor pulmonale ist ein prognostisch ungünstiges Zeichen. Die Erhöhung der CO_2-Konzentration oder eine FEV_1 von < 30 % des erwarteten Wertes bedeutet eine mittlere Überlebenszeit von ~ 30 Monaten.

Nachsorge

Patienten sollten auf pulmonale Komplikationen hin untersucht und gegebenenfalls aggressiv mit i.v. Antibiotika behandelt werden.

Das Antibiotikum ist nach Kultur und Empfindlichkeit des Erregers zu wählen.

Hinweise zu Ernährung/ Lebensführung

Bei Mukoviszidose besteht aufgrund der Malabsorption und verstärkten Atemarbeit häufig ein erhöhter Kalorienbedarf. Durch Substitution von Pankreasenzymen bei normaler Ernährung sowie erhöhte Kalorienzufuhr kann das normale oder nahezu normale Körpergewicht erhalten werden.

Eine Substitution fettlöslicher Vitamine (Vitamine A, D, E und K) ist empfehlenswert.

Literatur

1. Ambulante Therapie. Alternative für Mukoviszidose-Kranke. (1997) Krankenpfl J 35 (6):251
2. Posselt HG (1997) Mukoviszidose – Zystische Fibrose. Diagnostik-Therapie-Prognose. Z Ärztl Fortbild Qualitätssich 91 (3):243–249
3. Ullrich G (1996) Psychosoziale Aspekte der Mukoviszidose/zystischen Fibrose (CF) im Erwachsenenalter. Pneumologie 50 Suppl 3:817–821
4. Lindemann H (1996) Mukoviszidose/zystische Fibrose (CF). Pneumologie 50 Suppl 2:588–591
5. Bachert C (1996) Pathophysiologie und Therapie der Mukoviszidose. HNO Apr; 44 (4):167–168

Symptome

Rezidivierend-remittierender Verlauf

Bei 90 % der Patienten bestehen anfangs schubweise, zwischen symptomfreien Intervallen auftretende neurologische Störungen, die auf herdförmigen Markscheidenzerfall im ZNS zurückzuführen sind.
Visusverlust.
Doppelbilder.
Schwindel.
Muskelschwäche.
Koordinationsstörungen.
Parästhesien.
Harndrang.
Schmerzen.
Impotenz.

Progredienter Verlauf

Beim progredienten Verlauf sind zwei Formen möglich.
Primär progredienter Verlauf, in 10 % der Fälle: von Anfang an progredienter Verlauf ohne Remission.
Sekundär progredienter Verlauf, in 50 % der Fälle: progredienter Verlauf nach initial rezidivierend-remittierendem Verlauf.

Klinischer Befund

Variabler klinischer Befund mit folgenden Manifestationen:
Optikusatrophie.
Ophthalmoplegie.
Nystagmus.
Lähmungen: Hemiparese oder Paraparese.
Sensible Ausfälle.
Spastik.

Labor- und Apparate-Diagnostik

Die Diagnosestellung erfolgt primär durch das klinische Bild sowie durch Nachweis von zwei oder mehr unbedingt separaten Herden im ZNS bei einem Patienten mit zwei charakteristischen Schüben in der Anamnese.
Untersuchungen ermöglichen eine wertvolle Bestätigung der Diagnose, jedoch ist keiner der Befunde für die multiple Sklerose spezifisch.

Evozierte Potentiale: insbesondere visuelle und somatosensorische, zur Erfassung subklinischer Veränderungen und zum Nachweis der Demyelinisation.

MRT: zur Erfassung subklinischer Veränderungen und des charakteristischen Musters herdförmiger Läsionen.

Liquoranalyse: Elektrophorese zum Nachweis oligoklonaler Banden von IgG (bei 90 % der Patienten nachweisbar); Liquoranalyse kann bei Patienten mit nur einem eindeutigen Krankheitsschub zur Diagnose führen.

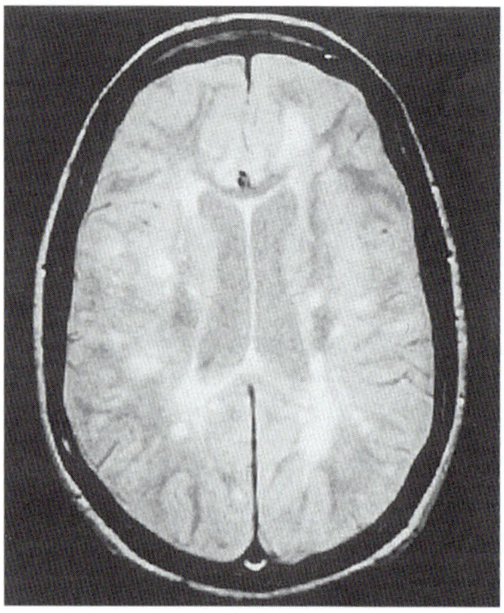

T_2-gewichtetes MRT-Bild mit verändertem Signal in der zerebralen Hemisphäre bei multipler Sklerose.

Differentialdiagnose

Rezidivierend-remittierender Verlauf

Vaskulitis.
Neurosarkoidose.
Lyme-Borreliose.

Progredienter Verlauf

Kompression: z. B. Tumor, kraniozervikale Veränderung.
Spinozerebellare Degeneration.
Degenerative Rückenmarkserkrankungen.

Ätiologie

Genetische Disposition: HLA-assoziiert, weitere Faktoren sind wahrscheinlich.
Exogener Faktor: wahrscheinlich Infektion, eventuell durch Viren.

Epidemiologie

In den USA beträgt die Inzidenz der multiplen Sklerose 60 : 100.000.
20 % der Patienten haben ebenfalls von der Erkrankung betroffene Angehörige.
Nur 13 % der diagnostizierten Fälle treten vor dem 10. und nach dem 40. Lj. auf.

Komplikationen

Visusverlust, Parese, Tremor, Inkontinenz: durch persistierende neurologische Ausfälle.

Signifikante geistige Leistungsminderung: kann im Spätstadium auftreten.

Pharmakotherapie

Zur Behandlung der Symptome

■ Standarddosierung
Bei Spastik: initial Baclofen, 3mal tgl. 5 mg; maximal tgl. 100 mg.
Bei erhöhter Harnfrequenz, Harndrang und Inkontinenz: Oxybutynin, 2–3mal tgl. 5 mg.

■ Kontraindikationen
Baclofen: peptisches Geschwür.
Oxybutynin: Blasenausgangsobstruktion, Glaukom.

■ Wechselwirkungen
Baclofen: Muskelrelaxanzien.
Oxybutynin: Muscarinantagonisten.

■ Nebenwirkungen
Baclofen: Schwäche, sedierende Wirkung durch Alkohol verstärkt.
Oxybutynin: Wirkungen der Muscarinantagonisten.
Bei Impotenz Überweisung an einen Urologen.

Zur Behandlung von Rezidiven

Steroide sind bei signifikanter funktioneller Einschränkung angezeigt.

■ Standarddosierung
Methylprednisolon, tgl. 1 g in 250 ml physiologischer Kochsalzlösung i.v. über 30 Minuten, danach ausschleichende orale Gabe.

■ Kontraindikationen
Hypertonie, Diabetes mellitus, peptisches Geschwür, systemische Infektion, Tuberkulose in der Anamnese, Osteoporose, psychische Störung in der Anamnese.

■ Besonderheiten
Häufigen Einsatz vermeiden.

■ Wechselwirkungen
Andere mit Hypokaliämie assoziierte Medikamente, Leberenzyme stimulierende Medikamente.

■ Nebenwirkungen
Flüssigkeitsretention, Hypokaliämie, Depression, Psychose, Hypertonie, Glukoseintoleranz, peptisches Geschwür, Osteoporose.

Zur Prophylaxe im Intervall

■ Standarddosierung
Interferon-β-1b, 8 Mio. IE s.c. jeden 2. Tag, oder Interferon-α-1a, wöchentlich i.m., zur Reduzierung der Rezidive bei rezidivierend-remittierendem Verlauf.

■ Kontraindikationen
Überempfindlichkeit.

■ Nebenwirkungen
Müdigkeit, Krankheitsgefühl, grippeähnliche Symptome, Reaktion an der Injektionsstelle, bei Interferon-β-1b gelegentlich Depression.
Kürzlich durchgeführte Versuche mit verschiedenen Substanzen (z. B. Linomid, orales Myelin) verliefen enttäuschend, andere Substanzen werden noch erprobt (z. B. Chadribin).
Zur Behandlung des progredienten Verlaufs gibt es keine spezifische Therapie; Interferon-β wird derzeit erprobt, wöchentliche Gabe von oralem Methotrexat kann eine leichte Funktionsverbesserung der oberen Extremitäten bewirken.

Behandlungsziele

Linderung der Beschwerden.
Begrenzung von Rezidiven.
Günstige Beeinflussung des Verlaufs.

Prognose

Die Prognose ist sehr unterschiedlich und reicht vom Tod innerhalb weniger Monate bis zur behinderungsfreien Überlebenszeit von 50 Jahren.
Mindestens ein Drittel der Patienten weisen nach 15 Jahren eine geringgradige Behinderung auf.

Nachsorge

Die Nachsorge hängt vom Zustand des Patienten ab.
Bei vollständiger Remission ist eine regelmäßige Nachsorge nicht erforderlich.
Patienten mit signifikanter Behinderung sollten bei Veränderung des Zustandes in einer neurologischen Rehabilitationsklinik umfassend untersucht werden.

Hinweise zu Ernährung/ Lebensführung

Beurteilung der Funktionsminderung zur Ermittlung erforderlicher Veränderungen des Lebensstils (Neurorehabilitation, Physiotherapie, Ergotherapie).
Hitzeexposition oder Fieber können vorübergehend zu einer Verschlechterung der motorischen Symptome führen.

Hilfe für Betroffene

Deutsche Multiple Sklerose Gesellschaft.
Regionale Kontaktgruppen siehe Gelbe Seiten.

Literatur

1. Flachenecker P, Hartung HP (1996) Krankheitsverlauf und Prognose der multiplen Sklerose. 1. Teil: Der natürliche Krankheitsverlauf. Nervenarzt 67 (6):435–443
2. Flachenecker P, Hartung HP (1996) Krankheitsverlauf und Prognose der multiplen Sklerose. 2. Teil: Prädiktiver Wert klinischer und paraklinischer Faktoren. Nervenarzt 67 (6):444–451
3. Hartung HP (1996) Pathogenese der Multiplen Sklerose: Stand der Forschung. Wien Med Wochenschr 146 (19–20):520–527
4. Multiple Sklerose: von der Immunpathogenese zum Krankheits-Management. (1996) Nervenarzt 67 (12 Suppl):1–8

Symptome

Bis zu 10 % der Patienten sind beschwerdefrei.
Appetitverlust, Gewichtsabnahme.
Knochenschmerzen, Rückenschmerzen, pathologische Frakturen.

Anämie, Purpura, Infektionen: Symptome der Knochenmarkinsuffizienz.

Polyurie, Nykturie, Pruritus: Symptome der Niereninsuffizienz.

Abdominalbeschwerden, Appetitlosigkeit, Polyurie, Polydipsie, Obstipation: Symptome der Hyperkalzämie.

Infektionen: durch Hypogammaglobulinämie.

Sehstörungen, Verwirrtheit, Dyspnoe, Blutungen, Polyneuropathie: Symptome der Hyperviskosität.

Herzinsuffizienz und Ödem: durch Steigerung des onkotischen Drucks oder der Viskosität im Plasma.

Klinischer Befund

Anämie, Purpura.

Druckschmerzhaftigkeit des Skeletts: über Stellen osteolytischer Metastasen.

Infektionen: insbesondere der Haut, Atemwege und Harnwege.

Haut- und Weichgewebeablagerungen: insbesondere beim multiplen Myelom vom Typ IgD.

Proteinurie.

Polyneuropathie: durch Paraproteinablagerung.

Hepatosplenomegalie und Lymphadenopathie: selten, Hinweis auf IgM-Paraprotein oder Amyloidose.

Die Diagnosestellung erfordert einen Anteil maligner Plasmazellen im Knochenmark von > 10 % sowie zusätzlich Vorliegen von Knochendefekten oder im Serum bzw. Urin nachweisbares Paraprotein.

Labor- und Apparate-Diagnostik

Großes Blutbild: zum Nachweis einer Anämie oder Knochenmarkinsuffizienz.

BKS-Bestimmung: typischerweise erhöht, häufig über 100 mm/Std.

Vollständiges biochemisches Screening: einschließlich Bestimmung von Kreatinin, Kreatinin-Clearance, Serumkalzium (alkalische Phosphatase in der Regel normal), Albumin.

Untersuchung des Skelettsystems: vorzugsweise durch Skelettszintigraphie, zum

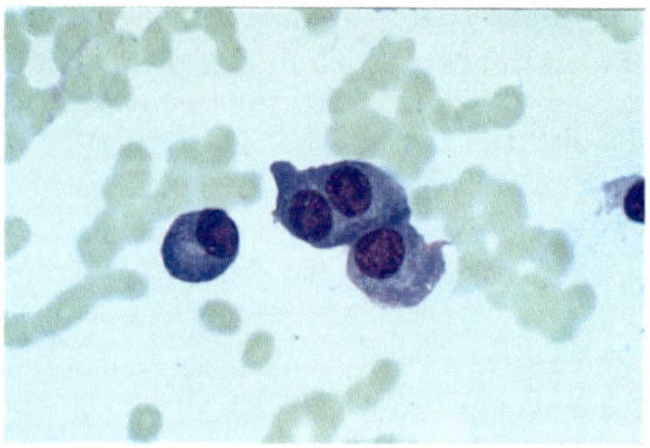

Plasmazelleninfiltration des Knochenmarks.

Nachweis osteolytischer Defekte, Wirbelkörperfrakturen oder Osteoporose.

Serumproteinelektrophorese, Immunelektrophorese, Serum- und Urinanalyse: zur Bestimmung von Immunglobulinkonzentrationen, Paraproteinquantifizierung (M-Gradient) und Bence-Jones-Proteinurie.

Beta-2-Mikroglobulin- und CRP-Bestimmung: zur Beurteilung der Prognose.

Knochenmarkaspiration und -stanzbiopsie: zum Nachweis einer Infiltration durch maligne Plasmazellen und Beurteilung der Reserve normaler Knochenmarkzellen.

Mikrobiologische Kulturen: bei Anzeichen einer Infektion.

Plasmazellen-Markierungsindex, Immunphänotypologisierung, zytogenetische und DNA-Untersuchungen: falls verfügbar, zur weiteren Charakterisierung der Erkrankung und Beurteilung der Prognose.

MRT: empfindlicher Indikator für den Skelettbefall, insbesondere zum Nachweis von Metastasen im Bereich der Wirbelsäule geeignet.

Differentialdiagnose

Metastasierendes Karzinom: Hyperkalzämie, osteolytische Defekte, jedoch keine normalen Werte für alkalische Phosphatase.
Polymyalgia rheumatica, Arteriitis temporalis: Anämie, hohe BKS, jedoch kein Paraprotein.
Niereninsuffizienz anderer Genese.
Benigne monoklonale Gammopathie: jedoch Paraproteinwerte < 30 g/l, normale Konzentrationen der anderen Immunglobuline, keine Anämie, Niereninsuffizienz oder osteolytischen Defekte, keine oder geringe Bence-Jones-Proteinurie, bei Nachkontrollen kein progredienter Verlauf feststellbar.
Solitäres Plasmozytom, primäre Amyloidose, andere lymphoproliferative Störungen (z.B. Makroglobulinämie Waldenström, Non-Hodgkin-Lymphom).

Ätiologie

Die Ursache des multiplen Myeloms (Plasmozytoms) ist noch weitgehend ungeklärt, folgende Risikofaktoren spielen jedoch eine Rolle:
Ionisierende Strahlung, organisch-chemischen Noxen, chronische antigene Stimulation, chronische Entzündungsherde.
Genetische Disposition: es wird vermutet, daß durch erworbene Genmutationen das Tumorwachstum fördernde Onkogene entstehen und bestimmte Zytokine (z. B. Interleukin-6) als Wachstumsfaktor wirken.

Epidemiologie

Multiple Myelome machen ~ 1 % aller malignen Tumoren und 10 – 15 % aller malignen Erkrankungen der blutbildenden Organe aus.
Das durchschnittliche Alter bei der Diagnosestellung liegt bei 71 Jahren.
Die Erkrankung tritt bei Schwarzen häufiger auf.
Das Verhältnis Männer : Frauen beträgt ~5 : 3.

Komplikationen

Niereninsuffizienz, Hyperkalzämie, Hyperviskositätssyndrom.

Infektionen: häufigste Todesursache.

Pathologische Frakturen und Rückenmarkskompression.

Polyneuropathie, Herz- und Niereninsuffizienz, Makroglossie, Hautinfiltration: bei 5 – 10 % der Patienten, durch Amyloidose.

Staging

Stadium I: Hämoglobin > 10 g/dl, normale Kalziumwerte, normale Skelettbefunde oder solitäres Plasmozytom, niedrige Paraproteinwerte (IgG < 50 g/l, IgA < 30 g/l, Bence-Jones-Proteinurie < 4 g/24 Std.)
Stadium II: zwischen Stadium I und III.
Stadium III: Hämoglobin < 8,5 g/dl, Hyperkalzämie, fortgeschrittene Skelettdestruktion, hohe Paraproteinwerte (IgG > 70 g/l, IgA > 50 g/l, Bence-Jones-Proteinurie > 12 g/24 Std.).
Subklassifikation: A – normale Kreatininwerte, B – erhöhte Kreatininwerte.

Pharmakotherapie

Supportive Therapie

Wichtig sind sorgfältige supportive Maßnahmen wie:

Hydratation und Förderung der Diurese bei Niereninsuffizienz und vor der Chemotherapie.

Antibiotika- oder Antimykotikagabe bei Infektionen.

Ausreichende Schmerzstillung.

Blutzellersatz.

Behandlung der Hyperkalzämie (z. B. Biphosphonate): durch Gabe von Pamidronsäure kann außerdem das Fortschreiten der Knochendestruktion verlangsamt und eine Schmerzlinderung erreicht werden.

Chemotherapie

Die orale Chemotherapie ist das einfachste Behandlungsschema; alle 4–6 Wochen Melphalan- und Prednisongabe, jeweils über 4–7 Tage (Alexanian-Schema).

Eine intravenöse chemotherapeutische Kombinationstherapie führt im allgemeinen schneller zum Erfolg und erreicht eine höhere Vollremissionsrate, die Verlängerung der Überlebenszeit gegenüber Melphalan und Prednison ist jedoch nur minimal und fällt wahrscheinlich nur bei unter 70jährigen ins Gewicht. Folgende Behandlungsschemata stehen zur Verfügung:

ABCM (Doxorubicin, BCNU (Carmustin), Cyclophosphamid, Melphalan).

VBMCP (Vincristin, BCNU, Melphalan, Cyclophosphamid, Prednison).

VAD (Vincristin, Doxorubicin durch i.v. Dauerinfusion über 4 Tage mit oralem Dexamethason; Standardtherapie bei Rezidiven, jedoch auch zur Induktionstherapie geeignet).

α-Interferon, s.c. 3mal wöchentl., kann eine Verbesserung der Ansprechrate der Kombinationstherapie und Verlängerung der Remissionsphase („Plateau"-Phase) sowie der Gesamtüberlebenszeit bewirken.

Bei Rezidiven wöchentl. orale oder i.v. Gabe von Cyclophosphamid, hochdosierte Steroide (Dexomethason oder Methylprednisolon) und Melphalan, i.v. Einzeldosis (hohe oder mittlere Dosierung).

Mit VAD werden Ansprechraten von bis zu 40 % erreicht, Cyclosporin (zur Hemmung multipler Arzneimittelresistenzen) in Kombination mit VAD ist eventuell noch wirksamer. Hochdosiertes Cyclophosphamid mit Etoposid und GM-CSF (Granulozyten-Makrophagen-Kolonie-stimulierender Faktor) kann bei VAD-resistentem multiplem Myelom eingesetzt werden.

Komplikationen der Therapie

Die Chemotherapie wirkt immunsuppressiv und myelotoxisch. Supportive Gabe von Wachstumsfaktor (GM-CSF) erhöht die Leukozytenzahl und vermindert Neutropenie-bedingte Infektionen, führt jedoch zu Knochenschmerzen.

Rekombinantes Erythropoetin senkt die Zahl notwendiger Erythrozytenkonzentrate, insbesondere bei Niereninsuffizienz.

VAD und Cyclophosphamid werden bei Niereninsuffizienz bevorzugt gegeben, da sie vorwiegend über die Leber abgebaut werden.

Antibakterielle und antimykotische Prophylaxe sowie Gabe von Blutersatzstoffen (vorwiegend Thrombozyten) ist bei myeloablativen und hochdosierten chemotherapeutischen Behandlungsschemata erforderlich.

Weitere Nebenwirkungen: Haarverlust, Übelkeit, Erbrechen, Schleimhautentzündung (i.v. Melphalan); Knochendemineralisation (Prednison); Müdigkeit, Fieber, Appetitlosigkeit (α-Interferon).

Zur Schmerzbehandlung gegebene NSAR können die Entwicklung einer Niereninsuffizienz beschleunigen.

Behandlungsziele

Normalisierung der Immunglobulinwerte und des Blutbildes sowie Linderung der Knochenschmerzen.

Weitere Behandlungsmöglichkeiten

Bei Primärversagen sowie bei Auftreten von Rezidiven oder lokalen Komplikationen stehen folgende therapeutische Maßnahmen zur Verfügung:

Strahlentherapie: gute palliative Wirkung bei Schmerzzuständen aufgrund der osteolytischen Defekte; systemische Tumorbekämpfung führt jedoch häufig zu einer Verlängerung der Panzytopenie. Operative Frakturfixierung bei pathologischen Frakturen.

Allogene Knochenmarktransplantation: nach Stabilisierung der Patienten durch hochdosierte Cyclophosphamidgabe und Ganzkörperbestrahlung; bei unter 50jährigen mit histokompatiblem Spender.

Autologe Knochenmarktransplantation oder Infusion von Stammzellen aus dem peripheren Blut: Intensivbehandlung bei < 60jährigen nach hochdosierter Chemotherapie.

Plasmapherese: bei Hyperviskositätssyndrom.

Dialyse.

Prognose

Ohne Therapie beträgt die mittlere Überlebenszeit < 1 Jahr, mit Therapie 3–4 Jahre.

Beta-2-Mikroglobulinkonzentrationen korrelieren mit der Prognose (< 6 mg/l gute, 6–12 mg/l mäßige und > 12 mg/l schlechte Prognose).

Erhöhte CRP-Konzentrationen, schlechtes Ansprechen auf die Behandlung, Alter > 75 Jahre, Beteiligung des Weichteilgewebes und fortgeschrittenes Stadium sind prognostisch ungünstig.

Rückgang des Paraproteins und Wiederherstellung normaler Immunglobulinkonzentrationen (vollständige Remission) oder Normalisierung des Blutbildes mit stabilem Paraprotein (Plateau-Phase) werden bei 85 % der Patienten nach 4–6 Behandlungszyklen erreicht.

Nachsorge

Zur Überwachung des Krankheitsfortschritts und Therapieerfolgs regelmäßige Kontrolle (alle 1–2 Monate) von großem Blutbild, Nierenfunktion, Beta-2-Mikroglobuline sowie Serum- und Urinparaproteinkonzentrationen.

Außerdem Untersuchung auf opportunistische Infektionen und neue Skelettveränderungen hin.

Hinweise zu Ernährung / Lebensführung

Eine dem Grad der Niereninsuffizienz angemessene Ernährung.

Gekochte Speisen bei schwerer Neutropenie.

Vermeidung von Knochenschäden, z. B. durch schweres Heben.

Literatur

1. Peest D (1996) Das multiple Myelom. Ther Umsch 53 (2):147–51
2. Heyll A, Aul C (1996) Indikation zur Chemotherapie beim multiplen Myelom. Dtsch Med Wochenschr 121 (20):675
3. Egerer G, Hegenbart U, Salwender H, Hahn U, Haas R, Goldschmidt H, Hunstein W (1997) Ambulante therapie des multiplen Myeloms mit Vincristin, Adriamycin und Dexamethason. Dtsch Med Wochenschr. 122 (17):531–535
4. Baur A, Stabler A, Bartl R, Lamerz R, Reiser M (1996) Infiltrationsmuster des Plasmozytoms in der Magnetresonanztomographie. Rofo Fortschr Geb Röntgenstr Neuen Bildgeb Verfahr 164 (6):457–463
5. Moll U, Knobber D, Vogl T, Switalla R (1996) Das primär extramedulläre Plasmozytom in der Kopf-Hals-Region. Laryngorhinootologie 75 (11):697–699

Symptome

Schmerzlose, bei Belastung zunehmende Muskelschwäche („Müdigkeit").
Herabhängendes Oberlid (ein- oder beidseitig) und Doppelbilder.
Die Muskelschwäche kann charakteristischerweise auch Lachen, Schlucken, Kauen, Sprechen, Halsmuskulatur, Heben des Arms, Strecken des Ellbogens, Handbewegungen, Gang und Atmung beeinträchtigen.
Die Symptome sind gegen Abend am ausgeprägtesten.

Klinischer Befund

Ermüdungsbedingte Ptosis.
Variable Einschränkung der Okulomotorik.
Eingeschränkter Lidschluß.
Transversales Lachen.
Nasale Sprache.
Rasche Ermüdbarkeit der betroffenen Muskulatur.
Kachexie: selten.
Hyporeflexie.

Labor- und Apparate-Diagnostik

Bestimmung der Acetylcholinrezeptor-Antikörper im Serum: erhöhte Titer sind spezifischer Befund bei Myasthenia gravis.

Tensilon-Test: Doppelblindtest, durch Gabe von Tensilon (Edrophoniumchlorid) läßt sich eine transiente Besserung der Symptome erzielen.

Elektromyographie: erhöhter Amplitudenverlust (Dekrement) nach wiederholter Reizung motorischer Nerven; erhöhte Jitterwerte bei Einzelfaserelektromyographie.

CT des Thorax: zur Erfassung eines Thymoms oder Lungentumors.

Untersuchung auf Antikörper gegen quergestreifte Muskulatur: bei 90 % der Patienten mit Thymom und 50 % der Patienten mit generalisierter Myasthenia gravis nachweisbar.

Differentialdiagnose

Lambert-Eaton-Rooke-Syndrom (pseudomyasthenisches Syndrom).
Kongenitale Myasthenia gravis.
Chronisches Müdigkeitssyndrom.

Ätiologie

Antikörper gegen neuromuskuläre Acethylcholinrezeptoren (AChR) verursachen einen Rezeptorverlust.
Immune-response-Gene beeinflussen die Suszeptibilität.
Penicillamin kann die Bildung von AChR-Antikörper und eine klassische Myasthenia gravis hervorrufen.
Transplazentare Übertragung von AChR-Antikörper führt bei 12 % der Kinder erkrankter Mütter zur neonatalen Myasthenia gravis.
„Seronegative" Myasthenia gravis ist Antikörper-vermittelt: die antigenen Zielzellen sind nicht bekannt.

Epidemiologie

Die Prävalenz liegt bei 8 – 9 : 100.000.
Die jährliche Inzidenz beträgt 0,4 : 100.000.
Alle ethnischen Gruppen sind gleich betroffen; eine begrenzte okuläre Myasthenia gravis tritt häufiger bei Asiaten auf.
Die Erkrankung kann sich vom Säuglingsalter bis ins hohe Alter manifestieren.

Komplikationen

Myasthenische Krise: akute respiratorische und bulbäre Symptome.

Cholinergische Krise: durch überdosierte Cholinesterasehemmer-Therapie; verursacht Speichelfluß, Tränenfluß, verstärktes Schwitzen, Erbrechen und Miosis; kann auch zu Muskelschwäche und respiratorischer Insuffizienz führen.
Lokale oder pleurale Ausbreitung des Thymoms.

Klinische Klassifikation

Der klinische Subtyp beeinflußt die Therapiewahl; typische Merkmale sind unten aufgeführt.

Früher Beginn (50 %)
Symptomverteilung: generalisiert.
Krankheitsbeginn: < 40 Jahre.
Thymuspathologie: Hyperplasie.
AChR-Antikörpertiter: hoch.

Später Beginn (25 %)
Symptomverteilung: generalisiert oder okulär.
Krankheitsbeginn: > 40 Jahre.
Thymuspathologie: Atrophie/normal.
AChR-Antikörpertiter: niedrig.

Seronegativ (15 %)
Symptomverteilung: okulär oder generalisiert.
Krankheitsbeginn: in jedem Alter.
Thymuspathologie: Atrophie/normal.
AChR-Antikörpertiter: fehlt.

Thymom (10 %)
Symptomverteilung: generalisiert.
Krankheitsbeginn: in jedem Alter.
Thymuspathologie: Thymom.
AChR-Antikörpertiter: mäßig hoch.
Vermehrtes Auftreten von Antikörper gegen quergestreifte Muskulatur.

Pharmakotherapie

Therapeutisches Vorgehen

Die folgenden therapeutischen Ansätze kommen in Frage, meist in der angegebenen Reihenfolge:
Cholinesterasehemmer zur direkten Begrenzung der Symptome.
Plasmapherese in einigen Fällen (*siehe* Weitere Behandlungsmöglichkeiten).
Thymektomie in einige Fällen (*siehe* Weitere Behandlungsmöglichkeiten).
Prednison.
Azathioprin.
Intravenöse Immunglobuline.
Andere immunsuppressive Therapien (Cyclosporin, Cyclophosphamid).

Kontraindizierte Medikamente

Antiarrhythmika (Chinidin), Antibiotika (Aminoglykoside, Clindamycin, Lincomycin und Polymyxine), Malariamittel (Chloroquin), Betablocker (Propranolol), Lithium, Muskelrelaxanzien.

Cholinesterasehemmer

Zur Linderung der Symptome bei allen Patienten.

■ Standarddosierung
Pyridostigmin, 5mal tgl. 30 – 120 mg.
Glycopyrroniumbromid, bei Bedarf bis zu 3mal tgl. 1 mg, zur Begrenzung der gastrointestinalen Nebenwirkungen.

■ Kontraindikationen
Darm- oder Harnwegsobstruktion.

■ Wechselwirkungen
Siehe Kontraindizierte Medikamente.

■ Nebenwirkungen
Diarrhö, Bauchkrämpfe, verstärkter Speichelfluß, Übelkeit und Erbrechen.

Prednison

Zur Behandlung einer generalisierten, mittelschwer verlaufenden Myasthenia gravis, die auf andere (stationär durchgeführte) Therapien nicht anspricht.

■ Standarddosierung
Ambulant: Prednison, 5-mg-Einzeldosis jeden zweiten Tag, im wöchentl. Abstand Dosiserhöhung um 5 mg, bis therapeutische Dosis oder maximal 0,75 – 1 mg/kg KG/Tag erreicht sind.
Stationär: Stoßtherapie mit Prednison, meist bei gleichzeitiger Plasmapherese.
In beiden Gruppen nach Eintreten einer Remission ausschleichende Dosisverringerung um 5 mg/Monat, bis effektive Minimaldosis erreicht ist.

■ Kontraindikationen
Osteoporose, Diabetes mellitus.

■ Wechselwirkungen
Antibiotika wie Rifampicin, Antiepileptika.

■ Nebenwirkungen
Anfangs Exazerbation der myasthenischen Symptome, NNR-Suppression, Diabetes mellitus, Osteoporose, aseptische Femurkopfnekrose, Einschränkung der geistigen Leistungsfähigkeit, Gewichtszunahme, Cushing-ähnliche Symptome, Kataraktbildung.

Azathioprin

Zur Kombinationstherapie mit Prednison bei generalisierter, mittelschwer bis schwer verlaufendender Myasthenia gravis; Wirkung tritt häufig erst nach Monaten ein.

■ Standarddosierung
Azathioprin; tgl. 2,5 mg/kg KG oral.

■ Kontraindikationen
Myelosuppression.

■ Besonderheiten
Wöchentlich großes Blutbild und Leberfunktionsproben über 8 Wochen, danach alle 1 – 3 Monate.

■ Wechselwirkungen
Allopurinol verstärkt die toxische Wirkung.

■ Nebenwirkungen
Myelosuppression, Hepatotoxizität, gastrointestinale Beschwerden, Erytheme, B-Zell-Lymphom (sehr selten).

Behandlungsziele

Wiederherstellung der Muskelkraft.

Weitere Behandlungsmöglichkeiten

Plasmapherese

Plasmapherese ist in folgenden Fällen indiziert:
Begrenzung der Symptome in schweren Fällen.
Myasthenische Krise.
Präoperativ vor einer Thymektomie.
Postoperativ nach einer Thymektomie, bis die erwartete Wirkung eintritt.
Wiederholt bei schwerer Myasthenia gravis, bis die Wirkung einer immunsupressiven Therapie einsetzt.

Thymektomie (durch mediane Sternotomie)

Eine Thymektomie ist in folgenden Fällen indiziert:
Thymom (aufgrund des Risikos einer lokalen Ausbreitung).
Früher Beginn einer generalisierten Myasthenia gravis (Ergebnis nach 1 – 2 Jahren: 25 % Remission, 50 % Besserung, 25 % keine Wirkung).

Prognose

Bei den meisten Patienten läßt sich eine deutliche Besserung oder vollständige Remission erzielen.

Nachsorge

Bei immunsuppressiv behandelten Patienten ist eine niedrig dosierte Langzeitbehandlung und regelmäßige Nachsorge erforderlich, um die Krankheit unter Kontrolle zu halten.

Hinweise zu Ernährung / Lebensführung

Keine speziellen Maßnahmen erforderlich. Erhöhte Körpertemperatur kann die Muskelschwäche verstärken.

Literatur

1. Guth S, Nix HW, Mayer E, Schmiedt W, Kramm T, Moersig W, Oelert H (1997) Die Thymektomie bei Myasthenia gravis. Zentralbl Chir 122 (8):655 – 60
2. Henze T (1996) Therapie der Myasthenia gravis mit Cholinesterase-Hemmstoffen. Prinzipien und pharmakologisches Monitoring. Fortschr Neurol Psychiatr 64 (3):110 – 121
3. Bamberg C, Janzen RW, Szabados M (1996) Zur Langzeitbehandlung mit 7S-Immunglobulinen bei Myasthenia gravis. Vorläufige klinische Ergebnisse. Nervenarzt 67 (4):327 – 332

Symptome

Eine Unterscheidung zwischen den Symptomen einer disseminierten Infektion durch *Mycobacterium avium* oder *Mycobacterium intracellulare* und jenen anderer opportunistischer Infektionen im Rahmen einer HIV-Erkrankung kann schwierig sein. Die disseminierte Infektion kann asymptomatisch verlaufen.

Systemisch

Fieber: eventuell mit Schweißausbrüchen.

Appetitlosigkeit und Krankheitsgefühl.

Gewichtsabnahme: häufig mit Anämie und Neutropenie assoziiert.

Gastrointestinal

Chronische Diarrhö und Abdominalbeschwerden: durch Invasion von Kolon oder Dünndarm durch *M. avium-intracellulare* oder massiv vergrößerte, durch *M. avium-intracellulare* infizierte retroperitoneale Lymphknoten.

Klinischer Befund

Gewichtsabnahme, orale Candidose, kutanes Kaposi-Sarkom: Nachweis der zugrundeliegenden HIV-Infektion oder anderer HIV-assoziierter Komplikationen.

Gewichtsabnahme, Anämie, Hepato(splено)megalie: Hinweis auf disseminierte Erkrankung.

Lokalisierte oder kutane Abszesse, Endophthalmitis, Arthritis.

Labor- und Apparate-Diagnostik

Blutkultur: mittels Lyse/Zentrifugation oder radiometrischer Verfahren läßt sich die Ausbeute erhöhen (von 60 auf 100 %); ein positiver Befund der Blutkultur kann 5–50 Tage benötigen.

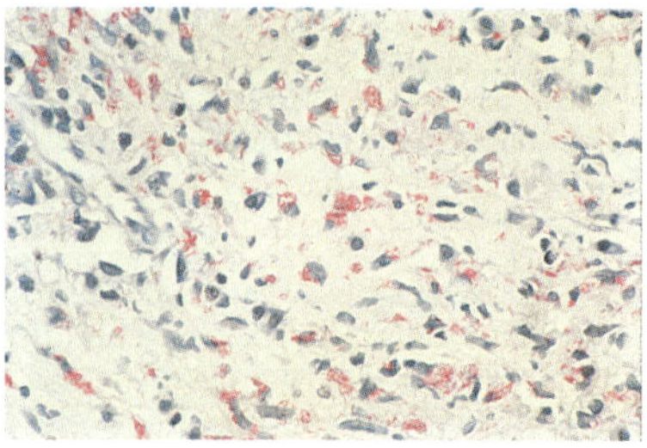

Lymphknotenbiopsie. Im Gewebe lassen sich zahlreiche Haufen säurefester Bakterien erkennen. Es gibt keine granulomatöse Reaktion. Vergrößerung × 400.

Biopsie: die Diagnose der disseminierten Infektion mit *M. avium-intracellulare* erfolgt durch Isolation oder Kultur aus normalerweise sterilem Material (Blut, Knochenmark, Lymphknoten- und Lebergewebe eignen sich am besten); negative Blutkulturen sind bei positivem histologischem Befund der Lymphknoten-, Leber- oder Knochenmarkbiopsie ungewöhnlich; durch Anfärbung lassen sich eventuell säurefeste Bakterien nachweisen, bevor ein positiver Befund der Blutkultur vorliegt, wodurch die Diagnose sehr naheliegt.
Die Isolation von *M. avium-intracellulare* aus Sputum und Bronchiallavage kann möglich sein, ist für eine disseminierte Infektion jedoch nicht diagnostisch.

Differentialdiagnose

Fortschreiten der HIV-Infektion oder anderer systemischer opportunistischer Infektionen.

Ätiologie

Zwei eng verwandte Spezies, *M. avium* und *M. intracellulare,* führen bei AIDS-Patienten zu einer stark disseminierten Infektion: bei bis zu 30 % wird vor dem Tod und bei ungefähr 50 % postmortal eine disseminierte Infektion diagnostiziert.
Die disseminierte Infektion tritt ausschließlich bei fortgeschrittener HIV-Erkrankung und CD4-Zellenzahlen $< 75 \times 10^6$/l auf.
Vermutlich wird die Dissemination der Infektion bei AIDS-Patienten durch eine Funktionsstörung der Makrophagen ermöglicht.
Invasionsquelle bei AIDS-Patienten könnte der Gastrointestinaltrakt sein; eine große Anzahl von Mykobakterien in Makrophagen der Lamina propria des Dünndarms läßt darauf schließen, daß der Darm die Eintrittspforte dargestellt.

Epidemiologie

M. avium-intracellulare ist ubiquitär und wird in Wasser, Erdreich, Tieren und Milchprodukten gefunden.

Komplikationen

Keine.

Pathogenese und Pathologie

Bei fast allen AIDS-Patienten mit disseminierter Infektion durch *M. avium-intracellulare* lassen sich die Erreger durch Blutkultur nachweisen (dies gilt nicht bei Patienten mit Keimbesiedelung von Stuhl, Urin oder Bronchialsekret).
Die Mykobakteriämie weist in der Regel Werte zwischen 10^1 und 10^4 koloniebildenden Einheiten/ml Blut auf.
Bei Patienten mit disseminierter Infektion lassen sich in Leber, Milz und Lymphknoten postmortal bis zu 10^{10} koloniebildende Einheiten/g Gewebe nachweisen.
Die histologische Untersuchung der befallenen Organe zeigt fehlende oder schlecht ausgebildete Granulome und Mykobakterien in den Makrophagen. Trotz hoher Mykobakterienlast ist die Gewebezerstörung gering.

Pharmakotherapie

M. avium-intracellulare ist gegen viele Antituberkulotika bei den im Plasma erreichbaren Konzentrationen resistent, jedoch können > 50 % der Stämme durch erreichbare Konzentrationen von Amikacin, Azithromycin, Ciprofloxacin, Clarithromycin, Clofazimin, Cycloserin, Ethambutol, Ethionamid oder Rifabutin gehemmt werden.
Monotherapien (z. B. mit Clarithromycin) sind nur von vorübergehendem Wert: Fieber, Appetitlosigkeit und Mykobakteriämie kehren nach kurzer Zeit zurück; Kombinationstherapien sind effektiver.
Empfehlenswert ist eine Kombinationstherapie mit Clarithromycin und Ethambutol. Zusätzliche Substanzen können eingesetzt werden, wenn die standardmäßige Therapie mit zwei oder drei Antibiotika versagt oder zur Toxizität geführt hat.

■ Standarddosierung
Ethambutol, 1mal tgl. 500 mg/kg KG oral, mit Clarithromycin, 2mal tgl. 500–1000 mg oral.
Ciprofloxacin, 2mal tgl. 500 mg, kann zusätzlich gegeben werden. Ciprofloxacin und Rifabutin werden bei Toxizität oder Therapieversagen eingesetzt.
Amikacin, 1mal tgl. 7,5 mg/kg KG i.v., können zusätzlich bei therapierefraktärem Fieber oder Appetitmangel gegeben werden. Die Behandlungsdauer liegt bei 2–4 Wochen.

■ Kontraindikationen
Bekannte Arzneimittelüberempfindlicheit.
Rifabutin: Ikterus, Porphyrie.
Ethambutol: Nierenfunktionsstörung, Neuritis nervi optici.
Clarithromycin: Porphyrie, Leber- oder Niereninsuffizienz.

■ Besonderheiten
Wirkstoffkonzentrationen müssen überwacht werden.
Glukokortikoide (orales Prednisolon, tgl. 1–2 mg/kg KG) können fakultativ bei sehr weit fortgeschrittener HIV-Erkrankung mit ausgeprägtem Appetitverlust und Gewichtsabnahme gegeben werden, ohne die Prognose ungünstig zu beeinflussen.

■ Wechselwirkungen
Rifabutin: induziert die hepatische mikrosomale Enzymaktivität und erhöht somit den Stoffwechsel von Azolderivaten; interagiert mit Fluconazol oder Clarithromycin und verursacht dadurch in 30 % der Fälle eine Uveitis, wenn tgl. > 300 mg Rifabutin gegeben werden.
Wenn Steroide zusammen mit einer antibakteriellen Kombinationstherapie mit Rifampicin oder Rifabutin gegeben werden, sollte die Dosierung aufgrund der Induktion hepatischer Mikrosomen durch diese Arzneimittel verdoppelt werden.

■ Nebenwirkungen
Rifabutin: Übelkeit und Erbrechen, Diarrhö, Appetitverlust; orange-rote Verfärbung der Körperflüssigkeiten.
Ethambutol: Neuritis nervi optici, Rotgrünblindheit, periphere Neuritis.
Ciprofloxacin: Übelkeit und Erbrechen, Abdominalbeschwerden, Diarrhö, Kopfschmerz, Lichtempfindlichkeit, Arthralgie, Myalgie.
Clarithromycin: Übelkeit und Erbrechen, Abdominalbeschwerden, Diarrhö.
Eine primäre Prophylaxe mit Rifabutin, 1mal tgl. 300 mg oral, vermindert das Risiko einer Bakteriämie durch *M. avium-intracellulare* um 50 % und ist bei CD4-Zellenzahlen von < 100/mm^3 angezeigt. Eine Verbesserung der Lebenserwartung wird jedoch nicht erreicht.

Behandlungsziele

Verminderung der Mykobakteriämie oder des Fiebers, geringere Notwendigkeit von Transfusionen.
Eine Heilung ist nicht möglich.

Prognose

Die mittlere Überlebenszeit von AIDS-Patienten mit *M. avium-intracellulare*-Infektion ist kürzer (4,1 Monate) als die vergleichbarer Patienten (d. h. mit ähnlicher CD4-Zellenzahl) ohne disseminierte Infektion (11 Monate).
Der Nachweis von *M. avium-intracellulare* in gastrointestinalen Sekreten macht die spätere Entwicklung einer disseminierten Infektion sehr wahrscheinlich.

Nachsorge

Die Behandlung muß lebenslang fortgeführt werden.

Hinweise zu Ernährung / Lebensführung

Keine speziellen Maßnahmen erforderlich.

Literatur

1. Jacobs NJ, Fordham Von Reyn C, Gine N, Dawson D (1997) Similar serovar and drug susceptibility profiles among AIDS-related Mycobacterium avium isolates from diverse geographic locations. Am J Med Sci 313 (6):352–354
2. Mansfield KG, Lackner AA (1997) Simian immunodeficiency virus-inoculated macaques acquire Mycobacterium avium from potable water during AIDS. J Infect Dis 175 (1):184–187
3. Mohr C, Metze D, Bonsmann G, Kucharzik T (1996) Molluscum contagiosum-ähnliche Papeln im Rahmen einer disseminierten Infektion mit Mycobacterium avium complex bei einem AIDS-Patienten. Der Hautarzt 47 (8):634–637

Symptome

Die CML (chronische myeloische Leukämie) manifestiert sich in der Regel in der chronischen Phase; später läßt sich eine spontane Transformation zur akzelerierten Phase und innerhalb von 3–6 (minimal 0, maximal 10) Jahren nach der Diagnosestellung zur akuten Phase mit terminalem Blastenschub beobachten.
Polycythaemia vera, essentielle Thrombozythämie und primäre Osteomyelofibrose weisen einen schleichenderen Beginn und langsameren progredienten Verlauf auf.
Die Symptome werden in vielen Fällen zufällig entdeckt.

Abdominaler Schmerz und Völlegefühl: bei Polycythaemia vera auch auf renale Verschlußkrankheit zurückzuführen.

Spontane Blutungen: einschließlich Hämaturie, Hämatombildung, Sehstörungen.

Schweißausbrüche, Gewichtsabnahme.

Priapismus: bei CML.

Pruritus: bei CML.

Hyperviskositätssyndrom: bei Polycythaemia vera.

Gicht.

Peptisches Geschwür und Hypertonie: bei Polycythaemia vera.

Klinischer Befund

Splenomegalie.
Ekchymosen, Retinablutungen.
Gewichtsabnahme.

Hepatomegalie: gelegentlich.

Labor- und Apparate-Diagnostik

Großes Blutbild: erhöhte Leukozytenzahl (20 bis $> 500 \times 10^9$/l); erhöhte Anzahl von Blasten, Promyelozyten, Neutrophilen, Eosinophilen, Basophilen; bei CML erniedrigter Index der alkalischen Leukozytenphosphatase; Anämie unterschiedlichen Grades; insbesondere bei essentieller Thrombozythämie Thrombozytose; bei Polycythaemia vera erhöhter Hämoglobin- und Hämatokritwert sowie vermehrte Erythrozytenmasse.

Knochenmarkanalyse: hyperzellulär, Verlust des Markfetts; insbesondere bei essentieller Thrombozythämie erhöhte Megakaryozytenzahl; bei CML unterschiedlicher Grad der Fibrose; bei Osteomyelofibrose vermehrte Retikulin- und Kollagenfasern; bei CML kann in allen sich teilenden Zellen eine als t (9:22) (q34;q11) bezeichnete Philadelphia-chromosomale Translokation nachgewiesen werden, bei der Teile des normalerweise an Chromosom 22q lokalisierten *brc*-Gens an den normalerweise an Chromosom 9q lokalisierten größeren Teil des *abl*-Protoonkogens angelagert werden.

Biochemische Untersuchung: Harnsäurekonzentration erhöht, insbesondere bei Osteomyelofibrose; erhöhte Vitamin-B_{12}-Konzentration und B_{12}-Bindungskapazität.

Differentialdiagnose

Leukozytose

Infektionen.
Allergische Reaktionen.
Knochenmarkinfiltration durch malignen Tumor.

Splenomegalie

Malaria, viszerale Leishmaniose.
Akute Leukämie, Lymphom.
Gaucher-Krankheit.
Thalassämie-Syndrome.
Portale Hypertonie.

Ätiologie

Folgende Ursachen können in Frage kommen:
Erworbene Chromosomenaberration der hämatopoetischen Stammzellen: bei der chronischen myeloischen Leukämie (CML) tragen diese Stammzellen und ihre Nachkommen ein Philadelphia-Chromosom (22q-) mit dem bcr-abl-Gen-Rearrangement.
Idiopathische Erkrankung.
Bei der CML besteht gelegentlich eine Assoziation mit vorausgegangener Strahlenexposition.

Epidemiologie

Die jährliche Inzidenz der CML liegt weltweit bei ~ 1 : 100.000.

Komplikationen

Transformation zum terminalen Blastenschub: bei CML; bei den Blasten kann es sich um Myelo- oder Lymphoblasten handeln.

Übergänge zwischen den verschiedenen myeloproliferativen Syndromen: z. B. von der Polycythaemia vera zur Osteomyelofibrose.

Vaskuläre oder thromboembolische Komplikationen: bei Polycythaemia vera.

Gicht: insbesondere bei Osteomyelofibrose.

Renal-tubuläre Obstruktion.

Milzinfarkt: bei CML.

Retinablutungen: bei CML.

Hypogonadismus: durch Busulfan-Therapie.

Pharmakotherapie

Eine Indikation zur medikamentösen Therapie besteht bei Polycythaemia vera (Hydroxyurea, reaktives Phosphor [^{32}P]), Osteomyelofibrose (Hydroxyurea, Busulfan) und essentieller (primärer) Thrombozythämie (Hydroxyurea, Busulfan, Anagrelid [Imidazol-2, 1-b, Quinazolin-2-1 durchläuft in den USA derzeit die Erprobungsphasen II und III des FDA, sind jedoch zur Palliativbehandlung für terminal Kranke erhältlich], ^{32}P, supportive Maßnahmen, z. B. Dipyridamol, Aspirin).

α-Interferon (tgl. oder jeden 2. Tag durch Injektion) ist das Medikament der ersten Wahl; es ermöglicht bei CML in 70 - 80 % der Fälle eine Begrenzung der hämatologischen Veränderungen und in 10 - 20 % der Fälle einen gewissen Rückgang des Philadelphia-Chromosoms im Knochenmark.

Hydroxyurea ist besser verträglich.

Busulfan ist bei Patienten < 50 Jahren kontraindiziert, kann jedoch im höheren Lebensalter oder bei Unverträglichkeit von Hydroxyurea eingesetzt werden.

Nichtpharmakotherapie

Knochenmarktransplantation

Eine Transplantation ist bei CML indiziert; wenn möglich, sollte sie innerhalb des ersten Jahres nach Diagnosestellung erfolgen.

Eine allogene Knochenmarktransplantation ist bei Patienten ab dem 55. Lj. mit HLA-identischem Spender (~ 15 % aller Patienten) angezeigt.

Weitere Behandlungsmöglichkeiten

Polycythaemia vera: Aderlaßtherapie.

Osteomyelofibrose: Milzbestrahlung, Splenektomie (in ausgewählten Fällen).

Behandlungsziele

Heilung.

Lebensverlängerung, falls Heilung nicht möglich ist.

Vermeidung oder Linderung von Beschwerden.

Begrenzung der Leukozytenzahl im normalen Bereich.

Wiederherstellung eines negativen Philadelphia-Chromosom-Befundes durch Interferontherapie.

Prognose

Die chronische Phase der CML dauert durchschnittlich 4 Jahre, die mittlere Überlebenszeit beträgt bei konventioneller Therapie 4,3 Jahre.

Einige Patienten überleben mit der chronischen Phase > 10 Jahre.

Die krankheitsfreie 5-Jahres-Überlebensrate nach Knochenmarktransplantation beträgt ungefähr 65 %; die meisten dieser Patienten sind geheilt; die mit dem Eingriff assoziierte Mortalitätsrate liegt bei 15 - 20 %, die Rezidivrate bei 10 - 15 %.

Nachsorge

Eine regelmäßige Nachsorge ist bei Patienten unter Chemo- oder Interferontherapie angezeigt.

Das Knochenmark muß jährlich auf Entwicklung einer Fibrose oder zytogenetische Veränderungen hin untersucht werden.

Nach Knochenmarktransplantation sind die üblichen Nachsorgeuntersuchungen angezeigt.

Hinweise zu Ernährung / Lebensführung

Während der chronischen Phase der CML können die Patienten ihre normalen Aktivitäten weiterführen.

Literatur

1. Gratwohl A (1996) Die Indikationen der Knochenmark- und peripheren Stammzelltransplantation bei malignen hämatologischen Krankheiten. Ther Umsch 53 (2):152 - 157
2. Frey HR, Suter B (1996) Pfortader- und Lebervenenverschlüsse bei okkultem myeloproliferativem Syndrom. Thromboseprogression unter Heparin. Schweiz Med Wochenschr 126 (34):1437 - 1441
3. Zipursky A, Brown E, Christensen H, Sutherland R, Doyle J (1997) Leukemia and/or myeloproliferative syndrome in neonates with Down syndrome. Semin Perinatol 21 (1):97 - 101
4. Radaelli F, Calori R, Ripamonti C, Faccini P (1996) Treatment of myeloproliferative syndrome with hydroxyurea [letter]. Ann Hematol 73 (4):205

Symptome

Brustschmerz: charakteristische retrosternale Lokalisierung, häufig mit Ausstrahlung in linken oder rechten Arm, Hals, Unterkiefer, Epigastrium oder Rücken; schweres Druck- oder Vernichtungsgefühl; wird häufig mit Sodbrennen verglichen; kann durch Aufstoßen nachlassen.

Atemnot: häufig, tritt oft auch ohne Vorliegen einer Herzinsuffizienz auf.

Krankheitsgefühl, Übelkeit, Erbrechen, Synkope, Angst, kalter Schweiß.

Klinischer Befund

Beim akuten Herzinfarkt sind u. U. nur wenige klinische Manifestationen vorhanden.

Krankheitsgefühl, Blässe, kalter Schweiß, Unruhe.

Fieber: entwickelt sich meist am Tag nach dem Infarkt.

Unerwartet langsamer oder schneller Puls.

Erhöhter Jugularvenendruck: nur bei signifikanter Rechtsherzinsuffizienz.

3. oder 4. Herzton, dyskinetischer Herzspitzenstoß: Hinweis auf signifikante myokardiale Funktionsstörung.

Rasselgeräusche der Lunge: können Hinweis auf Linksherzinsuffizienz sein.

Neu hinzugekommene Herzgeräusche oder Perikardreiben: im Zusammenhang mit Komplikationen.
Der plötzliche Herztod ist bei vielen Patienten die erste Manifestation einer koronaren Herzkrankheit.

Labor- und Apparate-Diagnostik

EKG (12 Ableitungen): zur Diagnosestellung häufig ausreichend; zusätzliche Tests können bei kleinem Infarkt oder bei im EKG bereits früher vorhandenen Veränderungen, z. B. früherem Infarkt, Erregungsleitungsstörungen (insbesondere Linksschenkelblock) zur Bestätigung der Diagnose erforderlich sein.

Thoraxröntgen: zum Nachweis einer Lungenkongestion.

Enzymdiagnostik: Kreatinkinase (CK), Aspartataminotransferase und Laktatdehydrogenase steigen nach einem Myokardinfarkt charakteristischerweise an; das kardiospezifische Isoenzym CK-MB kann bei Schädigung der Skelettmuskulatur hilfreich sein; neue Enzymtests wie Troponin I oder T werden ebenfalls häufig eingesetzt.

Echokardiographie: zur Beurteilung von Wandbewegungsstörungen, Ventrikelseptumdefekt, Klappeninsuffizienz und muralem Thrombus.

Differentialdiagnose

Angina pectoris ohne Infarkt.
Perikarditis.
Ösophagealer oder gastrointestinaler Schmerz.
Aortendissektion.
Lungenembolie.
Muskuloskelettaler oder unspezifischer Brustschmerz.

Ätiologie

Ursachen

Akuter Verschluß einer Koronararterie, meist aufgrund der Ruptur atherosklerotischer Plaques mit Freisetzung thrombogenen Materials und nachfolgendem thrombotischem Verschluß, der zur Nekrose von Herzmuskelzellen im jeweiligen Versorgungsgebiet führt..

Risikofaktoren

Rauchen.
Hypertonie.
Diabetes mellitus.
Hyperlipidämie.
Adipositas.
Positive Familienanamnese.
Männliches Geschlecht.
Vorzeitige Menopause durch chirurgischen Eingriff.
Höheres Lebensalter.
Thromboseneigung (Fibrinogen).
Bewegungsmangel.

Epidemiologie

10–17 von 1000 Männern im Alter von 40–69 Jahren erleiden einen Myokardinfarkt.
In den USA treten jährlich > 500.000 Myokardinfarkte auf, in Deutschland ca. 200.000 Infarkte pro Jahr.

Komplikationen

Linksherzinsuffizienz.
Kardiogener Schock.
Bradyarrhythmien.
Tachyarrhythmien.
Herzwandruptur.
Perikarditis.
Akuter Ventrikelseptumdefekt.
Akute Mitralklappeninsuffizienz.
Systemische Embolie.
Herzwandaneurysma.

Pharmakotherapie

Sofortbehandlung

Analgetika: i.v. Morphinsulfat.
Sauerstoff.
Aspirin: initial 325 mg oral oder i.v., danach Erhaltungsdosis von tgl. 75–325 mg.
Nitrate: insbesondere bei fortbestehender Ischämie.
Betablocker: Atenolol oder Metoprolol i.v., danach oral; nicht bei Linksherzinsuffizienz, Pulsfrequenz < 70/Min. oder systolischem Blutdruck < 100 mmHg.

Thrombolysebehandlung

Bei fehlenden Kontraindikationen sollte so früh wie möglich eine Thrombolysebehandlung eingeleitet werden.
Die Behandlung ist bei allen dafür geeigneten Patienten innerhalb der ersten 12 Stunden nach Einsetzen der Symptome indiziert.
Der größte Nutzen besteht bei ausgedehntem Infarkt und frühzeitiger Therapieeinleitung (insbesondere < 4 Stunden).
Die Wirksamkeit der Behandlung ist bei akutem Myokardinfarkt und ST-Strecken-Hebung oder Schenkelblock erwiesen; bei ST-Strecken-Senkung oder unauffälligem EKG-Befund bietet eine Thrombolyse jedoch keine Vorteile.
Rekombinanter Plasminogenaktivator (rt-PA) ist wirksamer, wenn auch teurer als Streptokinase; rt-PA sollte bei kontraindizierter Streptokinase und insbesondere in den ersten 4–6 Stunden nach Beginn der Symptome bei ausgedehntem Infarkt oder bei Vorderwandinfarkt, Hypotonie und/oder persistierender Sinus-Tachykardie durchgeführt werden. Neuere Untersuchungen lassen vermuten, daß Reteplase (rPA) die Mortalität ähnlich günstig beeinflußt wie rt-PA.

■ Standarddosierung
Streptokinase, 1,5 Mio. IE über 1 Stunde.
rt-PA, 15-mg-Bolus, danach 50 mg über 30 Minuten, dann 40 mg über 60 Minuten, schließlich Heparin i.v.

■ Kontraindikationen
Absolute: aktive innere Blutung; zerebrale OP, Trauma, Insult < 6 Wochen; zerebraler Tumor; innere Blutung/OP < 6 Wochen; Aortendissektion; hämorrhagische Diathese; nekrotisierende Pankreatitis.
Relative: Reanimation > 10 Minuten; unkontrollierter Hypertonus > 200/100 mmHg; aktives Ulkus; Schwangerschaft; Aortenaneurysma; Perikarditis.

■ Besonderheiten
Streptokinase sollte bei bekannter Allergie oder zwischen 5 Tagen oder 1 Jahr zurückliegender Behandlung mit dem gleichen Medikament nicht eingesetzt werden.

■ Nebenwirkungen
Blutung (wird mit Tranexamsäure, 1 g langsame i.v. Injektion, und FFP zur Substitution von Gerinnungsfaktor behandelt).

Nichtpharmakotherapie

Perkutane transluminale Koronarangioplastie (PTCA)

Wiederherstellung der ursprünglichen Koronardurchblutung und Aufweitung einer intraluminalen Koronarstenose (u. U. effektiver als Thrombolyse).
Das Verfahren sollte nur in folgenden Fällen durchgeführt werden:
Ein erfahrenes kardiologisches Team kann kurzfristig bereitgestellt werden.
Eine herzchirurgische „Rückendeckung“ ist vorhanden.
Ein Zeitraum von 60–90 Minuten von der Diagnose bis zur Arterienaufweitung wird voraussichtlich nicht überschritten.
Der Eingriff kann an erstklassigen Herzzentren mit umfassenden Interventionsmöglichkeiten durchgeführt werden.
In Deutschland kann eine PCA unter vernünftigen Bedingungen nur an einer kleinen Anzahl Krankenhäuser (meist Universitätskliniken) durchgeführt werden, da nur wenige über ein Herzkatheterlabor und herzchirurgische Abteilungen und die wenigsten über ausreichende Erfahrung verfügen.

Langzeitbehandlung

Eine Sekundärprävention ist bei allen Patienten angezeigt.
Eine Statin-Therapie verbessert bei Patienten mit erhöhten LDL-Cholesterinwerten die Überlebenszeit und vermindert das Reinfarktrisiko.
Betablocker: z. B. Atenolol, 2mal tgl. 25–50 mg, oder Metoprolol, tgl. 50–100 mg.
ACE-Hemmer: z. B. Captopril, langsame Dosiserhöhung, bis maximal tolerierte Dosis erreicht ist, wenn möglich 3mal tgl. 50 mg (3mal tgl. 12,5 mg bei Entlassung aus dem Krankenhaus); bei allen Patienten mit linksventrikulären Auswurffraktionen von < 40 % oder dekompensierter Herzkrankheit nach Myokardinfarkt indiziert.

Behandlungsziele

Linderung der Schmerzen und anderen Symptome.
Funktionserhalt des gefährdeten Myokardareals durch Aufweitung verschlossener Koronararterien.
Vermeidung und Behandlung von Komplikationen.

Weitere Behandlungsmöglichkeiten

Frühzeitige Koronarangiographie bei:
Elektrischer oder hämodynamischer Instabilität.
Herzrhythmusstörungen, rekurrierenden ischämischen Symptomen oder Hinweis auf signifikante Ischämie im Belastungs-EKG.

Prognose

Die Mortalität während des Krankenhausaufenthaltes nach einem akuten Myokardinfarkt beträgt ~10 %; danach ist sie höher als die einer altersmäßig vergleichbaren Kontrollgruppe.
Die Mortalitätsrate weist durch Fortschritte in der Therapie und Veränderungen der Lebensgewohnheiten eine sinkende Tendenz auf.
Prognostisch ungünstige Faktoren sind höheres Lebensalter, schwere Linksherzinsuffizienz und Mehrgefäßerkrankung.
Implantation eines Koronar-Bypass kann die Prognose in einigen Hochrisikogruppen verbessern.
Koronarangioplastie ist die Therapie der Wahl beim kardiogenen Schock.

Nachsorge

Risikofaktoren, z. B. Hyperlipidämie, Hypertonie oder Diabetes mellitus sollten kontrolliert werden.
Belastung-EKG zur Erfassung bestehender ischämischer Bereiche; bei positivem Befund ist eine Koronarangiographie angezeigt.

Hinweise zu Ernährung/Lebensführung

Patienten müssen das Rauchen aufgeben, abnehmen, auf regelmäßige körperliche Bewegung sowie fett- und cholesterinarme Ernährung achten.

Literatur

1. Waldecker B, Waas W, Haberbosch W, Voss R, Tillmanns H (1997) Früh- und Langzeitergebnisse der direkten PTCA bei Patienten mit akutem Myokardinfarkt. Z Kardiol 86 (9):703–711
2. Gysan DB, Heinzler R, Schmidt K (1997) Primärergebnisse und Langzeiteffekt eines ambulanten, kardialen Rehabilitationsmodells (Phase II) nach Myokardinfarkt, Dilatationsbehandlung und Herzoperation. Z Kardiol 86 (9):691–702
3. Seidl K, Hauer B, Zahn R, Senges J (1996) Renaissance der Betablockertherapie beim Myokardinfarkt. Z Kardiol 85 (10):737–744
4. Heintzen MP, Michel CJ, Strauer BE (1996) Thrombolyse beim akuten Myokardinfarkt. Internist 37 (6):585–596
5. Noll G, Kaufmann U, Wenzel RR, Luscher TF (1996) Therapeutische Maßnahmen nach akutem Myokardinfarkt: differentieller Einsatz von PTCA, Chirurgie und Medikamenten. Schweiz Med Wochenschr 126 (5):164–176
6. Cottier C (1996) Medikamentöse Sekundärprophylaxe nach Myokardinfarkt. Schweiz Rundsch Med Prax 85 (17):545–547

Symptome

Muskelschwäche: betrifft in erster Linie die stammnahe Muskulatur der Extremitäten; bei 15–30% dieser Patienten bestehen gleichzeitig Arthralgien, Raynaud-Phänomen oder Myalgie; häufig schmerzlos.

Seltene, schwere Manifestationen: interstitielle Lungenerkrankung, pulmonale Hypertonie, respiratorische Insuffizienz, AV-Block oder Arrhythmien, Dysphagie.

Erytheme.

Dermatomyositis kann insbesondere bei >45jährigen Männern im Rahmen eines Tumors mit unterschiedlichen Symptomen, z. B. Gewichtsverlust, auftreten.

Klinischer Befund

Muskelatrophie: vorwiegend der proximalen Muskulatur.

Verlust der Muskelreflexe: im Spätstadium.

Heliotropes Erythem: lila Verfärbung im Bereich der Augenlider.

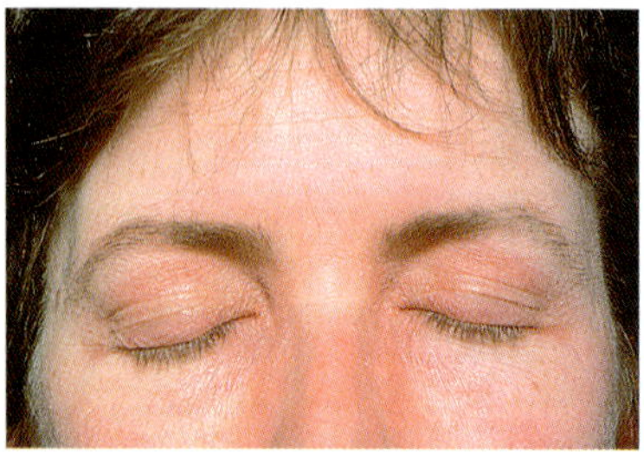

Klassisches heliotropes Erythem auf den Augenlidern bei Dermatomyositis.

Gottron-Zeichen: kleine rötliche Plaques über den Fingerknöcheln.

Erythematöser Ausschlag: betroffen sind Gesicht, oberer Rumpfbereich und Arme (meist Streckseiten).

Labor- und Apparate-Diagnostik

Hauptuntersuchungen

Kreatinkinase-, Aldolase-Bestimmung: Konzentrationen 5–30fach über dem oberen Normwert, jedoch nicht Myositis-spezifisch; bei muskulärer Dystrophie und Hypothyreose häufig noch höhere Konzentrationen.

Elektromyographie: zur Überprüfung der Einstichaktivität und Nachweis kurzer polyphasischer Muskelaktionspotentiale mit geringer Amplitude.

Muskelbiopsie: Nadelbiopsie oder offene chirurgische Gewebeentnahme; klassische Veränderungen sind entzündliche, hauptsächlich aus Lymphozyten (einigen Makrophagen und Plasmazellen) bestehende mononukleäre Zellinfiltrate sowie Muskelfasernekrose; in chronischen Fällen Substitution der Muskelfasern durch Fett- und Bindegewebe; Veränderungen häufig fokal; in bis zu 20% der Fälle relativ unauffälliger Befund.

Weitere Untersuchungen

Bestimmung anderer Enzymkonzentrationen: z. B. Transaminasewerte (eventuell erhöht).

Bestimmung der Kreatinausscheidung im 24-Stunden-Urin: kann erhöht sein; höhere Empfindlichkeit, jedoch geringere Spezifität als erhöhte Kreatinkinasekonzentration.

Myoglobinbestimmung: scheint Krankheitsaktivität widerzuspiegeln.

Autoantikörperanalyse: schwach positive antinukleäre Antikörperreaktion bei 60–80% der Myositispatienten; Antikörper gegen Transfer-RNA-Synthetase-Enzyme, insbesondere Anti-Jo1-Antikörper, haben sich als krankheitsspezifisch erwiesen.

TSH (Thyreoidea-stimulierendes Hormon).

Differentialdiagnose

Muskuläre Dystrophie.
Osteomalazie.
Rhabdomyolyse.
Arzneimittelinduzierte entzündliche Erkrankung (einschließlich D-Penicillamin).
Metabolische Myopathien (z. B. McArdle-Syndrom).
Einschlußkörpermyositis.
Hypothyreose.

Ätiologie

Inflammatorische Myopathien sind Autoimmunkrankheiten des rheumatischen Formenkreises.
Folgende Faktoren sind ursächlich beteiligt:
Hormonale Komponenten.
Immungenetische Disposition: HLA-B8 und HLA-DR3 sind mit Myositis assoziiert, insbesondere bei Weißen; ein Zusammenhang besteht außerdem zwischen HLA-DR3 und Anti-Jo1-Antikörper.
Exogene Faktoren: das Risiko, an einer Myositis zu erkranken, unterliegt einer Studie zufolge jahreszeitlichen Schwankungen.
Viren, z. B. Picorna- und Retroviren können auslösende Faktoren sein; ein Zusammenhang zwischen Myositis und HIV wird diskutiert.

Epidemiologie

Die jährliche Inzidenz der Myositis beträgt 5:1 Million.
Die Prävalenz liegt bei 5–8:100.000.
Das Verhältnis Frauen:Männer beträgt insgesamt 2–3:1, bei assoziierter rheumatischer Autoimmunerkrankung 9:1.

Komplikationen

Interstitielle Lungenfibrose, Arthritis, Raynaud-Phänomen: bei Patienten mit Anti-Jo1-Antikörper.

Kardiale oder respiratorische Insuffizienz: bei rasch progredienter Myositis; selten.

Zugrundeliegende Neoplasie: Muskelerkrankung häufig erst nach Diagnose und Behandlung des Tumors therapierbar.

Rekurrierende Stürze und Gefahr größerer innerer Verletzungen: durch seltene, steroidresistente Myositisform, assoziiert mit Einschlußkörperchen.

Hinweise auf maligne Erkrankung

Dermatomyositis bei Männern.
Alter >45 Jahre.
Gewichtsabnahme.
Unerwartet schlechtes Ansprechen auf Therapie.
Fehlende Autoantikörper.
Veränderungen unklarer Genese in Anamnese, körperlichem Befund oder Laborparametern.

Dermatomyositis oder Polymyositis?

Dermatomyositis

Beginn: Kindesalter oder höheres Lebensalter.
Erythem, mikrovaskuläre Läsionen.
Perifaszikuläre Muskelfaseratrophie häufig.
Infiltration des Endomysium weniger häufig.
Herdförmige entzündliche Infiltration des Muskelgewebes mit Nekrosen und Kalibervariationen geringer als bei Polymyositis.
Anti-Jo1-Antikörper in 5% der Fälle, andere Antisynthetase-Antikörper mindestens so zahlreich wie bei Polymyositis.

Polymyositis

Beginn: Erwachsenenalter.
Erythem oder mikrovaskuläre Läsionen nicht vorhanden.
Perifaszikuläre Muskelfaseratrophie selten.
Infiltration des Endomysium häufig.
Herdförmige entzündliche Infiltration des Muskelgewebes mit Nekrosen und Kalibervariationen.
Anti-Jo1-Antikörper in 30% der Fälle.

Pharmakotherapie

Kortikosteroide

Nach Diagnosestellung ist eine rasche Therapieeinleitung angezeigt.

■ Standarddosierung
Prednison, initial tgl. 1 mg/kg KG (meist 60 - 80 mg); Fortsetzung der Therapie bis Kreatinkinasewerte nahezu normal sind (meist nach 1 - 3 Monaten); danach Dosisreduktion auf tgl. 5 - 10 mg über 3 Monate.

■ Kontraindikationen
Schwere Osteoporose.

■ Wechselwirkungen
Keine.

■ Nebenwirkungen
Osteoporose, erhöhtes Infektionsrisiko, Diabetes mellitus, Hypertonie.

Andere Immunsuppressiva

Bei Ausbleiben einer Besserung nach 1monatiger hochdosierter Steroidtherapie oder Unverträglichkeit angezeigt.

■ Standarddosierung
Azathioprin, 2 - 3 mg/kg KG.
Methotrexat, bis zu 15 mg wöchentlich.

■ Kontraindikationen
Methotrexat: pathologische Leberwerte, schwere Nierenerkrankung, Porphyrie.

■ Wechselwirkungen
Methotrexat: viele Analgetika und Antibiotika.

■ Nebenwirkungen
Knochenmarksuppression, Leberschaden.

Weitere Optionen

Orale oder gelegentlich i.v. Gabe von Cyclophosphamid bei schwerem Verlauf, eventuell in Kombination mit Steroiden und Methotrexat oder Azathioprin.
Berichte über den Einsatz von Cyclosporin bei Myositis sind widersprüchlich; selten verwendet.
Eventuell Gabe intravenöser Gammaglobuline.

Nichtpharmakotherapie

Plasmapherese.
In schweren Fällen totale Lymphknotenbestrahlung und Drainage des Ductus thoracicus.
Physio- und Hydrotherapie.

Behandlungsziele

Möglichst frühzeitige Beherrschung der Erkrankung.
Möglichst weitgehender Erhalt der Beweglichkeit.
Nach 3 - 4monatiger aggressiver Therapie Dosisreduktion auf möglichst niedriges Niveau, um Nebenwirkungen (z. B. interkurrierende Infektion oder Osteoporose) zu vermeiden.

Prognose

In ~ 20 % der Fälle kommt es zur vollständigen Heilung.
In 10 - 20 % der Fälle kommt es als direkte Folge der Erkrankung oder im Rahmen der Therapie zum Tod.
In den meisten Fällen bleibt eine gewisse Muskelschwäche zurück.
Bei Patienten, die am langsamsten auf die Therapie ansprechen, ist die Prognose am ungünstigsten.

Nachsorge

Regelmäßige Nachsorge über mehrere Jahre erforderlich (körperliche Untersuchung, Bestimmung der Kreatinkinasekonzentration, Tests zur Beurteilung der Muskelkraft).
Physio- und Hydrotherapie tragen zum Erhalt der Gelenkbeweglichkeit und Muskelkraft bei.

Hinweise zu Ernährung/ Lebensführung

Körperliche Belastungsfähigkeit und Aktivität sind während der entzündlichen Phase eingeschränkt. Rehabilitationsmaßnahmen sind erst bei Wiederherstellung nahezu normaler Muskelenzymwerte möglich.
Eine spezielle Ernährung ist nicht erforderlich.

Literatur

1. Gottfried I, Seeber A, Anegg B, Pirkhammer D, Rieger A, Stingl G, Volc Platzer B (1996) Etablierte und neue Therapiestrategien bei Dermatomyositis, Polymyositis und Überlappungssyndromen. Wien Klin Wochenschr 108 (22):705 - 716
2. Wunderlin B, Knusel O, Kummer H (1996) Fallbeschreibung und Diskussion eines Patienten mit Polymyositis, fibrosierender Alveolitis und sklerodermieähnlichem Befall der rechten Hand. Z Rheumatol 55 (3):188 - 197
3. Targoff IN, Miller FW, Medsger TA Jr, Oddis CV (1997) Classification criteria for the idiopathic inflammatory myopathies. Curr Opin Rheumatol 9 (6):527 - 735
4. Wilke WS (1997) Methotrexate use in miscellaneous inflammatory diseases. Rheum Dis Clin North Am 23 (4):855 - 882
5. Heuss D, Hauser I, Riess R (1996) Atypical inflammatory myopathy associated with Crohn's disease. Clin Neuropathol 15 (3):150 - 154

Symptome

Krankheitsbeginn meist schleichend.

Schwindel und Synkope.

Muskelschwäche, Ermüdbarkeit, Gewichtsabnahme: häufig.

Übelkeit, Diarrhö: in ~ 50 % der Fälle.

Hyperpigmentierung der Haut: kann wie nahtlose Sonnenbräune wirken.

Psychische Veränderungen: insbesondere Depression.

Akute Rückenschmerzen: nur in einigen Fällen bei bilateraler Nebennierenblutung, selten.

Klinischer Befund

Orthostatische Hypotonie: spricht typischerweise nicht auf i.v. Flüssigkeitszufuhr an.

Hypotonie: systolischer Blutdruck meist < 110 mmHg.

Generalisierte Hyperpigmentierung: häufig, besonders an exponierten Hautstellen sowie den Streckseiten der Gelenke.

Bukkale Hyperpigmentierung: meist in Verbindung mit generalisierter Hyperpigmentierung.

Narbenhyperpigmentierung: betrifft nur die nach Krankheitsbeginn entstandenen Narben.

Anzeichen organspezifischer Autoimmunprozesse: z. B. Vitiligo, Schilddrüsenerkrankungen.

Hyponatriämie: verminderte Wasserausscheidung aufgrund erhöhter ADH-Konzentration und Glukokortikoid-Wirkung auf die Nierentubuli (häufig).

Hyperkaliämie: meist leicht erhöhte Werte (in 40 % der Fälle normale Werte).

Familienanamnese endokriner Autoimmunerkrankungen.

Hyperkalzämie: in 10 % der Fälle.

Hypoglykämie: gelegentlich bei Kindern oder unterernährten Patienten.

Labor- und Apparate-Diagnostik

Serum-Kortisol-Bestimmung: idealerweise um 8 Uhr morgens, aussagekräftige Werte jedoch auch unter Streßbedingungen erhältlich. Bei Werten < 7 µg/dl liegt in der Regel eine NNR-Insuffizienz vor, Werte von 7 – 18 µg/dl gelten als unklarer Befund, bei Werten > 18 µg/dl ist ein Morbus Addison sehr unwahrscheinlich. (Hinweis: Kortisolwerte liegen am Nachmittag und Abend auch bei gesunden Personen normalerweise < 7 /dl).

Plasma-ACTH-Bestimmung: Konzentration bei primärer NNR-Insuffizienz meist > 80 ng/l; niedrige Kortisol- und ACTH-Werte weisen auf eine Hypophysenerkrankung hin (Proben müssen in geeignetem Reagenzglas gesammelt, auf Eis gelegt, zentrifugiert und sofort eingefroren werden).

Elektrolyt-Bestimmung.

ACTH-Stimulationstest: ACTH, 250 µg i.v.; Kortisolbestimmung sofort sowie nach 30 bzw. 60 Minuten (unauffällig sind Werte > 20 µg/dl; eine höhere Sensitivität des Tests läßt sich bei Verwendung von 1 µg ACTH erreichen).

Blutbild und Blutausstrich: Eosinophilie, Makrozytose bei gleichzeitigem Vitamin-B_{12}-Mangel, normozytäre Anämie nach Volumensubstitution.

Thoraxröntgen: zur Diagnose einer Tuberkulose.

Insulin-Hypoglykämie-Test: zur Unterscheidung zwischen primärer und sekundärer NNR-Insuffizienz: potentiell gefährlich und in der Regel unnötig. Unter kontrollierten Bedingungen werden 0,15 E/kg Insulin injiziert und die Blutzuckerwerte überwacht, bis ein Wert < 40 mg/dl erreicht ist. Blutproben zur Bestimmung der Kortisol- und ACTH-Konzentrationen werden zur Bestimmung des Ausgangsniveaus und während sowie 30 und 60 Minuten nach der Hypoglykämie gemessen.

Differentialdiagnose

Sekundäre (hypophysäre) NNR-Insuffizienz: niedrige ACTH- und Kortisolantwort auf insulininduzierte Hypoglykämie.
Andere Ursachen der Hyperpigmentation, z. B. Hämochromatose, ektope ACTH-Bildung.

Ätiologie

Autoimmun bedingte Adrenalitis.
Tuberkulose (selten): Befall der gesamten Nebenniere, im Röntgenbefund oder CT erkennbare Kalzifikation.
Seltene Ursachen, in 80 – 90 % der Fälle bilateraler Befall:
Nebennierenblutung, meist unter Antikoagulanzien-Therapie oder im Rahmen einer Sepsis.
Medikamente, z. B. Ketoconazol, Suramin.
HIV-assoziierte Adrenalitis.
Metastasen.
Sarkoidose.
Hämochromatose.
Adrenoleukodystrophie.
Amyloidose.
Kongenitale Nebennierenhyperplasie.

Epidemiologie

Die Inzidenz des Morbus Addison wird auf 40 – 60 : 1 Million geschätzt.
Die Erkrankung tritt bei Frauen doppelt so häufig auf wie bei Männern.

Komplikationen

Tod: Bei unerkanntem Morbus Addison bzw. wenn der Patient bei Belastung keine zusätzlichen Steroide erhält oder Substitutionssteroide nicht einnimmt. Beim Schmidt-Syndrom (Morbus Addison in Kombination mit Hypothyreose) *muß* Hydrokortison vor dem Thyroxin gegeben werden, um eine Verstärkung der NNR-Insuffizienz durch Schilddrüsenhormon zu vermeiden.

Assoziierte autoimmunbedingte endokrine Insuffizienz: Vitamin-B_{12}-Mangel, Hypothyreose, Hypoparathyreoidismus.

Pharmakotherapie

Bei akuter Erkrankung oder Hypotonie

Bei Verdacht auf Morbus Addison sind sofortige diagnostische und therapeutische Maßnahmen erforderlich.
Liegt noch keine Diagnose der Erkrankung vor, erfolgt Blutentnahme zur Bestimmung der Kortisol- und ACTH-Konzentrationen sowie zur Durchführung von Schilddrüsenfunktionsprüfungen.
Hydrokortison, 100 mg i.v. als Bolusinjektion.
Initial 1 l physiologische Kochsalzlösung innerhalb einer Stunde als Bolus, danach physiologische Kochsalzlösung als Infusion.
Glukose i.v. als Bolus zur Behandlung der Hypoglykämie.
Inotrope Medikamente sind in der Regel unnötig und kaum erfolgversprechend.

Dauerbehandlung

■ Standarddosierung
Hydrokortison, 100 mg i.m. alle 8 Std., bis eine Besserung der klinischen Symptome eintritt; Patienten auf Intensivstation oder unter antikoagulativer Therapie erhalten 100 mg in 50 ml physiologischer Kochsalzlösung mittels 2 mg/Std. i.v. Infusion.

■ Kontraindikationen
Keine.

■ Besonderheiten
Sind die Patienten bei Bewußtsein und in der Lage, Flüssigkeit zu sich zu nehmen, kann in der Regel auf orales Hydrokortison umgestellt werden; die typische Substitutionsdosierung liegt bei 20 mg morgens und 5 mg vor dem Schlafengehen.
In manchen Fällen werden statt dessen auch Prednisolon und Dexamethason verabreicht.
Patienten, die hohe Hydrokortisondosen erhalten, benötigen meist keine Mineralokortikoidsubstitution. Bei standardmäßig dosierter oraler Substitution mit Hydrokortison kann eine Mineralokortikoidsubstitution durch Fludrokortison erforderlich sein (50 – 100 mg/Tag).

■ Wechselwirkungen
Keine.

■ Nebenwirkungen
Bei kurzfristiger Behandlung und Beachtung der angegebenen Dosierung sind Nebenwirkungen selten, eine Glukoseintoleranz kann jedoch auftreten.

Behandlungsziele

Linderung der Beschwerden, Wiederherstellung physiologischer Mineralokortikoid- und Kortikosteroidkonzentrationen im Blut.

Prognose

Bei entsprechender Therapie normale Lebenserwartung.
Wiederherstellung der NNR-Funktion nur in seltenen Fällen möglich.

Nachsorge

Elektrolytbestimmung in regelmäßigen Abständen sowie bei Krankheit.
2 Std. nach Fludrokortisongabe eventuell Überprüfung der Plasmareninaktivität.

Hinweise zu Ernährung / Lebensführung

Ein entsprechender Hinweis sollte immer am Körper getragen werden (Brieftasche, Armband, Halsband) und der rasche Zugriff auf ein „Notfallpaket“ (Hydrokortison, 100 mg-Ampulle, mit physiologischer Kochsalzlösung, Nadel und 2 ml-Spritze) möglich sein.
Patient und Angehörige sollten für den Fall, daß eine orale Steroideinnahme nicht möglich ist, eine i.m. Injektion vornehmen können.
Der Patient sollte darüber aufgeklärt werden, daß bei Krankheit oder körperlicher Belastung ein höherer Hydrokortisonbedarf besteht.

Literatur

1. Soest R, Müller-Lissner S (1996) Klinische Manifestation einer Nebennierenrindeninsuffizienz unter Schilddrüsenhormonsubstitution. Dtsch Med Wochenschr 121 (13):406 – 408

Symptome und klinischer Befund

Akute interstitielle Nephritis

Manifestiert sich in der Regel als akutes (potentiell reversibles) Nierenversagen ohne Oligurie, seltener als akute auf chronische Niereninsuffizienz.
Das klinische Bild kann durch die Symptome einer zur Einnahme des auslösenden Medikaments führenden Erkrankung oder einer extrarenalen Infektion geprägt sein.

Fieber, Erythem, Eosinophilie: in den meisten Fällen mit Betalaktam-Antibiotika assoziiert (die außer den NSAR am häufigsten eine interstitielle Nephritis auslösenden Medikamente).
NSAR sind charakteristischerweise nicht mit einem Überempfindlichkeitssyndrom, sondern mit akutem Nierenversagen und häufig mit einer großen Proteinurie (> 3,5 g Eiweiß pro Tag) assoziiert.

Arthralgien und Lymphadenopathie.

Anteriore Uveitis und granulomatöse Infiltration anderer Organe: in wenigen Fällen mit idiopathischer Erkrankung.

Chronische interstitielle Nephritis

Manifestiert sich in der Regel schleichend als chronische (irreversible) Niereninsuffizienz.
Das klinische Bild kann durch die Symptome der Grunderkrankung oder der zur Analgetika-Einnahme führenden Erkrankung geprägt sein.
Das klinische Bild unterscheidet sich nicht von dem einer chronischen Niereninsuffizienz anderer Genese.

Labor- und Apparate-Diagnostik

Großes Blutbild: mit Differentialblutbild zum Nachweis einer Eosinophilie bei akuter interstitieller Nephritis.

Bestimmung der Blut-Harnstoff-Stickstoffkonzentration, Kreatinin-Clearance, Eiweißausscheidung im 24-Stunden-Urin: zur quantitativen Beurteilung der Nierenfunktion.

Blutkulturen und andere spezifische serologische Tests: bei Verdacht auf systemische Infektion, Kollagenose oder Vaskulitis (Zylinder, Leukozyturie).

Mikroskopische Untersuchung und Kultur des Mittelstrahlurins.

Untersuchung auf Bence-Jones-Proteinurie und Serum-Eiweißelektrophorese: zur Erfassung eines Myeloms.

Ultraschalluntersuchung des Harntrakts und Abdomenleeraufnahme: bei allen Patienten.

Nierenbiopsie: bei allen Patienten mit Nierenfunktionsstörung und normal großen, nicht hydronephrotischen Nieren im Ultraschall, außer bei eindeutiger Diagnose aufgrund des klinischen Bildes (z. B. prärenale Ursache einer akuten Tubulusnekrose) oder vorausgegangener Untersuchungen (z. B. Diagnose einer Refluxnephropathie oder Papillennekrose durch intravenöse Urographie); bei kleinen Nieren ist eine Nierenbiopsie mit einem hohen Risiko verbunden. In diesem Fall liefert eine sorgfältige Anamnese sicherere diagnostische Daten.

Differentialdiagnose

Akute interstitielle Nephritis

Akute Nierenfunktionsstörung anderer Genese, insbesondere rapid progressive Glomerulonephritis (idiopathisch oder im Rahmen einer systemischen Vaskulitis).

Chronische interstitielle Nephritis

Alle anderen Ursachen einer chronischen Niereninsuffizienz.

Ätiologie

Ursachen der akuten interstitiellen Nephritis

Arzneimittelüberempfindlichkeit: Betalaktam-Antibiotika (z. B. Methicillin, Ampicillin), andere Antibiotika (z. B. Sulfonamide, Rifampicin), NSAR (z.B. Fenoprofen, Indometacin), Diuretika (z. B. Thiazide, Furosemid) und verschiedene andere Medikamente (z. B. Phenindion, Phenytoin, Allopurinol).
Infektionen: komplizierte Harnwegsinfektionen (insbesondere bei Diabetikern) oder komplizierte extrarenale Infektionen (z. B. Streptokokken-, Legionellen-, Brucelleninfektion, Tuberkulose, Infektion durch Leptospiren, Mycoplasma, *Toxoplasma* spp,. infektiöse Mononukleose, Hantavirus-Infektion).
Immunologische Erkrankungen: die interstitiellen Veränderungen können ausgeprägter als die glomerulären sein (z. B. Lupus erythematodes, Polyarteriitis nodosa).
Idiopathisch.

Ursachen der chronischen interstitiellen Nephritis

Toxische und metabolische Ursachen: Analgetika, Lithium, Cisplatin, Blei, Cadmium, Hyperkalzämie.
Granulomatöse Ursachen: Sarkoidose, Tuberkulose, Arzneimittel.
Immunologische Ursachen: in Assoziation mit primärer Glomerulonephritis, Sjögren-Syndrom, Transplantatabstoßung, rheumatoider Arthritis.
Andere Ursachen: Refluxnephropathie, Zustand nach Harnabflußbehinderung, Myelom, Sichelzellanämie, Strahlenschäden, Balkan-Nephropathie, hereditär.

Ursachen der Papillennekrose

Analgetika-Nephropathie, Sichelzellanämie, Diabetes mellitus, Obstruktion mit Infektion, Tuberkulose, Kryoglobulinämie.

Epidemiologie

Die genaue Inzidenz der akuten interstitiellen Nephritis ist unbekannt.
Nierenbiopsie-Studien deuten darauf hin, daß diese Erkrankung in bis zu 8 % aller Fälle einem akuten Nierenversagen zugrunde liegt; die tatsächlichen Zahlen liegen sicherlich noch höher.
20 – 40 % der auf terminales Nierenversagen behandelten Patienten weisen eine interstitielle Nephritis auf.

Komplikationen

Akute interstitielle Nephritis

Die Hauptkomplikationen sind jene des akuten Nierenversagens.

Chronische interstitielle Nephritis

Die Hauptkomplikationen sind jene der chronischen Niereninsuffizienz.
Salzverlust, renale tubuläre Azidose, gelegentlich Debré-Toni-Fanconi-Syndrom.

Nicht mit dem Grad der Nierenfunktion korrelierende symptomatische Anämie: bei Analgetika-Nephropathie.

Pharmakotherapie

Bei Patienten, die mit den Anzeichen einer schweren Urämie zum Arzt kommen, kann vor der endgültigen diagnostischen Abklärung und Einleitung einer Therapie eine Stabilisierung durch notfallmäßige Dialyse erforderlich sein.

Akute interstitielle Nephritis

Arzneimittelinduziert: Absetzen des auslösenden Medikaments; Prednisolon, tgl. 40 mg, mit rasch ausschleichender Dosierung, kann die Wiederherstellung der normalen Nierenfunktion beschleunigen.
Infektions-assoziiert: Antibiotika-Therapie je nach Erreger; Steroide sind erst nach erfolgter Infektionstherapie angezeigt.
Idiopathische Erkrankung in Assoziation mit Uveitis: Steroidgabe wie bei der arzneimittelinduzierten Nephritis führt zu einer drastischen Verbesserung der renalen und okulären Läsionen.

Chronische interstitielle Nephritis

Toxininduziert: Absetzen der entsprechenden Noxen.
Refluxnephropathie: Harnwegsinfekte im Kindesalter müssen entschlossen durch geeignete Antibiotika behandelt werden; danach langfristige niedrigdosierte Chemoprophylaxe, bis der Reflux beseitigt oder das Nierenwachstum abgeschlossen ist.
Sarkoidose: langfristige Steroidtherapie bei minimaler zur Aufrechterhaltung einer stabilen Nierenfunktion erforderlichen Dosierung (Einzelheiten siehe Sarkoidose).
Tuberkulose: antituberkulotische Chemotherapie; gleichzeitige Gabe niedrigdosierter Steroide führt zu einer geringeren Vernarbung des Nierengewebes (Einzelheiten siehe Tuberkulose, extrapulmonale).
Myelom: Überweisung an Hämatologen oder Onkologen zur Einleitung einer geeigneten Therapie empfehlenswert; eine Hypovolämie ist zu vermeiden; Allopurinol zur Vermeidung einer akuten Uratnephropathie (Einzelheiten siehe Multiples Myelom).

Analgetika-Nephropathie

Absetzen der auslösenden Medikamente.
Bereitstellung psychologischer Unterstützung.
Überwachung und Behandlung wie folgt:
Hypertonie: Antihypertensiva (Diuretika häufig ungeeignet).
Salzverlust: langsame orale Substitution kann die glomeruläre Filtrationsrate verbessern.
Renale tubuläre Azidose: orales Natriumbikarbonat.
Nicht mit der Schwere des Krankheitsbildes korrelierende Anämie (gastrointestinaler Blutverlust): Misoprostol, Eisensubstitution.
Vorzeitige renale Osteodystrophie: Alfacalcidol und Kalziumkarbonat.
Häufige Harnwegsinfekte: längerfristige standardmäßige Behandlung der oberen Harnwegsinfektion.
Obstruktion durch abgestoßene nekrotische Papillenspitzen: Nephrostomie oder Doppel-J-Stent.
Erhöhte Inzidenz urothelialer Blasentumoren: regelmäßige zytologische Harnuntersuchung.
Beschleunigte renovaskuläre Arteriosklerose.

Behandlungsziele

Akute interstitielle Nephritis

Bei Bedarf Dialyse bis zur Wiederherstellung der normalen Nierenfunktion.

Chronische interstitielle Nephritis

Stabilisierung der Nierenfunktion.
Verlangsamung des Krankheitsfortschritts und Reduzierung der Komplikationsrate der chronischen Niereninsuffizienz.
Bei Bedarf Einleitung einer Nierenersatztherapie.

Prognose

Akute interstitielle Nephritis

Die normale Nierenfunktion kann bei vielen Patienten durch rasche Therapie wiederhergestellt werden.

Chronische interstitielle Nephritis

Durch Absetzen des auslösenden Toxins oder spezifische therapeutische Maßnahmen (wenn möglich) kann die Nierenfunktion in einigen Fällen stabilisiert oder verbessert werden.
Bei schwerer Funktionsstörung (Serumkreatinin $>300\,\mu mol/l$) ist ein progredienter Verlauf zur terminalen Niereninsuffizienz wahrscheinlich; auch bei der chronischen Glomerulonephritis korreliert der Schweregrad der interstitiellen Schädigung sehr eng mit dem Krankheitsfortschritt.

Nachsorge

Akute interstitielle Nephritis

Bei unvollständiger Wiederherstellung der Nierenfunktion ist eine langfristige Nachsorge angezeigt.

Chronische interstitielle Nephritis

Langfristige Nachsorge ist erforderlich.
Blutdrucksenkung verlangsamt den Krankheitsfortschritt.
Bei Salzverlusten (5–10 %) ist eine Substitution mit Natriumchlorid oder Natriumbikarbonat angezeigt.
Phosphatbinder (z. B. Kalziumkarbonat) beugen der Entwicklung eines sekundären Hyperparathyreoidismus vor; eine Hyperkalzämie ist zu vermeiden.
Vorbereitungen zur Nierenersatztherapie sollten rechtzeitig ergriffen werden.

Hinweise zu Ernährung / Lebensführung

Bei Patienten mit gewohnheitsmäßigem Analgetikaabusus kann sich psychologische Unterstützung und Beratung günstig auswirken.
Gesundheitsfördernde Maßnahmen am Arbeitsplatz haben zur Begrenzung der beruflichen Schwermetallbelastung beigetragen.
Patienten mit chronischer Niereninsuffizienz weisen eine beschleunigte Atherogenese auf; Aufgabe des Rauchens und Ernährung mit einem geringen Anteil gesättigter Fettsäuren sollte empfohlen werden.
Bei arzneimittelinduzierter interstitieller Nephritis ist jede weitere Einnahme des auslösenden Medikaments oder verwandter Substanzen zu unterlassen.

Literatur

1. Schlondorff D, Segerer S (1996) Die akute, medikamenteninduzierte tubulointerstitielle Nephritis. Internist 37 (11):1084–1091
2. Pommer W, Molzahn M (1996) Die Analgetikanephropathie. Internist 37 (11):1129–1136
3. Haas-Wohrle A, Felten H, Kuhn K (1996) Tubulointerstitielle Nierenbeteiligung bei Systemerkrankungen. Internist 37 (11):1111–1115
4. Kliem V, Lonnemann G, Brunkhorst R (1996) Durch Nephrotoxine verursachte tubulointerstitielle Nephropathien. Internist 37 (11):1116–1128

Symptome

Häufig Nierensteinleiden und/oder Hämaturie in der Anamnese.
Schwere intermittierende kolikartige Abdominalschmerzen, charakteristischer Flankenschmerz, eventuell in die Leiste ausstrahlend; keine Linderung durch Lageänderung.

Übelkeit, Erbrechen, Diaphorese, Harndrang, Dysurie.

Schüttelfrost und Fieber: bei kompliziertem Verlauf mit Obstruktion und Infektion.

Klinischer Befund

Extreme Unruhe, Diaphorese.

Hämaturie: typischerweise Mikro-, eventuell auch Makrohämaturie.

Häufiges Wasserlassen, Tachykardie.
Flankendruckschmerz auf der betroffenen Seite; möglicherweise leichter abdominaler Druckschmerz mit tiefer Palpation ohne peritonitische Zeichen.

Fieber: bei assoziierter Harnwegsinfektion.

Labor- und Apparate-Diagnostik

Akutdiagnostik

Abdomenleeraufnahme: dient im allgemeinen dem raschen Nachweis und der Abklärung der Größe kalziumhaltiger Steine (strahlenundurchlässig), liefert jedoch keine Daten für die Funktionsbeurteilung.

Intravenöse Pyelographie: ermöglicht eine in jeder Hinsicht exzellente Beurteilung der Steine und ist leicht verfügbar; Einsatz aufgrund der Belastung durch die erforderlichen intravenösen Kontrastmittelgabe jedoch eingeschränkt.

Ultraschalluntersuchung der Nieren: ebenfalls umfassende Steindarstellung; in der Mitte des Ureters lokalisierte Steine werden jedoch nicht erfaßt; außerdem erfordert das Verfahren einige Erfahrung.

Spiral-CT ohne Kontrastmittel: vermutlich das am besten geeignete bildgebende Verfahren; liefert umfangreiche Daten über alle Steintypen und Lokalisationen; diese Technik steht jedoch längst nicht überall zur Verfügung.

Sammeln und Filtrieren des gesamten Harns: zum Auffangen abgehender Steine.

Labordiagnostik: Elektrolyte, Kreatinin, großes Blutbild, Urinkultur.

Basisdiagnostik

Die folgenden Untersuchungen sind bei der Erstkonsultation eines Patienten mit unkomplizierten Nierensteinen indiziert.

Genaue Anamnese: zur Beurteilung von Allgemeinzustand, Lebensgewohnheiten und ernährungsbedingten Risikofaktoren.

Röntgendiffraktometrische kristallographische Untersuchung eines Steins, Brand-Probe zum Nachweis einer Cystinurie.

Bluttests: Bestimmung von Elektrolyten, Kalzium, Phosphor, Harnsäure, Kreatinin.

Komplettdiagnostik

Diese Untersuchungen sind bei rezidivierendem Nierensteinleiden oder Nierensteinen bei Niedrigrisikogruppen (z. B. weibliche Schwarze, Kinder) angezeigt. Die Komplettdiagnostik umfaßt neben der gesamten Basisdiagnostik die im folgenden aufgeführten Untersuchungen.
Mindestens 2maliges Sammeln des 24-Stunden-Urins zur Bestimmung der folgenden Parameter (optimale Werte in Klammer):
Volumen ($> 2-2{,}5$ l).
Kalzium (< 300 mg bei Männern, < 250 mg bei Frauen).
Oxalat (< 40 mg).
Harnsäure (< 800 mg bei Männern, < 750 mg bei Frauen).
Zitrat (> 320 mg).
Natrium (< 200 mval).
Phosphor (< 1100 mg).
pH-Wert ($> 5{,}5$ und $< 7{,}0$).
Falls noch nicht erfolgt, eventuell intravenöse Pyelographie zum Ausschluß einer Markschwammniere.

Differentialdiagnose

Eine vollständige differentialdiagnostische Abklärung der Abdominalschmerzen ist immer erforderlich.
Pyelonephritis.
Salpingitis.
Appendizitis.
Divertikulitis.
Extrauteringravidität.
Stieldrehung einer Ovarialzyste.

Ätiologie

Nach der vorherrschenden Steinkomponente lassen sich 4 Haupttypen von Nierensteinen unterscheiden, deren Prävalenz und typische Ursachen im folgenden beschrieben sind.
Kalziumsteine: Prävalenz 70–80 %; typische Ursachen sind Hyperkaliurie, Hyperurikosurie, Hyperoxalurie, geringes Harnvolumen, idiopathisch.
Harnsäuresteine: Prävalenz 2–5 %, typische Ursachen sind Hyperurikosurie, Hyperurikämie, niedriger Harn-pH-Wert, geringes Harnvolumen.
Cystinsteine: Prävalenz 1–2 %; typische Ursache ist ein angeborener Defekt des tubulären Aminosäuretransports.
Struvitsteine: Prävalenz 7–20 %; typische Ursache ist eine Harnwegsinfektion durch ureasebildende Keime (Ausgußsteine).

Epidemiologie

Den meisten Schätzungen zufolge liegt die Prävalenz der Nephrolithiasis bei 3–5 %.
Nephrolithiasis tritt bei Männern 2–3mal häufiger auf als bei Frauen.
Nierensteine werden bei Weißen 3–4mal häufiger diagnostiziert als bei Schwarzen.
Nierensteine treten typischerweise bei Männern zwischen dem 20. und 50. Lj. auf.

Komplikationen

Chronische Niereninsuffizienz, Pyelonephritis, perinephritischer Abszeß, Urosepsis.

Akutes Nierenversagen: durch unilaterale Obstruktion bei nur noch einer funktionsfähigen Niere oder bilaterale obstruierende Nierensteine.

Rezidivierende Steinbildung, Vernarbungen der Ureteren.

Pharmakotherapie

Akute Steinkolik

Antibiotische Abdeckung: bei > 5 Leukozyten/Gesichtsfeld im Sediment.
Schmerzmedikation mit Opiaten.
Stationäre Aufnahme und Einleitung einer i.v. Antibiotikatherapie: bei Gefahr einer obstruktiven Pyelonephritis.

Steinprophylaxe

Die im folgenden aufgeführten Maßnahmen können in Abhängigkeit von den Ergebnissen der Steinanalyse und der Untersuchung des 24-Stunden-Urins eingeleitet werden.

Kalziumsteine: Idiopathische Hyperkalzurie: Hydrochlorothiazid, tgl. 25 mg; Kaliumzitrat: 2mal tgl. 25 - 30 mval.
Hyperurikosurie: Allopurinol, 2mal tgl. 100 mg.
Hyperoxalurie: Kalziumkarbonat, 3mal tgl. 1 g nach den Mahlzeiten.
Hypozitraturie: Kaliumzitrat 2mal tgl. 25 - 30 mval.

Harnsäuresteine: Natriumbikarbonat, 4mal tgl. 650 mg (um den Harn-pH-Wert bei > 7,0 zu halten); Allopurinol, 2mal tgl. 100 mg.

Struvitsteine: antibiotische Langzeitprophylaxe (Trimethoprim/Sulfamethoxazol) erwägen.

Cystinsteine: Natriumbikarbonat, 4mal tgl. 650 mg; entschlossene Flüssigkeitszufuhr (*siehe* Hinweise zu Ernährung / Lebensführung).

Nichtpharmakotherapie

Abwartende Behandlung durch verstärkte Flüssigkeitszufuhr, 2,5 - 3 l/Tag (Trinken nach jeder Blasenentleerung).
Die Therapie hängt von der Steingröße ab:
< 6 mm: spontaner Abgang in 90 - 95 % der Fälle (80 % innerhalb von 4 Wochen).
6 - 10 mm: geringere Wahrscheinlichkeit der Steinpassage, Urologen hinzuziehen.
≥ 10 mm: urologische Intervention.
Bei eingeklemmten obstruierenden oder großen Steinen (≥ 0,6 cm):
Zystoskopische Steinextraktion bei Lokalisation im distalen Ureter.
Extrakorporale Stoßwellenlithotripsie (ESWL), perkutane Nephrolithotomie, endoskopische urologische Verfahren oder ein offener chirurgischer Eingriff sind bei Lokalisation im proximalen Ureter oder Nierenbecken in Erwägung zu ziehen.
Eine stationäre Aufnahme ist bei einer Steingröße von < 6 mm in der Regel nicht erforderlich.

Behandlungsziele

Erhalt der uneingeschränkten Nierenfunktion.
Verminderung oder Vermeidung rezidivierender Steinbildung.

Prognose

Rezidivierende Nierensteine können zur chronischen Niereninsuffizienz führen, die Entwicklung einer terminalen Niereninsuffizienz ist jedoch selten.
Rezidivierende Struvitsteine sind mit der höchsten Rate einer progredienten Nierenschädigung (28 % über 7 Jahre) assoziiert.
Die Einführung der ESWL führte zu einer dramatischen Senkung der mit Nierensteinen assoziierten Morbidität.

Nachsorge

In der akuten Phase der Steinpassage sollte der Patient täglich bis wöchentlich zur Überwachung des Steinabgangs einbestellt werden.
Bei Steineinklemmung über 4 Wochen ist mit hoher Wahrscheinlichkeit eine chirurgische Intervention erforderlich.
Die differenziertere Beurteilung der Nierensteinerkrankung wird in der Regel 1 Monat nach der Steinpassage in die Wege geleitet.
Nach dem Steinabgang sollte eine 2jährige Behandlung mit regelmäßigen Kontrollen geplant werden.

Hinweise zu Ernährung / Lebensführung

Erhöhte Flüssigkeitszufuhr: tgl. etwa 3 l Wasser, gleichmäßig über 24 Stunden verteilt.
Vermeidung von Dehydratation und natürlichen Diuretika wie Kaffee oder Tee.
Vermeidung salz- und/oder proteinreicher Speisen; beides kann zu verstärkter Kalzium- und Harnsäureausscheidung und verminderter Zitratausscheidung führen.
Ernährungsempfehlungen sind je nach Steinzusammensetzung unterschiedlich; allgemeine Richtlinien sind:
Oxalatarme Ernährung bei Hyperoxalurie.
Eventuell Reduzierung purinhaltiger Nahrungsmittel bei Hyperurikosämie.
Cystinsteine erfordern aufgrund des anzustrebenden Harnvolumens von 3 - 3,5 l/Tag eine sehr rigorose Flüssigkeitszufuhr; die Harnausscheidung sollte nachts genau so hoch wie tagsüber und die Cystinkonzentration unter 250 mg/l Urin gehalten werden.

Literatur

1. Rickerts V, Kober A, Stille W (1997) Kristallurie und Nephrolithiasis bei Therapie mit dem Protease-inhibitor Indinavir. Dtsch Med Wochenschr 122 (24):803
2. Hess B, Ackermann D (1997) Nephrolithiasis – Sinnvolle ätiologische Abklärungen. Schweiz Rundsch Med Prax 86 (13):529 – 532
3. Ganter K, Winter P, Brockhaus S, Hesse A (1996) Alkalisierung des Harns zur Metaphylaxe bei Kalziumoxalatsteinen: K-Zitrat vs. Na-K-Zitrat. Der Urologe B 36 (6):461 – 465
4. Flohr P, Hautmann R, Wilbert D (1997) ESWL-Zentren und Harnsteinabklärung. Umfrageergebnisse an 150 ESWL-Standorten. Urologe A 36 (3):222 – 225
5. Chaussy C, Wilbert DM (1997) Extrakorporale Stoßwellenlithotripsie heute – eine Standortbestimmung. Urologe A 36 (3):194 – 199

Symptome

Symptome einer Hypertonie.

Symptome einer assoziierten koronaren, zerebralen und peripheren Gefäßerkrankung: bei arteriosklerotischen Veränderungen.

Akute Dyspnoe: bei plötzlich auftretendem Lungenödem.

Klinischer Befund

Hypertonie: typischerweise schwer, erfordert Behandlung durch 2–3 Antihypertensiva.

Paraumbilikales Strömungsgeräusch.

Femoralisgeräusch und fehlende Beinpulse: bei arteriosklerotischen Veränderungen.

Labor- und Apparate-Diagnostik

Plasmakreatininbestimmung.

Bestimmung der Eiweißausscheidung im 24-Stunden-Urin: bei Nierenarterienstenose Proteinurie im nicht nephrotischen, gelegentlich im nephrotischen Bereich (bis zu 3,5 g pro Tag oder darüber).

Plasmareninaktivität: erhöhte Werte (> 10 ng/ml/Std.) bei Patienten mit normaler Natriumbilanz sind Hinweis auf Nierenarterienstenose.

Nierensonographie: Bestimmung der Nierengröße (bei Nierenlänge < 8 cm ist eine Revaskularisation in der Regel nicht erfolgversprechend); mit Nierenarterienstenose übereinstimmende asymmetrische Nierenvergrößerung.

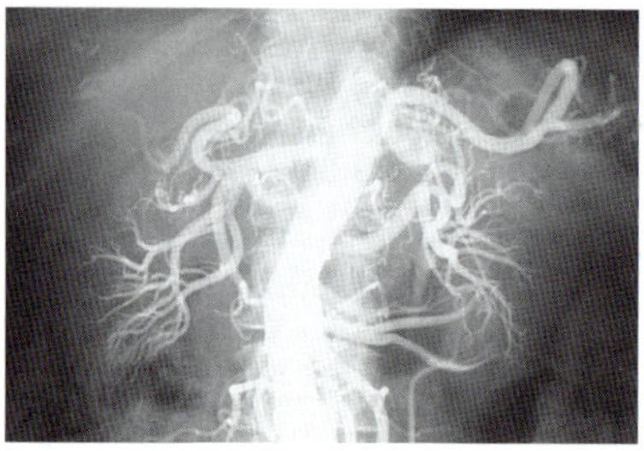

Angiographischer Befund mit ausgedehnten arteriosklerotischen Veränderungen bei renovaskulärer Erkrankung.

Nierenszintigraphie: durch Vergleich von Szintigrammen vor und nach Captoprilgabe kann die Sensitivität und Spezifität dieser Methode gesteigert werden.

Nierenangiographie: bei chronischer Niereninsuffizienz und schwerer Aortensklerose nur von begrenztem Wert.

Außerdem kommen die bei anderen arteriosklerotischen Veränderungen angezeigten Untersuchungsmethoden in Frage.

Magnetresonanz-Angiographie: keine nephrotoxischen Kontrastmittel erforderlich; kostenintensiv.

Spiral-CT: kann Angiographie und Magnetresonanz-Angiographie ersetzen

Differentialdiagnose

Hypertonie anderer Genese.
Niereninsuffizienz anderer Genese.
Linksventrikuläre Funktionsstörung.

Ätiologie

Fibromuskuläre Veränderungen: mediale Muskelhyperplasie.
Arteriosklerotische Veränderungen: die üblichen Ursachen der Arteriosklerose.
Vaskulitis der großen Gefäße, z. B. Takayasu-Krankheit.

Epidemiologie

Fibromuskuläre Veränderungen sind selten (gehäuft bei jüngeren Frauen).
Arteriosklerotische Veränderungen sind bei 30 % der Patienten mit pathologischem Koronarangiogramm und bei 42 % der Patienten mit pathologischem peripherem Angiogramm vorhanden.

Komplikationen

Maligne Hypertonie.
Chronische Niereninsuffizienz.

Terminale Niereninsuffizienz: in einigen Fällen kann durch Diagnose und Behandlung der Nierenarterienstenose eine langfristige Dialyse umgangen werden.

Pharmakotherapie

Hypertoniebehandlung mit den üblichen Antihypertensiva (*Einzelheiten siehe* Hypertonie), außer in folgenden Fällen:
Fibromuskuläre Dysplasie oder bilaterale Nierenarterienstenose: keine ACE-Hemmer, da diese bei bestehender Nierenarterienstenose die Nierenfunktion beeinträchtigen können.
Arteriosklerotische Veränderungen: keine Betablocker, da in den meisten Fällen eine periphere Gefäßerkrankung vorliegt; ACE-Hemmer können die Nierenfunktion beeinträchtigen.

Angiographische Therapie

Die jüngsten Erfahrungen mit Angioplastie unter Einsatz von Stents sind vielversprechend, insbesondere in komplizierten Fällen.
Das mit diesem Verfahren assoziierte Risiko einer atheromatösen Embolie ist bei Vorliegen einer Atherosklerose beträchtlich.
Hinweis: der Einsatz von Stents ermöglicht sogar eine angioplastische Therapie von Stenosen im Bereich der Mündungsstellen.

Chirurgische Therapie

Nach wie vor Goldstandard bei Patienten mit klar definierter renovaskulärer Hypertonie und/oder renovaskulär bedingter Niereninsuffizienz, bei denen eine Rekonstruktion möglich erscheint.

Behandlungsziele

Blutdruckkontrolle.
Aufrechterhaltung der Nierenfunktion.
Prävention eines plötzlich auftretenden Lungenödems.

Prognose

Die 5-Jahres-Überlebensrate beträgt bei fibromuskulären Veränderungen 92 %, bei arteriosklerotischen Veränderungen 67 %; der wichtigste prognostische Faktor ist das Alter.
Rezidive sind möglich, insbesondere nach Angioplastie.

Nachsorge

Blutdruck- und Plasmakreatininbestimmung sowie bildgebende Untersuchungsverfahren sollten wiederholt werden; bei Verdacht auf erneute Stenosierung ist eine Angiographie angezeigt.

Hinweise zu Ernährung/ Lebensführung

Empfehlenswert sind die zur Vermeidung arteriosklerotischer Veränderungen üblichen Maßnahmen wie Nikotinabstinenz, Gewichtsreduktion und Senkung der Blutfettwerte.

Literatur

1. Schoenberg SO, Knopp MV, Bock M, Kallinowski F, Just A, Essig M, Hawighorst H, Zuna I, Schad L, Allenberg JR, van Kaick G (1997) Einstufung hämodynamischer Veränderungen bei Nierenarterienstenosen mittels MR-Cine-Phasenkontrastflussmessungen. Radiologe 37 (8):651–662
2. Braunschweig M (1997) Doppler-Sonographie zur Abklärung der Nierenarterienstenose: Methoden, Kriterien, Stellenwert. Ther Umsch 54 (1):13–17
3. Sperschneider H, Stein G (1996) Update Nephrologie – Teil III. Nierenarterienstenose – Rationelle Diagnostik. Med Klin 91 (8):517–520

Definition

Eine irreversible Nierenschädigung wird häufig durch chronisch erhöhte Harnstoff-(Blut-Harnstoff-Stickstoff [BUN]) und Kreatininkonzentrationen entdeckt; in vielen Fällen entwickelt sich eine terminale Niereninsuffizienz.

Volle Kompensation: glomeruläre Filtrationsrate (GFR) < 90 ml/Min., Kreatinin < 1,5 mg/dl.

Kompensierte Retention: GFR < 60 ml/Min., Kreatinin > 1,5 mg/dl.

Dekompensierte Retention: GFR < 10 ml/Min., Kreatinin > 5 mg/dl.

Terminale Niereninsuffizienz: GFR < 5 ml/Min., Kreatinin >10 mg/dl.

Symptome

Verschlechterung des Allgemeinzustands, Müdigkeit, verminderte Leistungsfähigkeit, Belastungsdyspnoe.
Pruritus, Krankheitsgefühl, Appetitverlust, Schlafstörungen.

Benommenheit, Muskelzuckungen, nachlassende intellektuelle Fähigkeiten, Diarrhö: später Krampfanfälle und Koma.

Symptome der Grundkrankheit.

Klinischer Befund

Anämie.
Hypertonie.
Blässe und Hautpigmentierung.
Pruritus, Kratzspuren, Hämatombildung.

Augenrötung: hoher Kalzium-Phosphor-Quotient, Urämie.

Ödembildung.

Polyneuropathie: betroffen sind häufig die sensiblen Nerven, motorische Nerven nur bei schwerer Urämie.

Proximale Myopathie: schwere Knochenstoffwechselstörung, Nährstoffmangel.

Kussmaul-Atmung: bei schwerer Azidose.

Perikarditis: kann bei schwerer Niereninsuffizienz zur Herzbeuteltamponade führen.

Labor- und Apparate-Diagnostik

Bestimmung von Serumelektrolyten, Harnstoff (BUN), Kreatinin, Kreatinin-Clearance, Eiweiß im 24-Stunden-Urin, Kalzium und Phosphat.

Abdomenleeraufnahme: zur Erfassung von Nephrolithiasis und Nephrokalzinose.

Ultraschalluntersuchung der Nieren: zur Beurteilung der Nierengröße und Ausschluß eines Obstruktion.

Nierenbiopsie: zur Erfassung spezifischer Veränderungen der Grunderkrankung; kontraindiziert bei Nierenschrumpfung oder im Spätstadium der chronischen Niereninsuffizienz.

Immunelektrophorese, Untersuchung auf Bence-Jones-Proteinurie: zur Diagnose eines multiplen Myeloms bei älteren Patienten.

Darstellung der Nierenarterie: Spiral-CT oder Magnetresonanz-Angiographie bei Verdacht auf Nierenarterienstenose.

Differentialdiagnose

Akutes Nierenversagen: kurze Anamnese, auf Grunderkrankung hinweisender Untersuchungsbefund, normale Hämoglobinwerte, kein Hinweis auf renale Osteodystrophie, normale oder vergrößerte Nieren.

Ätiologie

Abhängig vom Lebensalter können verschiedene Ursachen in Frage kommen:
Chronische Glomerulonephritis (20 – 30 % der Fälle).
Diabetes mellitus (20 – 30 %).
Hypertonie (20 – 30 %).
Chronische interstitielle Nephritis (10 – 20 %).
Autosomal-dominante Zystenniere (10 %).
Nierengefäßerkrankung (~ 10 %).
Arzneimittel (2,5 %).
Familiär gehäufte hereditäre Nephritis.
Im höheren Lebensalter: multiples Myelom, arteriosklerotische Nierenarterienstenose, Obstruktion und Amyloidose.
Im Kindesalter: kongenitales Fehlen, Dysplasie oder Obstruktion der hinteren Urethraklappen, familiäre juvenile Nephronophthise (Zystenniere).
Familien- oder Eigenanamnese der Nierenerkrankungen (z. B. Harnwegsinfekte im Kindesalter).

Epidemiologie

Die jährliche Inzidenz der chronischen Niereninsuffizienz mit progredientem Verlauf und Entwicklung einer terminalen Nierenerkrankung liegt je nach ethnischer Zugehörigkeit und geographischer Lage bei 100 – 500 : 1 Million.

Komplikationen

Anämie.
Renale Osteodystrophie.
Hypertonie.
Blutung (Thrombozytenfunktionsstörung).
Polyneuropathie.
Perikarditis.

Akute oder chronische Niereninsuffizienz: kompliziert durch Hypovolämie, Hypertonie, Infektion, toxische Substanzen, übermäßige Blutdrucksenkung.

Beschleunigte Arteriosklerose: erhöhtes Risiko für Apoplex, Myokardinfarkt und periphere Gefäßerkrankung.

Progredienter Verlauf

Die chronische Niereninsuffizienz entwickelt sich häufig zur terminalen Niereninsuffizienz, ein langsamer Verlauf ist jedoch möglich, und die (eingeschränkte) Nierenfunktion kann in einigen Fällen über mehrere Jahre hinweg stabil bleiben.
Besonders aussagekräftig für die Verlaufsbeurteilung ist die Bestimmung der Serum-Kreatininkonzentration (Serumkreatinin ist mit Muskelmasse und Nierenfunktion assoziiert).
Die Serum-Kreatininkonzentration steigt bei Verschlechterung der Nierenfunktion exponentiell an.
Ein leichter Anstieg der Serum-Kreatininkonzentration kann einen schwerwiegenden frühzeitigen Funktionsverlust signalisieren.
Die Darstellung der reziproken Serum-Kreatininwerte als Funktion der Zeit ist ein hilfreicher Indikator für die Verlaufsbeurteilung.

Pharmakotherapie

Spezifische Behandlung der Grunderkrankung.
Vermeidung nephrotoxischer Arzneimittel und NSAR, bei anderen Arzneimitteln Dosisanpassung je nach Grad der Niereninsuffizienz.
ACE-Hemmer zur Blutdrucksenkung, insbesondere auch bei Diabetikern; anzustreben ist ein diastolischer Blutdruck von < 90 mmHg. Zurückhaltung bei Verdacht auf Nierenarterienstenose oder bei chronisch erhöhten Kreatininwerten von > 3,0 mg/dl.
Eventuell Erythropoetin zur Behandlung der Anämie und Verbesserung des Allgemeinbefindens.
Verlangsamung des Krankheitsfortschritts zur terminalen Niereninsuffizienz durch einige oder alle der folgenden Maßnahmen:
Entschlossene Senkung der systemischen Hypertonie (120-130/70-80 mmHg).
Senkung des intraglomerulären Kapillardrucks durch ACE-Hemmer oder Kalziumkanalblocker.
Eiweißarme Ernährung (in einigen Fällen).
Behandlung der Risikofaktoren für beschleunigte Arteriosklerose.

Nichtpharmakotherapie

Hämodialyse oder Peritonealdialyse können zur Behandlung der Urämie eingesetzt werden; die Prognose hängt vom Alter, der zugrundeliegenden Nierenerkrankung und der Angemessenheit der Behandlung ab.
Die Transplantation bietet die beste Langzeitprognose und Lebensqualität; es sollte alles unternommen werden, um bei potentiellen Kandidaten für eine Transplantation frühzeitig eine entsprechende Indikation zu stellen.

Behandlungsziele

Verlangsamung des Krankheitsfortschritts, Hinauszögerung der terminalen Niereninsuffizienz.
Vermeidung einer renalen Osteodystrophie.
Blutdrucksenkung.
Vermeidung einer akuten oder chronischen Niereninsuffizienz (z. B. durch Behandlung von Harnwegsinfektionen und Korrektur einer Obstruktion).

Prognose

Frühzeitige Dialyse oder Transplantation wirkt lebensverlängernd.
Begleitkrankheiten im Rahmen einer Multiorganerkrankung können die Lebenserwartung senken.

Nachsorge

Nach der Diagnosestellung muß der Krankheitsfortschritt in regelmäßigen Abständen anhand der folgenden Parameter festgehalten werden:
Gewicht (Ernährungs- und Hydrationszustand).
Blutdruck (Blutdrucksenkung kann den Krankheitsfortschritt verlangsamen).
Harnstoff-Stickstoff (kann sich durch erhöhten Katabolismus oder Proteinaufnahme verändern).
Kreatinin.
Hämoglobin.
Serumkalzium (iatrogene Hyperkalzämie ist aufgrund der Nephrotoxizität von Kalzium zu vermeiden).
Serumphosphat.
Alkalische Phosphatase im Serum.
Albumin (insbesondere zu Beurteilung der Ernährung).

Hinweise zu Ernährung / Lebensführung

Empfehlenswert ist eine hochkalorische Ernährung mit Kaliumrestriktion und Begrenzung der Proteinaufnahme auf tgl. 0,5-0,75 g/kg KG; in späteren Stadien kann die Begrenzung der Proteinaufnahme Symptome wie Übelkeit, Erbrechen und Appetitlosigkeit vermindern.
Die Phosphataufnahme sollte ebenfalls eingeschränkt und die Resorption durch Phosphatbinder (Kalziumkarbonat ist Aluminiumhydroxid vorzuziehen) verringert werden.
In einigen Fällen kann eine Vitamin-D-Substitution durch heute übliche synthetische Präparate erforderlich sein.

Literatur

1. Stein G, Sperschneider H, Funfstuck R, Haufe C (1996) Update Nephrologie – Teil II. Ursachen und Möglichkeiten der Beeinflussung der Progredienz einer chronischen Niereninsuffizienz. MedKlin 91 Suppl 1:159-165
2. Niechzial M, Hampel E, Grobe T, Nagel E, Dorning H, Raspe H (1997) Determinanten der Lebensqualität bei chronischer Niereninsuffizienz. Soz Präventivmed 42 (3):162-174
3. Michalk DV (1997) Chronische Niereninsuffizienz im Kindesalter. Z Ärztl Fortbild Qualitätssich 91 (3):227-232
4. Urban B (1996) Therapie des Patienten mit chronischer Niereninsuffizienz. Eine Studie aus der Praxis einer ambulanten Zentrumsdialyse. Fortschr Med 114 (29):380

Symptome

Das klinische Bild wird in der Regel durch die Symptome der Grunderkrankung beherrscht.

Übelkeit, Erbrechen, Pruritus, Krankheitsgefühl, Lethargie, Myoklonien: bei verspätet gestellter Diagnose Entwicklung der Symptome einer Urämie.

Krampfanfälle und Koma: in schweren Fällen.

Klinischer Befund

Oligurie: tägliche Harnmenge < 500 ml; klassischer, jedoch nicht in jedem Fall vorhandener Befund.
Ödem.
Perikardreiben.
Asterixis.
Myoklonien.
Jugularvenenstauung.
Galopprhythmus.

Labor- und Apparate-Diagnostik

Priorität haben Erkennung und Dokumentation der potentiell lebensbedrohlichen Komplikationen, Ausschluß prä- oder postrenaler Faktoren, Diagnose einer primären Nierenerkrankung, Unterscheidung zwischen akuter und chronischer Niereninsuffizienz sowie Überwachung der Therapie.

Bestimmung der Elektrolytwerte und chemischen Parameter im Blut: zum Nachweis von Hyperkaliämie, Azidose, Hyponatriämie, Hyperphosphatämie, Hypo-/Hyperkalzämie, Grad der chemischen Urämie.

Überwachung des zentralen Venendrucks, Messung des Wedge-Drucks: bei Verdacht auf Vorliegen prärenaler Faktoren unter Verwendung eines Swan-Ganz-Katheters.

Thoraxröntgen: zum Nachweis einer Hypervolämie.

EKG, Echokardiographie: zum Ausschluß prärenaler Faktoren oder perikardialer Veränderungen, Hyperkaliämie.

Ultraschalluntersuchung, Abdomenleeraufnahme: zum Ausschluß postrenaler Faktoren.

Urin-Natriumkonzentration und -Osmolalität: zur Erfassung einer prärenalen akuten Niereninsuffizienz.

Urinstatus: Proteinurie, dysmorphe Erythrozyten, Erythrozytenzylinder, weitere Manifestationen einer primären Nierenerkrankung.

Serologie: zum Nachweis einer Glomerulonephritis und Vaskulitis (antinukleärer Antikörper, Komplement, antineutrophiler zytoplasmatischer Antikörper (ANCA), antiglomerulärer Basalmembranantikörper.

Bestimmung von Kreatinkinase und Hydroxybutyratdehydrogenase: zum Nachweis von Rhabdomyolyse und Hämolyse.

Blutausstrich: zum Nachweis von Schistozyten und Bestimmung der Thrombozytenzahl, zur Erfassung einer mikroangiopathischen hämolytischen Anämie.

Blutkulturen: zur Erfassung einer Sepsis.

Gerinnungstests, Fibrinogen- und Fibrinspaltproduktanalyse: zum Nachweis einer disseminierten intravasalen Gerinnung.

Leberfunktionsproben: zur Diagnose eines hepatorenalen Syndroms.

Nierenbiopsie: eventuell bei Verdacht auf akutes Nierenversagen aufgrund einer primären Nierenerkrankung, die eine spezifische Therapie erfordern kann.

Ultraschalluntersuchung, Bestimmung der alkalischen Phosphatase, Skelettröntgen: zur Bestimmung der Nierengröße, zum Nachweis einer metabolischen Knochenerkrankung sowie einer Anämie, zur Unterscheidung zwischen chronischer und akuter Niereninsuffizienz.

Immun- und Eiweißelektrophorese: zum Nachweis eines multiplen Myeloms bei älteren Patienten.

Differentialdiagnose

Prärenal: unzureichende Durchblutung einer gesunden Niere.
Primäre Nierenerkrankung: z. B. akute oder rapid progressive Glomerulonephritis.
Postrenal: Harnabflußbehinderung bei normaler Nierenfunktion.

Ätiologie

Die Ätiologie ist häufig komplex und durch mehrere Mechanismen charakterisiert. Mögliche Ursachen sind im folgenden aufgeführt.

Prärenal

Schock (Hypovolämie, vermindertes Herzzeitvolumen, verminderter peripherer Widerstand, Sepsis, Anaphylaxie).
Hepatorenales Syndrom.
ACE-Hemmer.

Renal

Akute Tubulusnekrose (die häufigste Ursache eines im Krankenhaus erworbenen Nierenversagens): Ischämie, Toxine (z. B. Aminoglykoside, Paracetamol, Hyperkalzämie).
Akute Glomerulonephritis.
Akute interstitielle Nephritis: z. B. durch NSAR, Antibiotika (Sulfonamide, Penicilline).
Infektion (Leptospirose, Legionärskrankheit).
Thrombotische Mikroangiopathien: z. B. hämolytisch-urämisches Syndrom, thrombotische thrombozytopenische Purpura, assoziierte Erkrankungen (z. B. Nierenkrise im Rahmen einer Sklerodermie, maligne Hypertonie, Präeklampsie, akute Schwangerschaftsfettleber, postpartales akutes Nierenversagen).
Vaskuläre Ereignisse: Nierenvenenthrombose, Nierenarterienembolie oder -thrombose, Aortendissektion, Cholesterinembolie.
Pigmentnephropathie: Rhabdomyolyse, intravasale Hämolyse.
Multiples Myelom: Leichtketten-Nephropathie.
Infektion: bilaterale Pyelonephritis.

Postrenal

Intrarenale Obstruktion: Urat, Arzneimittel, Hämoglobin, Myoglobin, Leichtketten.
Extrarenale Obstruktion: Steine, Tumoren, Blutgerinnsel, Blasenausgangsobstruktion, Retroperitonealfibrose.

Epidemiologie

Bei ~ 50 von 1 Mio. Menschen entwickelt sich jährlich ein dialysepflichtiges akutes Nierenversagen.
Das akute Nierenversagen entwickelt sich meist im Rahmen anderer akuter Erkrankungen.

Komplikationen

Sepsis, ARDS (nichtkardiogenes Lungenödem): meist in Verbindung mit akutem Multiorganversagen.

Gastrointestinale Blutung: durch gastrisches Streßulkus verursacht.

Blutung: urämiebedingte Funktionsstörung des Thrombozytenendothels und Sepsis führen zu einer hämorrhagischen Diathese.

Opportunistische Infektionen, schlechte Wundheilung, Muskelatrophie: durch Urämie- und Infektions-assoziierten Hyperkatabolismus.

Hypertonie: häufig mit Hypervolämie, gelegentlich mit primärer Nierenerkrankung assoziiert.

Hypotonie: häufig mit Sepsis, gelegentlich mit okkulter myokardialer Ischämie assoziiert.

Hyperkaliämie: insbesondere bei Vorliegen von Azidose und Gewebezerfall.

Pharmakotherapie

Bei akuter Tubulusnekrose

Diuretika erst nach Wiederherstellung von Isovolämie und maximalem Herzzeitvolumen: Schleifendiuretika in steigender Dosierung (Bumetanid, 2–5 mg i.v. alle 4–6 Std., je nach Harnausscheidungsrate) und Dopamin (2,5–5 µg/kg KG/Min.) können die Harnausscheidung wiederherstellen; kontraindiziert bei Obstruktion, vor Korrektur einer Hypovolämie oder bei erhöhtem Risiko von Herzrhythmusstörungen.

Bei fokal-nekrotisierender und rapid progressiver Glomerulonephritis

Steroide, Cyclophosphamid, eventuell Plasmapherese, nach Möglichkeit nur nach bioptischer Bestätigung der Diagnose.

Bei akuter interstitieller Nephritis

Absetzen verursachender Arzneimittel, eventuell Steroidtherapie.

Bei Infektion

Hochdosierte Langzeittherapie mit geeigneten Antibiotika (über mindestens 4–6 Wochen).

Bei hämolytisch-urämischem Syndrom und thrombotischer thrombozytopenischer Purpura

Plasmapherese mit FFP (*Einzelheiten siehe* Hämolytisch-urämisches Syndrom).

Bei Pigmentnephropathie, Myelomniere

Forcierte alkalische Diurese: 0,9%ige Kochsalzlösung, 500 ml, im Wechsel mit 1,26%iger Natriumbikarbonatlösung, 500 ml, alle 4 Std.; Bumetamid, 1–5 mg i.v. alle 8 Std, um die Harnausscheidungsrate bei $\geq$ 100 ml/Std. zu halten; kontraindiziert bei nicht auf Volumenersatz und Diuretikagabe ansprechender Oligurie.

Nichtpharmakotherapie

Optimierung des vaskulären und extrazellulären Flüssigkeitsvolumens.
Maximierung der Durchblutung vitaler Organe und Beseitigung einer Harnabflußbehinderung.
Kontrolle von Azidose und Hyperkaliämie.
Ausreichende enterale Nährstoffzufuhr, bei Bedarf totale parenterale Ernährung; zuvor Flüssigkeitsbilanzierung.
Verbesserung der hämatologischen Situation: der Hämoglobinwert sollte bei ~ 10 g/dl gehalten, Albumin kann zur Stützung des intravasalen onkotischen Druckes in Erwägung gezogen werden.
H_2-Antagonisten können zur Vermeidung eines streßbedingten Magengeschwürs gegeben werden.

Nierenersatztherapie (Dialyse oder Hämofiltration)

Eine zwingende Indikation zur sofortigen Nierenersatztherapie besteht bei gemeinsamem Auftreten von Hypervolämie und dekompensierter Herzinsuffizienz, Hyperkaliämie, schwerer Azidose oder symptomatischer Urämie bei Patienten mit Oligurie.
In ausgewählten Fällen kann sie zur Unterstützung bei akutem Multiorganversagen, Nährstoffzufuhr und notwendiger Flüssigkeitssubstitution im Rahmen eines mäßigen oder schweren Nierenversagens bei Patienten eingesetzt werden, bei denen eine Diuretikatherapie allein nicht ausreicht.
Urämische Blutung: eventuell Vasopressin i.v. (0,3–0,6 mg/kg KG) als Einzeldosis, danach konjugierte Östrogene (tgl. 0,6 mg/kg KG) über 5 Tage.

Behandlungsziele

Verhinderung einer akuten Tubulusnekrose.
Behandlung einer Obstruktion und Vermeidung eines progredienten Nierenschadens.
Diagnose und Behandlung einer primären Nierenerkrankung.
Nierenersatztherapie.

Prognose

Bei der akuten Tubulusnekrose hängt die Überlebenszeit im wesentlichen von der Anzahl der zusätzlich von Organversagen betroffenen Organe ab.
Bei akuter Tubulusnekrose kommt es in vielen Fällen zur nahezu vollständigen Wiederherstellung der Nierenfunktion ohne Entwicklung einer chronischen Nierenerkrankung.
In einigen Fällen kann ein partieller Behandlungserfolg erzielt werden, die Nierenfunktion bleibt über einige Monate oder Jahre konstant, später entwickelt sich jedoch eine Hypertonie und progredient verlaufende chronische Niereninsuffizienz.

Nachsorge

Eine langfristige Nachsorge empfiehlt sich bei persistierender Hypertonie, eingeschränkter Nierenfunktion, Hämaturie oder Proteinurie.

Hinweise zu Ernährung / Lebensführung

Das akute Nierenversagen ist ein medizinischer Notfall und tritt in der Regel im Krankenhaus auf; empfehlenswert ist eine Ernährungsumstellung, die ausreichend Energie bei minimaler Akkumulation von Toxinen gewährleistet (tgl. 40–60 g Protein, 40–60 mval Natrium, 40–60 mval Kalium).
Während der unterstützenden Erhaltungstherapie beim akuten Nierenversagen ist eine rigorosere Zufuhr von Protein (tgl. > 1,0 g/kg KG) und Kalorien (tgl. > 25 kcal/kg KG) mit entsprechender Flüssigkeitsbilanzierung empfehlenswert.
Das akute Nierenversagen tritt nicht allein, sondern in der Regel im Rahmen einer anderen akuten Erkrankung auf.

Literatur

1. Grunenfelder J, von Segesser LK, Huynh DU, Binswanger U, Turina MI (1997) Ist die Hämofiltration nach akutem Nierenversagen bei Herz-Gefäß-chirurgischen Patienten im hohen Alter gerechtfertigt? Schweiz Med Wochenschr 127 (3):53–59
2. Harendza S, Helmchen U, Stahl RA (1997) Akutes Nierenversagen. Isolierte Manifestation einer Systemerkrankung. Internist 38 (6):606–609
3. Muhlbauer B (1996) Die therapeutische Wirksamkeit von Dopamin beim akuten Nierenversagen. Anaesthesist 45 (7):657–669
4. Nitschke M, Fink K, Pawlow Handt S, Leeker A, Rob PM, Steinhoff J (1997) Akutes Nierenversagen bei IgM-Plasmozytom mit Hyperviskositäts-Syndrom. Dtsch Med Wochenschr 122 (40):1213–1216

Symptome und klinischer Befund

Tägliches Zigarettenrauchen über mehrere Wochen.
Fortgesetztes Rauchen trotz bekannter Gesundheitsrisiken.

Auftreten von Nikotinentzugssymptomen innerhalb von 24 Stunden nach abruptem Aufgeben des Rauchens: Dysphorie, Schlafstörungen, Reizbarkeit, Angst, Unruhe, Konzentrationsstörungen, vermehrter Appetit.

Beeinträchtigung der Leistungsfähigkeit im sozialen oder beruflichen Bereich: kann im Rahmen von Entzugssymptomen auftreten.

Labor- und Apparate-Diagnostik

Nach Rauchgewohnheiten fragen: sollte systematisch bei jeder Konsultation erfolgen, um alle Raucher zu erfassen.
Der Nikotinstatus sollte als Teil der Vitalfunktionen betrachtet (z. B. Eintrag in die Patientenkarte) oder der Eintrag „Nikotinabusus" in Liste akuter Probleme vorgenommen werden.

Fagerstrom-Test zur Erfassung der Nikotinabhängigkeit: dient der Einschätzung der körperlichen Abhängigkeit (*siehe* Tabelle). Es besteht eine Korrelation zwischen dem Grad der Abhängigkeit (Punktzahl > 6) und Schwere der Entzugssymptome, Schwierigkeit der Entwöhnung und Auftreten von Rezidiven.

Differentialdiagnose

Nicht anwendbar.

Fagerstrom-Test zur Beurteilung von Nikotinabhängigkeit

Fragen		Punkte
1. Wieviele Minuten nach dem Aufstehen rauchen Sie ihre erste Zigarette?	< 5 Minuten	3
	6–30 Minuten	2
	31–60 Minuten	1
	> 60 Minuten	0
2. Fällt es Ihnen schwer, an bestimmten Orten, z. B. Kirche, Bibliothek, Kino nicht zu rauchen?	JA	1
	NEIN	0
3. Auf welche Zigarette könnten Sie am schwersten verzichten?	Die erste morgens	1
	Jede andere	0
4. Wieviel Zigaretten rauchen Sie pro Tag?	> 31	3
	21–30	2
	11–20	1
	< 10	0
5. Rauchen Sie in den ersten Stunden nach dem Aufstehen mehr als während des übrigen Tages?	JA	1
	NEIN	0
6. Rauchen Sie auch, wenn Sie so krank sind, daß Sie den größten Teil des Tages im Bett verbringen?	JA	1
	NEIN	0

Ätiologie

Das Nikotin ist die beim Zigarettenrauchen zur Sucht führende Substanz.
Die Abhängigkeit entsteht über eine verstärkte Expression von Nikotinrezeptoren im Gehirn, Veränderungen im Glukosestoffwechsel des Gehirns und Freisetzung von Katecholaminen.
Zu einer positiven Verstärkung kommt es durch Nikotinfreisetzung beim Rauchen, zu einer negativen durch Entzugssymptome beim Versuch, das Rauchen aufzugeben.

Epidemiologie

Weltweit gibt es 1 Milliarde Raucher.
In den USA rauchen 25 % der erwachsenen Bevölkerung.
Täglich beginnen 3000 Jugendliche mit dem Rauchen; die meisten lebenslangen Raucher haben bereits vor dem High-School-Abschluß mit dem Rauchen begonnen.
Jährlich treten in den USA 440.000 Todesfälle im direkten Zusammenhang mit dem Rauchen auf.

Komplikationen

Karzinom: ursächlich mit Bronchialkarzinom assoziiert; starke Assoziation mit Mundhöhlen-, Kehlkopf-, Ösophagus-, Blasen-, Nieren-, Pankreas-, Magen- und Zervikalkarzinom.

Chronisch-obstruktive Lungenerkrankung: Hauptrisikofaktor der chronisch-obstruktiven Lungenerkrankung; Raucher weisen eine geringere Sekundenkapazität (FEV_1) und einen rascheren Rückgang der Sekundenkapazität auf als Nichtraucher.

Koronare Herzkrankheit: 2–4fach erhöhte Inzidenz der koronaren Herzkrankheit und des plötzlichen Herztodes.

Zerebrale Durchblutungsstörung: beinahe 2fach erhöhtes Risiko, einen Apoplex zu erleiden.

Schwangerschaft: Rauchen während der Schwangerschaft erhöht die Inzidenz von Mangelgeburten, spontanem Abort, Placenta praevia und Plazentalösung.

Pharmakotherapie

Allen Patienten, die > 10 Zigaretten/Tag rauchen, sollte eine Nikotinsubstitutionstherapie empfohlen werden, da sie erwiesenermaßen die Erfolgsrate einer Entwöhnung erhöht.
Beim Nikotinpflaster sind Compliance und damit Erfolgaussichten ohne systematische Beratung höher als bei Kaugummis; die Präferenzen des Patienten sollten jedoch berücksichtigt werden.
Eine 8wöchige Substitution ist genauso wirkungsvoll wie längere Therapien; ausschleichende Dosierung der Pflaster verbessert die Erfolgsrate nicht, kann jedoch psychologisch günstig sein.

Nikotinpflaster (transdermales Nikotin)

- Standarddosierung

5–10 Zigaretten/Tag: mittlere Dosis (10–14 mg/24 Std.).
> 10 Zigaretten/Tag: Höchstdosis (kann je nach Präparat unterschiedlich sein).

- Kontraindikationen

Schwangerschaft Gr. 8; instabile Angina pectoris, Myokardinfarkt oder chirurgische Revaskularisation in den vorausgegangenen 4 Wochen, schwere Arrhythmien.

- Besonderheiten

Auf unbehaarte Hautstelle kleben, Stelle tgl. wechseln.
Die maximale systemische Konzentration wird erst nach 2–3 Tagen erreicht; in dieser Zeit eventuell Kaugummis zur Überbrükkung.

- Wechselwirkungen

Keine durch Nikotinsubstitution; das Fehlen anderer im Rauch enthaltener Stoffe kann jedoch den Stoffwechsel vieler Substanzen einschließlich Coffein und Theophyllin vermindern und daher eine Dosisreduktion erforderlich machen.

- Nebenwirkungen

Hautreaktionen: Pruritus, Ödem, Erythem; Schlafstörungen.

Kaugummis

- Standarddosierung

< 20 Zigaretten/Tag oder Fagerstrom-Punktzahl ≤ 6 : 2-mg-Streifen.
> 20 Zigaretten/Tag oder Fagerstrom-Punktzahl > 6 : 4-mg-Streifen.

- Kontraindikationen

Schwangerschaft Gr. 8; kardiovaskuläre Kontraindikationen wie bei Nikotinpflaster.

- Besonderheiten

~ 1 Streifen/Std.; alle 15–30 Minuten kauen und zwischen Gaumen- und Wangenschleimhaut liegen lassen; säurehaltige Getränke vermindern die Resorption.

- Wechselwirkungen

Wie bei Nikotinpflaster.

- Nebenwirkungen

Ermüdung der Kaumuskulatur, Schluckauf, Aufstoßen, Übelkeit.

Nichtpharmakotherapie

Die 4 „A" der Raucherberatung:

1. Schritt: ask (fragen): jeden einbestellten Patienten nach den Rauchgewohnheiten fragen.
2. Schritt: advise (beraten): alle Raucher durch individuelle Aufklärung über gesundheitliche, soziale oder wirtschaftliche Aspekte dazu bewegen, das Rauchen aufzugeben.
3. Schritt: assist (unterstützen): wenn der Patient bereit ist, das Rauchen aufzugeben, festen Termin setzen; totale Abstinenz empfehlen; Nikotinsubstitution und unterstützendes Material zur Verfügung stellen.
4. Schritt: arrange (nachbetreuen): Nachsorgetermin in der Praxis oder am Telefon ausmachen, idealerweise in der ersten Woche. Erfolge anerkennen; bei Rückfällen potentielle Gründe besprechen.

Die 4 „R" der Patientenmotivation:

1. relevance (Relevanz): Bedeutung der Nikotinabstinenz für Alter, Gesundheit, Familie oder soziale Situation, etc. des Patienten.
2. risks (Risiken): Aufklärung über Gesundheitsrisiken für Patienten und Familienangehörige.
3. rewards (Belohnungen): den Patienten eine Liste zusammenstellen lassen, wie er sich selbst bei Erfolg belohnen könnte.
4. repetition (Wiederholung): bei Rückfällen Punkte nach Bedarf nochmals durchgehen.

Behandlungsziele

Behandlung der somatischen und psychischen Aspekte der Nikotinabhängigkeit durch entsprechende Nikotinsubstitution und Beratung.
Raucher darin unterstützen, das Rauchen endgültig aufzugeben.

Weitere Behandlungsmöglichkeiten

Nikotin-Nasenspray: Wirksamkeit ist weniger gut dokumentiert als jene von Pflaster und Kaugummi; bis zu 40 Hübe/Tag können zum Erreichen der maximalen Effektivität erforderlich sein.
Bupropionhydrochlorid wurde vor kurzem von der FDA (USA) zur Behandlung des Nikotinabusus zugelassen; der genaue Wirkmechanismus ist unbekannt, es wird jedoch vermutet, daß das Medikament über Veränderungen der dopaminergischen und noradrenergischen Pfade auf die für Sucht- und Entzugsverhalten verantwortlichen Hirnzentren einwirkt. Mit baldiger Veröffentlichung von Studienergebnissen ist zu rechnen.
Hypnose und Akupunktur haben in Studien zu enttäuschenden Ergebnissen geführt. Bei weniger starken Rauchern kann sich die Erfolgserwartung jedoch positiv auswirken.
Clonidin hat sich zur Behandlung der Entzugssymptome oder Nikotinentwöhnung als nicht wirksam erwiesen.

Prognose

3–4% der Raucher geben jährlich das Rauchen spontan und ohne ärztliche Hilfe auf.
Mit Nikotinsubstitutionstherapie und ärztlicher Betreuung liegen die Raten bei annähernd 20–25%.
Rückfälle sind häufig und treten meist innerhalb der ersten 3 Monate auf.

Nachsorge

Ersten Nachsorgetermin am besten in der ersten Woche nach Aufgabe des Rauchens vereinbaren.
Zweites Gespräch innerhalb des ersten Monats (in der Praxis oder telefonisch).
Erfolge anerkennen.
Gründe für einen Rückfall einschließlich unzureichender Nikotinersatztherapie mit dem Patienten besprechen.
Rückfälligen Patienten empfehlen, aus dem Rückfall zu lernen und sich einen neuen Termin zu setzen.
Zur Rückfallprävention Beachtung der 4 „R" der Patientenmotivation sowie Erfassung und Behandlung hinzukommender Probleme wie Gewichtszunahme oder Depression.

Hinweise zu Ernährung/Lebensführung

Die wichtigste Maßnahme zur Behandlung der Nikotinsucht ist die Änderung der Lebensgewohnheiten: die Entwöhnung vom Rauchen bei den alltäglichen Aktivitäten und in Gesellschaft.
Der Patienten sollte 1. die Unterstützung von Familienangehörigen, Freunden und Arbeitskollegen erbitten, 2. Zigaretten aus seiner alltäglichen Umgebung entfernen, 3. schwierige Situationen voraussehen und Mechanismen zum Umgang mit diesen Situationen entwickeln.

Literatur

1. Dammer R, Niederdellmann H, Friesenecker J, Fleischmann H, Herrmann J, Kreft M (1998) Suchttherapie alkohol- und nikotinkranker Patienten mit Karzinomen im Kopf-Hals- Luxus oder Notwendigkeit? Mund-, Kiefer- und Gesichtschirurgie 2 (2):78-84
2. Rojas NL, Killen JD, Haydel KF, Robinson TN (1998) Nicotine dependence among adolescent smokers. Arch Pediatr Adolesc Med 152 (2):151
3. Schoberberger R, Kunze U, Schmeiser Rieder A (1997) Diagnostik und Therapie der Nikotinabhängigkeit. Versicherungsmedizin 49 (1):25–29
4. Pomerleau CS (1997) Co-factors for smoking and evolutionary psychobiology. Addiction 92 (4):397–408
5. Danis PG, Seaton TL (1997) Helping your patients to quit smoking. Am Fam Physician 55 (4):1207–1214, 1217–1218

Symptome

Lymphknotenschwellung im Bereich von Hals, Achseln oder Leiste: unerklärliche „Knoten" führen den Patienten meist zum Arzt.
Die Erkrankung kann sich zum Zeitpunkt der Erstkonsultation bereits an mehreren Stellen manifestieren.
Systemische Symptome, z.B. B-Symptome des Morbus Hodgkin (Fieber, Nachtschweiß, Gewichtsverlust), sind seltener als beim Morbus Hodgkin.
Symptome können auch durch eine bestimmte Lokalisation der Erkrankung verursacht werden, z.B. Obstruktion der Vena cava superior durch mediastinale Lymphknotenschwellung oder primär extranodal (z.B. im ZNS oder Gastrointestinaltrakt) lokalisierte Lymphome.
Extranodale Primärmanifestationen finden sind häufiger beim Non-Hodgkin-Lymphom als beim Morbus Hodgkin.

Klinischer Befund

Palpierbare Lymphadenopathie: eine sorgfältige Untersuchung aller Lymphknotenregionen ist unerläßlich.

Hepatosplenomegalie: möglich.

Anzeichen eines Befalls weiterer Organe: z.B. Pleuraerguß infolge einer Infiltration des Lungenparenchyms, Hautinfiltration (selten).

Labor- und Apparate-Diagnostik

Die ersten Untersuchungen dienen der Bestätigung der Diagnose.
Benötigt wird eine geeignete, nicht in Formalin gelegte Gewebeprobe.
Eine standardmäßige Anfärbung mit Hämatoxylin-Eosin oder Giemsa kann zur Diagnose führen.
Immunhistochemische Untersuchungen, insbesondere der Nachweis von Markern für T- und B-Zell-Lymphozyten und Leukozytenantigen, dienen der Subklassifikation und ermöglichen die Unterscheidung zwischen undifferenzierten Lymphomen und Karzinomen.
Die weiteren systematisch und sorgfältig durchzuführenden Untersuchungen dienen der genauen Lokalisierung und nach Möglichkeit der Beurteilung der Tumormasse.

Großes Blutbild: in der Regel normal.

Urin- und Elektrolytstatus: als Referenzwerte.

Leberfunktionsproben: können Hinweis auf Leberbeteiligung geben.

Bestimmung der Laktatdehydrogenase: Marker zur Beurteilung der Tumormasse und -aktivität.

Thoraxröntgen: zum Ausschluß eines Infiltration hilärer oder mediastinaler Lymphknoten oder der Lunge.

CT von Thorax und Abdomen: zum Ausschluß einer Lymphknoten- oder Organbeteiligung in dieser Region.

Knochenmarkuntersuchung: Stanzbiopsie ist am geeignetsten.

Untersuchung des Nasenrachenraums.

Lumbalpunktion mit Zytologie: nur bei schwerem Verlauf.

Differentialdiagnose

Andere Ursachen einer Lymphadenopathie, z.B. Morbus Hodgkin.
Infektiöse Ursachen, z.B. Toxoplasmose, infektiöse Mononukleose, Epstein-Barr-Virusinfektion.

Ätiologie

Die Ursache ist unbekannt, folgende Faktoren könnten jedoch eine Rolle spielen:
Epstein-Barr-Virus: mit dem in Afrika endemisch auftretenden Burkitt-Lymphom assoziiert.
Adulte T-Zell-Leukämie/-Lymphom: tritt nur in Assoziation mit HTLV (human T-cell-leucaemia-virus) auf.
HIV-Infektion: insbesondere primär im ZNS lokalisierte Non-Hodgkin-Lymphome (ohne HIV-Assoziation selten).

Epidemiologie

Das Durchschnittsalter bei Krankheitsbeginn liegt bei 50 Jahren.
Mittel- oder hochmaligne Non-Hodgkin-Lymphome sind bei jüngeren Patienten häufiger.

Komplikationen

Rekurrierende oder atypische Infektionen.
Autoimmune Hämolyse und Thrombozytopenie.
Knochenmarkinsuffizienz.
Gastrointestinalblutung oder -perforation.

Kompression von wichtigen Strukturen: Verschlußikterus, postrenales Nierenversagen.

Klassifikation

Non-Hodgkin-Lymphome bilden eine heterogene Krankheitsgruppe, die sich aus unterschiedlichen Zelltypen, meist T- und B-Lymphozyten entwickelt; das breite pathologische Spektrum spiegelt sich in den vielfältigen klinischen Manifestationen, im unterschiedlichem Ansprechverhalten auf die Therapie und in unterschiedlichen Langzeitresultaten wieder.

Verschiedene Klassifikationen wurden vorgeschlagen und entwickelt; am nützlichsten sind jene, die eine Aussage über das weitere klinische Verhalten und die Prognose ermöglichen.

Klassifikationen:
Rappaport-Klassifikation.
Lukes/Collins-Klassifikation.
Kiel-Klassifikation (nach Lennert).
Die Working formulation (hier verwendet): der ursprüngliche internationale Versuch der Übersetzung von einer Klassifikation in das andere gedachte System wird heute als eigene Klassifikation verwendet; Non-Hodgkin-Lymphome werden in Lymphome mit geringem, mittlerem und hohem Malignitätsgrad eingeteilt, wobei jeder Grad mit einer eigenen Therapie und Prognose assoziiert ist.

Staging

Der Schweregrad der Erkrankung kann nach der ursprünglich für den Morbus Hodgkin entwickelten Ann-Arbor-Klassifikation eingestuft werden (*siehe* Morbus Hodgkin).
Das Staging ist weniger wichtig als beim Morbus Hodgkin, da in allen Stadien (mit Ausnahme des Stadium I des Non-Hodgkin-Lymphoms) eine Chemotherapie indiziert ist.

Pharmakotherapie

Die Behandlung sollte nach Möglichkeit im Rahmen einer klinischen Studie erfolgen und gehört in die Hände eines spezialisierten Hämatologen oder Onkologen.

Non-Hodgkin-Lymphome mit mäßigem Malignitätsgrad

Die Behandlung sollte unmittelbar nach Abschluß der Untersuchungen eingeleitet werden.
Diese Lymphome sprechen in der Regel auf viele Chemotherapeutika an, und eine ganze Reihe von Kombinationstherapien können zur Heilung führen.
Stadium I kann eventuell mit Strahlentherapie allein erfolgreich behandelt werden, ein lokal begrenzter Befall ist beim Non-Hodgkin-Lymphom jedoch eher die Ausnahme.
Die Standardtherapie ist CHOP (Cyclophosphamid, Doxorubicin, Vincristin, Prednison), in der Regel im monatlichen Zyklus über 6 Monate gegeben; andere Behandlungsprotokolle umfassen noch weitere Substanzen, z. B. PACEBOM (Prednison, Doxorubicin, Cyclophosphamid, Etoposid, Bleomycin, Vincristin, Methotrexat), und werden höherdosiert gegeben, wodurch sich die Gesamtbehandlungsdauer verkürzt; die Vorteile von CHOP überwiegen jedoch nach wie vor.
Allopurinol, tgl. 300 mg, sollte über mindestens 1 Monat gegeben werden.
Nebenwirkungen sind Haarausfall, Übelkeit (häufig vermeidbar) und Myelosuppression (die eine Dosisreduktion in nachfolgenden Behandlungszyklen erfordern kann).

Non-Hodgkin-Lymphome mit geringem Malignitätsgrad

Diese Lymphome sprechen ebenfalls auf Chemotherapie an; obwohl sie sich klinisch nicht aggressiv verhalten, lassen sie sich in der Regel durch Standardtherapie nicht heilen.
Ein konservativer Ansatz wird häufig befürwortet, insbesondere bei älteren asymptomatischen Patienten, da durch eine frühe Behandlung keine Verbesserung der Überlebenszeit erreicht wird.
50 % der Patienten zögern die Behandlung um bis zu 3 Jahre hinaus.
Bei eindeutig lokal begrenztem Lymphom mit geringem Malignitätsgrad läßt sich durch Strahlentherapie eventuell eine langfristige Remission erreichen.
Das Ansprechen auf die Therapie ist gut, zwischen den Behandlungszyklen liegen häufig lange therapiefreie Intervalle.
Initial wird in der Regel orales Chlorambucil gegeben, meist als Intervall-, nur selten als Dauertherapie.
Kombinationschemotherapien, z. B. Cyclophosphamid mit Prednison, Vincristin und eventuell Anthracyclin, werden gelegentlich eingesetzt, bieten gegenüber einer initialen Chlorambucilgabe jedoch keine Vorteile.
Die neuen Therapeutika Fludarabin und 2-Chlorodeoxyadenosin können bei Rezidiven erfolgversprechend eingesetzt werden.
Interferon-α wurde erst vor kurzem für die Behandlung des Non-Hodgkin-Lymphoms mit geringem Malignitätsgrad zugelassen, seine Indikationen und Vorzüge sind jedoch noch unklar.
Monoklonale Antikörper stellen im Moment eine vielversprechende neue Behandlungsmöglichkeit beim Non-Hodgkin-Lymphom mit geringem Malignitätsgrad dar und sind im Rahmen von Forschungsprojekten an einigen Zentren erhältlich.
Nebenwirkungen des Chlorambucil sind Myelosuppression und leichte Übelkeit.

Non-Hodgkin-Lymphome mit hohem Malignitätsgrad

Lymphoblastische Lymphome und Burkitt-Lymphome weisen ein sehr aggressives klinisches Verhalten auf und manifestieren sich häufig durch generalisierte Erkrankung mit Knochenmark- und ZNS-Befall; sie erfordern eine stationäre intensive, stark myelosuppressive Therapie (ähnlich wie bei Leukämie) sowie eine ZNS-Prophylaxe.

Behandlungsziele

Heilung bei minimaler Toxizität.
Palliativbehandlung, falls eine Heilung nicht möglich ist.

Weitere Behandlungsmöglichkeiten

Hochdosierte Therapie und autologe Knochenmarktransplantation sind in folgenden Fällen indiziert:
Mittelschwerer Verlauf: Alter < 60 Jahre, auf Chemotherapie noch ansprechende rezidivierende Erkrankung.
Leichter Verlauf: Kriterien schwierig zu definieren, da aufgrund der prognostisch ungünstigen Natur der Erkrankung eine langfristige Nachkontrolle zur Beurteilung des Behandlungserfolgs erforderlich ist.
Eine allogene Transplantation kann bei jungen Patienten mit hochgradiger Erkrankung in Betracht gezogen werden.

Prognose

Geringer Malignitätsgrad

Nach 5 Jahren sind ~ 70 % der Patienten noch am Leben, jedoch nur bei wenigen trat eine vollständige Remission ein; bei den meisten Patienten endet die Erkrankung letztendlich tödlich.
In vielen Fällen kommt es später zur Transformation zum hochmalignen und chemotherapierefraktären Non-Hodgkin-Lymphom.

Mittlerer und hoher Malignitätsgrad

Die vollständige Remissionsrate liegt bei lokal begrenzter Erkrankung bei ~ 85 %, bei generalisierter Erkrankung bei ~ 55 %.
Die krankheitsfreie Überlebensrate liegt insgesamt bei ~ 40 % und hängt von verschiedenen Faktoren ab; prognostisch ungünstig sind Stadium III oder IV, hohe Laktatdehydrogenasekonzentrationen, Ausbleiben einer vollständigen Remission nach Ersttherapie und höheres Lebensalter.

Nachsorge

Während der Therapie ist eine regelmäßige Nachsorge mit körperlicher Untersuchung und großem Blutbild vor jedem chemotherapeutischen Behandlungsintervall erforderlich; die Toxizität muß überwacht und Komplikationen behandelt werden.
Nach Abschluß der Therapie muß erneut ein umfassendes Staging durchgeführt werden; bei vollständiger Remission ist eine Nachsorge zur Früherfassung eines Rezidivs angezeigt.

Hinweise zu Ernährung/ Lebensführung

Viele Patienten können während der Behandlung ihr normales Leben weiterführen, bei einigen ist das Allgemeinbefinden jedoch stark herabgesetzt und eine stationäre Aufnahme angezeigt.

Literatur

1. Fischer JL, Antoni D, Quadbeck J, Kramer H, Tiefenbock G, Aschenbrenner G, Strohm H, Krieg HJ, Fuchs C, Gross S, Schlemmer M, Nibler K, Garbrecht M, Henselmann L, Bultmann B (1997) Hochmalignes B-Zell-Non-Hodgkin-Lymphom des Herzens: intravitale Diagnose durch transösophageale Echokardiographie-gesteuerte Biopsie. Z Kardiol 86 (10):848–856
2. Kaiser U, Pfab R, Havemann K (1997) Stellenwert der Strahlentherapie beim disseminierten hochmalignen Non-Hodgkin-Lymphom. Strahlenther Onkol 173 (3):136–140
3. Havemann K, Kaiser U (1996) Autologe Knochenmarktransplantation als frühe Therapie für Patienten mit aggressivem Non-Hodgkin-Lymphom. Strahlenther Onkol 172 (1):50–51
4. Honecke KM, Strohmenger P, Hegge T (1996) Bilaterales Non-Hodgkin-Lymphom der Nieren als einzige Manifestation. Urologe A 35 (1):51–53
5. Daldrup HE, Reimer P, Wolf KJ, Peters PE (1996) Primäres Non-Hodgkin-Lymphom der Schädelkalotte bei einem 11jährigen Mädchen. Krankheitsverlauf und Literaturübersicht. Radiologe 36 (4):354–359

Symptome

Kosmetische Beeinträchtigung.

Mechanisches Problem: onychodystrophische Nägel können an der Kleidung hängen bleiben; Schuhwerk kann zu Druckbelastung und Irritationen führen.

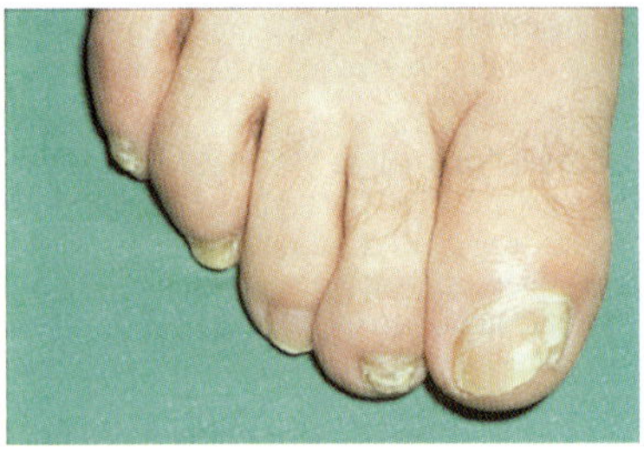

Distale und laterale subunguale Onychomykose infolge einer Dermatophyteninfektion.

Klinischer Befund

Die Anzeichen lassen sich je nach Lokalisation der Infektion drei unterschiedlichen klinischen Bildern zuordnen: distale, proximale oder oberflächliche Infektion.

Distale Infektion

Onycholysis: distale oder distal-laterale Nagelablösung aus dem Nagelbett mit hyperkeratotischer subungualer Nekrose und absplitternden, brüchigen Nägeln; breitet sich mit der Zeit nach proximal aus.

Proximale Infektion

Verfärbung: gelblichweiße Verfärbung der proximalen ventralen Nagelplatte; breitet sich nach distal und zur dorsalen Oberfläche der Nagelplatte aus, befällt jedoch selten den ganzen Nagel; die proximale Infektion tritt am seltensten auf.

Oberflächliche Infektion

Verfärbung: fleckige, kalkweiße Verfärbung meist der Zehennägel, sog. „oberflächliche weiße Onychomykose".

Labor- und Apparate-Diagnostik

Mikroskopische Untersuchung: Befund der Natriumhydroxidpräparation des subungualen nekrotischen Materials (möglichst proximal entnommen) ist nur in 50 % der Fälle positiv.

Kultur: nur in 50 % der mikroskopisch nachgewiesenen Fälle positiv.

Differentialdiagnose

Psoriasis.
Lichen planus.
Ekzem.
Alopecia areata.

Ätiologie

In den meisten Fällen liegt eine Dermatophyteninfektion vor; in seltenen Fällen können andere Erreger einer Onychomykose bei Immunsuppression oder im Rahmen einer mukokutanen Candidose oder chronischen Paronychie auftreten.

Trichophyton rubrum, *Trichophyton mentagrophytes*, und *Epidermophyton floccosum* sind in der Regel Erreger der Dematophyten-Onychomykose, die ein weißlich-gelbe Dyschromasie des Nagels zeigt.
Candida-Infektionen sind selten und treten meist im Rahmen einer chronischen *Candida*-Paronychie auf.

Epidemiologie

Die Infektion breitet sich mit hoher Wahrscheinlichkeit von der Haut auf die Nägel aus.
Sehr häufig auftretendes Problem, insbesondere bei Älteren (im Kindesalter extrem selten).
Die Inzidenz liegt bei ~ 20 %.
Scheint bei Männern häufiger als bei Frauen aufzutreten.

Komplikationen

Ausbreitung der Infektion: auf andere Nägel oder benachbartes Gewebe.

Sekundärinfektion mit *Pseudomonas* (Syndrom der grünen Nägel).

Vollständige Onycholysis: Ablösung der gesamten Nagelplatte aus dem Nagelbett.

Pharmakotherapie

Topische Therapie

Die topische Behandlung wirkt nur prophylaktisch und verhindert die Ausbreitung der Tinea pedum.
Die oberflächliche weiße Onychomykose läßt sich von der Nageloberfläche abkratzen.

Systemische Therapie

Allylamine (Terbinafin) und Azolderivate (Itraconazol und Fluconazol) sind bei kürzerer Behandlungsdauer effektiver als Griseofulvin; letzteres wirkt bei Infektion des Fingernagels besser als beim Zehennagel (Behandlungsdauer von 12–18 Monaten erforderlich) und weist eine Heilungsrate von lediglich 10–50 % auf.

■ Standarddosierung
Terbinafin, 1mal tgl. 250 mg oral über mindestens 3 Monate.
Itraconazol (Stoßtherapie), 2mal tgl. 200 mg oral über die ersten 7 Tage des 1., 2., 3. und 4. Behandlungsmonats.
Itraconazol, tgl. 400 mg oral über 1 Woche, danach Wiederholung in monatlichen Abständen über 4 Monate.
Fluconazol, wöchentl. 150 mg oral über bis zu 9 Monaten.

■ Kontraindikationen
Schwangerschaft.

■ Wechselwirkungen
Terbinafin: Rifampicin oder Phenobarbital führen zu verminderten Serum-Terbinafinspiegeln.
Cimetidin führt zu erhöhten Terbinafinspiegeln.
Itraconazol: minimales Risiko von Wechselwirkungen, da keine signifikante hemmende oder induzierende Wirkung auf die hepatischen mikrosomalen Enzyme gegeben ist; ansonsten wie bei Terbinafin.
Fluconazol: wird primär über die Niere, nicht über die Leber ausgeschieden; hohe Spezifität für Zytochrom-P-450 von Pilzen, ansonsten ähnlich wie Itraconazol und Terbinafin.

■ Nebenwirkungen
Terbinafin: Gastrointestinalbeschwerden, Hautreaktionen (Arzneimittelexanthem).
Itraconazol: Übelkeit, Gastrointestinalbeschwerden, erhöhte Leberwerte (in 0,3–5 % der Fälle).
Fluconazol: Gastrointestinalbeschwerden, erhöhte Leberwerte, Stevens-Johnson-Syndrom (insbesondere bei HIV-positiven Patienten).

Behandlungsziele

Beseitigung der Infektion.
Vermeidung von Rezidiven.

Weitere Behandlungsmöglichkeiten

Amorolfin, 5%iger Nagellack, kann eine Alternative zur systemischen Therapie darstellen, insbesondere wenn die Nagelmatrix nicht befallen ist.
Nagelablösung in Kombination mit systemischer Therapie.

Prognose

Bei Befall der Fingernägel günstiger (~ 50 % Heilungschancen).
Hohe Rezidivrate.

Nachsorge

Aufgrund der potentiellen Hepatotoxizität (z. B. von Ketoconazol) ist die Überwachung der Leberfunktionen sehr wichtig.
Die systemisch wirkenden Arzneimittel sind relativ neu auf dem Markt und sollten mit entsprechender Vorsicht und unter regelmäßiger Überwachung eingesetzt werden.

Hinweise zu Ernährung/ Lebensführung

Prophylaxe durch antimykotisch wirkenden Fußpuder und Vermeidung einer Hyperhidrose, die durch geschlossenes, nicht atmungsaktives Schuhwerk begünstigt wird, wirkt sich zweifellos günstig aus.

Literatur

1. Gerstenhauer E (1997) Onychomykose rechtzeitig therapieren. Je geringer der Befall, desto bessere Heilungschancen! Krankenpfl J 35 (9):354–355
2. Ossowski B, Duchmann U (1997) Der Einfluss des haushaltsüblichen Waschprozesses auf mykotisch kontaminierte Textilien. Hautarzt 48 (6):397–401
3. Ginter G, Rieger E, Heigl K, Propst E (1996) Steigende Häufigkeit der Onychomykose – Ändert sich das Erregerspektrum? Mycoses 39 Suppl 1:118–122
4. Schaffner A (1996) Pilzinfektionen in der Grundversorgung. Schweiz Rundsch Med Prax 85 (40):1236–1239
5. Meinhof W (1996) Dermatomykosen. Folge 18: Die topische Therapie der Nagelmykosen, der Vaginal- und Mundhöhlenmykosen. Fortschr Med 114 (3):21–23

Symptome

Die Symptome korrelieren nicht mit der Schwere der Schleimhautentzündung.

Sodbrennen: retrosternales oder epigastrisches Brennen ist das häufigste Symptom; ein dumpfer, an Angina erinnernder Schmerz kann ebenfalls auftreten.

Regurgitation von Nahrung, Magensäure oder bitterer Flüssigkeit: kann als Erbrechen fehlgedeutet werden (jedoch keine Übelkeit).

Respiratorische Beschwerden: z. B. nächtliches Husten oder Atemnot, asthmatische Beschwerden.

Heiserkeit.

Dysphagie: Striktur oder Motilitätsstörung.

Odynophagie (schmerzhaftes Schlucken): Hinweis auf infektiöse Ursache oder tabletteninduziertes Ulkus.

Klinischer Befund

Häufig unauffällig.

Pulmonales Infiltrat oder Bronchialspasmen: durch Aspiration infolge von Regurgitation, selten.

Melaena oder Hämatochezie.
Anzeichen einer eingeschränkten Immunabwehr.

Labor- und Apparate-Diagnostik

Bei einer unkomplizierten Refluxösophagitis sind diagnostische Tests vor der Therapieeinleitung häufig nicht erforderlich.
Bei Dysphagie, Gewichtsabnahme, Blutung oder therapierefraktären Symptomen sind bildgebende diagnostische Verfahren unumgänglich.

Röntgenuntersuchung: zur Bestätigung einer Ösophagitis (insbesondere bei leichtem Verlauf) oder eines Refluxes unzuverlässig; kann jedoch der Beurteilung der Ösophagusmotilität dienen.

Endoskopie: der Röntgenuntersuchung vorzuziehen, da sie eine Darstellung der Schleimhaut und die Möglichkeit der Gewebeentnahme zur histologischen Untersuchung bietet; ermöglicht die Bestimmung des Schweregrads einer Ösophagitis. Bei Dysphagie, komplizierten rekurrierenden oder therapierefraktären Symptomen indiziert.

Langzeit-pH-Metrie: zur Diagnose eines Säurerefluxes ohne Ösophagitis; ermöglicht die Quantifizierung des Refluxes zur Beurteilung des Therapieerfolgs oder vor einer Antirefluxoperation.

Ösophagusmanometrie: zum Ausschluß einer assoziierten Motilitätsstörung vor einer Antirefluxoperation.

Herzfunktionsprüfungen: zum Ausschluß einer Herzerkrankung mit ähnlicher Symptomatik.

Großes Blutbild: in komplizierten Fällen zur Erfassung von Anämie oder systemischen Entzündungszeichen.

Differentialdiagnose

Peptisches Geschwür.
Ösophaguskarzinom.
Ösophagusmotilitätsstörung.
Cholelithiasis.
Koronare Herzkrankheit.

Ätiologie

Die Ösophagitis ist eine Schleimhautveränderung, die meist durch einen gastroösophagealen Reflux bei Insuffizienz des unteren Ösophagussphinkters oder eingeschränkter Ösophaguspassage hervorgerufen wird.
Die Refluxösophagitis wird durch anhaltenden Kontakt der Ösophagusschleimhaut mit Mageninhalt verursacht und durch bereits bestehende Schleimhautveränderungen oder eine verzögerte Magenentleerung gefördert.

Die Refluxsymptomatik wird in vielen Fällen fälschlicherweise einer Hiatushernie zugeschrieben, einer häufigen, meist asymptomatisch verlaufenden Störung.
Eine infektiöse Ösophagitis durch *Candida* spp., Herpesvirus oder Zytomegalievirus kann bei eingeschränkter Immunabwehr auftreten.

Epidemiologie

2/3 der Bevölkerung leiden vermutlich zeitweise an einem Reflux, jedoch nur ein kleiner Prozentsatz sucht deswegen den Arzt auf.
Mechanische und hormonale Faktoren machen den Reflux zu einer häufigen Erscheinung während der Schwangerschaft.
Die infektiöse Ösophagitis ist eine häufige Begleiterkrankung der HIV-Infektion.
Tabletteninduzierte Ulzerationen des Ösophagus finden sich häufig bei bettlägerigen Patienten unter NSAR-, Tetracyclin- oder Chinidinmedikation.

Komplikationen

Striktur.
Endobrachyösophagus.
Nächtliches Husten, Bronchialspasmen, Pneumonie, asthmatische Beschwerden infolge von Aspiration.

Blutung: kann lebensgefährlich sein.

Endoskopische Klassifikation nach Savary-Miller

Grad I: isolierte Schleimhautläsionen.
Grad II: konfluierende Schleimhautläsionen.
Grad III: zirkulär konfluierende Schleimhautläsionen.
Grad IV: tiefe Ulzerationen, Striktur oder Endobrachyösophagus.

Pharmakotherapie

Magensäuresekretionshemmer (Mittel der Wahl)

Diese vermindern die Magensäureproduktion und damit auch die Belastung der Ösophagusschleimhaut. Eine Heilung tritt nach einer Behandlungsdauer von 6–8 Wochen ein, eine weitere Erhaltungstherapie kann erforderlich sein.
Protonenpumpen-Hemmer (z. B. Omeprazol, Lansoprazol) sind wirkungsvoller als H_2-Antagonisten (z. B. Ranitidin) und werden in schweren Fällen vorgezogen.

- Standarddosierung

Ranitidin, 2mal tgl. 150–300 mg.
Omeprazol, tgl. 20–40 mg.
Lansoprazol, tgl. 30 mg.
Dosisanpassung je nach Schwere der Symptome.

- Kontraindikationen

Bekannte Überempfindlichkeit.

- Wechselwirkungen

Omeprazol, Lansoprazol: Cumarinderivate, Phenytoin, Diazepam.

- Nebenwirkungen

Ranitidin: seltene und klinisch meist nicht signifikante Nebenwirkungen sind Kopfschmerzen, Blutbildveränderungen, erhöhte Leberenzymwerte.
Omeprazol: Hautreaktionen, Diarrhö, Kopfschmerzen, Darminfektionen in seltenen Fällen.

Motilitätsfördernde Arzneimittel

Sie werden mit Ausnahme von Cisaprid, das eine mit einigen H_2-Antagonisten vergleichbare Wirksamkeit aufweist, selten eingesetzt.

- Standarddosierung

Cisaprid, 3–4mal tgl. 10–20 mg, 30 Min. vor den Mahlzeiten.

- Kontraindikationen

Gastrointestinale Blutung oder Perforation, mechanischer Ileus.

- Wechselwirkungen

Antikoagulanzien: Wirkung möglicherweise verstärkt; Erythromycin.

- Nebenwirkungen

Diarrhö, Abdominalbeschwerden.

Schleimhautschützende Arzneimittel

Hier hat sich nur Sucralfat als einigermaßen wirksam erwiesen.

- Standarddosierung

Sucralfat, 4mal tgl. 1 g.

- Kontraindikationen

Eingeschränkte Anwendung bei Nierenschaden (Aluminiumtoxizität).

- Wechselwirkungen

Verminderte Bioverfügbarkeit von Tetracyclin, Phenytoin, Cimetidin (kann durch Einnahme in 2stündigem Abstand vermieden werden).

- Nebenwirkungen

Obstipation.

Antazida

Antazida können eine kurzfristige Besserung bewirken, beeinflussen die Schleimhautentzündung jedoch kaum.

- Standarddosierung

3–4mal tgl. 30–60 ml.

- Kontraindikationen

Niereninsuffizienz (magnesiumhaltige Antazida).

- Wechselwirkungen

Eisen, Phenytoin, Penicillamin, Tetracyclin.

- Nebenwirkungen

Obstipation (aluminiumhaltige Antazida), Diarrhö (magnesiumhaltige Antazida).

Behandlungsziele

Begrenzung der Symptome.
Vermeidung von Komplikationen, insbesondere Entwicklung einer Ösophagusstriktur.

Weitere Behandlungsmöglichkeiten

Antirefluxoperation

Die Fundoplikation (nach Nissen) und ihre Modifikationen mittels Laparoskopie sind die am häufigsten gewählten Verfahren.
Ein chirurgischer Eingriff ist in folgenden Fällen indiziert: therapierefraktäre, den Patienten schwächende Symptome mit Komplikationen (Blutung, asthmatische Beschwerden oder schwere Strikturen), die auf eine aggressive Pharmakotherapie nicht ansprechen.

Prognose

Die Ösophagitis ist eine chronisch-rezidivierende Erkrankung, bei bis zu 40 % der Patienten kommt es jedoch zu einer bleibenden Remission.

Nachsorge

Zur Vermeidung eines Rezidivs müssen permanente refluxmindernde Maßnahmen (insbesondere Gewichtsreduktion) eingeleitet werden. Zur Erhaltung einer Remission kann jedoch auch eine Therapie erforderlich sein.
Eine Langzeitbehandlung ist bei häufigen Rezidiven angezeigt.
Bei Auftreten eines Endobrachyösophagus ist eine engmaschigere Überwachung zur Früherkennung eines Ösophaguskarzinoms indiziert; in diesem Fall wird alle 1–3 Jahre routinemäßig eine Ösophagogastroduodenoskopie einschließlich Biopsie vorgenommen.

Hinweise zu Ernährung / Lebensführung

Gewichtsreduktion, Aufgeben des Rauchens, kleine Mahlzeiten, Meiden bestimmter Nahrungsmittel (z. B. Schokolade, Kaffee, Pfefferminzbonbons, Alkohol) und Hochlagerung des Kopfes beim Schlafen sind wichtige Maßnahmen zur Verminderung der Refluxsymptomatik.
Den Patienten sollte empfohlen werden, 2–4 Stunden lang nach einer Mahlzeit in einer aufrechten Position zu bleiben.
NSAR, Natriumchlorid retard, Theophyllin, Nitrate und Kalziumkanalblocker (z. B. Nifedipin) können die Symptomatik ebenfalls verstärken.

Literatur

1. Muller P, Simon B (1997) Rezidivprophylaxe der erosiven Refluxösophagitis. Fortschr Med 115 (30):46–47
2. Gornig M, Emmert Buck M, Walsh TJ (1997) Merkmale der Candida-Ösophagitis bei Tumor- und AIDS-Patienten: Histopathologische Studie an 23 Patienten. Mycoses 40 Suppl 1:81–85
3. Lux G, Orth KH, Langer M, Stabenow Lohbauer U, Bozkurt T (1996) Refluxösophagitis – Diagnose und Differentialdiagnose. Schweiz Rundsch Med Prax 85 (45):1425–1427
4. Weihrauch TR (1997) Arzneimittelinduzierte Ösophagitis (AIO): Können stringente Anwendungshinweise dieses Krankheitsbild vermeiden helfen? Z Gastroenterol 35 (6):525–527
5. Becker K, Lubke HJ, Borchard F, Haussinger D (1996) Entzündliche Speiseröhrenerkrankungen durch Herpes-simplex-Virusinfektionen. Übersicht und Bericht über 15 eigene Fälle. Z Gastroenterol 34 (5):286–295

Symptome

Dysphagie: typischerweise bei fester Nahrung stärker ausgeprägt als bei flüssiger.

Gewichtsverlust, Müdigkeit.

Ungeklärtes Nachlassen der Refluxsymptomatik: bei unbehandeltem Sodbrennen.

Gastrointestinale Blutungen sind gelegentlich die Hauptsymptome.

Klinischer Befund

In den meisten Fällen ist der körperliche Befund unauffällig.
Klinisch erkennbare Gewichtsabnahme (z. B. Muskelatrophie).
Blässe bei Vorliegen einer Anämie.
Supraklavikuläre oder zervikale Lymphadenopathie.
Hepatomegalie infolge von Metastasen.
Respiratorische Befunde (d. h. Rasselgeräusche) durch Aspiration.

Labor- und Apparate-Diagnostik

Die ersten Untersuchungen dienen der Überprüfung des Ösophaguslumens und seiner Unversehrtheit.

Bariumbreischluck (Ösophagographie): kostengünstigstes bildgebendes Verfahren, eine Gewebeentnahme oder eventuell erforderliche therapeutische Dilatation ist jedoch nicht möglich; jeder auf ein Malignom hinweisende Befund erfordert eine sofortige bioptische Abklärung.

Endoskopie des oberen Gastrointestinaltrakts: ermöglicht die direkte Inspektion der Läsion und Entnahme von Gewebeproben zur histologischen Untersuchung.

Endoskopische Ultraschalluntersuchung: ermöglicht eine Tumorklassifizierung (Staging) zur Vorbereitung einer chirurgischen Resektion.

CT des Thorax und Abdomens: insbesondere zur Erfassung des Tumorausmaßes bei erwiesener Malignität.

Großes Blutbild: kann auf Eisenmangelanämie hinweisen.

Bestimmung der Leberwerte: erhöhte alkalische Phosphatase- oder Transaminasekonzentrationen können auf Lebermetastasen hinweisen.

Differentialdiagnose

Benigne Ösophagusstriktur.
Motilitätsstörungen, insbesondere Achalasie.
Ösophaguskompression von außen, z. B. durch Bronchialkarzinom.
Schatzki-Ring.

Ätiologie

Risikofaktoren

Achalasie.
Plummer-Vinson-Syndrom.
Barrett-Ösophagus.
Laugenverätzung.
Langjähriger Nikotin- und Alkoholabusus.
Männer sind 2 – 5mal häufiger betroffen als Frauen.

Epidemiologie

Das Ösophaguskarzinom ist weltweit eines der häufigsten Karzinome, seine Verbreitung weist jedoch erhebliche geographische Unterschiede auf.
Potentielle Umweltfaktoren sind noch wenig erforscht (z. B. Hochrisikogebiete in Iran, China und Rußland).
In Westeuropa und Nordamerika ist es relativ selten (Inzidenz 5 : 100.000).

Komplikationen

Ösophagusobstruktion.
Mangelernährung.
Blutung.

Fistelbildung in die Bronchien: Husten beim Schlucken.

Infiltration des Mediastinum.

Aspiration: rekurrierende Pneumonie.

Histologische Typisierung

Weltweit ist das Plattenepithelkarzinom mit 90 % aller Ösophaguskarzinome am häufigsten vertreten.
Adenokarzinome der Kardia und des distalen Ösophagus weisen eine steigende Tendenz auf, vermutlich aufgrund der Assoziation mit gastroösophagealem Reflux und Endobrachyösophagus (präkanzeröse Läsion).

Pharmakotherapie

Zur Schmerzlinderung im Frühstadium werden einfache Analgetika eingesetzt, später sind jedoch Opiate erforderlich.
Die Dysphagie eventuell verstärkende Prokinetika wie Metoclopramid oder Cisaprid sind zu vermeiden.

- Standarddosierung

Morphin, 5–10 mg alle 4 Std., Dosisanpassung nach Bedarf.

- Kontraindikationen

Hirndrucksteigerung.

- Besonderheiten

Bedenken wegen Nebenwirkungen sollten nicht vom Einsatz dieser Medikamente abhalten.

- Wechselwirkungen

Synergistische Wirkung mit anderen zentral sedierenden Substanzen.

- Nebenwirkungen

Obstipation, Übelkeit, Benommenheit.

Chemotherapie ist nur bei Patienten indiziert, für die ein chirurgischer Eingriff nicht in Frage kommt; Behandlungsschemata mit 5-Fluorouracil und Cisplatin werden idealerweise mit Strahlentherapie kombiniert.

Nichtpharmakotherapie

Wann immer möglich, ist ein kurativer Eingriff zu versuchen, bei den meisten Patienten ist die Erkrankung zum Zeitpunkt der Diagnosestellung jedoch bereits so weit fortgeschritten, daß nur noch palliative Maßnahmen in Frage kommen.
Chirurgische Resektion: nur bei 1/3 der Patienten geeignet; eine Ösophagektomie mit primärer Ösophagogastrostomie wird am häufigsten gewählt. Behandlungsschemata im Rahmen von Studien mit perioperativer Strahlen- und/oder Chemotherapie scheinen Vorteile zu bieten, sind jedoch ziemlich aufwendig.
Endoskopische Palliativbehandlung: mit Hilfe einfacher Dilatation (durch Bougie oder Ballon), endoskopischer Tubusimplantation (prothetische Stents), Lasertherapie oder Elektrochirurgie (z. B. bipolare Koagulation) kann das Ösophaguslumen durchgängig gehalten und die Flüssigkeits- und Nährstoffzufuhr aufrechterhalten werden.
Palliative Strahlentherapie: intrakavitäre Strahlentherapie mit Kobalt oder Iridium oder externe gezielte Bestrahlung können sich bei Schmerzen durch mediastinale Tumorausdehnung günstig auswirken.

Behandlungsziele

Verlangsamung des Krankheitsfortschritts durch Verbesserung und Aufrechterhaltung von Schluckfunktion und Ernährung.
Schmerzlinderung.
Vermeidung respiratorischer Komplikationen.

Prognose

Die 5-Jahres-Überlebensrate beim Ösophaguskarzinom liegt bei < 10 % und die meisten Patienten versterben innerhalb von 4–12 Monaten nach Diagnosestellung. Strahlen- und/oder Chemotherapie bewirken nur eine geringe Verbesserung der Prognose.
Bei Patienten, bei denen eine chirurgische Resektion in Frage kommt, liegt die 5-Jahres-Überlebensrate bei ~ 20 %. Sie läßt sich durch perioperative Chemo-/Strahlentherapie im Rahmen von Studien noch weiter verbessern. Die Operationsletalität liegt im allgemeinen bei < 15 % und ist auf kardiopulmonale Komplikationen, Sepsis und Anastomoseninsuffizienz, verstärkt durch Mangelernährung, zurückzuführen.

Nachsorge

Nach einem kurativen Eingriff sind regelmäßige Untersuchungen durch CT und bildgebende Darstellung des Ösophaguslumens zur Früherfassung von Rezidiven erforderlich.
Eine Fistelbildung in die Bronchien sollte bei progredientem Verlauf und Auftreten von Husten in Erwägung gezogen werden; die Patienten können von der Einführung eines Stents profitieren.

Hinweise zu Ernährung / Lebensführung

Eine ausreichende Ernährung sollte sichergestellt werden, nach Möglichkeit auf oralem Weg (hauptsächlich weiche Speisen und hochkalorische Nahrungszusätze).
Die Notwendigkeit einer kleinlumigen Magensonde oder perkutanen endoskopischen Gastrostomiesonde sollte frühzeitig in Erwägung gezogen und die Sonde vor Auftreten einer hochgradigen Ösophagusobstruktion gelegt werden.

Literatur

1. Fritz P, Wannenmacher M (1997) Die Strahlenbehandlung in der multimodalen Therapie des Osophaguskarzinoms. Eine Übersicht. Strahlenther Onkol 173 (6):295–308
2. Verreet PR, Horstmann O, Roher HD (1996) Interdisziplinare Therapiestrategie beim Ösophaguskarzinom aus operativer Sicht. Schweiz Rundsch Med Prax 85 (10):299–302
3. Hacklander T, Ziegenhahn E, Katoh E, Jungblut RM, Modder U (1997) Stellenwert des Ösophagogramms bei der präoperativen Einschätzung des Ösophaguskarzinoms. Aktuelle Radiol 7 (1):35–40
4. Grund KE, Noetzel J, Zindel C (1996) Ösophaguskarzinom: Downstaging oder Stent? Langenbecks Arch Chir Suppl Kongressbd. 113:755–758
5. Fraunberger L, Kraus B, Dworak O (1996) Verteilung von Lymphknoten und Lymphknotenmetastasen beim Ösophaguskarzinom. Zentralbl Chir 121 (2):102–105
6. Staar S, Muller RP (1996) Perkutane und intraluminale Strahlentherapie sowie Radiochemotherapie des Ösophaguskarzinoms. Schweiz Rundsch Med Prax 85 (10):307–312

Symptome und klinischer Befund

Ausgeprägte Hämatemesis oder Melaena.

Chronischer Blutverlust mit Entwicklung einer Eisenmangelanämie: Hinweis auf Gastropathie im Rahmen eines Pfortaderhochdrucks.
Blutungsstellen bei Pfortaderhochdruck: Ösophagus (am häufigsten); Magenfundus, kleine Kurvatur, Antrum bei Hiatushernie (Magenvarizen); Ileostomie, Kolostomie, Kolon, Rektum (ektope Varizen). Es kann zu massiven rektalen Blutungen kommen.

Labor- und Apparate-Diagnostik

Ösophagogastroduodenoskopie: zur Beurteilung der Varizen und Magenschleimhaut und Erfassung einer durch Pfortaderhochdruck bedingten Gastropathie.

Doppler-Ultraschalluntersuchung, Angiographie: zum Nachweis der Pfortaderdurchgängigkeit.

Bluttests, CT, Leberbiopsie: zur Diagnose einer zugrundeliegenden Lebererkrankung.

Messung des Pfortaderdrucks, Lebervenenverschlußdrucks und Drucks in den Varizen: mittels endoskopischem Druckaufnehmer; spezielle Untersuchungen, vor allem zu Forschungszwecken im Rahmen pharmakologischer Studien.

Differentialdiagnose

Blutung folgender Genese:
Peptisches Geschwür.
Mallory-Weiss-Syndrom.
Magenerosionen.
Magenkarzinom.
Portal-hypertensive Gastropathie.
Magengefäßfehlbildung.
Andere Ursachen einer gastrointestinalen Blutung.

Ätiologie

Auslösende Faktoren einer Ösophagusvarizenblutung sind:
Infektion.
Arzneimittel, z. B. Aspirin, NSAR.
Entwicklung eines hepatozellulären Karzinoms oder einer Pfortaderthrombose bei Leberzirrhose.
Schwere Alkoholexzesse bei Leberzirrhose.

Epidemiologie

Varizen entwickeln sich bei 90 % der Patienten mit Leberzirrhose; das Risiko einer Blutung ist in den ersten 2 Jahren nach Diagnosestellung am höchsten.
Das Risiko einer Blutung ist bei großen Ösophagusvarizen (> 5 mm Durchmesser), Dünnstellen und eingeschränkter Leberfunktion am höchsten.

Komplikationen

Infektion: bei ~ 30 % der Patienten zum Zeitpunkt der Einweisung vorhanden.

Niereninsuffizienz: akute Tubulusnekrose, hepatorenales Syndrom.

Delirium tremens, Wernicke-Korsakoff-Syndrom: bei Alkoholentzug.

Aszites: durch Flüssigkeitsüberlastung.

Portosystemische Enzephalopathie: durch Blut im Darm und Leberhypoxie.

Aspirationspneumonie.
Spontane bakterielle Peritonitis.

Erkrankungen, bei denen eine Ösophagusvarizenblutung als Komplikation auftreten kann

Präzirrhotische schwere alkoholinduzierte Hepatitis/Fettleber.
Leberzirrhose.
Schistosomiasis.
Milzvenenthrombose: führt meist zu Varizen im Magenfundus, keine Ösophagusvarizen.
Budd-Chiari-Syndrom.
Kongenitale hepatische Fibrose.
Idiopathischer Pfortaderhochdruck.
Noduläre regenerative Leberhyperplasie.
Partielle noduläre Lebertransformation.

Schweregrade von Lebererkrankungen (modifizierte Pugh-Klassifikation)

Punkte	1	2	3
Enzephalopathie	Keine	Grad 1–2	Grad 3–4
Aszites	Fehlt	Gering	Mäßig
Bilirubin (mg/dl)	< 2,0	2,0–3,0	> 3,0
Albumin (g/l)	> 35	28–35	< 28
Prothrombin (Sek., verlängert)	1–3	4–10	> 10

Schweregrad A (5–6 Punkte), B (7–9 Punkte), C (10–15 Punkte)

Pharmakotherapie

Medikamentöse Notfallmaßnahmen
Octreotid kann bei nicht zur Verfügung stehender oder verzögerter Notfall-Endoskopie eingesetzt werden; Octreotid, 25–50 µg/Std. i.v. über 2–5 Tage.
Vasopressin: weniger wirksam und mit signifikanten Komplikationen assoziiert.

Primäre und sekundäre Prophylaxe
Propranolol vermindert das Risiko der Erstblutung; der Ruhepuls sollte auf 60 Schläge/Min. oder 25 % des vor der Therapie vorhandenen Wertes gesenkt werden. Bei Leberzirrhose in Verbindung mit großen Varizen und Dünnstellen empfehlenswert.
Betablocker vermindern auch Blutungen aufgrund einer portaler Gastropathie und verringern möglicherweise das Risiko von Rezidivblutungen.
Zur Prävention von Rezidivblutungen sollte die endoskopische Varizenligatur oder Sklerotherapie bis zur vollständigen Verödung der Varizen wiederholt werden.

Nichtpharmakotherapie

Schockmaßnahmen
Freihalten der Atemwege zur Aspirationsvermeidung.
Legen eines großlumigen i.v. Zugangs (Kreuzprobe von mindestens 5 Einheiten Blutes).
Kristalloide oder kolloidale Infusion zur Aufrechterhaltung des Kreislaufs bis zum Vorliegen der Ergebnisse der Kreuzprobe.
Legen eines zentral-venösen Zugangs zur weiteren Substitutionstherapie, wenn der systolische Blutdruck bei > 100 mmHg liegt.
FFP zur Substitution von Gerinnungsfaktoren.
Thrombozytentransfusion bei Vorliegen einer Thrombozytopenie.

Notfallmaßnahmen
Notfall-Endoskopie zur Bestätigung der Östpophagusvarizenblutung.
Notfallmäßige endoskopische Varizenligatur oder Sklerotherapie ist die Behandlung der Wahl; Komplikationen sind Fieber, Aspiration, Ösophagusperforation und Mediastinitis. Bei Varizen im Bereich des Magenfundus ist die Sklerotherapie weniger geeignet, da sie eine höhere Komplikationsrate als die Ligatur aufweist.
Ballontamponade zur passageren Blutstillung oder bei sklerotherapierefraktärer Blutung.

Weitere Maßnahmen
Transjugulärer intrahepatischer portosystemischer Shunt (TIPS): bei Versagen der sofortigen endoskopischen Therapie; seine Wirksamkeit zur Prävention von Rezidivblutungen wird derzeit erforscht, die Raten für Shunt-Verschluß (30 % in 1 Jahr) und Enzephalopathie (10–20 %) sind jedoch hoch.
Notfall-Shunt-Operation.
Notfall-Ösophagusdurchtrennung.
Lebertransplantation: kann zur Prävention von Rezidivblutungen bei Patienten mit Leberinsuffizienz in Erwägung gezogen werden.

Behandlungsziele
In der Reihenfolge ihrer Wichtigkeit:
Schocktherapie.
Rasche Blutstillung.
Erhalt der Leberfunktion.
Erfassung und Behandlung von Komplikationen.
Vermeidung von Rezidivblutungen.

Prognose
Ösophagusvarizenligatur oder Sklerotherapie sind mit einer hohen Erfolgsrate assoziiert und führen in 90 % der Fälle zur Blutstillung sowie nach 2–3 Behandlungsgängen zur Varizenverkleinerung.
Nach einer Ballontamponade kommt es in 70 % der Fälle zur Rezidivblutung, eine definitive Behandlung sollte daher eingeplant werden.
Die Mortalität liegt bei der Erstblutung bei 30–40 %, bei nachfolgenden Blutungen bei 15–20 %.
Die Prognose hängt von der vorhandenen Leberfunktion ab.
Ungefähr ein Drittel der Todesfälle bei Leberzirrhose sind auf eine Ösophagusvarizenblutung zurückzuführen.

Nachsorge
Im ersten Jahr nach einer Varizenverödung mittels Ligatur oder Sklerotherapie sollte alle 3 Monate eine Nachkontrolle erfolgen.
Nach Einlegen eines TIPS sollte die Durchgängigkeit des Shunts alle 6 Monate durch Doppler-Ultraschalluntersuchung überprüft werden.

Hinweise zu Ernährung/ Lebensführung
Vermeidung von NSAR (z. B. Aspirin).
Vermeidung von zu hoch dosiertem Paracetamol (d. h. > 4 g/Tag).
Alkoholkarenz bei alkoholbedingter Leberzirrhose.
Möglichkeit, im Notfall möglichst rasch in die Klinik zu gelangen.

Literatur
1. Goebell H (1997) Gastroenterologie. I: Allgemeine Gastroenterologie. Arzneimittelforschung Dec 47 (12):1419–424
2. Schlitt HJ, Rosenthal H, Boker K, Manns M, Pichlmayr R (1997) Therapie der persistierenden Oesophagusvaricenblutung mittels intrahepatischem portosystemischem Stent-Shunt und kurzfristig folgender Lebertransplantation. Chirurg 68 (4):385–388
3. Ye Q, Dai Z, Qiu F, Liu X (1996) Die selektive Sklerosierung der Vena coronaria ventriculi – eine neuartige Therapie der Ösophagusvarizenblutung. J Tongji Med Univ 16 (1):36–40
4. Kupferschmidt H, Meier CH, Sulzer M, Meier PJ, Buhler H (1996) Der klinisch-pharmakologische Fall (2). Bradykardie und ventrikuläre Tachykardia vom Typ Torsade de pointes als Nebenwirkung von Vasopressin: drei Fallberichte. Schweiz Rundsch Med Prax 85 (11):340–343

Symptome

Die meisten Patienten sind beschwerdefrei.
Verminderung der Körperlänge.
Frakturen durch Minimalverletzungen: insbesondere Colles-, Wirbel-, proximale Femur- und Rippenfrakturen.
Kyphose.
Symptome der Menopause bei Frauen, Hypogonadismus bei Männern.

Klinischer Befund

Wenig spezifische Manifestationen der Osteoporose; *siehe* Symptome.

Zeichen der unzureichenden Kalziumaufnahme: trockene, rissige Haut, Alopezie, Nagelquerrillen.

Vorzeitige Menopause: z. B. durch chirurgischen Eingriff (Ovariektomie)

Chronische Amenorrhö oder Oligomenorrhö.
Anzeichen des Cushing-Syndroms (endogen oder exogen).

Labor- und Apparate-Diagnostik

Densitometrie: mehrere Verfahren stehen zur Verfügung; DEXA (dual emission x-ray absorptiometry) der Hüfte und Wirbelsäule scheint sich zum Verfahren der Wahl zu entwickeln.

Gonadenfunktion: FSH- und Östradiolbestimmung bei Frauen, FSH- und Testosteronbestimmung bei Männern.

Bestimmung chemischer Parameter (einschließlich Leberfunktionsproben), Schilddrüsenfunktionsprüfungen, Serumprotein-Elektrophorese, Urinstatus, Urin-Kalziumkonzentration, intaktes Parathormon, Vitamin-D-Spiegel: zum Ausschluß sekundärer Ursachen einer Osteoporose.

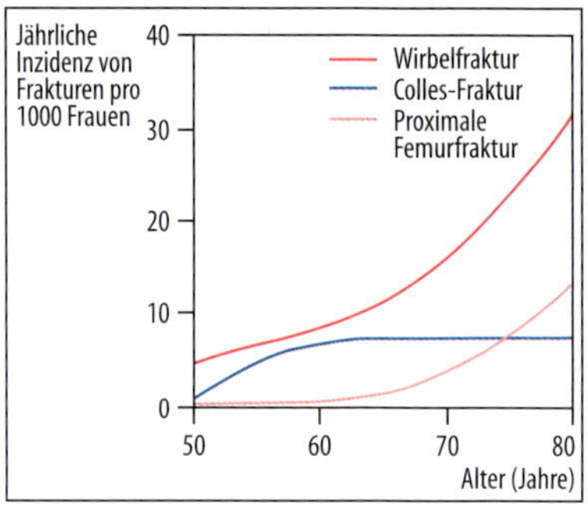

Inzidenz von Wirbel-, Colles- und proximalen Femurfrakturen bei Frauen.

Glukokortikoide, Phenytoin, Phenobarbital, Heparin, GnRH-Analoga: zur Erfassung einer arzneimittelinduzierten Osteoporose.

Untersuchungen auf andere mit einem Verlust der Knochenmasse einhergehende Erkrankungen: siehe Ätiologie.

Differentialdiagnose

Tumormetastasen.
Fraktur eines ansonsten normalen Knochens.

Ätiologie

Am häufigsten nach der Menopause, im höheren Lebensalter, bei Anovulation (z. B. bei Hochleistungssportlerinnen) und beim Hypogonadismus des Mannes.
Weniger häufig bei Cushing-Syndrom, Hyperthyreose, Lebererkrankung, rheumatoider Arthritis, Diabetes mellitus, Alkoholismus.

Epidemiologie

Die durch osteoporotische Frakturen jährlich entstehenden Kosten betragen in den USA über 13 Milliarden US-Dollar.
Ein Drittel der über 65jährigen Frauen erleiden einen oder mehrere Wirbelfrakturen.
Ein Drittel der über 80jährigen Frauen erleiden eine proximale Femurfraktur.
25 % aller proximalen Femurfrakturen treten bei Männern auf.

Komplikationen

Frakturen im höheren Lebensalter: mit signifikanter Mortalität assoziiert, führen häufig zur Einweisung ins Pflegeheim.

Frakturen bei jüngeren Patienten: können beträchtliche Schmerzen und Bewegungseinschränkung verursachen.

Abnahme der Körperlänge.

Weitere Informationen

DEXA-Werte werden als T- und Z-Werte wiedergegeben. T-Werte vergleichen die Knochenmasse mit jener von jungen Personen (nach Geschlecht getrennt) und werden als Standardabweichungen nach unten oder oben beschrieben. Z-Werte vergleichen die Knochenmassen von Personen gleichen Alters und Geschlechts. T-Werte sind im Hinblick auf das Frakturrisiko aussagekräftiger. Eine Osteopenie liegt bei einem T-Wert zwischen -1,0 und -2,5 vor, eine Osteoporose bei einem T-Wert > -2,5.

Pharmakotherapie

Kalzium

Eine Kalziumsubstitution empfiehlt sich bei allen Patienten (*siehe* Hinweise zu Ernährung/Lebensführung).

■ Standarddosierung

Kalziumkarbonat, 40 % elementares Kalzium nach Gewicht (eine 1250-mg-Tablette enthält 500 mg Kalzium).
Kalziumzitrat, 21 % elementares Kalzium nach Gewicht (eine 950-mg-Tablette enthält 200 mg Kalzium).

■ Besonderheiten

Die Einnahme sollte zur Verbesserung der Resorption und Verminderung des Nephrolithiasis-Risikos zu den Mahlzeiten erfolgen.

Vitamin D_3

Eine Vitamin-D_3-Substitution empfiehlt sich bei allen Patienten.

■ Standarddosierung

Tgl. 400 – 800 E.

■ Besonderheiten

Die meisten Multivitaminpräparate enthalten 400 E Vitamin D_3. Aktivierte Vitamin-D-Formen (z. B. Calcitriol und Dihydrotachysterol) sind selten erforderlich.

Östrogensubstitutionstherapie

Aufgrund der günstigen Beeinflussung von Knochendichte, koronarer Herzkrankheit und Gesamtmortalität nach wie vor Therapie der Wahl, falls keine Kontraindikationen vorliegen. (*Einzelheiten siehe* Menopause und Östrogenmangel).

Androgensubstitutionstherapie

■ Standarddosierung

Männlicher Hypogonadismus: Testosteronenantat, 200 mg i.m. alle 2 Wochen.

■ Kontraindikationen

Bei Prostatakarzinom kontraindiziert; eingeschränkte Anwendung bei symptomatischer Prostatahypertrophie.

■ Besonderheiten

Vor Einleitung einer Testosterontherapie ist bei über 50jährigen der Ausschluß eines Prostatakarzinoms durch rektale Untersuchung und prostataspezifisches Antigen angezeigt; eine Zunahme der Knochenmasse durch Testosterontherapie bei normaler Gonadenfunktion ist nicht erwiesen.

■ Nebenwirkungen

Erhöhte Libido; Priapismus bei Erstdosis (sehr selten).

Nasales Calcitonin

■ Standarddosierung

Tgl. 1 Hub (200 IE), abwechselnd in jedes Nasenloch.

■ Besonderheiten

Vorteile: umfangreiche Erfahrung mit Calcitonin, ausgezeichnetes Sicherheitsprofil, leichte Verabreichung; kann die mit Wirbelkompressionsfrakturen assoziierten Schmerzen lindern.
Nachteile: nur mäßige Zunahme der Knochendichte; minimale Daten zur Frakturprävention.

Alendronat

■ Standarddosierung

Behandlung einer bestehenden Osteoporose: tgl. 10 mg. Prävention der Osteoporose: tgl. 5 mg.
Die korrekte Verabreichung ist entscheidend, da Alendronat schlecht resorbiert wird und eine Ösophagitis verursachen kann: auf nüchternen Magen mit einem Glas Wasser einnehmen; danach 30 Minuten lang aufrechte Position beibehalten und auf jegliche orale Aufnahme verzichten.

■ Kontraindikationen

Ösophagusveränderungen einschließlich Motilitätsstörungen; Unfähigkeit, Alendronat wie oben beschrieben einzunehmen.

■ Besonderheiten

Vorteile: stärkere Zunahme der Knochendichte als bei Östrogen oder Calcitonin; führte in kontrollierten Prospektivstudien zu einer Senkung der Femur- und Wirbelfrakturrate.
Nachteile: Wirksamkeit häufig durch Probleme bei der Einnahme begrenzt; nicht geeignet bei Bettlägrigkeit; wenig Daten über die Langzeitsicherheit.

Behandlungsziele

Vermeidung von Frakturen.
Erhöhung der Knochendichte und Vermeidung eines weiteren Knochenabbaus.
Verbesserung der Funktionsfähigkeit.

Weitere Behandlungsmöglichkeiten

Etidronat: kann intermittierend zur Vermeidung einer Steroidosteoporose eingesetzt werden.

Prognose

Die Osteoporose insbesondere des höheren Lebensalters ist nicht heilbar. Durch eine entsprechende Therapie lassen sich jedoch Frakturen und die damit assoziierte Morbidität und Mortalität vermindern.

Nachsorge

Jährliche DEXA-Densitometrie zur Beurteilung des Therapieerfolgs (in Deutschland umstritten).
Bestimmte Marker im Urin dienen der Beurteilung der Knochenresorption zur Überwachung einer antiresorptiven Therapie, jedoch gibt es noch keine Richtlinien für ihren standardmäßigen Einsatz.
Biochemische Marker sollten zur Diagnose einer Osteoporose nicht herangezogen werden.

Hinweise zu Ernährung/ Lebensführung

Die Aufnahme von 1000 – 1500 mg elementaren Kalziums vorzugsweise mit der Nahrung oder als Kalziumsubstitution ist empfehlenswert.
Gefahrenquellen für Stürze in der Wohnung sollten erkannt und entfernt werden.
Muskelstärkendes körperliches Training ist empfehlenswert.

Literatur

1. Schulte C, Mann K (1997) Diagnose der Osteoporose. Med Klin 92 (5):263 – 264
2. Aebersold Schutz G (1997) Führt Ausdauersport bei Frauen zur Osteoporose? Orthopäde 26 (11):955 – 960
3. Keil TU (1997) Osteoporose-Basistherapie. Fortschr Med 115 (30):18 – 20
4. Von Werder K (1997) Östrogenbehandlung zur Prophylaxe und Therapie der Osteoporose. Fortschr Med 115 (29):44-49
5. (1997) Vitamin D und Kalzium in der Basistherapie der Osteoporose. Zur Therapie ist es nie zu spät. Orthopäde 26 (3 Suppl):1 – 4

Symptome

Primäre oder sekundäre Amenorrhö: unregelmäßige Menstruationszyklen oder Oligomenorrhö bei Beginn der Störung.

Verzögerte Pubertät.
Primäre oder sekundäre Infertilität.

Hitzewellen, Trockenheit der Vagina und Dyspareunie, Hautatrophie und Verlust der Kopfhaare: Symptome des Östrogenmangels.

Klinischer Befund

Wenig klinische Manifestationen, insbesondere nach Beginn der Amenorrhö.

Inkomplette pubertäre Entwicklung: Hinweis auf primäre Amenorrhö.

Atrophie der Vaginalhaut.

Minderwuchs, Pterygium colli: bei Ovarialinsuffizienz im Rahmen eines Ullrich-Turner-Syndroms.

Labor- und Apparate-Diagnostik

Zur Diagnose der Störung

Serum-FSH-Bestimmung: chronisch erhöhte FSH-Konzentrationen (> 40 IE/l); bei Frauen mit eventuell beginnender Ovarialinsuffizienz (unregelmäßige Zyklen und mäßig erhöhte Serum-FSH-Konzentration [10–40 IE/l]) ist eine Blutentnahme während eines präovulatorischen Gonadotropinanstiegs (Gefahr falsch-positiver Ergebnisse) zu vermeiden.
Fehlen einer Menstruationsblutung nach Progesterongabe (progesteroninduzierte Hormonentzugsblutung) lassen auf einen anovulatorischen Zustand schließen. Dies ist kein Hinweis auf eine Ovarialinsuffizienz, widerspricht der Diagnose jedoch auch nicht.

Zur Diagnose der Grundkrankheit

Autoimmunprofil: einschließlich Untersuchung auf Antikörper gegen Ovarialgewebe.

Chromosomenanalyse: zur Untersuchung auf Aneuploidie (45,XO, 47,XXX, 46,XY).

Laparoskopie: bei Vorliegen bindegewebiger Stränge (sog. gonadal streaks) ist eine Konzeption ausgeschlossen; bei „normalem" Erscheinungsbild der Ovarien ist eine Biopsie wenig aufschlußreich, da Konzeptionen auch ohne histologisch nachgewiesenes Vorhandensein von Follikeln beschrieben sind.

Zur Beurteilung des Knochenstatus

Röntgendiagnostik zur Bestimmung des Knochenalters: bei Mädchen mit verzögertem Skelettwachstum und primärer Amenorrhö sind extrem niedrig dosierte Östrogene zum Erreichen der maximalen Körperlänge empfehlenswert (Ethinylöstradiol, tgl. 2 μg).

Densitometrie: zur Bestimmung der Knochenmasse.

Differentialdiagnose

Gonadotropin-sezernierende Hypophysenadenome (mit erhöhten FSH-Konzentrationen) sind selten; Unterscheidungsmerkmal sind die Östrogenwerte.
Pseudoerhöhung der FSH-Konzentration.
Polyzystisches Ovarialsyndrom.

Ätiologie

Autoimmun: gegen Ovarialgewebe gerichtete Antikörper.
Idiopathische vorzeitige Menopause.
Gonadendysgenesie: z. B. Ullrich-Turner-Syndrom, reine Gonadendysgenesie.
Infektion: Mumps.
Strahlen- oder Chemotherapie.
Extensive Ovarialchirurgie: bei Endometriose oder rezidivierenden Zysten.
Behandelte Galaktosämie.
17α-Hydroxylasemangel (kongenitale NNR-Hyperplasie ohne Salzverlustsyndrom).

Epidemiologie

Das Gesamtrisiko, vor dem 40. Lj. eine Ovarialinsuffizienz zu entwickeln, liegt bei 0,6 %.
Bei Vorliegen einer Anovulation sind ~ 5 % der Fälle auf eine Ovarialinsuffizienz zurückzuführen, bei Amenorrhö sind dies 10 % und bei Oligomenorrhö 2 % der Fälle.

Komplikationen

Infertilität: meist permanent, spontane Schwangerschaften sind jedoch beschrieben.

Osteoporose oder Spontanfrakturen: durch Östrogenmangel.

Kardiovaskuläre Erkrankung: Auswirkungen des Östrogenmangels auf die Lipidwerte.

Ovarialtumor: bei Gonadendysgenesie und Karyotyp 46,XY.

Pharmakotherapie

Sexualhormone lindern die Beschwerden des Östrogenmangels und beugen Osteoporose und kardiovaskulären Erkrankungen vor.
Diese Wirkungen sind dem Östrogen zuzuschreiben; Progesterone werden zur Vermeidung von Endometriumtumoren eingesetzt.
Standardmäßige Hormonsubstitutionspräparate wirken nicht kontrazeptiv; zur Ausschaltung des geringen Konzeptionsrisikos sollten Frauen ohne Kinderwunsch niedrig dosierte kombinierte orale Kontrazeptiva einnehmen.

- Standarddosierung

Hängt vom Bedarf der Patientin ab.

- Kontraindikationen

Undiagnostizierte Menstruationsstörungen.

- Besonderheiten

Transdermale Östradiolpflaster: schlechte Resorption bei jungen Frauen aufgrund der dickeren Haut.

- Wechselwirkungen

Antikonvulsiva, Cumarinderivate, Troglitazon.

- Nebenwirkungen

Östrogen: Übelkeit (durch einschleichende Dosierung vermeidbar).
Progestagen: Prämenstruationsbeschwerden.

Behandlungsziele

Vermeidung allgemeiner Gesundheitsrisiken.
Erreichen einer Konzeption.

Weitere Behandlungsmöglichkeiten

Bei Infertilität

Ovarialinsuffizienz ist ein terminales Organversagen, bei dem nur geringe und schwer prognostizierbare Chancen auf eine (spontane oder induzierte) Wiederaufnahme der Ovulation bestehen.
Verschiedene Verfahren zur Ovulationsinduktion sind beschrieben, in den meisten Fällen bietet eine in-vitro-Fertilisation mit Spendereizellen die besten Chancen auf eine Schwangerschaft.
Pflegschaft und Adoption sollten ebenfalls in Erwägung gezogen werden.

Prognose

Eine Studie, in der 91 Frauen mit hypergonadotroper Amenorrhö eine Therapie mit Östrogen und humanem Menopausengonadotropin erhielten, führte zu folgenden Ergebnissen:
Bei 34 Patienten kam es zur Ovulation.
19 Konzeptionen.
10 Fehlgeburten (53 % der Konzeptionen).
1 Totgeburt.
8 Lebendgeburten.

Hinweise zu Ernährung / Lebensführung

Bei chronischer unbehandelter Amenorrhö sollte eine erhöhte Kalziumaufnahme empfohlen und über das Risiko von Spontanfrakturen aufgeklärt werden.
Frauen ohne Kinderwunsch sollten auf das bestehende geringe Konzeptionsrisiko hingewiesen werden.

Literatur

1. Sarrel PM (1997) Hormone replacement therapy in the menopause. Int J Fertil Womens Med 42 (2):78–84
2. Felberbaum R, Diedrich K (1996) Rationelle Therapie bei unerfülltem Kinderwunsch aus gynäkologischer Sicht. Der Urologe B 36 (5):352–359
3. Check JH, et al. (1990) Ovulation induction and pregnancies in 100 consecutive women with hypergonadotrophic amenorrhoea. Fertil Steril 53:811–817

Symptome

Panik

Rekurrierende Attacken schwerer, nicht provozierter Angst: beginnen abrupt, erreichen innerhalb von Minuten ihren Höhepunkt, dauern mindestens 20 Minuten an und sind mit mindestens 4 der folgenden Symptome assoziiert:
Palpitationen.
Abdominalbeschwerden („Schmetterlinge im Bauch").
Heißer oder kalter Flush.
Schüttelfrost oder Zittern.
Erstickungsgefühl oder Atemnot.
Todesfurcht.
Gefühl der Entfremdung.
Furcht, die Kontrolle zu verlieren.
Schweißausbruch.
Brustschmerz oder -enge.
Schwindel, Schwanken, Benommenheit, Ohnmacht.
Parästhesien (Taubheit oder Kribbeln).

Generalisierte Angststörung

Relativ beständige Angst: über mindestens 6 Monate anhaltend, assoziiert mit objektiv unbegründeten Sorgen und Grübeln über Ereignisse oder andere Dinge; Angst und Sorgen sind mit mindestens drei der folgenden Symptome assoziiert:

Unruhe: Gefühl der Angespanntheit und Nervosität.

Leichte Ermüdbarkeit.
Konzentrations- oder Gedächtnisstörungen.
Reizbarkeit.
Muskelanspannung.

Schlafstörungen: Schwierigkeiten, ein- oder durchzuschlafen, bzw. unruhiger, nicht erholsamer Schlaf.

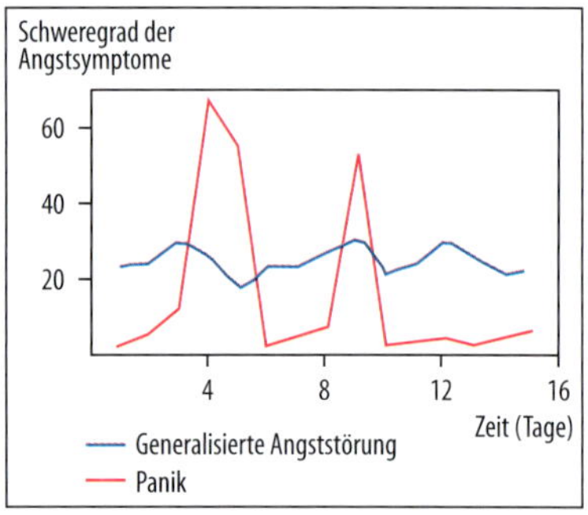

Verlauf bei reiner Panikstörung und reiner generalisierter Angststörung.

Klinischer Befund

Panik

Der Arzt erlebt den Panikanfall selten direkt mit, da die Patienten sich in einer ärztlichen Umgebung in der Regel sicherer fühlen. Bei der Vorstellung des Patienten ergibt sich in der Regel folgendes Bild:
Furcht, eine Panikattacke zu haben.
Vergewisserung, daß kein Herzanfall oder keine andere physische Katastrophe direkt bevorsteht.
Wunsch, körperlich untersucht zu werden.

Physiologische Manifestationen der Angst: in der Regel wie bei der generalisierten Angststörung.

Generalisierte Angststörung

Sorgenvoller Gesichtsausdruck, gehetzter Blick, Unsicherheit: Hinweis auf chronische Angst.

Tachykardie: Puls von 80–100 Schlägen/ Min.

Schweißausbrüche.
Dilatierte Pupillen.
Tremor.

Labor- und Apparate-Diagnostik

Bei Vorliegen von Angststörungen sollten Untersuchungen nur nach sorgfältigem Abwägen eingeleitet werden, da sich die Angst durch zusätzliche Hypochondriestörungen verstärken kann. Tritt die Angst jedoch erstmals im mittleren Lebensalter oder später auf, kann auch eine organische Ursache in Betracht kommen.

Schilddrüsenfunktionstest, großes Blutbild, neurologische Untersuchungen: kann gelegentlich bei episodisch auftretender Angst, Tagesschwankungen oder anhaltender Assoziation mit spezifischen somatischen Symptomen indiziert sein; Epilepsie und Phäochromozytom sind seltene behandelbare Ursachen von Angst.

Differentialdiagnose

Anpassungsstörung, Phäochromozytom, Hyperthyreose: Angst im Rahmen einer körperlichen Erkrankung.
Posttraumatische Belastungsstörung: Angst im Rahmen größerer, ungewöhnlicher Erlebnisse (z. B. Vergewaltigung, Katastrophen).
Hypochondrie, somatoforme Erkrankung: Angst ausschließlich aufgrund von Furcht vor Krankheiten oder Beschäftigung mit körperlichen Symptomen.
Organische Psychosen, Schizophrenie, affektive Psychosen: Angst aufgrund von psychotischen Symptomen, z. B. Wahnvorstellungen oder Halluzinationen.
Agoraphobie, soziale oder einfache Phobien: durch bestimmte Reize ausgelöste Angst in Verbindung mit Vermeidung dieser Reize.
Kombination aus Angst und depressiver Störung, Depression; Angst aufgrund von Symptomen der Depression.
Abhängigkeitsstörung: Angst aufgrund von Alkohol- oder Arzneimittelmißbrauch.

Ätiologie

Eine unmittelbare Ursache der Angst bei Panik und generalisierter Angststörung ist nicht zu erkennen.
Die Angstzustände sind ungerichtet oder „frei flottierend" (generalisierte Angststörung) oder treten spontan auf (Panik).
Beide Störungen sind mit Veränderungen der Lebensumstände und bestimmten Ereignissen assoziiert und können gelegentlich als verzögerte Reaktion auf diese Ereignisse auftreten.
Eine genetische Komponente ist möglich.

Epidemiologie

Panikattacken sind in der Altersgruppe der 15–24jährigen am häufigsten und weisen in dieser Gruppe eine Prävalenz von ~ 2 %, in der Gesamtbevölkerung von ~ 1 % auf.
Die generalisierte Angststörung ist weitaus häufiger, die jährliche Prävalenz liegt hier bei ~ 6 %.
Bei bis zu 60 % der Patienten mit Panik oder generalisierter Angststörung liegt gleichzeitig eine endogene Depression vor.

Komplikationen

Alkoholabhängigkeit: bei chronischer Angst (Alkohol verschafft eine vorübergehende Erleichterung).

Hypochondrie: bei Angst vor körperlichen Beschwerden.

Agoraphobie: aufgrund chronischer starker Angst, insbesondere nach Panikattacken in der Öffentlichkeit.

Soziale Phobie: Gehemmtheit infolge von Angstattacken.

Pharmakotherapie

Die Haltung des Patienten muß berücksichtigt werden; einige lehnen eine medikamentöse, andere eine psychotherapeutische Behandlung ab.
Weniger effektive Behandlungsformen wie Betablocker und Entspannungstechniken sind bei Patienten mit Panikattacken ungeeignet.
Kombinierte medikamentöse und psychotherapeutische Behandlungsformen sind akzeptabel und unter Umständen sogar effektiver als Monotherapien.
Die Patienten müssen vor Selbstmedikation mit Alkohol zur Behandlung von Angst und Schmerzen gewarnt werden, da dies langfristig zur Exazerbation der Symptomatik führt.
Die Behandlungsdauer sollte nach Möglichkeit im Voraus festgelegt werden.

- Standarddosierung

Benzodiazepine, z. B. Diazepam, tgl. 2 – 10 mg.
Alprazolam, tgl. 0,25 – 6,0 mg.
Buspiron, tgl. 10 – 60 mg.
Betablocker, z. B. Propranolol, tgl. 40 – 120 mg.
Heterozyklische Antidepressiva, z. B. Clomipramin, tgl. 100 – 150 mg.
Spezifische Serotoninwiederaufnahme-Hemmer, z. B. Paroxetin, tgl. 20 – 60 mg.

- Kontraindikationen

Benzodiazepine: eingeschränkte Anwendung, wenn aktuelle oder früher aufgetretene Anzeichen auf eine dependente Persönlichkeits- oder Verhaltensstruktur schließen lassen.

- Besonderheiten

Benzodiazepine: kurzfristig raschere und bessere Wirksamkeit als andere Therapieformen, die Gefahr der Toleranz- und Abhängigkeitsentwicklung machen sie im allgemeinen für eine regelmäßige Einnahme jedoch ungeeignet; können den Erfolg einer Verhaltenstherapie vermindern.
Betablocker: sinnvoll bei vorherrschender, jedoch nicht bei schwerer körperlicher Angstsymptomatik (bei generalisierter Angststörung besser geeignet).
Heterozyklische Antidepressiva: bei Behandlungsdauer > 4 Wochen effektiver als Benzodiazepine, jedoch langsam einsetzende angstlösende Wirkung.
Serotoninwiederaufnahme-Hemmer: neueste Studien legen nahe, daß diese Substanzen mindestens so wirkungsvoll und besser verträglich als Benzodiazepine und trizyklische Antidepressiva sind.

- Wechselwirkungen

Kumulative Wirkung mit Alkohol.

- Nebenwirkungen

Sedierung (nicht bei Betablockern).

Nichtpharmakotherapie

Psychotherapeutische Behandlungsformen

Entspannungstechniken: können eine gewisse Besserung bewirken (jedoch weniger als intensivere Therapieformen), kostengünstig.
Kognitive Therapie: bei beiden Störungen erfolgversprechend, möglicherweise den anderen psychotherapeutischen Behandlungsformen überlegen; führt zu einer signifikanten Verminderung der Rezidivneigung nach Ausschleichen aus der medikamentösen Therapie; Ziel ist die Veränderung unproduktiver, fruchtloser Denkmuster, die zur Entstehung und Erhaltung der Angst beitragen; Patienten mit Panikstörungen lernen, das „Katastrophendenken“ abzubauen, so daß Attacken vermieden werden können.
Verhaltenstherapie: wirkungsvoll zur Behandlung von Angst-assoziierten Anpassungsstörungen, in erster Linie durch allmähliche Exposition mit Situationen, an die sich die Patienten leichter anpassen können.
Kombinationstherapien: kognitive Verhaltenstherapie, gezieltes Training zum Erlernen des Umgangs mit der Angst.
Hypnose und alternative Therapieformen (Yoga, Meditation): gelegentlich hilfreich, jedoch weniger effektiv als kognitive Therapie und Verhaltenstherapie.

Behandlungsziele

Linderung der Symptome.
Der Patient sollte lernen, Angst frühzeitig zu erkennen.
Einübung von Streßbewältigung und Entspannungstechniken.

Prognose

Die Prognose ist in der Regel gut, außer in Fällen, in denen die Symptome bereits im frühen Erwachsenenalter beginnen und mit Persönlichkeitsstörungen assoziiert sind.
Prognostisch ungünstige Faktoren bei Panikattacken sind simultane Depression, schwere Symptomatik und Agoraphobie.

Nachsorge

Außer bei chronischer Angst sollte die medikamentöse Behandlung als vorübergehende Maßnahme angesehen werden; langfristig ist aufgrund der geringeren Rezidivneigung und Verbesserung des Selbstwertgefühls eine psychotherapeutische Behandlung angezeigt.

Hinweise zu Ernährung / Lebensführung

Eine gute, kräftige Mahlzeit gilt gelegentlich als das beste Beruhigungsmittel; es überrascht daher nicht, daß ängstliche Personen ihre Angst durch übermäßiges Essen und Gewichtszunahme kompensieren. Dadurch kann sich ihre Angst zwar legen (einige Studien zeigen, daß Dicke in der Regel weniger ängstlich sind als Dünne), ihrer Gesundheit ist dies jedoch nicht förderlich.
Da ängstliche Personen überall mit Schwierigkeiten rechnen, schränken sie ihren Alltag häufig ein; dies zeigt sich in seiner extremsten Form bei Patienten, die aufgrund ihrer Agoraphobie das Haus nicht mehr verlassen.

Literatur

1. Riemann D (1996) Angststörungen. Diagnose und Therapie in der Hausarztpraxis. Folge 1: Angstreaktionen-psychiatrische Erkrankungen und Angst-Angsterkrankungen. Fortschr Med 114 (33):457 – 459
2. Hajak G, Bandelow B (1996) Koinzidenz von Angst- und Schlafstörungen. Ubersicht mit Fallbeispielen. Fortschr Neurol Psychiatr 64 (1):26 – 40
3. Blazer DG (1997) Generalized anxiety disorder and panic disorder in the elderly: a review. Harv Rev Psychiatry 5 (1):18 – 27
4. Barbee JG, Todorov AA, Kuczmierczyk AR, Mancuso DM, Schwab JJ, Maddock RJ, Hoehn Saric R, Kelley LA, Davidson JR (1997) Explained and unexplained medical symptoms in generalized anxiety and panic disorder: relationship to the somatoform disorders. Ann Clin Psychiatry 9 (3):149 – 155
5. Zajecka J (1997) Importance of establishing the diagnosis of persistent anxiety. J Clin Psychiatry 58 Suppl 3:9 – 13, discussion 14 – 15

Symptome

Gewichtsverlust: in 90 % der Fälle.

Oberbauchschmerz: 80 %.

Appetitlosigkeit: 60 %.

Lethargie: 40 %.

Pruritus: 40 %.

Diabetes mellitus: 15 %.

Akute Pankreatitis: 5 %.

Akute Cholangitis: 2 %.

Tiefe Venenthrombose: 1 %.

Klinischer Befund

Ikterus: in 85 % der Fälle, häufig schmerzlos.

Kachexie: 70 %.

Hepatomegalie: 60 %.

Palpierbare Gallenblase: Courvoisiersches Zeichen in 40 % der Fälle.

Palpierbarer Tumor im Oberbauch: 15 %.

Aszites: 10 %.

Abdominaler Druckschmerz: 5 %.

Thrombophlebitis migrans: in < 1 % der Fälle.

Virchow-Drüse: derber, unverschieblicher Lymphknoten in der linken Fossa supraclavicularis in < 1 % der Fälle.

Milzvenenthrombose: Magenfundusvarizen in < 1 % der Fälle.

Labor- und Apparate-Diagnostik

Großes Blutbild: zum Nachweis einer Anämie oder leukämoiden Reaktion.

Gerinnungsstatus: eventuell verlängerte Prothrombinzeit, die durch Vitamin-K-Gabe, 10 mg i.m., korrigierbar ist.

Bestimmung der Leberwerte: zum Nachweis eines Verschlußikterus; alkalische Phosphatase häufig erhöht, Albumin erniedrigt.

Ultraschalluntersuchung: zum Nachweis dilatierter Gallengänge und zur Lokalisierung der Erkrankung (75 % Genauigkeit); kleine Tumoren lassen sich durch endoskopische Ultraschalluntersuchung besser erfassen (90 % Genauigkeit).

Endoskopische retrograde Cholangiopankreatographie (ERCP): 90 – 95 % Genauigkeit; Bürstenbiopsie oder Zytologie des Pankreassekrets liefern in 60 – 70 % der Fälle einen positiven Befund.

Kontrastmittelverstärkte CT: 80 – 90 % Genauigkeit.

Laparoskopie: zum Nachweis kleiner Metastasen, die durch andere Verfahren unentdeckt bleiben.

Perkutane Biopsie: 80 – 93 % Genauigkeit; bei Patienten mit potentiell resezierbaren Tumoren kontraindiziert.

Serum-Markerbestimmung: z. B. CA-19-9, CA-125; eventuell durch Ikterus bedingte Veränderungen und geringe Sensitivität beim frühen Pankreaskarzinom.

Differentialdiagnose

Verschlußikterus
Gallengangsteine, ampulläre Tumoren, Tumoren des Gallenganges, gutartige Gallengangstrikturen, Metastasen, Zwölffingerdarmgeschwür.

Hepatischer Ikterus
Chronische Hepatitis, sklerosierende Cholangitis, dekompensierte Herzinsuffizienz.

Kachexie
Magen-, Kolorektal- oder Ovarialkarzinom.

Andere Pankreaserkrankungen
Chronische Pankreatitis (eventuell koexistent), klinisch inapparente endokrine Tumoren, Metastasen im Pankreas.

Ätiologie

Die Ursache ist weitgehend unbekannt, folgende Faktoren könnten jedoch eine Rolle spielen:
Rauchen: relatives Risiko eines Pankreaskarzinoms ~ 2,0 (relatives Risiko eines Bronchialkarzinoms ~ 20).
Ernährung mit hohem Gesamtfettanteil oder Anteil tierischer Fette.
Genetische Disposition (selten): familiäres Kolon- und Pankreaskarzinom, hereditäre chronische Pankreatitis, familiäre adenomatöse Polypose, Peutz-Jeghers-Syndrom, von Hippel-Lindau-Syndrom, Lynch-II-Syndrom, Ataxia teleangiectatica.
Langdauernde chronische Pankreatitis.

Epidemiologie

Die Inzidenz unterliegt starken geographischen und ethnischen Schwankungen; die höchste Inzidenz ist in Zentral- und Nordeuropa, Nordamerika und Australien zu beobachten.
Die nach Alter standardisierte Inzidenz beträgt bei Frauen 8 – 11 : 100.000, bei Männern 10 – 12,5 : 100.000.
Das Pankreaskarzinom tritt bei prämenopausalen Frauen seltener auf, dieser Unterschied verliert sich mit zunehmendem Lebensalter jedoch immer mehr.
Das durchschnittliche Alter bei Krankheitsbeginn beträgt bei Frauen 67 Jahre, bei Männern 63 Jahre.

Komplikationen

Siehe Symptome und klinischer Befund, die an sich bereits Komplikationen des Pankreaskarzinoms darstellen; Pruritus.

Massive gastrointestinale Blutung: durch Erosion in das Duodenum.

Magenausgangsobstruktion/Gastroparese.

Pathologie

70 – 80 % der Pankreaskarzinome entstehen im Pankreaskopf, die übrigen sind im Korpus oder Schwanz sowie diffus lokalisiert; < 6 % entstehen multizentrisch.
Ursprung in den Epithelzellen des Pankreasganges: 95 %.
Ursprung im Azinuszellgewebe: 2 %.
Ungeklärte Histiogenese: 2 %.
Nicht-epitheliale Tumoren: 1 %.

Pharmakotherapie

Vor chirurgischem Eingriff oder Endoskopie

Vor einer Resektion oder (chirurgischen bzw. nicht chirurgischen) Ikterustherapie sind folgende Maßnahmen angezeigt:
Korrektur einer Anämie, Optimierung des Ernährungszustandes.
Vitamin K, tgl. 10 mg i.m. über 3 Tage.
Kristalloide Volumenersatzlösung, 1 - 2 l i.v. über mindestens 24 Std. vor dem Eingriff.
Antibiotische Abdeckung vor jedem mit einer instrumentellen Manipulation des Gallengangsystems verbundenen Eingriff.

Schmerzbehandlung

In bis zu 30 % der Fälle ist die Erkrankung bereits so weit fortgeschritten, daß nur noch eine konservative Behandlung in Frage kommt (d. h. Schmerzlinderung und palliative Maßnahmen).
NSAR können zum akuten Nierenversagen führen.
In Frage kommen Depot-Morphine, oral, i.v. oder durch peridurale Infusion mit Hilfe einer tragbaren Pumpe; als Nebenwirkungen können Obstipation, Übelkeit und Erbrechen auftreten.

Nichtpharmakotherapie

Die Art der Ikterusbehandlung hängt von Patientenalter, Tumormasse und Erfahrung der behandelnden Ärzte ab.
Die Mortalitätsraten der verschiedenen stationär durchgeführten Verfahren sind vergleichbar, vermutlich sind endoskopische Verfahren jedoch überlegen.
Bei Patienten, bei denen ein chirurgischer Eingriff in Frage kommt, ist ein umfassendes Staging (endoskopische Ultraschalluntersuchung, CT, Laparoskopie oder Angiographie) unter Hinzuziehung eines Radiologen und Chirurgen erforderlich.

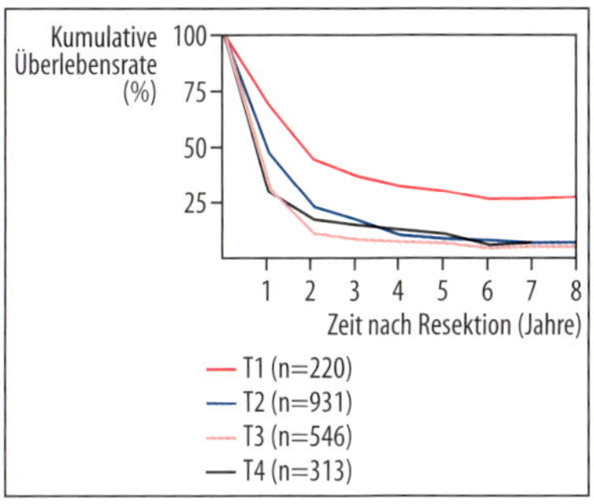

Überlebensraten nach Resektion beim Pankreaskarzinom der Stadien T1-T4 auf der Grundlage von Daten der Japanese Pancreatic Cancer Registry.

Chirurgische Resektion

In 10 - 15 % der Fälle möglich, die Mortalitätsrate während des Krankenhausaufenthaltes beträgt 3 - 10 %.

Endoskopische Einlage von Stents

Besonders zur Behandlung der Symptome einer Gallengangobstruktion (z. B. Pruritus) geeignet.
Selbstexpandierende Metall-Stents müssen seltener ausgetauscht werden und sind bei Patienten mit günstigerer Prognose zu empfehlen.

Perkutane Einlage von Stents

Höhere Komplikationsrate als bei endoskopischen Stents.

Chirurgischer Bypass

Ein duodenaler Bypass (Gastrojejunostomie) kann zur Umgehung einer durch infiltrierendes Tumorwachstum hervorgerufen Duodenalstenose (10 - 15 %) gelegt werden.

Behandlungsziele

Behandlung von Ikterus, Duodenalstenose, Gewichtsverlust und Schmerzen.

Prognose

Eine Heilung ist nur selten möglich, Drainage stellt die optimale palliative Maßnahme dar.
Nach einer Palliativtherapie liegt die mittlere Überlebenszeit bei 3 - 6 Monaten.
Nach Resektion liegt die mittlere Überlebenszeit bei 12 - 18 Monaten, die 5-Jahres-Überlebensrate bei 5 - 15 %; die Überlebensrate kann durch adjuvante Radiochemotherapie verbessert werden.

Nachsorge

Nach einer Resektion empfiehlt sich eine adjuvante externe gezielte Bestrahlung mit anschließender 6 - 24monatiger Chemotherapie.
Nach der Palliativbehandlung ist eventuell ein Austausch der Stents, bei Duodenalstenose ein Magen-Bypass sowie Schmerzbehandlung erforderlich.
Bei lokalisierten Rezidiven kann eine Zweitresektion angezeigt sein.

Hinweise zu Ernährung / Lebensführung

Keine speziellen Maßnahmen erforderlich.

Literatur

1. Schmassmann A (1996) Pankreaskarzinom: Konservative und adjuvante Therapie. Ther Umsch 53 (5):387 - 393
2. Scheurer U (1996) Pankreaskarzinom: Diagnostik. Ther Umsch 53 (5):377 - 386
3. Riemann JF, Dorlars D ((1997)) Pankreatitis/ Pankreaskarzinom – Wertigkeit diagnostischer Verfahren: ERCP und Zytologie. Schweiz Rundsch Med Prax 86 (10):401 - 403
4. Schwab M, Schwall G, Richter A, Trede M (1996) Ist die diagnostische Laparoskopie eine sinnvolle Ergänzung des präoperativen Stagings beim Pankreaskarzinom? Langenbecks Arch Chir Suppl Kongressbd. 113:565 - 567
5. Schlosser W, Schoenberg MH, Rhein E, Siech M, Gansauge F, Beger HG (1996) Pankreaskarzinom bei chronischer Pankreatitis mit entzündlichem Pankreaskopftumor. Z Gastroenterol 34 (1):3 - 8

Symptome

Oberbauchschmerz: abrupter Beginn, in den Rücken ausstrahlend (Linderung durch Vorbeugung des Oberkörpers und Anziehen der Beine zur „Embryonalstellung"); eventuell zunehmend.

Appetitlosigkeit, Übelkeit, Erbrechen.

Fieber: gelegentlich.

Klinischer Befund

Tachykardie, Diaphorese, peritonitische Zeichen, Hypotonie, Tachypnoe: Hinweis auf schweren Verlauf.

Turner-Grey-Zeichen, Cullen-Zeichen: Ekchymosen in der Flanken- bzw. Nabelregion; seltene, jedoch klassische Zeichen einer intraabdominalen Blutung infolge einer Pankreatitis.

Periphere Fettnekrose: selten (bei Pankreatitis alkoholischer Genese häufiger).

Ikterus: insbesondere bei Pankreatitis im Rahmen eines Gallensteinleidens.

Tetanie: als Folge einer Hypokalzämie.

Labor- und Apparate-Diagnostik

Bestimmung der Amylase- und Lipase-Konzentration im Serum: erhöhte Werte (d. h. > 100 IE/dl); ein erhöhter Lipasespiegel besitzt eine höhere Spezifität und Sensitivität (bei Niereninsuffizienz kann in beiden Fällen ein falschpositiver Befund vorliegen).

Bestimmung der Transaminase-, alkalischen Phosphatase- und Bilirubinkonzentration im Serum: bei erhöhten Werten ist eine biliäre Pankreatitis wahrscheinlich.

Großes Blutbild: zum Nachweis einer Anämie oder systemischer Entzündungszeichen.

Bestimmung der Kreatinin- und Kalziumkonzentration im Serum: bei Hinweis auf Toxizität.

Bestimmung der Serumlipide: bei Pankreatitis unklarer Genese.

Ultraschalluntersuchung: zur schnellstmöglichen Erkennung von Gallensteinen als Verursacher einer Pankreatitis (in ~ 80 % der Fälle); ermöglicht auch eine Verlaufsbeurteilung bei akuten Flüssigkeitsansammlungen (d. h. Pseudozysten und Abszessen).

Arterielle Blutgasanalyse: bei Tachypnoe, Schock; Vorliegen einer Hypoxie deutet auf eine ungünstige Prognose hin.

Kontrastmittelverstärkte CT: ermöglicht in 85 – 90 % der Fälle eine genaue Bestimmung des Nekroseausmaßes; nur in klinisch schweren Fällen oder bei Verdacht auf „stumme" Pankreatitis.

Feinnadelpunktion: Entnahme nekrotischen Gewebes für Gram-Färbung und Kultur zum Nachweis infizierter Nekrosen.

ERCP: bei akuter biliärer Pankreatitis zur sofortigen Extraktion obstruierender Steine aus dem Gallengang oder der Ampulla hepatopancreatica bei Verdacht auf traumatische Ruptur des Pankreasgangsystems und traumatische Pankreatitis. ERCP kann zur Exazerbation einer akuten Pankreatitis führen und sollte daher nur sehr zurückhaltend zur Bestätigung endoskopisch zu extrahierender Gallensteine im Rahmen einer Choledocholithiasis und anderer Obstruktionen des Gallengang- und Pankreasgangsystems eingesetzt werden; bei schwerer Pankreatitis deutet die Ruptur des Pankreashauptganges auf eine signifikante zentrale Nekrose hin; eine ERCP ist auch bei einem Pankreastrauma indiziert.

Differentialdiagnose

Akutes Abdomen: jede Perforation des Gastrointestinaltrakts, Aneurysmenruptur, Extrauteringravidität, Mesenterialinfarkt, Stieldrehung einer Ovarialzyste.
Pyelonephritis, Nierenkolik.
Peptisches Ulkusleiden.
Cholangitis, Cholezystitis.
Milzinfarkt.
Ösophagusruptur (Boerhaave-Syndrom).
Morbus Crohn.

Ätiologie

Alkohol in > 50 % der Fälle.
Biliäre Störungen in 30 – 60 % der Fälle: Gallensteine, Cholesterinose, eingedickte Galle („Sludge"), Askariasis, sklerosierende Cholangitis, Choledochozele, Tumoren.
Komplikationen der endoskopischen retrograden Cholangiopankreatographie (ERCP).
Penetrierendes Zwölffingerdarmgeschwür.
Hyperlipidämie in 1 – 5 % der Fälle: Typ I (30 %), IV (15 %) und V (30 – 40 %).
Seltenere Ursachen in 1 – 5 % der Fälle: Obstruktion (Pancreas divisum, Strikturen, Tumoren), Trauma, Ischämie, Infektionen (Viren), Arzneimittel (Azathioprin, L-Asparaginase, Cumarinderivate), Vaskulitiden, Organtransplantation, Hyperkalzämie, Skorpiongift.

Epidemiologie

Gallenstein-induzierte Pankreatitis tritt im höheren Lebensalter und bei Frauen häufiger auf.
Die jährliche Inzidenz liegt durchschnittlich bei 30 – 60 : 100.000.
Die Inzidenz weist eine steigende Tendenz auf.

Komplikationen

Bei 25 – 30 % der Patienten tritt mindestens eine systemische Komplikation auf.
Kardiovaskuläre, respiratorische und renale Insuffizienz.
Urämie, Hyperglykämie, Hypokalzämie.

Disseminierte intravasale Gerinnung, signifikante hämatologische Störungen: in 1 – 5 % der Fälle.

Akute Flüssigkeitsansammlungen: treten im Frühstadium auf, in 30 – 50 % der Fälle bei schwerem Verlauf, häufig auch bei milder Erkrankung; nur in 33 – 50 % dieser Fälle entwickeln sich klinisch signifikante Pseudozysten.

Pankreasnekrosen: in 3 – 5 % der Fälle klinisch signifikant; bis zu 70 % sind infizierte Nekrosen; Nekrosen geringeren Ausmaßes (< 30 % des Drüsengewebes) finden sich häufig bei klinisch milder Pankreatitis.

Hämorrhagie: Milzarterienaneurysma (seltene, jedoch besonders schwere Komplikation).

Pharmakotherapie

Folgende supportive Maßnahmen kommen in Frage:
Intravenöser Volumenersatz: durch kristalloide und kolloidale Lösungen (die Flüssigkeitssequestration aus dem Intravasalraum kann in den ersten 24 - 48 Std. bis zu 12 l betragen).
Schmerzlinderung durch Opioidanalgetika wie Pethidin (50 - 100 mg i.m. alle 4 - 6 Std.).
Kalziumsubstitution nach Bedarf bei Hypokalzämie und Tetanie.
Überwachung und Einstellung eines Diabetes mellitus nach Bedarf.
Kreislaufstabilisierende Maßnahmen: bei einem systolischen Blutdruck von < 90 mmHg oder unzureichender Nierendurchblutung trotz Volumenersatz.
Antibiotika: bei biliärer Pankreatitis.
Glukagon, Proteaseinhibitoren (z. B. Aprotinin) und Somatostatin haben sich bei schwerer Pankreatitis als enttäuschend erwiesen.

Nichtpharmakotherapie

Legen einer Magensonde nur zur symptomatischen Besserung bei Übelkeit und Erbrechen.
Sauerstoffgabe: bei einer Sauerstoffsättigung des arteriellen Blutes von < 90 %; bei großen Pleuraergüssen Drainage.
Hämodialyse: bei einer auf Volumenersatz und inotrop wirkende Medikamente nicht ansprechenden Niereninsuffizienz.
ERCP und endoskopische Sphinkterektomie: bei schwerer, auf eine Gallengangerkrankung zurückzuführende Pankreatitis (d. h. biliäre Pankreatitis).
Infizierte Nekrosen sind eine deutliche Indikation zur chirurgischen Intervention; bei Ausbleiben einer Besserung oder Verschlechterung unter 5 - 10tägiger konservativer Therapie ist eine Abklärung durch CT und Feinnadelpunktion infektionsverdächtiger Regionen erforderlich.
Drainage: bei > 6 cm großen Pseudozysten, deren Größe unverändert bleibt, zunimmt oder Symptome verursacht; wiederholte perkutane Punktion erhöht das Infektions- und Abszeßrisiko; eine perkutane oder endoskopische Drainage ist möglich, häufig wird jedoch eine chirurgische interne Drainage bevorzugt; Abszeß oder infizierte Nekrosen erfordern eine frühzeitige aggressive Therapie, vorzugsweise durch chirurgische Drainage.

Behandlungsziele

Supportive Maßnahmen.
Vermeidung weiterer Schübe.
Verringerung der Komplikationsrate, Behandlung von Grunderkrankungen (z. B. Hyperlipidämie).

Prognose

Die Mortalität beträgt bis zu 10 %, insbesondere bei Vorliegen einer Grunderkrankung oder biliären Pankreatitis.
Meist kommt es nach der stationären Behandlung mit Volumenersatz zur Erholung des Patienten.
Rezidivierende Schübe sind insbesondere bei fortgesetztem Alkoholabusus oder unbehandelter Hyperlipidämie sehr wahrscheinlich.
Bei Gallensteinleiden kommt es ohne Cholezystektomie oder endoskopische Sphinkterektomie in 10 - 40 % der Fälle zu rezidivierenden Schüben.

Nachsorge

Weitere Schübe können durch laparoskopische Cholezystektomie (zur Behandlung von Gallensteinen) oder endoskopische Sphinkterektomie, Alkoholkarenz sowie Behandlung einer Hyperlipidämie und anderer Grunderkrankungen verhindert werden.
Eine Nachsorge ist nur bei unklarer bzw. unbehandelter Ursache oder nach ausgedehnter chirurgischer Nekrosensanierung angezeigt.

Hinweise zu Ernährung/ Lebensführung

Während der akuten Phase keine flüssige oder feste Nahrung.
Bei Abklingen der Pankreatitis regelmäßige Mahlzeiten; längeres Fasten mit anschließenden großen Mahlzeiten sind zu vermeiden; wann der Patient wieder essen darf, sollte eher vom klinischen Bild als vom Amylase- oder Lipasespiegel im Serum abhängig gemacht werden.
Bei Alkohol-induzierter Pankreatitis muß dem Patienten die Bedeutung der Alkoholkarenz klar gemacht werden.

Literatur

1. Uhl W, Muller CA, Buchler MW (1997) Therapie der akuten Pankreatitis. Ther Umsch 54 (11):645 - 648
2. Runzi M, Layer P (1997) Ätiologie, Pathogenese und Pathophysiologie der akuten Pankreatitis. Schweiz Med Wochenschr 127 (20):849 - 853
3. Inauen W (1996) Akute Pankreatitis: Konservative Therapie. Ther Umsch 53 (5):342 - 345
4. Glasbrenner B, Adler G (1996) Akute Pankreatitis: Diagnostik. Ther Umsch 53 (5):333 - 341
5. Hanck C, Singer MV (1997) Akute alkoholinduzierte Pankreatitis: Gibt es die? Z Gastroenterol 35 (10):961 - 963

Symptome

Eine chronische Pankreatitis entwickelt sich in der Regel über 5 - 20 Jahre hinweg; während dieser Zeit treten unterschiedliche Beschwerden, klinische Manifestationen und Komplikationen auf.

Abdominalschmerz: in 90 % der Fälle; häufig durch Nahrungsaufnahme verstärkt.

Gewichtsverlust: in 80 % der Fälle.

Diarrhö oder Steatorrhö: in 40 % der Fälle.

Rekurrierende Polyphagie, Polydipsie bei Diabetes mellitus: in 40 % der Fälle.

Akute Pankreatitis: in 40 % der Fälle.

Klinischer Befund

Deutlicher Gewichtsverlust: in 40 % der Fälle.

Fettstühle: bei rektaler Untersuchung in 10 % der Fälle feststellbar.

Palpierbarer Tumor im Epigastrium: in 10 % der Fälle.

Anämie.

Ikterus: Hinweis auf Gallengangstriktur durch chronische Pankreatitis.

Labor- und Apparate-Diagnostik

Bestimmung der Amylase- und Lipasekonzentration im Serum: bei akuter Exazerbation der Pankreatitis erhöhte Werte; bei chronischer Pankreatitis jedoch häufig normale Werte.

Ultraschalluntersuchung: zum Nachweis von Parenchymveränderungen, Pankreasgangdilatation, Kalzifikation, Pseudozysten, Aszites; die endoskopische Ultraschalluntersuchung eignet sich besonders zur Diagnose der chronischen Pankreatitis.

Röntgenbefund des Abdomens: Pankreaskalzifikationen haben eine hohe Spezifität für chronische Pankreatitis, jedoch nur eine begrenzte Sensitivität.

Sammlung von Stuhlproben über 72 Stunden: Ausscheidung von >6 g Fett/24 Std. bei Aufnahme von mindestens 100 g Fett/Tag und Fehlen anderer Ursachen einer Malabsorption machen eine chronische Pankreatitis sehr wahrscheinlich.

Kontrastmittelverstärkte CT: hohe Sensitivität für Kalzifikationen; dient auch der Beurteilung von Entzündungsausmaß, duktaler Dilatation, Pseudozysten und Aszites.

Pankreasfunktionstests: Gewinnung von Pankreassekreten mittels Magensonde nach Stimulation durch i.v. Sekretin oder Cholezystokinin; verminderte Lipase-, Bikarbonat und proteolytische Enzymkonzentrationen bestätigen das Vorliegen einer exokrinen Pankreasinsuffizienz.

Blutzuckerbestimmung und Glukosetoleranztest: Euglykämie erfordert mindestens 20 % funktionsfähiges Pankreasparenchym.

Endoskopische retrograde Cholangiopankreatographie (ERCP): zum Nachweis von Veränderungen des Hauptganges und der kleineren Gangsysteme („minimal change pancreatitis“), Steinen (verkalkt oder nicht verkalkt) und duktalen Proteinpfröpfchen, Pseudozysten, Fisteln.

Differentialdiagnose

Rekurrierende akute Pankreatitis ohne Entwicklung einer chronischen Pankreatitis.
Idiopathische Hypertrophie des Pankreaskopfes.
Sekundäre Pankreasentzündung (Zwölffingerdarmgeschwür).
Pankreaskarzinom (erhöhtes Risiko bei chronischer Pankreatitis).
Zöliakie.
Bakterielle Fehlbesiedelung des Dünndarms.

Ätiologie

Alkohol in 60 - 80 % der Fälle.
Obstruktion in 10 % der Fälle: Ampullenstenose, Pancreas divisum, Pancreas annulare, Striktur (Trauma, Tumor), Strahlenschäden, rezidivierende akute Pankreatitis.
Idiopathisch in 10 % der Fälle.
Hereditär (chronische familiäre Pankreatitis).
Mangelernährung (tropische Pankreatitis).
Mukoviszidose.
Hyperkalzämie.

Epidemiologie

In den Industrieländern hängt die Inzidenz weitgehend vom Alkoholkonsum ab (andere Faktoren haben einen modifizierenden Effekt); jährlich sind 1 - 10 von 100.000 Personen betroffen.
Die chronische Pankreatitis tritt bei Männern häufiger auf als bei Frauen; das Verhältnis schwankt zwischen 10 : 1 und 2 : 1.
Die Inzidenz weist in allen Ländern eine steigende Tendenz auf.

Komplikationen

Exokrine Pankreasinsuffizienz.
Endokrine Pankreasinsuffizienz.
Zwölffingerdarmgeschwür.

Choledochusobstruktion: infolge einer Leberzirrhose (selten).

Duodenalobstruktion.

Pseudozysten: pankreatisch, intraabdominal, mediastinal.

Pankreatischer Aszites.
Pleuraerguß.
Pankreatischer Abszeß.
Pankreatisches Pseudoaneurysma.

Milzvenenthrombose: Magenfundusvarizen.

Pankreatisches Adenokarzinom.
Opioidabhängigkeit.

Pharmakotherapie

Nach Möglichkeit Behandlung der Grunderkrankung.
Bei exokriner Pankreasinsuffizienz: Pankreasenzymtherapie mit Lipase, 28.000 IE über einen 4stündigen postprandialen Zeitraum und Dosisanpassung je nach Klinik (Steatorrhö, Gewichtsverlust); die gleichzeitige Gabe von H_2-Rezeptorantagonisten (z. B. Cimetidin, Ranitidin, Nizatidin, Famotidin) kann die Aktivität der Enzyme erhöhen.
Bei endokriner Pankreasinsuffizienz: in der Regel Insulintherapie erforderlich.

Schmerzbehandlung

Vom Patienten nach Bedarf dosierte Pankreasenzyme mit Proteasen können bei leichten oder mäßigen Schmerzen eine Besserung bewirken (auch bei Fehlen einer manifesten Steatorrhö).
Einfache Analgetika oder NSAR können eingesetzt werden; häufig ist jedoch eine Opioidtherapie erforderlich.
Eine Blockade des Plexus solaris durch Steroide kann in Erwägung gezogen und bei Bedarf wiederholt werden.

Nichtpharmakotherapie

Drainage des Pankreashauptganges

Endoskopische Sphinkterektomie und Steinextraktion sind nur bei wenigen Patienten geeignete Maßnahmen. Einlage von Stents oder pankreatische Sphinkterektomie können in ausgewählten Fällen eine Besserung bewirken.
Pankreatikojejunostomie oder transduodenale Sphinkterplastik sind Alternativen zur endoskopischen Behandlung; Drainage allein reicht bei extensiven Parenchymkalzifikationen, Entzündung und Schmerzen in der Regel nicht aus.

Chirurgische Schmerzbehandlung

Ein chirurgischer Eingriff sollte bei therapierefraktären Schmerzen erwogen werden.
Bei Nichtdiabetikern oder Erstoperation ist eine organerhaltende Therapie mit begrenzter Resektion des befallenen Gewebes angezeigt.
Bei Diabetikern oder vorausgegangenen chirurgischen Eingriffen kann eine ausgedehnte Resektion erforderlich sein.
Die Erhaltung von Magen, Pylorus, Duodenum und Milz ist fast immer möglich.

Behandlungsziele

Beseitigung der Grunderkrankung.
Schmerzlinderung.
Verlangsamung des Krankheitsfortschritts (Pankreasgang-Drainage).
Behandlung der Malabsorption.

Prognose

Die Erkrankung verläuft nicht immer progredient.
Schmerz und Kalzifikation treten nach 5 - 10 Jahren auf und können sich danach wieder zurückbilden; eine Prognose ist jedoch nicht möglich.
Die langfristige Prognose kann ungünstig sein; bis zu 50 % der Patienten versterben innerhalb von 7 Jahren.
Die Erhaltung der Lebensqualität und chronische Schmerzbehandlung sind die größten Herausforderungen bei der Behandlung dieser Erkrankung.

Nachsorge

In allen Fällen Überwachung von endokriner und exokriner Pankreasfunktion, Schmerzen, regelmäßige Prüfung der Indikation zur Operation oder Zweitoperation.

Hinweise zu Ernährung/ Lebensführung

Regelmäßige Mahlzeiten und Alkoholkarenz.
Mittelkettige Triglyceride können sich bei Mangelernährung und ausgeprägter Fett-Malabsorption günstig auswirken.

Literatur

1. Loser C, Folsch UR (1996) Diagnostik der chronischen Pankreatitis. Dtsch Med Wochenschr 121 (8):243 - 247
2. Radun D, Malfertheiner P (1996) Chronische Pankreatitis: Konservative Therapie. Ther Umsch 53 (5):359 - 364
3. Reber PU, Uhl W, Buchler MW (1997) Pankreaspseudocysten bei chronischer Pankreatitis. Differentialdiagnose und Therapie. Chirurg 68 (9):881 - 887
4. Izbicki JR, Bloechle C (1997) Die Drainageoperation als Therapieprinzip der chirurgischen organerhaltenden Behandlung der chronischen Pankreatitis. Chirurg 68 (9):865 - 873
5. Lankisch PG (1997) Chronische Pankreatitis – noch ein chirurgisches Krankheitsbild? Chirurg 68 (9):851 - 854

Symptome

Häufig keine manifesten Symptome.

Leichtes Fieber und Unwohlsein: bei Kindern.

Leichtes Fieber und Unwohlsein mit Arthralgie oder Arthritis: bei Erwachsenen.

Symptome einer aplastischen Krise: bei hämolytischer Anämie, gelegentlich auch bei gesunden Personen; meist akuter Beginn, jedoch selbst-limitierend.

Symptome einer persistierenden schweren Anämie: bei immunsupprimierten Patienten.

Klinischer Befund

Die von einem Erythem begleitete Infektion wird als Erythema infectiosum, Fünfte Krankheit oder Ringelröteln bezeichnet.

Erythem: tritt meist bei Kindern auf; befällt Wangen (Aussehen wie nach Ohrfeigen); Dauer 1 Woche; über mehrere Wochen bei Sonnenlicht- und Windexposition rezidivierend; an Armen und Beinen kann sich meist unter Aussparung der Handflächen und Fußsohlen ein variables, häufig retikuläres makulopapuläres Exanthem entwickeln.

Lymphknotenvergrößerung: bei Erwachsenen.

Arthralgie oder Arthritis: bei Erwachsenen häufig Befall von Hand- und Kniegelenken; kann ohne Exanthem auftreten und dauert in der Regel 2–4 Wochen, gelegentlich länger.

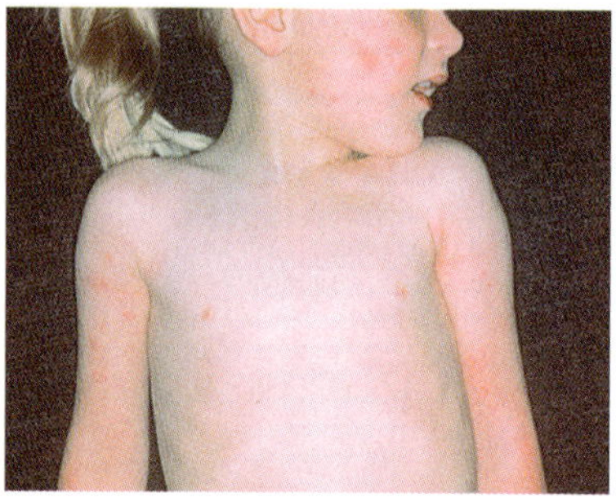

Charakteristisches Wangenerythem und retikuläres Erythem an den Armen bei Parvovirus-B19-Infektion.

Labor- und Apparate-Diagnostik

Serologie: Parvovirus-B19-spezifische IgM bilden sich im Frühstadium der Erkrankung; innerhalb von 1–2 Monaten sinkt der Antikörpertiter wieder ab.

Differentialdiagnose

Scharlach: bei Parvovirus-B19-Infektion keine Veränderungen der Mundschleimhaut.
Masern: bei Parvovirus-B19-Infektion keine Koplikschen Flecken oder ausgeprägte Symptomatik.
Röteln, enterovirale Infektionen, Zytomegalie-Virusinfektion, Epstein-Barr-Virusinfektion, Toxoplasmose.

Ätiologie

Infektion durch Parvovirus B19.
Übertragung durch Tröpfcheninfektion.

Epidemiologie

Die Infektion tritt weltweit auf.
Die Infektion tritt gehäuft im Frühjahr oder Frühsommer auf.

Komplikationen

Aplastische Krise.

Fetale Anämie, Hydrops fetalis und intrauteriner Fruchttod: insbesondere im zweiten Trimenon, die genaue Wirkung einer Infektion während der Schwangerschaft ist jedoch noch nicht bekannt; bei ungefähr zwei Dritteln der Schwangeren mit primärer Infektion kommt es zur Übertragung auf den Fetus.

Infektiosität

Parvovirus B19 weist eine mittlere Infektiosität auf.
Die akute Infektion hinterläßt in der Regel eine lebenslange Immunität.

Mittlere Inkubationszeit

Bis zur leichten fiebrigen Erkrankung: 6–8 Tage.
Bis zum Erythem: 17–18 Tage.

Pharmakotherapie

Analgetika, z. B. Paracetamol.
NSAR bei reaktiver Arthralgie.

Behandlungsziele

Bei Bedarf Schmerzlinderung.

Prognose

Die Prognose ist bei postnatal erworbener Infektion günstig.
Die Mortalität bei diagnostizierten fetalen Infektionen liegt bei 9 %.

Nachsorge

Nicht erforderlich.

Hinweise zu Ernährung / Lebensführung

Bei bekannter Infektion ist der Kontakt mit Schwangeren zu meiden.

Literatur

1. Frank R, Glander HJ, Haustein UF (1996) Dermatologische Symptomatik bei Parvovirus B19-Infektionen. Der Hautarzt 47 (5):365 – 368
2. Carper E, Kurtzman GJ (1996) Human parvovirus B19 infection. Curr Opin Hematol 3 (2):111 – 117
3. Fuller A, Moaven L, Spelman D, Spicer WJ, Wraight H, Curtis D, Leydon J, Doultree J, Locarnini S (1996) Parvovirus B19 in HIV infection: a treatable cause of anemia. Pathology 28 (3):277 – 280
4. Rodis JF, Rodner C, Hansen AA, Borgida AF, Deoliveira I, Shulman Rosengren S (1998) Long-term outcome of children following maternal human parvovirus B19 infection. Obstet Gynecol 91 (1):125 – 128
5. Jelk W, Brunner H (1996) Wie lautet Ihre Diagnose? Arthritis, ausgelöst durch humanes Parvovirus B 19 (HPV B19-Arthritis). Schweiz Rundsch Med Prax 85 (49):1567 – 1568

Symptome

Perikarditis

Leichter bis schwerer präkordialer Schmerz: bei Inspiration auftretend oder zunehmend; kann in Hals- und Schulterbereich ausstrahlen; wird beim Husten, Schlucken oder Niesen stärker, läßt beim Vorbeugen des Oberkörpers nach.
Dyspnoe, Übelkeit.

Herzbeuteltamponade

Präkordialer Schmerz: gelegentlich, bei massivem Erguß.

Husten, Heiserkeit, Tachypnoe, Dysphagie: bei Druck.

Krankheitsgefühl, Zyanose, Dyspnoe, Schweißausbrüche, Angst, Hypotonie: rasch zunehmend.

Klinischer Befund

Perikarditis

Fieber.

Rauhes perikardiales, häufig pleuroperikardiales Reiben: am besten über dem linken Sternalrand am nach vorne gebeugten Patienten auskultierbar; kann über Minuten oder Stunden auftreten und wieder nachlassen und mit Entwicklung eines Ergusses verschwinden.

Im Frühstadium normaler Venendruck.

Herzbeuteltamponade

Tachykardie: fast immer vorhanden.
Niedriger Blutdruck und geringe Blutdruckamplitude.

Pulsus paradoxus: Puls kann bei Inspiration verschwinden; kann auch bei Asthma bronchiale auftreten.

Erhöhter Venendruck: mit prominentem Abfall der y-Welle und fehlendem Abfall der x-Welle; kann bei Inspiration zunehmen.

Labor- und Apparate-Diagnostik

Jede Erkrankung des Perikards erfordert eine ursächliche Abklärung.

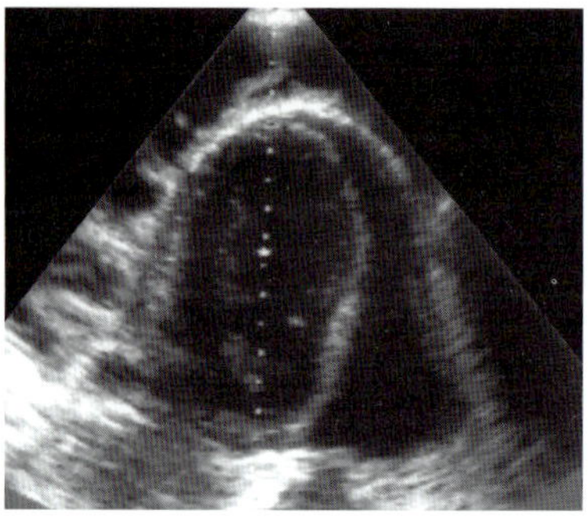

Flüssigkeitsansammlung im Herzbeutel (*oben rechts*); helles Perikard (*zentrale Mitte*); linker Ventrikel (*unten Mitte*); Fibrinstränge in der Perikardflüssigkeit (*unten links*).

Perikarditis

Großes Blutbild, BKS, Urinstatus und Elektrolytbestimmung.
Bestimmung von Antistreptolysin-O-Titer, Antineutrophilen-Faktor, Rheumafaktor.

Kardiale Enzymbestimmung: Enzyme können normal oder erhöht sein, meist keine signifikante Erhöhung der Kreatinkinase-MB, außer bei assoziierter Myokarditis.

Wiederholte Bestimmung viraler Antikörper: neutralisierende Antikörper sind in den ersten 3–4 Wochen (um bis zum 4fachen) erhöht.
Mendel-Mantoux-Test.

EKG: Veränderungen in allen Ableitungen; ST-Strecken-Hebung, PR-Strecken-Senkung, negative T-Welle nur in einigen Fällen, bei massiven Ergüssen Niedervoltage der QRS-Komplexe und T-Wellen, elektrischer Alternans (Phänomen des „Swinging heart").

Thoraxröntgen: unauffälliger Befund, außer bei Perikarderguß > 250 ml; eventuell globuläre Herzsilhouette (Zeltform), keine Lungenstauung.

Herzbeuteltamponade

Echokardiographie: bei jedem Verdacht auf einen Perikarderguß (z. B. Kardiomegalie im Röntgenbefund assoziiert mit Hypotonie) zwingend erforderlich; ein rechtsventrikulärer Kollaps ist ein charakteristischer Befund bei Herzbeuteltamponade.

Differentialdiagnose

Perikarditis

Myokardinfarkt, instabile Angina pectoris, Ulkus-bedingte Dyspepsie, akute Aortendissektion, spontaner Pneumothorax, Pleuritis, Lungenembolie.

Herzbeuteltamponade

Kardiomyopathie oder Pericarditis constrictiva.

Ätiologie

Perikarditis

Virusinfektion: eventuell in Assoziation mit einer Pleuritis.
Immunerkrankung oder Kollagenose: SLE, Sklerodermie.
Rheumatisches Fieber, rheumatoide Arthritis.
Myokardinfarkt oder Herzchirurgie.
Stoffwechselkrankheit: Urämie, Myxödem.
AIDS, opportunistische Infektionen (z. B. Tuberkulose).
Neoplasie, insbesondere Lymphome, Leukämie, Bronchial- oder Mammakarzinom.

Herzbeuteltamponade

Alle oben aufgeführten Ursachen, insbesondere:
Bronchial- oder Mammakarzinom.
Urämie.
Herzchirurgie.
Virusinfektion (bei jungen Patienten).

Epidemiologie

Die Inzidenz beträgt bei postmortaler Untersuchung 2–6 %.
Die klinische Inzidenz beträgt < 1 von 100 Klinikeinweisungen.
Männer sind häufiger betroffen.
Rezidive nach einer Behandlung sind möglich, abhängig von der Ursache ist die Erkrankung in der Regel jedoch ein einmaliges Ereignis.

Komplikationen

Rezidivierende Perikarditis oder Pericarditis constrictiva, Perikarderguß und Herzbeuteltamponade: Komplikationen der Perikarditis.

Hypotonie, Niereninsuffizienz: Komplikationen der Herzbeuteltamponade.

Pharmakotherapie

Bei der Perikarditis werden Medikamente zur Verminderung der Entzündung und Behandlung der Grundkrankheit eingesetzt.
Aspirin dient in der Regel zur Schmerz- und Fiebersenkung; Indometacin ist insbesondere zur Rezidivprophylaxe geeignet; eine Kurzzeit-Therapie mit Steroiden kann erforderlich sein.
Jede assoziierte Erkrankung erfordert eine spezifische Behandlung.

■ Standarddosierung
Aspirin, 300 - 600 mg alle 3 - 4 Std.
Indometacin, 50 - 200 mg in verteilten Dosen (Erwachsene).
Prednisolon, 30 mg über 2 - 3 Wochen; danach Dosisreduktion je nach Klinik.

■ Kontraindikationen
Aspirin: peptisches Geschwür, Überempfindlichkeit.
Indometacin: peptisches Geschwür.
Prednisolon: Osteoporose, gastrointestinale Beschwerden in der Anamnese, Tuberkulose, Schwangerschaft.
Eingeschränkte Anwendung bei Nieren- oder Leberschäden.

■ Wechselwirkungen
Alle: Cumarinderivate.
Indometacin: Aspirin, Steroide.
Prednisolon: Aspirin.

■ Nebenwirkungen
Aspirin: Dyspepsie.
Indometacin: gastrointestinale Beschwerden einschließlich Blutung.
Prednisolon: Hypertonie, peripheres Ödem, Kaliumverlust, Hyperglykämie.

Nichtpharmakotherapie

Zur Behandlung der Herzbeuteltamponade bei großen Ergüssen kann die Perikardpunktion lebensrettend sein.
Bei der Drainage sollte möglichst viel Flüssigkeit entnommen werden; blutige Ergüsse weisen auf ein malignes Geschehen hin, jedoch sollten alle Proben einer zytologischen und bakteriologischen Untersuchung unterzogen werden.
Bei rezidivierenden Ergüssen kann ein Drainagekatheter in situ belassen werden oder eine chirurgische Drainage in Frage kommen.
Bei Nachweis einer malignen Erkrankung eventuell Einleitung einer Chemotherapie.

Behandlungsziele

Vermeidung einer Verschlechterung der hämodynamischen Situation durch Herzbeuteltamponade.
Diagnose und Behandlung der Grunderkrankung.

Prognose

Die Prognose hängt von der Ursache ab: günstig bei viral bedingter Perikarditis, ungünstig bei Perikarderguß aufgrund eines malignen Geschehens.
Bei viral bedingter Perikarditis kommt es in der Regel nach 1 - 2 Wochen zur vollständigen Erholung.

Nachsorge

Regelmäßige echokardiographische Kontrolle zur Erfassung von Perikardergüssen.

Hinweise zu Ernährung / Lebensführung

Keine speziellen diätetischen Maßnahmen erforderlich.
Bis zum Nachlassen der Symptome ist körperliche Schonung angezeigt.

Literatur
1. Libera T, Mucke R, Cihal S, Knauerhase H, Ziegler PG, Hamann D, Kundt G, Strietzel M (1997) Der Einfluss der Reduktion der Bestrahlungsdosis auf die Inzidenz der radiogenen Pneumonitis, Lungenfibrose und Perikarditis nach Mediastinalbestrahlung bei der Behandlung der Lymphogranulomatose. Strahlenther Onkol 173 (6):330 - 334
2. Hofner G, Hofbeck M, Koch A, Schmiedl N, Singer H (1997) Intraperikardiale Blutung als Manifestation einer Mycoplasma pneumoniae-Infektion. Z Kardiol 86 (6):423 - 426
3. Kupferschmidt H, Langenegger T, Krahenbuhl S (1996) Perikarditis bei chronisch entzündlicher Darmerkrankung: Grundkrankheit oder Nebenwirkung der Therapie? Ein „clinical problem solving". Schweiz Med Wochenschr 126 (50):2184 - 2190
4. Beutel K, Schmitt HJ (1996) Persistierender Perikarderguss. Dtsch Med Wochenschr 121 (24):813

Definition

Persönlichkeitsstörungen sind musterhafte Denk- und Verhaltensstörungen, die dauerhafte Strukturen im Umgang mit sich selbst und anderen widerspiegeln und dabei in erheblicher Weise von der Norm abweichen; die Störungen sind außerdem immer mit einer Schädigung der sozialen Rolle oder einer ausgeprägten subjektiven Einschränkung verbunden.
Die sich in der Adoleszenz manifestierenden Persönlichkeitsstörungen können grob in drei Hauptkategorien eingeteilt werden:

Extrovertierte Persönlichkeit: histrionisch, emotional instabil (Borderline oder impulsiv), dissozial.

Exzentrische Persönlichkeit: paranoid/schizoid.

Furchtvolle Persönlichkeit: anankastisch, ängstlich/vermeidend, abhängig.

Andere Persönlichkeitsstrukturen werden im späteren Leben erworben und können im Zusammenhang mit organischen Störungen, Psychosen oder traumatischen Erlebnissen auftreten.

Symptome und klinischer Befund

Mißtrauen, Überempfindlichkeit, Querulanz, Unversöhnlichkeit: paranoide Persönlichkeit.

Gefühlskälte, Einsamkeit, mangelnde Einfühlsamkeit: schizoide Persönlichkeit.

Impulsivität, emotionale Instabilität, fehlende Selbstbeherrschung: emotional instabile (impulsive oder Borderline) Persönlichkeit.

Obsessionen, Perfektionismus, Rigidität, Selbstzweifel: anankastische Persönlichkeit.

Überempfindlichkeit, übermäßige Besorgnis, Minderwertigkeitsgefühle: ängstlich/vermeidende Persönlichkeit.

Abhängigkeit von anderen, Unterordnung der eigenen Bedürfnisse, Angst, verlassen zu werden: abhängige Persönlichkeit.

Gefühllosigkeit, mangelndes Verantwortungsgefühl, Schuldzuweisung, Aggressivität: dissoziale Persönlichkeit.

Theatralisches und manipulatives Verhalten, Wunsch, im Mittelpunkt zu stehen, Oberflächlichkeit: histrionische Persönlichkeit.

Labor- und Apparate-Diagnostik

Anamnese: nach Möglichkeit auch Fremdanamnese (mit Einverständnis des Patienten): Persönlichkeitsstruktur der Eltern, frühe Entwicklung, negative Erlebnisse und Erziehung; Schule/soziale Einrichtungen (Anamnese der Verwahrlosung, Verarmung oder des Mißbrauchs); rechtliche Einrichtungen (z. B. Bewährungshelfer); Lebenspartner, Mitbewohner (eventuelle Persönlichkeitsstörung des Partners); Arbeitgeber.

Standard-Fragebögen: in der Regel zeitintensiv, jedoch sehr zuverlässig; durch die exakt formulierten Fragen zu spezifischen Gebieten des persönlichen und sozialen Verhaltens lassen sich Verzerrungen durch subjektive Wahrnehmung durch den Therapeuten vermeiden; besonders wichtig bei Störungen mit antisozialen Merkmalen.

Münchner Fragebogen für ICD-10: gute Alternative.

EEG: bei dissozialer Persönlichkeitsstörung eventuell pathologische Veränderungen erkennbar.

Differentialdiagnose

Gleichzeitig bestehende Psychose (Achse I des DSM III): Querschnittsstudien zeigen, daß bei ~40 % der Patienten zum Zeitpunkt der Erstkonsultation auch eine Achse-I-Störung vorliegt.
Schizotypische Störung: häufig Überschneidungen mit Borderline- und schizoiden Störungen.
Schizophrenes Prodromalstadium oder Residuum.
Affektstörungen: Hypomanie kann eine dissoziale Störung vortäuschen; Depression tritt häufig bei Personen mit Borderline-Störung auf.

Ätiologie

Genetische Disposition.
Biologische Entwicklungsstörung.
Nicht abgeschlossene kritische Phasen der emotionalen Entwicklung.
Kindheitstrauma: sexueller Mißbrauch findet sich bei Borderline-Persönlichkeiten häufiger in der Anamnese.
Soziale Komponenten: von der Norm abweichende Erziehung oder Fehlen eines geeigneten Rollenmodells.

Epidemiologie

Schizoide Persönlichkeitsstörungen treten scheinbar selten auf, da die Erkrankten in der Regel Gesellschaft scheuen.
Die Prävalenz beträgt in der Gesamtbevölkerung 2–6 %; in allgemeinärztlichen Praxen 15–34 %, in der ambulanten Psychiatrie 20–40 %, in der stationären Psychiatrie 40–60 % und in der Gerichtspsychiatrie 50–90 %.

Komplikationen

Hohe Suizidrate.

Selbstschädigendes Verhalten: die Patienten erscheinen häufig in medizinischen Einrichtungen unterschiedlicher Art, z. B. Notfallambulanz, Innere Abteilung.

Alkoholabhängigkeit und Drogenmißbrauch.

Schädigung anderer: z. B. Tätlichkeiten, Kindsmißbrauch.

Pharmakotherapie

Alle Medikamente sind aufgrund der Überdosierungs- und Mißbrauchsgefahr nur eingeschränkt einzusetzen.
Neuroleptika, z. B. Thioridazin oder Haloperidol in niedriger Dosierung, können eine Linderung der Symptome wie Feindseligkeit, Wut, Mißtrauen und depressive Stimmung bei Borderline- und dissozialen Störungen bewirken.
Monoaminoxidase-Hemmer können bei Borderline-Störungen erfolgreich eingesetzt werden.
Eine langfristige Einnahme von Benzodiazepinen ist aufgrund der hohen Suchtgefahr zu vermeiden; diese Medikamente können auch zur paradoxen Enthemmung führen.
Antidepressiva (Lithium und Carbamazepin) können bei Hinweis auf Stimmungsschwankungen oder Familienanamnese der Affektstörungen am wirkungsvollsten eingesetzt werden.

Nichtpharmakotherapie

Psychotherapie
Interpretative Psychotherapien sind bei leicht bis mittelschwer verlaufenden extrovertierten Persönlichkeitsstörungen erfolgversprechend.

Verhaltenstherapie oder kognitive Therapie
Diese Therapieformen befinden sich noch in der Entwicklung und stehen noch nicht überall zur Verfügung; sie gleichen den Therapieformen zur Behandlung von Depression und Angstzuständen.

Supportive Therapie
Sie umfaßt auch soziale Unterstützung und ist bei Patienten mit schweren, mit Zerrüttung einhergehender Persönlichkeitsstörung sehr hilfreich.
Die Patienten werden ermutigt, selbst praktische Lösungen für aktuelle Probleme wie Partnerschaftsprobleme, Wohnungssuche oder Probleme im Zusammenhang mit anderen persönlichen Bedürfnissen zu finden.

Gruppentherapie
Gruppentherapie kann bei einigen Formen von Persönlichkeitsstörungen erfolgversprechend sein.
Dazu gehören auch therapeutische Wohngruppen.

Behandlungsziele

Linderung des subjektiven Leidensdrucks und der Auswirkungen der Verhaltensstörungen.

Prognose

Die Prognose ist bei schwerer Störung in der Regel ungünstig, in den meisten Fällen kommt es mit zunehmendem Alter (4. oder 5. Lebensjahrzehnt) jedoch zu einer Besserung; bei der extrovertierten Persönlichkeitsstörung ist diese Tendenz besonders stark ausgeprägt.
Bei gleichzeitig bestehender Psychose ist die Prognose durchweg ungünstig.
Günstige prognostische Faktoren sind Intelligenz und positive adaptive Züge, z. B. Offenheit und Fähigkeit zur Introspektion.

Nachsorge

Keine der Therapien weist eine allgemeingültige Wirksamkeit auf; der erfolgversprechendste Ansatz ist eine langfristige unterstützende Beziehung zum Patienten und bei Bedarf Krisenintervention.
Die Patienten können beim Therapeuten u. U. starke Gefühle hervorrufen; insbesondere für Personen, die im Bereich des Krisenmanagements arbeiten, empfiehlt sich eine regelmäßige Supervision.

Hinweise zu Ernährung/ Lebensführung

Keine speziellen Maßnahmen erforderlich.

Öffentliche Gefahr

Die meisten Patienten mit einer Persönlichkeitsstörung stellen keine größere öffentliche Gefahr dar als die übrige Bevölkerung.
In einigen Fällen mit schweren Störungen, insbesondere bei Vorliegen paranoider oder dissozialer Züge, kann ein beträchtliches aggressives Potential gegen andere vorhanden sein und Sicherheitsmaßnahmen und Überwachung erforderlich machen.
Auf Gemeindeebene sollte die Polizei an den Sicherheitsvorkehrungen beteiligt werden.
In einigen Fällen kann eine Sicherheitsverwahrung erforderlich sein.

Literatur

1. Dittmann V (1997) Diagnostik und Therapie von Persönlichkeitsstörungen. Ther Umsch 54 (7):417–419
2. Dulz B (1997) Differenzierung und Therapie delinquenten Verhaltens bei Borderline-Störungen. Psychodynamischer Ansatz. Nervenarzt 68 (5):395–400
3. Frommer J, Reissner V (1997) Neuere Ansätze zum Verständnis der Borderline-Persönlichkeitsstörung. Fortschr Neurol Psychiatr 65 (1):34–40
4. Bohus M, Berger M (1996) Die Dialektisch-Behaviorale Psychotherapie nach M. Linehan. Ein neues Konzept zur Behandlung von Borderline-Persönlichkeitsstörungen. Nervenarzt 67 (11):911–923
5. Lehmkuhl U, Rauh H (1996) Die Bedeutung entwicklungspsychologischer Modelle für die Kinder-und Jugendpsychiatrie. Prax Kinderpsychol Kinderpsychiatr 45 (3-4):78–82

Symptome

Halsschmerzen: mit Schluckbeschwerden.

Konkurrierende Rhinitis, Laryngitis, produktiver Husten: Hinweis auf virale Ursache.

Krankheitsgefühl, Fieber, Kopfschmerz: häufig.

Klinischer Befund

Allgemein

Rötung von Rachenschleimhaut und Tonsillen sowie Conjunktivae und Trommelfellen: bei fortschreitender Erkrankung.
Vergrößerte Tonsillen: gelegentlich mit Exsudat.
Vergrößerte Halslymphknoten.

Streptokokkeninfektion

Grau-weißliches Exsudat der tonsillären Lymphfollikel.
Schwellung und Rötung der tonsillären und peritonsillären Region.
Belegte Zunge, Fötor.
Vergrößerte, druckempfindliche Halslymphknoten.
In einigen Fällen Meningismus.

Diffuses feinstfleckiges Erythem, Rötung der Wangen, periorale Blässe, rote Schleimhäute, weiße, später rote Himbeerzunge: Befund bei Scharlach.

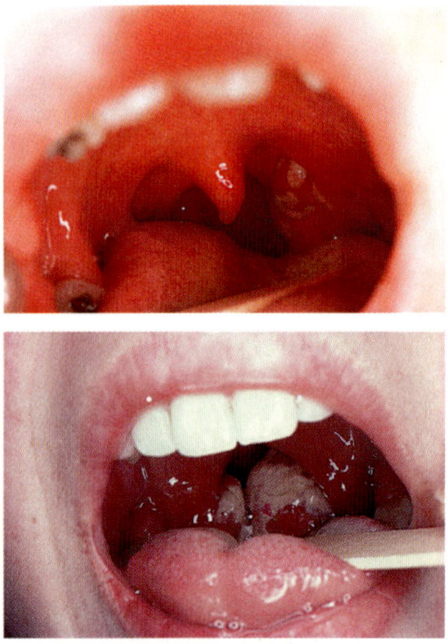

Exsudat der tonsillären Lymphfollikel bei Streptokokkeninfektion (*oben*) und konfluierendes Exsudat (*unten*) bei infektiöser Mononukleose.

Infektiöse Mononukleose

Anhaltendes Fieber: häufig über 10–14 Tage.
Nasalstimme.
Lymphadenopathie und Splenomegalie.
Palatale Petechien und unbelegte Zunge.
Vergrößerte Tonsillen: berühren sich eventuell in der Mitte; konfluierendes weißes Exsudat.
Leichtes makulopapuläres Erythem.

Coxsackie-A-Virus

5–10 kleine aphtöse Läsionen: in der Mundhöhle verteilt.

Derbe Bläschen: seitlich entlang der Finger und an den Füßen (in der Regel wenige).

Papulöser Ausschlag: insbesondere an Füßen und Unterschenkeln, gelegentlich Ausbreitung bis zum Gesäß.

Diphtherie

Toxinämie, Abgeschlagenheit, Tachykardie im Rahmen einer Myokarditis: in der Regel leichtes oder völlig fehlendes Fieber.

Nicht abwischbare, weißliche Pseudomembran: dehnt sich von den Tonsillen zum Oropharynx oder zur Mundhöhle aus.

Vergrößerte vordere Halslymphknoten: mit ödematöser Schwellung des umgebenden Gewebes.

Labor- und Apparate-Diagnostik

Rachenabstrich: zum Nachweis von Streptokokkeninfektionen und Diphtherie; bei Virusinfekten im allgemeinen nicht erforderlich. Schneller Streptokokkennachweis.

Differentialblutbild: Leukozytose mit erhöhter Neutrophilenzahl weist auf Streptokokkeninfekt, Monozytose mit hoher Anzahl atypischer Monozyten auf infektiöse Mononukleose hin.

Serologie: zum Nachweis von Epstein-Barr-Virus und Mycoplasma.

Differentialdiagnose

Die Differentialdiagnose hängt von der Grunderkrankung ab.

Ätiologie

Folgende Ursachen kommen in Frage:

Pharyngitis mit unspezifischen Symptomen

Virusinfektion, insbesondere durch Adenoviren, Enteroviren, Influenza- oder Parainfluenzaviren, Epstein-Barr-Virus, Coronaviridiae.
Betahämolysierender *Streptococcus pyogenes* der Gruppe A, C oder G.
Mycoplasma pneumoniae, Corynebacterium diphtheriae, Neisseria gonorrhoeae.

Pharyngitis mit klinischen Manifestationen

Streptococcus pyogenes: Erreger der Angina follicularis und des Scharlachs.
Epstein-Barr-Virus: Erreger der infektiösen Mononukleose.
Coxsackie-Virus: Erreger der Hand-Fuß-Mund-Krankheit (A 16) und Herpangina (A).
C. diphtheriae: Erreger der Diphtherie.

Epidemiologie

Sowohl im Erwachsenen- als auch im Kindesalter sehr häufig auftretende Erkrankung.
Adenoviren sind die häufigsten viralen Erreger von Atemwegserkrankungen im Kindesalter; die Infektion wird durch Zusammenleben auf engem Raum begünstigt.
Infektionen durch Enteroviren treten gehäuft im Spätsommer und Frühherbst auf, wobei ein oder zwei Typen (von >70) dominieren.
Influenzaviren treten in der Regel im Winter auf, gelegentlich kommt es zu größeren Epidemien.
Kontakt mit Epstein-Barr-Viren ist während der gesamten Kindheit vorhanden, symptomatische Infektionen treten in der Regel jedoch nur im Jugend- und frühen Erwachsenenalter auf.
Streptokokkeninfektionen treten im Spätwinter und zu Frühjahresbeginn insbesondere bei Schulkindern auf.
In den USA treten jährlich nur sehr wenige Fälle von Diphtherie auf.

Komplikationen

Peritonsillarabszeß, reaktive Phänomene (rheumatisches Fieber, Glomerulonephritis, Erythema nodosum, Schoenlein-Henoch-Purpura): bei Streptokokkeninfektion.

Atemwegsobstruktion, Hepatitis, Milzruptur: bei infektiöser Mononukleose.

Nervenlähmungen, Myokarditis: bei Diphtherie.

Erythema exsudativum multiforme: bei Infektion mit *M. pneumoniae*.

Pharmakotherapie

Impfung nach Empfehlung der staatlichen Gesundheitsbehörden, z. B. gegen Diphtherie, Influenza A.
Symptomatische Behandlung bei vermuteter Virusinfektion, z. B. Halspastillen, Paracetamol.

Antibiotika

Penicilline wirken bei Streptokokkeninfektionen und Diphtherie.

■ Standarddosierung
Penicillin G, 1,2 Mio. IE i.m.
Phenoxymethylpenicillin, 500 mg oral alle 6 Std.

■ Kontraindikationen
Überempfindlichkeit.

■ Besonderheiten
Alternativen sind Erythromycin, 250 mg alle 6 Std., oder neue Makrolid-Antibiotika.

■ Wechselwirkungen
Keine.

■ Nebenwirkungen
Überempfindlichkeitsreaktionen, Diarrhö.

Antitoxin

Antitoxin sollte sofort bei klinischem Verdacht auf Diphtherie gegeben werden.

■ Standarddosierung
Antitoxin, 20.000 – 100.000 Einheiten i.v. (nach Schwere der Erkrankung).

■ Kontraindikationen
Überempfindlichkeit (Epinephrin sollte bereit stehen).

■ Besonderheiten
Aufgrund der tierischen Herkunft (vom Pferd) des Antitoxins ist vor Applikation der vollen Dosis eine Testdosis erforderlich.

■ Wechselwirkungen
Keine.

■ Nebenwirkungen
Überempfindlichkeitsreaktionen einschließlich Serumkrankheit.

Behandlungsziele

Linderung der Beschwerden.
Verminderung der Infektiosität.
Vermeidung des rheumatischen Fiebers (bei Streptokokkeninfektionen).
Rasche Neutralisierung zirkulierender Diphtherietoxine.

Weitere Behandlungsmöglichkeiten

Drainage bei Peritonsillarabszeß (manifestiert sich durch erhebliche Tonsillenverlagerung nach inferior und posterior).
Tracheostomie bei Atemwegsobstruktion.
Tonsillektomie bei Kindern mit rezidivierender Tonsillitis, die zu häufigen Fehlstunden in der Schule führt.

Prognose

In der Regel kommt es rasch zur vollständigen Erholung.
Gelegentlich kann ein postvirales Müdigkeitssyndrom auftreten, insbesondere nach Influenza-, Epstein-Barr- oder Enterovirusinfektionen.
Die Mortalität bei Diphtherie beträgt 5 – 10 %, bei den Überlebenden kommt es in der Regel zur vollständigen Erholung.

Nachsorge

Nach scheinbar überstandener Streptokokken-Tonsillitis können weiterhin vergrößerte, druckschmerzhafte Lymphknoten bestehen, die später zur Infektionsausbreitung im Rahmen einer Zellulitis oder Sepsis führen können.
Bei Diphtherie ist eine 2 – 6wöchige Nachsorge zur Erfassung von Komplikationen wie Nervenlähmungen und Myokarditis erforderlich.

Hinweise zu Ernährung / Lebensführung

Säuglinge sollten gestillt werden, im Kindesalter ist auf eine ausgewogene Ernährung zu achten.
Sekrete aus dem Respirationstrakt sollten hygienisch aus dem Körper entfernt werden.

Meldepflicht

Diphtherie und Scharlach sind in den USA meldepflichtige Erkrankungen. In Deutschland sind bei Diphtherie Erkrankung und Tod und bei Scharlach der Tod meldepflichtig (BSeuchenG § 3).

Literatur

1. Grevers G (1997) Aktuelle Aspekte zu Klinik, Diagnostik und Therapie entzündlicher Erkrankungen der Mundhöhle, des Oropharynx und der Speicheldrüsen. Laryngorhinootologie 76 (11):642 – 643
2. Schibler A, Birrer P, Vella S (1997) PFAPA-Syndrom: periodisches Fieber, Adenitis, Pharyngitis und aphthöse Stomatitis. Schweiz Med Wochenschr 127 (31 – 32):1280 – 1284
3. Egger M, Ochsenbein A, Gerber AU (1997) Ein junger Mann mit Halsschmerzen und Sepsis. Schweiz Med Wochenschr 127 (20):861 – 863
4. Adam D, Hostalek U, Troster K (1996) 5-Tagestherapie der bakteriellen Pharyngitis und Tonsillitis mit Cefixim. Vergleich zu einer 10tägigen Behandlung mit Penicillin V. Cefixim Studiengruppe. Klin Padiatr 208 (5):310 – 313
5. Kardos P, Gebhardt T (1996) Chronisch persistierender Husten (CPH) in der Praxis: Diagnostik und Therapie bei 329 Patienten in 2 Jahren. Pneumologie 50 (6):437 – 441

Symptome

Asymptomatischer Verlauf

Typischerweise bei isolierten Thromben im Unterschenkelbereich.
Häufig bei Hochrisikogruppen, z. B. bei Patienten mit akutem Apoplex, Rückenmarksverletzungen oder maligner Erkrankung, nach einem allgemeinchirurgischen oder orthopädischen Eingriff sowie bei Patienten in der Inneren Abteilung von Krankenhäusern (*siehe* Prophylaxebehandlung).

Unterschenkelschmerz

Dumpfer Schmerz oder angespannte Muskulatur in der Wade oder im gesamten Bein.
In der Regel Schmerzzunahme beim Gehen oder Stehen.

Klinischer Befund

Erythem, Druckschmerz und Ödem des betroffenen Unterschenkels.
Leichtes Fieber und Tachykardie.
Erweiterung oberflächlicher Kollateralvenen.
Palpierbarer Venenstrang.

Homans-Zeichen: schmerzbedingte Einschränkung der Dorsalflexion des Fußes (unspezifischer und wenig zuverlässiger Befund).

Meyer-Druckpunkte: im Verlauf der V. saphen magna.

Payr-Zeichen: Druckschmerz der Plantarmuskulatur.

Phlegmasia coerulea dolens: blasse, kalte Extremität durch schwere Venenobstruktion und reflektorischen Arterienspasmus.

Labor- und Apparate-Diagnostik

Phlebographie: nach wie vor wichtigstes diagnostisches Verfahren; ermöglicht Bestimmung von Lage, Größe und Adhäsionsgrad des Thrombus; einzig zuverlässiges Verfahren zur Erfassung von Unterschenkel- oder Beckenvenenthrombosen; Einschränkungen ergeben sich durch das Risiko einer Thromboembolie an der Einstichstelle und einer Kontrastmittelreaktion sowie durch die abnehmende diagnostische Sensitivität bei rekurrierenden Thrombosen.

Dopplersonographie: diagnostisch ist die fehlende Komprimierbarkeit eines Venenabschnitts; die Dopplertechnologie in Verbindung mit dem üblichen zweidimensionalen Ultraschall ermöglicht die sonographische Erfassung unterschiedlicher Fließgeschwindigkeiten, die bei Inspiration auftreten. Die durch Meta-Analyse bestimmte Sensitivität zur Erfassung symptomatischer Patienten liegt bei 93 %; es hat sich als sicher erwiesen, bei negativem Befund serieller Untersuchungen (z. B. Tag 1, 2 und 6) zunächst auf eine Antikoagulanzien-Therapie zu verzichten. Die Spezifität ist hoch; positive Befunde sind diagnostisch und erfordern keine weitere Abklärung. Zur Zeit werden klinische Modelle zur Erfassung von Patienten mit geringem Risiko, bei denen der klinische Verdacht auf eine Unterschenkelthrombose besteht, entwickelt. Bei Erfolg werden Kliniker in der Lage sein, mit einem einzigen negativen Doppler-sonographischen Befund eine Phlebothrombose praktisch auszuschließen.

Impedanz-Plethysmographie: bei einer proximalen Venenobstruktion kommt es zur Verzögerung der charakteristischen Zunahme der Unterschenkel-Impedanz, wenn aus einer enganliegenden Manschette Luft abgelassen wird. Das Verfahren bietet eine mit der Dopplersonographie vergleichbare Sensitivität und Spezifität zur Erfassung symptomatischer Phlebothrombosen. Problematisch ist allerdings die geringe Sensitivität zum Nachweis asymptomatischer Thromben.

Wenn aus der Anamnese keine Ursache für eine Phlebothrombose zu erfragen ist, muß eine Tumorsuche in Erwägung gezogen werden.

Differentialdiagnose

Zellulitis.
Venöse Stase oder Lymphödem.
Entzündliche Poplitealzysten (Baker-Zysten).

Ätiologie

Risikofaktoren: Virchow-Triade

Gefäßwandläsion: direktes Trauma der unteren Extremitäten, chirurgischer (insbesondere orthopädischer) Eingriff, vorausgegangene Phlebothrombose oder variköse Venen.
Hyperkoagulabilität: Antithrombin-III-Mangel, Protein-C-Mangel, Protein-S-Mangel, Resistenz gegen aktiviertes Protein C (Leiden-Mutation von Faktor V), Antiphospholipidsyndrom, maligne Erkrankung, Homocysteinämie, östrogenhaltige Medikationen, Polyzythämie.
Stase: Anästhesie, Apoplex, Paraplegie, Patienten in der Inneren Abteilung von Krankenhäusern.

Epidemiologie

(Extrapolierte Daten zur Berücksichtigung klinisch unverdächtiger Fälle.)
In den USA treten jährlich 5 Mio. Fälle von Phlebothrombose, 500.000 Lungenembolien und 50.000 assoziierte Todesfälle auf.

Komplikationen

Lungenembolie.
Postthrombotisches Syndrom.
Rekurrierende Phlebothrombose.

Pathophysiologie

Die meisten Thromben entstehen durch Zusammenballung von Thrombozyten in den taschenförmigen Venenklappen im Bereich der Unterschenkel.
Durch Thrombozyten- und Fibrinaggregation kommt es zur Bildung von Abscheidungsthromben (geschichtete Thromben), die sich entweder wieder auflösen oder organisieren und den Gefäßwänden anhaften. Während des gesamten Prozesses besteht die Gefahr der Loslösung und Verschleppung der Gerinnsel.

Pharmakotherapie

Initialtherapie

Initial sollte zur Erreichung einer sofortigen Wirkung Heparin (80 IE/kg KG als Bolusinjektion, danach 18 IE/kg KG/Std. Dauerinfusion) gegeben werden.
Eine partielle Thromboplastinzeit (PTT) im Bereich des 1,5- bis 2,5fachen Kontrollwertes ist anzustreben.
Nach Erreichen der angestrebten PTT durch Heparin wird eine Cumarintherapie mit dem Ziel einer INR von 2,0 – 3,0 begonnen.
Eine 5tägige Behandlung mit Heparininfusionen hat sich zur Rezidivprophylaxe als genauso effektiv erwiesen wie ein 10tägiger Behandlungsgang.
Fibrinolytika bewirken eine frühere Gefäßdurchgängigkeit, sie sind jedoch mit einer inakzeptabel hohen Inzidenz schwerer Blutungen assoziiert.

Niedermolekulares Heparin

Die gleichzeitig mit einer Cumarintherapie durchgeführte ambulante Behandlung mit niedermolekularem Heparin hat sich als sicher und wirksam erwiesen.
Die festgelegte subkutane Dosis ist höher als die prophylaktisch gegebenen Dosen und vom jeweiligen Präparat abhängig.
Eine Überwachung der PTT ist nicht erforderlich.

Therapiedauer

Nach dem ersten Auftreten einer Phlebothrombose sollte die orale Antikoagulanzien-Therapie noch über 3 – 6 Monaten fortgesetzt werden.
Bei Rezidiven und fortbestehenden Risikofaktoren ist eine lebenslange Antikoagulation zu erwägen, falls keine Kontraindikationen vorliegen.

Prophylaxebehandlung

Orthopädische Chirurgie

Die Häufigkeit einer Phlebothrombose ist bei niedermolekularem Heparin und flexibler, auf einen INR-Wert von 2,0 – 3,0 abzielender Cumarindosierung gleich hoch.
Beide Therapien haben sich zur Vermeidung einer Phlebothrombose nach Einsetzen eines künstlichen Kniegelenks als nur begrenzt wirksam erwiesen, obwohl neue Studien einen signifikanten Unterschied zugunsten des niedermolekularen Heparins (36,9 % vs. 51,7 % Phlebothrombosefälle) nahelegen.
Signifikant niedrigere Rezidivraten treten auf, wenn die Prophylaxe mit niedermolekularem Heparin postoperativ 1 Monat fortgesetzt und nicht nur während des Klinikaufenthaltes gegeben wird.

Allgemeinchirurgie

Frühe Entlassung aus dem Krankenhaus nur bei Patienten mit geringem Risiko (Alter < 40 Jahre, Operationsdauer < 60 Minuten).
Heparin, 2mal tgl. 5000 IE, Kompressionsstrümpfe oder intermittierende pneumatische Kompressionsbehandlung bei Patienten mit mäßigem Risiko (Alter > 40 Jahre, größere Operation).
Heparin, 3mal tgl. 5000 IE, oder niedermolekulares Heparin bei Patienten mit hohem Risiko (Alter > 40 Jahre, größere Operation, weitere Risikofaktoren).
Niedermolekulares Heparin oder angepaßt dosierte Cumarine bei Patienten mit sehr hohem Risiko (multiple Risikofaktoren).

Patienten in der Inneren Abteilung von Krankenhäusern

Hochrisikopatienten, bei denen sich eine Heparinprophylaxe erwiesenermaßen günstig auswirkt, sind Patienten auf Intensivstationen, mit maligner Grunderkrankung, mit Rückenmarksverletzungen bzw. Apoplex oder mit Dauerkatheter sowie Patienten > 65 Jahre.

Behandlungsziele

Vermeidung einer Lungenembolie.
Vermeidung eines Phlebothromboserezidivs.
Vermeidung eines postthrombotischen Syndroms.

Weitere Behandlungsmöglichkeiten

Thrombektomie: kann in vielen Fällen eine frühe Durchgängigkeit des Gefäßes erreichen; in den meisten Fällen kommt es langfristig jedoch erneut zum Verschluß; nur bei Phlegmasia coerulea dolens indiziert.
Vena-cava-Blockade: Kavaschirme sind mit einer extrem niedrigen Inzidenz von Lungenembolierezidiven (4 %) über 20 Jahre assoziiert; eine Indikation besteht bei rekurrierenden Thromboembolien (Phlebothrombose oder Lungenembolie) trotz ausreichender antikoagulativer Therapie oder bei bestehender Kontraindikation gegen systemische Antikoagulanzien.

Prognose

Postthrombotisches Syndrom: in nahezu 30 % der Fälle kommt es nach 8 Jahren zu charakteristischen Veränderungen mit Schmerzen, Schwellung und Hautverfärbung.
Rezidiv: die Rezidivrate wird auf 20 % nach 2 Jahren und 30 % nach 8 Jahren geschätzt; unabhängige Risikofaktoren für erhöhte Rezidivraten sind maligne Grunderkrankung, erstes Auftreten der Thrombose in jungen Jahren und Thrombophilie in der Anamnese.

Hinweise zu Ernährung / Lebensführung

Empfehlenswert sind Bettruhe mit hochgelagerten Beinen und leicht gebeugten Knien bis zum Nachlassen von Druckschmerz und Ödem.
Nach einer symptomatischen Phlebothrombose sollten immer Kompressionsstrümpfe getragen werden.

Literatur

1. Schweizer J, Nierade A, Florek HJ, Altmann E (1997) Ultraschallangiographie zur Diagnostik der tiefen Beinvenenthrombose und des postthrombotischen Syndroms. Eine prospektive vergleichende Untersuchung. Ultraschall Med 18 (2):88 – 90
2. Schwieder G (1997) Phlebothrombose – Einsatz von Vitamin K-Antagonisten. Internist 38 (3):261
3. Becker HM (1996) Rezidivprophylaxe der tiefen Beinvenenthromobose. Dtsch Med Wochenschr 121 (42):1310
4. Kriessmann A (1996) Kontrollphlebographie nach konservativer Behandlung einer tiefen Beinvenenthrombose? Dtsch Med Wochenschr 121 (5):148-149
5. Bounameaux H (1996) Medikamentöse Therapie der tiefen Venenthrombose. Ther Umsch 53 (4):272 – 276
6. Z'Brun A, Do DD, Baumgartner I, Mahler F (1996) Abklärung der tiefen Venenthrombose. Ther Umsch 53 (4):258 – 264
7. Bounameaux H (1997) D-Dimer-Bestimmung bei Verdacht auf tiefe Venenthrombose oder Lungenembolie. Schweiz Rundsch Med Prax 86 (47):1860 – 1864

Symptome

Palpierbare Schwellung des Weichteilgewebes über der sakrokokzygealen Region.
Schmerzen.
Exsudat.

Fieberschübe, Symptome einer systemischen Infektion: selten.

Klinischer Befund

In der Medianlinie lokalisierte Entzündung, meist im Bereich der perianalen Region oder Gesäßfalte.
Eventuell Abszedierung.

Bildung eines Fistelganges: nach kranial.

Fehlen einer perianalen Entzündung oder anderer Anzeichen einer perianalen Fistel.

Labor- und Apparate-Diagnostik

Sorgfältige digitale Untersuchung, eventuell Anoskopie: zum Ausschluß einer perianalen Entzündung oder Fistel zur Anorektalregion.

Differentialdiagnose

Perianale Fistel/Abszeß.
Schweißdrüsenabszeß.
Karbunkel oder Furunkel.
Osteomyelitis.

Ätiologie

Erworbener Krankheitsprozeß mit Umkehr der Haarwuchsrichtung in die Gesäßfalte und nachfolgender Entwicklung einer Follikulitis und Fistelbildung.
Risikofaktoren sind positive Familienanamnese, langes Sitzen, Adipositas.

Epidemiologie

Die Inzidenz liegt bei 26 : 100.000.
Die Erkrankung tritt am häufigsten im 3. Lebensjahrzehnt und selten vor der Adoleszenz auf.
Das Verhältnis Männer : Frauen liegt bei 3 : 1.

Komplikationen

Chronischer Abszeß.
Persistierende oder rekurrierende Zellulitis.

Sepsis und/oder Osteomyelitis: selten.

Plattenzellkarzinom: selten.

Pharmakotherapie

Zellulitis sollte mit einer *Staphylococcus* und *Bacteroides* spp. abdeckenden antibiotischen Therapie (z. B. Augmentan) behandelt werden.

- Standarddosierung

Augmentan, 500 mg alle 8 Std. über 10 Tage.

- Kontraindikationen

Penicillinallergie.

- Nebenwirkungen

Antibiotika-assoziierte Diarrhö.

Behandlungsziele

Schmerzlinderung.
Beherrschung der Infektion.
Rezidivprophylaxe.

Weitere Behandlungsmöglichkeiten

Bei druckempfindlichen lokalisierten Knoten ist eine chirurgische Drainage erfolgversprechender als die Antibiotika-Therapie.
Bei rezidivierendem Verlauf ist eine definitive chirurgische Behandlung mit Resektion der in der Medianlinie lokalisierten Taschen, die zur Unterhaltung der Abszesse beitragen, erforderlich.
Rezidive werden gelegentlich auch durch Sklerotherapie behandelt.

Prognose

80 % der Patienten können durch einfache Drainage langfristig erfolgreich behandelt werden.

Nachsorge

Entfernung der Haare durch Rasur der Gesäßfalte im sakrokokzygealen Bereich.

Hinweise zu Ernährung/ Lebensführung

Bei Rezidivneigung kann sich das Rasieren der Haare in der sakrokokzygealen Region günstig auswirken.

Literatur

1. Menzel T, Dorner A, Cramer J (1997) Exzision und offene Wundbehandlung des Sinus pilonidalis. Rezidivrate und Dauer der Arbeitsunfähigkeit. Dtsch Med Wochenschr 122 (47)
2. Gould D (1997) Pilonidal sinus. Nurs Times 93 (32):59–62
3. Jansen T, Wolff H, Schirren H, Plewig G (1996) Eruptive Vellushaarzysten. Hautarzt 47 (5):378–381

Symptome und klinischer Befund

Candida-Infektionen

Weiße Beläge an Mundschleimhaut oder Zunge, Cheilitis angularis.
Vulvovaginaler Ausfluß, Pruritus.
Kutane Candidose, Intertrigo, Follikulitis, Balanitis, perianale oder interdigitale Infektion, Windeldermatitis.
Paronychie oder Onychomykose.
Cystitis, Urethritis.
Disseminierte Candidose mit Befall mehrerer Organe; Endophthalmitis, Endokarditis, zerebrale oder hepatische Mikroabszesse.
Pneumonie, allergisch bedingte Bronchospastik, Atemnot.
Peritonitis, Ösophagitis.

Aspergillus-Infektionen

Exspiratorischer Stridor, Atemnot: Hinweis auf allergische bronchopulmonale Aspergillose.

Fieber, Husten, Hypoxie, Brustbeschwerden oder pleuritischer Schmerz, Hämoptysen, Pneumonie: Hinweis auf invasive Aspergillose.

Behinderte Nasenatmung, Gesichtsschmerz, Austritt von Nasensekret, chronische Kopfschmerzen: Hinweis auf allergische oder saprophytische Nasennebenhöhleninfektion.

Chronische Otitis media oder externa, Meningitis oder zerebrale Mikroabszesse, Endokarditis, Endophthalmitis, osteoartikuläre Störungen.

Kryptokokkeninfektionen

Schleichender Beginn.

Fieber, Kopfschmerzen, Übelkeit, Erbrechen, Nackensteife, Photophobie: Hinweis auf Meningitis.

Dyspnoe, Husten: Hinweis auf Pneumonie.

Histoplasmose, Kokzidioidomykose, Blastomykose

Atemnot, Lungeninfiltrate: Hinweis auf pulmonale Histoplasmose.

Panzytopenie, Pneumonie, Lymphadenopathie, Hepatosplenomegalie, orale oder gastrointestinale Ulzera, NNR-Tumoren: Hinweis auf disseminierte Histoplasmose.

Vergrößerte Lymphknoten: Lymphadenopathie.

Erreger der Mucormykose (Zygomykose)

Kopfschmerz, Gesichtsschmerz, Orbitalphlegmone, untere Hirnnervenlähmungen: Hinweis auf rhinozerebrale Infektion.
Pneumonie, disseminierte Infektion.

Labor- und Apparate-Diagnostik

Gewebe- und Knochenmarkbiopsie mit Kultur und histologischer Untersuchung (nur zum Nachweis einer Histoplasmose), Kultur aus Blut, Sputum, Körperflüssigkeit (einschließlich Liquor) und Nasennebenhöhlen.

Antigentests: zum Nachweis einer Kryptokokkeninfektion.

*CT zum Nachweis von Aspergillus-*Infektionen: Thorax-CT zum Nachweis eines Aspergilloms und invasiver Infektionen; Nasennebenhöhlen-CT zum Nachweis einer Allergie, Saprophyteninfektion, akuten Invasion; CCT zum Nachweis eines Hirnabszesses.

Endoskopie, Koloskopie, Bariumbreischluck und -passage: zum Nachweis von Ösophagitis, Gastritis, Dünn- und Dickdarmbefall sowie Ulzeration.

Röntgenuntersuchung von Brust, Thorax und Nasennebenhöhlen.

Bronchoskopie: Lavage, Biopsie; zum Nachweis einer Lungenerkrankung und zur diagnostischen Abklärung.

Serologie: pilzdiagnostische Immundiffusion und Untersuchung auf Kryptokokken-Antigen im Serum.

Differentialdiagnose

Andere Infektionen.
Lymphom.
Tuberkulose.

Ätiologie

Prädisponierende Faktoren, je nach Krankheitsbild:

Oberflächliche *Candida*-Infektionen

Antibiotika, Steroide, Diabetes mellitus, AIDS, Gravidität, orale Kontrazeptiva, Mazeration der Haut, bestimmte Tätigkeiten, abnorme T-Zell-Antwort auf *Candida*-Antigene.

Systemische *Candida*-Infektionen

Blasenkatheter, Immunsuppression, chirurgischer Eingriff, Verbrennungen, Frühgeburt, Endokarditis, Herzklappenerkrankung, Herzklappenersatz, Peritonealdialyse, Abdominalchirurgie, Darmperforation, maligne Erkrankung der blutbildenden Organe, Liquorfistel.

Aspergillus-Infektionen

Asthma bronchiale, Mukoviszidose, Neutropenie, Organtransplantation, AIDS, Steroide, chronische granulomatöse Erkrankung, vorausgegangene Lungentuberkulose, Sarkoidose, Bronchiektasen, chronische Lungenerkrankung, Diabetes mellitus, Alkoholismus, vorausgegangene Ohrenerkrankung, i.v. Drogenmißbrauch, Herzklappenersatz.

Kryptokokken-Infektionen

AIDS, Lymphom, Steroide, Sarkoidose.

Histoplasmose, Kokzidioidomykose, Blastomykose

Exposition in der Anamnese, z. B. Aufenthalt in endemischem Gebiet, Fledermaushöhlen (akute Infektion), Emphysem (chronische Infektion), AIDS.

Mucormykose

Azidose, Diabetes mellitus, Neutropenie, Knochenmarktransplantation, i.v. Drogenmißbrauch, Deferoxamin-Therapie.

Epidemiologie

Saprophyten in der Umgebung.
Eine vaginale Candidose tritt bei 70 % aller Frauen auf, bei 5 % kommt es zu häufigen Rezidiven.
Eine Candidose der Mundschleimhaut tritt bei 90 % der AIDS-Patienten und 15 – 30 % der Leukämiepatienten auf.
Eine invasive Aspergillose findet sich bei 5 – 40 % der immungeschwächten Patienten.
Zur Kryptokokken-Meningitis kommt es bei 4 – 35 % der AIDS Patienten, je nach geographischer Lage.

Komplikationen

Candida-Infektionen

Ösophageale Candidose, Azol-resistente Candidose der Mundschleimhaut, Endometritis, aufsteigende Niereninfektion bei intensivmedizinischer Versorgung oder nach chirurgischen Eingriffen, Prostatitis, multipler Organbefall, Leber- und Milzbefall im Rahmen einer Leukämie.

Andere Infektionen

Lungenfibrose: nach 5 – 10 Jahren; Komplikation der allergischen bronchopulmonalen Aspergillose.

Hämoptysen: bei *Aspergillus*-Infektionen und Zygomykose.

Hydrozephalus, nachlassende geistige Leistungsfähigkeit, Erblindung: Komplikationen der Kryptokokkeninfektionen; meist Hydrocephalus communicans.

Pharmakotherapie

Amphotericin B

Amphotericin B ist in folgenden Fällen indiziert:
Candida-Infektionen (Oropharynx, Urogenitaltrakt, Candidämie, Endokarditis, Pneumonie, viszeraler oder ZNS-Befall).
Aspergillus-Infektionen (invasive oder chronische nekrotisierende Aspergillose, akute Nasennebenhöhleninvasion oder paranasales Granulom).
Kryptokokkeninfektionen (Meningitis).
Histoplasmose (chronische pulmonale, disseminierte Infektion).
Erreger der Mucormykose (rhinozerebrale Infektion).

- Standarddosierung

Amphotericin B, 0,5 – 1,5 mg/kg KG i.v.

- Kontraindikationen

Überempfindlichkeit.

- Besonderheiten

Resistente Stämme sind *Candida krusei*, *Fusarium* spp., *Pseudallescheria boydii*, *Trichosporon beigelii*, Mucorales (begrenzte Aktivität).

- Wechselwirkungen

Erhöhte Nephrotoxizität bei gleichzeitiger Einnahme von Aminoglykosiden oder Cyclosporin.

- Nebenwirkungen

Infusions-assoziiert Fieber oder Schüttelfrost, Übelkeit, Phlebitis, Nierentoxizität, Anämie, Störungen des Elektrolythaushalts.

Azole

Die Indikation zur Gabe von Fluconazol besteht bei *Candida*-Infektionen (Oropharynx-, Vulvovaginal-, Nagelinfektion, chronische mukokutane Candidose, Befall des Urogenitaltrakts, viszerale Candidose) und Kryptokokken-Infektionen (Meningitis bei AIDS).
Die Indikation zur Gabe von Itraconazol besteht bei *Aspergillus*-Infektionen (pulmonale Infektion, akute Nasennebenhöhleninvasion, paranasales Granulom) und Histoplasmose (schwere akute, chronische pulmonale, weniger schwere, disseminierte Infektion; Erhaltungstherapie bei AIDS und Kokzidioidomykose).

- Standarddosierung

Fluconazol: tgl. 50 – 400 mg oral oder i.v.
Itraconazol, tgl. 100 – 200 mg oral; Initialdosen bei schwerer oder lebensbedrohlicher Infektion 3mal tgl. 200 mg.
Ketoconazol: tgl. 200 – 400 mg oral.

- Kontraindikationen

Azolüberempfindlichkeit.

- Besonderheiten

Fluconazol: resistente Stämme sind *Histoplasma capsulatum*, Mucorales, *Candida krusei* und *glabrata*, *Aspergillus* und *Fusarium* spp.
Itraconazol: resistente Stämme sind *C. glabrata*, *Fusarium* spp., Mucorales.
Ketoconazol: resistente Stämme sind *C. glabrata*, *Cryptococcus neoformans*, *Aspergillus* und *Fusarium* spp.

- Wechselwirkungen

Veränderte Dosierung von Azol oder dem entsprechenden Medikament bei gleichzeitiger Einnahme von Phenytoin, Cyclosporin, Rifampicin, Phenobarbital, Carbamazepin, Cumarinderivaten, Astemizol, Digoxin.

- Nebenwirkungen

Fluconazol; Übelkeit, Erythem, Leberfunktionsstörung (selten).
Itraconazol: Gynäkomastie, peripheres Ödem, Hypokaliämie, Leberfunktionsstörung (selten).
Ketoconazol: Leberfunktionsstörung, Übelkeit, verminderte Libido, Menstruationsstörungen, Gynäkomastie.

Andere Arzneimittel

Flucytosin, tgl. 150 mg/kg KG oral in 4 verteilten Dosen, nur in Kombination mit Amphotericin B: bei *Candida*-Infektionen (Candidämie, Endokarditis, ZNS-Infektionen), *Aspergillus*-Infektionen (invasive Aspergillose) und Kryptokokken-Infektionen (Meningitis).
Topisches Nystatin: bei *Candida*-Befall der Mukosa.
Topische Antimykotika: bei *Candida*-Befall der Haut und Dermatophyteninfektionen.
Inhalative Steroide, Bronchodilatatoren: bei allergischer Pneumonie.
Orale Steroide: bei Exazerbation der allergischen bronchopulmonalen Aspergillose.

Behandlungsziele

Beseitigung der Infektion.
Vermeidung von Rezidiven.
Beseitigung einer Grunderkrankung.

Weitere Behandlungsmöglichkeiten

Entfernung oder Ersatz eines Katheters oder Shunts.
Chirurgischer Eingriff: bei invasiver Aspergillose, Aspergillom, allergischer Nasennebenhöhleninfektion, paranasalem Granulom, rhinozerebraler Infektion (radikale Ausräumung).
Liquorentfernung bei Kryptokokken-Meningitis.

Prognose

Bei Candidämie beträgt die Mortalitätsrate insgesamt 55 %, bei postoperativer Candida-Peritonitis 37 %.
Bei invasiver Aspergillose liegt die Mortalitätsrate bei 30 – 90 %, je nach Wirtsgruppe: ungünstige Prognose bei später Diagnose und persistierender Neutropenie, 85 – 90 % nach Knochenmarktransplantation, 95 % nach disseminierter Infektion oder zerebraler Aspergillose.
Bei Aspergillom-assoziierten Hämoptysen liegt die Mortalitätsrate bei 10 %, die spontane Remissionsrate ebenfalls bei 10 %.
Bei 50 % der Leukämiepatienten mit akuter invasiver *Aspergillus*-Infektion der Nasennebenhöhlen kommt es zum Rezidiv.
Bei Meningitis beträgt die akute Mortalitätsrate 15 – 20 %, bei entschlossener Senkung der Hirndrucksteigerung liegt sie niedriger.
Nach einer Meningitis kommt es in über einem Drittel der Fälle ohne Prophylaxe zum Rezidiv.

Nachsorge

Bei lebensbedrohlicher invasiver Pilzinfektion ist die Behandlung durch einen Spezialisten sowie eine langfristige Nachsorge erforderlich.

Hinweise zu Ernährung / Lebensführung

Keine speziellen Maßnahmen erforderlich.

Literatur

1. Glasmacher A, Molitor E, Leutner C, Ewig S (1997) Diagnostik und Therapie von systemischen Mykosen bei neutropenischen Patienten. Der Onkologe 3(7):49 – 54
2. De Pauw BE, Meis JF (1998) Progress in fighting systemic fungal infections in haematological neoplasia. Support Care Cancer 6 (1):31 – 38
3. Mess T, Daar ES (1997) Utility of fungal blood cultures for patients with AIDS. Clin Infect Dis 25 (6):1350 – 1353
4. Gotzsche PC, Johansen HK (1997) Meta-analysis of prophylactic or empirical antifungal treatment versus placebo or no treatment in patients with cancer complicated by neutropenia. BMJ 314 (7089):1238 – 1244
5. Patel R, Portela D, Badley AD, Harmsen WS, Larson Keller JJ, Ilstrup DM, Keating MR, Wiesner RH, Krom RA, Paya CV (1996) Risk factors of invasive Candida and non-Candida fungal infections after liver transplantation. Transplantation 15, 62 (7):926 – 934

Symptome

Kleinere Pleuraergüsse verlaufen häufig asymptomatisch.
Atemnot.

Brustschmerz: bei tiefer Inspiration oder bestimmten Bewegungen zunehmend.

Lageabhängige Beschwerden oder Schmerzen: bei großen Ergüssen mit Verschiebung des Mediastinums zur kontralateralen Seite.

Symptome der zugrundeliegenden Ursache.
Fieber.

Klinischer Befund

Klinische Manifestationen sind nur bei Ergußvolumina ≥ 300 ml feststellbar; abgekapselte Pleuraergüsse sind u. U. schwierig zu erfassen.
Eingeschränkte Atemexkursionen der betroffenen Thoraxseite.
Dämpfung der Perkussion.
Aufgehobene Atemgeräusche im Bereich der Dämpfung.
Gelegentlich Bronchialatmen am oberen Rand der Dämpfung (Kompressionsatmen).

Verlagerte Trachea: nur bei großen Ergüssen.
Abgeschwächter Stimmfremitus.

Labor- und Apparate-Diagnostik

Thoraxröntgen: zur Beurteilung des Ausmaßes und einer Änderung der Figur bei Lagewechsel.

Ultraschalluntersuchung: bei unklarer Verschattung und zur Lokalisierung abgekapselter Ergüsse für die Punktion.

Pleurapunktion: zur zytologischen Untersuchung, Gram-Färbung und Ziehl-Neelsen-Färbung zum Nachweis säurefester Bakterien, Bakterienkultur; außerdem Bestimmung von Protein-, Laktatdehydrogenase- und Glukosekonzentration, pH-Wert, Gesamt- und Differentialzählung der Zellen. Der Vergleich der pleuralen Protein- und Laktatdehydrogenasekonzentration mit der Protein- und Laktatdehydrogenasekonzentration im Serum ist für die differentialdiagnostische Unterscheidung zwischen transsudativen und exsudativen Pleuraergüssen entscheidend.

Pleurabiopsie: in erfahrenen Händen wesentlich zuverlässiger zur Diagnose einer Tuberkulose oder eines malignen Tumors als einfache Pleurapunktion.

Wiederholte Röntgenuntersuchung: nach Pleuradrainage zur Darstellung der darunterliegenden Lunge.

Thorakoskopie: bei unklarer Diagnose, zur Entnahme geeigneter Materialproben für die histologische Untersuchung.

CT: zur Darstellung abgekapselter Ergüsse und Diagnose von Pleura- und Parenchymerkrankungen.

Differentialdiagnose

Infektionen: postpneumonische Infektionen, Tuberkulose.
Entzündung: Pankreatitis, rheumatoide Arthritis, SLE, Panarteriitis nodosa.
Maligner Primärtumor: Mesotheliom
Maligner Sekundärtumor: bronchogenes Karzinom, Metastasen (insbesondere eines Mamma-, Magen- oder Pankreaskarzinoms), Lymphom.
Infarkt infolge einer Lungenembolie.

Ätiologie

Exsudate

In ~ 20 % der Fälle unklare Genese trotz umfangreicher Diagnostik.
Infektionen: virale Pleuritis, bakterielle Pneumonie, Tuberkulose, Empyem.
Vaskuläre Ursache: Lungeninfarkt.
Kollagenose: rheumatoide Arthritis.
Neoplastisch: primärer Pleuratumor (Mesotheliom), metastatisch (z.B. Bronchial-, Mamma-, Magenkarzinom), hämatologisch (Leukämie, Lymphom).
Urämie, Chylothorax.

Transsudate

Dekompensierte Herzinsuffizienz, Hypoalbuminämie (nephrotisches Syndrom und Leberzirrhose), Pericarditis constrictiva, Lungenembolie.
Peritonealdialyse.

Epidemiologie

Pleuraergüsse finden sich häufig bei Bronchialkarzinomen und Pneumonie.
Die Bedeutung der Tuberkulose nimmt zwar ab, ist jedoch nach wie vor weltweit eine der häufigsten Ursachen eines Pleuraergusses.
Mesotheliome sind selten. Sie treten im Zusammenhang mit Asbestexposition auf.

Komplikationen

Konstriktive Pleurafibrose und eingeschränkte Lungenfunktion: durch Empyem und postpneumonische Ergüsse.

Iatrogene Sekundärinfektion.
Iatrogener Pneumothorax.

Unilaterales Lungenödem: nach zu rascher Drainage (selten).

Blutung: Verletzung der Interkostalgefäße, insbesondere nach Pleurabiopsie.

Pharmakotherapie

Prinzipien

Hauptziel ist die Behandlung aller zugrundeliegenden Faktoren sowie die Behandlung des Pleuraergusses durch Drainage.
Beim Transsudat muß die Grunderkrankung behandelt werden.
Bei infektiösen Ursachen (Empyem, Pneumonie) sind systemische Antibiotika und eine interkostale Drainage indiziert; eine Verschwartung der Pleura kann durch chirurgische Drainage und Dekortation der Pleura behandelt werden.
Bei Tuberkulose sind die üblichen oralen Antituberkulotika indiziert. Die Ergußflüssigkeit sollte konsequent durch Pleurapunktion abgezogen werden. Pleuradrainage (Thoraxdrainage) und chirurgische Drainage sollten nach Möglichkeit vermieden werden. (*Einzelheiten siehe* Tuberkulose, pulmonale).
Pleuraergüsse im Rahmen eines malignen Geschehens sind inoperabel; die Behandlung ist symptomatisch. Intermittierende Pleurapunktion bewirkt in der Regel eine Besserung. Pleuradrainage ist die beste Methode zur Vermeidung von Rezidiven und Erreichen einer Pleurodese. Beim Mesotheliom sollte die Pleuradrainage aufgrund des Risikos einer lokalen Metastasierung im Stichkanal nach Möglichkeit vermieden werden.
Bei nichtinfektiösen, nichtmalignen Ursachen sollte der Erguß konsequent drainiert und das Ergebnis durch wiederholte Röntgenaufnahmen oder Ultraschalluntersuchungen kontrolliert werden.
Ergüsse im Rahmen eines Lungeninfarkts lösen sich meist ohne Drainage auf, standardmäßige Antikoagulation mit Cumarinderivaten sind in der Regel jedoch angezeigt. (*Einzelheiten siehe* Lungenembolie).

Chemische Pleurodese

Chemische Pleurodese gehört in die Hände eines Spezialisten, der die Vor- und Nachteile in jedem Einzelfall abwägen kann. Die Anwendung ist in der Regel auf Pleuraergüsse im Rahmen eines malignen Geschehens beschränkt.
Verschiedene Substanzen von Antibiotika über Antiseptika bis zu Zytostatika und Talkum wurden vorgeschlagen, keine hat sich jedoch als ideal erwiesen.
Am häufigsten wird Talkum verwendet, der mittels Thorakoskop insuffliert oder als Aufschwemmung instilliert werden kann.
Weitere therapeutische Ansätze:

■ Standarddosierung
Doxycyclin, 500 mg, oder Minocyclin, 300 mg in 50 ml Kochsalzlösung nach Drainage der Pleuraflüssigkeit. Eine zweite Dosis kann nach 72 Std. gegeben werden.
Bleomycin, 60 IE, sind eine Alternative bei malignen Ergüssen.

■ Kontraindikationen
Transsudat, bronchopleurale Fisteln, Infektion.

■ Wechselwirkungen
Keine.

■ Nebenwirkungen
Lokaler Schmerz, passageres Fieber, Überempfindlichkeitsreaktion.

Behandlungsziele

Beseitigung des Pleuraergusses, Vermeidung einer Lungenfibrose oder Lungenfunktionsminderung.

Prognose

Die Prognose ist je nach Grunderkrankung sehr unterschiedlich.
Drainagebehandlung führt bei den meisten bakteriellen Pleuraergüssen zum Erfolg; zurückbleibende pleurale Vernarbungen können, wenn sie sehr ausgedehnt sind, einen chirurgischen Eingriff erforderlich machen.
Pleuraergüsse im Rahmen eines malignen Geschehens haben eine ungünstige Prognose; die vorwiegend palliative Behandlung dient der Linderung der jeweiligen Symptome.

Nachsorge

Wiederholte Thoraxröntgen-Aufnahmen meist im Abstand von 4–6 Wochen dienen der Beurteilung von Rezidiven.
Bei persistierenden Veränderungen im Röntgenbefund sind Lungenfunktionsprüfungen zur Beurteilung der zurückbleibenden restriktiven Funktionsminderung erforderlich.

Hinweise zu Ernährung/ Lebensführung

Keine speziellen Maßnahmen erforderlich.

Literatur

1. Reithineier A, Lydtin H (1996) Der Pleuraerguss. Internist 37 (9):959–968
2. Schmidt M, Schaarschmidt G, Chemaissani A (1997) Pleurodese bei malignem Pleuraerguss: Bleomycin vs. Mitoxantron. Pneumologie 51 (4):367–372
3. Braunschweig M (1997) Wie lautet Ihre Diagnose? Septische Lungenembolie, Pleuraerguss rechts. Schweiz Rundsch Med Prax 86 (14):549–50
4. Walter M, Turler A, Schmitz Rixen T (1996) Die Talkum-Pleurodese bei rezidivierendem malignen Pleuraerguss – Eine prospektive Beobachtungsstudie. Zentralbl Chir 121 (3):216–222
5. Truninger K, Maurer C, Steurer J (1996) Status febrilis und Pleuraerguss. Schweiz Rundsch Med Prax 85 (36):1091–1095

Symptome

Fieber, Müdigkeit, Gewichtsabnahme: Wochen oder Monate vor Entwicklung der respiratorischen Symptome.

Unproduktiver Husten, Kurzatmigkeit: initial bei Belastung, bei fortschreitender Erkrankung auch in Ruhe.

Das Fehlen respiratorischer Symptome schließt eine *Pneumocystis carinii*-Pneumonie nicht aus; dies gilt insbesondere für Patienten, die eine Prophylaxebehandlung erhalten oder bereits früher Infektionen durchgemacht haben.

Klinischer Befund

Kachexie, Fieber, diffuse Lymphadenopathie, orale Candidose, Haarleukoplakie, kutanes Kaposi-Sarkom: allgemeine Zeichen der HIV-assoziierten Immunschwäche.

Tachypnoe, Rasselgeräusche ohne Induration: Auskultationsbefund, jedoch häufig ohne entsprechende Lungenveränderungen im Röntgenbefund.

Splenomegalie, Fundusveränderungen: seltene extrapulmonale Infektionszeichen.

Labor- und Apparate-Diagnostik

P. carinii-Pneumonie tritt bei HIV-Infizierten mit einer CD4-Lymphozytenzahl von $< 200 \times 10^6$/l auf.

Großes Blutbild: zum Ausschluß einer Pneumonie.

Röntgenleeraufnahme des Thorax: kann diffuse interstitielle Infiltrationen zeigen; weitere unspezifische Befunde einschließlich lobärer Kaverneninfiltration oder Pneumothorax sind möglich. Der Röntgenbefund kann auch unauffällig sein.

Arterielle Sauerstoffdruckmessung: eine Hypoxie ist häufig vorhanden.

Belastungs-Oxymetrie: aufschlußreicher nichtinvasiver Test.

Sputumuntersuchung: kann bei entsprechender Erfahrung des Laborpersonals Auskunft über die Notwendigkeit einer routinemäßigen Bronchoskopie geben. Die Expektoration von Sputum wird durch Inhalation vernebelter hypertonischer Kochsalzlösung provoziert; die Proben werden durch Grocott-Silber- oder Immunfluoreszenz-Färbung angefärbt.

Fiberoptische Bronchoskopie: nur bei unklarem Befund der Sputumuntersuchung.

Differentialdiagnose

Bakterielle Pneumonie.
Pulmonales Kaposi-Sarkom.
Pulmonale Tuberkulose.
Toxoplasmose.
Pulmonales Lymphom.
Asthma bronchiale.
Zytomegalievirus-Pneumonie.
Interstitielle Lipidpneumonie.
Histoplasmose.
Aspergillose.

Ätiologie

Die Pneumonie wird durch Infektion mit *P. carinii* (ein vermutlich zu den Pilzen oder Protozoen gehörender Erreger) verursacht. Der Erreger kann bereits im frühen Lebensalter erworben (und zunächst durch das Immunsystem kontrolliert) worden sein, oder es kann kurz vor Entwicklung des Krankheitsbildes zum Erstkontakt gekommen sein.

Epidemiologie

Bei den meisten Kindern läßt sich im Alter von 4 Jahren eine früher durchgemachte *Pneumocystis carinii*-Infektion serologisch nachweisen; die Erkrankung wurde erstmals nach dem Zweiten Weltkrieg bei Epidemien in Waisenhäusern diagnostiziert.
Die Erkrankung ist die häufigste opportunistische AIDS-Manifestation bei HIV-induzierter Immunschwäche; geschlechts- und rassespezifische Unterschiede sind nicht zu beobachten, die Inzidenz ist in vielen Entwicklungsländern jedoch deutlich geringer.

Komplikationen

Pneumothorax.
Restriktive Lungenerkrankung.
Extrapulmonale *Pneumocystis carinii*-Infektion.
ARDS.

Pharmakotherapie

Behandlung der Erkrankung

Die meisten Therapieansätze basieren auf der Hemmung des Folsäuremetabolismus. Die wirkungsvollsten Medikamente sind Trimethoprim/Sulfamethoxazol (Cotrimoxazol); in weniger schweren Fällen kann eine orale Behandlung ausreichen.
Die Therapie muß bei bis zur 40 % der Patienten aufgrund allergischer oder toxischer Nebenwirkungen abgebrochen werden.
Alternative Therapien bei leichtem bis mittelschwerem Verlauf und Vorliegen einer Cotrimoxazol-Intoleranz sind Atovaquon, Clindamycin und Primaquin bzw. Trimethoprim und Dapson. Bei schwerer Infektion können als Alternativen zu Cotrimoxazol Pentamidin und Trimethoprim gegeben werden.
Kortikosteroide senken erwiesenermaßen die Mortalität und das Risiko einer respiratorischen Insuffizienz bei einem arteriellen Sauerstoffpartialdruck von < 8 kPa. Die Prognose wird günstiger, wenn danach gegen Retroviren wirkende Zytostatika gegeben werden.

■ Standarddosierung
Cotrimoxazol, 15 mg/kg KG i.v. alle 6 Std.

■ Kontraindikationen
Überempfindlichkeit.

■ Besonderheiten
Großes Blutbild, Serumelektrolyt- und Nierenretentionswerte-Überwachung sowie Leberfunktionsproben sind erforderlich.

■ Wechselwirkungen
Keine.

■ Nebenwirkungen
Übelkeit und Erbrechen (eventuell Antiemetikagabe), Erythem, Leukopenie, Thrombozytopenie, erhöhte Leberwerte.

Prophylaxe

Primäre Prophylaxe ist bei klinischem Nachweis einer Immunschwäche (z. B. orale Candidose) oder anderen opportunistischen Infektionen bzw. labordiagnostischem Nachweis (CD4-Lymphozytenzahl $< 200 \times 10^{6}$/l) indiziert.
Sekundäre Prophylaxe sollte Patienten mit bereits früher aufgetretener *Pneumocystis carinii*-Pneumonie angeboten werden.

■ Standarddosierung
Cotrimoxazol, tgl. 1 Tablette.
Alternativ Dapson, tgl. 100 mg, oder Pentamidin, monatliche Inhalation von 300 mg.

■ Kontraindikationen
Allergie gegen Sulfonamide oder Trimethoprim.

■ Besonderheiten
Cotrimoxazol kann auch die Inzidenz einer späteren Toxoplasmose und bakteriellen Infektion senken.

■ Wechselwirkungen
Keine.

■ Nebenwirkungen
Erythem, Übelkeit und Erbrechen, Leukopenie, Thrombozytopenie, erhöhte Leberwerte.

Behandlungsziele

Behandlung der Pneumonie.
Wiederherstellung der Lebensqualität.
Unterdrückung zukünftiger Infektionen.

Prognose

Die Mortalität liegt bei erstmaligen Auftreten der Erkrankung bei < 10 %, in nachfolgenden Schüben jedoch höher.

Nachsorge

Großes Blutbild nach der Therapie, da es häufig zur Anämie kommt.
Mindestens monatlich Nachkontrolle.

Hinweise zu Ernährung/ Lebensführung

Nicht anwendbar.

Literatur

1. Fatkenheuer G, Franzen C, Hartmann P, Wassermann K, Schrappe M, Dolken W, Diehl V, Salzberger B (1997) Die zystische Verlaufsform der Pneumocystis-carinii-Pneumonie. Dtsch Med Wochenschr 122 (47):1441
2. Klinker H, Langmann P, Dammrich J, Kellner M, Richter E (1996) Koinzidenz von Pneumocystic-carinii-Pneumonie und Lungenkarzinom bei AIDS Pneumologie 50(7):496–501
3. Ewig S, Rockstroh JK, Schafer H, Leutner C, Pickenhain A, Luderitz B (1996) HIV-assoziierte Pneumocystis-carinii-Pneumonie trotz primärer Pentamidin-Inhalationsprophylaxe. Bestehen Unterschiede zur Pneumocystis-carinii-Pneumonie ohne Prophylaxe? Dtsch Med Wochenschr 121 (4):83–89

Symptome

Häufige Symptome

Krankheitsbeginn abrupt oder über mehrere Tage.

Husten: in zwei Drittel der Fälle mit (eventuell purulentem) Sputum.

Fieber: eventuell mit Schüttelfrost und Diaphorese.

Pleuritischer Brustschmerz: gelegentlich.
Dyspnoe.

Weniger häufige Symptome

Hämoptysen, Erbrechen, Diarrhö, Myalgie.

Verwirrung: insbesondere bei schwerer Pneumonie und im höheren Lebensalter.

Klinischer Befund

Fieber.

Verwirrung, Zyanose, Hypotonie: Hinweis auf schweren Verlauf.

Erhöhte Atemfrequenz: Hinweis auf schweren Verlauf.

Dämpfung der Perkussion.
Erhöhter Stimmfremitus.
Rasselgeräusche.

Bronchialatmen: Bronchophonie und Stimmfremitus, in einem Drittel der Fälle vorhanden.

Labor- und Apparate-Diagnostik

Bestätigung der Diagnose

Thoraxröntgen: zeigt Induration oder Infiltrate.

Beurteilung des Schweregrades

Arterielle Blutgasanalyse: geringer Sauerstoffpartialdruck, erhöhter Kohlendioxidpartialdruck, niedriger pH-Wert.

Großes Blutbild: Leukozytose mit Linksverschiebung (Leukozytenzahl < 4 oder $> 20 \times 10^9$/l ist Hinweis auf erhöhtes Risiko eines schweren Verlaufs.

Bestimmung der Ursache

Blutkultur: zum Nachweis einer Bakteriämie.

Sputum-Gramfärbung und Kultur: zum Ausschluß von Legionellen, *Pneumocystis* spp. und Mykobakterien.

Pleuraflüssigkeit-Gramfärbung und Kultur: bei Vorliegen eines Pleuraergusses.

Serologie: während akuter Erkrankung und Rekonvaleszenz zum Nachweis von Antikörpern gegen Viren, Chlamydien, Mycoplasma, *Coxiella* spp. und Legionellen.

Bronchoskopie: bei immunsupprimierten Patienten häufig, bei den übrigen nur selten erforderlich.

Differentialdiagnose

Lungenödem.
Exazerbation einer chronischen Bronchitis.
Lungenembolie.
Bronchialkarzinom.

Ätiologie

50–80 % der ambulant erworbenen Pneumonien werden durch eine Pneumokokkeninfektion verursacht.
Mindestens 50 % der nosokomialen Pneumonien werden durch gramnegative Erreger (z. B. *Escherichia coli* und *Pseudomonas* spp.) verursacht.
Anaerobe Bakterien (z. B. Bacteroides) spielen eine wichtige Rolle bei der Aspirationspneumonie.
Immunsupprimierte Patienten können sich durch eine große Anzahl von Mikroorganismen, z. B. atypische Bakterien und Pilze, infizieren, die bei immunkompetenten Personen keine Infektion hervorrufen.

Epidemiologie

Pneumonie tritt in jedem Lebensalter auf, am häufigsten bei sehr jungen und sehr alten Patienten.
Allgemeinärzte sehen durchschnittlich 10 Fälle pro Jahr.
Jeder fünfte Patient muß ins Krankenhaus eingewiesen werden.
Die meisten Fälle treten in den Wintermonaten auf.
Mycoplasma-Infektionen treten vorwiegend bei Jugendlichen und jungen Erwachsenen auf.
Legionellen-Infektionen können epidemisch im Zusammenhang mit befallenen Wasserleitungssystemen auftreten.

Komplikationen

Empyem, Lungenabszeß, Lungenembolie, ARDS.
Akutes Nierenversagen, Hämolyse.
Sepsis.

Tod: insbesondere im höheren Lebensalter, häufig trotz richtiger Therapie.

Klassifikation

Ambulant erworbene Pneumonie.
Nosokomiale Pneumonie.
Aspirationspneumonie: durch Inhalation oropharyngealer Sekrete, beim Erbrechen oder bei Bewußtseinsminderung.
Pneumonie bei immunsupprimierten Patienten: z. B. bei HIV-Infektion, Organtransplantation, zytotoxischer Chemotherapie.

Pharmakotherapie

Allgemeine Richtlinien

Sauerstoff: um den Sauerstoffpartialdruck im arteriellen Blut bei > 60 mmHg zu halten; kann bei Patienten mit chronisch-obstruktiver Lungenerkrankung zur Hyperkapnie führen, daher ist eine Überwachung der arteriellen Blutgase erforderlich.
Orale oder parenterale Flüssigkeitszufuhr: zur Behebung einer Dehydratation.
Nichtsedierende Analgetika: zur Linderung pleuritischer Brustschmerzen.
Physiotherapie: insbesondere bei schwieriger Expektoration aufgrund großer Sputummengen.
Intensivmedizinische Betreuung einschließlich assistierter Beatmung: insbesondere bei zunehmender respiratorischer Insuffizienz trotz Therapie.

Antibiotika

Empirische Initialtherapie, später Anpassung an die Ergebnisse mikrobiologischen Erregerbestimmung.
Orale Antibiotika sind bei leichter Infektion angezeigt, parenterale Gabe bei schwerer Infektion oder begleitendem Erbrechen.
Die Behandlungsdauer sollte mindestens 7 Tage betragen; bei schwerem Verlauf kann eine Behandlung über bis zu 3 Wochen erforderlich sein.
Bei leichter ambulant erworbener Infektion: Azithromycin, Penicillin, Cephalosporin oder Erythromycin.
Bei schwerer ambulant erworbener Infektion: Cephalosporin der 2. oder 3. Generation (z. B. Cefuroxim), eventuell mit Erythromycin.
Bei nosokomialer Infektion: Cephalosporin der 2. oder 3. Generation, eventuell mit Aminoglykosiden; erforderliche Behandlungsdauer in der Regel 2–3 Wochen.
Bei Aspirationspneumonie: Amoxicillin-Clavulansäure oder Clindamycin.
Bei immunsupprimierten Patienten: individuelle Anpassung je nach Erreger.

■ Standarddosierung
Amoxicillin, 3mal tgl. 500 mg.
Erythromycin, 4mal tgl. 500 mg.
Cefuroxim, 3mal tgl. 750 mg.
Aminoglykoside, Dosierung nach Blutspiegel.
Clindamycin, 3mal tgl. 300 mg.

■ Kontraindikationen
Überempfindlichkeit.

■ Wechselwirkungen
Cumarinderivate.

■ Nebenwirkungen
Diarrhö.

Prophylaxe

Jährliche Influenza-Impfung: bei über 65jährigen oder Patienten mit chronischer Herz- oder Lungenerkrankung, Niereninsuffizienz oder Diabetes mellitus oder bei Immunsuppression.
Pneumokokken-Impfung: bei über 65jährigen, Asplenie, Sichelzellanämie, chronischer Niereninsuffizienz oder chronischer Lungen-, Herz- oder Lebererkrankung sowie bei Diabetes mellitus und Immunsuppression.
Indikation zur Einweisung ins Krankenhaus: Alter > 65 Jahre, koexistente Erkrankungen (z. B. Diabetes mellitus, chronisch-obstruktive Lungenerkrankung), Tachypnoe, Tachykardie, Hypotonie, Anzeichen einer Sepsis, Leukopenie oder schwere Leukozytose.

Behandlungsziele

Verbesserung der Sauerstoffversorgung.
Rasche Rekonvaleszenz und Wiederaufnahme der normalen Aktivitäten.
Vermeidung von Sepsis oder Tod.
Linderung der Beschwerden.

Prognose

Das Fieber läßt in der Regel innerhalb von 48 Std. nach Therapiebeginn nach.
Die nach einer Pneumonie auftretende Lethargie kann Wochen oder Monate andauern.
Der Röntgenbefund verändert sich nur langsam und mit Verzögerung gegenüber der klinischen Besserung.
Ein letaler Ausgang der Erkrankung ist bei ambulant behandelten Patienten selten.
Bei den stationär behandelten Patienten beträgt die Mortalitätsrate 5–10 %, bei den intensivmedizinisch betreuten bis zu 50 %.
Die Mortalitätsrate bei nosokomialer Pneumonie liegt bei bis zu 30 % und kann bei immunsupprimierten Patienten noch höher sein.

Nachsorge

Nachkontrolle nach 6 Wochen mit erneutem Thoraxröntgen zur Bestätigung der Rekonvaleszenz und Ausschluß einer zugrundeliegenden Lungenerkrankung, insbesondere eines Bronchialkarzinoms.

Hinweise zu Ernährung / Lebensführung

Rauchen und Rauch-assoziierte Erkrankungen sind ein wesentlicher Risikofaktor für eine Pneumonie; eine entsprechende Aufklärung ist daher wichtig.

Literatur

1. Mittermayer H (1997) Ambulant erworbene Pneumonie – Aktueller Stand der Erregerdiagnostik. Acta Med Austriaca 24 (1): 8–9
2. Schaberg T, Dalhoff K, Lorenz J, Mauch H, Wilkens H, Witt C (1997) Deutsche Gesellschaft fur Pneumologie: Empfehlungen zur Diagnostik der ambulant erworbenen Pneumonie. Arbeitsgruppe „Diagnostik ambulant erworbener Pneumonien". Pneumologie 51 (2):69–77
3. Lode H, Schaberg T (1996) Pneumonie. Pneumologie 50 Suppl 2:592–594
4. Thomas M, Diederich S, Roos N, Kiehl M, van de Loo J (1996) Bronchiolitis obliterans mit organisierender Pneumonie. Differentialdiagnose der antibiotikarefraktären Pneumonien. Dtsch Med Wochenschr 121 (7):200–204

Symptome

Polymyalgia rheumatica

Schmerzen und Steife: bilateral und symmetrisch an Hals, Schulter- und Beckengürtelmuskulatur; Steife ist insbesondere nach Ruhe das beherrschende Symptom und kann den Patienten am Aufstehen hindern.

Arteriitis temporalis

Kopfschmerz: in mindestens zwei Dritteln der Fälle; schwerer Schmerz, meist in der Temporalregion lokalisiert, kann jedoch auch in der Okzipitalregion oder diffus auftreten und sich beim Kämmen der Haare verstärken.

Schmerzen beim Kauen: durch Claudicatio der Kiefermuskulatur, in bis zu zwei Dritteln der Fälle.

Sehstörungen: in 25 % der Fälle; manifester Visusverlust in < 10 % der Fälle.

Klinischer Befund

Polymyalgia rheumatica

Normale Muskelstärke: Schmerzen können die Interpretation des Muskelstärketests allerdings schwierig machen.

Druckschmerzhaftigkeit der betroffenen Strukturen: bei verzögerter Diagnose eingeschränkte Schulterbeweglichkeit.

Periphere Synovitis: selten, vorübergehend.

Arteriitis temporalis

Berührungsempfindlichkeit der Kopfhaut: insbesondere über der A. temporalis und A. occipitalis; kann zu Schlafstörungen führen.

Verdickung, Druckschmerzhaftigkeit und Knötchenbildung der betroffenen Arterien: mit fehlendem oder vermindertem Puls.

Partieller oder kompletter Visusverlust: durch anteriore ischämische Optikusneuropathie.

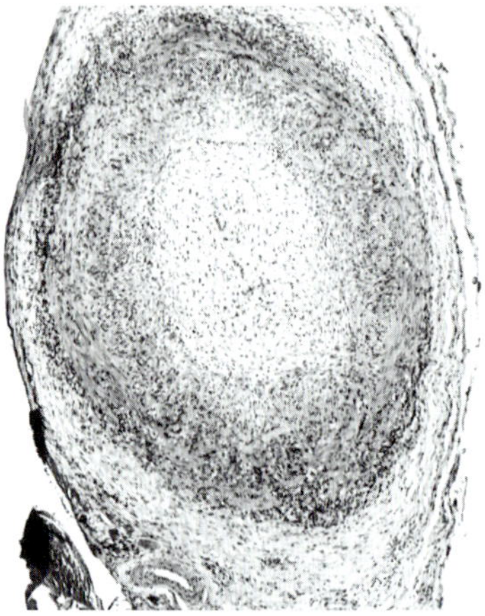

Verschluß des Gefäßlumens durch Intimaproliferation und Entzündung der Tunica media.

Labor- und Apparate-Diagnostik

Diagnostische Untersuchungen

Diese dienen der Diagnosestellung und dem Ausschluß anderer Erkrankungen.

BKS-Bestimmung: meist deutlich erhöht, in Einzelfällen auch normal.

Bestimmung der Akute-Phase-Proteine (z. B. CRP): meist erhöhte Konzentration.

Großes Blutbild.
Biochemische Untersuchungen.
Rheumafaktor-Test.
Serum-Eiweißelektrophorese.
Schilddrüsenfunktionsprüfung.
Thoraxröntgen.

Spezielle Untersuchungen

Biopsie der A. temporalis: zur Bestätigung der Diagnose bei Verdacht auf Arteriitis temporalis, nicht zum Nachweis der Polymyalgia rheumatica; fokaler, eventuell auch unauffälliger Befund.

Differentialdiagnose

Neoplastischer Prozeß.
Gelenkerkrankung: Arthrosis deformans (insbesondere der Halswirbelsäule), rheumatoide Arthritis, Kollagenose.
Multiples Myelom.
Leukämie.
Lymphom.
Muskelerkrankung: Polymyositis, Myopathie.
Infektionen: z. B. bakterielle Endokarditis.
Knochenerkrankung: insbesondere Osteomyelitis.
Hypothyreose.
Morbus Parkinson.
Depression.

Ätiologie

Ein distinktes Prodromalereignis in Form einer Influenza-ähnlichen Infektion ist häufig festzustellen, eine virale Beteiligung ließ sich in Studien jedoch nicht nachweisen.
Eine Assoziation mit erhöhter Inzidenz des HLA-DR4 besteht bei beiden Krankheitsbildern.
Lymphozyten in vaskulitischen Veränderungen exprimieren den T-Zell-Phänotyp, der $CD4^{+}$-Subtyp ist vorherrschend.

Epidemiologie

Der Altersgipfel liegt bei 60–75 Jahren.
Das Verhältnis Frauen zu Männern ist 3 : 1.
Die jährliche Inzidenz der biopsiepositiven Erkrankung liegt bei 6,7 : 100.000 (16,8 : 100.000 bei den über 55jährigen).
Die Erkrankung tritt vorwiegend in Nordeuropa und im Norden der USA auf.

Komplikationen

Visusverlust: in bis zu 10 % der Fälle; permanente Erblindung bei Arteriitis temporalis; in der Regel irreversibel.

Pharmakotherapie

Bei Verdacht auf Arteriitis temporalis ist eine sofortige Überweisung an einen Spezialisten zur Durchführung einer Biopsie und Einleitung einer Therapie erforderlich. Bei Arteriitis temporalis werden systemische Kortikosteroide zur Vermeidung schwerer vaskulärer Komplikationen, insbesondere der Erblindung, seit langem als obligatorisch betrachtet.
Kortikosteroide sind in der Regel auch bei Polymyalgia rheumatica erforderlich.
In vielen Fällen wird die Behandlung über Jahre fortgesetzt.

Polymyalgie rheumatica

- Standarddosierung

Prednisolon, initial tgl. 10 - 20 mg über 1 Monat, anschließend alle 2 Wochen Dosisreduktion um 2,5 mg bis auf tgl. 10 mg, dann alle 2 - 4 Wochen um tgl. 1 mg; Erhaltungsdosis tgl. 5 - 7 mg über 6 - 12 Monate; endgültiges Ausschleichen mit Dosisreduktion alle 4 Wochen um 1 mg.

- Kontraindikationen

Systemische Infektionen; eingeschränkte Anwendung bei Schwangerschaft, Hypertonie, Diabetes mellitus, Osteoporose, Glaukom, Epilepsie, peptischem Geschwür.

- Besonderheiten

Bei Patienten, bei denen eine Dosisreduktion aufgrund rekurrierender Symptome nicht möglich ist, oder bei Entwicklung schwerer Nebenwirkungen kann sich Azathioprin-Gabe aufgrund der mäßigen steroidsparenden Wirkung günstig auswirken; Methotrexat kann eine noch bessere Wirkung aufweisen.

- Wechselwirkungen

Verringerte Kortikosteroidkonzentration bei Einnahme von Rifampicin und Phenytoin; eventuell Dosisanpassung von Antikoagulanzien erforderlich; verminderte Wirkung von NSAR.

- Nebenwirkungen

Gewichtszunahme, Ödem, erhöhter Augeninnendruck, Kataraktbildung, Glaukom, Gastrointestinalbeschwerden, peptisches Geschwür, Diabetes mellitus, Osteoporose, Hautatrophie.

Arteriitis temporalis ohne visuelle Symptome

Prednisolon, initial tgl. 40 - 60 mg über 8 Wochen, Dosisreduktion alle 2 Wochen um 5 mg bis auf tgl. 10 mg; danach Dosierung wie bei Polymyalgia rheumatica.

Arteriitis temporalis mit potentieller oder manifester okulärer Beteiligung

Prednisolon, initial tgl. 60 - 80 mg über 8 Wochen, Dosisreduktion auf tgl. 20 mg über die folgenden 4 Wochen; danach wie bei unkomplizierter Arteriitis temporalis.

Behandlungsziele

Linderung von Schmerzen und Beschwerden.
Senkung der Komplikationsrate.

Prognose

Unbehandelt kommt es zu einer langfristigen gesundheitlichen Einschränkung und bei Arteriitis temporalis in bis zu 20 % der Fälle zur Erblindung oder Entwicklung vaskulärer Komplikationen.
30 - 50 % der behandelten Patienten können die Therapie nach 2 Jahren absetzen.

Nachsorge

Überwachung der Therapie durch klinisches Bild und Akute-Phase-Reaktion (BKS, CRP).
Eine langfristige Erhaltungstherapie mit niedrig dosiertem Prednisolon ($\leq$ 3 mg) kann erforderlich sein.

Hinweise zu Ernährung / Lebensführung

Keine speziellen Maßnahmen erforderlich.

Literatur

1. Putschky N, Zeidler H (1997) Polymyalgia rheumatica und Riesenzellarteriitis. Orthopäde 26 (11):1001 - 1011
2. Seitz M (1997) Autoimmunerkrankungen: häufige Fehldiagnosen. Schweiz Med Wochenschr 127 (9):349 - 354
3. Wenger M, Schneider J (1996) Plötzlicher Herztod bei Riesenzellarteriitis. Vasa 25 (4):373 - 377
4. Kraft HE, Moller DE, Volker L, Schmidt WA (1996) Farbdopplersonographie der Temporalarterien – eine neue Methode zur Diagnostik der Arteriitis temporalis. Klin Monatsbl Augenheilkd 208 (2):93 - 95

Symptome

Muskelschwäche im Bereich des Schulter- und Beckengürtels und der proximalen Extremitäten: schleichender Beginn über Wochen oder Monate; charakteristische Schwierigkeiten beim Heben, Laufen, Treppensteigen, Aufstehen aus der Hocke oder aus einem Sessel.

Dysphagie: durch Schwäche der Schlundmuskulatur.

Muskelschmerz und -druckempfindlichkeit, flüchtige Arthralgien, Unfähigkeit den Kopf zu heben, Raynaud-Phänomen, Dyspnoe und Husten.
Livide, leicht schuppende Erytheme an Stirn, Wangen, Hals, Nacken (Gottron-Zeichen) und Dorsalseite der Fingergelenke.

Klinischer Befund

Schwäche der Kopfbeuger, Muskelschwäche im Bereich der proximalen Extremitäten mit abgeschwächten oder fehlenden Sehnenreflexen: Muskelatrophie kann in Frühstadien minimal sein oder fehlen.
Gottron-Zeichen bei Dermatomyositis.

Labor- und Apparate-Diagnostik

Allgemeine Untersuchungen

Großes Blutbild, Autoantikörper-Screening, Schilddrüsenfunktionsprüfungen: zur Diagnose einer Überlappung mit anderen Autoimmunkrankheiten oder einer autoimmunen Schilddrüsenerkrankung.

Thoraxröntgen, Lungenfunktionsprüfungen, Untersuchung des Ventilation/Perfusionsverhältnisses: bei Beteiligung der Atemmuskulatur oder interstitieller Lungenerkrankung.

Video-kontrollierter Bariumbreischluck: zur Abklärung einer Dysphagie.

EKG: zur Erfassung kardialer Erregungsleitungsstörungen und Arrhythmien.

Spezielle Untersuchungen

Untersuchung auf Autoantikörper gegen Aminoacyl-tRNA-Synthetasen: z. B. Anti-Jo-1-Antikörper bei interstitieller Lungenerkrankung (in 70 % der Fälle positiv).

Beurteilung der muskulären Kreatininkinase-Aktivität im Serum: Aktivität in der Regel um das 3–30fache erhöht; die Serum-Kreatinkinasekonzentration spiegelt in der Regel die Entzündungsaktivität wider und kann zur Überwachung der Therapie dienen.

Elektromyographie: erhöhte Einstichaktivität mit Fibrillationspotentialen, positiven scharfen Wellen und regelmäßiger Entladungsfolge; polyphasische Muskelaktionspotentiale von kurzer und langer Dauer sowie geringer Amplitude; charakteristisches Salvenmuster.

Muskelbiopsie: für die Diagnose entscheidend; Gewebeproben von leicht oder mäßig betroffenen Muskeln der proximalen Extremitäten (M. biceps oder triceps brachii, M. vastus lateralis), die nicht für die Elektromyographie verwendet wurden.

Lichtmikroskopie (Gefrierschnitte): endomysiale Ansammlungen von Entzündungszellen (Lymphozyten, Plasmazellen, Histiozyten), die nekrotische und nichtnekrotische Muskelfasern umgeben; regenerierende Muskelfasern mit basophilem Zytoplasma und prominenten Nukleoli; variable Zunahme des endomysialen Bindegewebes; nekrotische Fasern können Makrophagen- und Lymphozyteninfiltrate aufweisen.

Differentialdiagnose

Para- und postinfektiöse Myositiden
Infektion durch HIV, Influenza A- und B-Virus, Coxsackie-Virus, Echovirus, Adenovirus.
Spirochäten: *Borrelia burgdorferi* (Lyme-Borelliose).
Protozoen: Toxoplasma.
Helminthen: *Trichinella* spp., Zystizerkus.

Genetische Störungen
Gliedergürteldystrophien, späte Nemalinmyopathie, später Mangel an saurer Maltase, spinale Muskelatrophie, Lipidspeichermyopathien.

Arzneimittel-induzierte Myopathien
Kortikosteroide, Penicillamin, Lovastatin, Cholestyramin, Zidovudin, Procainamid, Chloroquin, Colchicin, Pancuronium mit Kortikosteroiden.

Andere
Lambert-Eaton-Rooke-Syndrom.
Polymyalgia rheumatica.
Dermatomyositis, paraneoplastische Myositis.
Eosinophile Polymyositis.
Einschlußkörpermyositis, Myositis im Rahmen einer Sarkoidose, Mixed connective tissue disease, SLE, rheumatoide Arthritis, Sjögren-Syndrom, systemische Sklerose.

Ätiologie

Die Ursache der idiopathischen Polymyositis ist unbekannt; die erhöhte Inzidenz von HLA-Haplotyp B8 und HLA-DR3 deutet auf eine genetische Disposition hin.

Epidemiologie

Die idiopathische Polymyositis betrifft alle Altergruppen, tritt jedoch im 5. und 6. Lebensjahrzehnt am häufigsten auf.
Die jährliche Inzidenz liegt bei ~ 3 : 1 Mio.
Frauen erkranken etwas häufiger.

Komplikationen

Aspiration.
Interstitielle Lungenerkrankung.
Respiratorische Insuffizienz.

Raynaud-Phänomen: häufiger bei Dermatomyositis.

Kardiale Erregungsleitungsstörungen und Arrhythmien: selten.

Maligne Tumoren treten bei Polymyositis, insbesondere Dermatomyositis, häufiger auf.

Pathogenese

Die idiopathische Polymyositis ist eine durch MHC-Klasse-I begrenzte T-Zell-vermittelte Myotoxizität.
$CD8^+$ zytotoxische T-Lymphozyten, die den Alpha-Beta-Rezeptor exprimieren, infiltrieren und zerstören ursprünglich nicht nekrotische Muskelfasern.
Bei einer seltenen Polymyositisvariante kommt es zur Infiltration nicht nekrotischer Muskelfasern durch $CD4^-$, $CD8^-$ T-Lymphozyten, die den mit Hitzeschockproteinen interagierenden Gamma-Delta-Rezeptor exprimieren.

Pharmakotherapie

Therapie der ersten Wahl

■ Standarddosierung

Prednison, initial 30 – 60 mg oral als Einzeltagesdosis über 4 – 6 Wochen, anschließend je nach Klinik und Serum-Kreatinkinasekonzentration alle 2 – 4 Wochen Dosisreduktion um 2,5 – 5 mg bis auf Erhaltungsdosis von tgl. 10 – 15 mg.
Azathioprin, Anfangsdosis tgl. 2,5 – 3 mg/kg KG über 4 Wochen; Erhaltungsdosis tgl. 1 – 2 mg/kg KG.

■ Kontraindikationen

Prednison: eingeschränkte Anwendung bei Hypertonie, peptischem Geschwür, Diabetes mellitus, Osteoporose, Glaukom, Psychose, vorausgegangener Tuberkulose.
Azathioprin: Überempfindlichkeit (selten), Schwangerschaft und Stillzeit.

■ Besonderheiten

Prednison: Kalzium- und Kaliumsubstitution kann bei Langzeittherapie erforderlich sein.
Azathioprin: großes Blutbild Thrombozytenzahl, Leber- und Nierenfunktionsüberwachung in den ersten 2 Monaten wöchentlich, die folgenden 6 Monate monatlich, danach mindestens alle 3 Monate.

■ Wechselwirkungen

Prednison: Phenytoin, Phenobarbital, orale Antikoagulanzien, Zytostatika.
Azathioprin: Allopurinol, Muskelrelaxanzien, Zytostatika.

■ Nebenwirkungen

Prednison: Dyspepsie, peptisches Geschwür, Gewichtszunahme, Hypertonie, cushingoide Veränderungen, Kaliumverlust, Glukoseintoleranz, Kataraktbildung, Osteoporose, Wirbelkörperfrakturen, avaskuläre Knochennekrose, Euphorie, Psychose, Muskelschwäche.
Azathioprin: Übelkeit, Erbrechen, Diarrhö, Knochenmarksuppression, Leberfunktionsstörung.

Therapie der zweiten Wahl

Stoßtherapie mit Methylprednison, tgl. 0,5 – 1 g i.v. über 5 Tage.
Humane Immunglobuline, tgl. 0,4 g/kg KG über 5 Tage.

Therapie der dritten Wahl

In therapierefraktären Fällen sind folgende Medikamente, meist in Kombination mit einer Erhaltungstherapie mit oralen Steroiden, angezeigt:
Methotrexat, wöchentl. 7,5 – 30 mg oral oder 0,4 – 0,8 mg/kg KG i.v. (Erwachsene).
Cyclophosphamid, tgl. 1 – 4 mg/kg KG oral.
Cyclosporin, tgl. 2 – 6 mg/kg KG oral (Erwachsene).
Alle Medikamente sind kontraindiziert bei Überempfindlichkeit, Schwangerschaft und Stillzeit.
Überwachung von großem Blutbild, Thrombozytenzahl und Leber- und Nierenfunktion ist erforderlich.
Nebenwirkungen sind Übelkeit, Erbrechen, Diarrhö, Alopezie, Knochenmarksuppression und Leber- und Nierentoxizität.

Behandlungsziele

Das Fortschreiten der Erkrankung zum Stillstand bringen und die Muskelkraft verbessern.

Prognose

Eine Remission wird durch die Therapie der ersten Wahl in 50 – 60 % der Fälle erreicht und erhalten.
In kleinen unkontrollierten Studien wurden mit Therapeutika der zweiten und dritten Wahl ermutigende Ergebnisse erzielt, ihre Wirksamkeit in Fällen, die auf die Therapie der ersten Wahl nicht ansprechen, ist jedoch noch nicht eindeutig nachgewiesen.
Ein letaler Ausgang der Erkrankung ist in der Regel nicht auf die Muskelschwäche, sondern auf kardiovaskuläre Komplikationen zurückzuführen.

Nachsorge

Die meisten Patienten benötigen nach Erreichen der Remission eine mindestens 1 – 2jährige Erhaltungstherapie.
Routinemäßiges Screening auf maligne Erkrankungen mit Thoraxröntgen, Hämoccult-Test und weiteren Untersuchungen je nach Indikation sind zu erwägen.

Hinweise zu Ernährung / Lebensführung

Alkoholkonsum sollte eingeschränkt werden.

Literatur

1. Gottfried I, Seeber A, Anegg B, Pirkhammer D, Rieger A, Stingl G, Volc Platzer B (1996) Etablierte und neue Therapiestrategien bei Dermatomyositis, Polymyositis und Überlappungssyndromen. Wien Klin Wochenschr 108 (22):705 – 716
2. Wunderlin B, Knusel O, Kummer H (1996) Fallbeschreibung und Diskussion eines Patienten mit Polymyositis, fibrosierender Alveolitis und sklerodermieähnlichem Befall der rechten Hand. Z Rheumatol 55 (3):188 – 197
3. Mastaglia FL, Phillips BA, Zilko P (1997) Treatment of inflammatory myopathies. Muscle Nerve 20 (6) 651 – 664
4. Olsen NJ, Park JH (1997) Inflammatory myopathies: issues in diagnosis and management. Arthritis Care Res 10 (3):200 – 207

Symptome

Allgemeine Symptome

Distaler Sensibilitätsverlust.
Parästhesie, brennende, lanzinierende Schmerzen.
Progrediente distale Muskelschwäche und -atrophie.
Fuß- und Handdeformationen, neuropathisches Ulkus, neuropathische Arthropathie.

Symptome der autonomen Neuropathie

Impotenz, orthostatische Hypotonie, Augen- oder Mundtrockenheit, Harn- oder Stuhlinkontinenz, Übelkeit und Erbrechen, Obstipation oder Diarrhö.

Klinischer Befund

Allgemeine Symptome

Strumpfförmiger Sensibiliätsverlust.
Muskelschwäche und -atrophie.
Abgeschwächte oder fehlende Sehnenreflexe.
Sensorische Ataxie, neuropathischer Tremor.
Verdickung der Nerven.

Symptome der autonomen Neuropathie

Anhidrose, nicht reagible oder asymmetrische Pupillen, orthostatische Hypotonie (Abfall des systolischen Drucks um 30 mmHg, des diastolischen um 15 mmHg.

Labor- und Apparate-Diagnostik

Allgemeine Untersuchungen

Großes Blutbild.
BKS-Bestimmung.

Glukosetoleranztest: bei unklarem Befund der Blutzuckerbestimmung in willkürlich und nüchtern entnommenen Proben.

Leber- und Nierenfunktionsprüfungen.
Bestimmung von TSH, Vitamin B_{12} (Folsäure), Serum-Eiweißelektrophorese, Autoantikörper.

Urinstatus: zum Nachweis von Glukose, Bence-Jones-Protein, Porphyrinen.

Liquoranalyse: erhöhte Proteinkonzentration bei entzündlichen Neuropathien.

Bestimmung der Nervenleitgeschwindigkeit (NLG): Verlangsamung der motorischen oder sensorischen NLG (mäßig bei Axonschädigung, ausgeprägt bei Demyelinisation) und verminderte Amplitude der sensiblen Aktionspotentiale (gering bei Axonschädigung) bestätigen die Diagnose.

Elektromyographie: charakteristisches Muster am denervierten Muskel.

Spezielle Untersuchungen

DNA-Analyse: zum Nachwies hereditärer mit Demyelinisation einhergehender Neuropathien; Chromosom-17-Duplikation bei einem Teil der Patienten mit HMSN Typ 1 (HMSN 1A); Chromosom-17-Deletion mit genetischer Disposition für Druckparesen (tomakulöse Neuropathie) assoziiert.

Ermittlung der sensiblen Reizschwelle: durch Wärmereiz (aufschlußreich bei distaler Neuropathie.

Bildgebende Verfahren: Screening zum Nachweis maligner Tumoren bei Verdacht auf paraneoplastische Neuropathie; Skelettdarstellung bei Verdacht auf multiples Myelom; Thoraxröntgen bei Verdacht auf Sarkoidose.

Nervenbiopsie: im Operationsraum unter strenger Beachtung steriler Kautelen und Lokalanästhesie; eine faszikuläre Biopsie begrenzt den Grad des sensiblen Ausfalls; eine komplette Nervenbiopsie ist bei Verdacht auf Vaskulitis angezeigt; zur Abklärung einer trotz umfangreicher Diagnostik unklaren progredienten Neuropathie oder zur Bestätigung einer Vaskulitis, leprösen Neuropathie oder entzündlichen Infiltration; die Biopsie wird im allgemeinen an sensiblen Nerven (N. suralis, N. peronaeus superficialis, R. superficialis des N. radialis) vorgenommen.

Knochenmarkbiopsie: zum Nachweis eines multiplen Myeloms.

Standardmäßige Funktionsprüfung des autonomen Nervensystems, Endoskopie, Koloskopie, Kontrastmitteluntersuchungen, urodynamische Untersuchungen: zum Nachweis einer autonomen Neuropathie.

Differentialdiagnose

Die Differentialdiagnose hängt von der Ursache ab.
Multiple Systemdegeneration.
Polyradikuloneuropathie.

Ätiologie

Ursachen der sensiblen Polyneuropathie

Diabetes mellitus, Urämie, Hypothyreose.
Amyloidose.
Paraneoplastisches Syndrom, Paraproteinämie.
Thallium, Isoniazid, Vincristin, Cisplatin, Metronidazol.
Sjögren-Syndrom.
Lepra.
HIV-Infektion, Lyme-Borreliose.
Hereditäre sensible und autonome Neuropathien.
Fabry-Syndrom.
Vitamin-B_{12}-Mangel.

Ursachen der sensomotorischen Polyneuropathie

Hereditäre motorisch-sensible Neuropathien (HMSN).
Alkohol.
Akute oder chronische mit entzündlicher Demyelinisation einhergehende Polyradikuloneuropathie.
Vaskulitis.
Paraproteinämie, paraneoplastisches Syndrom.
Diabetes mellitus. Urämie, Hypothyreose, Akromegalie.
Sarkoidose.
Arsen.

Ursachen der motorischen Neuropathie

Akute oder chronische mit entzündlicher Demyelinisation einhergehende Polyradikuloneuropathie.
Porphyrie, Diphtherie, Blei.
Hereditäre motorische Neuropathien.

Ursachen fokaler und multifokaler Polyneuropathien

Einklemmungs- und Kompressionssyndrome.
Panarteriitis nodosa, Kollagenosen.
Wegenersche Granulomatose.
Lymphogene und karzinomatöse Infiltration, Neurofibromatose.
Tuberkuloide Lepra, Herpes zoster, HIV-Infektion, Lyme-Borreliose.
Sarkoidose: insbesondere des N. facialis.
Hereditäre Disposition für die Entwicklung von Druckparesen.
Multifokale motorische Neuropathie mit Leitungsblock.

Epidemiologie

Die Epidemiologie hängt von der Ursache ab; die insgesamt am häufigsten Ursachen der Polyneuropathie sind Diabetes mellitus, hereditäre Disposition und Alkoholismus.

Komplikationen

Verbrennungen, Schnittverletzungen, Hämatombildung, neuropathische Ulzerationen: werden bei schweren sensiblen Ausfällen vom Patienten nicht bemerkt.
Distale Muskelschwäche.

Pharmakotherapie

Fokale und multifokale Neuropathien

Bei Vaskulitis: Prednison, tgl. 60 mg oral; Azathioprin oder Cyclophosphamid können als steroidsparende Substanzen gegeben und die Steroiddosis dadurch verringert werden; Grad der Immunsuppression und Behandlungsdauer je nach klinischem Ansprechen.
Zur Vermeidung eines peptischen Geschwürs: H_2-Antagonisten.
Bei alkoholbedingter Neuropathie: Vitamin-B-Substitution.
Bei Herpes zoster: Aciclovir, 5mal tgl. 800 mg über 1 Woche.
Die Behandlung einer Lepra gehört in die Hände eines Spezialisten.

Autonome Neuropathie

Bei orthostatischer Hypotonie: Fludrocortison, tgl. 100 - 400 mg, oder Ephedrin, tgl. 15 - 60 mg.
Bei Gastroparese: Erythromycin, tgl. 125 mg; Cisaprid, 3mal tgl. 10 mg; Domperidon, 3mal tgl. 10 - 20 mg; Metoclopramid, 3mal tgl. bis zu 10 mg.
Bei Diarrhö: Diphenoxylat, Loperamid, Codeinphosphat.
Bei Impotenz: Papaverininjektion in den Penisschwellkörper.

Schmerzhafte Neuropathie

Behandlung extrem schwierig und häufig wenig erfolgreich.
Regelmäßig einfache Analgetika, z. B. Paracetamol, 4mal tgl. 1 g.
Bei brennenden diffusen Schmerzen und Parästhesien: Amitriptylin, 25 - 75 mg zur Nacht; Gabapentin, 3mal tgl. 300 - 600 mg.
Bei einschießenden Schmerzen: Carbamazepin, 100 mg zur Nacht, langsame Dosiserhöhung auf tgl. 600 mg in verteilten Dosen.
Bei postherpetischer Neuralgie oder Diabetes mellitus: topisches 0,075%iges Capsaicin, nach Abheilen der Läsionen.

Chronische, mit entzündlicher Demyelinisation einhergehende Polyradikuloneuropathie

Im akuten Fall: *siehe* Guillain-Barré-Syndrom.
Bei leichtem bis mäßigem Verlauf: Prednison, tgl. 60 mg, nach Möglichkeit ausschleichen; Azathioprin kann als steroidsparendes Medikament gegeben werden.
Bei progredientem Verlauf oder Rezidiven: i.v. Plasmapherese oder Immunglobulin, tgl. 0,4 g/kg KG über 5 Tage, und eventuell Azathioprin-Ersatz durch Cyclosporin, Dosierung je nach Leukozytenzahl, oder Cyclophosphamid.

Behandlungsziele

Behandlungsziele hängen von der Art der Neuropathie ab.
Behandlung der Grundkrankheit.
Behandlung von Parästhesien oder Schmerzen, Orthostase.

Weitere Behandlungsmöglichkeiten

Fokale und multifokale Neuropathien

Konservative Therapie: Stützung von Handgelenken und Füßen, Polster für Ellenbogen.
Chirurgische Dekompression:
Bei Einklemmung des N. medianus und N. ulnaris mit manifester, durch Denervation hervorgerufener Muskelatrophie und -lähmung.
Bei Versagen konservativer Therapien und anhaltenden sensiblen Symptomen.

Bei chronischer, mit entzündlicher Demyelinisation einhergehender Polyradikuloneuropathie

Plasmapherese bei progredienter, auf Immunglobuline nicht ansprechender Neuropathie.

Prognose

Die Prognose hängt von der Ursache der Polyneuropathie ab.

Nachsorge

Regelmäßige Nachkontrolle zur Beurteilung des Krankheitsfortschritts.
Häufigere Kontrollen bei notwendiger immunsuppressiver Therapie.

Hinweise zu Ernährung/ Lebensführung

Alkoholkarenz bei alkoholbedingter Polyneuropathie.
Bei orthostatischer Hypotonie können Stützstrümpfe eine Besserung bewirken.
Tägliche Inspektion der Füße, Verwendung eines Nachtlichts und Beseitigung von Hindernissen, die zu einer Verletzung der Füße führen können.

Literatur

1. Kruger S, Kreft B, Heide W, Siebel U, Djonlagic H, Reusche E (1998) Sensomotorische Polyneuropathie und systemische Amyloidose als paraneoplastische Symptome eines karzinoidartig differenzierten Mammakarzinoms. Dtsch Med Wochenschr 123 (7):179 - 184
2. Luft D (1997) Schmerztherapie bei diabetischer Polyneuropathie. Dtsch Med Wochenschr 122 (48):1500 - 1506
3. Kretschmar C, Kaumeier S, Haase W (1996) Die medikamentöse Therapie der alkoholischen Polyneuropathie. Randomisierte Doppelblindstudie zum Vergleich zweier Vitamin-B-Präparate und eines Nukleotid-Präparates. Fortschr Med 114 (32):439 - 443
4. Strenge H, Speidel H, Albert E, Helbig B (1996) Psychogene Handdystonie und hereditäre Polyneuropathie mit Neigung zu Druckparesen. Ein Beitrag zur Ätiologiediskussion von fokalen Dystonien. Fortschr Neurol Psychiatr 64 (1):20 - 25

Symptome

Behinderung der Nasenatmung.
Hyposmie und/oder Hypogeusie.
Mundtrockenheit.
Schnarchen.

Klinischer Befund

Glasige, gelbliche Geschwulst im Meatus nasi medius oder in der Nasenhöhle.
Pharyngeale Geschwulst (Choanalpolyp).

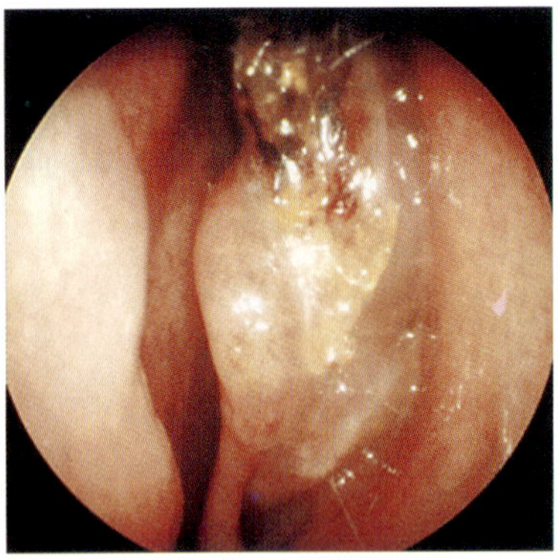

Nasenpolyp.

Labor- und Apparate-Diagnostik

CT: zum Ausschluß von infiltrierenden Prozessen, Tumoren, Pilzerkrankungen, Enzephalozele, eventuell zur Bestimmung des Ausmaßes einer assoziierten Sinusitis.

MRT: selten indiziert, außer bei Tumoren oder Enzephalozelen zur Bestimmung einer Weichteilgewebebeteiligung. Im übrigen wird die knöcherne Struktur der Nasennebenhöhlen im MRT nur unzureichend dargestellt, und die Sensitivität für Schleimhautveränderungen ist übermäßig hoch.

Bestimmung des Chloridgehaltes im Schweiß: kann bei jungen Patienten mit Nasenpolypen zum Ausschluß einer Mukoviszidose indiziert sein.

Differentialdiagnose

Nasentumoren: müssen bei unilateraler Nasengeschwulst oder im CT erkennbarer Knochenerosion in Erwägung gezogen werden.
Invertierte Papillome sind die häufigsten Tumoren; hohe Rezidivrate und 5-10%iges Risiko einer malignen Entartung.
Enzephalozele: muß bei unilateralen Nasenpolypen, Meningitis und Polypen oder unilateraler klarer Rhinorrhö und Polypen ausgeschlossen werden.
Nasenmuschelhypertrophie.

Ätiologie

Häufige Trias: Aspirinintoleranz, Asthma bronchiale, Nasenpolypen.
Allergische Rhinitis.
Chronische Sinusitis (durch Bakterien oder Pilze).
Mukoviszidose.
Kartagener-Syndrom.
Schleimhautveränderungen (Wegenersche Granulomatose, Sarkoidose, Churg-Strauss-Syndrom, Young-Syndrom).

Epidemiologie

Nasenpolypen treten bei 7 % der Asthmatiker, 36 % der Patienten mit Aspirinintoleranz und 90 % der Patienten mit Asthma und Sinusitis auf; in 70 % der Fälle sind Nasenpolypen mit Asthma bronchiale assoziiert.

Komplikationen

Chronische Sinusitis aufgrund der Nasennebenhöhlenobstruktion, eingeschränkte mukoziliäre Clearance.
Obstruktive Schlafapnoe.
Verbreiterung des knöchernen Nasengerüsts.

Exazerbation des Asthmas: insbesondere bei Vorliegen der oben genannten Trias.

Trias von Poliposis nasi, Asthma bronchiale, Aspirinintoleranz

Beginn typischerweise nach dem 20. Lj.
Erstsymptom ist häufig eine ausgeprägte wässrige Rhinorrhö.
Es kann zu Nasensekretstau und Hyposmie als Zeichen einer Schleimhauthyperplasie kommen.
Polypen entwickeln sich meist frühzeitig.
Aspirinintoleranz entwickelt sich häufig erst Jahre später.
Aspirinintoleranz ist durch ausgeprägte Rhinorrhö, Erythem, Abdominalbeschwerden und später hinzukommende, meist schwere Asthmaanfälle gekennzeichnet.
Es besteht eine Kreuz-Intoleranz gegen alle NSAR, die daher gemieden werden sollten.
Standardmäßig dosiertes Paracetamol bereitet meist keine Probleme.
Typischerweise besteht eine chronische purulente Sinusitis, die wiederum zu einer Exazerbation des Asthmas führt.
In Steroid- und Antibiotika-refraktären Fällen ist ein chirurgischer Eingriff angezeigt.

Pharmakotherapie

Prednison

- Standarddosierung

Tgl. 40 – 60 mg auf zwei Dosen verteilt, rasch ausschleichende Dosierung über 7 – 12 Tage.

- Kontraindikationen

Eingeschränkte Anwendung bei Diabetes mellitus, Hypertonie, peptischer Ulkuskrankheit, Tuberkulose in der Anamnese, weiteren eventuell subklinisch verlaufenden Infektionen.

- Besonderheiten

Steroide können bei wässrigen, akut entzündeten Polypen wirkungsvoller eingesetzt werden als bei reifen fibrotischen; nach Absetzen der Therapie kommt es häufig zu wiederholten Infektionen, Entzündungen oder allergischen Exazerbationen; bei rezidivierenden symptomatischen Polypen nach Steroidtherapie kann ein chirurgischer Eingriff erforderlich sein.

- Nebenwirkungen

Cushing-ähnliche Symptome, Osteoporose, Hämatomneigung, Gewichtszunahme, Wachstumsretardierung im Kindesalter, Hypertonie, aseptische Knochennekrose, Glukoseintoleranz, Hyperlipidämie, Kataraktbildung, Gastritis.

Steroidhaltige Nasensprays (umstritten)

- Standarddosierung

Zur täglichen Erhaltungstherapie; bei der Applikation muß das Spray in Richtung der Nasenmuschel, nicht des Nasenseptum gehalten werden, um einer Schleimhautatrophie, Austrocknung, Krustenbildung, Blutung und nachfolgende Septumperforation vorzubeugen; außer bei Dexamethason-Präparaten kommt es nur selten zu einer Suppression der Nebennierenrindenfunktion.

- Kontraindikationen

Atrophische Rhinitis, Epistaxis, Septumperforation.

Bei Assoziation mit purulenter Sinusitis (*siehe* Sinusitis) Antibiotika über 3 – 6 Wochen.
Bei Bedarf abschwellende Antihistaminpräparate.

Behandlungsziele

Minimierung der durch Obstruktion und Hyposmie verursachten Symptome.
Vermeidung oder Reduzierung des Auftretens einer Sinusitis.

Weitere Behandlungsmöglichkeiten

Endoskopische Nasennebenhöhlenchirurgie ermöglicht eine effektive Behandlung symptomatischer Polypen nach versuchter Pharmakotherapie; dient in der Regel der Beseitigung einer Nasenatmungsbehinderung und/oder chronischer Rhinosinusitis; die Prognose ist ausgezeichnet, in vielen Fällen kommt es später jedoch zum Rezidiv; postoperative kurzzeitige Gabe von Steroiden in mittlerer Dosierung verbessert den Heilungsverlauf.
Allergietests, eventuell mit nachfolgender Immuntherapie, sind bei schwerer saisonaler oder ganzjähriger allergischer Rhinitis angezeigt, bei der Meiden des angeschuldigten Allergens, steroidhaltige Nasensprays und Antihistamintherapie keine Besserung bewirkten.

Prognose

Bei großen, reifen Polypen kann eine vollständige Beseitigung der Poliposis nasi durch Pharmakotherapie nicht erreicht werden; Rezidive sind wahrscheinlich. Eine chirurgische Entfernung der Polypen ist erfolgversprechend.
Durch endoskopische Nasennebenhöhlenchirurgie können längere beschwerdefreie Intervalle als durch Pharmakotherapie erreicht werden, in vielen Fällen kommt es jedoch zu Rezidiven.
Nach medikamentöser oder chirurgischer Therapie kommt es bei Aspirin-überempfindlichen Patienten meist zu einer wesentlichen Besserung der nasalen und asthmatischen Beschwerden, Rezidive treten in der Regel jedoch früher als bei Patienten ohne Aspirinintoleranz auf.

Nachsorge

Nach Bedarf, abhängig von Symptomatik sowie Häufigkeit und Schweregrad von Komplikationen, wie z. B. Sinusitis.
Bei erforderlicher chirurgischer Behandlung eventuell Überweisung an einen Otolaryngologen.
Auf Symptome einer Aspirinintoleranz ist zu achten; die Trias Poliposis nasi, Asthma bronchiale und Aspirinintoleranz kann sich erst mit der Zeit entwickeln.

Hinweise zu Ernährung/ Lebensführung

Meiden von Allergenen, Reizstoffen und Rauch.
Kochsalz-Nasenspülungen mit entsprechenden Sprays sind empfehlenswert.
Kochsalz-Nasenspülungen mit Hilfe einer Kolbenspritze (1 TL Salz auf 2 Tassen Wasser, tgl. frisch gemischt) sind bei Sekretstau und bakterieller Krustenbildung oder Suprainfektion empfehlenswert.

Literatur

1. Reiss M (1997) Aktuelle Aspekte zur Diagnostik und Therapie der Polyposis nasi. Wien Klin Wochenschr 109 (20):820 – 825
2. Malm L (1997) Assessment and staging of nasal polyposis. Acta Otolaryngol Stockh 117 (4):465 – 467
3. Sin A, Terzioglu E, Kokuludag A, Veral A, Sebik F, Karci B, Kabakci T (1997) Allergy as an etiologic factor in nasal polyposis. J Investig Allergol Clin Immunol 7 (4):234 – 237
4. Mygind N, Lildholdt T (1996) Nasal polyps treatment: medical management. Allergy Asthma Proc 17 (5):275 – 282
5. Stierna PL (1996) Nasal polyps: relationship to infection and inflammation. Allergy Asthma Proc 17 (5):251-257

Symptome

Obstruktive Symptome

Gefühl der unvollständigen Blasenentleerung, verminderte Stärke des Harnstrahls, verzögerter Miktionsbeginn, Nachträufeln.

Irritative Symptome

Harndrang, Pollakisurie, Nykturie, Dysurie. Fragebogen der American Urological Association (AUA) zur Beurteilung des Schweregrads der Symptome und des Therapieerfolgs.

AUA-Fragebogen: Wie oft im vergangenen Monat:
1. Hatten Sie nach dem Wasserlassen das Gefühl der unvollständigen Blasenentleerung?
2. Betrug der Zeitraum zwischen dem Wasserlassen weniger als 2 Stunden?
3. War der Harnstrahl beim Wasserlassen mehrmals unterbrochen?
4. Hatten Sie Schwierigkeiten, das Wasserlassen hinauszuzögern?
5. Hatten Sie einen schwachen Harnstrahl?
6. Hatten Sie Schwierigkeiten, mit dem Wasserlassen zu beginnen?
7. Wie häufig mußten Sie im vergangenen Monat üblicherweise pro Nacht zum Wasserlassen aufstehen?

Mögliche Antworten auf die Fragen 1–6:
0 = Überhaupt nicht.
1 = < 5mal.
2 = In < 50 % der Fälle.
3 = In 50 % der Fälle.
4 = In > 50 % der Fälle.
5 = Fast immer.

Mögliche Antworten auf Frage 7: 0, 1, 2, 3, 4, ≥ 5 Mal.

Punktzahl (Summe aller Antworten): Leichte Symptome: 0–7 Punkte; mäßige Symptome: 8–19 Punkte; schwere Symptome: 20–35 Punkte.

Klinischer Befund

Kann unauffällig sein; die Prostatagröße bei der körperlichen Untersuchung korreliert nicht mit den Beschwerden.

Labor- und Apparate-Diagnostik

Allgemeine Untersuchungen

Umfassende Anamnese und körperliche Untersuchung.

Genaue Miktionsanamnese: zur Ermittlung der Schwere der Symptome anhand des AUA-Fragebogens.

Digitale rektale Untersuchung und fokussierte neurologische Untersuchung: perineale Sensibilität, rektaler Tonus, Vorliegen einer diabetischen Neuropathie.

Urinstatus und Harnsediment: zum Ausschluß einer Infektion oder Hämaturie.

Serum-Kreatininbestimmung: zur Beurteilung der Nierenfunktion.

Weiterführende Untersuchungen, falls klinisch indiziert

Bestimmung der Restharnmenge: bei entsprechendem Verdacht aufgrund palpierbarer Harnblase und Überlaufinkontinenz.

Uroflowmetrie: bei Verdacht auf primäre Blasenfunktionsstörung aufgrund einer neurologischen Erkrankung.

Urethrozystoskopie: bei geplantem chirurgischem Eingriff.

Wahlweise Untersuchung auf prostataspezifisches Antigen (PSA), das bei der benignen Prostatahyperplasie erhöht sein kann (erhöhte PSA-Konzentrationen sind allerdings auch im Frühstadium eines Prostatakarzinoms vorhanden, so daß dieser Parameter sich schlecht zur differentialdiagnostischen Abklärung eignet).

Differentialdiagnose

Dysurie: Harnwegsinfektion.
Harndrang, Pollakisurie: Infektion, übermäßige Coffeinaufnahme.
Polyurie: Diabetes mellitus, Diabetes insipidus, Hyperkalzämie.
Blasentumor, Prostatakarzinom.
Funktionsstörung des M. detrusor vesicae.
Neurologische Blasenfunktionsstörung, z. B. neurogene Blasenfunktionsstörung beim Diabetes mellitus oder Spastik nach Apoplex.

Ätiologie

Die benigne Prostatahyperplasie (BPH) entsteht durch hyperplastisches Wachstum sowohl der Stroma- als auch der Epithelanteile des Prostatagewebes.
Risikofaktoren sind zunehmendes Alter und Androgene.

Epidemiologie

Eine BPH läßt sich bei 10 % der 30jährigen, über 50 % der 60jährigen und über 90 % der 85jährigen Männer histologisch nachweisen.
Nur bei 50 % der Patienten mit histologisch manifester BPH liegen auch klinische Symptome vor.
Bei 10 % der Männer mit BPH ist aufgrund einer assoziierten Harnobstruktion eine transurethrale Resektion der Prostata (TUR) erforderlich.
In den USA werden jährlich 400.000 chirurgische Eingriffe durchgeführt.

Komplikationen

Akute Harnwegsobstruktion: kann durch Alkohol, Sedativa, Sympathomimetika oder Anticholinergika ausgelöst werden.

Obstruktive Uropathie mit chronischer Niereninsuffizienz: selten.

Harnwegsinfekte und Blasendekompensation: selten.

Blasensteine: werden in 1–2 % der Fälle zum Zeitpunkt der Operation festgestellt.

Entscheidungskriterien für eine Therapie

Bei leichten Symptomen (AUA-Punktzahl 0–7) ist sorgfältige Beobachtung ausreichend.
Bei mäßigen bis schweren Symptomen (AUA-Punktzahl 8–35) müssen die Risiken und Vorteile der chirurgischen Behandlung, der sorgfältigen Beobachtung und der Pharmakotherapie mit dem Patienten besprochen und gegeneinander abgewogen werden.

Pharmakotherapie

Alphablocker

- Standarddosierung

Prazosin, Doxazosin oder Terazosin verringern die Symptome; die Terazosindosis wird je nach Klinik von 1 mg bis 5–10 mg hochtitriert; Einnahme vor dem Schlafengehen.

- Kontraindikationen

Bekannte Überempfindlichkeit, Hypotonie oder orthostatische Hypotonie.

- Besonderheiten

Hypotonie nach Erstdosis (1–2 %), Orthostase läßt sich durch abendliche Einnahme reduzieren, Vorsicht im höheren Lebensalter.

- Wechselwirkungen

Eingeschränkte Anwendung bei gleichzeitiger Einnahme von Antihypertensiva.

- Nebenwirkungen

Asthenie (6–10 %), orthostatische Hypotonie (6–8 %), Benommenheit (5–10 %), Rhinitis (6–8 %).

Finasterid

- Standarddosierung

Tgl. 5–10 mg.

- Kontraindikationen

Bekannte Überempfindlichkeit.

- Besonderheiten

Nur bei Prostatavergrößerung und mäßigen bis schweren Symptomen geeignet.

- Wechselwirkungen

Keine.

- Nebenwirkungen

Sexuelle Funktionsstörungen, Libidoverlust (3–5 %).

Intermittierende Katheterisierung

Behandlung der Wahl bei hochgradiger BPH trotz maximaler medikamentöser Therapie und bei kontraindiziertem chirurgischem Eingriff.

Indikationen zur Überweisung an den Urologen

Unklare Diagnose, insbesondere bei Verdacht auf neurologische Blasenfunktionsstörung nach Apoplex oder im Rahmen eines Diabetes mellitus.
Therapierefraktäre Harnretention bei maximaler medikamentöser Therapie.
Rekurrierende Harnwegsinfekte.
Rekurrierende Makrohämaturie.
Blasensteine.
Durch BPH verursachte Niereninsuffizienz.
Persistierende Symptome trotz maximaler medikamentöser Therapie.

Nichtpharmakotherapie

Chirurgische Therapie durch TUR

In 80–90 % der Fälle erfolgreich.
Postoperative Mortalität 0,2–1,5 %.
Retrograde Ejakulation (75 %).
Impotenz (13 %).
Urethrastenose (3–5 %).
Partielle oder komplette Harninkontinenz (2–5 %).

Behandlungsziele

Linderung der Beschwerden.
Verbesserung der Lebensqualität.
Vermeidung von Infektionen und Niereninsuffizienz.

Prognose

Die Krankheit weist einen langsam progredienten, individuell sehr unterschiedlichen Verlauf auf.
Spontane symptomatische Besserungen sind häufig (30–50 %).

Nachsorge

Regelmäßige Kontrolle im Hinblick auf Beschwerden und Therapieerfolg.

Hinweise zu Ernährung/Lebensführung

Verzicht auf Coffein zur Besserung von Pollakisurie und Harndrang.
Keine Flüssigkeitszufuhr nach dem Abendessen zur Besserung der Nykturie.

Literatur

1. Hauri D (1997) Medikamentöse Behandlungsmöglichkeiten bei Prostatahyperplasie. Schweiz Rundsch Med Prax 86 (38):1463–1466
2. Wolff JM, Borchers H, Boeckmann W, Habib FK, Jakse G (1997) Verbesserte Diskriminierung zwischen Prostatakarzinom und benigner Prostatahyperplasie durch die Bestimmung des prozentualen Anteils von freiem prostataspezifischen Antigen. Urologe A 36 (3):255–258
3. Bracher F (1997) Phytotherapie der benignen Prostatahyperplasie. Urologe A 36 (1):10–17
4. Schulze H (1997) Benigne Prostatahyperplasie (BPH). Urologe A 36 (1):1–2
5. Schnur S, Keuler FU (1996) Benigne Prostatahyperplasie: Diagnostik in der Hausarztpraxis. Fortschr Med 114 (31):412–415

Symptome

Pruritus: in 20 % der Fälle.

Unangenehmer Geruch: in schweren Fällen.

Schmerz, Druckschmerz und morgendliche Steife der Gelenke: bei Psoriasisarthritis.

Schüttelfrost: durch Verlust der Körperwärme bei generalisierter Psoriasis.

Klinischer Befund

Kopfhaut
Schuppenbildung.

Haut
Psoriasis-Effloreszenzen: insbesondere an den Streckseiten und in traumatisierten Arealen; in einigen Fällen Pusteln (Psoriasis pustulosa).

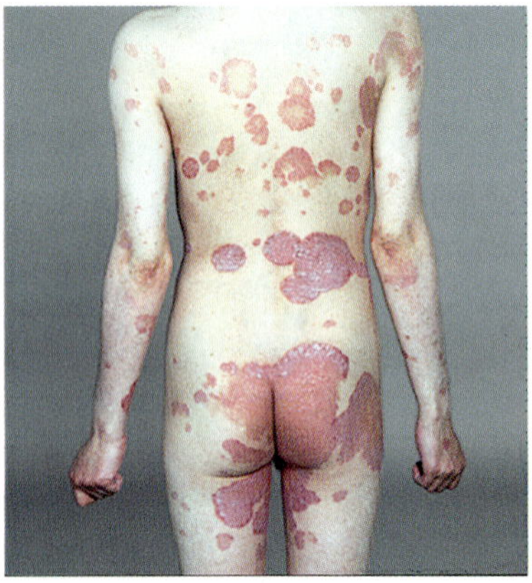

Chronische Psoriasis-Effloreszenzen.

Mundschleimhaut
Glossitis oder Landkartenzunge: in 10 % der Fälle.

Nagelveränderungen
In 50 % der Fälle.
Tüpfelnägel.
Subunguale keratotische Zelltrümmer.
Onycholyse.

Gelblich-braune Verfärbungen: sog. Ölflecke.

Skelett- und Muskelbeteiligung
Fingerschwellungen.

Periartikuläre Schwellungen: insbesondere der kleinen Finger- und Zehengelenke.

Asymmetrische oligoartikuläre Arthritis: häufigster Gelenkbefall.

Labor- und Apparate-Diagnostik

HIV-Test: bei plötzlichem Beginn einer schweren Psoriasis bei anamnestisch unauffälligen Patienten mit negativer Familienanamnese.

Bestimmung des Antistreptolysin-O-Titers: bei Verdacht auf Psoriasis guttata nach Streptokokkeninfekt.

Differentialdiagnose

Lichen planus.
Tinea corporis.
Seborrhoische Dermatitis.
Morbus Reiter.
Pityriasis rosea.
Sekundäre Syphilis.
Subakuter kutaner Lupus erythematodes.
Mycosis fungoides (Parapsoriasis).
Arzneimittelreaktion.
Atopisches Ekzem: insbesondere bei fortgeschrittener Lichenifikation.

Ätiologie

Psoriasis ist eine multifaktorielle Erkrankung mit eindeutiger genetischer Disposition.
In 30 % der Fälle besteht eine positive Familienanamnese.
Die Erkrankung weist eine starke Assoziation mit dem HLA-Cw6-Antigen auf (relatives Risiko von 24).
Das Vorliegen von HLA-B17 oder -B27 ist mit schwererem Verlauf oder Psoriasisarthritis assoziiert.
Immunstörungen der humoralen und zellvermittelten Immunität wurden zwar beschrieben, spezifische zirkulierende Immundefekte konnten bisher jedoch nicht nachgewiesen werden.
Die epidermale Transitzeit ist stark erhöht (um das 6–9fache).

Auslösende Faktoren
Streptokokkeninfektionen.
Trauma: Köbner-Phänomen.
Arzneimittel: Betablocker, Antimalariamittel, Lithium, Absetzen oraler Kortikosteroide.
Streß.
Sonnenlicht: bei einem kleinen Teil der Patienten kommt es durch Sonnenlichtexposition, insbesondere Sonnenbrand, zu einer Verschlechterung der Symptome.
Alkoholismus: kann auf verminderte Compliance bei Alkoholikern zurückzuführen sein.

Epidemiologie

Die Inzidenz liegt weltweit bei 1–3 % der Bevölkerung.
In den USA sind 2–8 Mio. Personen betroffen.
Altersgipfel des Krankheitsbeginns ist die 2. Lebensdekade, Psoriasis kann jedoch in jedem Lebensalter auftreten.

Komplikationen

Exfoliative Erythrodermie.
Morbus Bechterew.
Psoriasisarthritis.

Psoriasis pustulosa generalisata: am ganzen Körper auftretende sterile Pusteln bei Patienten mit Psoriasis und assoziiertem Fieber, Arthralgien, Berührungsempfindlichkeit der Haut und Krankheitsgefühl.

Pharmakotherapie

Patienten mit Psoriasis pustulosa generalisata im Rahmen einer exfoliativen Erythrodermie sollten sofort an einen Spezialisten überwiesen werden.

Topische Behandlung

Teersalbe: sichere und effektive Behandlung der Psoriasis-Effloreszenzen; Applikation unangenehm (begrenzte Compliance).
Steroide: effektiv und kosmetisch akzeptabel; Langzeitanwendung erfordert sorgfältige Überwachung.
Calciferolanaloga: Calcipotriol scheint sicher und effektiv bei leichter bis mäßiger Psoriasis zu sein; kann zu lokaler Irritation führen.
Phototherapie: UVB kann bei chronischen Effloreszenzen und Psoriasis guttata, allein oder in Kombination mit anderen Therapien, z. B. topischen Applikationen, eingesetzt werden.
Tazaroten (ein vor kurzem entwickeltes Rezeptor-selektives Retinoid): wirkt bei leichten bis mäßigen Psoriasis-Effloreszenzen. 1mal tgl. Auftragen eines 0,1- oder 0,05%igen Gels führt zu einem raschen Abklingen der Psoriasis-Effloreszenzen und in einigen Fällen zu einer bis zu 12 Wochen anhaltenden therapeutischen Wirkung.
Tazaroten ist kosmetisch akzeptabel und wird nur in sehr geringem Maße systemisch resorbiert; Nebenwirkungen beschränken sich auf lokale Irritation.

Systemische Therapie

Die Therapie sollte unter der Überwachung durch einen Spezialisten erfolgen.
Methotrexat wird bei generalisierten Effloreszenzen, akuter Psoriasis pustulosa generalisata und mit Erythrodermie verbundener Psoriasisarthritis zur Kurzzeit- oder Erhaltungstherapie gegeben.
Retinoide sind besonders wirksam bei Psoriasis pustulosa generalisata oder Psoriasis pustulosa palmaris et plantaris.
Cyclosporin wirkt bei schwerer therapierefraktärer Psoriasis und Psoriasisarthritis.
Langfristige Photochemotherapie (PUVA – orales oder topisches Psoralene mit UVA-Bestrahlung) ist mit einem erhöhten Risiko eines kutanen Plattenepithelkarzinoms assoziiert.

■ Standarddosierung

Sollte von einem mit systemischer Therapie erfahrenen Spezialisten festgelegt werden.

■ Kontraindikationen

Anamnese früherer Überempfindlichkeitsreaktionen auf Arzneimittel.
Methotrexat: Lebererkrankung, Alkoholabusus, maligner Prozeß.
Retinoide: Leber- und Nierenschaden, Schwangerschaft.
Cyclosporin: Nierenerkrankung, unbehandelte Hypertonie, Infektion, maligner Prozeß.

■ Besonderheiten

Methotrexat: sichere Schwangerschaftsverhütung erforderlich.
Retinoide: während der Therapie und bis zu 2 Jahre darüber hinaus ist eine sichere Schwangerschaftsverhütung erforderlich.
Cyclosporin: plötzliches Absetzen kann innerhalb einiger Wochen zum Rezidiv, nicht jedoch zu dem schweren, bei systemischen Steroiden zu beobachtenden Rebound-Phänomen führen; Überwachung des Blutdrucks, der Serum-Kreatininkonzentration und der glomerulären Filtrationsrate.

■ Wechselwirkungen

Methotrexat: Alkohol, Salicylate, NSAR, Probenecid, Phenytoin, Retinoide, Pyrimethamin, Furosemid.
Retinoide: verminderte Wirkung von Cumarinderivaten.
Cyclosporin: NSAR können die Nephrotoxizität verstärken. Folgende Arzneimittel führen zu einer höheren Cyclosporinkonzentration (hemmen Cytochrom P-450): Diltiazem, Danazol, Ketoconazol, Nicardipin, Bromocriptin, Fluconazol, Verapamil, Metoclopramid, Itraconazol.

■ Nebenwirkungen

Methotrexat: Leberfibrose, akute Knochenmarksuppression, Krampfanfälle, Fieber.
Retinoide: erhöhte Serumlipide, erhöhte Leberenzyme (Werte normalisieren sich nach Absetzen der Therapie), Rückenmarksveränderungen nach langfristiger Anwendung (diffuse idiopathische Skeletthyperostose).
Cyclosporin: dosisabhängige Hypertonie und Nephrotoxizität (Plasmakreatinin sollte vor Therapiebeginn, danach monatlich überprüft werden).

Behandlungsziele

Beherrschung und Vermeidung eines schweren Verlaufs.

Prognose

Psoriasis ist in der Regel eine in Schüben und Remissionen verlaufende chronische Erkrankung.

Nachsorge

Individuell unterschiedlich.

Hinweise zu Ernährung / Lebensführung

Keine speziellen Maßnahmen erforderlich.

Literatur

1. Schmid Ott G, Jager B, Kunsebeck HW, Ott R, Malewski P, Lamprecht F (1997) Krankheitserleben und Therapieinanspruchnahmeverhalten bei Psoriasispatienten. Hautarzt 48 (8):547–555
2. Altmeyer P, Nuchel C (1996) Systemtherapie der Psoriasis. Dtsch Med Wochenschr 121 (51–52):1605–1607
3. Altmeyer P, Hartwig R, Matthes U (1996) Das Wirkungs- und Sicherheitsprofil von Fumarsäureestern in der oralen Langzeittherapie bei schwerer therapieresistenter Psoriasis vulgaris. Eine Untersuchung an 83 Patienten. Hautarzt 47 (3):190–196
4. Harari M, Shani J (1997) Demographic evaluation of successful antipsoriatic climatotherapy at the Dead Sea (Israel) DMZ Clinic. Int J Dermatol 36 (4):304–308

Symptome und klinischer Befund

Jede Form der Psoriasis oder Hinweis auf eine Psoriasis-Disposition in der Anamnese.

Hauteffloreszenzen: können Jahre nach den arthritischen Erscheinungen auftreten (Hinweis eventuell durch positive Familienanamnese).

Periphere Polyarthritis: häufig symmetrisch auftretend; gelegentlich nicht von rheumatoider Arthritis zu unterscheiden; Befall der kleinen Gelenke der Hände und Füße sowie Hand-, Knöchel-, Knie- und Ellenbogengelenke.

Entzündliche Oligoarthritis: meist der unteren Extremitäten, asymmetrischer Befall.

Entzündung der distalen Interphalangealgelenke: fast immer assoziiert mit Nagelpsoriasis.

Asymmetrische Spondylitis und Sakroiliitis, Tendopathie (z. B. der Achillessehne, der Plantaraponeurose, der Muskel- und Sehnenansätze im Beckenbereich).

Arthritis mutilans: mit Verstümmelung der Finger und Zehen (sog. Fernrohrfinger), selten.

Daktylitis: Fingerschwellung („Wurstfinger").

Rheumaknoten und andere extraartikuläre Charakteristika fehlen.

Labor- und Apparate-Diagnostik

Bluttests: Rheumafaktor fehlt; biochemische Reaktionen ähneln jenen bei rheumatoider Arthritis; die Aktivität der Erkrankung läßt sich am besten anhand der BKS- oder Plasmaviskositätswerte beurteilen.

Röntgenbefund: asymmetrische Veränderungen der kleinen Gelenke, Tendenz zu Ankylose, Osteolyse mit „Pencil-in-cup"-Deformation, Veränderungen der Endgelenke (insbesondere an der Großzehe); Tendinitis; asymmetrische Sakroiliitis und Syndesmophyten.

Differentialdiagnose

Rheumatoide Arthritis.
Reaktive Arthritis (Morbus Reiter).

Ätiologie

Psoriasisarthritis besitzt eine genetische Komponente: 71 % der Patienten mit Spondylitis psoriatica und 32 % der Patienten mit distaler Gelenkbeteiligung sind HLA-B27-positiv.
Die Erkrankung kann möglicherweise durch ein Trauma ausgelöst werden.

Epidemiologie

5–8 % der Patienten mit Psoriasis leiden auch an einer Psoriasisarthritis.
Es erkranken gleich viele Männer wie Frauen, distale Gelenkbeteiligung oder spondylitische Formen sind bei Männern jedoch häufiger.
Im Jugendalter ist die Psoriasisarthritis selten; die Verteilung ist gleich wie bei Erwachsenen.

Komplikationen

Amyloidose, Exfoliation der Haut: in seltenen Fällen.

Klassifikation

Klassische Psoriasisarthritis: vorwiegend Befall der distalen Interphalangealgelenke der Hände und Füße, 5 % der Fälle.
Arthritis mutilans: mit Sakroiliitis, 5 %.
Symmetrische Polyarthritis: ähnliche Symptome wie rheumatoide Arthritis, jedoch kein Rheumafaktor im Serum nachweisbar, 15 %.
Asymmetrischer oligoartikuärer Befall der kleinen Gelenke: „Wurstfinger", 70 %.
Morbus Bechterew: mit oder ohne periphere Gelenkbeteiligung, 5 %.

Assoziierte Erscheinungen

Psoriasis pustulosa palmaris et plantaris: sternoklavikuläre Hyperostose, chronische sterile multifokale Osteomyelitis, Hyperostose der Wirbelsäule und periphere Arthritis.
Augenbeteiligung: Konjunktivitis in 20 %, Iritis in 7 % der Fälle.
Unilaterales Ödem.
HIV-Infektion: führt zu Exazerbation der Psoriasisarthritis, jedoch nicht der rheumatoiden Arthritis.
Keratoderma blenorrhagica des Morbus Reiter: kann sich zur Psoriasis vulgaris entwickeln.

Pharmakotherapie

Prinzipien
Bei Psoriasis (einfacher Verlauf): topische Steroide, Teersalbe (*Einzelheiten siehe* Psoriasis).
Bei Arthritis (einfacher Verlauf): NSAR, Analgetika.
Bei schweren Verlaufsformen: Basistherapie je nach Schweregrad.

Basistherapie bei Arthritis ohne Hautbeteiligung.
■ Standarddosierung
Sulfasalazin, 2mal tgl. 1 g.
Natriumaurothiomalat, Testdosis 10 mg i.m., dann wöchentliche Dosiserhöhung um 50 mg bis auf 1 g/Woche, danach Verteilung auf monatliche Erhaltungsdosen.

■ Kontraindikationen
Sulfasalazin: Überempfindlichkeitsreaktion auf Sulfonamide oder Salicylate.
Natriumaurothiomalat: Schwangerschaft, Stillen, Nieren- oder Lebererkrankung, Blutbildungsstörungen, exfoliative Dermatitis oder SLE; eingeschränkte Anwendung bei höherem Lebensalter, Urtikaria, Ekzem, Kolitis.

■ Besonderheiten
Sulfasalazin: großes Blutbild bei Therapiebeginn und monatlich während der ersten 3 Monate, Leberfunktionsprobe ebenfalls monatlich während der ersten 3 Behandlungsmonate.
Natriumaurothiomalat: Harnuntersuchung auf Protein vor Injektion, Hautinspektion auf Ausschlag; monatlich großes Blutbild und Harnuntersuchung.
Antimalariamittel wie Chloroquin oder Hydroxychloroquin können ebenfalls eingesetzt werden.

■ Wechselwirkungen
Natriumaurothiomalat: Aspirin.

■ Nebenwirkungen
Sulfasalzin: Übelkeit (Dosisreduzierung), reversible Azoospermie, Knochenmarksuppression.
Natriumaurothiomalat: Proteinurie, Knochenmarksuppression, Dermatitis.

Basistherapie bei Arthritis mit Hautbeteiligung.
Die Behandlung sollte unter der Überwachung durch einen Spezialisten erfolgen.

■ Standarddosierung
Methotrexat, Azathioprin, eventuell Acitretin oder Cyclosporin.

■ Kontraindikationen
Methotrexat: Leberschaden, übermäßiger Alkoholkonsum, Schwangerschaft.
Azathioprin: Schwangerschaft.
Acitretin: Leber- und Nierenfunktionsstörung, Schwangerschaft.
Cyclosporin: Nierenfunktionsstörung.

■ Besonderheiten
Methotrexat: Regelmäßige Bluttests (großes Blutbild, Leberfunktion).

■ Wechselwirkungen
Methotrexat: NSAR, Cotrimoxazol, Phenytoin, Retinoide, Diuretika.
Azathioprin: Allopurinol, Rifampicin.
Acitretin: Antikoagulanzien, Methotrexat.
Cyclosporin: ACE-Hemmer, NSAR.

■ Nebenwirkungen
Methotrexat: Knochenmarksuppression, Leberschaden, Übelkeit und Erbrechen, Stomatitis.
Azathioprin: Knochenmarksuppression.
Acitretin: fetale Mißbildungen, Cheilitis vulgaris, Hypercholesterinämie.
Cyclosporin: Nierenfunktionsstörung; Übelkeit.

Behandlungsziele
Linderung von Gelenkschmerz und -steife.
Wiederherstellung der vollen Funktionsfähigkeit.
Verhinderung des Krankheitsfortschritts.
Reduzierung der Hauteffloreszenzen.

Prognose
Die Prognose ist in der Regel gut.
In Einzelfällen kann die Erkrankung zur Invalidität führen.

Nachsorge
In einigen Fällen regelmäßige Nachkontrolle.
Bei Behandlung mit Basistherapeutika Blutbildüberwachung.

Hinweise zu Ernährung/ Lebensführung
Körperliche Aktivität ist empfehlenswert.
Eine spezielle Diät ist nicht erforderlich.

Orthopädische Richtlinien
Indikationen wie bei anderen Arthropathien.
Infektionskomplikationen nicht häufiger als bei anderen Erkrankungen.
Behandelnde Ärzte sollten mit Spezialisten für die medikamentöse Therapie, Physiotherapeuten und Ergotherapeuten zusammenarbeiten.
Eine frühzeitige postoperative Mobilisierung ist empfehlenswert.

Literatur

1. Holzmann H, Krause BJ, Kaltwasser JP, Werner RJ (1996) Psoriatische Osteoarthropathie und Skelettszintigraphie. Hautarzt. 47(6):427–431
2. Schroder K, Goerdt S, Sieper J, Krasagakis K, Almond Roesler B, Orfanos CE (1997) Psoriatische Onycho-Pachydermo-Periostitis (POPP). Hautarzt 48 (7):500–503
3. FitzGerald O, Kane D (1997) Clinical, immunopathogenic, and therapeutic aspects of psoriatic arthritis. Curr Opin Rheumatol 9 (4):295–301
4. Jevtic V, Rozman B, Kos Golja M, Watt I (1996) MR-Bildgebung bei seronegativen Spondyloarthritiden. Radiologe 36 (8):624–631
5. Hafner R, Michels H (1996) Psoriatic arthritis in children. Curr Opin Rheumatol 8 (5):467–72

Symptome

Pubertas praecox

Pubertäre Entwicklung bei Mädchen < 8 Jahren, bei Jungen < 9 Jahren: Rasches Wachstum.
Menstruation bei Mädchen.
Beschleunigte Skelettreife.
Verhaltensstörungen.

Pubertas tarda

Ausbleiben der pubertären Entwicklung bei Mädchen > 14 Jahren, bei Jungen > 15 Jahren: Ausbleiben des pubertären Wachstumsschubs.
Kleines äußeres Genitale bei Jungen.
Eventuell Anosmie.
Soziale Schwierigkeiten.

Klinischer Befund

Pubertas praecox

Vorzeitige Entwicklung sekundärer Geschlechtsmerkmale.
Hochwuchs.
Minderwuchs.

Kutane Pigmentierung: McCune-Albright-Syndrom.

Akne, Klitorishypertrophie: Anzeichen der Virilisierung bei Mädchen.

Pubertas tarda

Ausbleibende Entwicklung sekundärer Geschlechtsmerkmale.
Gynäkomastie bei Jungen.
Familienanamnese der verzögerten Pubertät.
Anzeichen des Ullrich-Turner-Syndroms bei Mädchen.

Chronische Erkrankung des Kindesalters: z. B. Morbus Crohn, Thalassämie.

Labor- und Apparate-Diagnostik

Pubertas praecox

In der Regel in Gonadotropin-abhängige (hypothalamische oder hypophysäre) oder Gonadotropin-unabhängige Pubertas praecox unterteilt (*siehe* Ätiologie).

Hormonbestimmung: Gonadotropin- und Sexualhormonkonzentrationen.

MRT oder CT der Hypothalamus-Hypophysen-Region: zum Ausschluß einer strukturellen Veränderung.

Ultraschalluntersuchung der Ovarien: zur Beurteilung der Ovarialentwicklung.

NNR-CT: bei Verdacht auf Pubertas praecox infolge eines NNR-Tumors.

Pubertas tarda

Hormonbestimmung: Gonadotropin- und Sexualhormonbestimmung.

Großes Blutbild, Elektrolytbestimmung, Leberfunktionsproben: zum Ausschluß einer chronischen Erkrankung.

Karyogramm: bei Mädchen.

MRT oder CT der Hypothalamus-Hypophysen-Region: zum Ausschluß einer strukturellen Veränderung.

Ultraschalluntersuchung der Ovarien: zur Beurteilung der Ovarialentwicklung.

Olfaktometrie: zum Ausschluß eines Kallmann-Syndroms.

Clomifentest: im höheren Lebensalter zum Ausschluß eines GnRH-Mangels.

Differentialdiagnose

Nicht anwendbar.

Ätiologie

Pubertas praecox vera hypothalamica (Gonadotropin-abhängig)

Idiopathisch (vorwiegend Mädchen).
Strukturelle Läsionen der Hypothalamusregion (Tumoren).
Nach kranialer Bestrahlung.
Hydrozephalus.
Hypothyreose.

Pseudopubertas praecox (Gonadotropin-unabhängig)

McCune-Albright-Syndrom.
Familiäre männliche Pubertas praecox.
NNR-Tumoren.
Kongenitale NNR-Hyperplasie.
Gonadentumoren.
HCG-sezernierende Tumoren.
Exogene Sexualhormone.

Pubertas tarda

Konstitutionell.
Chronische Erkrankung des Kindesalters.
Mangelernährung.
Hypopituitarismus (idiopathisch, Tumoren).
Isolierter GnRH-Mangel und Anosmie (Kallmann-Syndrom).
Hyperprolaktinämie.
Intensives körperliches Training.
Ullrich-Turner-Syndrom oder Klinefelter-Syndrom.
Strahlentherapie, chirurgischer Eingriff, Chemotherapie, autoimmune Ursache.

Epidemiologie

Keine zuverlässigen Daten verfügbar.

Komplikationen

Pubertas praecox

Fortschreiten der pubertären Entwicklung.
Frühe Menarche.
Vorzeitige Beendigung des Skelettwachstums.
Minderwuchs des erwachsenen Patienten.

Pubertas tarda

Keine sekundären Geschlechtsmerkmale.
Ausbleiben des pubertären Wachstumsschubs.
Emotionale und körperliche Unreife.
Infertilität.

Pharmakotherapie

Gonadotropin-abhängige Pubertas praecox

Primäre ZNS-Läsionen, z. B. Tumoren, müssen behandelt werden.

GnRH-Analoga, monatlich s.c. Injektion einer festgelegten Dosis, oder Cyproteronacetat, tgl. 50 – 100 mg; Fortsetzung der Therapie bis ein der pubertären Entwicklung entsprechendes Alter erreicht ist.

Langzeittherapie mit Cyproteron kann zur NNR-Insuffizienz führen.

Gonadotropin-unabhängige Pubertas praecox

Behandlung der Grundkrankheit (z. B. kongenitale NNR-Hyperplasie).

Androgen-Antagonisten (Spironolacton).

Steroidsynthese-Hemmer (Ketokonazol).

Pubertas tarda

Behandlung der primären Ursache (z. B. chronische Erkrankung, Hypophysentumor, Hyperprolaktinämie).

Jungen: Testosteron, von 50 mg alle 2 Wochen bis 300 mg alle 3 Wochen i.m., je nach Alter.

Mädchen: Ethinylöstradiol, tgl. 2 – 10 µg, Dosiserhöhung auf tgl. 30 µg mit Norethisteron oder Medroxyprogesteronacetat, tgl. 5 mg an Tag 1 – 14 jeden Kalendermonats.

Behandlungsziele

Hormonsubstitution.

Prognose

Günstige Prognose außer im Fall einer tumorbedingten Pubertätsstörung.

Nachsorge

Alle 3 – 6 Monate Kontrolltermin zur Überwachung der Therapie.

Hinweise zu Ernährung / Lebensführung

Keine speziellen Maßnahmen erforderlich.

Literatur

1. Gomer M, Amendt K, Hsu E, Diehm C (1997) Global dekompensierte Herzinsuffizienz bei einem 21-jährigen Typ 1-Diabetiker mit ausgeprägten diabetischen Folgeerkrankungen sowie retardierter Grössen- und Geschlechtsentwicklung. Internist 38 (11):1096 – 1100
2. Druckmann R (1997) Die Rolle der Gestagene in der Pubertät und Adoleszenz. Zentralbl Gynäkol 119 Suppl 2:25 – 33
3. Heinze F (1996) Pubertät und Wachstum bei jungen Erwachsenen nach Behandlung einer Leukämie im Kindesalter. Strahlenther Onkol 172 (8):464 – 465

Symptome

Dyspnoe: vorherrschendes Symptom bei primärer pulmonaler Hypertonie. Die Erkrankung beginnt häufig schleichend bei anderweitig gesunden Personen und wird in der Regel erst in späteren Stadien diagnostiziert. Belastungsdyspnoe ist häufig die erste Manifestation.

Leichte Ermüdbarkeit, Belastungsbrustschmerz, Synkope, Kollaps, Husten, Hämoptysen, Heiserkeit (Kompression des Nervus laryngeus recurrens durch eine dilatierte Lungenarterie).

Angina pectoris: kann bei rechtsventrikulärer Ischämie auftreten.

Kongenitale Herzvitien, Lungenembolie, Lungenfibrose, Polycythaemia rubra vera, chronisch-obstruktive Lungenerkrankung: bei sekundärer pulmonaler Hypertonie; Symptome der Grundkrankheit beherrschen häufig das klinische Bild.

Klinischer Befund

Eine gering- bis mittelgradige pulmonale Hypertonie kann klinisch unauffällig sein oder mit Dyspnoe bei minimaler Belastung einhergehen.

Akzentuierte pulmonale Komponente des 2. Herztones: bei mittelgradiger pulmonaler Hypertonie eventuell auskultierbar.

Diastolisches Geräusch der Pulmonalisregurgitation: bei schwerer pulmonaler Hypertonie.

Nachweis einer rechtsventrikulären Dilatation mit parasternaler Hebung, Zeichen der Rechtsherzinsuffizienz (verstärkte Jugularvenendilatation, Hepatomegalie, Aszites und Knöchelödem): häufig bei schwerer pulmonaler Hypertonie.

Rechtsventrikulärer 3. Herzton: eventuell hörbar.

Abgeschwächter Karotispuls.

Labor- und Apparate-Diagnostik

Thoraxröntgen: zeigt bei primärer pulmonalen Hypertonie erweiterte zentrale Lungenarterie und helle Lungenfelder.

Lungenfunktionsprüfungen: außer einer verminderten Diffusionskapazität für Kohlenmonoxid häufig normaler Befund; kann leicht restriktives Muster aufweisen.

Arterielle Blutgasanalyse: Hypoxie und Hypokapnie bei mittelgradiger bis schwerer pulmonaler Hypertonie.

EKG: rechtsventrikuläre Hypertrophie häufig in Verbindung mit akuter Rechtsherzbelastung (S_I, S_{II}, S_{III}-Typ, Steil- bis Rechtstyp, pos. Sokolowindex, Rechtsschenkelblock, p dextroatriale, neg. T in III).

Echokardiographie: kann Erweiterung der Pulmonalarterien bei Dilatation des rechten Vorhofs zeigen; Vergrößerung des rechten Ventrikels und paradoxe Beweglichkeit der Ventrikelwand sind häufige Befunde. Durch Doppler-Echokardiographie läßt sich das Niveau der systolischen und mittleren Lungenarteriendrücke häufig sehr genau abschätzen, wenn eine Trikuspidalinsuffizienz vorliegt.

Ventilations-Perfusionsszintigraphie: zum Ausschluß einer chronischen Lungenembolie als sekundärer Ursache der pulmonalen Hypertonie.

CT: zur Darstellung der linken und rechten Kammergröße sowie der größeren Lungenarterien. Eine Lungen-CT dient dem Ausschluß einer pulmonalen Ursache der sekundären pulmonalen Hypertonie.

Herzkatheterisierung: ermöglicht die genaue Messung der pulmonalen Arterien-, Kapillaren- und Venendrücke. Der Grad der Rechtsherzinsuffizienz kann durch Herzzeitvolumenmessungen quantifiziert und die Wandbeweglichkeit direkt untersucht werden. Die Untersuchung dient auch der Erfassung kongenitaler oder erworbener intrakardialer Shunts.

Pulmonalangiographie: beste Methode zur Erfassung einer Lungenembolie als sekundärer Ursache einer pulmonalen Hypertonie.

Differentialdiagnose

Mitralklappenstenose, rekurrierende Lungenembolien, kongenitale Herzvitien, Sichelzellanämie, Vaskulitiden können bei schwerem Verlauf zu sekundärer pulmonaler Hypertonie führen.
Die differentialdiagnostische Abgrenzung zwischen primärer und sekundärer pulmonaler Hypertonie ist wichtig. Klassische Manifestation der primären pulmonalen Hypertonie ist die Dyspnoe, für die keine andere Ursache vorliegt (z. B. andere Lungenerkrankung, Herzkrankheit oder schwere Anämie).
Dyspnoe kann gelegentlich eine primäre pulmonale Hypertonie im Frühstadium vortäuschen.
Mangelnder Trainingszustand mit Dyspnoe.

Ätiologie und Epidemiologie

Die primäre pulmonale Hypertonie tritt bei Frauen deutlich häufiger auf (Verhältnis Frauen : Männer ist ~ 4 : 1).
7 % der Fälle treten familiär gehäuft auf; Grundlage ist eine autosomal-dominante Übertragung mit variabler Expression.
Der sekundären pulmonalen Hypertonie liegt eine Grundkrankheit zugrunde. Häufige Ursachen sind massive akute oder chronisch rekurrierende Lungenembolien, ständiger Aufenthalt in großer Höhe mit Hypoxie, dekompensierte Herzinsuffizienz, schwere pulmonale Gefäß- oder Parenchymerkrankungen (einschließlich interstitieller Lungenerkrankungen, parasitärer Lungenerkrankungen, Vaskulitiden, granulomatöser Lungenerkrankungen und i.v. Drogenmißbrauch), schwere Linksherzinsuffizienz, Sichelzellanämie, chronische Lebererkrankung und Mitralklappenstenose.
Aufgrund der in einigen Fällen festgestellten großen Anzahl antinukleärer Antikörper werden auch autoimmune Ursachen vermutet.
Appetitzügler werden ebenfalls für die Entstehung der pulmonalen Hypertonie verantwortlich gemacht. Eines dieser Medikamente (Aminorex) wurde in den späten 60er Jahren in Europa eingesetzt und mit einem Anstieg der Fälle ungeklärter pulmonaler Hypertonie in Verbindung gebracht.

Komplikationen

Schwere Rechtsherzinsuffizienz mit Cor pulmonale: entwickelt sich bei schwerer pulmonaler Hypertonie.

Progrediente Rechtsherzinsuffizienz: führt zu Behinderung und Tod.

Plötzlicher Herztod: tritt bei primärer pulmonaler Hypertonie häufiger auf.

Pharmakotherapie

Die medikamentöse Behandlung der sekundären pulmonalen Hypertonie ist auf die Beseitigung der Grundkrankheit ausgerichtet.
Eine befriedigende Therapie der primären pulmonalen Hypertonie steht nicht zur Verfügung. Logischerweise müßte eine Behandlung, die zur Senkung des pulmonalen Arteriendrucks oder Gefäßwiderstands führt, zur direkten Besserung der Symptome führen; die meisten Medikamente mit dieser Wirkung senken jedoch ebenfalls das Herzzeitvolumen und den systemischen Blutdruck; bei Senkung der Lungenarteriendrücke proportional zum Herzzeitvolumen bleibt der günstige Effekt aus.
Zu den allgemeinen therapeutischen Maßnahmen gehört auch die Sauerstoffgabe zur Anhebung der arteriellen Sauerstoffsättigung auf über 85 %. Dadurch wird eine ausreichende Sauerstoffversorgung der Gewebe bewirkt und somit die Leistungsfähigkeit und Aktivität des Patienten erhalten. Sauerstoff führt in der Regel zu einer Besserung der Dyspnoe. Da Hypoxie stark vasokonstriktorisch auf die Lungengefäße wirkt, kann eine Sauerstofftherapie häufig zur Senkung der Lungenarteriendrücke führen.
Die Therapie mit Vasodilatatoren ist unterschiedlich erfolgreich. Hochdosierte Kalziumkanalblocker, z. B. Diltiazem, 3mal tgl. 120 mg, können sich günstig auswirken. Nachteilig ist, daß nur ein kleiner Teil der Patienten mit primärer pulmonaler Hypertonie eine pulmonale Vasokonstriktion aufweist und damit von der Dilatation der Lungengefäße profitiert. Die versuchsweise Gabe von Prostacyclin führte in einigen Fällen zum Erfolg. Vorläufige Studien lassen vermuten, daß Prostacyclin zur Senkung der primären pulmonalen Hypertonie führt. Die vasodilatatorische Therapie sollte bei eingelegtem Pulmonaliskatheter eingeleitet werden. Auf diese Weise kann das Ansprechen auf die Erstdosis unter direkter Überwachung der systemischen und pulmonalen Arteriendrücke sowie des Herzzeitvolumens erfolgen. Die Behandlung der primären pulmonalen Hypertonie ist nach wie vor unbefriedigend, obwohl buchstäblich alle Klassen vasodilatatorischer Substanzen für diesen Zweck erforscht wurden.
Diuretika können Dyspnoe und periphere Ödeme vermindern, müssen aufgrund der potentiellen Senkung des Herzzeitvolumens jedoch vorsichtig eingesetzt werden.
Eine orale antikoagulative Therapie wird gelegentlich befürwortet, da sie das potentielle Risiko einer in situ Thrombose verringert. Einigen Berichten zufolge verlängert sie auch die Überlebenszeit, eine Umkehr des Krankheitsprozesses wird jedoch nicht bewirkt.

Nichtpharmakotherapie

Eine Herz-Lungen-Transplantation sollte bei primärer pulmonaler Hypertonie erwogen werden, insbesondere bei Patienten, deren prognostizierte Überlebenszeit bei < 1 Jahr liegt. Rezidive nach einer Transplantation sind nicht beschrieben.

Behandlungsziele

Reduzierung des Lungenarteriendrucks und der Hypoxämie.

Prognose

Die Prognose der primären pulmonalen Hypertonie ist ungünstig. Die mittlere Überlebenszeit vom Zeitpunkt der Diagnosestellung an beträgt 2–3 Jahre, nach 10 Jahren sind nur noch wenige Patienten am Leben. Ein plötzlicher Herztod ist nicht ungewöhnlich.

Nachsorge

Routinemäßige Überwachung der arteriellen Sauerstoffkonzentrationen.
Überwachung des Krankheitsfortschritts.

Hinweise zu Ernährung / Lebensführung

Aufgrund der Assoziation mit Appetitzüglern mit Amphetamin-ähnlicher Struktur ist entsprechende Vorsicht beim Einsatz dieser Medikamente zur Behandlung der Adipositas geboten. Eine noch nicht erforschte Disposition für diese Assoziation ist anzunehmen. Der Nachweis dieser Assoziation steht allerdings noch aus.

Literatur

1. Beuckelmann DJ (1997) Pulmonale Hypertonie. Internist 38 (10):1020–1033
2. Tillman O, Speich R (1997) Die primäre pulmonale Hypertonie. Klinik, Verlauf und prognostische Faktoren. Schweiz Med Wochenschr 127 (22):923–934
3. Kalischewski P, Kogler A, Schauer J (1997) Rechtsventrikuläre Funktion und pulmonale Hypertonie. Med Klin 92 (1):18–24
4. Wettstein M, Halle M, Haussinger D (1996) Pulmonale Störungen bei portaler Hypertonie. Pulmonale Hypertonie und hepatopulmonales Syndrom. Dtsch Med Wochenschr 12, 121 (15):487–491

Symptome

Die Symptome können minimal sein.
Dyspnoe, Husten mit Auswurf, Hämoptysen, Brustschmerz, Gewichtsabnahme, Fieber.
Bei AIDS-Patienten sind Hämoptysen in Verbindung mit Brustschmerzen ein Hinweis auf ein Kaposi-Sarkom, bei Immunsuppression anderer Genese jedoch auf eine Pneumonie.

Klinischer Befund

Tachypnoe.

Zyanose: Hinweis auf respiratorische Insuffizienz.

Infiltrat: deutet auf bakterielle Infektion hin.

Kollaps: deutet auf Infektion oder Neoplasie hin.

Pleuraerguß: Hinweis auf mykobakterielle Infektion oder Neoplasie.

Labor- und Apparate-Diagnostik

Die diagnostische Vorgehensweise hängt vom körperlichen Befund und Grad der Immunsuppression ab.

Zur Beurteilung des Schweregrades der Immunsuppression

Großes Blutbild, Leukozyten-Differenzierung: bei erworbener Immunsuppression, z. B. zur Beurteilung einer Neutropenie nach Organtransplantation.

Immunglobulinbestimmung, CD4-Lymphozytenzahl: bei erworbener Immunsuppression; normale CD4-Lymphozytenzahl in den frühen Stadien einer HIV-Infektion (gehäufte bakterielle Infektionen); verminderte CD4-Lymphozytenzahl in späteren Stadien der HIV-Infektion (opportunistische Infektionen oder Neoplasien sind wahrscheinlicher).

Zur Beurteilung pulmonaler Komplikationen bei Immunsuppression

Thoraxröntgen: zur Erfassung fokaler oder generalisierter Veränderungen.

CT: zur genaueren Beurteilung pulmonaler Veränderungen (z. B. Darstellung intrathorakaler Lymphknoten).

Oxymetrie oder arterielle Blutgasanalyse: in Ruhe oder unter Belastung, zur Früherfassung einer respiratorischen Insuffizienz unerläßlich.

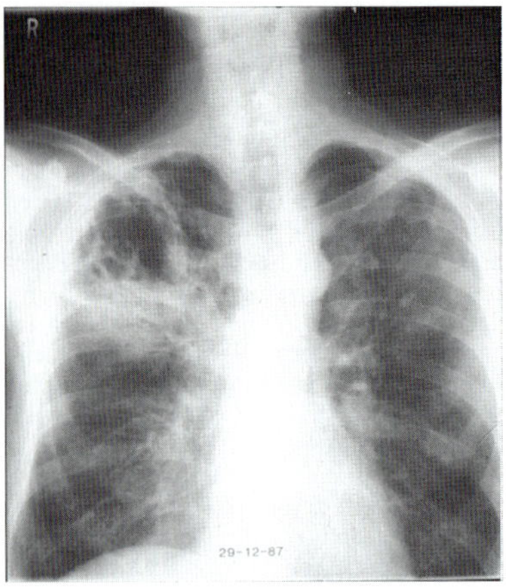

Kavernenbildendes Aspergillom im Thoraxröntgenbefund.

Sputum zur speziellen Anfärbung und Zytologie: bei unproduktivem Husten eventuell Induktion von Auswurf durch Inhalation von 3%iger, zu Nebel zerstäubter Salzlösung.

Bronchoskopie, Bronchiallavage, transbronchiale Biopsie, offene Lungenbiopsie: zur histologischen Untersuchung des Gewebes.

Mediastinoskopie: zur Abklärung mediastinaler Lymphknotenschwellungen.

Differentialdiagnose

Die Diagnose hängt vom Verlauf, Stadium und Grad der Immunsuppression ab, außerdem jedoch auch von der lokalen Pathogenbelastung, die je nach direkter Umgebung, Krankenhaus oder geographischer Lage unterschiedlich sein kann.
Pneumocystis carinii-Pneumonie (*Einzelheiten siehe Pneumocystis carinii*-Pneumonie bei AIDS).
Bakterielle Infektion (einschließlich Mykobakterien).
Virusinfektion (z. B. Zytomegalievirus).
Pilzinfektion (z. B. Aspergillus, Candida).
Parasiteninfektion (z. B. Strongyloides).
Kaposi-Sarkom.
Sekundäres B-Zell-Lymphom.
Sekundäres Karzinom.
Lymphozytäre interstitielle Pneumonitis (LIP).
Graft versus host reaction oder chronische Abstoßungsreaktion nach Organtransplantation.

Ätiologie

Angeborene Ursachen der Immunsuppression

Genetisch determinierte fehlende oder eingeschränkte Immunantwort, z. B. X-chromosomal-rezessiv erbliche infantile Agammaglobulinämie (Bruton-Syndrom).

Erworbene Ursachen der Immunsuppression

HIV-Infektion.
Organtransplantation.
Arzneimittel, z. B. Steroide, Azathioprin, Cyclosporin (zur Behandlung von rheumatoider Arthritis, Asthma bronchiale, Colitis ulcerosa).

Ursachen einer relativen Immunsuppression

Diabetes mellitus.
Höheres Lebensalter.

Epidemiologie

1 von 100.000 Personen leidet an angeborener Immunsuppression.
Die Inzidenz der erworbenen Immunsuppression weist seit der Verwendung von Immunsuppressiva, der Durchführung von Organtransplantationen und Ausbreitung der HIV-Infektion eine steigende Tendenz auf.

Komplikationen

Respiratorische Insuffizienz.
Disseminierte Infektion.
Metastasierung eines sekundären Karzinoms.

Pharmakotherapie

Die Behandlung hängt von der möglichst genau zu stellenden Diagnose ab.
Bei Verschlechterung des Allgemeinzustandes muß die Behandlung zunächst empirisch nach Wahrscheinlichkeit des Erregers oder auslösenden Faktors eingeleitet werden; die wahrscheinlichste Ursache ergibt sich aus der Kombination aus Beschwerden, klinischen Manifestationen, Grad und Stadium der Immunschwäche sowie der lokalen Keimbelastung.

Antibiotika

Kann ein spezifischer Erreger nicht identifiziert werden und verschlechtert sich der Zustand des Patienten, sind bei Vorliegen von Neutrophilen auf der Gramfärbung Breitband-Antibiotika angezeigt.

Tuberkulostatika

Bis zum Nachweis der Erregerempfindlichkeit ist eine Kombinationstherapie mit 4 Medikamenten (Ethambutol, Rifampicin, Pyrazinamid, Isoniazid) empfehlenswert.

Virostatika

Die Behandlung sollte nur nach Bestätigung der Diagnose eingeleitet werden.
Bei Zytomegalievirus-Infektion: Ganciclovir, initial 2mal tgl. 6 mg/kg KG, danach Erhaltungsdosis je nach Ansprechen.
Foscarnet, 2mal tgl. 90 mg/kg KG Dauerinfusion über 90 Min., je nach Nierenfunktion.
Nierenfunktion und Leukozytenzahl müssen überwacht werden.

Antimykotika

Die Behandlung sollte nur nach Bestätigung der Diagnose eingeleitet werden.
Amphotericin B, tgl. 0,5 mg/kg KG i.v., Dosiserhöhung auf tgl. 1 mg/kg KG, je nach Nierenfunktion.
Itraconazol, tgl. 200 mg.

Antiparasitäre Mittel

Trimethoprim, 15 mg/kg KG, kann bei *Pneumocystis carinii*-Infektion eingesetzt werden.

Chemotherapie

Chemotherapie kann in ausgewählten Fällen bei Kaposi-Sarkom oder sekundärem B-Zell-Lymphom oder Karzinom eingesetzt werden.
Die Wahl der Behandlung wird von Fall zu Fall getroffen; eine symptomatische Behandlung durch Chemotherapie in Kombination mit Strahlentherapie sollte erwogen werden.

Behandlungsziele

Sanierung der Infektion und Rezidivprävention.
Linderung der Beschwerden bei Sekundärtumor oder Kaposi-Sarkom.

Weitere Behandlungsmöglichkeiten

Kontrollierte Sauerstofftherapie.
CPAP (continuous positive airways pressure).
Künstliche Beatmung: ihr Einsatz muß sorgfältig abgewogen und im Idealfall mit dem Patienten oder einem Angehörigen besprochen werden.

Prognose

Die Prognose hängt von der Ursache der Immunsuppression und der Art der pulmonalen Komplikation ab.
Die Mortalität beträgt bei transitorischer Neutropenie und bakterieller Infektion 10–20 %.
Bei reversibler Immunsuppression ist ein Rezidiv nach Erholung von der akuten Erkrankung unwahrscheinlich.

Nachsorge

Bei anhaltender Immunsuppression hängen Nachsorge und Behandlung von der spezifischen Diagnose ab; bei HIV-Infizierten kann z. B. eine prolongierte prophylaktische Behandlung gegen rezidivierende *P. carinii*-Infektionen angezeigt sein.

Hinweise zu Ernährung / Lebensführung

Übermäßiger Alkoholkonsum ist zu vermeiden.
Zigarettenrauchen sollte aufgrund der erhöhten Inzidenz pulmonaler Komplikationen bei immunsupprimierten Rauchern aufgegeben werden.

Literatur

1. Riedel F (1996) Pulmonale Symptome bei abwehrgeschwächten Kindern. Diagnostisches Vorgehen. Monatsschrift Kinderheilkunde 144 (9):938–944

Symptome

Dyspnoe.
Müdigkeit.
Knöchel- oder Adominalschwellung.

Klinischer Befund

Restriktive Kardiomyopathie

Erhöhter Jugularvenenpuls.

Jugularvenenpulssteigerung bei Inspiration: Kussmaul-Zeichen.
Palpierbarer Herzspitzenstoß.
Leichte oder mäßige Kardiomegalie.
3. oder 4. Herzton.
Peripheres Ödem.
Aszites.

Pericarditis constrictiva

Erhöhter Jugularvenenpuls mit steilem Abfall der diastolischen y-Welle.
Kussmaul-Zeichen.
Diffuser oder nicht tastbarer Herzspitzenstoß.

Interkostale Einziehung der Herzspitze in der Systole: Broadbent-Zeichen.

Frühdiastolisches perikardiales Reibegeräusch („Lederknarren").
Breiter gespaltener 2. Herzton.

Labor- und Apparate-Diagnostik

Bei beiden Erkrankungen gibt es beträchtliche Überschneidungen, eine scharfe Trennung der Klinik und Diagnostik ist daher schwierig; zum Ausschluß bzw. zur Bestätigung der Diagnose kann eine Thorakotomie erforderlich sein.

Thoraxröntgen: restriktive Kardiomyopathie: leichte oder mäßige Kardiomegalie; Pericarditis constrictiva: normale Herzgröße und Perikardkalzifikationen.

EEG: restriktive Kardiomyopathie: veränderte T-Wellen oder Schenkelblock sowie atriale Arrhythmien; Pericarditis constrictiva: unspezifische Abflachung der T-Wellen und Vorhofflattern; bei beiden Erkrankungen: Niedervoltage der QRS-Komplexe.

Echokardiographie: restriktive Kardiomyopathie: Myokardverdickung und charakteristisches milchglasartiges Erscheinungsbild (im Fall der Amyloidose); Pericarditis constrictiva: normale Myokarddicke und eventuell verdicktes Perikard; bei beiden Erkrankungen: normale Ventrikelgröße mit vergrößerten Vorhöfen sowie gute systolische und verminderte diastolische Funktion.

CT oder MRT: restriktive Kardiomyopathie: Myokardverdickung und normales Perikard; Pericarditis constrictiva: normale Myokarddicke sowie Perikardverdickung und Kalzifikationen.

Herzkatheterisierung: restriktive Kardiomyopathie: linksventrikulärer übersteigt den rechtsventrikulären Füllungsdruck, systolischer Lungenarteriendruck oft > 45 mmHg, Myokardbiopsie häufig diagnostisch; Pericarditis constrictiva: identische links- und rechtsventrikuläre Füllungsdrücke, systolischer Lungenarteriendruck < 45 mmHg, normaler Befund der Myokardbiopsie; bei beiden Erkrankungen: rasches Abfallen der y-Welle im Vorhofdruck sowie frühdiastolischer Dip, mittel- oder spätdiastolischer Druckanstieg und anschließendes Plateau („Quadratwurzelzeichen").

Differentialdiagnose

Insuffizienz beider Ventrikel: Myokardinfarkt, myokardiale Ischämie, dilatative Kardiomyopathie.
Myokardverdickung: Hypertonie, Aortenstenose, hypertrophe Kardiomyopathie.
Herzbeuteltamponade.
Nephrotisches Syndrom (andere Ursachen).

Ätiologie

Restriktive Kardiomyopathie

Amyloidose.
Glykogenspeicherkrankheiten.
Hämochromatose.
Endomyokardfibrose.
Eosinophilie.
Neoplastische Infiltration.
Kollagenosen.
Pseudoxanthoma elasticum.
Myokardfibrose anderer Genese.

Pericarditis constrictiva

Die Ursache ist meist unbekannt.
Tuberkulose (< 15 %).
Chronische Niereninsuffizienz.
Bindegewebserkrankungen.
Neoplastische Infiltration.
Bestrahlung (häufig Jahre zurückliegend).
Zustand nach Pericarditis purulenta.
Postoperatives Hämoperikard (selten).

Epidemiologie

Beide Erkrankungen sind selten.
Alle Altersgruppen sind betroffen.
Patienten mit Glykogenspeicherkrankheiten erreichen das Erwachsenenalter in der Regel nicht.

Komplikationen

Symptomatische Hypotonie.
Atriale und ventrikuläre Arrhythmien.

Progrediente „Herzinsuffizienz": bei Pericarditis constrictiva kommt es zwar nicht zur Insuffizienz des „Herzens" an sich, die klinischen Manifestationen sind jedoch gleich wie bei der restriktiven Kardiomyopathie.

Leberinsuffizienz: durch chronische Kongestion der Lebervene.

Nephrotisches Syndrom.

Erregungsleitungsstörungen: bei restriktiver Kardiomyopathie.

Pharmakotherapie

Restriktive Kardiomyopathie

Spezifische Maßnahmen führen im allgemeinen nicht zum Erfolg.
Eine medikamentöse Therapie der Amyloidose steht nicht zur Verfügung; Digitalis und Kalziumkanalblocker sind zu meiden.
Patienten mit Hämochromatose sollten Eisen-Chelatbildner, z. B. Deferoxamin, erhalten.
Kortikosteroide sind nur während der akuten myokardialen Eosinophiliephase wirksam.

Pericarditis constrictiva

Die einzige wirksame Therapie ist der chirurgische Eingriff.
Bei Perikarditis im Rahmen einer Tuberkulose ist eine antituberkulotische Vorbehandlung angezeigt; bei Bestätigung der Diagnose nach der Resektion, wird die vollständige antituberkulotische Therapie über 6–12 Monate durchgeführt. (*Einzelheiten siehe* Tuberkulose, extrapulmonale.)

Nichtpharmakotherapie

Restriktive Kardiomyopathie

Permanenter Herzschrittmacher bei Erregungsleitungsstörungen im Rahmen einer Amyloidose.
Zweimonatlicher Aderlaß häufig über 2–3 Jahre zur Reduzierung der Eisenspeicher bei Hämochromatose.
Endokardiale Resektion nach manifester Fibrose bei Eosinophilie.
Transplantation in einigen Fällen.

Pericarditis constrictiva

Komplette chirurgische Resektion des Perikards (eine Myokardentzündung oder -fibrose kann das Ansprechen auf die Therapie verzögern).

Behandlungsziele

Linderung der Beschwerden.
Beseitigung der Ursachen.

Prognose

Nach chirurgischer Resektion ist die Prognose der Pericarditis constricitiva günstig.
Die restriktive Kardiomyopathie hat eine ungünstige Prognose, insbesondere wenn sie im Rahmen einer Amyloidose oder malignen Erkrankung auftritt.

Nachsorge

Ausschließlich palliative Maßnahmen.

Hinweise zu Ernährung / Lebensführung

Die Patienten sind in ihren täglichen Aktivitäten durch Müdigkeit, Kurzatmigkeit und Flüssigkeitsretention eingeschränkt.

Literatur

1. Kopsa W, Tscholakoff D (1997) Perikard – Radiologische Diagnostik. Radiologe 37 (5):378–387
2. Denfield SW, Rosenthal G, Gajarski RJ, Bricker JT, Schowengerdt KO, Price JK, Towbin JA (1997) Restrictive cardiomyopathies in childhood. Etiologies and natural history. Tex Heart Inst J 24 (1):38–44
3. Garcia MJ, Rodriguez L, Ares M, Griffin BP, Thomas JD, Klein AL (1996) Differentiation of constrictive pericarditis from restrictive cardiomyopathy: assessment of left ventricular diastolic velocities in longitudinal axis by Doppler tissue imaging. J Am Coll Cardiol 27 (1):108–114

Symptome

Das akute rheumatische Fieber ist eine Systemerkrankung, die 1–5 Wochen nach einer Streptokokken-A-Infektion auftritt.
Die Symptomatik ist variabel, folgende Beschwerden können auftreten:

Gelenkschmerz (migratorische Polyarthritis): Symptome reichen von einfachen Schmerzen bis zu schwerer, zu Verkrüppelung führender Arthritis; beim klassischen Krankheitsbild kommt es zum sukzessiven Befall der großen Gelenke mit „überlappender" Symptomatik.

Kurzatmigkeit und Brustschmerz (Pankarditis): Herzinsuffizienz, gelegentlich mit klinisch manifester Perikardbeteiligung.

Rasche regellose, unwillkürliche Bewegungen (Sydenham-Chorea): mit verwaschener Sprache, plötzlich einschießenden Bewegungen, Tics und Grimassieren, Affektlabilität; Symptome verschwinden im Schlaf; können als isolierte Spätmanifestation der Erkrankung auftreten.

Subkutane Knoten: schmerzlose, derbe Läsionen (bis zu 2 cm Durchmesser) über knöchernen Vorsprüngen und Sehnen; treten meist spät auf und verschwinden nach 1–2 Wochen.

Erythema marginatum: anuläre rosarote Flecken am Stamm und den proximalen Extremitäten; das Erscheinungsbild kann sich innerhalb von Minuten verändern.

Klinischer Befund

Gelenkbeteiligung: eventuell heftige Druckschmerzhaftigkeit, Rötung und Schwellung der Gelenke; Patienten (insbesondere Kinder) vermeiden das Heben schwerer Gegenstände.

Zeichen der Herzinsuffizienz, Tachykardie, Kardiomegalie, Perikardreiben, Mitralklappeninsuffizienz (Carey-Coombs-Geräusch), Aortenklappeninsuffizienz, AV-Block 1., 2. oder 3. Grades.

Chorea: Züngelkrampf (Faszikulation beim Herausstrecken der Zunge), knetende Bewegung beim Ergreifen der Hand („Milkmaid's grip"), unkontrollierte Pendelbewegungen der Unterschenkel.

Erythem und Rheumaknoten.

Labor- und Apparate-Diagnostik

Keiner der Tests ist allein diagnostisch; Jones-Kriterien erleichtern die Diagnose.
Der wichtigste labormedizinische Beitrag zur Diagnose ist der Nachweis einer vorausgegangenen Streptokokkeninfektion.

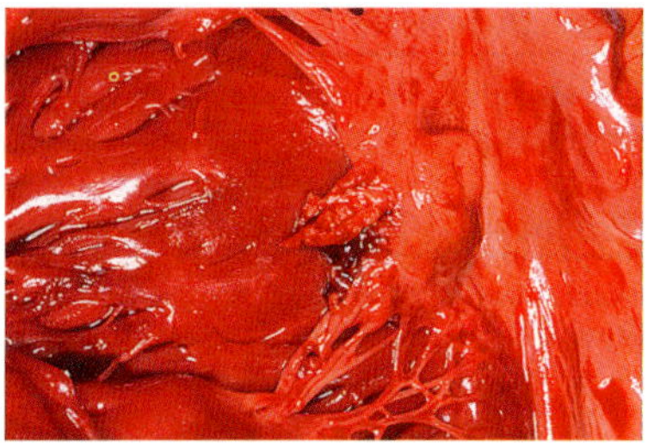

Vegetationen an der Mitralklappe, der Hauptgrund für eine fortgesetzte Prophylaxe nach rheumatischer Herzerkrankung.

Bei „reiner" Chorea sind keine signifikanten Veränderungen der Laborparameter zu beobachten.

Rachenabstrich: in der Regel negativ; positiver Befund ist Hinweis auf akuten Schub.

Antistreptolysin-O-, Anti-DNase-B-, Antihyaluronidase-Titer: werden alle drei Titer bestimmt, ergibt sich mit 95%iger Wahrscheinlichkeit ein positiver Befund.

Großes Blutbild: in vielen Fällen Leukozytose; mäßige normochrome, normozytäre Anämie ist häufig zu beobachten.

BKS-, CRP-Bestimmung: meist erhöhte Werte.

Leberfunktionsproben: eventuell erhöhte Werte der Aspartataminotransferase.

Urinstatus: Harnsediment positiv für Leukozyten und Erythrozyten (für Glomerulonephritis nicht pathognomonisch).

EKG: zeigt Tachykardie und AV-Block 1., 2. oder in seltenen Fällen 3. Grades.

Echokardiographie: kann myokardiale Verdickung und Funktionsstörung, Perikarderguß oder Klappenfunktionsstörung zeigen.

Differentialdiagnose

Polyarthritis, Fieber und Herzerkrankung anderer Genese.
Viral bedingte Arthritiden, z. B. bei Röteln, Hepatitis B.
Infektiöse Arthritis, z. B. durch *Neisseria* spp.
Infektiöse Endokarditis.
Akute rheumatoide Arthritis.
Morbus Still.
Serumkrankheit, z. B. nach Penicillineinnahme.
SLE.
Prodromalstadium der Schoenlein-Henoch-Purpura.
Lyme-Borreliose.

Ätiologie

Das akute rheumatische Fieber ist eine exsudative proliferative Bindegewebsentzündung, die insbesondere Herz, Gelenke und Subkutangewebe befällt.
Die Erkrankung tritt nur nach vorausgegangener Streptokokken-A-Infektion des oberen Respirationstrakts auf.
Rheumatogen sind vor allem bestimmte Serotypen (z. B. die Serotypen 5 und 18), während andere (z. B. Serotyp 12) keine Rolle spielen.

Epidemiologie

Die Inzidenz des akuten rheumatischen Fiebers entspricht jener der akuten Streptokokkenpharyngitis.
Der Altergipfel liegt bei 5–15 Jahren; die Erkrankung tritt bei Kindern < 4 Jahren selten auf, ist bei Erwachsenen jedoch gut dokumentiert.
Insgesamt erkranken gleich viele Frauen wie Männer; die Entwicklung einer Sydenham-Chorea und Mitralklappenstenose ist bei Frauen jedoch häufiger.

Komplikationen

Rezidivierende Schübe: bei fortgesetzter Entzündungsaktivität.

Rheumatische Herzerkrankung: schwerwiegende Langzeitfolge.

Jones-Kriterien zur Diagnose des akuten rheumatischen Fiebers

Modifiziert von der American Heart Association.
Akutes rheumatisches Fieber liegt vor, wenn zwei Hauptkriterien oder ein Haupt- und zwei Nebenkriterien sowie der Nachweis einer vorausgegangenen Streptokokkeninfektion vorliegen.

Hauptkriterien

Karditis.
Polyarthritis.
Chorea minor.
Erythema marginatum oder annulare.
Subkutane Knoten.

Nebenkriterien

Rheumatisches Fieber oder rheumatische Herzerkrankung in der Anamnese.
Arthralgie.
Fieber.
Erhöhte BKS- und CRP-Konzentrationen, Leukozytose, verlängerte PQ-Zeit.

Pharmakotherapie

Antibiotika

Antibiotika haben keinen Einfluß auf einen akuten Schub oder die Entwicklung einer Karditis.

Sie werden zur Streptokokkenbeseitigung im Nasenrachenraum und an den Tonsillen eingesetzt, um Rezidive und weitere Klappenschäden zu vermeiden; außerdem dienen sie zur Prophylaxe bei allen Patienten mit rheumatischer Karditis oder bei Zahnextraktionen und anderen chirurgischen Interventionen (langfristige Gabe von Benzathin-Penicillin-G, i.m. alle 4 Wochen).

■ Standarddosierung

Penicillin V, 4mal tgl. 500 mg über 10 Tage (Erwachsene; Dosierung bei Kindern *siehe aktuelle Verschreibungsinformationen des Herstellers*).

Erythromycin, 4mal tgl. 250 mg über 10 Tage (Erwachsene, Dosierung bei Kindern *siehe aktuelle Verschreibungsinformationen des Herstellers*).

■ Kontraindikationen

Überempfindlichkeit.

■ Besonderheiten

Bei kürzerer Behandlungsdauer werden Streptokokken im Nasenrachenraum nicht wirkungsvoll beseitigt.

■ Wechselwirkungen

Orale Antikoagulanzien, Theophyllinpräparate (Erythromycin).

■ Nebenwirkungen

Überempfindlichkeitsreaktionen und Erythem (Penicillin), gastrointestinale Unverträglichkeit.

Entzündungshemmende Medikamente

Sie bewirken weder eine Heilung, noch können sie die nachfolgende Entwicklung einer rheumatischen Erkrankung verhindern.

Ihr frühzeitiger undifferenzierter Einsatz bei leichtem Verlauf kann die Diagnose verschleiern.

■ Standarddosierung

Aspirin, tgl. 80 – 100 mg/kg KG (Kinder), tgl. 6 – 8 g (Erwachsene); Dosisreduktion nach 2 Wochen, Behandlungsdauer 6 – 8 Wochen.

Bei schwerer verlaufender Karditis oder Unverträglichkeit hochdosierter Salicylate: Prednisolon, tgl. 40 – 60 mg über 2 Wochen, Dosisreduktion über 3 – 4 Wochen, anschließend Aspirin.

■ Kontraindikationen

Aspirin: Stillen, gastrointestinale Ulzerationen, Hämophilie.

Prednisolon: bestehender akuter Blutverlust im Gastrointestinaltrakt.

■ Besonderheiten

Aspirin: eine der wenigen Indikationen für Aspirin im Kindesalter.

Prednisolon: mögliche NNR-Suppression bei plötzlichem Absetzen.

■ Wechselwirkungen

Aspirin: Antikoagulanzien.

Prednisolon: Gefahr der Gastrointestinalblutung bei Kombination mit NSAR.

■ Nebenwirkungen

Aspirin: Überempfindlichkeit, Gastrointestinalblutung.

Prednisolon: Glukoseintoleranz, Cushing-Syndrom, Wachstumsstörungen.

Weitere Medikamente

Diuretika, eventuell mit ACE-Hemmern.

Digoxin.

Antikoagulanzien.

Ihr Einsatz hängt vom Schweregrad der Karditis bzw. Herzinsuffizienz sowie vom Stadium der Erkrankung ab.

Behandlungsziele

Beseitigung der akuten Streptokokkeninfektion und Vermeidung einer Reinfektion.

Vermeidung weiterer Schübe der akuten Erkrankung.

Linderung der akuten arthritischen Beschwerden.

Vermeidung einer infektiösen Endokarditis an vorgeschädigten Herzklappen.

Prognose

Unbehandelt dauert das rheumatische Fieber in der Regel bis zu 3 Monate.

Bei schwerer Karditis verlängert sich die akute Erkrankung auf bis zu 6 Monate.

Bei Herzklappenbeteiligung entwickeln sich meist kardiologische Folgeschäden, die bis zum mittleren Lebensalter eine chirurgische Intervention erforderlich machen.

6 % der Patienten ohne Karditis im akuten Schub weisen nach 10 Jahren eine rheumatische Herzerkrankung auf.

30 % der Patienten mit leichter Karditis im akuten Schub und ohne vorbestehende Herzerkrankung weisen nach 10 Jahren Herzgeräusche auf.

40 % der Patienten mit apikalen oder basalen Herzgeräuschen im akuten Schub weisen nach 10 Jahren Residuen auf.

70 % der Patienten mit Herzinsuffizienz oder Perikarditis im akuten Schub weisen nach 10 Jahren Residuen auf.

Ausnahmen sind Patienten mit „reiner“ Chorea, bei denen sich häufig ohne entsprechende Anzeichen im akuten Schub eine rheumatische Herzerkrankung entwickelt.

Nach Einführung des Penicillins erfolgte ein kontinuierlicher Rückgang der Erkrankungshäufigkeit.

Nachsorge

Sorgfältige Überwachung, bis die Zeichen der akuten Entzündung abgeklungen sind.

Prophylaxe durch Penicillin oder ein entsprechendes anderes Medikament mindestens bis zum 18. Lj. (gelegentlich wird auch eine lebenslange Prophylaxe befürwortet).

Entsprechende Prophylaxe bei kleineren chirurgischen Eingriffen, z. B. Zahnbehandlungen.

Hinweise zu Ernährung / Lebensführung

Strikte Bettruhe oder Schonung, später vorsichtige Mobilisierung je nach klinischer Besserung.

Literatur

1. Huppertz HI (1998) Gelenkschmerzen im Kindes- und Jugendalter. Monatsschrift Kinderheilkunde 146 (1):5 – 11
2. da Silva NA, Pereira BA (1997) Acute rheumatic fever. Still a challenge. Rheum Dis Clin North Am 23 (3):545 – 568
3. Genth E (1997) Diagnosestrategien in der Rheumatologie. Folge 3: Allgemeine Labordiagnostik – Nachweis auslösender Infektionen. Fortschr Med 115 (10):42, 45
4. Chan AW, Webb G, Vellend H, Gold WL (1996) Delayed diagnosis of acute rheumatic fever in adults: a forgotten cause of febrile polyarthritis. J Rheumatol 23 (11):1999 – 2001
5. Thakur AK (1996) Complete heart block as a first manifestation of acute rheumatic fever [letter; comment]. Indian Heart J 48 (4):428 – 429

Symptome

Schmerzhafte, geschwollene, überwärmte Gelenke mit Morgensteife und Bewegungseinschränkung: in der Regel schleichender, in Einzelfällen akuter Beginn; typischerweise an Händen und Füßen, gelegentlich monoartikulär (meist Kniegelenk); häufig mit Müdigkeit assoziiert.

Klinischer Befund

Artikulär

Überwärmte, berührungsempfindliche, geschwollene Gelenke: verminderte Beweglichkeit; meist peripherer, typischerweise symmetrischer Gelenkbefall; in der Regel sind proximale Interphalangeal-, Mittelhand-, Hand- und Mittelfußgelenke betroffen.

Extraartikulär

Bursitis: z. B. des Ellenbogens.
Tenosynovitis.

Rheumaknoten: an den Streckseiten der Extremitäten.

Serositis: z. B. Pleuritis.

Keratoconjunctivitis sicca: sekundäres Sjögren-Syndrom.

Vaskulitis, Skleritis.
Fibrosierende Alveolitis.

Labor- und Apparate-Diagnostik

Es steht kein einzelner diagnostischer Test zur Verfügung; die Diagnose erfolgt aufgrund positiver Befunde mehrerer oder der Gesamtheit der folgenden Untersuchungen:

BKS-, CRP-, Plasmaviskositätsbestimmung: zum Nachweis einer Entzündung.

Immunologie: positiver Rheumafaktor (für Diagnose nicht entscheidend) in bis zu 80 % der Fälle.

Röntgenbefund: in der Frühphase paraartikuläre Osteoporose, später Erosionen im Bereich der betroffenen Gelenke.

Blutbild: zum Nachweis der für chronische Erkrankungen typischen Anämie, Thrombozytose.

Serumimmunglobulinbestimmung: zum Nachweis einer polyklonalen Gammopathie.

Bei manifester Erkrankung außerdem Verlaufsdokumentation (Dauer der Morgensteife, Grad der Funktionseinbuße sowie Anzahl der entzündeten Gelenke).

Differentialdiagnose

Seronegative Spondylarthritis.
Reaktive Arthritis nach gastrointestinaler oder venerischer Infektion.
Viral bedingte Arthritis, z. B. bei Röteln, Hepatitis B.
Infektiöse Polyarthritis, z. B. bei Staphylokokken- oder Gonokokkeninfektion.
Kristallpolyarthropathien, z. B. Gicht.
Generalisierte noduläre Osteoarthritis, kann in 10 % der Fälle eine entzündliche Komponente enthalten.
SLE.

Ätiologie

Die Ursache der Erkrankung ist unklar, folgende Faktoren scheinen jedoch eine Rolle zu spielen:
Genetische Faktoren: Subtypen von HLA-DR4 und -DR1.
Hormonale Faktoren: Remission in der Schwangerschaft; Schutz durch orale Ovulationshemmer.

Epidemiologie

Rheumatoide Arthritis befällt 1–2 % der Bevölkerung und gehört somit zu den häufigeren Erkrankungen.
Es handelt sich um eine chronische Erkrankung, die eine hohe Prävalenz und niedrige Inzidenz aufweist.
Die Erkrankung scheint erst seit etwa 400 Jahren aufzutreten und ist damit relativ „modern".
Das Verhältnis Frauen : Männer beträgt 3 : 1.

Komplikationen

Folgende Komplikationen können bei manifester Erkrankung und umfassendem Funktionsverlust oder schwerem systemischem Verlauf auftreten:
Generalisierte akute Synovitis.
Infektiöse Arthritis.
Systemische rheumatoide Erkrankung.

Iatrogene Probleme: z. B. Anämie durch NSAR, Nierenfunktionsstörung durch Goldpräparate.

Atlantoaxiale Subluxation.

Non-Hodgkin-Lymphom: in Einzelfällen.

Amyloidose.

Invalidität: eventuell Bettlägrigkeit.

Pharmakotherapie

NSAR

Individuell unterschiedliches und idiosynkratisches Ansprechen auf Therapie; wenn ein Medikament nicht zum Erfolg führt, lohnt sich meist der Versuch mit einem NSAR einer anderen Gruppe.
Am häufigsten werden Diclofenac, Ibuprofen, Indometacin, Naproxen und Salicylate gegeben.

- Standarddosierung

Abhängig vom jeweiligen Präparat.

- Kontraindikationen

Eingeschränkte Anwendung bei peptischem Geschwür, Asthma bronchiale, Nierenfunktionsstörung, Schwangerschaft und höherem Lebensalter.

- Besonderheiten

Kein Einfluß auf Krankheitsfortschritt.

- Wechselwirkungen

Diuretika, Cumarinderivate.

- Nebenwirkungen

Dyspepsie, Nierenschaden, Flüssigkeitsretention.

Basistherapeutika

Werden heute zunehmend früher eingesetzt, insbesondere bei Patienten, die bei nachgewiesener akuter Erkrankung auf NSAR nicht oder nur wenig ansprechen.

- Standarddosierung

Sulfasalazin, tgl. 2–3 g, langsame Dosiserhöhung über 4 Wochen.
Methotrexat, 1mal wöchentl. (nicht tgl.) 2,5–15 mg oral.

- Kontraindikationen

Sulfasalazin: Überempfindlichkeit gegen Sulfonamid und Salicylate.
Methotrexat: Schwangerschaft, Lebererkrankung.

- Besonderheiten

Sulfasalazin: großes Blutbild, die ersten 2 Monate alle 2 Wochen, dann 2 bis 3 Monate lang monatlich, später alle 3 Monate; Leberfunktionsproben bei Therapiebeginn, dann 3 Monate lang monatlich, später alle 3 Monate.
Methotrexat: großes Blutbild monatlich, Leberfunktionsproben alle 3 Monate; in kurzen Abständen Untersuchung auf Nierenfunktionsstörungen; Alkoholkarenz; eingeschränkte NSAR-Anwendung.

- Wechselwirkungen

Sulfasalazin: Cumarinderivate, Cotrimoxazol.
Methotrexat: Cotrimoxazol, Trimethoprim, Phenytoin.

- Nebenwirkungen

Sulfasalazin: Übelkeit, Erbrechen, Hautausschläge, reversible Azoospermie.
Methotrexat: Übelkeit, Durchfälle, Hautausschlag, pulmonale Überempfindlichkeitsreaktion, fehlerhafte Blutzusammensetzung.

Weitere Behandlungsmöglichkeiten

Goldpräparate (oral oder i.m.).
Hydroxychloroquin.
Penicillinamin.
Lokale Steroide.
Systemische Steroide: Therapiebeginn entweder vor oder gleichzeitig mit Basistherapeutika bei schwer kontrollierbarem Krankheitsverlauf.
Immunsuppressiva bei schwerer artikulärer oder extraartikulärer Verlaufsform.

Nichtpharmakotherapie

Physikalische Therapie bei akutem Krankheitsverlauf.
Ergotherapie.
Chirurgischer Eingriff: Synovektomie, Arthroplastik, Arthrodese, Sehnenoperation; bei (insbesondere nachts) schmerzhaften Gelenken, eingeschränkter Gelenkfunktion und wenn andere Maßnahmen nicht zum Erfolg führen.

Prognose

Unterschiedliche Prognose.
Hinweis auf eine schlechte Prognose sind weibliches Geschlecht, schleichender Beginn, hohe Konzentration von Rheumafaktor, geringer Bildungsgrad, chronisch erhöhte BKS- oder CRP-Werte und extraartikuläre Manifestationen.

Nachsorge

Regelmäßige Kontrolle bei Behandlung mit Basistherapeutika.
Bei stabilem Krankheitsverlauf gelegentliche Untersuchung auf fortschreitenden Funktionsverlust.
Bei akutem Krankheitsverlauf regelmäßige Untersuchung, damit eventuell notwendige Therapieanpassungen in Erwägung gezogen werden können.
Die Betreuung erfolgt möglichst in Zusammenarbeit von Hausarzt und Spezialisten für Erkrankungen der Skelettmuskulatur (Rheumatologen, Orthopäden, Physiotherapeuten).

Hinweise zu Ernährung/ Lebensführung

Körperliche Aktivität ist empfehlenswert, schweres Arbeiten führt jedoch zu einer Verstärkung der Gelenkentzündung.
Physiotherapie, Krankengymnastik und „Schonung der Gelenke" tragen zum Erhalt der Gelenkstabilität und -funktion bei.
Omega-3-Fettsäuren bewirken möglicherweise ein Abklingen der Entzündung.

Literatur

1. Ernst E (1997) Rheumatoide Arthritis: Fallberichte. „Goldfinger" im Vorteil: weniger Gelenkerosionen. Fortschr Med 115 (32):4
2. Frey D, Hasler P, Tyndall A (1997) Zur Behandlung der chronischen Polyarthritis. Schweiz Med Wochenschr 127 (46):1887–1900
3. Oelzner P, Hein G (1997) Entzündung und Knochenstoffwechsel bei rheumatoider Arthritis. Pathogenetische Gesichtspunkte und therapeutische Möglichkeiten. Med Klin 92 (10) 607–614
4. (1997) Rheumatoide Arthritis. Bereits frühzeitig aggressiv therapieren. Fortschr Med 115 (6):23

Symptome

Anfallsartig auftretende Gesichtrötung.
Gehemmtheit: aufgrund des äußeren Erscheinungsbildes.

Klinischer Befund

Hautmanifestationen

Die Hautrötung tritt in der Regel im Gesicht auf Nase, Wangen, Kinn und zentralem Stirnbereich auf; Hals und Brust können ebenfalls betroffen sein.

Die Erkrankung verläuft in Stadien:
Erythem/Ödem.
Teleangiektasien.
Papeln/Pusteln.
Talgdrüsenhypertrophie.
Rhinophym.

Augenmanifestationen

In 20 % der Fälle sind Augenmanifestationen der Hauptbefund.
Schmerz/Photophobie.
Blepharitis.
Rezidivierendes Chalazion.
Konjunktivitis.
Teleangiektasien im Lidrandbereich.
Punktförmige Keratopathie.
Hornhautinfiltration und -vaskularisation.
Episkleritis/Skleritis.

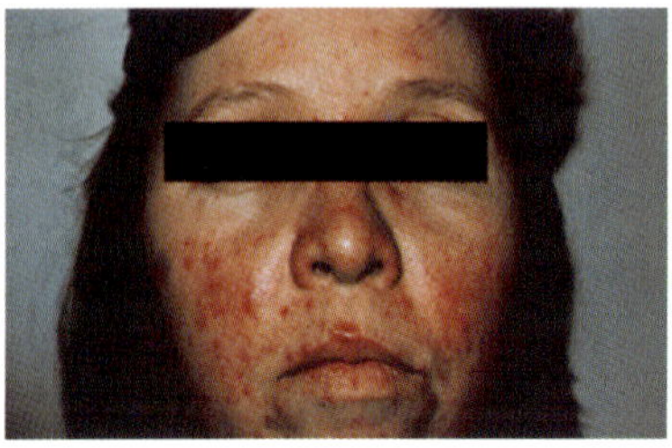

Klassische Rosazea.

Labor- und Apparate-Diagnostik

Sorgfältige Anamnese: einschließlich Arzneimittelanamnese, Assoziation mit Sonnenlichtexposition, andere systemische Symptome.

Kultur: zum Nachweis einer durch gramnegative Erreger oder Staphylokokken hervorgerufenen Follikulitis oder einer Tinea faciei.

Biopsie: zum Ausschluß anderer Erkrankungen (systemischer Lupus erythematodes, Sarkoidose) bei atypischem Verlauf.

Differentialdiagnose

Rosazea im Rahmen eines Rebound-Phänomens: bei Anwendung topischer Steroide zu beobachten.
Schmetterlingserythem bei SLE, Lichtdermatose, Arthritis.
Arzneimittelinduzierte Lichtdermatose.
Acne vulgaris: bei jüngeren Patienten, neben dem Gesicht häufig auch Befall von Hals, Brust und Rücken.
Akne hervorrufende Arzneimittel: Lithium, Iod, verschiedene Neuroleptika, orale Steroide.
Durch gramnegative Erreger oder Staphylokokken hervorgerufene Follikulitis.
Tinea faciei: sollte bei unilateraler Rosazea in Betracht gezogen werden.
Sarkoidose: anamnestische Abklärung von Arthritis, Atemfunktionsstörungen, Hautveränderungen an anderen Stellen.

Ätiologie

Unbekannt, möglicherweise multifaktoriell.
Vaskuläre Störung, bei der Flush zu Ödembildung und Entstehung von Papeln und Pusteln und schließlich zur Fibrosierung führt.

Folgende Faktoren könnten eine Rolle spielen:
Demodex-Befall: führt zu Rosazea-ähnlicher Follikulitis; Milben finden sich häufig auf der Oberfläche von Haarfollikeln.
Sonnenlichtexposition: könnte über Infrarotstrahlung eine Rosazea auslösen.
Helicobacter pylori: höhere Prävalenz bei Rosazea-Patienten.

Epidemiologie

10 – 20 % der erwachsenen Bevölkerung und 30 – 50 % der über 40jährigen sind betroffen.
Bei Kindern und Schwarzen tritt die Erkrankung selten auf.
Frauen sind etwas häufiger betroffen, bei Männern läßt sich jedoch häufiger ein schwerer Verlauf beobachten.
Eine periorbitale Beteiligung tritt in > 50 % der Fälle auf und ist in 20 % der Fälle das Hauptsymptom.

Komplikationen

Haut

Rhinophym: entstellende Hypertrophie der Nase.

Peau d'orange: entzündete, verdickte, ödematöse Haut mit großen Poren, im Aussehen an Orangenschalen erinnernd.

Facies leontina: massive Gewebehypertrophie mit Falten- und Furchenbildung; ähnliche Veränderungen finden sich auch bei Lepra und Leukämie.

Augen

Hornhautnarben.
Hornhautperforation.

Pharmakotherapie

Bei leichter Rosazea: topische Behandlung

■ Standarddosierung
Metronidazol, 0,75%iges Gel oder Creme. Topisches Erythromycin oder Clindamycin in Konzentrationen zwischen 0,5 und 2,0 %. 2mal tgl. auf befallene Stelle auftragen. Sonnenschutzmittel, vorzugsweise Breitspektrum UVA plus UVB mit Lichtschutzfaktor 15 oder höher.

■ Kontraindikationen
Keine.

■ Besonderheiten
Metronidazol wirkt am besten gegen Papeln und Pusteln. Es hat keinen Einfluß auf Teleangiektasien, Erythem oder Flush.
Topisches Tetracyclin hat sich als unwirksam erwiesen. Topische Steroide sind zur Behandlung der Rosazea kontraindiziert.

■ Nebenwirkungen
Leichte Irritation und Narbenbildung: Gele sind tendenziell austrocknend, Salben tendenziell ölig.

Bei leichter Rosazea: orale Antibiotika

■ Standarddosierung
Tetracyclin, tgl. 1 – 2 g.

■ Kontraindikationen
Tetracyclin: Schwangerschaft und Alter < 12 Jahre.
Erythromycin: Einnahme von Terfenadin-Astemizol.
Ampicillin: Penicillinallergie.

■ Besonderheiten
Tetracyclin: auch Medikament der Wahl bei okulärer Rosazea.

■ Wechselwirkungen
Erythromycin: Wechselwirkung mit Cytochrom-P-450; eine Verminderung der Wirksamkeit oraler Kontrazeptiva ist beschrieben worden.

■ Nebenwirkungen
Tetracyclin: Übelkeit, Erbrechen, Photosensibilität.
Erythromycin und Ampicillin: schwere Magenbeschwerden.

Bei mäßiger bis schwerer Rosazea

■ Standarddosierung
Isotretinoin, tgl. 0,5 mg/kg KG.

■ Kontraindikationen
Schwangerschaft; eingeschränkte Anwendung bei vorbestehender Nieren- oder Lebererkrankung.

■ Besonderheiten
Schwere fetale Mißbildungen sind beschrieben worden; bei Frauen im gebärfähigen Alter ist eine sichere Kontrazeption während und mindestens 1 Monat über die Therapie hinaus unerläßlich.
Monatlich Leberfunktionsproben und Kontrolle der Lipoprotein- und Serum-HCG-Konzentrationen.
Bei okulärer Rosazea kann Isotretinoin in geringerer Dosierung, z.B. tgl. 0,1 – 0,2 mg/kg KG zur Verminderung der symptomverstärkenden Augentrockenheit eingesetzt werden.

■ Wechselwirkungen
Präparate mit höherem Vitamin-A-Anteil. Tetracyclin, Minocyclin und Trimethoprim-Sulfamethoxazol können in Kombination mit Isotretinoin eine benigne Hirndrucksteigerung bewirken.

■ Nebenwirkungen
Cheilitis; Austrocknung der Nasen- und Augenschleimhaut mit leichter Epistaxis und Konjunktivitis; intrauteriner Fruchttod und fetale Fehlbildungen; Arthralgien/Myalgien; erhöhte Leberenzym-, Triglyzerid- und Cholesterinwerte.

Behandlungsziele

Reduzierung der Anzahl und Schwere der Hautveränderungen.
Induktion und/oder Erhaltung einer Remission.

Weitere Behandlungsmöglichkeiten

Bei Flush im Rahmen der Menopause: Östrogensubstitutionstherapie, Clonidin.
Bei *H. pylori*-Besiedelung des Magens: orales Amoxicillin, Metronidazol und Bismutsubsalicylat als Kombinationstherapie.
Bei Komplikation durch Demodex-Befall des Gesichts: Y-Hexachlorocyclohexan (Lindan), Crotamiton oder Benzylbenzoat; topisches Sulfur.
Vaskulärer Laser (Nd-Yag-Laser) zur Behandlung von Teleangiektasien.
CO_2-Laser zur Abtragung eines Rhinophyms.

Prognose

Der Patient sollte darüber aufgeklärt werden, daß Rosazea in der Regel auf die Therapie anspricht, jedoch nicht heilbar ist.

Nachsorge

Aufklärung ist der wichtigste Bestandteil einer erfolgreichen Therapie.
Bei fortschreitender Rosazea sind augenärztliche Kontrollen angezeigt.

Hinweise zu Ernährung / Lebensführung

Meiden von Faktoren, die einen Flush auslösen können, z. B. heiße Getränke, heiße Bäder, stark gewürzte Speisen, Coffein, bestimmte Kosmetika, Vasodilatatoren.

Literatur

1. Krause MH, Torricelli R, Kundig T, Trueb RM, Hafner J (1997) Dapson bei granulomatöser Rosazea. Hautarzt 48 (4):246 – 248
2. Jansen T, Plewig G (1997) Pathogenese und Therapie der Rosazea. Teil 2: Differentialdiagnose, Therapie und Verlauf. Fortschr Med 115 (1 – 2):50 – 53
3. Jansen T, Plewig G (1996) Pathogenese und Therapie der Rosazea. Teil 1: Klinisches Bild – Leitsymptome – Pathogenese. Fortschr Med 114 (35 – 36):494 – 496

Symptome

Die Symptome sind in der Regel unbedeutend; die Patienten fühlen sich nicht krank. Leichtes Fieber.
Exanthem: in ~ 50 % der Fälle.

Klinischer Befund

Exanthem: feine, erythematöse, rosafarbene Flecken, am zweiten Tag am Stamm fast vollständig konfluierend; selten > 3 Tage anhaltend.

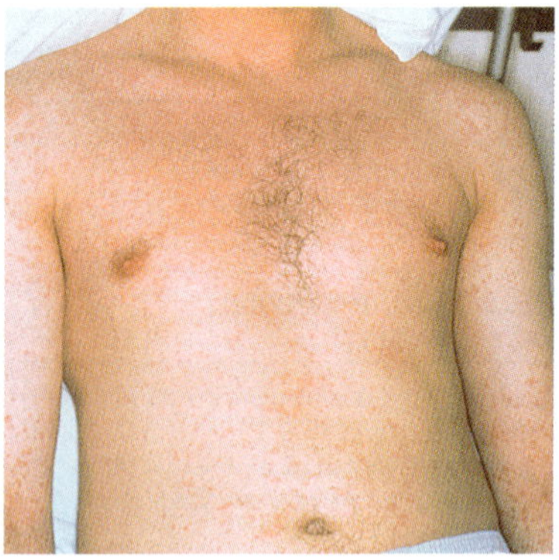

Feines, nichtfleckiges Röteln-Exanthem.

Rachenrötung: gelegentlich mit tonsillärer Exsudation.

Lymphadenopathie: insbesondere der okzipitalen Lymphknoten, gelegentlich Splenomegalie.

Labor- und Apparate-Diagnostik

Die Diagnosestellung erfolgt serologisch. Auf serologisch unbestätigte Patientenangaben sollte man sich nicht verlassen.

Serologie: IgM innerhalb von 1 – 2 Tagen nach Auftreten des Exanthems im Serum nachweisbar; die Hämagglutination hemmende Antikörper steigen innerhalb von 1 – 2 Tagen nach Auftreten des Exanthems an, ein Höchstwert wird nach 6 – 12 Tagen erreicht, danach sinken sie auf ein lebenslang nachweisbares Niveau ab.

Differentialdiagnose

Patienten mit Röteln fühlen sich in der Regel wohl, das Exanthem ist nicht fleckig.
Masern: deutliches Prodromalstadium, Krankheitsgefühl, düsterrotes, makulopapuläres, erythematöses Exanthem, das sich innerhalb von 3 Tagen nach unten ausbreitet.
Adenovirus- oder Enterovirusinfektionen, leicht verlaufender Scharlach, Zytomegalie- oder Epstein-Barr-Virusinfektion, Toxoplasmose.

Ätiologie

Die Erkrankung wird durch Infektion mit dem Röteln-Virus, einem RNA-Virus, verursacht.
Die Übertragung erfolgt durch Tröpfcheninfektion.
Fetale Infektionen treten nach mütterlicher Virämie auf; Inzidenz und Art der fetalen Mißbildung sind mit dem Gestationsalter zum Zeitpunkt der Infektion assoziiert.
Ausgeprägte Mißbildungen finden sich bei Infektion in der Frühschwangerschaft.

Epidemiologie

Röteln treten weltweit auf.

Komplikationen

Allgemein

Arthralgie oder Arthritis der Finger-, Hand- und Kniegelenke: meist bei jungen Frauen.
Enzephalitis.
Thrombozytopenie.
Neuritis.

Röteln-Embryopathie (Gregg-Syndrom)

Kataraktbildung, Retinopathie, Mikrophthalmie, Glaukom.
Ductus arteriosus apertus, Ventrikelseptumdefekt, Pulmonalstenose.
Taubheit.
Thrombozytopenische Purpura, Hepatosplenomegalie, Hepatitis, ZNS-Defekte, Skelettveränderungen.

Infektiosität

Bei ~ 16 % der betroffenen Kinder treten ausgeprägte Mißbildungen nach einer mütterlichen Rötelninfektion im ersten Trimenon auf.
Röteln sind mäßig infektiös: Patienten sind während des Exanthems und vermutlich ~ 7 Tage davor und bis zu 5 Tage danach ansteckend, das Virus ist jedoch bis zu 10 Tage vor und bis 16 Tage nach dem Exanthem nachweisbar.
Neugeborene mit kongenitaler Infektion scheiden das Virus im Rachensekret und Urin noch längere Zeit aus.

Mittlere Inkubationszeit

~ 18 Tage.

Pharmakotherapie

Symptomatische Behandlung
Analgetika, z. B. Paracetamol.

Prophylaktische Behandlung
Impfung durch lebend attenuierte Viren: kann zu einer leichten, Röteln-ähnlichen Infektion führen; eine Schwangerschaft sollte zum Zeitpunkt der Impfung und 8–12 Wochen danach sicher ausgeschlossen sein.
Die Impfung erfolgt routinemäßig im 2. Lj. als Teil der MMR-Impfung, bei Mädchen im Alter von 10–14 Jahren sowie bei allen nicht immunisierten Frauen im gebärfähigen Alter.
Eine sofortige serologische Untersuchung zur Beurteilung der Immunstatus ist bei allen Schwangeren nach einem Kontakt mit einer infizierten Person erforderlich.
Die Verwendung von Hyperimmunglobulin sollte bei hohem Risiko einer Infektion erwogen werden, wenn ein therapeutischer Schwangerschaftsabbruch bei einer eventuellen späteren Entwicklung von Röteln nicht in Frage käme.

Behandlungsziele

Linderung der Beschwerden.
Verhinderung einer Röteln-Embryopathie.

Prognose

Die Prognose ist ausgezeichnet.
Die Mortalität ist sehr gering, ein letaler Ausgang der Erkrankung in der Regel mit einer Enzephalitis assoziiert

Nachsorge

Nachsorge und weitere Betreuung sind nicht erforderlich, außer bei Schwangeren, mit denen Risiken besprochen und eventuell ein Schwangerschaftsabbruch in Erwägung gezogen werden sollte.

Hinweise zu Ernährung / Lebensführung

Keine spezielle Ernährung erforderlich.
Infizierte Patienten sollten sich von Schwangeren fernhalten.

Literatur

1. Leo A, Enders G, Roelcke D (1994) Häufigkeit postinfektiöser Kälteagglutinine bei Infektionen mit Mycoplasma pneumoniae, Varicella-Zoster-und Rubellaviren. Beitr Infusionsther Transfusionsmed 32:197–199
2. Allwinn R, Doerr HW (1997) Viral bedingte, exanthematische Kinderkrankheiten. Wien Med Wochenschr 147 (19–20):451–455
3. Matter L (1997) Impfungen: Nötiges und Wünschbares. Schweiz Med Wochenschr 127 (10):377–381
4. Konig AL, Schabel A, Sugg U, Brand U, Roelcke D (1996) Autoimmunhämolytische Änamie durch Kälteagglutinine der Spezifität Anti-Pr nach Rötelninfektion. Beitr Infusionsther Transfusionsmed 33:26–29

Definition

Zu den degenerativen Rückenmarkserkrankungen gehören amyotrophe Lateralsklerose (ALS – die häufigste Form), progressive spinale Muskelatrophie und progressive Bulbärparalyse (die als Varianten derselben Störung angesehen werden).
Die Erkrankungen weisen einen progredienten Verlauf auf und sind durch degenerative Veränderungen des Kortex, des Hirnstamms und der spinalen Motoneurone gekennzeichnet.

Symptome

Krämpfe oder Faszikulationen: können den anderen Symptomen um Monate vorausgehen.

Asymmetrische schmerzlose Muskelschwäche oder -atrophie der proximalen oder distalen Extremitäten: Leitsymptom in 40–60 % der Fälle mit Beteiligung der oberen Extremitäten und 20 % mit Beteiligung der unteren Extremitäten (häufig unilaterale Spitzfußstellung).

Dysarthrie: Leitsymptom in 25–30 % der Fälle, geht einem Befall der Extremitäten in der Regel voraus; bei 70–80 % der Patienten mit Extremitätenbeteiligung entwickelt sich auch eine Dysarthrie, die sich zur Anarthrie steigert.

Dysphagie: Begleitsymptom der Dysarthrie.

Kurzatmigkeit: meist durch Zwerchfellähmung.

Geringere Sensibilitätsstörungen: gelegentlich.

Persönlichkeits- und Verhaltensveränderung: in 5–10 % der Fälle.

Frontallappendemenz: selten.

Klinischer Befund

Typischer Verlauf

Faszikulationen, Atrophie, abgeschwächte Reflexe: Zeichen einer Störung des peripheren Motoneurons.

Spastik, Verlangsamung alternierender Bewegungen, gesteigerte Sehnenreflexe, Babinski-Zeichen: Zeichen einer Störung des zentralen Motoneurons.

Bei der typischen Motoneuronerkrankung bestehen Zeichen einer Störung der peripheren und zentralen Motoneurone in verschiedenen Regionen (Hirnnerven, Arme, Beine) sowie ein erkennbar progredienter Verlauf.
Die Zeichen sind in den Frühstadien in der Regel asymmetrisch, ein Hinweis auf Sensibilitätsverlust oder Blasen- bzw. Darmbeteiligung liegt nicht vor.

Bulbärbeteiligung

Affektlabilität mit Zwangslachen und Zwangsweinen, gesteigerter Masseterreflex,

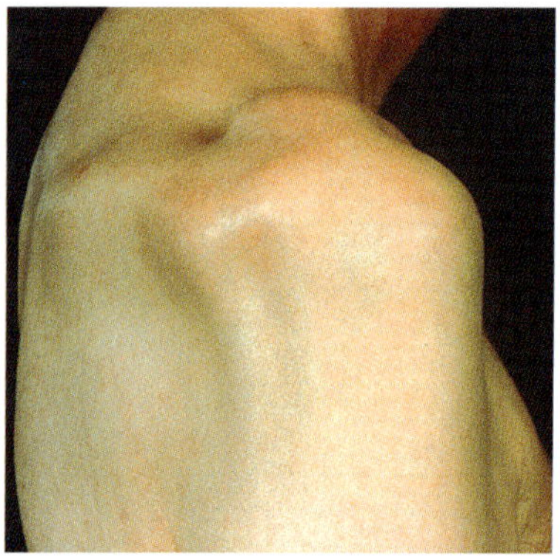

Ausgeprägte Muskelatrophie im Bereich des Schultergürtels bei einem Patienten mit degenerativer Rückenmarkserkrankung.

Spastik der Gesichtsmuskulatur, spastische Dysarthrie, Dysphagie, spastische Zungenlähmung: Hinweis auf Beteiligung des zentralen Motoneurons (Pseudobulbärparalyse).

Atrophie der Gesichts- und Kiefermuskulatur, Faszikulation und Zungenatrophie, näselnde Sprache, Dysphagie, im Zusammenhang mit Aspiration auftretender Husten: Hinweis auf Beteiligung des peripheren Motoneurons (Bulbärparalyse).

Labor- und Apparate-Diagnostik

Die Laborwerte sind in der Regel unauffällig (Kreatinkinaseaktivität kann jedoch um das 2–3fache erhöht sein).

Elektromyographie: zeigt ausgedehnte Schädigung der Vorderhornzellen; Nervenleitung in der Regel normal; die elektrophysiologischen Untersuchungen dienen der Bestätigung der klinischen Diagnose und dem Ausschluß einer Spinalwurzel- bzw. Plexusschädigung oder motorischen Neuropathie; charakteristische pathologische Befunde sind Fibrillationspotentiale und positive scharfe Wellen, Faszikulationen, veränderte Muskelaktionspotentiale mit vergrößerter Amplitude und verlängerter Dauer.

MRT oder Myelographie: kann zum Ausschluß einer Rückenmark- oder Wurzelkompression erforderlich sein; MRT kann veränderte Signale im hinteren Schenkel der Capsula interna im Bereich der degenerierten Fasern der kortikospinalen Bahnen zeigen.

Muskelbiopsie: kann in atypischen Fällen zum Ausschluß anderer Erkrankungen dienen; bestätigt Denervation mit kleinen, im Querschnitt kantigen Fasern und prominenter Fasertypgruppierung (neurogene Muskelatrophie)

Differentialdiagnose

Myasthenia gravis mit bulbärem Beginn.
Postpoliomyelitis-Syndrom.
Zervikale Myelopathie.
Intramedulläre Rückenmarksläsionen.
Motorische Neuropathie.
Late-onset spinale Muskelatrophie (Typ Vulpian-Bernhard).
Spinale Muskelatrophie Typ Kennedy.
GM2-Gangliosiderosen Typ IV und V.

Ätiologie

Bei 5–10 % der Patienten liefert die Familienanamnese Hinweise auf eine autosomal-dominante Vererbung.
Punktmutationen des Cu/Zn-Superoxiddismutase kodierenden Gens an Chromosom 21q sind bei 10–20 % der betroffenen Familien feststellbar.
Die x-chromosomal-gebundene bulbospinale Form (Typ Kennedy) der spinalen Muskelatrophie wird durch eine Mutation des den Androgenrezeptor kodierenden Gens verursacht.
Die Ursache der sporadisch auftretenden Motoneuronerkrankung ist unbekannt; Schäden durch freie Radikale und neuromuskuläre Intoxikation wurden mit dieser Erkrankung in Zusammenhang gebracht.

Epidemiologie

Die Inzidenz der degenerativen Rückenmarkserkrankungen liegt in Europa und Nordamerika bei 2 : 100.000.
Die Prävalenz beträgt 3–6 : 100.000.
Das Verhältnis Männer : Frauen liegt bei 1,5 : 1.
Der Altersgipfel der sporadisch auftretenden Erkrankung liegt bei 60 Jahren, bei familiär gehäuft auftretender Erkrankung bei 50 Jahren.

Komplikationen

Depression: soziale und emotionale Isolation, insbesondere bei Patienten mit schwerer Dysarthrie.

Dysphagie: führt zu Gewichtsverlust, Mangelernährung, Dehydratation und Aspiration.

Bronchopulmonale Infektionen: im Zusammenhang mit Aspiration und Schwäche der Atemmuskulatur.

Phlebothrombose und Lungenembolie.

Obstipation: durch Schwäche der Beckenboden- und Bauchmuskulatur und geringe Flüssigkeitszufuhr.

Respiratorische Insuffizienz: führt meist zum Tod.

Pharmakotherapie

Symptomatische Therapie

Glycopyrroniumbromid, Hyoscin (oral oder als transdermales Pflaster), Amitriptylin bei Schluckstörungen („Sabbern").
Chinin bei Krämpfen.
Baclofen, Tizanidin, Diazepam bei Spastik.
Amitriptylin, Doxepin, Flouxetin bei Depression und Affektlabilität.
Lactulose, Docusat-Natrium, Bisacodyl, Glyzerinsuppositorien bei Obstipation (mit erhöhter Flüssigkeitszufuhr).
Opiate, Diazepam zur symptomatischen Besserung von Dyspnoe-assoziierter Angst.
Das Antiglutamat Riluzol bewirkt eine gewisse Verlängerung der Überlebenszeit.

Zur Verlangsamung des Krankheitsfortschritts und Verlängerung der Überlebenszeit

Riluzol wirkt über die Hemmung der Glutamatfreisetzung.

- Standarddosierung

Riluzol, tgl. 100 mg oral.
Gabapentin, 3mal tgl. 800 mg oral.

- Kontraindikationen

Riluzol: Leberfunktionsstörung, Gravidität.
Gabapentin: Gravidität.

- Besonderheiten

Riluzol: die ersten 3 Monate monatliche Kontrolle der Leberwerte, danach alle 3 Monate.
Gabapentin: zur Behandlung der Epilepsie zugelassen; erste Studien lassen vermuten, daß das Medikament im Rahmen einer ALS-Behandlung ein verlangsamtes Fortschreiten der Muskelschwäche bewirkt.

- Nebenwirkungen

Riluzol: Asthenie, Übelkeit, Benommenheit, erhöhte Leberenzymwerte.
Gabapentin: Tremor, Benommenheit, Sedierung.

Andere pharmakologische Studien mit Insulin-ähnlichem Wachstumsfaktor 1 sind vielversprechend.

Nichtpharmakotherapie

Physiotherapie.
Psychologische Unterstützung bei Depression.
Perkutane endoskopische Gastrostomie bei Dysphagie (frühzeitig in Erwägung ziehen).
Parotisbestrahlung zur Verminderung der Speichelflusses.
Assistierte Ventilation bei respiratorischer Insuffizienz: zur Verfügung stehende Verfahren sind nasale intermittierende Überdruckbeatmung (IPPV), Anti-Dekubitus-Matratzen, Cuirass-Respirator oder, in Ausnahmefällen, Tracheostomie und IPPV.

Behandlungsziele

Selbständigkeit und Lebensqualität des Patienten erhalten.
Linderung der Beschwerden.

Prognose

80–90 % der Patienten entwickeln früher oder später Anzeichen einer Störung des oberen und unteren Motoneurons.
10 % entwickeln nur Symptome einer Störung des unteren Motoneurons (progressive spinale Muskelatrophie).
Die mittlere Überlebenszeit beträgt 4 Jahre (bei Beginn mit Bulbärbeteiligung 2 Jahre).
5–10 % der Patienten sind nach 5 Jahren noch am Leben, einige sogar noch nach 15 Jahren oder später.
Patienten mit ausschließlicher Störung des unteren Motoneurons haben eine bessere Prognose als jene mit typischem Verlauf.

Nachsorge

Empfehlenswert ist ein multidisziplinärer neurologischer Behandlungsansatz; das Behandlungsteam sollte einen Neurologen, Physiotherapeuten, Ergotherapeuten, Sprachtherapeuten, Diätassistenten, Sozialarbeiter und eventuell weiteres medizinisches Personal umfassen. Jedem Patienten sollte ein Teammitglied zugewiesen werden, das die Aktivitäten des Teams koordiniert. Kommunikationsmöglichkeiten und andere Hilfen sollten bereitgestellt, die Wohnung den speziellen Erfordernissen entsprechend eingerichtet werden.
Eine Überweisung in ein Hospiz kann erforderlich werden.

Hinweise zu Ernährung / Lebensführung

Ernährungsberatung ist bei Dysphagie und Behandlung durch perkutane endoskopische Gastrostomie angezeigt.

Hilfe für Betroffene

Dt. Gesellschaft für Muskelkranke e.V.
Im Moos 4
79112 Freiburg
Tel.: 07665 94470

Literatur

1. Fellner F, Triebe S, Fellner C, Reutter N, Obletter N, Eberhardt K (1997) MRT diskreter Rückenmarksläsionen – Bedeutung T2-gewichteter Turbo Spinecho-Sequenzen. Rontgenpraxis. 50 (11):321–329
2. Dvorak J (1996) Klinische und apparative Untersuchung der Halswirbelsäule. Orthopäde. 25 (6):505–511
3. Ohwada T, Ohkouchl T, Yamamoto T, Ono K (1996) Symptome und pathologische Anatomie der degenerativen Halswirbelsäulenerkrankungen Der Orthopäde 25 (6):496–504
4. Behnke J, Mursch K, Christen HJ, Markakis E (1996) Differentialdiagnose und Therapie kindlicher Rückenschmerzen mit radikulären Symptomen oder Nervendehnungsschmerz. Monatsschrift Kinderheilkunde 144 (11):1252–1256

Symptome

Zunehmende neurologische Symptome.
Lokaler Rückenschmerz.
Radikulärer Schmerz.

Taubheitsgefühl oder Parästhesien, Muskelschwäche: kaudal der Schädigung; eventuell asymmetrisch.

Verlust der Sphinkterkontrolle.

Klinischer Befund

In Höhe der Schädigung

Spinale Druckschmerzhaftigkeit oder Deformation: abhängig von der Erkrankung.

Muskelschwäche, Muskelatrophie, fehlende Reflexe: Wurzelläsion.

Kaudal der Schädigung

Eventuell asymmetrische Manifestationen, z. B. Brown-Séquard-Syndrom.
Bei Rückenmarksläsionen kann die sakrale Sensibilität mehr oder weniger „ausgespart“ sein, während es bei Konusläsionen bereits relativ frühzeitig zum Verlust der perinealen Sensibilität kommt.
Muskelschwäche.
Sensible Ausfälle.

Spastik, Kloni, Hyperreflexie, Babinski-Zeichen: bei Schädigung oberhalb L1, d. h. Brustmarkläsion.

Schlaffe Lähmungen, Areflexie: bei Schädigung unterhalb L1, d. h. Kaudasyndrom.

Labor- und Apparate-Diagnostik

Die Untersuchungen dienen der Erkennung von Ursachen, der differentialdiagnostischen Abklärung oder der Vorbereitung eines chirurgischen Eingriffs.

Großes Blutbild und BKS-Bestimmung: kann Hinweis auf Anämie oder Infektion geben.

Serum-Vitamin-B_{12}-Bestimmung, Syphilis-Serologie, Bestimmung der sauren Phosphatase, Serum-Eiweißelektrophorese: kann in bestimmten Fällen aufschlußreich sein.

Thoraxröntgen: kann Tumor oder Infektion zeigen.

Leeraufnahme der Wirbelsäule: kann Verlust der Fortsätze oder Wirbelkörperfraktur zeigen.

MRT, Myelographie mit CT: häufig dringend erforderlich.

CT ohne Kontrastmittel: in einigen Fällen.

Liquoranalyse: zur Abklärung eines unklaren Kompressionssyndroms.

Differentialdiagnose

Spastische Paraparesen

Entzündliche Myelopathien: akute Querschnittmyelitis, Multiple Sklerose, HIV-Infektion, tropische spastische Paraparese, Sarkoidose (HTLV 1).
Vaskuläre Myelopathien: Rückenmarkinfarkt (im Versorgungsgebiet der A. spinalis anterior), Gefäßfehlbildung.
Fehlbildungen: Arnold-Chiari-Syndrom (eventuell untere Hirnstamm- oder zerebellare Syndrome), Syringomyelie (fehlende Armreflexe und dissoziierte Sensibilitätsstörungen).
Zerebrale Läsionen: bilateraler Apoplex, parasagittaler Tumor.

Schlaffe Paraparesen

Schlaffe Lähmungen und fehlende Reflexe (spinaler Schock) im Rahmen akuter Rükkenmarksverletzungen; bei Kompression selten.
Akutes Guillain-Barré-Syndrom: symmetrische distale Sensibilitätsausfälle, Areflexie.

Ätiologie

Extradurale Tumoren: sekundäre Karzinome, Lymphom, Myelom.
Intradural-extramedulläre Tumoren: Meningeom, Neurofibrom.
Intramedulläre Tumoren: Gliom, Ependymom, Lipom.
Bandscheibenvorfall: meist zervikal oder lumbal lokalisiert, in der Regel spontan, häufig plötzlicher Beginn.
Osteophyten: können gemeinsam mit einem engen Spinalkanal auftreten und zur zervikalen oder lumbalen Spinalkanalstenose führen.
Infektion: pyogener Epiduralabszeß, Tuberkulose.
Trauma: Frakturen oder Dislokationen der Wirbel.
Hämatome: epidural oder subdural (selten).

Epidemiologie

Rückenmarkssyndrome treten bei 5 % der Patienten mit systemischen malignen Tumoren auf.

Komplikationen

Irreversible neurologische Schäden: durch Infarkt im Bereich des Rückenmarks oder der Spinalnervenwurzeln.

Harnwegsinfektion: durch neurogene Blasenstörung.

Phlebothrombose und Dekubitalulzera: durch Immobilität.

Pharmakotherapie

Chemo- oder Radiotherapie: nach Dekompression oder Biopsie einer malignen Läsion.
Steroide: vor und nach einem chirurgischen Eingriff zur Minimierung des Rückenmarködems (z. B. Dexamethason, tgl. 24–100 mg in verteilten Dosen).

Nichtpharmakotherapie

Bei Verdacht auf akute Rückenmarkkompression ist eine sofortige Überweisung in die Neurochirurgie erforderlich.
Jede Verzögerung verringert die Chancen einer Wiederherstellung.

Dekompression

Hinter dem Rückenmark oder innerhalb der Dura mater lokalisierte Läsionen werden von posterior durch eine Laminektomie entfernt.
Vor der Dura mater lokalisierte Läsionen werden mit Ausnahme des lumbalen Bandscheibenvorfalls von anterior entfernt.

Stabilisierung der Wirbelsäule

Mit einer Wirbelköperfraktur einhergehende Läsionen führen zu einer Abknickung nach vorne; Stabilisierung der Wirbelsäule durch Einsetzen eines Transplantats (Knochenspans) von anterior oder instrumenteller Stabilisierung in Verbindung mit Zug auf die Laminae, z.B. Rechteck nach Hartshill.

Strahlentherapie

Strahlentherapie als alleinige oder postoperative Maßnahme kann bei metastatischen Läsionen eingesetzt werden.

Behandlungsziele

Diagnosestellung.
Behebung neurologischer Ausfälle bei Erhaltung der Wirbelsäulenstabilität, falls die Läsion entfernt werden kann.
Vermeidung eines Krankheitsfortschritts oder Rezidivs, falls die Läsion nicht entfernt werden kann.

Prognose

Die Prognose hängt von der Ursache, von der Plötzlichkeit des Auftretens (stärker als vom Schweregrad) der Kompression sowie von einer Verzögerung der Dekompression ab.
Chronische Myelopathien aufgrund einer Verknöcherung des Bandscheibengewebes oder Ausbildung osteophytärer Spangen haben eine ungünstige Prognose, bei Vorfällen des Nucleus pulposus ist die Prognose jedoch gut.
Myelopathien durch ein metastasierendes Prostatakarzinom haben eine relativ günstige Prognose.
Metastasen eines Mamma- oder Bronchialkarzinoms haben eine ungünstige Prognose; direkte Infiltration eines Bronchialkarzinoms ist ein ausgesprochen schlechtes Zeichen.
Nach chirurgischer Entfernung eines gutartigen Tumors kann es selbst bei schweren neurologischen Ausfällen zur Wiederherstellung kommen.
Prognostisch günstig ist außerdem die Dekompression vor Beginn einer schweren Paraparese.

Nachsorge

Nach Auftreten eines Rückenmarksyndroms sind Physiotherapie, Rehabilitationsmaßnahmen, Hilfsmittel (Gehhilfen, Orthesen, Rollstuhl), Ergotherapie und entsprechende Modifikationen im Wohnbereich erforderlich.
Bei persistierenden schweren Ausfällen ist eine Überweisung an entsprechende Spezialzentren angezeigt.
Komplikationen lassen sich durch Antithrombosestrümpfe, niedrig dosiertes s.c. Heparin, Dekubitusprophylaxe, regelmäßige Blasenentleerung und frühzeitige Therapie interkurrierender Infektionen vermeiden.

Hinweise zu Ernährung / Lebensführung

Keine speziellen Maßnahmen erforderlich.

Literatur

1. Wehling P, Schulitz KP, Hartmann J (1996) Die Rolle der transkraniellen Magnetstimulation in der Diagnostik der zervikalen Wurzelkompression und zervikalen Myelopathie. Z Orthop Ihre Grenzgeb 134 (1):76–80
2. Benini A (1997) Die Stenose des lumbalen Wirbelkanals. Pathophysiologie, Klinik und Therapie. Orthopäde 26 (5):503–514
3. Benini A (1996) Die zervikale Myelopathie: Anatomopathologie, Klinik und Therapie. Schweiz Rundsch Med Prax 85 (43):1383–1386
4. Pfeil U, Hain U, Siebert W (1997) Ist ein präoperatives Evaluationsprogramm (PEP) bei der Behandlung von Patienten einem chronischen Lumbalsyndrom sinnvoll? Der Orthopäde 26 (6):528–534

Symptome

Atemwegsbeschwerden sind nicht in allen Fällen vorhanden.
Dyspnoe.

Husten: meist unproduktiv.

Brustbeschwerden: diffuser intermittierender Schmerz.

Müdigkeit, Krankheitsgefühl, Gewichtsverlust, Fieber, Appetitlosigkeit.
Symptome durch Komplikationen der Sarkoidose.

Klinischer Befund

Feines Knisterrasseln und pfeifendes Atemgeräusch bei Inspiration: in seltenen Fällen.

Lymphadenopathie.
Uveitis, Keratoconjunctivitis sicca, Retinopathie.
Erythema nodosum, Hautknoten, makulopapulöses Erythem, Lupus pernio.
Hepatomegalie, Splenomegalie, portale Hypertonie.
Knochenzysten, Polyarthralgie, Myopathie.

Labor- und Apparate-Diagnostik

Thoraxröntgen: in ~ 90 % der Fälle auffälliger Röntgenbefund mit sehr unterschiedlichen Veränderungen (*siehe* Klinische Stadien).

Lungenfunktionsprüfungen: eventuell normale Befunde trotz ausgedehnter Verschattungen im Röntgenbild oder ausgeprägte physiologische Funktionsstörungen bei hellen Lungenfeldern im Röntgenbild. Eine restriktive Funktionsstörung ist die Regel.

Hauttest: Anergie in zwei Dritteln der Fälle.

Bluttests: Leukozytenzählung kann Lymphopenie zeigen; BKS eventuell erhöht; Serum-Immunglobulinbestimmung und Elektrophorese können Hinweise auf eine Panhyperglobulinämie geben; Serum-ACE in zwei Dritteln der akuten Fälle erhöht; Hyperkalzämie in ~ 18 % der Fälle; Leberfunktionsparameter geben in einigen Fällen Hinweis auf intrahepatische Cholestase.

24-Stunden-Urin: eine Hyperkalzurie kann auch bei Vorliegen normaler Serum-Kalziumkonzentrationen auftreten.

EKG: Arrhythmien, in einigen Fällen Schenkelblock-Bild.

Biopsie von Lymphknoten, Lungengewebe, Haut, Leber oder anderen Geweben: zeigt nichtverkäsende Granulome aus Epitheloidzellen.

Fiberoptische Bronchoskopie mit transbronchialer Biopsie: Verfahren der Wahl bei Verdacht auf Lungenbeteiligung.

Bronchoalveoläre Lavage: zusätzlich zur Bestätigung der Diagnose; bei vielen Patienten mit akuter Sarkoidose läßt sich eine erhöhte Lymphozytenkonzentration und ein hoher CD4/CD8-Quotient feststellen.

Eine ophthalmologische Befunderhebung einschließlich Spaltlampen-Untersuchung und Fluoreszein-Angiographie ist bei assoziierten okulären Symptomen angezeigt.

Differentialdiagnose

Hilusvergrößerung

Tuberkulose, Hodgkin-Lymphom, infektiöse Mononukleose, Metastasen, erweiterte Lungenarterien.

Hilusvergrößerung mit Lungeninfiltraten

Tuberkulose, Pneumokoniose, Lymphangiosis carcinomatosa, idiopathische Hämosiderose, pulmonale Eosinophilie, Alveolarzellkarzinom, Histiocytosis X.

Diffuse Lungeninfiltrate

Neben den oben aufgeführten Erkrankungen kommen außerdem chronische Berylliose, Wabenlunge, pulmonale Manifestation einer rheumatoiden Arthritis, Sjögren-Syndrom, interstitielle Lungenerkrankung, Mukoviszidose, Hypersensitivitätspneumonitis in Frage.

Nichtverkäsende Granulome

Tuberkulose und andere Mykobakterieninfektionen, Pilzinfektionen, Lepra, Syphilis, Katzenkratzkrankheit, Berylliose, Hypersensitivitätspneumonitis, Fremdkörperreaktionen, Lymphom, Karzinom, biliäre Leberzirrhose, Morbus Crohn, im Rahmen einer Hypogammaglobulinämie, granulomatöse Vaskulitiden, Parasiteninfektion.

Ätiologie

Die Ursache ist unbekannt, Veränderungen im Immunsystem spielen bei der Pathogenese jedoch eine Rolle.

Epidemiologie

Die Sarkoidose manifestiert sich meist zwischen dem 20. und 40. Lj.
Die Erkrankung tritt in mäßigen Klimazonen häufiger auf als in tropischen.
Die Prävalenzraten lassen sich nur schwer erfassen, da die Erkrankung häufig asymptomatisch verläuft; in den USA liegt die Inzidenz bei 40 : 100.000.
Die Sarkoidose ist bei Schwarzen häufiger und verläuft tendenziell schwerer (höheres Risiko extrapulmonaler Manifestationen).

Komplikationen

Polyneuropathie, Fazialisparese, andere Hirnnervenlähmungen, Stauungspapille, Meningitis, raumfordernde Veränderungen, Epilepsie, zerebelläre Ataxie, Hypopituitarismus, Diabetes insipidus.
Schenkelblock, Arrhythmien, dekompensierte Herzinsuffizienz, Perikarditis, Kardiomyopathie, Cor pulmonale.
Gestörter Kalziummetabolismus, Hyperkalzämie, Hyperkalzurie, Nephrokalzinose.
Vergrößerung der Speichel- und Tränendrüsen.

Glaukom, Kataraktbildung: Komplikationen der chronischen Uveitis.

Klinische Stadien

Stadium 0: Thoraxbefund unauffällig (5 – 10 % der Fälle)
Stadium I: bilaterale Hilusvergrößerung (50 %).
Stadium II: bilaterale Hilusvergrößerung und periphere Lungeninfiltrate; eventuell paratracheale Lymphadenopathie (25 %).
Stadium III: nur Infiltration des Lungenparenchyms (15 %).

Pharmakotherapie

Bei geringer Beeinträchtigung des Patienten und guten Remissionschancen ist eine Behandlung oft überflüssig. Spontane Vollremissionen sind häufig. Reduzierter Allgemeinzustand oder ZNS-Beteiligung sind einige der Indikationen zur systemischen Therapie.

Kortikosteroide – Medikamente der ersten Wahl

Durch Kortikosteroide lassen sich die Symptome der Sarkoidose unterdrücken, es kommt zur raschen Rückbildung von Röntgenbildveränderungen; eine Verbesserung der Langzeit-Prognose oder Vermeidung einer späteren Fibrose durch frühzeitigen Kortikosteroideinsatz ist nicht erwiesen.

■ Standarddosierung
Prednison, tgl. 30–40 mg über 4–6 Wochen; rasche Dosisreduktion auf tgl. 15 mg über 3 Monate.

■ Kontraindikationen
Unbehandelte Hypertonie, Diabetes mellitus, Infektionen, schwere Osteoporose.

■ Besonderheiten
Rezidive werden durch Dosiserhöhung behandelt; in einigen Fällen mit > 3 erwiesenen Rezidiven kann eine niedrigdosierte langfristige Erhaltungstherapie mit Prednison erforderlich sein.

■ Wechselwirkungen
Antihypertensiva.

■ Nebenwirkungen
Gewichtszunahme, Ödem, Hämatomneigung, blaurote Striae der Haut (insbesondere des Abdomens), Vollmondgesicht, Osteoporose, Wirbelkörperfraktur, Diabetes mellitus, Hypertonie, Myopathie (insbesondere der proximalen Gürtelmuskulatur), Hirsutismus, Menstruationsstörungen, psychotische Reaktionen, Kataraktbildung, Entzugssyndrome.

Immunsuppressiva

Die Behandlung sollte unter der Überwachung durch einen Spezialisten erfolgen. In therapieresistenten Fällen sind Immunsuppressiva eventuell nur teilweise wirksam (z.B. Methotrexat, Azathioprin). Weitere, allerdings selten gegebene Arzneimittel sind Cyclophosphamid, Chlorambucil und Chloroquin.

■ Standarddosierung
Methotrexat, 1mal wöchentl. 10 mg über 3 Monate; Wiederholung der Therapie alle 6 Monate, eventuell in Kombination mit oralen Steroiden.
Azathioprin, tgl. 100–200 mg.

■ Kontraindikationen
Leber- und Nierenfunktionsstörungen.

■ Wechselwirkungen
Alkohol, NSAR, Antazida.

■ Nebenwirkungen
Methotrexat: Leberfibrose, akute Knochenmarksuppression.
Azathioprin: Knochenmarktoxizität, Gastrointestinalbeschwerden, Erythem, Fieber.

NSAR

Entzündungshemmende Arzneimittel werden gelegentlich bei akuten arthritischen Beschwerden im Rahmen der Sarkoidose gegeben.

■ Standarddosierung
Indometacin, tgl. 50–200 mg in verteilten Dosen zu den Mahlzeiten.

■ Kontraindikationen
Akutes peptisches Geschwür; schwere Nieren-, Herz- und Leberinsuffizienz.

■ Wechselwirkungen
ACE-Hemmer, Antikoagulanzien, Antidiabetika, Antidepressiva, 4-Chinolone.

■ Nebenwirkungen
Gastrointestinale Beschwerden, Ulzeration und Blutung, Blutbildveränderungen (Thrombozytopenie), Kopfschmerz, Benommenheit.

Behandlungsziele

Vermeidung einer irreversiblen Lungenfibrose.

Weitere Behandlungsmöglichkeiten

Lungentransplantationen oder Herz-Lungen-Transplantationen wurden im Finalstadium der Erkrankung vorgenommen.

Prognose

In 50 % der Fälle kommt es zur Spontanremission.
Die assoziierte Hilusvergrößerung bildet sich in der Regel innerhalb eines Jahres zurück.
In ~10 % der Fälle kommt es zu Parenchymveränderungen, die sich innerhalb eines Jahres zurückbilden können.
In ~40 % der Fälle kommt es innerhalb eines Jahres zur Spontanremission; in den übrigen Fällen entwickelt sich unterschiedlich rasch eine irreversible Fibrose, die in schweren Fällen durch ein bullöses Emphysem und Aspergillom mit rezidivierenden Infektionen und Hämoptysen kompliziert sein kann.

Nachsorge

Regelmäßige körperliche Untersuchung ist bei Patienten unter Steroidtherapie oder Immunsuppression erforderlich.

Hinweise zu Ernährung/ Lebensführung

Keine speziellen Maßnahmen erforderlich.

Literatur

1. Otte HG, Hartig C, Stadler R (1997) Sarkoidose bei Interferon-alpha-Therapie. Hautarzt 48 (7):482–487
2. Badorff C, Schwimmbeck PL, Kuhl U, Gerhold M, Stein H, Schultheiss HP (1997) Kardiale Sarkoidose: Diagnosesicherung durch Endomyokardbiopsie und Therapie mit Kortikosteroiden. Z Kardiol 86 (1):9–14
3. Haitsch R, Frank W, Evers H, Pauli R (1996) Chylothorax als Komplikation einer Sarkoidose. Pneumologie 50 (12):912–914
4. Hald HJ (1996) Die Röntgenmorphologie der pulmonalen Sarkoidose. Rontgenpraxis 49 (8):201–206
5. Matzdorff A, Lohmeyer J, Pralle H (1996) Fieber und Panzytopenie bei extrathorakaler Sarkoidose. Med Klin 91 (5):313–316
6. Schaberg T (1996) Angiotensin-Converting-Enzym als Verlaufsparameter bei Sarkoidose. Dtsch Med Wochenschr 121 (25–26):853

Symptome

Patienten mit Störungen des Säure-Basen-Haushalts sind häufig beschwerdefrei.

Klinischer Befund

Die klinischen Manifestationen sind in der Regel unspezifisch und diagnostisch von geringem Aussagewert.

Metabolische Azidose
Hyperventilation (einschließlich Kussmaul-Atmung).

Bewußtseinsveränderung, Schock: in schweren Fällen.

Metabolische Alkalose
Hypovolämie: kann mit metabolischer Alkalose assoziiert sein.

Respiratorische Azidose
Bewußtseinsveränderung (CO_2-Narkose): Dilatation der Retinagefäße, Stauungspapille.

Respiratorische Alkalose
Kribbelparästhesien an Händen, Füßen und im Perioralbereich.

Tetanie: in schweren Fällen.

Labor- und Apparate-Diagnostik

Alle Störungen des Säure-Basen-Haushalts
Elektrolyte, Blut-Harnstoff-Stickstoff, Kreatinin, Glukose.

Arterielle Blutgasanalyse: bei klinisch begründetem Verdacht.

Metabolische Azidose
Berechnung der Serum-Anionenlücke [Na – (Cl + HCO_3)].
Berechnung der Harn-Anionenlücke [(Na + K) – Cl].
Keton im Urin, Serum-Ketone, Laktat.

Toxikologie: Salicylate, Methanol, Äthylenglykol, Paraldehyd.

Metabolische Alkalose
Urin-Chlorid (U_{Cl}).

Respiratorische Azidose
Siehe Alle Störungen des Säure-Basen-Haushalts.

Respiratorische Alkalose
Siehe Alle Störungen des Säure-Basen-Haushalts.

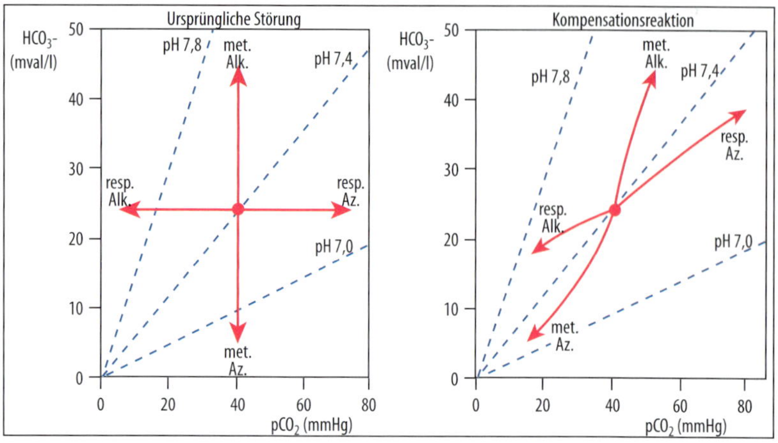

Störungen des Säure-Basen-Haushalts beeinflussen initial die Serumkonzentration von HCO_3 (metabolische Störungen) oder pCO_2 (respiratorische Störungen), was wiederum zur Veränderungen des arteriellen pH-Werts führt (*links*). Mit der Zeit kommt es durch Kompensationsreaktionen zum Wiedereinpendeln des Serum-pH-Werts bei 7,4 (*rechts*).

Differentialdiagnose

Nicht anwendbar.

Ätiologie

Metabolische Azidose
Vergrößerte Anionenlücke: diabetische Ketoazidose, alkoholische Ketoazidose, Laktatazidose, Niereninsuffizienz, Salicylate, Toxine (*siehe* Labor- und Apparatediagnostik).

Normale Anionenlücke: gastrointestinale Flüssigkeitsverluste (negative Harn-Anionenlücke) – Diarrhö, Dünndarmverluste, Ureterosigmoidostomie.

Renal-tubuläre Azidosen (positive Harn-Anionenlücke).

Andere Ursachen: parenterale Hyperalimentation, kaliumsparende Diuretika, rasche Volumenexpansion, Acetazolamid.

Metabolische Alkalose
U_{CL} < 10 mmol/l: diese Störungen sind mit Hypovolämie assoziiert und sprechen auf Kochsalzinfusion an; Ursachen sind Erbrechen, Magensaftabsaugung, villöses Kolonkarzinom, Diuretika, Hyperkapnie.

U_{Cl} > 20 mmol/l: diese Störungen sprechen auf Kochsalzinfusion nicht an; Ursachen sind Mineralokortikoidexzeß (unterschiedlicher Genese), schwere Hypokaliämie (nicht Diuretika-induziert), Hyperkalzämie, Alkali-Ingestion.

Respiratorische Azidose
Alveoläre Hypoventilation (Sedierung, Herzstillstand, Lungenerkrankung, neuromuskuläre Erkrankung, ZNS-Läsionen).

Respiratorische Alkalose
Hyperventilation (Angst, ZNS-Läsionen, Aufenthalt in großer Höhe, schwere Lebererkrankung, fieberhafte Erkrankung, Salicylate, Schwangerschaft).

Epidemiologie

Nicht anwendbar.

Komplikationen

Die meisten Komplikationen treten im Zusammenhang mit der Grunderkrankung (z. B. diabetische Ketoazidose, Exazerbation des Asthma bronchiale) auf.

Metabolische Azidose
Vermindertes Herzzeitvolumen und Hypotonie, verminderte Gewebedurchblutung, Schock.

Metabolische Alkalose
Volumenkontraktion, Hypokaliämie.

Respiratorische Azidose
Hypoxämie, Koma.

Respiratorische Alkalose
Tetanie, Krämpfe: selten.

Pharmakotherapie

Metabolische Azidose

Behandlung der Grundkrankheit (z. B. diabetische Ketoazidose oder Sepsis) einschließlich folgender Maßnahmen:
Alkoholische Ketoazidose: typischerweise Korrektur durch physiologische Kochsalzlösung und Glukoseinfusion.
Diarrhö/gastrointestinale Verluste: physiologische Kochsalzlösung und Elektrolytsubstitution (insbesondere Kalium).
Niereninsuffizienz: $HCO_3 > 15$ mval/dl – keine Therapie erforderlich; $HCO_3 < 15$ mval/dl (ohne Urämie) – orale Alkalien; schwere Azidose mit Urämie – Hämodialyse.
Toxine: supportive Maßnahmen in allen Fällen; Salicylate: Hämodialyse bei Konzentrationen > 100 mg/dl; Methanol, Äthylenglykol – meist keine Hämodialyse erforderlich.
Alkali-Therapie: führte in den meisten Studien zu keiner signifikanten Besserung; dennoch kann bei schwerer Azidose ein Versuch, den pH-Wert mit Hilfe von Alkaligabe bei über 7,1 zu halten, lohnenswert sein; Alkalien sollten jedoch nicht zur Normalisierung des pH-Wertes eingesetzt werden.

Metabolische Alkalose

$U_{Cl} < 10$ mmol/l: Magenverluste – physiologische Kochsalzlösung; Diuretika-induziert – physiologische Kochsalzlösung, Kaliumsubstitution.
$U_{Cl} > 20$ mmol/l: Behandlung der Grunderkrankung (z. B. NNR-Erkrankung); Kaliumsubstitution.

Respiratorische Azidose

Unterstützung der Atmung; Behandlung der Grunderkrankung; bei Verdacht auf Opiat-Überdosierung Versuch mit Naloxon.

Respiratorische Alkalose

Behandlung der Grunderkrankung; Hyperventilation infolge von Angst kann durch kurzfristige Rückatmung in eine Plastiktüte behandelt werden.

Behandlungsziele

Wiederherstellung des normalen Säure-Basen-Status.
Flüssigkeits- und Elektrolytsubstitution.
Behandlung der Grundkrankheit.

Prognose

Im allgemeinen günstig, hängt jedoch von der Grunderkrankung ab.

Nachsorge

Beseitigung auslösender Faktoren.
Fortgesetzte Therapie der Grunderkrankung.

Hinweise zu Ernährung / Lebensführung

Bei chronischen Erkrankungen wie Diabetes mellitus Typ I oder Asthma bronchiale sollte auf regelmäßige Einnahme der Medikamente und Durchführung der indizierten Therapiemaßnahmen geachtet werden.

Gleichungen zur Berechnung der Kompensationsreaktionen

Metabolische Azidose

Mit jedem HCO_3-Abfall um 1,0 mval/dl vermindert sich pCO_2 um 0,8 mmHg.

Metabolische Alkalose

Mit jedem HCO_3-Anstieg um 1,0 mval/dl steigt pCO_2 um 1,4 – 1,7 mmHg.

Respiratorische Azidose

Chronisch: mit jedem pCO_2-Anstieg um 10 mmHg steigt HCO_3 um 3,5 – 4,0 mval/dl.

Respiratorische Alkalose

Chronisch: mit jedem pCO_2-Abfall um 10 mmHg sinkt HCO_3 um 4,0 – 5,0 mval/dl.
Einfache Kompensationsmechanismen führen zur Verschiebung des pH-Werts in Richtung 7,4; dieser Normalwert wird jedoch nicht vollständig erreicht (*siehe* Abbildung). Falls keine Kompensationsreaktion zu beobachten ist, muß eine gemischte Störung mit zwei primären pathologischen Veränderungen in Betracht gezogen werden.

Literatur

1. Schaefer RM, Schaefer L (1998) Störungen des Säure-Basen- Haushaltes. Internist 39:820 – 824
2. Lewandowski K (1998) Störungen des Säure-Basen-Haushaltes. Der Anaesthesist 47 (3):261 – 262
3. Adrogue HJ, Madias NE (1998) Management of life-threatening acid-base disorders. First of two parts. N Engl J Med 338 (1):26 – 34
4. Harrison-RA (1995) Acid-base balance. Respir Care Clin N Am 1(1):7 – 21
5. Laski ME, Kurtzman NA (1996) Acid-base disorders in medicine. Dis Mon 42 (2):51 – 125

Symptome

Die Patienten können beschwerdefrei sein (Schilddrüsenschwellungen werden häufig fremdanamnestisch erfaßt).

Schilddrüsenschwellung: besonders verdächtig bei rascher Größenzunahme.

Dysphagie, Dyspnoe, Dysphonie: Symptome der lokalen Kompression.

Halsschmerz, in Unterkiefer- oder Ohrenregion ausstrahlend.

Knochenschmerzen, Hämoptysen, Abdominalbeschwerden: eventuell Hinweis auf Metastasen.

Symptome einer Hyperthyreose: sehr selten.

Klinischer Befund

Solitärknoten: häufigster Befund; oft derb oder verhärtet.

Unverschieblichkeit der Schilddrüsengeschwulst gegen umliegende Strukturen. Zervikale Lymphadenopathie.

Hinweis auf Metastasen (selten): Rückenmarkkompression, spastische Paraparesen, Hepatomegalie, Knochenauftreibung, Druckschmerzhaftigkeit.

Labor- und Apparate-Diagnostik

Eine differentialdiagnostische Unterscheidung zwischen benignen und malignen Schilddrüsenveränderungen durch Bluttests oder Röntgenuntersuchung ist nicht möglich.

Feinnadelpunktion und Zytologie: Verfahren der Wahl zur Diagnose maligner Schilddrüsenknoten.

Schilddrüsenfunktionsprüfungen: Bestimmung des freien Thyroxins im Serum und des TSH (Thyreoidea-stimulierendes Hormon); zur Diagnose einer Hypo- oder Hyperthyreose.

Schilddrüsenszintigraphie: heiße Knoten (stärkere Speicherung der radioaktiven Substanz als das umliegende Gewebe) sind selten maligne; Knoten, die nicht heiß sind, sollten durch Feinnadelpunktion abgeklärt werden.

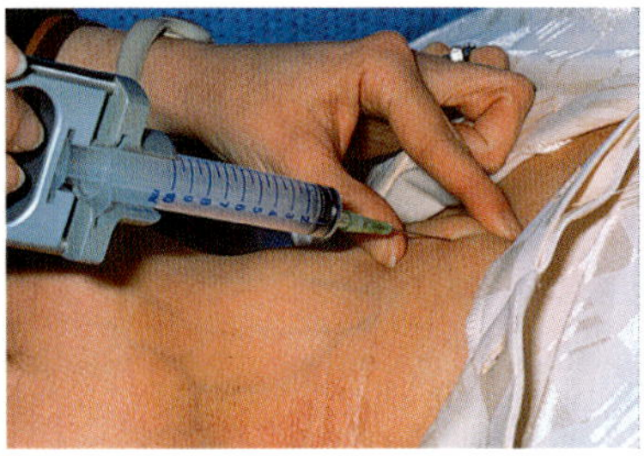

Feinnadelpunktion eines Schilddrüsenknotens ermöglicht die rasche zytologische Abklärung des entnommenen Materials.

Ultraschalluntersuchung: zur genauen Bestimmung der Größe der Knoten im Rahmen einer Verlaufskontrolle; zystische und solide Knoten können unterschieden werden, beide Knotentypen können jedoch maligne sein.

Calcitoninbestimmung im Serum: nur bei bekanntem medullärem Schilddrüsenkarzinom und zur Untersuchung von Familienangehörigen mit hereditärem medullärem Schilddrüsenkarzinom.

Thyreoglobulinbestimmung: zur diagnostischen Abklärung von Schilddrüsenknoten von geringem Wert, jedoch äußerst hilfreich zur Überwachung von Patienten nach einer Therapie.

Untersuchung auf Schilddrüsen-Antikörper: zur Abklärung von Schilddrüsenknoten von geringem Wert

Besondere Überlegungen

Bei Hyperthyreose ist in der Regel eine Szintigraphie angezeigt. Zeigt diese heiße Knoten (autonom funktionsfähige Schilddrüsenknoten), ist ein malignes Geschehen eher unwahrscheinlich.
Bei einer sich rasch (diffus oder nodulär) vergrößernden Schilddrüse sollte auch ein Lymphom in Betracht gezogen werden.

Differentialdiagnose

Benigne Schilddrüsenerkrankung: diffuse Struma, solitäre oder multiple Knoten.
Hashimoto-Thyreoiditis.
Lymphadenopathie anderer Genese.

Ätiologie

Folgende Ursachen kommen in Frage:
Bestrahlung des Kopf- und Halsbereiches in der Anamnese.
Protoonkogen-Expression.
Genetisch bedingt: medulläres Karzinom im Rahmen einer multiplen endokrinen Neoplasie.

Epidemiologie

Schilddrüsenkarzinome machen < 0,5 % aller malignen Neuerkrankungen aus und sind für < 0,5 % der karzinombedingten Todesfälle verantwortlich.
Struma mit Schilddrüsenknoten sind bei bis zu 10 % der Bevölkerung vorhanden.
Das Verhältnis Frauen : Männer beträgt 3 : 1.
Das Risiko einer malignen Entartung ist bei Entwicklung der Knoten im Kindesalter und bei über 60jährigen höher.

Komplikationen

Lokale Infiltration von Trachea, Ösophagus, angrenzenden Nerven.
Knochen-, Leber-, Lungenmetastasen.

Tumorpathologie

Papilläres Karzinom: der am häufigsten diagnostizierte maligne Schilddrüsentumor (> 80 %).
Follikuläres Karzinom: relativ selten (~ 5 - 10 % aller Schilddrüsenkarzinome).
Medulläres Karzinom (5 - 10 % der Fälle).
Anaplastisches Karzinom: selten, ungünstige Prognose.

Pharmakotherapie

Nach einem chirurgischen Eingriff kann eine Radioiodtherapie in Frage kommen.
Der Einsatz der Radioiodtherapie bei kleinen papillären Solitärtumoren ist umstritten.
Eine routinemäßige Radioiodtherapie von Residuen ist nach der chirurgischen Behandlung eines follikulären Schilddrüsenkarzinoms angezeigt.
Das Einsatzgebiet der Radioiodtherapie liegt insbesondere in der Behandlung von Residuen und manifesten Metastasen.
Nach einer definitiven Therapie differenzierter Schilddrüsenkarzinome ist immer eine suppressive Thyroxintherapie erforderlich; Thyroxingabe ist bei Auftreten einer Hypothyreose nach der Therapie angezeigt.

Nichtpharmakotherapie

Das Ausmaß des chirurgischen Eingriffs (Hemithyreoidektomie, subtotale Resektion, Totalresektion) hängt vom pathohistologischen Befund und der Vorliebe des Operateurs ab.
Der chirurgische Eingriff ist die Therapie der Wahl bei papillärem, follikulärem und medullärem Schilddrüsenkarzinom.
Befallene Lymphknoten sollten mit entfernt werden.

Behandlungsziele

Heilung bei minimaler Morbidität.
Minimierung der Morbidität diagnostischer und therapeutischer Interventionen.

Prognose

Die Prognose ist in der Regel relativ gut. Bei lokalisiertem papillärem oder follikulärem Karzinom ist die Prognose ausgezeichnet (nach 10–20 Jahren liegen die Rezidivraten bei 5–10 %, die Mortalitätsraten bei 2–5 %).
Prognostisch ungünstig sind höheres Lebensalter, stärker infiltrierendes Tumorwachstum, Fernmetastasen und veränderte Chromosomenzahl im Tumorgewebe.

Nachsorge

Nach einer Radioresektion der Schilddrüse können Rezidive oder Metastasen mit Hilfe einer Ganzkörperszintigraphie erfaßt werden; eventuell jährliche Kontrolle.
Nach Thyreoidektomie, Radioresektion und suppressiver Schilddrüsenhormongabe bei einem differenzierten Schilddrüsenkarzinom sollte Thyreoglobulin normalerweise nicht mehr nachweisbar sein. Ist dies dennoch der Fall, so kann von Residuen oder Rezidiven ausgegangen werden, eine steigende Thyreoglobulinkonzentration findet sich häufig bei Tumorwachstum.

Hinweise zu Ernährung/ Lebensführung

Es gibt keinen Hinweis auf eine Beeinflussung der Prognose eines manifesten Schilddrüsenkarzinoms durch exogene Faktoren. Iodreiche Ernährung und Vermeidung von Bestrahlungen der Kopf- und Halsregion vermindern das Risiko eines Schilddrüsenkarzinoms.

Literatur

1. Engelhardt R, Farthmann EH, Freudenberg N, Fetscher S, Frommhold H, Mertelsmann R, Moser E, Radecke J, Reinhardt M, Schaefer HE, Slanina J (1997) Leitlinien zur standardisierten Diagnostik, Therapie und Nachsorge des Schilddrüsenkarzinoms. Aktuelle Radiol 7 (5):233–238
2. Schicha H, Dietlein M (1997) Radiojodtherapie beim differenzierten Schilddrüsenkarzinom. Zentralbl Chir 122 (4):266–273
3. Walgenbach S, Sternheim E, Bittinger F, Junginger T (1997) Operative Therapie bei differenziertem Schilddrüsenkarzinom. Zentralbl Chir 122 (4):252–258
4. Hacker HW, Naruhn M, Schweizer P, Schilling FH (1996) Das papilläre Schilddrüsenkarzinom im Kindesalter. Langenbecks Arch Chir Suppl Kongressbd. 113:205–207
5. Ommer A, Bottel P, Stremmel W (1996) Wie gut ist die Prognose beim differenzierten Schilddrüsenkarzinom. Langenbecks Arch Chir Suppl Kongressbd. 113:192–195

Definition

Als obstruktive Schlafapnoe werden rekurrierende Atemstillstände bezeichnet, die durch eine Verengung der oberen Atemwege oder einen Kollaps der Atemwege während des Schlafs verursacht werden.
Häufig liegt ein kombiniertes obstruktiv-zentrales Schlafapnoesyndrom vor.

Symptome

Häufig bestehen die Symptome zum Diagnosezeitpunkt bereits mehrere Jahre.

Lautes Schnarchen, unruhiger, oberflächlicher Schlaf: tritt in der Regel bei Erwachsenen auf; häufig Fremdanamnese durch den Partner.

Somnolenz tagsüber, Erschöpfung, Kopfschmerzen, Müdigkeit am Morgen.

Nächtliche Erstickungsanfälle und Panikattacken, Reizbarkeit, Nykturie, Enurese, Impotenz, eingeschränkte geistige Leistungsfähigkeit, Gedächtnisstörungen, soziale Schwierigkeiten, emotionale Störungen: weniger häufig.

Verhaltensstörungen, Wachstumsstörungen: unspezifische, zusätzlich zu den oben beschriebenen Beschwerden auftretende Symptome bei Kindern.

Klinischer Befund

Adipositas: insbesondere der Halsregion; charakteristisch, jedoch nicht in jedem Fall vorhanden.

Enger, verlegter Pharynx mit Schleimhautödem.
Retrognathie.

Tonsillenhypertrophie: die häufigste Ursache einer obstruktiven Schlafapnoe bei Kindern.

Nasale Obstruktion.
Zyanose.

Respiratorische Insuffizienz oder Cor pulmonale: in 10 % der Fälle.

Manifestationen einer Hypothyreose oder Akromegalie: in seltenen Fällen.

Labor- und Apparate-Diagnostik

Erstuntersuchungen

Arterielle Sauerstoffsättigung oder Blutgasanalyse: zum Nachweis einer Hypoventilation

Spirometrie: zum Nachweis einer obstruktiven Lungenerkrankung

Hämoglobinbestimmung im Wachzustand: zum Nachweis einer Polyzythämie.

Schilddrüsen- und Wachstumshormonbestimmung: kann in einigen Fällen in Frage kommen.

Untersuchungen im Schlaflabor

Sie ermöglichen die Diagnose durch Nachweis einer Obstruktion der oberen Atemwege bei kontinuierlicher Atemarbeit; eine diagnostisch ideale Kombination physiologischer Signale gibt es nicht, erforderlich sind jedoch die Parameter Atemarbeit, Atemstillstand und Schlafstörung.

Polysomnographie: Goldstandard; umfaßt Registrierung der Schlafstadien im EEG, Registrierung der Augenbewegungen, Bestimmung des Atemflusses an Mund und Nase sowie der Bewegungen von Thorax und Abdomen oder des Ösophagusdrucks; ermöglicht eine genaue Erfassung obstruktiver Apnoephasen, ist jedoch zeitaufwendig, kostenintensiv und für den Patienten mit einer Störung des Nachtschlafs verbunden.

Differentialdiagnose

Schläfrigkeit im Wachzustand

Narkolepsie.
Idiopathische Hypersomnolenz.
Zentrale Schlafapnoe.
Periodische Atmung.
Rhythmische Bewegungsstörung der Unterschenkel während des Schlafes.
Schlafmangel.

Respiratorische Insuffizienz

Chronisch-obstruktive Lungenerkrankung.
Neuromuskuläre Schwäche.
Skoliose.
Dekompensierte Herzinsuffizienz.

Ätiologie

Pharynxenge durch Adipositas, endopharyngeale Geschwülste (einschließlich Tonsillen), Retrognathie, Mikrognathie, Hypothyreose, Akromegalie.
Verminderte pharyngeale Muskelaktivität durch Alkoholkonsum, Einnahme von Sedativa oder neuromuskuläre Störungen.
Nasale Obstruktion.

Epidemiologie

Der Altergipfel des Diagnosezeitpunkts liegt bei 40 – 60 Jahren.
Das Verhältnis Männer : Frauen beträgt 4 – 10 : 1.
Das Schlafapnoe/Schlafhypopnoe-Syndrom betrifft schätzungsweise 1 – 4 % der unter 40jährigen Männer.

Komplikationen

Respiratorische Insuffizienz, Cor pulmonale: in der Regel bei peripherer Atemwegsobstruktion (häufig leicht).

Unfälle: insbesondere beim Führen von Motorfahrzeugen, durch eingeschränkte Vigilanz tagsüber.

Kardiovaskuläre Erkrankung: erhöhte vaskuläre Mortalität (läßt sich durch effektive Therapie verbessern).

Varianten der obstruktiven Schlafapnoe

Einfaches Schnarchen: bei 20 % der Männer.
Schnarchen mit Arousal-Reaktionen: schwere Schlaffragmentation und durch starkes Schnarchen bedingte Schläfrigkeit tagsüber, jedoch ohne Apnoe oder Hypoxämie.
Obstruktive Schlafhypopnoe: Atemfluß ist nicht vollständig unterbrochen.
Zentrale Variante: keine Atemarbeit während der Apnoephasen, insbesondere in Rückenlage; Schnarchen oder typische obstruktive Schlafapnoe tritt in der Regel in anderen Lagen auf.
Laryngeale Schlafapnoe: Stridor im Schlaf durch Kehlkopferkrankung, Denervation oder Shy-Drager-Syndrom.

Pharmakotherapie

Vermeiden von Alkohol und Sedativa vor dem Schlafengehen ist ein wichtiger Bestandteil der Therapie.
Die medikamentöse Therapie ist weniger wichtig als CPAP.
Eine eventuelle Hypothyreose sollte erfaßt und behandelt werden.

Nasale Steroide und abschwellende Mittel

Sie vermindern das Schnarchen, haben jedoch wenig Einfluß auf eine obstruktive Schlafapnoe; können während der CPAP-Therapie erforderlich sein.

■ Standarddosierung
Beclometason, 42–84 µg, oder Budesonid, 2mal tgl. 64 µg in jeden Nasenflügel.

■ Kontraindikationen
Keine.

■ Besonderheiten
Vasokonstriktorisch wirkende abschwellende Mittel können bei längerer Anwendung die nasale Obstruktion verstärken und sollten daher vermieden werden.

■ Wechselwirkungen
Keine.

■ Nebenwirkungen
Austrocknen der Nasenschleimhaut.

Medroxyprogesteron

Medroxyprogesteron kann in einigen Fällen mit obstruktiver Schlafapnoe zum Erfolg führen. Eine abschließende Beurteilung ist aufgrund widersprüchlicher Ergebnisse von Studien nicht möglich.

■ Standarddosierung
Tgl. 60–120 mg.

■ Besonderheiten
Kann insbesondere zur Behandlung adipöser Frauen geeignet sein.

■ Nebenwirkungen
Impotenz.

Trizyklische Antidepressiva

Antidepressiva können zur Behandlung einer leichten obstruktiven Schlafapnoe durch Unterdrückung der REM-Phase (in der eine Schlafapnoe sich häufig verstärkt) eine geringe Rolle spielen.

■ Standarddosierung
Protriptylin, 10–20 mg oral, zur Nacht.

■ Kontraindikationen
Herzerkrankung, Epilepsie, Manie, Lebererkrankung, Glaukom.

■ Wechselwirkungen
Alkohol, Monoaminoxidase-Hemmer, Antihistamine, Antiepileptika.

■ Nebenwirkungen
Anticholinerge Wirkungen, Arrhythmien, Impotenz, Harnretention.

Nichtpharmakotherapie

Nasale CPAP (meist 5–15 cm H_2O)

Behandlung der Wahl bei den meisten Patienten mit signifikanter Schläfrigkeit tagsüber.
Vorteile: dramatische Besserung von Schlafunterbrechung, Schläfrigkeit tagsüber, Schnarchen und Apnoe.
Nachteile: störendes äußeres Erscheinungsbild, Maske kann klaustrophobische Reaktionen auslösen oder bei schlechtem Sitz zu Ulzerationen der Nasenschleimhaut führen.
Ursachen eines Therapieversagens: Defekt des Respirators oder der Maske, schlechte Compliance aufgrund nasaler Obstruktion, Klaustrophobie, unzureichende Einweisung des Patienten oder schlechter Sitz der Maske (unzureichende Abdichtung oder nasale Ulzerationen), unzureichende Abdichtung am Mund, Fehldiagnose (zentrale Schlafapnoe, Narkolepsie, respiratorische Insuffizienz anderer Genese).

Chirurgischer Eingriff

Ein chirurgischer Eingriff ist in folgenden Fällen indiziert:
Strukturelle Nasenobstruktion (z. B. Polypen, Septumdeviation).
Tonsillenhypertrophie.
Mißbildung des Gesichts.
Schwere obstruktive Schlafapnoe und Versagen der CPAP.
Eine Tracheostomie ist selten indiziert.
Ein chirurgischer Eingriff (Uvulopalatopharyngoplastik) sollte nur in Zentren mit entsprechender Erfahrung vorgenommen werden.
Eine Resektion des weichen Gaumens führt nicht in jedem Fall zur Heilung.

Behandlungsziele

Linderung der Symptome.
Behebung der respiratorischen Insuffizienz.
Senkung der erhöhten vaskulären Mortalitätsrate.

Prognose

Nach einer wirksamen Therapie sind die Patienten symptomfrei und haben eine ähnliche Prognose wie Kontrollgruppen mit vergleichbarem Körpergewicht.
Nur wenige Patienten können ihr Körpergewicht so weit reduzieren, daß eine CPAP überflüssig wird.

Nachsorge

Patienten, die mit CPAP therapiert werden, müssen betreut werden; dazu gehört auch die Wartung des Atemgeräts, Austausch von Masken und Erwägung einer Reduzierung des Atemwegsdrucks oder Absetzen der Therapie nach Gewichtsreduktion.

Hinweise zu Ernährung/ Lebensführung

Gewichtsreduktion kann eine obstruktive Schlafapnoe beheben, in den meisten Fällen sind jedoch weitere Maßnahmen erforderlich.
Verminderter Alkoholkonsum führt bei Schnarchen und leichter obstruktiver Schlafapnoe zur Besserung.
Obstruktive Schlafapnoe tritt nur in Rükkenlage auf und bessert sich durch Vermeiden dieser Lage.

Literatur

1. Ficker JH, Wiest GH, Lehnert G, Fischer CJ, Katalinic A, Hahn EG (1997) Syndroms. Eine prospektive randomisierte Untersuchung während der Therapie-Einleitung. Dtsch Med Wochenschr 122 (48):1482–1488
2. Ficker JH, Wiest GH, Lehnert G, Fischer CJ, Katalinic A, Hahn EG (1997) „Auto-CPAP"-Therapie des obstruktiven Schlafapnoe-Syndroms. Eine prospektive randomisierte Untersuchung während der Therapie-Einleitung. Dtsch Med Wochenschr 122 (48):1482–1488

Definition

Zentrale Schlafapnoe ist ein klinisches Syndrom, das durch mehrere Ursachen hervorgerufen werden kann.

Neuromuskuläre Störung oder Brustwanderkrankung: primäres Problem ist die Ineffektivität der Atempumpe; es kann zur Entwicklung einer ventilatorischen Insuffizienz tagsüber kommen.

Periodische Atmung (Cheyne-Stokes-Atmung): primäres Problem ist ein gestörter Feedback-Mechanismus der Atemregulation; eine ventilatorische Insuffizienz tagsüber entwickelt sich nicht.

Rein zentrale Schlafapnoe: charakteristisch ist eine Hypoventilation bei normalem Befund der Atemwege, Lunge, Brustwand und Atemmuskulatur; tritt bei Hirnstammläsionen und bei primärer alveolärer Hypoventilation (Undine-Syndrom) auf.

Symptome

Unruhiger Schlaf, Schläfrigkeit tagsüber: durch vorübergehende Atemnot während einer Apnoephase reflektorisch auftretende Arousal-Reaktion und Tachypnoe; Symptome der Schlafstörung.

Morgendliche Kopfschmerzen und Übelkeit, geringe körperliche Belastbarkeit, Knöchelödem, Atemnot tagsüber: nur bei neuromuskulären Störungen und Brustwanderkrankungen; Symptome der respiratorischen Insuffizienz.

Symptome der zur Schlafapnoe führenden primären Erkrankung.

Klinischer Befund

Zyanose, peripheres Ödem, erhöhter Venendruck, Manifestationen einer pulmonalen Hypertonie oder Rechtsherzhypertrophie: bei Hypoventilation und Entwicklung eines Cor pulmonale.

Erhöhter Venendruck und Ödem: Zeichen einer Herzinsuffizienz.

Muskuläre Faszikulation, Schwäche, fehlende Sehnenreflexe: Zeichen einer Myopathie oder Dystrophie, eines Rückenmarks- oder Postpoliomyelitis-Syndroms.

Atemnot in Rückenlage und paradoxe abdominale Bewegungen bei Inspiration: Zeichen einer Zwerchfellschwäche durch bilaterale Phrenikuslähmung, Mangel an saurer Maltase oder andere muskuläre Störungen.

Manifestationen einer Läsion des zentralen Motoneurons und des Hirnstamms: Anzeichen eines Apoplex.

Brustwanddeformität: Zeichen einer Skoliose, Thorakoplastik.

Labor- und Apparate-Diagnostik

Erstuntersuchungen

Bestimmung der arteriellen Sauerstoffsättigung und Blutgasanalyse im Wachzustand: zum Nachweis einer Hyperkapnie; alveolärarterieller Sauerstoffgradient häufig normal.

Spirometrie: zum Ausschluß einer chronisch-obstruktiven Lungenerkrankung und Ermittlung des Lungenvolumens; eine Hypoventilation im Wachzustand bei zentraler Schlafapnoe liegt selten vor, wenn die Vitalkapazität > 1,5 l im Stehen beträgt; ein 20%iger Abfall der Vitalkapazität bei forcierter Atmung im Liegen deutet auf eine ausgeprägte Zwerchfellschwäche hin.

Hämoglobinanalyse: zur Erfassung einer Polyzythämie.

Untersuchung der neuronalen Physiologie, Muskelbiopsie, EKG, Echokardiographie: können ebenfalls in Erwägung gezogen werden.

Untersuchungen im Schlaflabor

Diese dienen dem Ausschluß einer obstruktiven Schlafapnoe, dem Nachweis charakteristischer Atemstillstände bei fehlender kontinuierlicher Atemarbeit und einer zunehmenden Hypoventilation während der REM-Phase sowie der Quantifizierung des Schweregrades der vorliegenden Störung.
Zu einer vollständigen Untersuchung gehören auch Elektroenzephalographie, Elektrookulographie, Elektromyographie, Oxymetrie sowie Bestimmung der Atemarbeit und des Atemflusses.
Die Interpretation der Befunde kann schwierig sein, da in einigen Fällen von Apnoe, die auf einen Kollaps der Pharynxwände zurückzuführen sind, nur eine geringe Atemarbeit erkennbar sein kann, während es in anderen Fällen mit primärer Insuffizienz des Atemantriebs zum sekundären Kollaps der Atemwege kommen kann.

Differentialdiagnose

Schläfrigkeit im Wachzustand
Obstruktive Schlafapnoe.
Narkolepsie.
Idiopathische Hypersomnolenz.
Rhythmische Bewegungsstörung der Unterschenkel während des Schlafes.
Schlafmangel.

Respiratorische Insuffizienz
Chronisch-obstruktive Lungenerkrankung.
Obstruktive Schlafapnoe.

Ätiologie

Neuromuskuläre Störung oder Brustwanderkrankung

Im Wachzustand kann eine normale Ventilation zwar noch aufrechterhalten werden, mit dem Absinken des Atemantriebs beim Einschlafen kommt es jedoch zur Hypoventilation.
Dieser Zustand wird durch Muskelatonie in der REM-Phase weiter verstärkt.
Wie dieser Mechanismus zur Hypoventilation tagsüber beiträgt, ist noch unklar.
Vermutlich führt die im Schlaf auftretende Hypoxämie zur einer immer ausgeprägteren Verminderung des zentralen Atemantriebs und dadurch zur Verschlechterung der Ventilation tagsüber.
Eingeschränkte Beweglichkeit der Brustwand und Erschöpfung der Atemmuskulatur spielen vermutlich ebenfalls eine Rolle.

Periodische Atmung

Tritt im Zusammenhang mit einer Störung (gesteigertes oder verzögertes Feedback) der Atemregulation auf.
Faktoren, die zu dieser Störung beitragen, sind ein zu hohes zentrales Atemantriebsniveau (ZNS-Erkrankung), verlängerte Zirkulationszeit (Herzinsuffizienz), Hypoxämie, Hypokapnie und gehäufte nächtliche Arousal-Reaktionen (große Höhe).

Epidemiologie

Neuromuskuläre Ursachen der zentralen Schlafapnoe sind eher ungewöhnlich.
Eine periodische Atmung während des Schlafes findet sich bei > 50 % der Patienten mit schwerer chronischer Herzinsuffizienz und > 20 % der stationär aufgenommenen Patienten mit neurologischen Erkrankungen.

Komplikationen

Hypoventilation, Cor pulmonale, Pneumonie: bei neuromuskulärer Ursache oder Brustwanderkrankung.

Unfälle: insbesondere beim Führen von Motorfahrzeugen durch eingeschränkte Vigilanz tagsüber.

Pharmakotherapie

Bei Vorliegen eines Hypoventilationssyndroms sollte auf die Einnahme von Sedativa, die eine akute respiratorische Insuffizienz auslösen können, verzichtet werden.

Neuromuskuläre Schwäche und Brustwanderkrankung

Wichtigste therapeutische Maßnahme ist die nächtliche Beatmung.
Atemstimulanzien (z. B. Theophyllin, Acetazolamid, Medroxyprogesteron) können versucht werden, haben sich zur langfristigen Therapie jedoch als enttäuschend erwiesen.

Periodische Atmung

Verläuft häufig asymptomatisch und erfordert keine Therapie; die Behandlung symptomatischer Verläufe befindet sich noch im Versuchsstadium.
Eine zugrundeliegende Herzinsuffizienz oder chronisch-obstruktive Lungenerkrankung sollte behandelt werden
Sauerstoff, niedrig dosiertes Kohlendioxid, CPAP oder Acetazolamid können erfolgversprechend sein.

Nichtpharmakotherapie

Nächtliche Beatmung

Indiziert bei zentraler Schlafapnoe, Hypoventilation im Wachzustand und Fehlen einer die Lebensqualität einschränkenden Grunderkrankung.
Bewirkt eine Besserung der Symptome im Wachzustand, der respiratorischen Insuffizienz und des Cor pulmonale; führt dadurch auch zu einer günstigeren Prognose.
Die nasale CPAP sollte immer zuerst versucht werden, da durch sie in den meisten Fällen eine ausreichende Ventilation erreicht werden kann.
Ältere Verfahren sind Rüttelbett sowie Tank- und Cuirass-Respirator.
Vorteile: Beseitigung der Unterbrechungen des Schlafes, Schläfrigkeit tagsüber und respiratorischen Insuffizienz.
Nachteile: Spezialist zur Gewöhnung des Patienten an das Beatmungsgerät sowie spätere Betreuung erforderlich.
Ursachen eines Therapieversagens: Versagen von Respirator oder Maske aufgrund eines technischen Defekts oder unzureichender Abdichtung, schlechte Compliance aufgrund unzureichender Abdichtung am Mund, nasale Obstruktion, Klaustrophobie, unzureichende Einweisung des Patienten oder schlechter Sitz der Maske, Kollaps der oberen Atemwege durch extrathorakalen negativen Atemwegsdruck (Tank- oder Cuirass-Respirator), Fehldiagnose (respiratorische Insuffizienz durch obstruktive Lungenerkrankung).

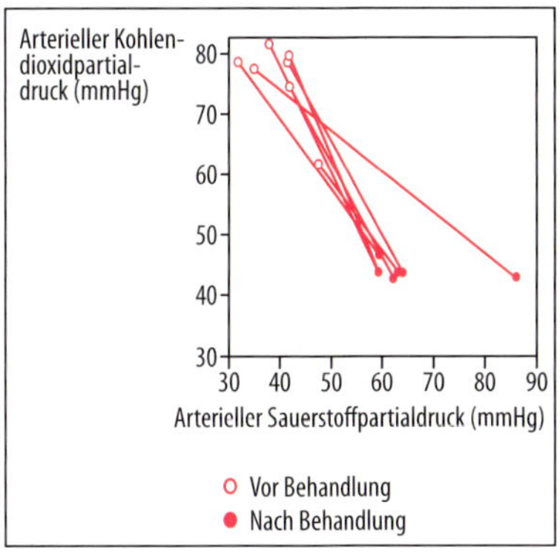

Verbesserung der arteriellen Blutgase im Wachzustand bei 7 Patienten mit neuromuskulärer Störung oder Brustwanderkrankung und Hypoventilation nach nächtlicher Beatmung.

Sauerstoff

Nächtliche Sauerstoffgabe (24–28 %) kann bei kontraindizierter Beatmung zur Linderung der Symptome eingesetzt werden; eine Verbesserung der Prognose wird jedoch nicht erreicht, die Hypoventilation im Wachzustand kann sich verstärken.

Behandlungsziele

Neuromuskuläre Schwäche oder Brustwanderkrankung

Linderung der Beschwerden und Verbesserung der Lebensqualität.
Behebung einer respiratorischen Insuffizienz und eines Cor pulmonale.
Verbesserung der Mortalitäts- und Morbiditätsrate.

Periodische Atmung

Linderung der durch Schlafstörungen hervorgerufenen Symptome.

Prognose

Neuromuskuläre Störung oder Brustwanderkrankung

Unbehandelte Patienten mit signifikanter respiratorischer Insuffizienz im Wachzustand und zentraler Schlafapnoe haben eine begrenzte Lebenserwartung (meist nur einige Monate).
Bei erfolgreicher nächtlicher Beatmung entspricht die Prognose weitgehend jener der Grunderkrankung.

Periodische Atmung

Cheyne-Stokes-Atmung wird heute nicht mehr als ein unabhängig von der Schwere der Grunderkrankung bestehender prognostisch ungünstiger Faktor angesehen.

Nachsorge

Patienten mit neuromuskulärer Schwäche oder Brustwanderkrankung und anderweitig günstiger Prognose, bei denen tagsüber keine respiratorische Insuffizienz vorliegt, müssen überwacht werden, so daß mit Beginn einer Hyperkapnie im Wachzustand die nächtliche Beatmung eingeleitet werden kann.
Patienten mit zu Hause durchgeführter nächtlicher Beatmung müssen langfristig betreut werden.

Hinweise zu Ernährung/ Lebensführung

Eine Änderung der Ernährung und der Lebensgewohnheiten hat keinen Einfluß auf die zentrale Schlafapnoe.
Rauchen sollte unterbleiben, da konkurrierende Lungenerkrankungen zur Verschlechterung einer respiratorischen Insuffizienz beitragen.

Literatur

1. Stammnitz A, Schneider H (1997) Primäre alveoläre Hypoventilation im Erwachsenenalter. Med Klin 92 Suppl 1:50--53
2. Gugger M (1997) Atemstörungen im Schlaf: neue Entwicklungen. Schweiz Med Wochenschr 127 (6):204–207
3. Peter JH (1996) Schlafbezogene Atemstörungen. Pneumologie 50 Suppl 2:607--610

Symptome

Insomnie
Müdigkeit, Schläfrigkeit tagsüber.
Depression.

Obstruktive Schlafapnoe
Gewohnheitsmäßiges Schnarchen, fremdanamnestisch festgestellte Apnoe.
Anhalten des Atemflusses.
Partielle Arousal-Reaktionen.
Übermäßige Schläfrigkeit tagsüber.

Narkolepsiesyndrom
Übermäßige Schläfrigkeit tagsüber.

Plötzlicher Tonusverlust: affektiv oder in Erwartung eines plötzlichen Ereignisses (Kataplexie).

Kurze Nachtschlaflatenz.

Übermäßige motorische Aktivität während des Schlafes: Treten und Schlafwandeln.

Schlafparalyse (Verlust des Muskeltonus).
Hypnopompe oder hypnagoge Halluzinationen.

Parasomnie
Somnambulismus, Arousal-Reaktionen mit Desorientiertheit, Pavor nocturnus: 60 - 90 Minuten nach dem Einschlafen während der REM-Phase.

Ausagieren von Träumen (REM-Verhaltensstörung), Cluster-Kopfschmerz, Alpträume: während der REM-Phase; von Träumen begleitet.

Weitere Störungen
Enurese, Sprechen oder Treten im Schlaf: häufig.

Bruxismus, Umherwerfen des Kopfes: weniger häufig.

Zirkadiane Schlafstörungen
Schlafrhythmusstörungen (vorzeitiger oder verspäteter Nachtschlaf).

Klinischer Befund

Bei den meisten Schlafstörungen lassen sich keine pathologischen Befunde erheben, obstruktive Schlafapnoe ist jedoch gelegentlich mit Retrognathie, Mikrognathie, Makroglossie, vergrößerten Tonsillen oder Gaumensegeln assoziiert.

Labor- und Apparate-Diagnostik

Polysomnographie: bei allen mit Schlafwandeln einhergehenden Störungen einschließlich des Narkolepsiesyndroms erforderlich; ermöglicht eine genaue, objektive Untersuchung des Schlafverhaltens und kann insbesondere in Kombination mit Videoüberwachung zur diagnostischen Abklärung einer Schlafstörung dienen.

Pulsoxymetrie während des Schlafes: zur Beurteilung einer Schlafapnoe und Überprüfung des Therapieerfolgs.

Multipler Schlaflatenztest: beim Narkolepsiesyndrom und anderen Formen der Schläfrigkeit tagsüber; bei Narkolepsie ist die Schlaflatenz verkürzt, die REM-Phase beginnt häufig innerhalb von 15 Min. nach dem Einschlafen; tritt bei ≥ 2 von 5 Schlafanfällen eine REM-Phase auf, ist eine Narkolepsie sehr wahrscheinlich.

Blut- und Harnuntersuchungen: zum Nachweis von Hypnotika oder ZNS-stimulierenden Substanzen, gelegentlich auch bei Verdacht auf Arzneimittelmißbrauch oder schlechte Arzneimittel-Compliance.

Differentialdiagnose

Nicht anwendbar.

Ätiologie

Insomnie ist häufig multifaktoriell bedingt und kann im Zusammenhang mit veränderten Lebensgewohnheiten, physischen und psychischen Faktoren, gelegentlich auch bei Hypnotika- oder Alkoholmißbrauch auftreten.
Eine familiäre Häufung ist bei Insomnie nicht ungewöhnlich.
Das Narkolepsiesyndrom weist in 99 % der Fälle eine Assoziation mit HLA-DR2 und HLA-DQw1 auf; jedoch nur 1 von 500 HLA-DR2-positiven Patienten entwickelt ein Narkolepsiesyndrom.
Zirkadiane Schlafstörungen treten häufig im Zusammenhang mit Schichtarbeit und/oder psychischen Faktoren auf.

Epidemiologie

Chronische Insomnie tritt bei bis zu 20 % der Erwachsenen auf und ist bei Frauen häufiger als bei Männern.
Anhaltende übermäßige Schläfrigkeit tagsüber wird in der Regel durch obstruktive Schlafapnoe, Narkolepsiesyndrom oder rhythmische Bewegungsstörung der Unterschenkel während des Schlafes mit häufigen Arousal-Reaktionen verursacht.
Parasomnien mit Bettnässen und Schlafwandeln sind häufige, meist im Kindesalter auftretende Störungen.
Zirkadiane Schlafstörungen werden durch Schichtarbeit verursacht und treten bei einem Drittel der Arbeitskräfte auf; Schichtarbeit wird von jüngeren Personen besser toleriert.
Einschlafstörungen weisen eine Inzidenz von 1 : 10.000 auf.

Komplikationen

Schlafstörungen können das Leben der Betroffenen in ähnlicher Weise einschränken wie Epilepsie.
Schläfrigkeit tagsüber, Depression, Schlafanfälle.

Berufliche und soziale Probleme: Schläfrigkeit ist z. B. eine der Hauptursachen für Verkehrsunfälle.

Pharmakotherapie

Insomnie

■ Standarddosierung
Eventuell kurzfristige Gabe (2–4 Wochen) von Benzodiazepinderivaten oder anderen Hypnotika, z.B. Temazepam, 2–3mal wöchentl.

■ Kontraindikationen
Schwangerschaft, psychische Störung, Schlafapnoe.

■ Besonderheiten
Nächtliche Daueranwendung sollte vermieden werden; kann mit psychologischen Maßnahmen kombiniert werden; Hypnotikagabe ist bei den meisten chronischen Formen der Insomnie jedoch nicht das Verfahren der ersten Wahl.

■ Wechselwirkungen
Verstärkt die sedierende Wirkung vieler anderer Arzneimittel; metabolische Wechselwirkungen.

■ Nebenwirkungen
Sedierung im Wachzustand, Toleranz.

Narkolepsiesyndrom: Schläfrigkeit tagsüber

■ Standarddosierung
Methylphenidat, tgl. maximal 60 mg, Pemolin, Mazindol, Dextroamphetamin; genaue Dosisanpassung und Zeitplan sind entscheidend.

■ Kontraindikationen
Gefäßerkrankung, Hypertonie, Schwangerschaft, Prostatahyperplasie, Stillzeit.

■ Besonderheiten
Stimulanzien sind bei Kataplexie unwirksam.
Regelmäßige Überwachung bei Langzeiteinnahme.

■ Wechselwirkungen
Sympathomimetika, Monoaminoxidase-Hemmer.

■ Nebenwirkungen
Gesteigerter Redefluß, Euphorie, gastrointestinale Irritationen, vermehrtes Schwitzen, Obstipation.

Narkolepsiesyndrom: Kataplexie

■ Standarddosierung
Clomipramin oder Imipramin, 1mal tgl. 10–50 mg.

■ Kontraindikationen
Frischer Myokardinfarkt, AV-Block.

■ Besonderheiten
Kataplexie spricht nicht auf Stimulanzien an, diese können jedoch in Kombination mit Clomipramin eingesetzt werden.

■ Wechselwirkungen
Wie bei trizyklischen Antidepressiva.

■ Nebenwirkungen
Appetitstörungen, Sexualstörungen, Orthostase.

Behandlungsziele

Wiederherstellung des normalen Aktivitäts- und Stimmungsniveaus.
Vermeiden von Hypoxie oder Arousal-Reaktionen während des Schlafes sowie eines Cor pulmonale.
Linderung der Narkolepsiesymptome.

Weitere Behandlungsmöglichkeiten

CPAP: kann bei obstruktiver Schlafapnoe erfolgreich eingesetzt werden.
Ein chirurgischer Eingriff kann in Betracht gezogen werden.

Prognose

Die Prognose ist je nach Schlafstörung sehr unterschiedlich.
Beim Narkolepsiesyndrom ist eine Remission ungewöhnlich.
Bei vielen Formen der Insomnie ist die Prognose schlecht.

Nachsorge

Insomnie erfordert eine medizinische, psychiatrische und psychologische Abklärung; zusammen mit dem Patienten sollte ein schriftlicher Behandlungsplan aufgestellt werden, mit dessen Hilfe nach 3–6 Monaten Behandlung ein dauerhafter Erfolg angestrebt wird.
Beim Narkolepsiesyndrom sollte der Therapieerfolg anhand eines Tagebuches mit Aufzeichnung der Schlaf- und Wachphasen überwacht werden; die Arzneimittel-Compliance kann durch regelmäßige Bestimmung der Blut- und Harnkonzentrationen überprüft werden.

Hinweise zu Ernährung / Lebensführung

Regelmäßiger Schlaf-Wach-Rhythmus, Verzicht auf Lesen und Fernsehen im Bett sowie Rekapitulation der Geschehnisse des Tages zu einem anderen Zeitpunkt können eine Insomnie verbessern. In einigen Fällen kann anfangs ein therapeutischer Schlafentzug angezeigt sein.
Beim Narkolepsiesyndrom können 2–3 kurze geplante Schlafphasen während des Tages die Schläfrigkeit verringern.
Ein regelmäßiger Schlafrhythmus mit festen Schlaf- und Wachzeiten ist bei der Behandlung vieler Parasomnien hilfreich.

Fahrtauglichkeit

Die Einschränkung der Fahrtauglichkeit hängt vom therapeutischen Erfolg und Grad der Compliance ab.

Hilfe für Betroffene

Deutsche Narkolepsie Gesellschaft
FU Berlin
Zentrum für Schlafmedizin
Telefon +49 (30) 84 45 - 86 26 oder
Telefon +49 (30) 4 34 85 87, Frau Dr. Krämer, Ärztin für Neurologie.

Literatur

1. Stepansky R, Asenbaum S, Saletu B, Zeitlhofer J (1997) Schlafstörungen in der Neurologie: Hypersomnien. Wien Klin Wochenschr 109 (22):869–877
2. Holsboer-Trachsler E (1997) Behandlung von Schlafstörungen. Internist 38 (7):704
3. Saletu B (1997) Schlafstörungen: Eigene Erkrankungen, Symptome oder Spielwiese von Spezialisten? Wien Klin Wochenschr 109 (11):377–378
4. Nachtmann A, Hajak G (1996) Phytopharmaka zur Behandlung von Schlafstörungen. Internist 37 (7):743–749
5. Bornkessel B (1996) Schlafstörungen – Diagnostik und Behandlung. Empfehlungen der Deutschen Gesellschaft für Schlafforschung und Schlafmedizin. Med Monatsschr Pharm 19 (4):106–109

Symptome

Die Symptomatik des Schocks ist unspezifisch; folgende Beschwerden können auftreten:
Unruhe.
Verwirrtheit oder Stupor.
Atemnot.
Brustschmerz.
Die Symptome der Grunderkrankung können das Krankheitsbild beherrschen.

Klinischer Befund

Hypotonie: definiert als systolischer Blutdruck < 90 mmHg.
Oligurie: < 30 ml/Std.
Zyanose.
Verwirrtheit.
Periphere Vasokonstriktion oder Vasodilatation: kann Hinweis auf hohen bzw. niedrigen systemischen Gefäßwiderstand sein.
Tachykardie und 3. Herzton.

Labor- und Apparate-Diagnostik

Erstuntersuchungen

Großes Blutbild, Hämatokritwert, Urin- und Elektrolytstatus, toxikologische Untersuchungen und Kreatininbestimmung.

Kardiospezifische Enzymdiagnostik: bei Verdacht auf Myokardinfarkt.

Blutkultur: bei bekanntem oder vermutetem infektiösem Prozeß.

Arterielle Blutgasanalyse: zur Beurteilung von Hypoxämie und Azidose.

EKG und Thoraxröntgen: obligatorisch.

Kreislauffunktionsprüfung

Sollte nach Möglichkeit auf der Intensivstation erfolgen.

Zentraler Venenkatheter: zur Messung des zentralen Venendrucks.

Arterieller Katheter: „blutige" Blutdruckmessung; Sphygmomanometrie kann bei vorliegendem Schock unzuverlässig sein.

Pulmonaliskatheter: zur Messung des Lungenarteriendrucks, des Wedge-Drucks sowie des Herzminutenvolumens mittels Thermodilution.

Echokardiographie: zur Bestimmung der linksventrikulären Funktion oder bei Verdacht auf Herzklappenfehler, Ventrikelseptumdefekt oder Herzbeuteltamponade.

Differentialdiagnose

Nicht anwendbar.

Ätiologie

Geringer zentraler Venendruck

Deutet auf Vorliegen einer Hypovolämie hin.
Warme Peripherie (geringer systemischer Gefäßwiderstand): Vasodilatation aufgrund einer Sepsis oder Arzneimittelüberdosierung.
Kalte Peripherie (hoher systemischer Gefäßwiderstand): normale Hämoglobin- oder Hämatokritwerte sind Hinweis auf Hämorrhagie; hohe Hämoglobinwerte deuten auf Salz- und Wasserverlust hin, z. B. durch Peritonitis, Pankreatitis, diabetische Ketoazidose, Verbrennungen, polyurische Phase der akuten Tubulusnekrose.

Erhöhter zentraler Venendruck

Hinweis auf „Pumpversagen".
Spannungspneumothorax.
Lungenembolie.
Verringerte myokardiale Kontraktilität durch akuten Myokardinfarkt oder Ischämie, Sepsis, Azidämie, Störung des Elektrolythaushalts, negativ inotrop wirkende Substanzen (z. B. Betablocker, Antiarrhythmika).
Arrhythmie.
Herzbeuteltamponade.
Interventrikuläre Septumruptur.
Akute Mitral- oder Aortenklappeninsuffizienz.
Aortenstenose.

Epidemiologie

Nicht anwendbar.

Komplikationen

Myokardischämie oder -infarkt.
Akutes Nierenversagen.
Ischämischer Hirninfarkt.
Paralytischer Ileus.

Laktatazidose: Hinweis auf schwere Gewebehypoxie.

Sepsis und Schock

Bei einer Sepsis kommt es charakteristischerweise zu einer unberechenbaren Störung der Mikrozirkulation. Dabei kann eine unangemessene Vasodilatation der Arteriolen im Muskel- und Hautgewebe gleichzeitig mit einer ausgeprägten Vasokonstriktion im Bereich der renalen und viszeralen Gefäßversorgung bestehen.
Die auftretende Hypotonie ist multifaktoriell bedingt, z. B. durch Absinken des systemischen Gefäßwiderstandes auf < 25 % des Normalwerts, Depression der myokardialen Kontraktilität durch Hypoxämie und Azidämie, Dilatation der venösen Kapazitätsgefäße und nachfolgend geringen zentralen Venendruck sowie Verlust der Kapillarfunktion mit Austritt von intravasaler Flüssigkeit und Plasmaprotein in Alveolen, Gastrointestinaltrakt, Peritonealhöhle und andere Gewebe.
Die Kombination aus myokardialer Funktionsstörung und Schädigung der alveolokapillären Basalmembranen ist dafür verantwortlich, daß Versuche, den Blutdruck durch rasche i.v. Flüssigkeitsinfusion zu normalisieren, mit hoher Wahrscheinlichkeit zum Lungenödem führen.

Pharmakotherapie

Nach Möglichkeit Behandlung der Grundkrankheit.
Als Sofortmaßnahmen können in Frage kommen:
Sauerstoffgabe zur Behandlung der mit vermehrter Laktatbildung einhergehenden Hypoxämie.
Behandlung von Arrhythmien (Kardioversion ist negativ inotrop wirkenden Antiarrhythmika vorzuziehen).
Plasmaexpander bei geringem zentralem Venendruck.
Korrektur eines gestörten Elektrolythaushalts.
Breitspektrum-Antibiotikum bei Verdacht aus Sepsis.
Inotrop wirkende Substanzen zur Behandlung einer nicht in Verbindung mit Hypovolämie auftretenden Hypotonie wie im folgenden beschrieben.

Bei Oligurie

Dopamin ist das Mittel der ersten Wahl bei Oligurie; es verbessert bei niedriger Dosierung die renale Durchblutung und wirkt bei Dosierungen > 5 µg/kg KG/Min. (Beta1-, Alpha-Agonismus) inotrop und vasokonstriktorisch. Die Verabreichung erfolgt zentral.

■ Standarddosierung
Dopamin, 3 – 5 µg/kg KG/Min.

■ Kontraindikationen
Phäochromozytom.

■ Wechselwirkungen
Monoaminoxidase-Hemmer.

■ Nebenwirkungen
Erbrechen, Tachykardie, Angina pectoris, Kopfschmerzen.

Nach Myokardinfarkt

Dobutamin ist das Mittel der ersten Wahl nach einem Myokardinfarkt; es wirkt vorwiegend als Beta1-Agonist und führt zu einem günstigeren Verhältnis zwischen Sauerstoffangebot und -Nachfrage im Myokard sowie zur peripheren Vasodilatation (wird deshalb bei hohem systemischem Gefäßwiderstand eingesetzt).

■ Standarddosierung
Dobutamin, 5 – 20 µg/kg KG/Min.

■ Kontraindikationen
Obstruktion des ventrikulären Ausflusses, Arrhythmieneigung.

■ Wechselwirkungen
Hypotonie bei Kombination mit anderen Vasodilatatoren.

■ Nebenwirkungen
Tachykardie, lokale Phlebitis, Hypokaliämie.

Bei schwerer Hypotonie

Adrenalin ist das am stärksten positiv inotrop wirkende Katecholamin; in niedriger Dosierung wirkt es als Beta-Agonist, in Dosierungen > 10 µg/Min. als Alpha-Agonist und führt zur peripheren Vasokonstriktion (wird deshalb bei niedrigem systemischem Gefäßwiderstand eingesetzt).

■ Standarddosierung
Adrenalin, 2 – 40 µg/Min.

■ Kontraindikationen
Hypertonie, Tachyarrhythmien.

■ Wechselwirkungen
Inhalative Anästhetika, trizyklische Antidepressiva.

■ Nebenwirkungen
Tachykardie, Arrhythmien.

Bei Bradykardie, AV-Block und Rechtsherzinsuffizienz

Isoprenalin wird bei Bradykardie, AV-Block und Rechtsherzinsuffizienz eingesetzt; es führt zur pulmonalen und systemischen Vasodilatation und verschlechtert das Verhältnis zwischen Sauerstoffangebot und -bedarf im Myokard sowie das Ventilation/Perfusionsverhältnis.

■ Standarddosierung
Isoprenalin, 1 – 10 µg/Min.

■ Kontraindikationen
Kardiale Ischämie, Hyperthyreose.

■ Wechselwirkungen
Inhalative Anästhetika, trizyklische Antidepressiva.

■ Nebenwirkungen
Atriale und ventrikuläre Tachyarrhythmien.

Bei stark erniedrigtem systemischem Gefäßwiderstand

Noradrenalin wird bei stark erniedrigtem systemischem Gefäßwiderstand eingesetzt. Seine alpha-agonistische Wirkung führt zur Vasokonstriktion; dem dadurch hervorgerufenen Blutdruckanstieg steht allerdings ein Abfall des Herzzeitvolumens gegenüber.

■ Standarddosierung
Noradrenalin, 1 – 10 µg/Min.

■ Kontraindikationen
Myokardiale Funktionsstörung.

■ Wechselwirkungen
Trizyklische Antidepressiva.

■ Nebenwirkungen
Digitale Nekrosen, Myokardischämie.

Behandlungsziele

Steigerung von Herzzeitvolumen, Blutdruck und Sauerstoffversorgung der Gewebe in dem Maße, daß die durch anaeroben Stoffwechsel und Laktatazidose hervorgerufenen Schäden an den Endorganen vermieden werden.

Weitere Behandlungsmöglichkeiten

Mechanische Beatmung

Ermöglicht eine effektive Korrektur der Hypoxämie und macht Atemarbeit überflüssig (am hilfreichsten bei akuter Linksherzinsuffizienz).

Intraaortale Ballongegenpulsation

Temporäre Maßnahme (24 – 48 Std.) bis zum Einsetzen einer Spontanremission oder zur Einleitung einer definitiven Behandlung (z. B. chirurgische Korrektur eines Herzklappen- oder Ventrikelseptumdefekts).
Kann in der Herzchirurgie und bei therapierefraktärer instabiler Angina pectoris erfolgreich eingesetzt werden.
Komplikationen treten bei 20 % der Patienten auf und umfassen Ischämie des Beins, Aortendissektion, Hämolyse, Thrombozytopenie, Infektion.

Chirurgischer Eingriff

Ein chirurgische Eingriff ist bei frischer Ventrikelseptumruptur, Papillarmuskelabriß, Aortendissektion und subakuter Myokardruptur mit nachfolgender Herzbeuteltamponade indiziert.

Prognose

Die wichtigste prognostische Determinante ist die zugrundeliegende Störung; so hat z. B. ein Schock aufgrund einer diabetischen Ketoazidose bei einem jungen Patienten eine günstige Prognose, während ein kardiogener Schock aufgrund eines akuten Vorderwandinfarkts mit einer Mortalitätsrate von 80 – 90 % verbunden ist.

Nachsorge

Eine Nachsorge ist nicht erforderlich.

Hinweise zu Ernährung/ Lebensführung

Keine speziellen Maßnahmen erforderlich.

Literatur

1. Muller-Werdan U, Werdan K (1997) Der anaphylaktische Schock. Anaesthesist 46 (6):549 – 563
2. Buslau M, Biermann H, Shah PM (1996) Grampositiver septisch-toxischer Schock mit Blasenbildung. Die intraepidermale Spaltbildung als Hinweis für die Toxineinwirkung. Hautarzt 47 (10):783 – 789
3. Marzi I (1996) Der hämorrhagische Schock. Anaesthesist 45 (10):976 – 992
4. Flesche CW, Schurer NY (1996) Der anaphylaktische Schock. Grundlagen und Akuttherapie. Hautarzt 47 (8):650 – 660

Symptome

In den meisten Fällen treten die Symptome 24–48 Std. nach Infektion (meist des oberen Respirationstraktes) oder Medikamenteneinnahme (Antibiotika) auf.
Bei ~50 % der betroffenen Erwachsenen entwickelt sich lediglich das charakteristische Exanthem und Krankheitsgefühl.

Floride palpable Purpura: vorwiegend an den Unterschenkeln, Gesäß und Arme können jedoch ebenfalls betroffen sein (Kardinalsymptom).

Krampfartige Abdominalschmerzen: in 60–70 % der Fälle.

Gelenkschmerz: in 60–70 % der Fälle.

Blut im Harn oder Stuhl: in 20–30 % der Fälle.

Symptome eines Ileus: durch Invagination; tritt im frühen Kindesalter auf.

Fieber und Toxizität: bei schwerem Verlauf.

Klinischer Befund

Exanthem: papulöse Effloreszenzen, die bei Palpation nicht verschwinden, gelegentlich zentrale Nekrosen und Bläschenbildung, meist am Gesäß, in der Gesäßfalte und an den Extremitäten lokalisiert; in der Regel schmerzfrei; kann bei Erwachsenen bis zu 2 Monate persistieren oder rekurrieren.

Gelenkbeteiligung: leichte bis mäßige symmetrische Arthropathie in 60–70 % der Fälle; geringgradige periartikuläre Schwellung; in einigen Fällen auch Angioödem im Bereich der Hände und Füße.

Darmbeteiligung: krampfartige abdominale Schmerzen, Abwehrspannung in 25 % der Fälle; erkennbare Blutbeimengung im Stuhl in 10–20 % der Fälle; Symptome eines Ileus (Invagination) oder einer Perforation.

Nierenbeteiligung: ~30 % der Patienten entwickeln eine Nephritis.

Labor- und Apparate-Diagnostik

Hautbiopsie: kann eine kutane nekrotisierende Vaskulitis zeigen; die Ursache ist jedoch nicht erkennbar.

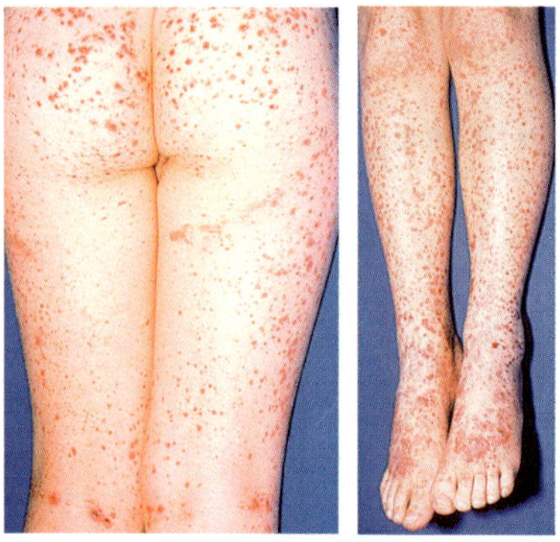

Charakteristische Purpura am Gesäß (*links*) und an den Streckseiten der Unterschenkel (*rechts*).

Anamnese: eventuell Hinweis auf vorausgegangene Infektion oder Arzneimitteleinnahme (Antibiotika).

Großes Blutbild: kann leichte polymorphkernige Leukozytose zeigen.

Serologie: zum Nachweis einer vorausgegangenen Virus- oder Streptokokkeninfektion.

Stuhl- und Harnuntersuchung: regelmäßig während und nach dem Exanthem, bei positivem Befund standardmäßige Mikroskopie; in 30 % der Fälle Nachweis von Erythrozyten, erhöhter Proteinkonzentration und Harnzylinder im Urin.

Standardmäßige Nierenuntersuchungen, einschließlich Biopsie: bei klinischen Hinweisen auf Nierenerkrankung.

Differentialdiagnose

Andere Formen der Vaskulitis oder Purpura (z. B. Meningokokkensepsis).
Embolische Prozesse im Rahmen einer akuten oder subakuten bakteriellen Endokarditis.
Systemische Sepsis durch gramnegative Erreger.
Kollagenosen, insbesondere Polyarteriitis nodosa.

Ätiologie

Meist idiopathisch.
Folgende auslösende Faktoren können eine Rolle spielen:
Unspezifische Infektion des oberen Respirationstraktes (in ~33 % der Fälle).
Sulfonamid- oder Penicillintherapie.
Streptokokkeninfektionen.
Streptokinasetherapie nach Myokardinfarkt.

Epidemiologie

Schoenlein-Henoch-Purpura kann in jedem Lebensalter auftreten, ist jedoch in erster Linie eine Erkrankung des Kindesalters.
Die Häufigkeit unterliegt saisonalen Schwankungen und ist in den Wintermonaten in mäßigen Klimazonen am höchsten.

Komplikationen

Bei Kindern wird die Erkrankung häufig als „harmlos“ verkannt.

Sekundärinfektion vaskulitischer Läsionen.

Glomerulonephritis, IgA-Nephropathie: in ~30 % der Fälle; bei 15–20 % der Fälle entwickelt sich innerhalb von 6 Monaten eine Niereninsuffizienz (Erwachsene).

Niereninsuffizienz: in 5–10 % aller Fälle.

Gastrointestinale oder chirurgische Komplikationen: z. B. Invagination oder Perforation bei kleinen Kindern; bei gastrointestinalen Komplikationen (in 60–80 % der Fälle) kommt es gelegentlich im Zusammenhang mit Invagination, Darminfarkt- oder -perforation zur Entwicklung intramuraler Hämatome; exsudative Enteropathie.

Nierenkomplikationen: z. B. Immunglobulin-Nephropathie bei älteren Kindern und Erwachsenen.

Pharmakotherapie

Die Behandlung ist symptomatisch und hat keinen Einfluß auf Verlauf oder Prognose der Erkrankung oder ihrer Komplikationen. Bei Bedarf lokale Behandlung des Exanthems, z.B. durch Kaliumpermanganat-Waschungen, zur Vermeidung einer Sekundärinfektion.
Steroide haben keinen Einfluß auf renale Veränderungen und sind mit einer signifikanten Inzidenz gastrointestinaler Nebenwirkungen assoziiert.

Zur Schmerzlinderung

■ Standarddosierung
NSAR, z.B. Naproxen, 250 mg alle 6–8 Std. (Erwachsene).

■ Kontraindikationen
Akutes peptisches Geschwür.

■ Besonderheiten
Asthma bronchiale kann verstärkt werden.

■ Wechselwirkungen
Orale Antikoagulanzien.

■ Nebenwirkungen
Gastrointestinalbeschwerden, Unwohlsein, Übelkeit oder Ulzeration.

Bei Gelenkbeteiligung

■ Standarddosierung
Kortikosteroide, z.B. Prednisolon, tgl. 40–60 mg.

■ Kontraindikationen
Akutes peptisches Geschwür.

■ Besonderheiten
Bei plötzlichem Absetzen kann es zur NNR-Suppression kommen.

■ Wechselwirkungen
NSAR, orale Antikoagulanzien.

■ Nebenwirkungen
Cushing-Syndrom, Wachstumsverzögerung bei Kindern, Osteoporose.

Behandlungsziele

Vermeidung einer Sekundärinfektion der vaskulitischen Hauteffloreszenzen.
Linderung der Gelenk- und Abdominalbeschwerden.

Weitere Behandlungsmöglichkeiten

Bei Entwicklung einer Niereninsuffizienz oder eines nephrotischen Syndroms (5–10% der Fälle) kann eine Nierenersatztherapie erforderlich werden.

Prognose

Tritt das Exanthem allein auf, ist die Prognose gut.
Nach 4–8 Wochen kann es insbesondere bei Erwachsenen zum erneuten Auftreten gruppenweise stehender Effloreszenzen kommen.
Spontanremissionen sind die Regel.
Rezidive (nur Exanthem) treten bei Erwachsenen häufig auf.
Bei 15–20% der Erwachsenen mit IgA-Nephropathie entwickelt sich innerhalb von 6 Monaten eine Niereninsuffizienz.
Insgesamt kommt es in 5–10% der Fälle zur Niereneinsuffizienz; das höchste Risiko haben Erwachsene und Jugendliche.

Nachsorge

Nierenfunktion und Harnsediment müssen zur Erfassung einer Nierenbeteiligung überwacht werden.
Bei begründetem Verdacht auf eine Nierenbeteiligung ist eine komplette Nierendiagnostik einschließlich Biopsie erforderlich.

Hinweise zu Ernährung/Lebensführung

Außer Bettruhe in der akuten Phase sind keine speziellen Maßnahmen erforderlich.

Literatur

1. Blochinger M; Schmitt W; Beer M; Seib HJ (1997) Purpura Schoenlein-Henoch mit intestinaler Beteiligung. Z Gastroenterol 35 (11):1013–1017
2. Helmchen U, Kneissler U, Prall F (1996) ANCA-assoziierte Formen der Vaskulitis. Verh Dtsch Ges Pathol 80:38–45
3. Balmelli C, Laux End R, Di Rocco D, Carvajal Busslinger MI, Bianchetti MG (1996) Purpura Schoenlein-Henoch: Verlauf bei 139 Kindern. Schweiz Med Wochenschr 126 (8):293–298

Symptome

Schmerz (Tendopathien der Supraspinatus-, Deltamuskel- und Bizepssehnen, posterior, anterior, ausstrahlend).
Funktionseinschränkung.
Schlafstörungen.
Bewegungseinschränkung.
Schwäche.

Klinischer Befund

Atrophie.
Schultersteife.
Bewegungseinschränkung.
Punktueller Druckschmerz.
Erguß.
Schwäche.
Schmerzhafter Abduktionsbogen („Painful arc").
Drop arm sign (Halten in 90°-Abduktion unmöglich), Yergason-Test positiv.

Labor- und Apparate-Diagnostik

Röntgenuntersuchung.
Elektromyographie.
Ultraschalluntersuchung.
MRT.
Arthrographie.
Arthroskopie.

Aufwendige bildgebende Verfahren sind im allgemeinen nur bei Versagen der konservativen Erstbehandlung oder klinisch bzw. röntgenologisch begründetem Verdacht auf Rotatorenmanschettenruptur erforderlich.

Differentialdiagnose

Periartikuläre Erkrankungen

Impingement-Syndrome.
Tendopathien der Rotatorenmanschette.
Rotatorenmanschettenruptur.
Periarthropathia humeroscapularis.
Zervikale Radikulopathie.
Sympathische Reflexdystrophie (Sudeck-Syndrom).
Fibromyalgie.
Diabetes mellitus.

Erkrankungen des Schultergelenks

Arthrosis deformans.
Osteonekrose.
Infektiöse Arthritis.
Schultergelenkabrißfraktur.
Periarthropathia humeroscapularis.

Erkrankungen der oberen Extremität

Zervikale Radikulopathie.
Brachialgie.
Nervenkompressionssyndrom.
Sympathische Reflexdystrophie (Sudeck-Syndrom).
Fibromyalgie.
Neoplasie.

Andere Erkrankungen

Cholezystitis.
Milztrauma.
Subphrenischer Abszeß.
Myokardinfarkt.
Diabetes mellitus.
Renale Osteodystrophie.
Schilddrüsenerkrankung.
Hämarthros.

Ätiologie

Traumatisch (akute Verletzungen oder chronische Überlastung).
Degenerative Osteoarthropathie.
Entzündlich.
Kristallin (Hydroxylapatit).
Infektiös.
Viszerogen.
Hämorrhagisch.
Infiltrativ.
Neoplastisch.

Epidemiologie

Schultergelenkbeschwerden gehören zu den häufigsten in einer allgemeinärztlichen Praxis anzutreffenden Beschwerden.
Die Funktionseinbuße kann 3–18 Monate andauern.
Risikofaktoren sind Überkopfarbeiten (z. B. Archivieren, Gegenstände hinauf reichen, Streichen), Wurfsportarten, Kollisions- und Kontaktsportarten.

Komplikationen

„Frozen shoulder" (Schultersteife).
Funktionseinbuße.

Weitere Informationen

Klinisches Bild und Lokalisierung der Symptome überschneiden sich bei vielen der oben aufgeführten Erkrankungen erheblich. Wichtig ist das Verständnis für die grundsätzlich in allen Fällen mögliche Entwicklung einer Periarthropathia humeroscapularis (Frozen shoulder).

Pharmakotherapie

Paracetamol.
NSAR.
Intraartikuläre Kortikosteroide.
Die Administration intraartikulärer Steroide sollte zum Behandlungsrepertoire eines Allgemeinarztes gehören.
Die entsprechende Technik ist den entsprechenden Richtlinien zu entnehmen.

Nichtpharmakotherapie

RICE (Rest, Ice, Compression, Exercise – Ruhe, Eis, Kompression, Übung)
Als physikalische Maßnahmen kommen in Frage:
Wärme-/Kälteanwendung.
Mobilisierungstechniken.
Ultraschall.
Hochfrequenzwärmetherapie.
Iontophorese.
Weitere therapeutische Optionen sind Arthroskopie, orthopädische Chirurgie und Arthroplastik.
Eine frühzeitige Überweisung an einen orthopädischen Spezialisten kann bei eventuell erforderlicher chirurgischer Korrektur (z. B. zur Wiederherstellung der beruflichen Leistungsfähigkeit oder bei Wettkampfsportlern) angezeigt sein.

Behandlungsziele

Ziele der Physiotherapie sind:
Schmerzlinderung.
Wiederherstellung der normalen Beweglichkeit.
Wiederherstellung der Muskelkraft.
Wiederherstellung der Funktionsfähigkeit.
Stärkung der Muskulatur zur Vermeidung von Rezidiven.

Prognose

Bei exakter, rascher Diagnose läßt sich in den meisten Fällen eine Besserung erzielen.
Frühzeitig begonnene krankengymnastische Übungen zur Verbesserung der Beweglichkeit beugen einer Schultersteife vor.
Bei langanhaltenden Symptomen sollten Ärzte und Rehabilitationspersonal sich darum bemühen, einen Therapieabbruch des Patienten durch entsprechende Ermutigung zu verhindern und dadurch schließlich doch noch eine Besserung zu erzielen.

Nachsorge

Nach der Diagnose sollte der Patient eine Anleitung für krankengymnastische Übungen zu Hause erhalten.
Medikationen können als adjuvante Maßnahmen sinnvoll eingesetzt werden.
In therapierefraktären Fällen kann eine Überwachung der physikalischen Maßnahmen erforderlich sein.
Intraartikuläre Steroide können bei Versagen der physikalischen Maßnahmen oder schwerer Schultersteife erforderlich sein.
Bei überoptimistischen Erwartungen des Patienten im Hinblick auf die Dauer der Beschwerden ist eine entsprechende Aufklärung mit Beginn der Therapie angebracht.

Hinweise zu Ernährung/Lebensführung

Veränderungen im beruflichen Bereich können notwendig werden.
Entsprechende Änderungen der sportlichen Aktivitäten sind eventuell Voraussetzung für die Wiederherstellung.

Literatur

1. Tilscher H (1996) Konservative Therapie bei Schulterschmerzen. Wien Med Wochenschr 146 (6–7):138–142
2. Rompe JD (1997) Schmerzen im Schultergürtel: nicht nur die Symptome kurieren. Lesermeinung zur extrakorporalen Stosswellentherapie in der Orthopädie. Fortschr Med 115 (32):41
3. Schneeberger AG, Hersche O, Gerber C (1997) Die instabile Schulter. Klassifikation und Therapie. Orthopäde 26 (10):909–914
4. Hodler J (1996) Diagnostik des Schulterimpingementsyndroms. Radiologe. 36 (12):944–950
5. Biasca N; Gerber C (1996) Abklärung von Schulterschmerzen beim Sportler. Schweiz Rundsch Med Prax 85 (37):1123–1135

Symptome

Eine leichte chronische Hyponatriämie (Serumnatriumkonzentrationen 125–135 mval/l) verursacht meist keine Beschwerden.
Bei stärker ausgeprägter Hyponatriämie (Serumnatriumkonzentrationen < 120 mval/l) können folgende Beschwerden auftreten:
Kopfschmerzen.
Krankheitsgefühl.
Übelkeit und Erbrechen.
Reizbarkeit.
Verwirrtheit.
Depression.
Muskelkrämpfe.
Benommenheit.
Krampfanfälle.
Koma.
Tod.

Der Schweregrad der Beschwerden hängt von der Geschwindigkeit, mit der die Serumnatriumkonzentration absinkt, genauso stark ab wie vom absoluten Wert.

Klinischer Befund

Bei einer leichten chronischen Hyponatriämie liegen in der Regel keine spezifischen Anzeichen vor.
Bei eine schweren Hyponatriämie liegt meist folgendes klinisches Bild vor:
Abgeschwächte Reflexe.
Positiver Babinski-Reflex.

Leitsymptome

Verdünnungshyponatriämie: Plasmaosmolalität im Verhältnis zur Serumnatriumkonzentration zu niedrig.
Urinosmolalität höher als Plasmaosmolalität.
Chronischer renaler Natriumverlust.
Fehlen von Hypotonie, Hypovolämie oder Ödembildung.
Normale Schilddrüsen-, Nieren- und Nebennierenrindenfunktion.

Labor- und Apparate-Diagnostik

Die folgenden Untersuchungen sind keine spezifischen diagnostischen Tests, mit ihrer Hilfe können jedoch andere Ursachen ausgeschlossen und die Grunderkrankung identifiziert werden.

Thoraxröntgen: zum Ausschluß einer Lungenerkrankung.

Bestimmung der Serumnatriumkonzentrationen: niedrige Werte.

Bestimmung der Plasmaosmolalität: < 270 mosmol/kg.

Blutzuckerbestimmung: zum Ausschluß einer Pseudohyponatriämie bei Hyperglykämie.

Serumprotein- und Serumlipoproteinbestimmung: zum Ausschluß einer Pseudohyponatriämie.

Bestimmung der Serumharnsäurekonzentration: niedrige Werte.

Bestimmung der Urinosmolalität: in der Regel > 300 mosmol/kg.

Nierenfunktionsprüfungen: Bestimmung der Kreatinin-Clearance oder Kreatininkonzentration im Serum.

Schilddrüsenfunktionsprüfungen: Bestimmung von freiem Thyroxin und TSH zum Ausschluß einer Hypothyreose.

NNR-Funktionsdiagnostik: ACTH-Kurztest; zum Ausschluß eines Cortisolmangels.

Plasma-Vasopressinbestimmung: in seltenen Fällen.

Hypophysenfunktionsdiagnostik: zum Ausschluß eines ACTH-Mangels.

Differentialdiagnose

Hyponatriämie in Assoziation mit Hypervolämie
Herzinsuffizienz.
Leberzirrhose.
Nephrotisches Syndrom.
Niereninsuffizienz.

Hyponatriämie in Assoziation mit Hypovolämie
Gastrointestinaler Flüssigkeitsverlust.
Schwere Verbrennungen.
Mineralokortikoidmangel (d. h. Addison-Krankheit).
Renales Salzverlustsyndrom.

Ätiologie

Neoplastische Erkrankungen: z. B. Lungenkarzinom, Pankreaskarzinom, Lymphom.
Lungenerkrankungen: z. B. Pneumonie, Tuberkulose, Abszeß.
Neurologische Erkrankungen: z. B. Schädelhirntrauma, Infektionen, Blutung.
Arzneimittel: z. B. Thiazide, zytotoxische Wirkstoffe, Carbamazepin.

Epidemiologie

Hyponatriämie ist eine häufig in Kliniken auftretende Störung des Elektrolythaushaltes (bei ~ 10 % der Patienten liegt die Serumnatriumkonzentration < 130 mval/l).
Hyponatriämie ist in ~ 50 % der Fälle auf ein Schwartz-Bartter-Syndrom zurückzuführen.

Komplikationen

Bleibende neurologische Ausfälle, hohe neurologische Morbidität und Mortalität: durch anhaltende schwere Hyponatriämie oder aggressive Behandlung mit raschem Anstieg der Serumnatriumkonzentration.

Pharmakotherapie

Behandlung der Grunderkrankung (z. B. Bronchialkarzinom).
Flüssigkeitsrestriktion ist die wichtigste therapeutische Maßnahme.
Spezifische V-2-Rezeptor-Antagonisten zur Blockierung des antidiuretischen Wirkung von Vasopressin werden zur Zeit erprobt.
Die Behandlung der schweren Hyponatriämie ist an anderer Stelle beschrieben (*siehe* Hypernatriämie und Hyponatriämie).

Induktion eines partiellen renalen Diabetes insipidus
▪ Standarddosierung
Lithiumcarbonat, tgl. 0,4 – 1,2 g.

▪ Kontraindikationen
Lithiumcarbonat: Nieren- und Herzerkrankung.

▪ Besonderheiten
Lithiumcarbonat: enger therapeutischer Bereich; Bestimmung der Plasmakonzentrationen erforderlich.

▪ Wechselwirkungen
Lithiumcarbonat: Diuretika, Antibiotika, Antihypertensiva, Sumatriptan.

▪ Nebenwirkungen
Lithiumcarbonat: gastrointestinale Funktionsstörungen, Struma, ZNS-Funktionsstörungen.

Hemmung der ADH-Sekretion des Hypophysenhinterlappens
▪ Standarddosierung
Phenytoin, tgl. 300 mg.

▪ Kontraindikationen
Nieren- und Leberfunktionsstörungen, Porphyrie.

▪ Wechselwirkungen
Antibiotika, Anxiolytika, Hypnotika, Kalziumantagonisten.

▪ Nebenwirkungen
Benommenheit, Ataxie.

Induktion der Harn- und Natriumausscheidung
▪ Standarddosierung
Furosemid, tgl. 40 – 80 mg, und Natriumchlorid, tgl. 3 g oral.

▪ Kontraindikationen
Dekompensierte Leberzirrhose; eingeschränkte Anwendung bei Prostatabeschwerden.

▪ Wechselwirkungen
Antimykotika, kaliumverlierende Substanzen.

▪ Nebenwirkungen
Hypokaliämie, gastrointestinale Funktionsstörungen.

Behandlungsziele

Symptomatische Besserung der Hyponatriämie.
Erhöhung der Serumnatriumkonzentration auf 125 – 140 mval/l.

Positive Myelinolyse

Tritt nach rascher Korrektur einer chronischen schweren Hyponatriämie auf, unabhängig vom Mittel, das zum Anstieg der Serumnatriumkonzentration führt.
Betroffen sind zentrale Brücken- und intrazerebrale Strukturen.
Klinische Manifestationen treten 2 – 4 Tage nach der Korrektur der Serumnatriumkonzentrationen auf.

Die positive Myelinolyse tritt selten und vor allem bei zu raschem Anstieg der Serumnatriumkonzentration (> 1 mval/l/Std.) auf.

Prognose

Die Prognose hängt von der Grunderkrankung ab.
Bei Serumnatriumkonzentrationen < 110 mval/l sind Morbidität und Mortalität hoch (~ 50 %).
Die Entwicklung einer positiven Myelinolyse deutet auf eine schlechte Prognose hin (Mortalität ~ 50 %).

Nachsorge

Je nach Grunderkrankung kann eine lebenslange Flüssigkeitsrestriktion oder medikamentöse Behandlung erforderlich sein.
Regelmäßige Überwachung der Serumnatriumkonzentrationen.

Hinweise zu Ernährung/ Lebensführung

Die tägliche Flüssigkeitsaufnahme sollte auf 0,5 – 1 l beschränkt werden.
Patienten müssen auf eine ausgewogene Ernährung achten.

Literatur
1. Reimann D, Gross P (1997) Eine plötzliche Hyponatriämie mit Bewußtlosigkeit. Fallbeschreibung und kurze Übersicht über das Syndrom der Inadäquaten Antidiurese (SIAD oder Schwartz-Bartter-Syndrom). Z Ärztl Fortbild Qualitätssich 91 (6):533 – 536
2. Ferlito A, Rinaldo A, Devaney KO (1997) Syndrome of inappropriate antidiuretic hormone secretion associated with head neck cancers: review of the literature. Ann Otol Rhinol Laryngol 106 (10 Pt 1):878 – 883

Symptome

Schweißausbrüche, Kältegefühl und Schüttelfrost.
Husten, eventuell mit Auswurf, pleuritischer Brustschmerz, Atemnot.
Dysurie, Harndrang.
Abdominalschmerz, Übelkeit, Erbrechen, Diarrhö.
Kopfschmerz, Nackensteife, Verwirrtheit.

Klinischer Befund

Fokale klinische Manifestationen können zur Lokalisierung der Infektionsstelle beitragen.

Tachykardie: > 90 Schläge/Min.

Tachypnoe: > 20 Atemzüge/Min.

Temperatur > *38* °C oder < 35,6 °C: Hypothermie ist mit einer ungünstigeren Prognose assoziiert.

Hypotonie: systolischer Blutdruck < 90 mmHg oder Abfall um 40 mmHg unter den üblicherweise vorhandenen Wert.

Oligurie: < 20 ml/Std.

Petechiale Blutungen oder Purpura: Hinweis auf Meningokokkensepsis; Ecthyma gangraenosum terebrans ist mit *Pseudomonas*-Infektion im Rahmen einer Neutropenie assoziiert.

Labor- und Apparate-Diagnostik

Die Untersuchungen dienen der Abklärung des Erregers, der Infektionsstelle, des Schweregrades und der Komplikationen einer gramnegativen Sepsis.
Nach Möglichkeit sollte vor Beginn einer Antibiotika-Therapie eine Kultur angelegt werden, eine Verzögerung der Therapieeinleitung bei schwerkranken Patienten ist jedoch zu vermeiden.

Blutkulturen: mindestens zwei, nach Möglichkeit drei.

Mikroskopie und Kultur von Harn und Sputum.

Gramfärbung und Kultur von verfügbarem Eiter oder Körperflüssigkeit: zur raschen Diagnose.

Thoraxröntgen, weitere Röntgenuntersuchungen je nach klinischem Bild.

Hämoglobinbestimmung: zur Erfassung einer schweren Anämie (kann eine entsprechende Behandlung erfordern).

Leukozytenzahl: zur Erfassung einer neutrophilen Leukozytose oder toxischen Granulation; das Vorliegen einer Leukopenie ist prognostisch ungünstig.

Thrombozytenzahl und Gerinnungsstatus: bei Hinweis auf disseminierte intravasale Gerinnung.

Arterielle Blutgasanalyse: zeigt anfangs respiratorische Alkalose, später metabolische Azidose; eventuell Hypoxie.

Leberfunktionsproben: Befund in 40 – 60 % der Fälle auffällig.

Differentialdiagnose

Der Schock kann beim einzelnen Patienten eine multifaktorielle Ursache haben.
Schock anderer Genese: kardiogen, hypovolämisch, durch Umverteilung von Volumen (Verbrennungen, Pankreatitis, Anaphylaxie), Toxine.
Andere Infektionen: z. B. Infektion durch grampositive Bakterien, Pilzbefall, Malaria, Virusinfektionen, durch Staphylokokken oder Streptokokken hervorgerufenes toxisches Schocksyndrom.

Ätiologie

Eine gramnegative Sepsis ist in der Regel mit *Escherichia coli*, Klebsiella, Enterobacter, Serratia, Proteus, *Pseudomonas* spp. und *Neisseria meningitidis* assoziiert; in den meisten Fällen sind gramnegative Erreger der Darmflora für die Sepsis verantwortlich.
Am häufigsten tritt eine Sepsis im Rahmen einer Infektion des Intraabdominalraums oder Harntrakts sowie einer Pneumonie auf.
Risikofaktoren für die Entwicklung einer Sepsis sind chirurgische Eingriffe (insbesondere im Gastrointestinal- und Urogenitaltrakt sowie im hepatobiliären System).
Pathologische Veränderungen des Urogenitaltrakts.
Intravenöse Zugänge.
Krankenhausaufenthalt.
Karzinom.
Neutropenie.
Immunsuppression.

Epidemiologie

Gramnegative Sepsis und Schock weisen seit 30 Jahren eine steigende Tendenz auf.
Eine Bakteriämie findet sich in ~ 7 von 1000 ins Krankenhaus eingewiesenen Patienten.
Ein septischer Schock tritt bei 20 % aller Bakteriämien als Komplikation auf.

Komplikationen

Niereninsuffizienz: akute Tubulusnekrose, meist reversibel.
Disseminierte intravasale Gerinnung.

ARDS: in 15 – 40 % der Fälle.
Leberinsuffizienz.

Pathogenese des gramnegativen Schocks

Bakterielle Endotoxine (Lipopolysaccharide) und andere bakterielle Stoffwechselprodukte initiieren die Freisetzung entzündlicher Mediatoren aus Monozyten/Makrophagen, Endothelzellen und polymorphkernigen Leukozyten.
Die Interaktion dieser Mediatoren führt zu einer Kette von Entzündungsreaktionen mit ausgedehnten Endothelschäden, Hypotonie, refraktärem Schock, Multiorganversagen und Tod.

Pharmakotherapie

Indikationen

Die Antibiotika-Therapie hängt von der Infektionsstelle sowie vom Patienten und seiner Umgebung ab.
Harnwegsinfekt (ambulant erworben): Quinolon.
Harnwegsinfekt oder Pneumonie (im Krankenhaus erworben): Ceftazidim oder Piperacillin mit Gentamicin.
Intraabdominale Infektion: Cefotaxim mit Metronidazol oder Piperacillin mit Gentamicin.
Gallenganginfektion: Piperacillin mit Gentamicin.

Cefotaxim oder Ceftazidim
■ Standarddosierung
Ceftriaxon, tgl. 1–2 g, oder Ceftazidim, 1–2 g alle 8 Std.

■ Kontraindikationen
Bekannte Überempfindlichkeit gegen Cephalosporin.

■ Besonderheiten
Dosisanpassung bei mäßiger bis schwerer Niereninsuffizienz.

■ Wechselwirkungen
Keine.

■ Nebenwirkungen
Erythem, Diarrhö, Hämolyse, erhöhte Transaminasen (selten).

Gentamicin
■ Standarddosierung
Gentamicin, tgl. 4 mg/kg KG (bei normaler Nierenfunktion).

■ Kontraindikationen
Myasthenia gravis, vorausgegangene Niereninsuffizienz.

■ Besonderheiten
Konzentrationen müssen vor und nach der Verabreichung überwacht werden.

■ Wechselwirkungen
Schleifendiuretika, Curare-ähnliche Anästhetika.

■ Nebenwirkungen
Nephrotoxizität, Ototoxizität.

Quinolon
■ Standarddosierung
Ciprofloxacin, 2mal tgl. 500 mg.

■ Kontraindikationen
Schwangerschaft, Kindesalter.

■ Besonderheiten
Dosisanpassung bei schwerer Niereninsuffizienz.

■ Wechselwirkungen
Keine.

■ Nebenwirkungen
Diarrhö, Niereninsuffizienz.

Piperacillin
■ Standarddosierung
Piperacillin, 2 g alle 6 Std.

■ Kontraindikationen
Überempfindlichkeit gegen Penicillin.

■ Besonderheiten
Dosisanpassung bei mäßiger bis schwerer Niereninsuffizienz.

■ Wechselwirkungen
Inaktiviert in gleicher Lösung gemischte Aminoglykoside.

■ Nebenwirkungen
Überempfindlichkeit, Lebertoxizität in 3 % der Fälle, Thrombozytenfunktionsstörung.

Behandlungsziele

Beherrschung der Infektion.
Aufrechterhaltung der Organperfusion und Sauerstoffversorgung der Gewebe.
Vermeidung oder Begrenzung von Komplikationen.

Weitere Behandlungsmöglichkeiten

Drainage infizierter Eiteransammlungen.
Chirurgische Wundtoilette zur Entfernung abgestorbenen oder infizierten Gewebes.

Prognose

Die Mortalität beträgt bei Bakteriämie 10–20 %, bei Schock 40–60 % und bei Multiorganversagen > 90 %.

Nachsorge

In der Rekonvaleszenz ist eine sorgfältige Überwachung und Betreuung erforderlich, nach akutem septischem Schock eventuell auch über einen längeren Zeitraum; bei Persistieren der auslösenden Faktoren sind Rezidive möglich.

Hinweise zu Ernährung / Lebensführung

Keine speziellen Maßnahmen erforderlich.

Überwachung und Behandlung beim gramnegativem Schock

Überwachung

Systolischer Blutdruck (muß bei > 90 mmHg bzw. bei einem zur Aufrechterhaltung der Nierenperfusion erforderlichen Wert gehalten werden).
Zentraler Venendruck oder postkapillarer Wedge-Druck (zum Ausschluß einer Hypovolämie).
Herzzeitvolumen.
Systemischer Gefäßwiderstand (Normalwert $> 1000\,\text{dyn} \times \text{s} \times \text{cm}^{-5}$, beim septischen Schock in der Regel $< 1000\,\text{dyn} \times \text{s} \times \text{cm}^{-5}$).
Katheterisierung (zur Bestimmung des Harnvolumens).
Sauerstoffsättigung (aufgrund der mangelnden Sauerstoffversorgung der Gewebe kommt es zum Abfall des arteriellen und Anstieg des venösen Sauerstoffpartialdrucks).

Behandlung

Kolloidale Lösung als Volumenersatz (Blutersatz bei schwerer Anämie).
Bei Bedarf blutdrucksteigerende oder inotrop wirkende Arzneimittel.
Dopamin in niedriger Dosierung, 2–4 µg/Min. zur Aufrechterhaltung der Nierenperfusion.
Minimal dosierte Sauerstoffgabe zur Erhaltung der arteriellen Sauerstoffsättigung.
Künstliche Ernährung.

Literatur

1. Mohr M, Englisch L, Roth A, Burchardi H, Zielmann S (1997) Effects of early treatment with immunoglobulin on critical illness polyneuropathy following multiple organ failure and gram-negative sepsis. Intensive Care Med 23 (11):1144–1149
2. Welty Wolf KE, Simonson SG, Huang YC, Fracica PJ, Patterson JW, Piantadosi CA (1996) Ultrastructural changes in skeletal muscle mitochondria in gram- negative sepsis. Shock 5 (5):378–384
3. Horn DL, Opal SM, Lomastro E (1996) Antibiotics, cytokines, and endotoxin: a complex and evolving relationship in gram-negative sepsis. Scand J Infect Dis Suppl 101:9–13
4. Pollack M, Ohl CA (1996) Endotoxin-based molecular strategies for the prevention and treatment of gram-negative sepsis and septic shock. Curr Top Microbiol Immunol 216:275–297

Symptome

Patienten mit SS- und $S\beta^{\circ}$-Thalassämie sind in der Regel stärker betroffen als jene mit SC-Thalassämie; am leichtesten verläuft die $S\beta^{+}$-Thalassämie.

Akuter schmerzhafter Gefäßverschluß: für >90 % der Krankenhauseinweisungen mit Knochen-, Gelenk- und Muskulaturbeteiligung verantwortlich; Erstmanifestation bei einem Drittel der Patienten ist das ab dem 4. Lebensmonat auftretende Hand-Fuß-Syndrom; Gliederschmerzen bei älteren Kindern, zentralere Schmerzverteilung bei Jugendlichen und Erwachsenen.

Chronische Schmerzen: an Hüft- und Schultergelenken, durch aseptische Nekrosen verursacht.

Klinischer Befund

Leichte Krisen verlaufen häufig ohne klinische Manifestationen.

Schwere Beeinträchtigung des Allgemeinbefindens: eine schwere Krise kann durch eine Infektion ausgelöst werden und eine Sepsis vortäuschen.

Lokale Schwellung, Druckempfindlichkeit und Hautrötung über Knochen, Gelenk oder Muskel.

Abdominalschmerz: kann eine schwere Abdominalerkrankung vortäuschen.

Bewegungseinschränkung des Hüft- oder Schultergelenks: durch akute aseptische Nekrose.

Labor- und Apparate-Diagnostik

Diagnose

Die Untersuchungen sollten nach Möglichkeit im stabilen Zustand durchgeführt werden.

Großes Blutbild: zur Erfassung des Anämiegrades.

Retikukozytenzählung: zur Erfassung des Hämolysegrades.

Hämoglobinelektrophorese: zur Bestimmung der Hämoglobinderivate.

Sichelzelltest: zum Nachweis von HbS.

Bestimmung von HbF: hohe Konzentrationen deuten auf geringeren Schweregrad hin.

Antikörpersuchtest: zur Sicherstellung der richtigen Erythrozytenkonzentrate für die Transfusion.

Blut-Harnstoff-Stickstoff-, Kreatinin-, Elektrolytbestimmung: zur Überwachung der Nierenfunktion.

Leberfunktionsproben: zur Überwachung der Hämolyse und Ausschluß einer Hepatitis.

Diagnose der Krise

Die Befunde sollten mit jenen im stabilen Zustand verglichen werden.

Großes Blutbild: Hb-Wert bei Dehydrierung erhöht, bei Sequestrationskrise und aplastischer Krise erniedrigt.

Blut-Harnstoff-Stickstoff-, Kreatinin-, Elektrolytbestimmung: zur Erfassung einer Dehydrierung.

Leberfunktionsproben: zum Nachweis einer Funktionsstörung.

Kulturen und Untersuchung auf Viren: Harn, Blut, Sputum, Rachenabstrich; zum Ausschluß einer Infektion (vor der Antibiotika-Therapie); Untersuchung auf Parvovirus (nur bei schwerer Anämie routinemäßig).

Retikulozytenzählung.

Untersuchung auf Viren, Thoraxröntgen, Blutgasanalyse und Bestimmung der arteriellen Sauerstoffsättigung: bei Vorliegen von Brustschmerzen oder entsprechenden Zeichen.

Differentialdiagnose

Ein einfacher Gefäßverschluß kann schwer von einer mit Infektion assoziierten Krise zu unterscheiden sein.
Andere Erkrankungen (z. B. Appendizitis) können gleichzeitig bestehen.

Ätiologie

Sichelzellanämie wird rezessiv vererbt. Klinische Manifestationen treten auch auf, wenn HbS mit anderen Hämoglobinderivaten (z. B. HbSC) und einem β-Thalassämie-Gen (β° oder β^{+}) interagiert.

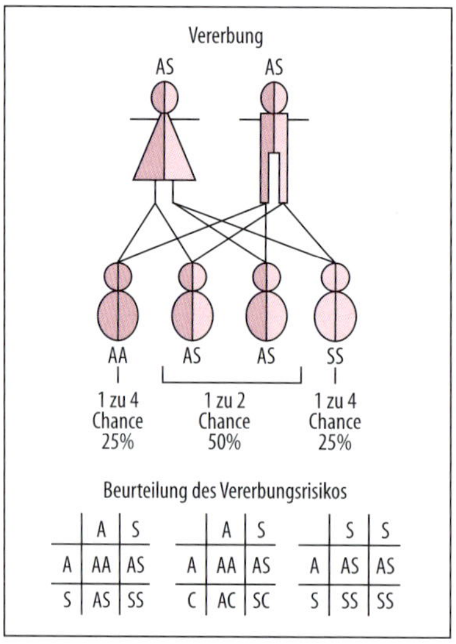

Beurteilung des Vererbungsrisikos. Unter Jamaikanern und Amerikanern afrikanischer Herkunft stammen 50 % aus Benin, 15 – 30 % sind Bantu-Kariben und 5 – 15 % Senegal-Haplotypen.

Epidemiologie

Die Erkrankung manifestiert sich selten vor dem 4.–6. Lebensmonat, da das fetale Hb-Gen erst spät „abgeschaltet“ und bis zu diesem Zeitpunkt weiterhin fetales Hämoglobin produziert wird.

Komplikationen

Apoplex: in 8 % der Fälle, mittleres Alter 7 Jahre.

Sequestrationssyndrome: sind häufig die Todesursache; Pooling von Erythrozyten im entsprechenden Organ führt zu einem Hb-Abfall um ≤ 2 g/dl sowie zum Funktionsausfall von Milz (bei Kleinkindern, hohes Rezidivrisiko), Leber (bei Kindern und Erwachsenen), Lunge (medizinischer Notfall, Austauschtransfusionen, falls Sauerstoffpartialdruck < 60 mmHg absinkt), Mesenterialkreislauf (bei Erwachsenen, klinisches Bild eines paralytischen Ileus, Spontanremission).

Infektion: häufig und schwerverlaufend oder lebensbedrohend aufgrund der Autosplenektomie, daher Suszeptibilität für Kapselbakterien, insbesondere *Pneumococcus pneumoniae* und *Salmonella* spp.; gramnegative Infektionen, insbesondere *Escherichia coli*, sind für 10 % der Todesfälle bei Erwachsenen verantwortlich; *Yersinia enterocolitica*-Infektionen bei Eisenüberladung; aplastische Krisen durch Parvovirus B19.

Priapismus, proliferative Retinopathie, Cholezystitis und Cholelithiasis infolge Hämolyse.

Pharmakotherapie

Analgetika

■ Standarddosierung
Bei leichten bis mäßigen Schmerzen: Paracetamol, 12 - 15 mg/kg KG alle 8 Std., Codeinphosphat, 1 - 2 mg/kg KG alle 6 Std. (bis zu 3 mg/kg in 24 Std.) oder NSAR, alle oral.
Bei schweren Schmerzen: Morphin, Initialdosis 0,1 mg/kg KG i.v., danach 1 - 2 mg/kg KG i.v. Infusion über 24 Std. mittels patientengesteuertem Analgesie-System, oder Pethidin, 50 - 150 mg i.m. alle 1 - 4 Std. (Erwachsene).

■ Kontraindikationen
Orale Arzneimittel: Leber- und Nierenfunktionsstörung, peptisches Geschwür, Asthma bronchiale.
Parenterale Arzneimittel: Hirndrucksteigerung.

■ Besonderheiten
Pethidin: stündliche Kontrolle der Atemfrequenz.

■ Wechselwirkungen
Codein und Morphin: Alkohol, Anxiolytika und Hypnotika, Domperidon und Metoclopramid, Cimetidin.
Diclofenac: eingeschränkte Anwendung in Kombination mit anderen Analgetika, Antikoagulanzien, Antihypertensiva, Betablockern und Herzglykosiden.

■ Nebenwirkungen
Orale Arzneimittel: Erytheme, Blutbildveränderungen, akute Pankreatitis, Obstipation, Atemdepression.
Morphin: Atemdepression, Übelkeit, Bronchospasmen, schwerer Pruritus.
Pethidin: Krampfanfälle.

Antibiotika

Antibiotika sind bei schwerer Krise oder Infektionsverdacht indiziert.

■ Standarddosierung
Amoxicillin, 3mal tgl. 500 mg.

■ Kontraindikationen
Penicillinallergie.

■ Besonderheiten
Bei Verdacht auf Pneumokokkeninfektion zusätzlich Penicillin.

■ Wechselwirkungen
Antikoagulanzien, Antazida, orale Kontrazeptiva.

■ Nebenwirkungen
Übelkeit, Diarrhö, Erytheme, pseudomembranöse Kolitis.

Medikamentöse Steigerung der fetalen Hämoglobinproduktion mit Hydroxyharnstoff

Senkt die Häufigkeit von Sichelzellkrisen. Therapie nur unter Überwachung durch einen Hämatologen.

Nichtpharmakotherapie

Rehydrierung

Bei leichten Schmerzen orale Flüssigkeitszufuhr; bei schweren Schmerzen i.v. Volumenersatz (kristalloide Lösung) mit 80 ml/kg KG/Std.

Sauerstofftherapie

60 % Sauerstoff bei einem Sauerstoffpartialdruck von < 60 mmHg; 35 % Sauerstoff bei 60 - 70 mmHg; 28 % bei 70 - 80 mmHg.

Bluttransfusion

Weitere Einzelheiten siehe Transfusionsmedizin.
Additiv: bei einem Hb-Wert von < 5 g/dl und Symptomen der Anämie; außerdem bei aplastischen Krisen, Sequestrationskrisen, Blutungen (z. B. Nierenpapillennekrose).
Austausch: bei einem Hb-Wert > 5 g/dl und gleichzeitig erforderlicher Verbesserung des Sauerstofftransports.
Therapieziel: HbS < 20 %, Gesamt-Hb 11 - 14,5 g/dl (möglicherweise 3 - 4 Transfusionen erforderlich); bei pulmonaler Sequestration (falls Sauerstoffpartialdruck < 60 mmHg), Priapismus (> 4 Std. Dauer), akuten neurologischen Ausfällen oder viszeraler Sequestration, schweren oder protrahierten Krisen (gelegentlich), bei ausgewählten Patienten präoperativ.
Langzeittransfusion: um Hb-Wert bei 11 - 14,5 g/dl (HbS < 25 %) zu halten; bei neurologischen Ausfällen, chronischer pulmonaler Sichelzellerkrankung, zur Schmerzprophylaxe (gelegentlich), bei Schwangerschaft (in ausgewählten Fällen).

Behandlungsziele

Bereitstellung einer frühzeitigen und wirksamen Schmerzbekämpfung.
Behandlung der Infektion.
Vermeidung einer Dehydrierung.
Aufrechterhaltung der Sauerstoffversorgung der Gewebe.

Prognose

Die verschiedenen Sichelzellerkrankungen manifestieren sich unterschiedlich; es gibt keine Marker, anhand derer der Verlauf im Einzelfall prognostiziert werden könnte.
87 % der Patienten sind nach 20 Jahren, 50 % nach 50 Jahren noch am Leben.
Tödliche Verläufe im Kindesalter sind meist auf Infektionen zurückzuführen.
Tödliche Verläufe im Jugend- und frühen Erwachsenenalter sind meist auf neurologische und pulmonale Komplikationen zurückzuführen.
Todesfälle im mittleren Lebensalter werden am häufigsten durch chronisches Organversagen verursacht.
Erfolgreiche Knochenmarktransplantationen sind beschrieben; Arzneimittel zur Anhebung der HbF-Konzentration sind vielversprechend.

Nachsorge

Vollständige Aufklärung und Beratung; dazu gehören auch die Untersuchung von Familienangehörigen und genetische Beratung.
Penicillinprophylaxe ist bei Kindern sicherzustellen, Impfungen gegen Pneumokokkeninfektionen und Infektion mit *Haemophilus influenzae* Typ b sollten erwogen werden.
Kinder sollten auf obere Atemwegsinfektionen untersucht werden.

Hinweise zu Ernährung / Lebensführung

Faktoren, die eine schmerzhafte Krise auslösen, z. B. Infektion, Dehydrierung, Erschöpfung, Kälte, starke Temperaturschwankungen, Rauchen, große Höhe und Fliegen ohne Druckausgleich sollten vermieden werden; in einigen Fällen wurde Streß als auslösender Faktor beschrieben.

Literatur

1. Schneider C, Rath B, Jurgens H, Brauer P, Ostkamp Ostermann P, Sibrowski W (1994) Effektiver Erythrozytenaustausch mittels Zellseparator bei Sichelzellanämie. Beitr Infusionsther Transfusionsmed 32:378 - 381
2. Riehl J, Schmitt H, Bergmann D, Fritz A, Sieberth HG (1996) Akutes pulmonales Syndrom und kavernöse Lungentuberkulose bei Sichelzellkrankheit. Dtsch Med Wochenschr 121 (44):1354, 1355 - 1358

Symptome

Akute Sinusitis

Kopf- oder Gesichtsschmerz: im Bereich des Sinus maxillaris, frontalis und ethmoidalis (Schmerz direkt über den Nasennebenhöhlen) oder sphenoidalis (weniger genau lokalisierter Schmerz im Retroorbital-, Temporal-, Vertex- oder Okzipitalbereich).
Austritt von purulentem Nasensekret.
Zahnschmerzen im Oberkieferbereich.
Schlechtes Ansprechen auf abschwellende Mittel.
Fieber, Krankheitsgefühl, Husten, pfeifendes Atemgeräusch, Sekretabfluß in den Rachen, Ödem oder Erythem über den Nasennebenhöhlen.

Chronische Sinusitis

Kopf- oder Gesichtsschmerz: charakteristischerweise geringer als bei der akuten Sinusitis, außer bei Infektion des Sinus frontalis oder sphenoidalis.

Purulente Rhinorrhö: anteriore und/oder posteriore Rhinorrhö (Anmerkung: bei Infektion des Sinus sphenoidalis liegt eventuell nur eine anteriore Rhinorrhö vor).

Verstopfte Nase.

Leichtes Fieber, Krankheitsgefühl, Foetor ex ore, Husten, Schleimhautschwellung mit pfeifendem Atemgeräusch, Erythem über den Nasennebenhöhlen: weniger schwere Symptome.

Klinischer Befund

Purulentes Nasensekret.
Verstopfte Nase und Schleimhauterythem.

Deutliche Druckschmerzhaftigkeit der Nasennebenhöhlen bei Perkussion oder Palpation: häufig unspezifisch.

Gesichtsödem oder -erythem.

Labor- und Apparate-Diagnostik

Die Diagnose wird in der Regel anhand des klinischen Bildes gestellt.

Indikationen für eine CT

Zur Bestimmung der Ausdehnung einer Sinusitis nach „maximaler medikamentöser Therapie": bei chronischer Sinusitis, die 4 Wochen lang mit Breitspektrum-Antibiotika und topischen Steroiden behandelt wurde.

Kontrastmittel-CT: bei Verdacht auf Pilzinfektion, auf invasive Pilzerkrankung bei immungeschwächten Patienten oder Diabetikern, auf Komplikationen der Sinusitis, auf zugrundeliegenden Tumor.

Nasennebenhöhlen-Übersichts-CT: bei unklarer Diagnose.

Kontrastmittel- oder Nasennebenhöhlen-Übersichts-CT: bei häufigen akuten Sinusitiden oder Therapieversagen.

Weitere Untersuchungen auf der Grundlage des klinischen Befundes

Thoraxröntgen: bei Verdacht auf assoziierte Pneumonie oder systemische Erkrankung wie Churg-Strauss-Syndrom, Wegenersche Granulomatose, Sarkoidose.

BKS, Harnanalyse und -sediment; Untersuchung auf Antineutrophilen-zytoplasmatische-Antikörper (ANCA): zur Erfassung einer Wegenerschen Granulomatose oder (weniger häufig) eines Churg-Strauss-Syndroms und anderer systemischer Vaskulitiden.

Immunglobulinspiegel (IgA, IgM, IgG, und IgG-Subtypen): bei signifikant gehäuften bakteriellen Atemwegsinfekten.

Nasenabstrich: meist vom Allergologen zur Identifizierung von Bakterien und vorherrschenden Zelltypen (Lymphozyten, Neutrophile oder Eosinophile) durchgeführter Test.
Eine Kultur (Sinuspunktion oder endoskopische Kultur des Meatus nasi medius) wird in der Regel vom Otolaryngologen angelegt.

Differentialdiagnose

Allergische Rhinitis mit Kopfschmerzen.
Trockene Nasenschleimhaut und Krustenbildung (bakterielle Rhinitis).
Kopfschmerzen (Migräne, Spannungskopfschmerz oder Migraine ophtalmique).
Schmerzen im Kiefergelenk oder Zahnschmerzen.
Laryngitis/Pharyngitis im Rahmen eines gastroösophagealen Refluxes (mit Sekretabfluß in den Rachen, Heiserkeit, Husten).
Systemische Erkrankungen (Wegenersche Granulomatose, Sarkoidose, Churg-Strauss-Syndrom).
Neuralgie und andere neurologische Störungen.
Arteriitis temporalis.

Ätiologie

Die häufigste Ursache einer Sinusitis ist eine bakterielle oder virale Infektion des oberen Respirationstrakts.

Prädisponierende Faktoren

Schleimhautschwellung (allergische, vasomotorische, bakterielle oder virale Rhinitis).
Mechanische Obstruktion (Polypen, Septumdeviation, Trauma, Tumor, Fremdkörper).
Verminderte Zilienmotilität oder Schleimhautveränderungen (Wegenersche Granulomatose, Sarkoidose, Mukoviszidose, bakterielle Rhinitis/Krustenbildung).
Rasche Höhen- oder Druckveränderung.
Dentale Infektion.

Epidemiologie

Schätzungen zufolge sind 0,5 – 5 % aller Infektionen des oberen Respirationstrakts im Kindesalter mit einer Sinusitis assoziiert.
In den USA leiden ~ 35 Mio. Erwachsene an einer „chronischen Sinusitis".
Eine erhöhte Inzidenz von resistenten Bakterien ist zu erwarten.

Komplikationen

Exazerbation von Asthma bronchiale, Pneumonie, Pharyngitis, Otitis media, Mukozele: allgemeine Komplikationen.

Periorbitale oder präseptale Zellulitis (nur Lid); subperiostaler Abszeß; Orbitalphlegmone; Orbitalabszeß; Sinus-cavernosus-Thrombose: ophthalmologische Komplikationen.

Subdurales Empyem; epidurales Empyem, Zerebralabszeß; Meningitis: intrakranielle Komplikationen (erhöhtes Risiko bei Infektion des Sinus sphenoidalis und frontalis).

Invasive Pilzerkrankung: zu Ischämie und Nekrose führende Ausbreitung in Orbita, Gehirn, Weichteilgewebe des Gesichts, Nasenhaupthöhle und Gaumen.

Pathophysiologie

Infektion des oberen Respirationstrakts.
Obstruktion im Bereich des knöchernen Gangsystems.
Sinushypoxie, Zilienfunktionsstörung, retinierte Sekrete und Infektionszyklus.

Pharmakotherapie

Abschwellende Mittel

■ Standarddosierung

Oxymetazolin-Spray, 2mal tgl. über 3–5 Tage (bei Verwendung >5 Tage kann es zur Entwicklung einer Rhinopathia medicamentosa kommen).

Pseudoephedrin, kurz- oder langwirkende Präparate (können zu Hypertonie oder Exazerbation einer Harnretention führen).

Antibiotika (akute Sinusitis)

Therapiedauer in der Regel 10 Tage.

■ Standarddosierung

Basistherapie: Amoxicillin, 3mal tgl. 500 mg oral.

Cotrimoxazol: 2mal tgl.

Alternativ oder weitere Therapien (über 14–21 Tage):

Clarithromycin, 2mal tgl. 500 mg.

Cefuroxim, 2mal tgl. 250–500 mg.

Amoxicillin/Clarulansäure, 2mal tgl. 875 mg, oder 500 mg alle 8 Std. (zu den Mahlzeiten).

Ciprofloxacin, 2mal tgl. 500 mg.

Antibiotika (chronische Sinusitis)

Therapiedauer in der Regel 3–6 Wochen, abhängig von Begleitkrankheiten.

■ Standarddosierung

Cefuroxim, 2mal tgl. 500 mg.

Amoxicillin/Clarulansäure, 500 mg alle 8 Std. (zu den Mahlzeiten).

Clarithromycin, 2mal tgl. 500 mg.

Loracarbef, 2mal tgl. 400 mg.

Ciprofloxacin, 2mal tgl. 500 mg (± Metronidazol, 3mal tgl. 500 mg).

■ Besonderheiten

Auf bekannte Allergien achten; bei der Dosierung Compliance beachten; Begleitkrankheiten wie schwere Allergien oder Polypen, die eventuell eine längere Behandlungsdauer erfordern, berücksichtigen.

Patienten mit akuter Infektion sollten sich bei 48–72 Std. nach Therapiebeginn immer noch anhaltenden Symptomen (insbesondere Schmerzen und Fieber) mit ihrem Arzt in Verbindung setzen.

Bei Allergien

Steroidhaltige Nasensprays, abschwellende Antihistamine, Immuntherapie empfehlenswert.

Indikation zur Überweisung an einen Otolaryngologen und/oder Operation

3–4mal/Jahr auftretende, im CT bestätigte rekurrierende akute Sinusitis.

Chronische Sinusitis, die auf maximale medikamentöse Behandlung nicht anspricht und nach 3–6wöchiger Therapie mit anhaltender Obstruktion der Nasennebenhöhlen oder des knöchernen Gangsystems assoziiert ist.

Manifeste Komplikationen oder Komplikationsgefahr.

Verdacht auf Pilzinfektion der Nasennebenhöhlen (Myzetom, allergische Pilzinfektion oder invasive Pilzerkrankung).

Immungeschwächte, auf die medikamentöse Therapie nicht ansprechende Patienten.

Im CT erkennbarer, mit Knochenerosion oder -destruktion einhergehender Prozeß, der auf eine aggressivere Erkrankung hinweist.

Nasenschwellung bzw. -tumor oder Ausbreitung in andere Nasennebenhöhlen.

Behandlungsziele

Behandlung

Reduzierung von Schmerzen und Rhinorrhö.

Vermeidung von Komplikationen.

Chirurgischer Eingriff

Weite Öffnung des knöchernen Gangsystems, des Sinus ethmoidalis, maxillaris und der anderen Nasennebenhöhlen, um Belüftung und mukoziliäre Clearance der Nasennebenhöhlen wiederherzustellen und damit Infektionshäufigkeit und -schwere zu reduzieren.

Weitere Behandlungsmöglichkeiten

Allergietests und Immuntherapie.

Eine Hauttestung kommt bei allergischer Rhinitis in Frage, die auf Allergenvermeidung, steroidhaltige Nasensprays, Antihistamine und abschwellende Mittel nicht anspricht, oder wenn sich die Allergene zunächst nicht identifizieren lassen; danach eventuell Immuntherapie.

Allergien sollten nach Möglichkeit vor einer erforderlichen Nasennebenhöhlenoperation maximal behandelt werden, um eine bessere Heilung der Schleimhaut zu gewährleisten.

Prognose

Bei einer über mehrere Monate bestehenden Sinusitis kommt es in der Mehrzahl der Fälle zu so ausgedehnten irreversiblen Schleimhautveränderungen, daß ein chirurgischer Eingriff zur Drainage und Beseitigung der Infektion erforderlich sein kann.

Bei 85–90 % der Patienten kommt es nach einem endoskopischen Nasennebenhöhleneingriff zu einer deutlichen Besserung.

Nachsorge

Nach einem chirurgischen Eingriff

Aufrechterhaltung oder Verbesserung der mukoziliären Clearance durch nicht verschreibungspflichtige Kochsalz-Nasensprays oder Kochsalzspülungen mittels einer Kolbenspritze.

Bei Allergien und/oder Polypen: langfristige tägliche Anwendung steroidhaltiger Sprays erwägen.

Aggressive Infektionsbehandlung, insbesondere in den ersten 3–6 Monaten nach dem Eingriff, solange die mukoziliäre Funktion noch eingeschränkt ist.

Hinweise zu Ernährung/Lebensführung

Vermeidung saisonaler (Pollen, Gräser, Bäume) und jahreszeitunabhängiger (Staub, Schimmel, Tierhaare und -schuppen) Allergene.

Aufgabe des Rauchens.

Kochsalz-Nasenspray oder -Spülungen mittels Kolbenspritze sind empfehlenswert.

Literatur

1. Burgunder JM, Laissue JA (1997) Plötzliche Bewusstseinstrübung bei Sinusitis – ein klarer Fall? Schweiz Rundsch Med Prax 86 (45):1785–1789
2. Grundmann T, Weerda H (1997) Orbitale und endokranielle Komplikationen akuter Sinusitiden im Kindesalter – Stand der endoskopischen NNH-Chirurgie anhand von Fallbeispielen. Laryngorhinootologie 76 (9):534–539
3. Wagner B (1997) Sinusitis – die „Normalnase" bringt medizinische Vorteile. Fortschr Med 115 (5):12, 14
4. Federspil P, Wulkow R, Zimmermann T (1997) Wirkung von Myrtol standardisiert bei der Therapie der akuten Sinusitis – Ergebnisse einer doppelblinden, randomisierten Multicenterstudie gegen Plazebo. Laryngorhinootologie 76 (1):23–27
5. Milewski C (1996) Endonasale endoskopische Ethmoidektomie bei akuter therapieresistenter Sinusitis. Laryngorhinootologie 75 (5):286–289

Symptome

Bei Fehlen des Raynaud-Phänomens ist eine systemische Sklerose unwahrscheinlich.
Zwei größere Untergruppen mit prognostischen und therapeutischen Implikationen lassen sich unterscheiden:

Lokale kutane Erkrankung

Liegt in 60 % der Fälle vor.
Oft als CREST-Syndrom bezeichnet.
Schmerzhafte Fingerschwellung: eventuell mit Ulzerationen.
Verdickung der Haut an den Händen.
Kalziumablagerungen.
Schwierigkeiten beim Schlucken.

Diffuse kutane Erkrankung

Liegt in 40 % der Fälle vor.
Ödematöse Schwellung der Hände, Füße, Arme und Beine, gespannte Haut.
Gewichtsabnahme, Müdigkeit.
Muskel- und Gelenkschmerz.
Kurzatmigkeit, trockener Husten, Palpitationen.
Indigestion, Blähungen, Diarrhö.

Klinischer Befund

Lokale kutane Erkrankung

Frühstadium (< 10 Jahre):
Manifestationen nur im Bereich von Händen, Füßen und Gesicht.
Sklerodaktylie, Fingerschwellungen, Mikrostomie.
Tiefe Narben, Atrophie der Fingerbeeren.
Digitale Ulzera („rattenbißartige“ Nekrosen).
Teleangiektasien.
Kalzinose, Ösophagusbeteiligung.

Spätstadium (> 10 Jahre):
Lauter pulmonaler 2. Herzton.
Rechtsherzinsuffizienz.
Blähungen.
Gewichtsabnahme und andere Anzeichen einer Malabsorption.

Diffuse kutane Erkrankung

Frühstadium (< 5 Jahren):
Diffus ödematös geschwollene oder sklerosierte Haut, einschließlich Veränderungen am Stamm.
Reibegeräusch.
Gelenkkontrakturen.
Muskelschwäche.
Digitale Nekrosen und Ulzera.
Krepitationen in basalen Lungenfeldern, Perikardreiben, Arrhythmien.

Spätstadium (> 5 Jahre):
Trockene, glänzende Haut.

Ulzera: atrophisch, an Fingern und Ellenbogen.
Muskelschwund.
Gelenkkontrakturen.
Kardiale oder respiratorische Insuffizienz.

Labor- und Apparate-Diagnostik

Großes Blutbild: zum Nachweis der bei chronischen Erkrankungen auftretenden Anämie.

Messung der Kreatinin-Clearance: zur Beurteilung der Nierenfunktion.

Untersuchungen auf Autoantikörper: antinukleäre Antikörper sind in 90 % der Fälle nachweisbar; vollständige Suchtests ermöglichen den Nachweis von Markern für Subtypen der systemischen Sklerose oder Überlappungen mit anderen Erkrankungen.

Kapillarenmikroskopie mittels Ophthalmoskop (Augenhintergrund) oder Kapillarmikroskop (Nagelbett): dient der Diagnose im „Präsklerodermie-Stadium“ oder Frühstadium der Erkrankung; Veränderungen der Mikrozirkulation mit Gefäßabbrüchen und -distorsionen.

Ösophagus-Szintigraphie: zur Erfassung einer Motilitätsstörung (weitere Untersuchungen des Magen-Darm-Trakts nach klinischer Indikation).

EKG, Echokardiographie, Doppler-Ultraschalluntersuchung: zum Nachweis einer Herzbeteilung und Bestimmung des Lungenarteriendrucks.

Thoraxröntgen, Lungenfunktionsprüfungen, hochauflösendes CT: zum Nachweis einer Lungenbeteiligung; CT ist die beste Methode zur frühzeitigen Erfassung einer Fibrose und ihres Ausmaßes.

Elektromyographie, Biopsie: zur Diagnose einer entzündlichen Muskelerkrankung bei Überlappungssyndromen.

Gelenkröntgen: zum Nachweis einer Akroosteolyse, Kalzinose.

Hautbiopsie: bei manifester Erkrankung in der Regel nicht erforderlich; am besten zur Diagnose im ödematösen Frühstadium oder zur differentialdiagnostischen Abklärung zwischen systemischer Sklerose und Fasziitis geeignet.

Differentialdiagnose

Eosinophile Fasziitis.
Mixed connective tissue disease (Sharp-Syndrom).
Überlappungssyndrome.
Chronische Graft-versus-host-Reaktion.
Eosinophilie-Myalgie-Syndrom.
Veränderungen infolge Vinylchloridexposition.
Toxisch-epidemisches Syndrom (Reaktion auf spanisches Speiseöl).
Skleromyxödem.
Scleroedema adultorum (Buschke).
Karzinoidsyndrom.
Hautveränderungen im Rahmen eines insulinabhängigen Diabetes mellitus.
Chronische sympathische Reflexdystrophie.
Idiopathische Lungenfibrose.
Primäre pulmonale Hypertonie.
Kardiomyopathien.
Intestinale Hypomotilitätssyndrome.

Ätiologie

In den meisten Fällen ist die Ursache unbekannt, folgende Faktoren können jedoch eine Rolle spielen:
Genetische Faktoren: HLA Klasse-II-Gen und Klasse-III-Gen (schwache Assoziation).
Exogene Faktoren: organische Chemikalien (z. B. Vinylchlorid), Epoxidharze, Silikon, Rapsöl, Arzneimittel (z. B. Bleomycin).

Epidemiologie

Die systemische Sklerose tritt weltweit auf.
Jährlich sind 12–20 von 1 Mio. Personen betroffen.
Das Verhältnis Frauen : Männer beträgt insgesamt 3 : 1, bei Frauen im gebärfähigen Alter 10 : 1.
Die Erkrankung verläuft bei Nichtweißen schwerer.
Krankheitsbeginn ist in der Regel zwischen dem 30. und 60. Lj.

Komplikationen

Renale maligne Hypertonie: bei diffuser kutaner Erkrankung, meist innerhalb der ersten 5 Jahre der Erkrankung; in 7–10 % der Fälle.

Pseudoobstruktion (Ogilvie-Syndrom): meist bei lokaler kutaner Erkrankung auftretende Spätkomplikation; in < 5 % der Fälle.

Lungenkarzinom: in Assoziation mit Lungenfibrose.

Pharmakotherapie

Raynaud-Phänomen und Mangeldurchblutung

Das Ansprechen auf die Therapie ist unterschiedlich, es lohnt sich, mehrere Arzneimittel einer Klasse auszuprobieren.

■ Standarddosierung
Kalziumantagonisten: z. B. Nifedipin, 2mal tgl. 10 – 40 mg als Depotpräparat.
ACE-Hemmer: Captopril,
tgl. 6,25 – 18,75 mg; Enalapril, tgl. 5 – 15 mg.

■ Kontraindikationen
Kalziumantagonisten: Schwangerschaft; eingeschränkte Anwendung bei Leber- oder Nierenerkrankung.
ACE-Hemmer: Schwangerschaft.

■ Besonderheiten
ACE-Hemmer: können zu einem raschen Blutdruckabfall führen.

■ Wechselwirkungen
Kalziumantagonisten: Antiepileptika, Antiarrhythmatika.
ACE-Hemmer: dürfen nicht zusammen mit kaliumsparenden Diuretika gegeben werden.

■ Nebenwirkungen
Kalziumantagonisten: Flush, Kopfschmerzen, Ödem.
ACE-Hemmer: trockener Husten, Stimmveränderungen, Erytheme.

Im Frühstadium der diffusen kutanen Erkrankung

Ein erwiesenermaßen wirksames Medikament steht nicht zur Verfügung.

■ Standarddosierung
D-Penicillinamin, tgl. 750 – 1000 mg.
Methotrexat, wöchentl. 7,5 – 15 mg oral.
Cyclosporin, tgl. 2,5 – 5 mg oral.
Prednisolon, 20 mg jeden 2. Tag.

■ Kontraindikationen
Schwangerschaft, manifeste Leber und Nierenerkrankung.

■ Wechselwirkungen
Cyclophosphamid mit Allopurinol, Cyclosporin mit ACE-Hemmern.

■ Nebenwirkungen
Knochenmarktoxizität, Nieren- und Leberfunktionsstörung, Alopezie, Erytheme.

Bei Ösophagusbeteiligung

■ Standarddosierung
Protonenpumpen-Hemmer: Omeprazol, tgl. 20 mg.
Prokinetika: Cisaprid, 3 – 4mal tgl. 10 mg über 12 Wochen, 30 Min. vor den Mahlzeiten oder vor dem Schlafengehen.

■ Kontraindikationen
Schwangerschaft, Stillzeit.

■ Besonderheiten
Omeprazol: kann zu Fehlbesiedelung des Kolons führen.

■ Wechselwirkungen
Orale Antikoagulanzien, Phenytoin, Theophyllin.

■ Nebenwirkungen
Omeprazol: Obstipation, Kopfschmerzen, Diarrhö.
Cisaprid: abdominale Krämpfe, Diarrhö.

Bei Beteiligung des mittleren Darmsegments mit bakterieller Fehlbesiedelung

Antibiotika können abwechselnd in verschiedenen Kombinationen eingesetzt werden, z. B. Metronidazol, 2mal tgl. 400 – 600 mg, Tetracyclin, 3mal tgl. 250 mg, Erythromycin, 4mal tgl. 250 mg oder Ciprofloxacin, 2mal tgl. 500 mg.
Diese Medikamente werden über einen kurzen Zeitraum, z. B. 3 – 4 Wochen, gegeben, dazwischen behandlungsfreie Intervalle von 1 – 2 Wochen.

Nichtpharmakotherapie

Lumbale oder digitale Sympthotektomie bei schwerem Raynaud-Phänomen mit kritischer Ischämie.
Selektive Entfernung von Kalzinosen.

Behandlungsziele

Linderung der Symptome.
Vermeidung eines Krankheitsfortschritts.
Behandlung von Komplikationen.
Die systemische Sklerose ist nicht heilbar.

Prognose

Die kumulative 5-Jahres-Überlebensrate liegt bei 34 – 73 %.
Prognostisch ungünstige Faktoren sind höheres Lebensalter, männliches Geschlecht, stärkere Lungenbeteiligung, Lungen-, Herz- und Nierenerkrankung.
Bei der diffusen kutanen Erkrankung sind die ersten 5 Jahre am gefährlichsten; bei der lokalen kutanen Erkrankung beginnt die gefährliche Phase nach 10 Jahren mit dem Risiko einer pulmonalen Hypertonie und ausgedehnten Darmbeteiligung.

Nachsorge

Die diffuse kutane Erkrankung erfordert in den ersten 4 Jahren häufige, d. h. 3monatliche oder bei Bedarf häufigere, Nachsorgetermine; das größte Risiko ist das Auftreten einer renalen malignen Hypertonie.
Die lokale kutane Erkrankung erfordert jährliche Kontrollen, wobei besonders auf die Entwicklung von Spätkomplikationen, d. h. pulmonale Hypertonie, Malabsorption, zu achten ist.
Sorgfältige Abklärung einer Mangeldurchblutung, potentiellen Superinfektion und zunehmenden Beteiligung innerer Organe ermöglicht rechtzeitige Therapieanpassungen und damit eine bessere Lebensqualität für den Patienten.

Hinweise zu Ernährung / Lebensführung

Vermeidung von Kälte und plötzlichen Temperaturstürzen.
Aufgabe des Rauchens.
Hautpflege durch schützende und feuchtigkeitsspendende Cremes (Make-up zur Dekkung der Teleangiektasien).
Tägliches Trainingsprogramm zur Vermeidung, Reduzierung oder Verzögerung von Kontrakturen sowie zur Aufrechterhaltung von Muskelkraft und -funktionsfähigkeit.

Literatur

1. Bonel H, Messer G, Seemann M, Walchner M, Rocken M, Reiser M (1997) MRT der Finger bei systemischer Sklerodermie. Erste Ergebnisse mit kontrastverstärkten Untersuchungen an einem dedizierten MRT-System. Radiologe 37 (10):794 – 801
2. Folwaczny C, Laritz M, Meurer M, Endres SP, Konig A, Schindlbeck N (1997) Einfluss verschiedener Prokinetika auf gastrointestinale Transitzeiten bei Patienten mit progressiv-systemischer Sklerodermie. Z Gastroenterol 35 (10):905 – 912
3. Dreyfus JL (1997) Systemische Sklerose. Schweiz Rundsch Med Prax 86 (10):404 – 405
4. Folwaczny C, Voderholzer W, Riepl RL, Schindlbeck N (1996) Klinik, Pathophysiologie, Diagnostik und Therapie gastrointestinaler Manifestationen der progressiv-systemischen Sklerodermie (PSS). Z Gastroenterol 34 (8):497 – 508

Symptome

Oligomenorrhö oder Amenorrhö mit gelegentlich starken Menstruationsblutungen: das Endometrium bleibt östrogenisiert, im Gegensatz zu Anovulation anderer Genese.

Sterilität: aufgrund der Anovulation.

Leichte Androgenisierung: Hirsutismus, Akne, Seborrhö.

Schwere Virilisierung: Alopezie, Stimmveränderung, Klitorishypertrophie (selten).

Klinischer Befund

Die Manifestationen des Stein-Leventhal-Syndroms sind äußerst variabel; bei den meisten Frauen liegt nur eine leichte Hormonstörung vor, äußere Anzeichen sind nicht erkennbar.
Adipositas.
Stammfettsucht.
Leichte Hypertonie.

Hirsutismus: durch Photographie oder spezielle scores dokumentierbar.

Akanthosis nigricans: Kennzeichen einer schweren Insulinresistenz.

Der körperliche Befund der Abdominal- und Beckenuntersuchungen ist zwar selten diagnostisch, zum Ausschluß eines Ovarialtumors jedoch erforderlich.

Labor- und Apparate-Diagnostik

Ziel ist eine positive Diagnose, Ausschluß anderer Ursachen für Anovulation, Sterilität, rekurrierende Fehlgeburten und Virilisierung je nach Indikation sowie die Erfassung einer Insulinresistenz.
Zur Diagnose eines Stein-Leventhal-Syndroms gehört die Erfassung sowohl hormoneller als auch morphologischer Veränderungen.

Diagnose

Chronische Anovulation, erhöhte Androgenspiegel: diagnostische Kriterien.
Das Vorliegen von Ovarialzysten ist ein diagnostisch unzuverlässiger Befund.

Ausschluß anderer Ursachen einer Amenorrhö

Untersuchung der Beckenregion.

Ultraschalluntersuchung: zur Untersuchung des Endometriums, eventuell mit Endometriumbiopsie (Zyklusstörungen); zur Diagnose eines Ovarialtumors (Virilisierung).

Bestimmung der Serum-Testosteronkonzentration: Vorliegen eines Tumors bei deutlich erhöhten Werten wahrscheinlicher.

Kardiovaskuläre Risikofaktoren

Blutdruckmessung.
Nachweis einer Insulinresistenz oder eines manifesten Diabetes mellitus.
Serumlipidbestimmung.

Differentialdiagnose

Klassisches Stein-Leventhal-Syndrom
Hypothyreose.
Cushing-Syndrom.
Akromegalie.
Androgensezernierender Tumor.

Östrogenisierte Amenorrhö
Granulosazelltumor.

Ätiologie

Übermäßige Androgenproduktion unklarer Genese, häufig in Kombination mit Insulinresistenz.

Epidemiologie

10 – 20 % aller Frauen mit unauffälligem Befund der körperlichen Untersuchung weisen im Ultraschall polyzystische Ovarien auf.
1 % aller jungen Frauen (15. bis 40. Lj.) haben eine klinisch manifeste Erkrankung.
Bei Studien mit Familienangehörigen zeigt sich eine hohe Prävalenz des Stein-Leventhal-Syndroms unter asymptomatischen nahen Verwandten (80 %).
Die Erkrankung ist bei 10 % aller sterilen Paare für die Sterilität verantwortlich.

Komplikationen

Endometriumkarzinom: trotz Anovulation sezernieren die Ovarien weiterhin Östradiol.

Diabetes mellitus, Myokardinfarkt, Apoplex: in Assoziation mit Insulinresistenz.

Rekurrierende Fehlgeburten: vermutlich aufgrund erhöhter Androgenspiegel.

Pharmakotherapie

Vor Therapiebeginn muß eine Schwangerschaft ausgeschlossen sein.
Das Stein-Leventhal-Syndrom ist eine Ausschlußdiagnose, andere Ursachen einer Amenorrhö müssen abgeklärt und ausgeschlossen werden.

Zyklusregulierung

Kombinierte orale Kontrazeption zur Erreichung einer regelmäßigeren und weniger starken Menstruationsblutung.
Zyklische Progesterongabe oder kombinierte orale Kontrazeption zur Vermeidung endometrialer Neoplasmen bei Frauen mit Oligo- oder Amenorrhö.

Behandlung der anovulatorischen Sterilität

Die Behandlung sollte in Zusammenarbeit mit einem entsprechenden Spezialisten erfolgen.
Antiöstrogentherapie (Clomifen): wirkt über den Hypothalamus.
Laparoskopische Ovarialchirurgie.
Exogene Gonadotropintherapie: beinhaltet eine direkte ovarielle Stimulation durch HMG (humanes Menopausengonadotropin) oder FSH (follikelstimulierendes Hormon) in Kombination mit HCG (humanes Choriongonadotropin) zur Auslösung der Ovulation.

■ Standarddosierung
Antiöstrogen: Clomifen, tgl. 100 mg oral an Tag 2–6 des Zyklus über bis zu 3 Menstruationszyklen.
Exogenes Gonadotropin: HMG oder FSH, tgl. 75 E.

■ Kontraindikationen
Schwangerschaft, hormonabhängige Tumoren, nicht diagnostizierte Menstruationsstörung.

■ Besonderheiten
Antiöstrogen: nahezu normale Konzeptionsraten sind zu erwarten; geringes Risiko von Mehrlingsschwangerschaften (Zwillingsgeburtenrate von 8 %) und ovarieller Überstimulation; minimale Überwachung erforderlich (Serum-Progesteronbestimmung in der Mitte der Lutealphase).
Gonadotropin: Risiko der Mehrlingsschwangerschaft und ovariellen Überstimulation; sorgfältige Überwachung obligatorisch (serielle Follikeluntersuchungen und Östradiolbestimmung); kein eindeutiger Vorteil von reinem FSH gegenüber HMG.

■ Wechselwirkungen
Keine.

■ Nebenwirkungen
Antiöstrogen: Hitzewallungen, leichte Abdominalbeschwerden, Sehstörungen (selten).
Gonadotropin: Übelkeit, Abdominalbeschwerden, Allergie.

Virilisierung

Kombinierte orale Kontrazeptiva: übliche Anwendungsbeschränkungen der oralen Kontrazeptiva.
Flutamid oder Spironolacton: als Antiöstrogene können beide Substanzen die Feminisierung eines sich entwickelnden männlichen Fetus bewirken; eine zuverlässige Kontrazeption ist daher unerläßlich.

Spezielle Überlegungen

Das die Insulinempfindlichkeit steigernde Medikament Troglitazon wird derzeit zur Behandlung des Stein-Leventhal-Syndroms erprobt.

Behandlungsziele

Vermeidung langfristiger Gesundheitsrisiken, insbesondere im Zusammenhang mit einem Diabetes mellitus.
Linderung der Beschwerden.
Wiederherstellung der Fruchtbarkeit.

Weitere Behandlungsmöglichkeiten

Rasieren, Bleichen oder Elektrolyse zur Behandlung des Hirsutismus.
Laparoskopische Ovarialchirurgie: nach elektro- oder laserchirurgischer Entfernung der Zysten besteht eine Ovulationsrate von 80 %, eine nahezu normale Konzeptionsrate, normale Zwillingsgeburtenrate und niedrige Fehlgeburtenrate; die Wirkung hält durchschnittlich ~ 9 Monate an.

Prognose

Akne und Seborrhö sprechen innerhalb einiger Wochen auf die Behandlung an, die Normalisierung des Haarwuchses kann sich aufgrund der physiologischen Haarwuchsgeschwindigkeit jedoch erst nach vielen Monaten zeigen.
Nach Absetzen der Therapie kehren die Symptome in der Regel rasch zurück.

Nachsorge

Je nach Störung unterschiedlich.

Hinweise zu Ernährung / Lebensführung

Angesichts des erhöhten Risikos kardiovaskulärer Erkrankungen sollten die Patienten eine Beratung im Hinblick auf Ernährung, Rauchen und körperliches Training erhalten.
Eine kalorienreduzierte Diät kann zur Verminderung der Insulinresistenz beitragen.
Frauen mit Oligo- oder Amenorrhö, bei denen kein Kinderwunsch besteht, sollten auf das bestehende geringe Konzeptionsrisiko hingewiesen werden.

Literatur

1. Marantides D (1997) Management of polycystic ovary syndrome. Nurse Prac 22 (12):34–38, 40–41
2. Goudas VT, Dumesic DA (1997) Polycystic ovary syndrome. Endocrinol Metab Clin North Am 26 (4):893–912
3. Franks S (1997) Polycystic ovary syndrome. Arch Dis Child 77 (1):89–90
4. Diamanti-Kandarakis E (1997) The polycystic ovary syndrome. Pathogenesis, metabolic implications, and therapeutic approach. Ann NY Acad Sci 816:177–193
5. Homburg R (1996) Polycystic ovary syndrome – from gynaecological curiosity to multisystem endocrinopathy. Hum Reprod 11 (1):29–39

Symptome und klinischer Befund

Aufgrund der relativ geringen Suizidrate (11 : 100.000) ist die Vorhersage eines einzelnen Suizids äußerst schwierig; vor dem Versuch oder der Vollendung eines Suizids suchen die Patienten jedoch häufig ihren Arzt auf.

Risikofaktoren

Endogene Depression (10fach erhöhtes Risiko) oder Panikattacken (5fach erhöhtes Risiko) im zurückliegenden Jahr.
Suizidversuche in der Anamnese.
Gegenwärtiger oder kurz zurückliegender Alkohol- oder Drogenmißbrauch.
Größere psychische Erkrankung in der Anamnese.
Chronische, mit Kräfteverfall einhergehende körperliche Erkrankung.
Trennung oder Scheidung.
Krankenhausaufenthalt im zurückliegenden Jahr.

Erfassung suizidalen Verhaltens

Bei Vorliegen eines oder mehrerer Risikofaktoren sollten dem Patienten folgende Fragen gestellt werden: „Haben Sie schon einmal daran gedacht, sich etwas anzutun oder Selbstmord zu verüben?" oder „Hatten Sie schon einmal das Gefühl, sterben zu wollen?"
Der folgende Fragebogen (Suicidal Ideation Screening Questionnaire) dient der Erfassung von Personen mit hohem Suizidrisiko, die Selbstmordgedanken bei direkter Befragung vermutlich leugnen würden. Ein hohes Risiko besteht, wenn zwei oder mehr der Fragen mit „ja" beantwortet werden.

1. Schlafstörungen: Hatten Sie jemals eine 2 Wochen oder länger anhaltende Phase mit Ein- oder Durchschlafschwierigkeiten, zu frühem Aufwachen oder zu langem Schlafen?
2. Niedergedrückte Stimmung: Hatten Sie jemals eine 2 Wochen oder längere anhaltende Phase, in der Sie sich niedergedrückt, traurig und deprimiert fühlten oder das Interesse und die Freude an Dingen verloren, die Ihnen normalerweise wichtig sind und Freude bereiten?
3. Schuldgefühle: Hatten Sie jemals eine 2 Wochen oder länger anhaltende Phase, in der Sie sich wertlos, sündhaft oder schuldig fühlten?
4. Hoffnungslosigkeit: Hatten Sie jemals eine Phase ihn Ihrem Leben, in der Sie das Leben als hoffnungslos empfanden?

Labor- und Apparate-Diagnostik

Mit Einverständnis des Patienten sollten fremdanamnestische Informationen eingeholt werden.
Verfügbare Informationen sollten in Hinblick auf Hinweise auf frühere oder derzeitige psychiatrische Betreuung überprüft werden.

Differentialdiagnose

Angedrohte oder tatsächliche Selbstverletzung durch Schnitte oder anderes selbstschädigendes Verhalten zum Abbau innerer Spannungen: häufig mehrfache Schnittnarben im Bereich der Unterarme.
Angedrohte oder tatsächliche Selbstverstümmelung im Zusammenhang mit einer Psychose: insbesondere bei Schizophrenie.
Unbeabsichtigte Ingestion toxischer Substanzen, z. B. Tabletten, die von Kindern für Süßigkeiten gehalten werden, Unkrautvernichtungsmittel, das in einer Limonadenflasche aufbewahrt wird.

Ätiologie

Suizid wird heute als Teil eines Kontinuums gesehen, das von Suizidgedanken über Planung und Androhung bis zum Versuch und schließlich zur Vollendung des Selbstmords reicht. Eine Prognose, was im Einzelfall der nächste Schritt innerhalb dieses Kontinuums sein wird, ist jedoch schwierig.
Nach einem „Überschneidungsmodell" wird die Suizidgefahr durch Faktoren aus fünf Bereichen – psychiatrische, persönlichkeitsbedingte, psychosoziale und umweltbedingte, genetische und biochemische Faktoren – bestimmt. Eine angemessene Diagnostik und Therapie muß alle diese Bereiche abdecken.

Epidemiologie

Suizid steht als Todesursache bei 15 – 24jährigen an dritter Stelle, bei 25 – 64jährigen an 5. Stelle.
~ 30.000 Amerikaner verüben jedes Jahr Selbstmord.
~ 2 – 3 % aller allgemeinmedizinisch betreuten Erwachsenen gaben bei Befragung Suizidgedanken innerhalb des zurückliegenden Jahres an.

Komplikationen

Bei Suizidgefahr besteht auch ein erhöhtes Risiko für soziale oder berufliche Schwierigkeiten, die für den Patienten und seine Angehörigen eine erhebliche zwischenmenschliche und/oder finanzielle Belastung darstellen können.
Ein Suizidversuch kann zu permanten Schäden (z. B. Gefäßtrauma) oder Funktionsverlust (z. B. hypoxische Hirnverletzung) führen.
Ein vollendeter Suizid ist für die Hinterbliebenen oft mit tragischen und lebenslangen Folgen verbunden.

Pharmakotherapie

Angemessene und frühzeitige Therapie einer depressiven Erkrankung (*siehe* Depression) und Panikstörung (*siehe* Panik und generalisierte Angstzustände) vermindern das Risiko eines versuchten oder vollendeten Suizids.

Antidepressiva und andere Psychopharmaka sollten nur in begrenzten Mengen (für 5–10 Tage) und ohne Möglichkeit der Nachfüllung verschrieben werden, um das Risiko einer Überdosierung zu vermindern und die Einhaltung der Nachsorgetermine zu gewährleisten.

Außer in Notfällen sollten psychotrope Arzneimittel nur zur Behandlung spezifischer psychischer Erkrankungen, bei Bedarf unter Überwachung durch einen Psychiater, eingesetzt werden.

Für die Notfallbehandlung einer akuten psychischen Krise wird ein kurzwirkendes Antipsychotikum, z. B. Haloperidol in um 5 mg ansteigenden Dosen alle 15 Minuten i.m. verabreicht, bis die Symptome unter Kontrolle sind; kontraindiziert bei erhöhtem Risiko für Krampfanfälle. Zusätzlich kann ein Antiparkinsonmittel, z. B. Procyclidin, 5–10 mg i.m., zur Vermeidung dystoner Reaktionen gegeben werden. Eine i.v. Verabreichung von Arzneimitteln ist bei psychischer Störung unbekannter Genese kontraindiziert.

Bei erhöhtem Risiko für Krampfanfälle können Benzodiazepine, z. B. Diazepam, in um 5 mg ansteigenden Dosen i.v., oder Lorazepam, 2–5 mg i.m. eingesetzt werden. Kontraindikationen sind schwere Atemfunktionsstörungen. Antipsychotika in Kombination mit Benzodiazepinen haben eine kumulative sedierende Wirkung.

Nichtpharmakotherapie

Beratung

Bei geringem Suizidrisiko sollte nach Möglichkeit eine kurze, problemorientierte Beratung erfolgen.

Bei vorliegendem oder vorausgegangenen hohem Suizidrisiko sollten Patienten bei jedem Termin nach Suizidgedanken oder -planung befragt werden.

Bei Problemen mit Alkohol- oder Drogenmißbrauch ist eine Überweisung an entsprechende Spezialeinrichtungen angezeigt. Bei Partnerschaftproblemen sollte bei Einverständnis beider Partner eine Paartherapie angeboten werden.

Falls verfügbar, können kurzfristige Konsultationen ohne Terminabsprache oder eine Telefon-Hotline angeboten werden.

Die Aufrechterhaltung einer engen therapeutischen Beziehung kann für den Patienten häufig lebensrettend sein.

Überweisung

Beurteilung des Falles durch einen Psychiater oder erfahrenen Therapeuten und/oder entsprechende therapeutische Zusammenarbeit ist angezeigt, wenn der Allgemeinarzt Unterstützung bei der Beurteilung der Selbstmordgefahr benötigt oder wenn rekurrierende oder persistierende Suizidgedanken vorliegen.

Akut suizidgefährdete Patienten müssen sofort zur akuten psychiatrischen Intervention, in der Regel auf stationärer Basis, überwiesen werden. Zwangseinweisungen sind bei schwerer Psychose oder akuter Suizidgefahr indiziert.

Patienten mit einer signifikanten psychischen Erkrankung benötigen dringend eine psychiatrische, in der Regel stationär durchgeführte Behandlung.

Notfallmaßnahmen im Interesse des Patienten sind buchstäblich in jedem Stadium legal zulässig; unterlassene Maßnahmen können als unterlassene Hilfeleistung ausgelegt werden.

Behandlungsziele

Vermeidung von Suizid durch Identifizierung und Behandlung von Patienten in frühen Stadien des Suizidkontinuums.

Behandlung aller zugrundeliegenden psychischen Erkrankungen.

Dem Patienten bei der Problemlösung helfen und Unterstützung während einer akuten Krise bieten.

Die Fähigkeit des Patienten stärken, seine Probleme selbst zu meistern.

Prognose

Die Prognose hängt in ersten Linie von eventuell zugrundeliegenden psychischen Störungen, Arzneimittel- oder Drogenmißbrauch und anderen Risikofaktoren ab.

Wiederholte Suizidversuche werden am häufigsten in den ersten 3 Monaten nach einem Versuch unternommen.

Unter den Patienten mit Suizidversuchen in der Anamnese beträgt das langfristige Risiko eines vollendeten Suizids nach einem Jahr ~ 1 % und nach 8 Jahren ~ 3 %.

~ 7 % aller Patienten mit Suizidversuch in der Anamnese unternehmen zwei oder mehr weitere Versuche.

Nachsorge

Patienten mit geringem Risiko brauchen nach Beseitigung der Streß- und anderen Risikofaktoren keine weitere Nachsorge.

Alle gegenwärtig oder bis vor kurzem suizidalen oder stark suizidgefährdeten Patienten, die einen Termin nicht wahrnehmen, sollten angerufen werden.

Hochrisikopatienten und jene mit psychischer Erkrankung erfordern eine engmaschige Überwachung.

Hinweise zu Ernährung/ Lebensführung

Hoher Alkoholkonsum, soziale Isolation und fehlende Beschäftigung sind signifikante Risikofaktoren für Suizidversuche, daher sollte bei Hochrisikopatienten alles unternommen werden, um die Lebensumstände durch therapeutische Intervention zu verändern.

Angehörigen von Hochrisikopatienten sollte empfohlen werden, alle potentiell tödlichen Gegenstände (z. B. Schußwaffen, Messer, Arzneimittel) aus der Reichweite des Patienten zu entfernen.

Literatur

1. Stumpfig S (1997) Suizid im Kindes- und Jugendalter. Kinderkrankenschwester 16 (5):195–197
2. Mittmeyer HJ, Filipp N (1997) Kriterien zur Beurteilung der freien Willensbestimmung beim Suizid. Versicherungsmedizin 49 (4):109–111
3. Kristel KH (1996) Suizid: Theorien, Häufigkeit, Risikofaktoren und Kriseninterventon. Erkennung einer Suizidgefährdung – Therapeutisches Verhalten der Pflegekraft. Krankenpfl J 34(5):190–197
4. Illhardt FJ, Wolf R (1998) Suizid im Alter: Zusammenbruch der Wertorientierung. Zeitschrift für Gerontologie und Geriatrie 31 (1):1–8

Definition

Plötzlicher passagerer Bewußtseins- und Tonusverlust mit anschließender spontaner Erholung.

Symptome

Symptome sind nicht in allen Fällen vorhanden; je nach Ursache kann die Synkope in Assoziation mit unterschiedlichen Beschwerden auftreten.
Präsynkope.
Neurologische Symptome (Krampfanfälle, Benommenheit, Schwindel, Dysarthrie, Sehstörungen).
Müdigkeit oder Verwirrtheit nach der Synkope.
Brustschmerz.
Palpitationen.
Dyspnoe.
Emotionale und/oder körperliche Belastung.
Vegetative Symptome (z. B. Übelkeit, Diaphorese, Blässe).
Generalisierte oder fokale Muskelschwäche.

Klinischer Befund

Befunde liegen nicht immer vor und hängen von der Ursache der Synkope ab.
Orthostatische Hypotonie.
Pulsausfälle und asymmetrische Blutdrücke in den Armen: bei Aortendissektion.
Herzgeräusche oder andere mit kardiovaskulärer Veränderung einhergehende körperliche Befunde.
Fokale neurologische Ausfälle.
Gefäßgeräusche.

Labor- und Apparate-Diagnostik

Anamnese und körperliche Untersuchung sind für die Diagnose entscheidend.
Plötzlicher Beginn der Symptome ohne Prodromalphase kann auf Arrhythmien hinweisen, protrahierte vegetative Symptome (Blässe, Diaphorese, Übelkeit) in Verbindung mit einem auslösenden Faktor wie Schmerz, extreme Hitze oder Emotion sowie langes Stehen auf eine vagovasale Synkope. Eine Belastungssynkope kann ein Hinweis auf eine strukturelle Herzerkrankung sein. Nach einer kardialen Synkope ist oft eine rasche Erholung (innerhalb von 30 Sek.) zu beobachten; nach einer neural vermittelten (z. B. vagovasalen) Synkope kommt es häufig zu Müdigkeit oder anderen länger anhaltenden Symptomen.
Hirnstammsyndrome (Schwindel, Dysarthrie, Ataxie, Sehstörungen) lassen auf eine neurologisch bedingte Synkope schließen; nach Krampfanfällen sind die Patienten häufig verwirrt.

Besonderes Augenmerk sollte auf Umstände, unter denen die Synkope auftrat, assoziierte Symptome, Arzneimittel/Drogen, Familienanamnese, psychische Erkrankungen in der Anamnese sowie Vorliegen einer Herzerkrankung gerichtet werden. Fremdanamnestische Hinweise können hier hilfreich sein.
Routinemäßige nichtselektive neurologische Untersuchungen (CT, EEG, Karotis-Dopplersonographie) und Laborparameter zeigen selten diagnostisch schlüssige Befunde. Diese und einige andere Tests (z. B. Szintigraphie, Herzkatheter, zerebrale Angiographie) sollten nur selektiv nach klinischer Indikation durchgeführt werden.

Karotis-Sinus-Druckversuch: bei älteren Patienten sowie bei Hinweis auf Karotis-Sinus-Synkope, falls keine Kontraindikationen bestehen.

EKG mit 12 Ableitungen und Rhythmusstreifen: pathologische Veränderungen können Hinweise auf die Ursache der Synkope und/oder die Notwendigkeit weiterer Untersuchungen geben; ein normaler EKG-Befund deutet auf eine günstigere Prognose und ein geringeres Risiko für Rhythmusstörungen hin.

Ambulantes Langzeit-EKG: diagnostisch aufschlußreich, wenn Arrhythmien erfaßt werden, die mit dem Auftreten der Symptome korrelieren; besonders geeignetes Verfahren bei zugrundeliegender Herzerkrankung.

Memory-loop-EKG: bei häufigen Episoden, die durch das Langzeit-EKG nicht erfaßt wurden, und fortbestehendem Verdacht auf Arrhythmien.

Kipptischversuch: zur Erfassung neural vermittelter Synkopen (nach den kardialen Synkopen zweithäufigster Typ); variable Sensitivität, Spezifität und Reproduzierbarkeit.

Signal-gemitteltes EKG: eventuell bei koronarer Herzkrankheit und linksventrikulärer Funktionsstörung.

Elektrophysiologische Untersuchungen: diagnostisch am aufschlußreichsten, wenn EKG- oder Langzeit-EKG-Veränderungen und eine strukturelle Herzerkrankung vorliegen.

Echokardiographie: bei manifester oder aufgrund von Anamnese, körperlicher Untersuchung und EKG-Befund vermuteter Herzkrankheit.

Belastungs-Untersuchungen: bei Verdacht auf ischämische Ursache oder bei Belastungssynkope zu erwägen.

Psychiatrische Abklärung: bei Synkope unklarer Genese mit häufigen Rezidiven und unspezifischen Beschwerden zu erwägen.

Differentialdiagnose

Umfassende differentialdiagnostische Abklärung, von leichten Störungen bis zu lebensbedrohlichen, mit dem Risiko eines plötzlichen Herztodes assoziierten Erkrankungen.
Bei struktureller Herzerkrankung, insbesondere koronarer Herzkrankheit mit linksventrikulärer Dysfunktion, müssen kardial verursachte Synkopen ausgeschlossen werden.
Abzugrenzen sind Benommenheit, Krampfanfälle, Drop attacks oder metabolische Störungen, z.B. Hypoglykämie.

Ätiologie

Synkopen unklarer Genese sind ein häufiger Befund.
Nach der Ätiologie lassen sich vier große Kategorien unterscheiden:

Neural vermittelte Synkopen

Vasodepressorische (vagovasale, neurokardiogene) Synkope, situationsbedingte Synkope (z. B. bei Niesen, Husten, Schlucken), Karotis-Sinus-Synkope, psychisch bedingte Synkope und Synkopen anderer Genese.

Orthostatische Hypotonie

Arzneimittel, vegetative Funktionsstörung, Volumenmangel.

Kardiale Synkope

Rhythmogene Ursache: Tachyarrhythmien (ventrikuläre Tachykardie, supraventrikuläre Tachykardie, Torsade de pointes, Präexzitationssyndrom) und Bradykardie (Sinusknotenfunktionsstörung, AV-Block).
Mechanische/obstruktive Ursache: Herzklappenstenose (der Aorten-, Mitral- oder Pulmonalklappe), Funktionsstörung/ Thrombose einer Ersatzklappe, hypertrophe Kardiomyopathie, Aortendissektion, Lungenembolie, pulmonale Hypertonie, Myxom, Herzbeuteltamponade, Subclavian-steal-Syndrom, schwere Funktionsstörung des linken Ventrikels, Myokardinfarkt.

Neurologische Synkope

Transitorische ischämische Attacken, Krampfanfälle, vertebrobasiläre Syndrome.

Epidemiologie

Synkopen sind eine relativ häufige Störung und treten bei $\geq 3\,\%$ der Patienten auf. Sie sind einer der Hauptgründe für ärztliche Konsultation und Klinikeinweisung.

Komplikationen

Plötzlicher Herztod.
Rekurrierende Synkope.
Stürze oder Unfälle.

Pharmakotherapie

Die Behandlung richtet sich nach dem Einzelfall und soll die nachgewiesene oder vermutete Ursache beseitigen.
Neurokardiogene Synkope: endgültige Empfehlungen sind schwer zu geben, Betablocker werden jedoch erfolgreich und häufig eingesetzt. Weitere Optionen sind Serotoninwiederaufnahmehemmer, Disopyramid oder transdermales Scopolamin. Fludrocortison wird bei erforderlicher zentraler Volumenexpansion eingesetzt.
Orthostatische Hypotonie: Fludrocortison im Kombination mit vermehrter Kochsalzaufnahme und nichtmedikamentösen Maßnahmen ist erfolgversprechend.
Kardiale Synkope: bei klinischer Indikation Antiarrhythmika zur Behandlung der elektrischen Ursache der Störung.

Nichtpharmakotherapie

Implantierbare Defibrillatoren sollten bei kardialen Synkopen in Assoziation mit einem hohen Risiko letaler ventrikulärer Rhythmusstörungen erwogen werden.
Zweikammerschrittmacher können bei neurokardiogenen Synkopen mit vorwiegend kardioinhibitorischer Ursache erfolgversprechend eingesetzt werden. Schrittmacher stellen eine effektive Maßnahme bei indizierten Bradyarrhythmien dar.
Kompressionsbehandlung (z. B. Stützstrümpfe) werden zur Aufrechterhaltung des zentralen Volumens eingesetzt.

Behandlungsziele

Beseitigung der Ursache und Vermeidung von Rezidiven.
Bei kardialen Synkopen ist das Hauptziel die Erfassung und Behandlung der zugrundeliegenden Herzerkrankung.
Bei neural vermittelten Synkopen sollten insbesondere Patienten mit häufigen oder zur Berufsunfähigkeit führenden Synkopen behandelt werden.
Daneben sollte auch erwogen werden, ob ein Arzneimittel als Mitverursacher von Synkopen in Frage kommt und durch Absetzen dieses Medikaments eine Besserung der Symptomatik zu erreichen ist.

Prognose

Die Prognose hängt von der Ursache der Synkope ab.
Kardiale Synkopen sind mit einer hohen 1-Jahres-Mortalität (18 – 33 %) und erhöhtem Risiko eines plötzlichen Herztodes assoziiert. Nichtkardiale Synkopen und Synkopen unklarer Genese haben eine günstigere Prognose.
Die Prognose bei neural vermittelten und psychisch bedingten Synkopen ist ausgezeichnet. Rezidive sind jedoch häufig, insbesondere bei psychisch kranken Patienten.

Nachsorge

Die ärztliche Betreuung zielt in erster Linie auf die Erfassung und Behandlung einer eventuell vorhandenen Herzerkrankung ab. Bei nichtkardialer Ursache richtet sich die Behandlung nach den im Einzelfall auftretenden Symptomen und deren Häufigkeit.
Bei vermuteter oder nachgewiesener Herzerkrankung ist die Überweisung an einen Kardiologen zu erwägen.

Hinweise zu Ernährung/ Lebensführung

Nach Möglichkeit Vermeidung potentiell auslösender Ereignisse, z. B. bei neural vermittelter (z. B. situationsabhängiger) Synkope oder orthostatischer Hypotonie (z. B. durch Volumenmangel).
Im allgemeinen sind keine speziellen diätetischen Maßnahmen erforderlich; Ausnahmen sind Stoffe, die zu einer Exazerbation der Symptomatik führen können (z. B. Coffein bei supraventrikulären Arrhythmien).
Erhöhte Kochsalzaufnahme wird gelegentlich zur Behandlung einer orthostatischen Hypotonie oder neurokardiogenen Synkope eingesetzt.
Alkoholkonsum oder Schlafmangel können neural bedingte Synkopen verstärken.

Literatur

1. Cottier C (1997) Vasovagale Synkope. Ther Umsch 54 (3):120 – 126
2. Cottier C (1996) Synkope beim älteren Patienten – Welche Untersuchungen sind sinnvoll? Schweiz Rundsch Med Prax 85 (46):1482 – 1489
3. Brauninger S, Maas A, Nanke C, Stellwaag M, Uebis S, Lambertz H (1996) Die Kipptischuntersuchung bei vasovagaler Synkope. Diagnostischer Zugewinn durch Isoprenalin-Gabe. Dtsch Med Wochenschr 121 (31 – 32):971 – 977

Definition

Zu den supraventrikulären Tachykardien gehören:
Sinustachykardie.
Vorhofflimmern.
Vorhofflattern.
Vorhoftachykardie.
AV-Reentry-Tachykardie.
AV-Knoten-Reentry-Tachykardie.

Die beiden letztgenannten, häufig auftretenden Formen, die beide an der Vorhof-Kammergrenze entstehen, werden im folgenden besprochen.

Symptome

Palpitationen: anfallsweise auftretende Palpitationen mit regelmäßigen Frequenzen von 140 – 240 Schlägen/Min., die abrupt einsetzen und enden.

Synkope: zu Beginn der Episode, wenn der Blutdruck vermutlich den tiefsten Wert erreicht, kann eine Synkope oder Präsynkope auftreten.

Brustschmerz: in seltenen Fällen, insbesondere bei Vorliegen einer koronaren Herzkrankheit.

Paroxysmale Tachykardie: können gelegentlich in Assoziation mit Lageänderung oder Menstruationszyklus auftreten.

Klinischer Befund

Hochfrequenter, regelmäßiger Puls.

Zeichen der Linksherzinsuffizienz: treten im allgemeinen nur im Rahmen einer koexistenten strukturellen Herzerkrankung auf.
Kein Hinweis auf atrioventrikuläre Dissoziation (kein jugularer Pfropfungspuls).
Der Blutdruck bleibt in der Regel nach den ersten Sekunden des Anfalls konstant.

Labor- und Apparate-Diagnostik

EKG: regelmäßiger Rhythmus, meist schmale QRS-Komplexe; gelegentlich führt ein vorbestehender oder frequenzabhängiger Schenkelblock zu verbreiterten QRS-Komplexen.

Thoraxröntgen: in der Regel normal, wenn keine koronare Herzkrankheit vorliegt.

Elektrophysiologische Untersuchungen: indiziert, wenn eine Katheterablation erwogen wird, oder zur Risikobeurteilung bei symptomatischem Wolff-Parkinson-White-Syndrom.

Differentialdiagnose

Vorhoftachykardie oder -flattern.
Ventrikuläre Tachykardie: wenn eine AV-Reentry-Tachykardie bei vorbestehendem Schenkelblock auftritt.
Bei der Anamneseerhebung muß insbesondere das Vorliegen einer strukturellen Herzerkrankung (z. B. Kardiomyopathie oder vorausgegangener Myokardinfarkt) abgeklärt werden. Bei positiven Anamnese oder bekannter Diagnose ist eine ventrikuläre Tachykardie sehr viel wahrscheinlicher als eine AV-Reentry- oder AV-Knoten-Reentry-Tachykardie. Bei verbreitertem QRS-Komplex und fehlendem Hinweis auf einen klassischen Links- oder Rechtsschenkelblock ist von einer ventrikulären Tachykardie auszugehen.

Ätiologie

Atrioventrikuläre Reentry-Tachykardie

Anatomische Grundlage ist eine kongenitale Anomalie des kardialen Erregungsleitungssystems, die durch eine akzessorische Erregungsbahn zwischen Vorhof und Ventrikel gekennzeichnet ist.
Zur Tachykardie kommt es, wenn ein elektrischer Impuls über den normalen AV-Knoten vom Vorhof zur Kammer geleitet, von dort jedoch über die akzessorische Bahn zum Vorhof zurückgeleitet wird.

Atrioventrikuläre Knoten-Reentry-Tachykardie

Innerhalb oder in direkter Nachbarschaft zum AV-Knoten bestehen zwei funktionell separate Bahnen.
Zur Tachykardie kommt es in ähnlicher Weise wie bei der AV-Reentry-Tachykardie.

Epidemiologie

Diese Arrhythmieformen treten relativ häufig auf und sind die beiden häufigsten Tachykardien bei Patienten ohne strukturelle Herzerkrankung.
Bei Männern sind AV-Reentry-Tachykardien, bei Frauen AV-Knoten-Reentry-Tachykardien häufiger.
Die paroxysmalen Palpitationen können zwar bereits im Säuglingsalter beginnen, treten jedoch meist erst im Jugendalter oder 2. Lebensjahrzehnt in Erscheinung.

Komplikationen

Linksherzinsuffizienz: durch koexistente strukturelle Herzerkrankung verursacht; eine supraventrikuläre Tachykardie kann bei Fehlen einer vorbestehenden strukturellen Herzerkrankung nur dann zu einer ventrikulären Insuffizienz führen, wenn sie über Monate oder Jahre ohne Unterbrechung anhält.

Pharmakotherapie

Akute Behandlung

- Standarddosierung

Adenosin, i.v. Bolusinjektion mit anschließender Bolusgabe physiologischer Kochsalzlösung, initial 3 mg, bei anhaltender Tachykardie nach 60. Sek eine zweite Dosis von 6 mg, bei weiterem Anhalten der Tachykardie nach weiteren 60 Sek. eine dritte Dosis von 12 mg.
Verapamil, 5 mg durch langsame i.v. Injektion (über 30 Sek.); bei anhaltender Tachykardie und Ausbleiben einer Hypotonie kann nach 5 Min. eine zweite 5-mg-Dosis gegeben werden.

- Kontraindikationen

Adenosin: Asthma bronchiale.
Verapamil: eingeschränkte Kammerfunktion.

- Besonderheiten

Adenosin: 12 mg werden vom Hersteller zwar als Maximaldosis bei Erwachsenen empfohlen, Bolusinjektionen von 18 mg können in einigen Fällen jedoch zur Unterbrechung der Tachykardie erforderlich sein; eine Bronchokonstriktion kann sich verstärken.
Verapamil: negativ inotrop wirkend, sollte bei bekannter Kammerfunktionsstörung oder Anzeichen einer Kardiomegalie im Thoraxröntgenbefund nicht gegeben werden, da es bei irrtümlicher Verabreichung an Patienten mit ventrikulärer Tachykardie zum kardiovaskulären Kollaps kommen kann; i.v. Verapamil sollte bei Einnahme oraler Betablocker aufgrund des Risikos eines Sinusstillstands oder drastischen Blutdruckabfalls ebenfalls nicht gegeben werden.

- Wechselwirkungen

Adenosin: verstärkte Wirkung bei gleichzeitiger Gabe von Dipyridamol; verminderte Wirkung in Kombination mit Theophyllin.

- Nebenwirkungen

Adenosin: Flush und passagere Brustenge.

Prophylaxe

Betablocker (z.B. Atenolol, 50–100 mg) sind insbesondere bei belastungsbedingten Anfällen wirksam.
Digoxin, 0,125 mg, und Verapamil, 180–360 mg, können erfolgversprechend sein, sind bei Vorliegen einer Deltawelle jedoch kontraindiziert, da sie bei Vorhofflimmern, das als Komplikation eines Wolff-Parkinson-White-Syndrom auftritt, die Kammerfrequenz erhöhen könnten.

Behandlungsziele

Unterbrechung eines akuten Tachykardieanfalls.
Unterdrückung der Tachykardie.
Heilung der Tachykardie.

Weitere Behandlungsmöglichkeiten

Vagusmanöver

Bei tiefer Inspiration oder Durchführen des Valsalva-Manövers (am besten im Liegen) und Pressen über mindestens 15 Minuten sollte es einige Sekunden nach dem Entspannen zur Unterbrechung der Tachykardie kommen.

Hochfrequenz-Katheterablation

Behandlung der Wahl bei rekurrierenden symptomatischen AV-Tachykardien, die auf medikamentöse Prophylaxe nicht ansprechen, oder als Alternative zur langfristigen Pharmakotherapie. Die Ablation ist auch bei AV-Tachykardie aufgrund akzessorischer Bahnen ein äußerst wirksames Verfahren. Neueste Weiterentwicklungen sind der Einsatz der Ablation bei Vorhofflattern sowie modifizierter Verfahren bei Vorhofflimmern.

Prognose

Die Prognose ist im allgemeinen ausgezeichnet und die Lebenserwartung unterscheidet sich nicht von jener der gesunden Bevölkerung.
Bei Vorliegen eines im EKG während des Sinusrhythmus erkennbaren Wolff-Parkinson-White-Musters besteht in Assoziation mit der Entwicklung von Vorhofflimmern ein geringes Risiko des plötzlichen Herztodes. Bei symptomatischen Patienten ist eine Ablation indiziert.

Nachsorge

Nach einer Katheterablation empfiehlt sich eine 6wöchige orale Aspirinprophylaxe, um einer Thrombusbildung im Bereich der Endothelschäden vorzubeugen.
Die Patienten sollten im Hinblick auf rezidivierende Symptome oder ein Wiederauftreten des Wolff-Parkinson-White-Musters im EKG überwacht werden.

Hinweise zu Ernährung/Lebensführung

Bei Tachykardien, die durch vorzeitige Vorhofkontraktionen ausgelöst werden, kann sich Verzicht auf Coffein günstig auswirken. Andere spezielle Maßnahmen sind nicht erforderlich.

Literatur

1. Jung W, Schumacher B, Luderitz B (1997) Katheterablation und implantierbare atrial Defibrillatoren bei supraventrikulären Herzrhythmusstörungen. Med Klin 92 (4):202–207
2. Grimm W, Menz V, Hoffmann J, Maisch B (1996) Wertigkeit alter und neuer elektrokardiographischer Kriterien zur Differentialdiagnose zwischen Kammertachykardien und supraventrikulären Tachykardien mit Schenkelblock. Z Kardiol 85 (12):932–942
3. Perings C, Hennersdorf M, Klein RM, Vester EG, Strauer BE (1996) Invasive Differentialtherapie supraventrikulärer und ventrikulärer Tachyarrhythmien. Internist 37 (1):60–73
4. Stark U, Stark G (1996) Adenosinwirkungen am Herzen-therapeutische und diagnostische Möglichkeiten. Wien Klin Wochenschr 108 (12):343–351
5. Osswald S, Buser PT, Rickenbacher P, Pfisterer M (1996) Supraventrikuläre Tachykardien: Mechanismen, Diagnostik und Therapie. Schweiz Med Wochenschr 126 (22):974–985
6. Trappe HJ, Pfitzner P (1996) Update Kardiologie – Teil I. Med Klin 91 Suppl 1:118–127

Symptome

Symptome sind nicht in jedem Fall vorhanden.
Palpitationen.
Plötzlich auftretende Atemnot.
Schwindelanfälle.
Blackout.
Herzstillstand.
Plötzlicher Herztod.

Klinischer Befund

Nicht in jedem Fall sind klinische Manifestationen vorhanden.

Tachykardie: 100–300 Schläge/Min.

Anzeichen der Hypotonie.

Pfropfungswellen im Jugularvenenpuls, variable Blutdrücke, unterschiedliche Intensität des 1. Herztons: Zeichen der atrioventrikulären Dissoziation.

Labor- und Apparate-Diagnostik

EKG mit 12 Ableitungen: initial zur Bestätigung der Diagnose, nach der Behandlung zum Vergleich mit dem Sinusrhythmus; zeigt Tachykardie mit QRS-Komplexen von 140 ms Dauer, Hinweis auf atrioventrikuläre Dissoziation (unabhängige P-Wellen, Fusionssystolen, Capture beats, AV-Block 2. Grades), deutlichen Rechts- oder Linkstyp während der Tachykardie sowie Fehlen von RS-Komplexen in den Brustwandableitungen während der Tachykardie.

Adenosintest: initial zur Abgrenzung gegen AV- und Vorhoftachykardie; bei Vorliegen einer stabilen Tachykardie und wenn die 12kanalige EKG-Ableitung keine eindeutige Diagnose einer ventrikulären Tachykardie zuläßt, werden Adenosin-Bolusinjektionen in steigender Dosierung von 0,05 bis 0,20 mg/kg KG i.v. gegeben, wodurch fast alle AV-Tachykardien unterbrochen und die meisten Vorhoftachykardien verlangsamt, ventrikuläre Tachykardien jedoch fast nie beeinflußt werden, mit Ausnahme jener, die im rechtsventrikulären Ausflußtrakt entstehen.

Kardiale Enzymdiagnostik: nach der Akutbehandlung bei Verdacht auf Myokardinfarkt aufgrund der Anamnese.

Ultraschalluntersuchung des Herzens: zur Erfassung einer zugrundeliegenden Kardiomyopathie oder Klappenanomalie.

Belastungs-Untersuchungen: unter Überwachung durch einen in Herzrhythmusstörungen erfahrenen Kardiologen zum Nachweis einer koronaren Herzkrankheit, zur Provokation von Arrhythmien und Überwachung der Pharmakotherapie.

Langzeit-EKG: zur Quantifizierung der Häufigkeit ventrikulärer Arrhythmien und assoziierter Arrhythmien (z. B. vorzeitige Kammeraktionen).

Echokardiographie: zur Bestimmung der links- und rechtsventrikulären Funktion.

Programmierte elektrophysiologische Untersuchung: zur Bestimmung der Auslösbarkeit, Morphologie und Unterdrückbarkeit der Arrhythmie.

Differentialdiagnose

Supraventrikuläre Tachykardie: entweder Vorhof- oder AV-Tachykardie, mit Rechts- oder Linksschenkelblock.
Alle Tachykardien mit verbreitertem QRS-Komplex sollten bis zum Nachweis des Gegenteils als ventrikuläre Tachykardien angesehen werden.

Ätiologie

Akute Ischämie bei Koronarobstruktion durch einen Thrombus.
Ausgedehnte alte Infarktnarbe: frühere Herzoperation oder Dysplasie.
Mikroskopische Narbeninfiltration im Rahmen einer Fibrose.
Ohne Vorliegen einer klinischen Erkrankung: selten, z. B. bei Ursprung im rechtsventrikulären Ausflußtrakt.
Rechtsventrikuläre Dysplasie.
Hypertrophe Kardiomyopathie.
Viral bedingte Myokarditis.
Funktionelle Störung: „faszikuläre" Tachykardie.
Tumoren, Fehlbildungen, andere Ursachen (selten).

Epidemiologie

Bei 2–10 % der Patienten kommt es in den ersten 12 Monaten nach einem Myokardinfarkt zu anhaltender ventrikulärer Tachykardie oder Herzstillstand.

Komplikationen

Herzstillstand.
Plötzlicher Herztod.
Kardiogener Schock.
Lungenödem.

Pharmakotherapie

Der zugrundeliegende Krankheitsprozeß (z. B. koronare Herzkrankheit) oder eine assoziierte kardiogene Flüssigkeitsretention müssen behandelt werden.

Notfallmaßnahmen

Kardiopulmonale Reanimation, falls erforderlich.
Lidocain, 50 mg i.v., bei stabilen Patienten.
Gleichstrom-Kardioversion bei instabilen Patienten (synchronisiert) oder bei Versagen der Pharmakotherapie.
Die sukzessive Gabe mehrerer Arzneimittel ist nicht sinnvoll; dies gilt insbesondere bei Vorliegen einer koronaren Herzkrankheit und Kammerfunktionsstörung.
Verapamil ist kontraindiziert, da es zu einem schweren Kollaps und sogar zum Tod führen kann.

Langzeittherapie

Die Arzneimitteltherapie sollte von einem auf Herzrhythmusstörungen spezialisierten Kardiologen überwacht werden.
Alle Antiarrhythmika weisen auch eine proarrhythmogene Potenz auf, insbesondere wenn sie in Kombination mit anderen Antiarrhythmika verwendet werden.
Eine Verbesserung der Prognose durch langfristige Pharmakotherapie ist nicht erwiesen.

■ Standarddosierung
Disopyramid, 2mal tgl. 250 mg als Depotpräparat; alternativ Procainamid oder Chinidin.
Flecainid, 2mal tgl. 100 mg; alternativ Propafenon.
Sotalol, 2mal tgl. 80 mg.
Amiodaron, tgl. 200–400 mg, nach Aufsättigung.

■ Kontraindikationen
Disopyramid: stark eingeschränkte linksventrikuläre Funktion.
Flecainid: vorausgegangener Myokardinfarkt; eingeschränkte Anwendung bei koronarer Herzkrankheit.
Sotalol: die üblichen Kontraindikationen der Betablocker.

■ Besonderheiten
Flecainid: erhöht die Reizschwelle.
Sotalol: verlängert die Dauer der Aktionspotentiale (im Gegensatz zu anderen Betablockern).
Amiodaron: kann in hoher Dosierung zur Lungenfibrose führen; lange Eliminationshalbwertszeit.

■ Wechselwirkungen
Disopyramid: Antihistamine, Antiepileptika.
Flecainid: Antidepressiva, Fluoxetin, Antimalariamittel.
Sotalol: die Betablocker-üblichen Wechselwirkungen.
Amiodaron: Digitalis, Cumarinderivate.

■ Nebenwirkungen
Disopyramid: parasympatholytische Wirkungen (Mundtrockenheit, Blasenentleerungsstörungen).
Flecainid: Benommenheit, Arrhythmien.
Sotalol: die üblichen Nebenwirkungen der Betablocker.
Amiodaron: Bradykardie, Hypo- oder Hyperthyreose, Lungenfibrose, blaue Pigmenteinlagerungen in die Haut.

Behandlungsziele

Unterdrückung rekurrierender Tachykardien (Pharmakotherapie).
Beendigung rekurrierender Tachykardien (Schrittmacher).
Zerstörung der für die Tachykardie verantwortlichen Strukturen, dadurch eventuell Heilung (Ablation).
Korrektur einer strukturellen Herzerkrankung und therapierefraktärer Arrhythmien (Transplantation).

Weitere Behandlungsmöglichkeiten

Alternative langfristige Therapien sind:
Implantation eines automatischen Defibrillators zur Beendigung der Tachykardien; dadurch wird auch eine durch rasche Erregungsbildung bedingte ventrikuläre Tachykardie erfolgreich behandelt.
Ablation lokaler Strukturen der Erregungsbildung oder -leitung, die eine Tachykardie verursachen; am häufigsten werden Hochfrequenztherapie oder niederfrequenter Gleichstrom eingesetzt.
Elektrophysiologisch kontrollierter chirurgischer Eingriff.
Transplantation bei ausgewählten Patienten mit schwerer Kammerfunktionsstörung.

Prognose

Die Prognose hängt vom zugrundeliegenden Krankheitsprozeß und Krankheitsbild ab.
Die 1-Jahres-Mortalität von Patienten, die nach einem außerhalb des Krankenhauses aufgetretenen Herzstillstand reanimiert wurden, beträgt bis zu 50 %; durch Implantation eines Defibrillators kann sie vermutlich gesenkt werden.
Die Langzeitprognose der ventrikulären Tachykardie bei herzgesunden Patienten ist ausgezeichnet.

Nachsorge

Zur Sicherstellung einer richtigen Therapie sollten die Patienten in eine entsprechende Spezialklinik eingewiesen werden.
Die Überwachung der medikamentösen Langzeittherapie kann durch Langzeit-EKG (bei häufigen vorzeitigen Kammeraktionen) oder elektrophysiologische Untersuchungen (bei auslösbarer Tachykardie) erfolgen.
Ventrikuläre Tachykardie ist nicht heilbar und erfordert eine langfristige Nachsorge.

Hinweise zu Ernährung/ Lebensführung

Körperliche Anstrengung sollte vermieden werden, besondere diätetische Maßnahmen sind jedoch nur bei Vorliegen einer koronaren Herzkrankheit erforderlich.

Literatur
1. Perings C, Hennersdorf M, Klein RM, Vester EG, Strauer BE (1996) Invasive Differentialtherapie supraventrikulärer und ventrikulärer Tachyarrhythmien. Internist 37 (1):60–73
2. Klein RM, Vester EG, Perings C, Ganschow U, Strauer BE (1996) Herzrhythmusstörungen bei primären und sekundären Formen der Kardiomyopathie. Internist 37(1):18–33
3. Kuhlkamp V, Dornberger V, Mermi J, Mewis C, Seipel L (1996) Schockinduzierte, aber nicht terminierte Kammertachykardie bei einem Patienten mit implantierbarem Defibrillator. Z Kardiol 85 (5):306–311
4. Trappe HJ, Pfitzner P (1996) Update Kardiologie – Teil I. Med Klin 91 Suppl 1:118–127
5. Fries R, Heisel A, Jung J, Stopp M, Schieffer H, Ozbek C (1996) Tageszeitliche Verteilung von spontanen ventrikularen Tachyarrhythmien bei Patienten mit implantierbarem Kardioverter-Defibrillator. Z Kardiol 85 (2):140–147

Symptome

β-Thalassämie manifestiert sich bei 90% der Patienten im ersten Lebensjahr; in einigen Fällen kommt es erst mit 3–4 Jahren zu Symptomen (late-onset β-Thalassaemia major).
Bei 10% der Patienten ist ein leichter Verlauf zu beobachten (keine Abhängigkeit von Transfusionen).
Asymptomatische Verläufe sind möglich; die Erkrankung wird durch pränatal oder später durchgeführte Untersuchungen diagnostiziert.

Geringe Gewichtszunahme.
Wachstumsstörungen.
Fieber.
Diarrhö.
Zunehmend blasse Hautfarbe.
Abdominalschwellung.

Klinischer Befund

Blasse Hautfarbe.
Herzinsuffizienz.
Splenomegalie.
Ikterus.

Labor- und Apparate-Diagnostik

Blutuntersuchungen: niedriger Hb-Wert, mittleres korpuskuläres Hb und mittleres Zellvolumen; fehlendes oder vermindertes HbA (β°- oder β^{+}-Thalassämie), variable HbF- und HbA_2-Spiegel (durch Elektrophorese bestimmt).

Genanalyse: definiert spezifische Mutationen, kann zur Vorhersage des Schweregrades der Erkrankung, der Prognose und pränatalen Diagnose im ersten Trimenon dienen.

Differentialdiagnose

Eisenmangelanämien, Bleiintoxikation.

Ätiologie

Thalassämie wird durch eine Synthesestörung der α- oder β-Globinkette (α- bzw. β-Thalassämie) verursacht.
Thalassämie wird rezessiv vererbt
Die Erkrankung tritt in der mediterranen, asiatischen, arabischen und chinesischen Bevölkerung auf. Sie bietet einen scheinbaren selektiven Vorteil gegen *Plasmodium falciparum.*

Epidemiologie

Thalassämie ist weltweit eine der häufigsten Erbkrankheiten.
In der schwarzen Bevölkerung sind ungefähr 30% entweder heterozygote oder homozygote Träger der α-Thalassämie-2-Deletion.
In Südwesteuropa nimmt die Erkrankung als Folge der Präventionsprogramme ab; in Ehen unter Blutsverwandten ist die Geburtenrate von Kindern mit β-Thalassämie um 30% erhöht.

Komplikationen

Splenomegalie mit Entwicklung eines Hypersplenismus (Neutropenie, Thrombozytopenie, Anämie).
Anämie mit schweren Skelettveränderungen, Minderwuchs und Herzinsuffizienz.

Pharmakotherapie

Behandlung der transfusionsbedingten Eisenüberladung

5 – 6 Nächte/Woche s.c. Infusion von Deferoxamin über 8 – 12 Stunden mittels tragbarer Dauerinfusionspumpe.
Eine Therapie mit Chelatbildner wird eingeleitet, wenn der Ferritinwert bei 1000 µg/l (nach 12 – 24 Transfusionen) liegt.
Die Erstdosis von 20 mg/kg KG Deferoxamin wird für die Injektion in 5 – 10 ml Wasser verdünnt. Begleitend zur Deferoxamintherapie wird Vitamin C, 100 – 200 mg oral, gegeben (erhöht die renale Eisenausscheidung).
Bei Eisenüberladung beträgt die Deferoxamindosis tgl. 50 mg/kg KG.
Bei Kardiomyopathie wird Deferoxamin kontinuierlich mittels i.v. Infusionssystem gegeben.

Komplikationen der Behandlung

Komplikationen der chronischen Transfusion: Alloimmunisierung gegen Blutgruppenantigen (in 25 % der Fälle), fiebrige und urtikarielle Transfusionsreaktionen (in 75 % der Fälle), Zytomegalie-Virusinfektion und Immunsuppression, durch Transfusion übertragene Hepatitis B und C, HIV-Übertragung (Übertragungsrisiko für Hepatitis B 1 : 50.000, Hepatitis C 1 : 20.000 und HIV 1 : 300.000 bis 1 : 1 Mio in Deutschland).
Folgen einer unzureichenden Chelatbildung: Kardiomyopathie (häufigste Todesursache), Minderwuchs, Hypoparathyreoidismus, Diabetes mellitus, Ausbleiben der Pubertät.
Folgen der Deferoxamin-Therapie (übermäßige Chelatbildung): Minderwuchs, Skelettveränderungen (Pseudorachitis), Sehstörungen, Überempfindlichkeit, Hörstörungen, Lungenödem.

Behandlungsziele

Verbesserung der Lebensqualität.
Verlängerung der Lebenserwartung.

Weitere Behandlungsmöglichkeiten

Knochenmarktransplantation: die Erfolgsrate liegt bei guter Deferoxamin-Compliance und Fehlen einer Leberfibrose oder -vergrößerung bei 94 % und ist von Alter und Leberstatus abhängig.
Splenektomie bei Hypersplenismus.

Prognose

Bei regelmäßiger Erhaltungstransfusion und Eisenchelatbildung ist der Gesundheitszustand und die Langzeitprognose des Patienten ausgezeichnet.
Ein frühzeitiger Tod ist in der Regel auf eine therapierefraktäre Herzinsuffizienz infolge von Eisenüberladung und Infektionen zurückzuführen.

Nachsorge

Ferritinwerte, Leberfunktion und Knochenmetabolismus müssen mindestens 3mal jährlich kontrolliert werden; außerdem jährliche Untersuchung auf Hepatitis C, HIV-Infektion und Hepatitis B.
Orale Glukosetoleranztests müssen bei positiver Familienanamnese ab dem 10. Lj., in allen anderen Fällen ab dem 16. Lj. durchgeführt werden.
Weitere endokrine und kardiale Untersuchungen nach klinischer Indikation.
Außerdem empfiehlt sich eine jährliche Audiometrie und halbjährliche Augenuntersuchung.
Nach einer Splenektomie besteht ein erhöhtes Infektionsrisiko; entsprechende Impfungen sind zu erwägen.

Hinweise zu Ernährung/ Lebensführung

Die Patienten sollten rotes Fleisch und Leber meiden und ermutigt werden, ein normales, aktives Leben zu führen.

Literatur

1. Schwarz C, Vetter B, Kohne E, Kulozik AE (1997) Beta-Thalassämie in Deutschland: Molekulargenetik und klinischer Phänotyp in der zugewanderten und in der heimischen Bevölkerung. Klin Pädiatr 209 (4):172 – 177
2. Tondury P (1996) Thalassämie heute. Schweiz Med Wochenschr 126 (44):1865 – 1866
3. Fistarol M, Zardini E (1996) Beta-Thalassämie und Schwangerschaft: zwei seltene Fälle. Gynäkol Geburtshilfliche Rundsch 36 (1):29 – 32

Symptome

Symptome einer venösen oder arteriellen Thrombose.

Klinischer Befund

Eine weiterführende hämostaseologische Diagnostik ist in folgenden Fällen angezeigt:
Venöse Thromboembolie vor dem 40.–45. Lj.
Rekurrierende Venenthrombose oder Thrombophlebitis.
Thrombose an ungewöhnlicher Stelle: z.B. Mesenterialvenen, Zerebralvenen.
Ungeklärte Thrombose bei Neugeborenen.
Hautnekrose.
Arterielle Thrombose vor dem 30. Lj.
Familienanamnese spezifischer Defekte.
In Tests nachgewiesene ungeklärte Verlängerung der Blutgerinnungszeit.
Rekurrierende Fehlgeburten, idiopathische thrombozytopenische Purpura, SLE.

Labor- und Apparate-Diagnostik

Eine genaue Diagnose erfordert Funktionstests und immunologische Untersuchungen.
Bei jeder erforderlichen Untersuchung auf thrombophile Diathesen sollten Screening- und Funktionstests mit frisch titrierten, unter möglichst geringer Venenstauung entnommenen Blutproben durchgeführt werden.
Großes Blutbild und Blutausstrich.
Bestimmung der Prothrombinzeit, partiellen Thromboplastinzeit und Thrombinzeit sowie der Fibrinogenkonzentration.
Untersuchungen auf Antithrombin III, Protein C, Protein S, APC-Resistenz (Faktor V, Leidenmutation), Plasminogen, Heparin-Kofaktor-II, Antikardiolipin-Antikörper, Lupus-Antikoagulans, Faktor XII, Dysfibrinogenämie und Homozysteinurie.

Fibrinolytische Untersuchungen: vor und nach Stimulation (z. B. Venenverschluß oder DDAVP).

Bestimmung von Thrombozyten, t-PA und PA1-1.

Analyse der Thrombozytenaktivitätsmarker: d. h. Expression von GMP-140, Plasma-β-Thromboglobulin.

Differentialdiagnose

Hyperviskosität.

Ätiologie

Häufige erworbene Ursachen einer Thrombose

Diabetes mellitus, Hyperlipidämie, maligner Prozeß, myeloproliferative Störungen, chronische Lebererkrankung, SLE, Paraproteinämien, nephrotisches Syndrom, Antiphospholipidsyndrom.
Diese Störungen führen über verschiedene Mechanismen zu einer Prädisposition für Thrombosen; spezifische homöostatische Untersuchungen haben im allgemeinen für Diagnostik und Therapie im Einzelfall nur einen geringen Wert.

Hereditäre Defekte mit erhöhter Thromboseneigung

Mangel an Antithrombin III, Protein C, Protein S, Faktor V (Leidenmutation), Plasminogen, Heparin-Kofaktor-II, Faktor XII sowie Dysfibrinogenämie und Homozysteinurie.
Die meisten dieser Störungen sind autosomal-dominante Merkmale mit variabler Expressivität.
Bei Heterozygotie prädisponieren diese Defekte für spontan oder in Assoziation mit anderen Risikofaktoren auftretende Thrombosen.

Pathophysiologie

Das Hämostasegleichgewicht kann in folgenden Fällen zugunsten einer Thrombose verschoben sein:
Erhöhte Aktivität des Gerinnungssystems.
Erhöhte Thrombozytenaktivität.
Verminderte fibrinolytische Aktivität.
Gestörte Gefäßendothelaktivität.

Epidemiologie

Epidemiologische Studien zeigen eine erhöhte Thrombose-Inzidenz insbesondere in Assoziation mit erhöhten Fibrinogen-, Faktor-VII- und Faktor-VIII-:C-Konzentrationen bei einer Häufigkeit von 1 zu 2000 – 5000.

Komplikationen

Arterielle und venöse Thrombose und Embolie.

Hochrisikofaktoren für eine Thrombose

Chirurgisches und nichtchirurgisches Trauma.
Höheres Lebensalter.
Immobilisierung.
Herzinsuffizienz.
Vorausgegangene Venenthrombose und variköse Venen.
Paralyse der Beine.
Adipositas.
Östrogentherapie.
Schwangerschaft und Wochenbett.
Rauchen.
Erhöhte Viskosität des Blutes.

Pharmakotherapie

Prophylaxe einer venösen Thromboembolie

Das Thromboserisiko wird von den prädisponierenden Faktoren bestimmt.
Geringes Risiko: frühzeitige Entlassung nach Eingriffen, graduierte Kompressionsstrümpfe.
Mittleres Risiko: standardmäßig unfraktioniertes Heparin, 5000 E s.c. alle 8 – 12 Std.
Hohes Risiko: niedermolekulares Heparin, s.c. alle 12 – 24 Std., Dosierung abhängig vom Präparat.
Das Thromboserisiko bei einem chirurgischen Eingriff kann wie folgt bestimmt werden:
Geringes Risiko: Alter < 40 Jahre, kleiner Eingriff von < 1 Std. Dauer.
Mittleres Risiko: Alter > 40 Jahre, Abdominal- oder Thoraxchirurgie von >1 Std. Dauer.
Hohes Risiko: Alter > 40 Jahre, orthopädische Knie- oder Hüftgelenkschirurgie, Adipositas und maligner Tumor.

Heparin

■ Standarddosierung
Unfraktioniertes Heparin, 5000 E i.v. als Bolusinjektion, anschließend 1000 – 2000 E/Std. i.v. über 5 – 7 Tage.
Niedermolekulares Heparin, 1mal tgl. s.c.

■ Kontraindikationen
Selten auftretende Überempfindlichkeit, Risiko von Blutungskomplikationen.

■ Besonderheiten
Die aktivierte partielle Thromboplastinzeit muß 6 Std. nach Therapiebeginn und danach mindestens alle 24 Std. kontrolliert werden; Dosisanpassungen, um das Verhältnis beim 1,5 – 2,5fachen des Kontrollwerts zu halten.

■ Wechselwirkungen
Arzneimittel, die zu einer Störung der Thrombozytenaggregation oder Gerinnung führen.

■ Nebenwirkungen
Blutung, Thrombozytopenie, Thrombose im Rahmen eines Rebound-Phänomens, Osteoporose (bei über 3monatiger Behandlungsdauer), selten Alopezie, Erythem, Anstieg von GOT und GPT.

Die Heparinisierung kann durch Gabe von Protaminsulfat, 1 mg, rückgängig gemacht werden; diese Dosis neutralisiert ~ 100 E Heparin; die Maximaldosis beträgt 40 mg i.v. über 10 Minuten.

Orale Antikoagulation, z. B. Warfarin

■ Standarddosierung
Warfarin, 10 mg oral an Tag 1 und 2; 5 mg oral an Tag 3, danach tgl. Dosisanpassung je nach Prothrombinzeit, Erhaltungsdosis tgl. 1 – 20 mg.

■ Kontraindikationen
Schwangerschaft.

■ Besonderheiten
Überwachung der Prothrombinzeit, die, in INR ausgedrückt, im therapeutischen Bereich von 2,0 – 4,5 liegen sollte.

■ Wechselwirkungen
Viele Medikamente weisen eine potenzierende oder antagonistische Wirkung auf; bei jedem neu hinzukommenden Medikament sollte die Prothrombinzeit kontrolliert werden.

■ Nebenwirkungen
Blutung, Hautnekrose nach den ersten Tagen der Behandlung im Fall eines Protein-C- oder Protein-S-Mangels.
Bei lebensbedrohlicher Blutung kann der antikoagulative Effekt durch Infusion von FFP oder Faktor-II-, Faktor-IX- und Faktor-X-Konzentrat rückgängig gemacht werden; Vitamin K_1, 1 – 2 mg i.v., kann als Antidot gegeben werden und erfordert 6 – 24 Std. zur Umkehrung der Wirkung oraler Antikoagulation.

Thrombozytenaggregationshemmer

Zur Prophylaxe und Vermeidung weiterer arterieller Thrombosen, wenn die Thrombozytenaktivierung sich als primärer pathologischer Faktor erwiesen hat, insbesondere bei myokardialer Ischämie und zerebrovaskulärem thrombotischem Insult einschließlich transitorisch ischämischer Attacke, zur Behandlung einer sekundären Thrombozytose ($> 800 \times 10^9/l$) und zur Behandlung einer essentiellen Thrombozythämie:
Aspirin, tgl. 75 mg oder 2mal wöchentl. 300 mg oral, oder Dipyridamol, 3mal tgl. bis zu 100 mg oral (Dipyridamol kann schwere Kopfschmerzen verursachen).

Therapeutische Bereiche bei oraler Antikoagulation

INR 2,0 – 2,5: Prophylaxe der tiefen Venenthrombose.
INR 2,0 – 3,9: Behandlung der tiefen Venenthrombose, Lungenembolie, systemische Embolie, Prävention einer Venenthrombose nach Myokardinfarkt, Mitralklappenstenose mit Embolie, transitorische ischämische Attacken, Vorhofflimmern.
INR 3,0 – 4,5: rekurrierende tiefe Venenthrombose und Lungenembolie, arterielle Erkrankung einschließlich Myokardinfarkt, mechanischer Herzklappenersatz (bei biologischem Klappenersatz ist eine INR von 2,0 – 3,0 ausreichend).

Behandlungsziele

Vermeidung einer Thrombose.

Prognose

Die Prognose hängt von der Ursache und vom Grad des Risikos einer arteriellen oder venösen Thrombose oder Embolie ab.

Nachsorge

Lebenslange fachärztliche Betreuung erforderlich.

Hinweise zu Ernährung/Lebensführung

Es sind keine speziellen Maßnahmen erforderlich.
Thrombogene Situationen sollten gemieden bzw. eine medikamentöse Prophylaxe erwogen werden.

Literatur

1. Canova CR, Cantieni R, Zellweger U, Reinhart WH (1997) Tödliche zentrale Lungenembolien unter Heparintherapie: "white clot syndrome". Schweiz Med Wochenschr 127 (18):762 – 765
2. Hobbensiefken G, Driller B, Studtmann V, Kunz K, Lehrbach G (1996) Heparininduzierte Thrombozytopenie Typ II (HIT II). Eine fatale Komplikation der medikamentösen Thromboseprophylaxe mit Heparinen. Unfallchirurgie 22 (6):248 – 252
3. Gehling H, Giannadakis K, Lefering R, Hessmann M, Achenbach S (1998) Prospektiv-randomisierte Pilotstudie zur ambulanten Thromboembolieprophylax. 2mal 500 mg Aspirin (ASS) vs. Clivarin 1750 (NMH). Der Unfallchirurg 101 (1):42 – 49
4. Harenberg J, Huhle G, Piazolo L, Malsch R (1997) Niedermolekulares Heparin. Prophylaxe und Therapie thromboembolischer Erkrankungen. Der Hautarzt 48 (11):852 – 864
5. Haas S (1997) Prävention, Diagnostik und Therapie von Thrombosen in der Orthopädie und Unfallchirurgie. Der Orthopäde 26 (12):1062 – 1074

Symptome

Thrombozytendefekte können sich durch Blutungen manifestieren oder zufällig bei einem asymptomatischen Patienten entdeckt werden.

Hämatomneigung.

Blutung: meist der Schleimhaut, z. B. gingivale, nasale, gastrointestinale, menorrhagische Blutungen; gelegentlich retinale (Visusverlust) oder intrazerebrale (Kopfschmerzen) Blutungen; postoperative Blutungen.

Taubheit: im Rahmen bestimmter familiärer Störungen.

Klinischer Befund

Petechien, Purpura, Hämatome.
Retinablutungen.
Thrombose und Mikroinfarkte der Haut: bei thrombotischer thrombozytopenischer Purpura.
Kapillarblutungen.

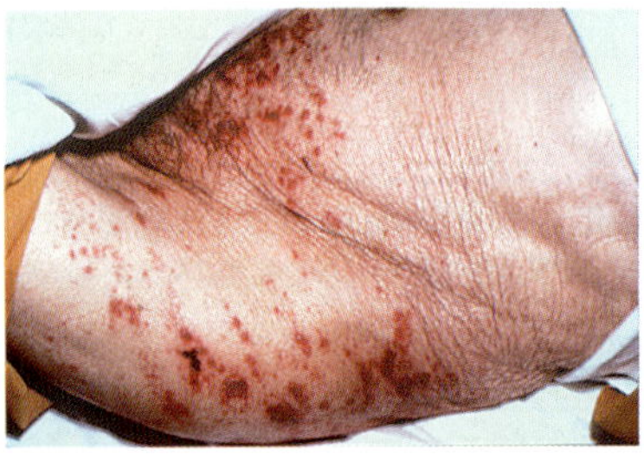

Purpura im Rahmen einer Thrombozytopenie.

Labor- und Apparate-Diagnostik

Die Erstuntersuchungen dienen der Identifizierung primärer Thrombozytendefekte und dem Ausschluß des von-Willebrand-Jürgens-Syndroms bei Patienten mit stark positiver Familienanamnese und von Geburt an bestehender Gerinnungsstörung.

Großes Blutbild: Thrombozytenzahl und mittleres Thrombozytenvolumen zum Ausschluß anderer hämatologischer Erkrankungen und Pseudothrombozytopenien aufgrund von Agglutination oder EDTA (Äthylendiamintetraessigsäure)-induzierter Aggregation.

Mikroskopische Untersuchung des Blutausstrichs: zur Bestimmung der Thrombozytenmorphologie, Erfassung von Erythrozyten- oder Leukozytenanomalien.

Gerinnungstests: zum Ausschluß einer primären Koagulopathie.

Biochemische Untersuchungen: zur Erfassung von Nieren- oder Lebererkrankungen.

Thrombozytenfunktionstests: Blutungszeitverlängerung deutet auf Thrombozytenfunktionsstörungen oder von-Willebrand-Jürgens-Syndrom hin (10 Tage vor dem Test Absetzen aller, die Thrombozytenfunktion beeinträchtigender Arzneimittel wie z. B. Aspirin); Registrierung der spontanen in vitro Aggregation und Reaktion auf ADP (Adenosindiphosphat), Kollagen und Ristocetin; bei auffälligem Befund Untersuchung der Reaktion auf andere Sympathikuswirkstoffe (z. B. Adrenalin, Thrombin, Arachidonsäure); Freisetzungsreaktion radioaktiv markierten Serotonins; Messung der Thrombozyten-Adeninnukleotide; hereditäre und einige erworbene Thrombozytendefekte weisen charakteristische Aggregationsreaktionen auf.

Knochenmarkaspiration und -biopsie: bei den meisten Patienten mit Thrombozytopenie zur Beurteilung der Megakaryozytenzahl und -struktur sowie der Knochenmarkfunktion.

Thrombozytenserologie: bei Posttransfusionspurpura und bei Neugeborenen mit alloimmuner Thrombozytopenie zur Erfassung spezifischer Antithrombozyten-Antigen-Antikörper.

Thrombozyten-assoziierte Immunglobulinbestimmung: unspezifisch, bei Immunthrombozytopenie häufig erhöhte Werte.

Durchflußzytometrie: zur Quantifizierung der Thrombozytenmembran-spezifischen Glykoproteine mit Hilfe monoklonaler Antikörper; dient der Erfassung hereditärer Erkrankungen.

Differentialdiagnose

Gerinnungsstörungen
Von-Willebrand-Jürgens-Syndrom.
Fibrinogenstörungen.

Purpura
Vaskulitis, z. B. Schoenlein-Henoch-Purpura.
Amyloidose.
Senile Purpura.
Skorbut.
Steroidtherapie.
Kollagenosen (z. B. Ehlers-Danlos-Syndrom).
Teleangiektasia hereditaria haemorrhagica (verursacht keine Purpura, kann jedoch bei sehr schweren Formen zur Verminderung der Thrombozytenzahl führen).

Ätiologie

Verminderte Produktion
Knochenmarkinsuffizienz: Leukämie, metastasierender Tumor, idiopathische Aplasie, Infiltration, Produktionsstörung, Myelodysplasie, aplastische Anämie, Arzneimittelreaktion (vorhersehbar, z. B. bei zytotoxischen Medikamenten, oder idiosynkratische Reaktionen).

Erhöhter Verbrauch
Immun: Autoimmunreaktion (idiopathische, postvirale, HIV-assoziierte, mit anderen Autoimmunkrankheiten assoziierte Reaktionen), Alloimmunisierung gegen thrombozytenspezifische Antigene, z. B. HPA-1.
Arzneimittel: z. B. Chinin, Heparin, Sulfonamide, Rifampicin.
Koagulopathie: disseminierte intravasale Gerinnung, thrombotische thrombozytopenische Purpura.
Hypersplenismus und Splenomegalie.

Hereditär
Anomalien Thrombozytenmembran-spezifischer Glykoproteine, z. B. Bernard-Soulier-Syndrom und Thrombasthenie (Glanzmann-Naegeli-Syndrom).
Speicherdefekte für ADP.
Andere Anomalien, z. B. May-Hegglin-Anomalie.

Erworben
Speicherdefekte für ADP: z. B. durch Aspirineinnahme, Urämie, Alkoholismus, Leberzirrhose, myeloproliferative Erkrankungen.

Epidemiologie

Erworbene Störungen der Thrombozytenfunktion sind häufig und treten in Assoziation mit Störungen wie chronischer Niereninsuffizienz oder Aspirineinnahme auf.
Chronische idiopathische thrombozytopenische Purpura ist relativ häufig (nach einer Studie leiden 0,18 % aller über einen Zeitraum von 10 Jahren stationär aufgenommenen Patienten an der Krankheit).

Komplikationen

Eisenmangelanämie: durch Menorrhagie, rekurrierende Epistaxis oder Gastrointestinalblutung verursacht.

Neurologische Ausfälle oder Tod: durch intrazerebrale Hirnblutung verursacht.

Pharmakotherapie

Immunthrombozytopenie

Im Kindesalter beginnt die Erkrankung in der Regel akut, häufig nach einer Virusinfektion; Spontanremissionen sind verbreitet, und die Therapie beschränkt sich auf die Erhöhung der Thrombozytenzahl in Fällen mit schwerer oder lebensbedrohlicher Blutung. Im Erwachsenenalter ist ein eher schleichender Beginn zu beobachten, eine Spontanremission ist fast ausgeschlossen.

■ Standarddosierung

Kinder: Immunglobulin, tgl. 0,4 g/kg KG i.v. (über 4 - 6 Std.) über 5 Tage (alternativ tgl. 1,0 g/kg KG über 2 Tage), oder Prednison, 1 mg/kg KG.

Erwachsene: Prednison, initial 1 mg/kg KG bis zum Erreichen der maximalen Wirkung, danach ausschleichende Dosierung.

■ Kontraindikationen

Prednison: akute Infektion, Diabetes mellitus.

■ Wechselwirkungen

Siehe aktuelle Verschreibungsinformationen des Herstellers.

■ Nebenwirkungen

Immunglobulin: Kopfschmerz, Hypertonie, Tachykardie.

Prednison: Hypertonie, Diabetes mellitus, Osteoporose.

Bei Erwachsenen, die auf Steroide nicht ansprechen oder bei denen es bei Dosisverminderung zum Rezidiv kommt, sollte eine Splenektomie erwogen werden.

Bei Versagen der Steroidtherapie oder Splenektomie können i.v. Immunglobuline, Azathioprin, Vinca-Alkaloide, Danazol, hochdosiertes Dexamethason oder Vitamin C gegeben werden.

Bei Thrombozytenfunktionsstörungen

Die Blutungsneigung ist häufig nur leicht ausgeprägt, und eine spezifische Therapie (Thrombozytenkonzentrat, Desmopressin (DDAVP) ist meist nur bei stärkeren Blutungen oder vor chirurgischen Interventionen erforderlich.

Antifibrinolytika können zur Beherrschung kleinerer Blutungen hilfreich sein; eine anovulatorische Therapie kann bei Menorrhagie erforderlich sein.

■ Standarddosierung

1 Thrombozytenkonzentrat-Einheit/10 kg KG oder eine Thrombapherese-Einheit führt in der Regel zu einer Erhöhung der Thrombozytenzahl um 20 - 40 x 109/l.

DDAVP, 0,4 µg/kg KG i.v. in 100 ml 0,9 %iger Kochsalzlösung über 15 - 20 Min.

Tranexamsäure, 3mal tgl. 0,5 - 1,0 g oral oder i.v.

Aminocapronsäure, 4mal tgl. 2 - 4 g oral.

■ Kontraindikationen

DDAVP: koronare Herzkrankheit.

Tranexamsäure und Aminocapronsäure: Thromboembolie und Hämaturie in der Anamnese.

■ Besonderheiten

DDAVP: bei Thrombasthenie wirkungslos.

■ Wechselwirkungen

Siehe aktuelle Verschreibungsinformationen des Herstellers.

■ Nebenwirkungen

Thrombozytenkonzentrate: allergische Reaktionen, HLA- oder Alloimmunisierung nach mehrfachen Transfusionen; Übertragung von Hepatitis B (selten) oder C.

DDAVP: Übelkeit, Tremor, Erbrechen, Angina pectoris, Myokardinfarkt.

Tranexamsäure: Übelkeit, Erbrechen, Diarrhö.

Bei Knochenmarkfunktionsstörungen

Das Risiko spontaner Blutungen erhöht sich bei Thrombozytenzahlen $< 10 \times 10^9$/l.

Während der Behandlung einer Leukämie, aplastischen Anämie oder während einer Knochenmarktransplantation werden prophylaktisch Thrombozytenkonzentrate gegeben, um ein Absinken der Thrombozytenzahl unter diesen Wert zu vermeiden.

Bei chronischer Thrombozytopenie aufgrund einer Knochenmarkinsuffizienz werden Thrombozytenkonzentrate zur Behandlung symptomatischer Blutungen gegeben.

Bei thrombotischer thrombozytopenischer Purpura

Supportive Maßnahmen bei medizinischen Komplikationen, z. B. Hämodialyse. Plasmapherese mit FFP-Substitution (das 1,5fache des Plasmavolumens) über 7 Tage. Zusätzlich können Aspirin, Dipyridamol, Methylprednison oder Vincristin gegeben werden.

Bei alloimmuner Thrombozytopenie, bei Neugeborenen und nach Transfusion

Antigen-negative Thrombozytenkonzentrate, i.v. Immunglobuline, Prednison oder Plasmapherese.

Behandlungsziele

Heilung oder Linderung der Symptome, je nach Grundkrankheit.

Weitere Behandlungsmöglichkeiten

Splenektomie ist bei Immunthrombozytopenie (jedoch nicht bei Kindern < 6 Jahren) indiziert.

Aktive Immunisierung gegen *Haemophilus influenzae* Typ b und *Neisseria meningitidis* der Serogruppen A und C sollten 1 - 2 Wochen vor dem Eingriff vorgenommen werden.

Nach einer Splenektomie ist eine lebenslange Pneumokokkenprophylaxe (z. B. Penicillin V, 2mal tgl. 250 mg) empfehlenswert.

Prognose

Bei bis zu 90 % der Kinder mit idiopathischer thrombozytopenischer Purpura kommt es zur Spontanremission, in 50 % der Fälle innerhalb 1 Monats.

Bei 80 % der Erwachsenen mit idiopathischer thrombozytopenischer Purpura kommt es nach einer Behandlung mit Steroiden allein oder nach Splenektomie zur Remission.

Die Blutungsneigung bei hereditären Thrombozytendefekten ist unterschiedlich stark ausgeprägt.

Bei erworbenen Thrombozytendefekten hängt die Prognose von der Grundkrankheit ab.

Die Mortalität bei unbehandelter thrombotischer thrombozytopenischer Purpura liegt bei bis zu 90 %; 60 - 80 % der Fälle sprechen auf die Behandlung an, die Mortalität sinkt hier auf ~ 30 %.

Alloimmune Thrombozytopenien sind selbstlimitierend, jedoch potentiell letal.

Nachsorge

Die Häufigkeit der Kontrolltermine hängt von der Schwere der klinischen Manifestationen und der Stabilität der Grundkrankheit ab.

Hinweise zu Ernährung / Lebensführung

Verletzungen und Sportarten mit direktem Körperkontakt sind zu vermeiden.

Literatur

1. Voss R (1996) Thrombozytenfunktionsstörungen – Diagnose und Therapie. Krankenpflege J 34 (9):374 – 380
2. Scherer R, Paar D, Stöcker L, Kox WJ (1994) Diagnose und Therapie pathologischer Gerinnungsaktivierungen. Der Anaesthesist 43 (6):347 – 354

Definition

Die Definitionskriterien des toxischen Schocksyndroms (TSS) erfordern das Vorliegen von Fieber, Erythem, Hypotonie, klinischen oder labormedizinischen Hinweisen auf Beteiligung von drei Organen, negative Befunde der Untersuchungen von Blut (außer *Staphylococcus aureus*), Liquor und Kultur des Rachenabstrichs sowie Ausschluß von Masern, Leptospirose und Felsengebirgsfieber (Rocky Mountain spotted fever).
Ein leicht oder nahezu subklinisch verlaufendes TSS, das die Definitionskriterien im Hinblick auf den klinischen Schweregrad nicht vollständig erfüllt, tritt mit großer Wahrscheinlichkeit häufig auf und wird meist nicht erkannt. Es bildet sich vermutlich durch Breitspektrum-Antibiotikagabe oder mit dem Ende der Menstruation zurück.

Symptome

Hohes Fieber: häufig bis 40 °C.

Erbrechen und Diarrhö: in der Regel wässrig.

Schwindel: insbesondere im Stehen.

Muskelschmerzen.
Erythem.

Klinischer Befund

Hypotonie: systolischer Blutdruck < 90 mmHg oder lageabhängiger Blutdruckabfall um > 15 mmHg; bei Kindern < 16 Jahren unter der 5. Perzentile des entsprechenden Alters.

Erythem: fleckiger, sonnenbrandähnlicher Hautausschlag, insbesondere an Stamm, Oberschenkeln, Handflächen und Fußsohlen.

Druckschmerzhafte Muskulatur.

Rötung der Schleimhäute: Konjunktiva, Mund- und Vaginalschleimhaut.
„Erdbeerzunge".

Verwirrtheit: ohne neurologische Herdzeichen.

Labor- und Apparate-Diagnostik

Hämatologische Untersuchungen: meist Thrombozytopenie.

Biochemische Untersuchungen: zur Beurteilung der Nierenfunktion und Erfassung einer Leberentzündung; häufig erhöhte Kreatinkinasekonzentrationen.

Bakteriologische Untersuchungen: Kulturen von Blut, Stuhl, Harn, Zervixabstrich, Abstriche von Wunden; bei Isolation von *S. aureus* weitere Untersuchungen auf Toxinproduktion und Phagentypisierung.

Differentialdiagnose

Infektiöse Gastroenteritis.
Sepsis, insbesondere gramnegative Sepsis.
Scharlach.
Kawasaki-Syndrom.
Leptospirose.

Ätiologie

Die verantwortlichen Toxine werden durch *Staphylococcus aureus* produziert und umfassen in erster Linie das TSS-Toxin-1, jedoch auch die Enterotoxine A, B oder C (Streptokokkentoxine können eine ähnliche Erkrankung hervorrufen).
Sie gelangen während der Menstruation (insbesondere durch Verwendung von Tampons) oder über andere Infektionsstellen (Wunden oder Verbrennungen, Sinusitis, Empyem, Bronchopneumonie nach Influenza, Konjunktivitis) in den Körper.

Epidemiologie

In den USA, wo die Erkrankung bei Erfüllen der Definitionskriterien meldepflichtig ist, traten in den vergangenen 7 Jahren nur 50 % der gemeldeten Fälle in Verbindung mit der Menstruation auf.
Das menstruelle TSS tritt am häufigsten bei Verwendung hochsaugfähiger Tampons und in der Altersgruppe der 15–25jährigen auf.

Die Inzidenz des menstruellen TSS ist seit Beginn der 80er Jahre in den USA zurückgegangen, vermutlich als Folge der verstärkten Aufklärung, verminderten Saugfähigkeit der Tampons und des Verzichts auf Acrylatfasern als Tamponbestandteil.
Das TSS wird auch mit der Verwendung kontrazeptiver Scheidendiaphragmen und Intrauterinpessaren in Verbindung gebracht.
Das nicht menstruelle TSS tritt bei beiden Geschlechtern und in jedem Alter auf.
~ 80 % der erwachsenen Bevölkerung hat Antikörper gegen TSS-Toxin-1, so daß von einer weiten Verbreitung leichter oder subklinischer, zur Immunisierung führender Verläufe ausgegangen werden muß.

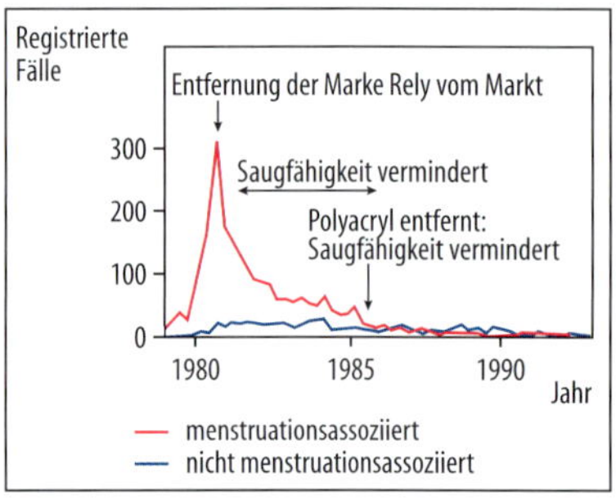

Inzidenz des toxischen Schocksyndroms in den USA, 1979–1993.

Komplikationen

Niereninsuffizienz, Koma, periphere Gangrän, ARDS: in unterschiedlichen Kombinationen, durch Hypotonie verursacht.

Ausgeprägte Desquamation: insbesondere an Handflächen, Fußsohlen und Fingern, 1–2 Wochen nach Beginn der Erkrankung.

Haarausfall, gelegentlich Nagelausfall: nach 2–3 Monaten.

Pharmakotherapie

Allgemeine Maßnahmen

Bei schwerer Erkrankung ist eine intensivmedizinische Behandlung und Überwachung indiziert.
I.v. Flüssigkeitszufuhr, initial mit inotroper Unterstützung.
Weitere Maßnahmen, z. B. Dialyse oder künstliche Beatmung, bei entsprechender Indikation.

Antibiotika

Cefazolin verbessert zwar nicht die Mortalität, verringert jedoch die Rezidivrate.

- Standarddosierung

Nafcillin, 1 g i.v. alle 4–6 Std. über 10 Tage.

- Kontraindikationen

Überempfindlichkeit.

- Besonderheiten

Vermindert die Rezidivrate bei späteren Menstruationen.

- Wechselwirkungen

Keine.

- Nebenwirkungen

Überempfindlichkeitsreaktionen, Ikterus.

Antitoxin

Der therapeutische Nutzen von TSS-Toxin-1-Antikörper (im normalen Immunglobulin oder Plasma vorhanden) ist noch nicht erwiesen.

Behandlungsziele

Begrenzung der hypoxischen Schäden (sofortige Behandlung).
Unterbrechung weiterer Toxinproduktion und -resorption (Entfernung von Tampons, Drainage von Eiter).
Vermeidung späterer Rezidive (Beratung über zukünftige Tamponverwendung).

Prognose

Die Mortalität beträgt 3 %.
Die chronische Morbidität ist unterschiedlich und hängt von der akuten ischämischen Schädigung wichtiger Organe ab.
Das Risiko eines mit der nächsten Menstruation auftretenden Rezidivs ist gering, die Symptome im allgemeinen schwächer. Auch beim nicht menstruellen TSS kann es zum Rezidiv kommen, insbesondere wenn keine gegen Staphylokokken gerichtete Antibiotikatherapie durchgeführt wurde; Rezidive treten häufig nach Haut- oder Schleimhautinfektionen auf.

Nachsorge

Bei den ersten Menstruationen nach der Erkrankung sollten keine Tampons verwendet werden. Danach kann mit Tampons mit geringer Saugfähigkeit und häufigem Wechseln begonnen und allmählich zur empfohlenen Standardanwendung übergegangen werden.
Bei erneutem Auftreten menstrueller Symptome sollte auf die Verwendung von Tampons verzichtet und Cefazolin gegeben werden; je nach Symptomatik können Reanimationsmaßnahmen erforderlich sein.

Hinweise zu Ernährung/ Lebensführung

Folgende Maßnahmen vermindern das Risiko eines menstruellen TSS: vor und nach Einführen des Tampons Hände waschen, eine Tampongröße mit der für die individuellen Bedürfnisse geringsten Saugfähigkeit wählen, Tampons regelmäßig (mindestens alle 4–6 Stunden) wechseln, nachts Binden verwenden, bei Entwicklung akuter Symptome während der Menstruation Tampon entfernen und auf weitere Benutzung von Tampons verzichten, den Arzt über das Auftreten von Symptomen während der aktuellen Menstruation informieren. Die Gebrauchsanweisung in der Tamponschachtel enthält Informationen über das menstruelle TSS, ein Hinweis befindet sich auch auf der Außenseite der Schachtel.

Literatur

1. Raumanns J, Kaufhold A, Behrendt W, Peters G (1995) Letal verlaufendes nicht-menstruelles Toxic-Shock-Syndrom bei Staphylococcus aureus-Sepsis. Der Anaesthesist 44 (12):869–874
2. Buslau M, Biermann H,. Shah PM (1996) Grampositiver septisch-toxischer Schock mit Blasenbildung. Die intraepidermale Spaltbildung als Hinweis für die Toxineinwirkung Der Hautarzt 47 (10):783–789
3. Willis S, Schippers E, Schumpelick V (1997) Das "streptococcal toxic shock-like syndrome" als seltenes chirurgisches Krankheitsbild. Chirurg 68 (1):40–44
4. Wieneke U, Rumpf KW, Ruchel R, Muller GA (1997) 17jährige Patientin mit Ganzkörpererythem, Fieber, kompensierter Niereninsuffizienz, Thrombozytopenie und erhohter Kreatinkinase. Toxisches Schock-Syndrom. Internist 38 (3):251-254

Symptome

Primärinfektion
Fieber, neurologische Symptome.

Sekundärinfektion
Reaktivierung von Tachyzoiten: in Zysten, die in allen Geweben, insbesondere in Gehirn, selten auch in Auge, Herz und Lunge lokalisiert sein können; die Symptome sind auf fokale Hirnabszesse, eventuell mit diffuser Meningoenzephalitis zurückzuführen.

Fokale Symptome
Treten in 70 % der Fälle auf.
Können subakut beginnen und sich zu persistierenden fokalen neurologischen Ausfällen entwickeln; folgende Symptome können auftreten:
Hemiparese, halbseitige sensible Ausfälle, Ataxie, Gesichtsfeldausfälle, Hirnnervenlähmungen, Aphasie; je nach intrazerebraler Lokalisation können Bewußtseinsveränderungen auftreten.
Fokale und sekundär generalisierte Krampfanfälle: in 38 % der Fälle.

Nichtfokale Symptome
Können in bis zu 40 % der Fälle das klinische Bild beherrschen; Fieber, Kopfschmerzen.
Fieber und Krankheitsgefühl (unterschiedlich stark ausgeprägt), Desorientiertheit, Psychose, Nackensteife (in 5 % der Fälle), zunehmende Verwirrtheit und Koma.

Klinischer Befund

Herdzeichen, z. B. zerebellare Ataxie und Hemiplegie, können auftreten und sind ein Hinweis auf multiple oder fokale ZNS-Läsionen.
Infektionszeichen (Fieber, Meningismus) können fehlen.

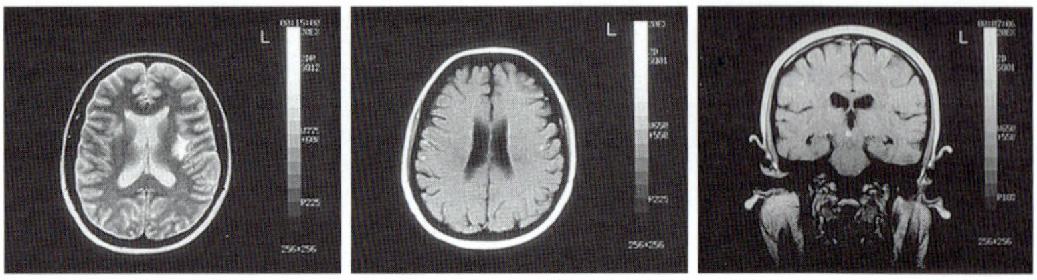

MRT eines Patienten mit Hirntoxoplasmose. Der Querschnitt vor (*links*) und nach (*Mitte*) Kontrastmittelgabe zeigt multiple Läsionen; der Koronarschnitt (*rechts*) zeigt mehrere kortikale und eine Hirnstammläsion.

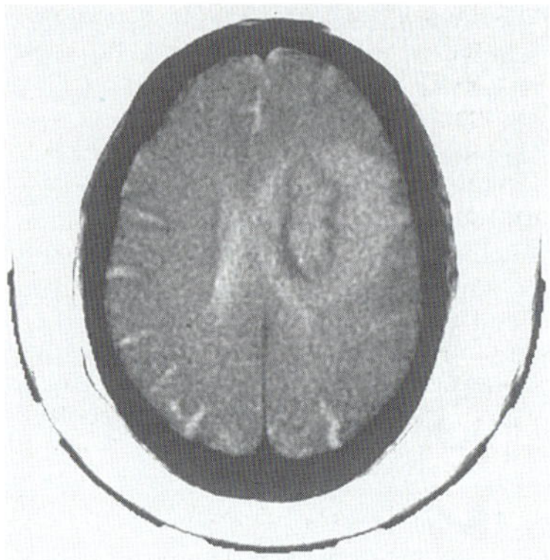

Kontrastmittelverstärktes CT desselben Patienten mit Hirntoxoplasmose: singuläre Läsion im linken Temporallappen.

Differentialdiagnose

Fokale neurologische Funktionsstörung
Primäres ZNS-Lymphom, metastasierendes Non-Hodgkin-Lymphom, progressive multifokale Leukodystrophie (häufig).
Zytomegalievirus-, Herpes-simplex-Virus-, Herpes-zoster-Virus-, Kryptokokken-Meningitis, Abszesse (*M. tuberculosis*, *Nocardia*, *Candida* spp.), zerebrovaskuläre Erkrankung (selten).
Staphylokokken- oder Streptokokkenabszeß.

Diffuse Enzephalitis
AIDS-Enzephalitis, AIDS-assoziiertes Demenz-Syndrom, Zytomegalievirus- oder Herpes-simplex-Virus-Enzephalitis.

Labor- und Apparate-Diagnostik

Toxoplasma-Serologie: IgG ist in > 95 % der Fälle serologisch nachweisbar und stellt eine Reaktion auf die Erkrankung dar.

Kontrastmittelverstärktes CCT: dringend erforderlich; zeigt in 70 – 80 % der Fälle singuläre oder multiple ringförmige Kontrastmittelanreicherungen mit Ödem (hauptsächlich in Basalganglien und bilateral in der kortikomedullären Übergangszone).

MRT des Gehirns: als Alternative zum CT, bei singulären Läsionen im CT-Befund oder Läsionen im Zerebellum, die im CT nicht erfaßt werden; Nachweis einer singulären Läsion im MRT macht eine andere Ursache sehr wahrscheinlich.

Lumbalpunktion: bei Fehlen eines Hirnödems im CCT; zum Nachweis einer intrathekalen Toxoplasma-Antikörperproduktion; Zell-, Eiweiß- und Glukosegehalt des Liquors unspezifisch bei HIV-Infektion.

Gehirnbiopsie: bei singulärer Läsion im MRT oder negativem Befund der serologischen Untersuchung auf *Toxoplasma gondii.*

Ätiologie

Toxoplasmose wird durch Infektion mit *Toxoplasma gondii* verursacht; die Übertragung erfolgt fäkal-oral.
Chronisch latente Toxoplasmose ist durch überall im Körpergewebe vorhandene Zysten mit Tachyzoiten charakterisiert.
Bei akuter Reaktivierung kommt es zur Zystenruptur, die eine Enzephalitis und fokale nekrotisierende vaskulitische Prozesse nach sich ziehen kann.

Epidemiologie

Toxoplasmose ist eine beim Menschen ubiquitäre Erkrankung.
Die Inzidenz der zerebralen Toxoplasmose bei AIDS hängt von der Seroprävalenz der latenten Infektion in der jeweiligen Bevölkerung ab: 10 – 40 % der Erwachsenen in den USA sind seropositiv (in Frankreich 90 %).
Bis zu 30 % der für *T. gondii* seropositiven HIV-Infizierten entwickeln eine Hirntoxoplasmose, in der Regel bei CD4-Zellenzahlen $< 100 \times 10^6$/l.
Insgesamt macht die Toxoplasmose 40 % aller bekannten ZNS-Infektionen und 33 % aller intrazerebralen Läsionen bei AIDS-Patienten aus.

Komplikationen

Krampfanfälle oder Hydrozephalus.
Panhypopituitarismus, Schwartz-Bartter-Syndrom, Enzephalopathie.

Pharmakotherapie

Bei positivem Befund der serologischen Untersuchung auf *T. gondii* und einer durch klinisches Bild und Nachweis multifokaler ringförmiger Kontrastmittelanreicherungen im CT oder MRT vermuteten Toxoplasmose-Enzephalitis wird die Behandlung empirisch eingeleitet.
Die Therapie besteht in Pyrimethamin und Folsäure mit Sulfadiazin. Clindamycin oder Atovaquon werden bei Sulfonamid-Unverträglichkeit gegeben.

■ Standarddosierung
Pyrimethamin, initial 75 mg (oder 100–200 mg), dann tgl. 50 mg oral.
Folsäure, tgl. 15 mg, zur Vermeidung einer Myelosuppression.
Sulfadiazin, tgl. 4–6 g in verteilten Dosen.
Clindamycin, tgl. 2400 mg in verteilten Dosen bei Sulfonamid-Unverträglichkeit.
Atovaquon, 4mal tgl. 750 mg, bei Clindamycin-Unverträglichkeit.

■ Kontraindikationen
Pyrimethamin: Leber- oder Nierenfunktionsstörung.
Sulfadiazin: Schwangerschaft, Nieren- oder Leberinsuffizienz, Ikterus, Porphyrie.
Clindamycin: Durchfälle.

■ Besonderheiten
Sorgfältige Überwachung des neurologischen Zustands und Wiederholung von CT oder MRT zum Nachweis einer Besserung innerhalb von 3 Wochen.
Bei klinischer und röntgenologischer Besserung wird die Therapie in der Regel über 4–6 Wochen fortgesetzt; bei Ausbleiben einer Besserung nach den ersten 14–21 Tagen sollte eine stereotaktische Gehirnbiopsie erwogen werden.
Pyrimethamin, Sulfadiazin: gestörter Folsäuremetabolismus; wöchentliche Blutbildkontrolle.
Clindamycin: Überwachung von Leberfunktion und Blutbild.

■ Wechselwirkungen
Pyrimethamin: verstärkter Folsäureantagonismus bei Kombination mit Phenytoin und Trimethoprim.
Sulfadiazin: Cumarinderivate, Phenytoin, Pyrimethamin, Cyclosporin.
Clindamycin: Neostigmin, Tubocurarin.

■ Nebenwirkungen
Pyrimethamin: Übelkeit, Erbrechen, Myelosuppression (Folsäure).
Folsäure: Pyrexie.
Sulfadiazin: Übelkeit, Erbrechen, Erytheme, Blutbildveränderungen (sofortige Unterbrechung der Therapie erforderlich), Nephrotoxizität, Kopfschmerzen, Hepatitis (selten); Nebenwirken treten in 40 % der Fälle auf.
Clindamycin: Übelkeit, Erbrechen, Erythem, Diarrhö (seltene, jedoch ernste Komplikation ist die pseudomembranöse Kolitis; sofortige Unterbrechung der Therapie erforderlich).
Atovaquon: Diarrhö, Erythem.

Bei signifikanten Massenverschiebungen oder Bewußtseinsstörungen sind Steroide indiziert, z. B. hochdosiertes Dexamethason, 4mal tgl. 8 mg oral oder i.v.
Steroide können die Interpretation des klinischen Erfolgs oder des CT- oder MRT-Befunds während der empirischen antitoxoplasmatischen Therapie erschweren.
Steroide sollten so rasch wie möglich reduziert und abgesetzt und wiederholte Tomographien zur Erfassung von Exazerbationen vorgenommen werden.

Behandlungsziele

Heilung der akuten Erkrankung.
Vermeidung von Rezidiven.

Prognose

90 % der Patienten einschließlich der Komapatienten sprechen innerhalb von 14–21 Tagen, häufig auch rascher, auf antitoxoplasmatische Chemotherapie an, bei 1/3 kommt es jedoch zu bleibenden neurologischen Ausfällen.
Die Rezidivrate liegt bei bis zu 50 %.

Nachsorge

Die Erhaltungstherapie muß aufgrund der chemotherapeutisch nicht zu beeinflussenden Zysten lebenslang fortgesetzt werden. Pyrimethamin, tgl. 25–50 mg, Sulfadiazin, tgl. 2–4 g (oder Clindamycin) und Folsäure 10 mg jeden 2. Tag, müssen lebenslang eingenommen werden.

Hinweise zu Ernährung / Lebensführung

Keine speziellen Maßnahmen erforderlich.

Literatur

1. Lehmann S (1997) Akute Lymphknoten-Toxoplasmose. Schweiz Rundsch Med Prax 86 (21):914–916
2. Schimkat M, Althaus C, Armbrecht C, Jablonowski H, Sundmacher R (1995) Behandlung einer Toxoplasmoseretinochoroiditis mit Atovaquon bei einem AIDS-Patienten. Klin Monatsbl Augenheilkd 206 (3):173–177
3. Huber W, Bautz W, Classen M, Schepp W (1995) Pyrimethamin-Sulfadiazin-resistente zerebrale Toxoplasmose bei AIDS. Dtsch Med Wochenschr 120 (3):60–64

Definition

Fokaler zerebraler oder monookulärer Funktionsausfall mit abruptem Beginn und < 24 Stunden Dauer, der nach entsprechender Diagnostik auf embolische oder thrombotische Gefäßerkrankungen zurückgeführt werden kann.

Symptome

Symptome wie Synkope, Verwirrtheit, Konvulsionen, Inkontinenz und isoliert auftretende Benommenheit erfüllen die Kriterien einer TIA nicht.

Lokalisation in der Karotisregion

In 80 % der Fälle.

Unilaterale Parese: Muskelschwäche, Schweregefühl oder motorische Ungeschicklichkeit.
Unilateraler Sensibilitätsverlust.
Aphasie.

Transitorischer unilateraler Visusverlust: Amaurosis fugax.

Lokalisation in der vertebrobasilären Region

In 20 % der Fälle.
Bilaterale oder alternierende Muskelschwäche und sensible Symptome.

Schwindel, Diplopie, Dysphagie, Ataxie: bei einer TIA sind mindestens 2 dieser Symptome gleichzeitig vorhanden.

Plötzliche beidseitige Erblindung: bei >40jährigen Patienten.

Unbestimmte arterielle Lokalisation

Isolierte Hemianopie.
Isolierte Dysarthrie.

Labor- und Apparate-Diagnostik

Zur Diagnose einer TIA von geringem Wert, dient jedoch der Erfassung der Ursache.

Serodiagnostik

Prothrombinzeit/partielle Thromboplastinzeit, Fibrinogen, großes Blutbild, Thrombozytenzahl, Nieren- und Leberfunktionsproben, BKS, Cholesterinprofil.
Bei Patienten ≤ 50 Jahren zusätzlich Protein S und C, Antithrombin III, Antikardiolipin- und Antiphospholipid-Antikörper, Homozysteinspiegel, Laktat/Pyruvat, Untersuchung auf Adrenoleukodystrophie und metachromatische Leukodystrophie bei entsprechender Indikation.

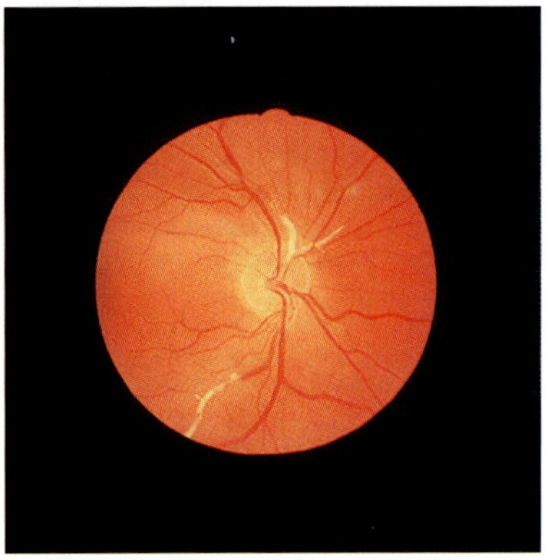

Fundoskopisch erkennbare Cholesterinembolie bei einem Patienten mit Amaurosis fugax.

Bildgebende und weiterführende Diagnostik

CT oder MRT des Gehirns (bei vertebrobasilärer Lokalisation ist ein MRT zwingend erforderlich).

MR-Angiographie: bei Erkrankung der großen und mittleren Gefäße.

Karotis-Ultraschalldiagnostik.
EKG.
Ösophagus-Echokardiographie.

Angiographie: bei allen Patienten mit Blutung sowie in vielen Fällen bei Fehlen eindeutiger Risikofaktoren für einen Apoplex; bei jüngeren Patienten häufig zum Ausschluß einer Vaskulitis oder Dissektion erforderlich.

Biopsie der A. temporalis: bei entsprechender Indikation.

Lumbalpunktion: bei Blutung oder Verdacht auf Vaskulitis.

Differentialdiagnose

Migräne mit Aura.
Partielle epileptische Krämpfe.
Strukturelle intrazerebrale Prozesse: Tumor, Gefäßfehlbildung, chronisches Subduralhämatom, großes Aneurysma.
Multiple Sklerose: bei < 40jährigen Patienten.
Erkrankungen des Labyrinths (z. B. Morbus Menière, benigner paroxysmaler Lagerungsschwindel).
Periphere Nerven-, Nervenwurzel- oder Rückenmarksläsion.
Stoffwechselstörungen, z. B. Hypoglykämie.

Ätiologie

Ursachen

Embolie infolge Arteriosklerose der Hirnarterien (in 50 % der Fälle).
Intrazerebrale Mikroangiopathie (Lipohyalinose) (in 20 % der Fälle).
Arteriitis (z. B. Arteriitis temporalis).
Arterielle Dissektion.
Hämatologische Erkrankungen (z. B. Polyzythämie).
Akute Hämodynamikstörungen mit zerebraler Minderperfusion bei vorbestehenden kritischen Durchblutungsverhältnissen.

Risikofaktoren

Faktoren, die das Risiko einer degenerativen Arterienerkrankung allgemein erhöhen, wie Alter, Hypertonie, Diabetes mellitus, Rauchen, erhöhte Plasmacholesterin- und Plasmafibrinogenkonzentrationen.
Marker für eine Arterienerkrankung sind koronare Herzkrankheit, periphere Gefäßerkrankung, Karotisströmungsgeräusch, linksventrikuläre Hypertrophie.
Hinweise auf eine kardiale Emboliequelle sind Vorhofflimmern, vorausgegangener Myokardinfarkt, Gefäßerkrankung, künstliche Herzklappen.

Epidemiologie

Vor dem ersten Apoplex treten in 15 % der Fälle TIAs auf; nur etwa die Hälfte wird von einem Arzt registriert oder diagnostiziert.
Die jährliche Inzidenz von Patienten mit TIA, die den Arzt wegen weiterführender Diagnostik oder Therapie aufsuchen, liegt bei 0,5 : 1000.
Die Inzidenz nimmt mit höherem Lebensalter zu.
Männer sind häufiger betroffen.

Komplikationen

Definitionsgemäß keine.

Pharmakotherapie

Thrombozytenaggregationshemmer

Der günstige Effekt von Thrombozytenaggregationshemmern wurde in einer Meta-Analyse aller Studien nachgewiesen: das Risiko eines nicht tödlich verlaufenden Myokardinfarkts oder Apoplex ist um 1/3, das Gesamtrisiko aller tödlichen Gefäßerkrankungen um 1/6 reduziert.
Am häufigsten wird Aspirin eingesetzt.

■ Standarddosierung
Aspirin, 75 – 325 mg.

■ Kontraindikationen
Aktives peptisches Geschwür.

■ Wechselwirkungen
Erhöhtes Blutungsrisiko bei Kombination mit Cumarinderivaten.

■ Nebenwirkungen
Gastrointestinalblutung.

Ticlopidin ist bei Erkrankung der kleinen Gefäße oder des posterioren Stromgebiets erfolgversprechend und wird häufig bei Versagen der Aspirintherapie eingesetzt.

■ Standarddosierung
Ticlopidin, 2mal tgl. 250 mg.

■ Kontraindikationen
Knochenmarkerkrankung.

■ Besonderheiten
Erfordert regelmäßige Kontrolle des großen Blutbildes zum Ausschluß einer Neutropenie.

■ Nebenwirkungen
Übelkeit/Gastrointestinalbeschwerden, Neutropenie.

Antikoagulanzien

Antikoagulanzien sind nach Identifikation einer eindeutigen kardialen Emboliequelle indiziert (d.h. Mitralklappenerkrankung mit Vorhofflimmern, künstliche Herzklappe, vorausgegangener Myokardinfarkt mit intrakardialem Thrombus, dilatative Kardiomyopathie).
Bei nicht rheumatisch bedingtem Vorhofflimmern sind Cumarinderivate dem Aspirin überlegen.
Kurzfristige Gabe von Cumarinderivaten kann empirisch zur symptomatischen Behandlung häufiger aspirinresistenter Attakken eingesetzt werden. Cumarinderivate können auch bei intrazerebraler Gefäßstenose und Erkrankung des posterioren Stromgebiets verwendet werden.
Der potentielle Nutzen der Cumarinderivate muß im Einzelfall gegen die definitiven Nebenwirkungen abgewogen werden.

■ Standarddosierung
Cumarinderivate, Dosierung entsprechend einer INR von 2 – 4.

■ Kontraindikationen
Hämorrhagische Diathese, aktives peptisches Geschwür.

■ Besonderheiten
Erfordert regelmäßige Blutbildkontrollen.

■ Wechselwirkungen
Alkohol, NSAR, Antiepileptika, Antidepressiva.

■ Nebenwirkungen
Blutung.

Behandlungsziele

Vermeidung eines Apoplex und anderer schwerer Gefäßerkrankungen (sekundäre Prävention).

Weitere Behandlungsmöglichkeiten

Karotisendarteriektomie: nur bei symptomatischer, > 70%iger Karotisstenose.

Prognose

Das Risiko eines Apoplex beträgt im ersten Jahr nach einer TIA 12 %.
Danach liegt das Risiko bei jährlich 7 % (7mal höher als in der Normalbevölkerung).
Das größte Risiko besteht im ersten Monat nach der Attacke.
Nach einer Attacke ist die Todesursache häufiger kardial als durch einen Apoplex bedingt.
Das Gesamtrisiko für alle schweren Gefäßerkrankungen (Apoplex, Myokardinfarkt, andere Gefäßerkrankungen) liegt bei jährlich ~9 %.

Nachsorge

Ausreichende Behandlung der Risikofaktoren (z. B. Hypertonie), langfristige Gabe von Thrombozytenaggregationshemmern.

Hinweise zu Ernährung/ Lebensführung

Behandlung der Hypertonie vermindert das Apoplexrisiko um 50 %, wenn auch erst nach einigen Jahren; die Auswirkungen auf das Risiko einer koronaren Herzkrankheit sind weniger eindrucksvoll. Anzustreben sind ein systolischer und diastolischer Blutdruck nahe der normalen Werte (140 / 90 mmHg).
Durch Verzicht auf Nikotin kann das Risiko einer kardialen Erkrankung deutlich vermindert werden; Raucher sollten energisch dazu aufgefordert werden, das Rauchen aufzugeben.
Die Senkung des Cholesterinspiegels führt ebenfalls zu einer Verminderung des kardialen Risikos, für die Beurteilung des Apoplexrisikos stehen jedoch keine zuverlässigen Daten zur Verfügung. Eine Ernährung mit einem geringen Anteil gesättigter Fettsäuren ist zu empfehlen.
Körperliche Bewegung ist ratsam und trägt vermutlich zur Begrenzung von Körpergewicht, Cholesterinspiegel und Blutdruck bei.

Literatur

1. Brainin M, Dachenhausen A, Steiner MM (1997) Schlaganfallpravention mittels einer Hochrisikostrategie der Hypertoniebehandlung bei Patienten nach einer transienten ischämischen Attacke. Wien Med Wochenschr 147 (2):34 – 36
2. Schnider P, Auff E, Aull S, Lalouschek W, Uhl F, Zeiler K (1996) Subjektive Beeintrachtigung durch körperliche und psychische Beschwerden im Langzeitverlauf nach transitorischen ischämischen Attacken oder „minor stroke". Rehabilitation Stuttg 35 (3):143 – 149
3. Bruhn HD (1997) Antikoagulation bei transitorischen ischämischen Attacken nach Bypass-Operation. Dtsch Med Wochenschr 122 (7):210
4. Hamann GF (1997) Der akute Hirninfarkt: Pathophysiologie und moderne Therapiekonzepte. Der Radiologe 37 11):843 – 852

Definition

Unwillkürlich auftretende rhythmische, gleichförmige Sinusschwingung eines Körperteils. Höherfrequente Tremorformen (6 - 12 Hz) haben in der Regel eine kleine Amplitude, niederfrequentere Tremorformen (2 - 5 Hz) sind grobschlägig und haben eine große Amplitude. Tremorformen lassen sich anhand folgender Kriterien beschreiben:
Ursache oder Grundkrankheit.
Klinische Umstände des Auftretens: Ruhe (Extremitäten aufgestützt), Haltung (Extremitäten ausgestreckt), Bewegung (bei willkürlicher Bewegung), Aktion (z. B. beim Schreiben), Intention (in der letzten Phase einer Bewegung).
Betroffener Körperteil: z. B. Kopf, Stimme, Hand, Bein.
Frequenz (Zyklen/Sek. oder Hz, beträchtliche Überschneidung).

Symptome

Rhythmisches Zittern von Händen, Beinen, Stamm oder Kopf: häufig mit Unbeholfenheit und Verlust der manuellen Geschicklichkeit assoziiert.

Verlangsamte willkürliche Bewegungen (bei Ruhetremor): Hinweis auf M. Parkinson.

Unsicheres Stehen (zitternde Beine), Besserung beim Gehen oder Sitzen: Hinweis auf primären orthostatischen Tremor.

Klinischer Befund

Parkinson-assoziiert
Ruhetremor („Pillendreh-Bewegung"), eventuell mit Haltetremor: 4 - 5 bzw. 5 - 6 Hz; Arme stärker als Beine, Beine stärker als Kiefer und Lippen betroffen.

Mittelhirn-assoziiert (Nucleus ruber)
Ruhe-, Halte- und Intentionstremor: 2 - 5 Hz, betrifft insbesondere die Oberarme.

Zerebellar
Halte-, Intentions- und Bewegungstremor: 3 - 6 Hz, Arme und Stamm stärker betroffen als Beine; schwankender Gang (Kopf- und Stammtremor).

Essentiell
Halte- und Bewegungstremor: 5 - 8 Hz, Arme stärker als Kopf, Kopf stärker als Beine betroffen; isoliert auftretend.

Neuropathisch
Halte- und Bewegungstremor: 4 - 6 Hz, Arme stärker betroffen als Beine.

Dystonisch
Halte- und Bewegungstremor: 2 - 6 Hz; Arme stärker betroffen als Beine; in bestimmten Körperhaltungen verstärkt.

Primär orthostatisch
Tremor der Beine und des Stamms im Stehen: 14 - 16 Hz.

Physiologisch
Haltetremor: 8 - 12 Hz, Arme betroffen; normaler Befund.

Gesteigert physiologisch
Haltetremor: 8 - 12 Hz, Arme betroffen; größere Amplitude als beim physiologischen Tremor.

Fokal
Haltetremor: 4 - 8 Hz, Kopf, Gesicht, Kiefer, Kinn, Zunge, Stimme, Stamm (isoliert) betroffen.

Aktionsassoziiert
Bewegungstremor bei bestimmten Aktionen: ~ 6 Hz, Arme, Lippen und Kopf betroffen.

Labor- und Apparate-Diagnostik

Die Untersuchungen dienen dem Ausschluß eines symptomatischen Tremors oder der Erfassung der Ursache.

Bestimmung von Serum-Coeruloplasminkonzentration, Schilddrüsenfunktion und Blutzucker: zum Ausschluß von M. Wilson, Hyperthyreose und Hyperglykämie.

Nervenleitungsuntersuchungen, Elektromyographie, Serum-Immunglobulinbestimmung: bei Verdacht auf Neuropathie.

Bildgebende Hirndiagnostik: bei klinischen Hinweisen auf strukturelle Läsion, z.B. halbseitigem Tremor, neurologischen Herdzeichen, Mittelhirn- oder Zerebellum-assoziiertem Tremor.

Differentialdiagnose

Repetitive Myoklonien: rasche, abrupte Bewegungen.
Chorea: unterschiedliche fließende unwillkürliche Bewegungen.
Dystonie: intermittierende fixierte Haltungen.

Ätiologie

Hereditär
Essentieller Tremor (50 % der Fälle werden autosomal-dominant vererbt).

Idiopathisch
Physiologischer Tremor.
Primärer orthostatischer Tremor.
Aktionstremor.

Symptomatisch
Morbus Parkinson.
Akinetisch-rigide Syndrome.
Dystonischer Tremor.
Hyperthyreose.
Zerebellare Erkrankungen: Multiple Sklerose, degenerative Ataxie.
Mittelhirnläsionen: Multiple Sklerose, vaskuläre Störung.
Morbus Wilson.
Polyneuropathie (insbesondere bei Demyelinisation).
Gesteigerter physiologischer Tremor.
Arzneimittelinduzierter Tremor.
Toxine.

Epidemiologie

Essentieller Tremor tritt bei 300 von 100.000 Personen auf.
M. Parkinson tritt bei 200 von 100.000 Personen auf (mit höherem Lebensalter zunehmend).

Komplikationen

Unbeholfenheit, Verlust der manuellen Geschicklichkeit, Schwierigkeiten beim Schreiben, Gehemmtheit.

Diagnostische Schwierigkeiten

Arzneimittelinduzierter Tremor
Beta-2-Sympathomimetika, Coffein, Theophyllin, trizyklische Antidepressiva, Serotoninwiederaufnahme-Hemmer, Lithium, Neuroleptika, Amphetamine, Valproinsäure, Steroide, Thyroxin.

Toxininduzierter Tremor
MPTP (1-Methyl-4-Phenyl-1,2,3,6-Tetrahydropyridin), Quecksilber.

Entzugsbedingter Tremor
Alkohol, Barbiturate, Benzodiazepine, Opiate.

Gesteigerter physiologischer Tremor
Arzneimittel (wie oben), Entzug (wie oben), Stoffwechselstörung: Hyperthyreose, Hypoglykämie, Phäochromozytom, Angst, Müdigkeit.

Pharmakotherapie

Essentieller Tremor

■ Standarddosierung
Propranolol, tgl. 60–180 mg, langwirksames Präparat.
Primidon, 2mal tgl. bis zu 50 mg.

■ Kontraindikationen
Propranolol: obstruktive Atemwegserkrankung, Herzinsuffizienz.

■ Wechselwirkungen
Keine.

■ Nebenwirkungen
Propranolol: Hypotonie, Bradykardie, Bronchospasmen.
Primidon: Müdigkeit.
In einigen Fällen können sich Amantadin oder Anticholinergika günstig auswirken.

Parkinson-assoziierter Tremor

L-Dopa, Anticholinergika, Amantadin, Dopaminagonisten in der bei M. Parkinson üblichen Dosierung (*Einzelheiten siehe* Morbus Parkinson).

Behandlungsziele

Erfassung und Ausschaltung der Ursachen beim gesteigerten physiologischen Tremor.
Erfassung und Behandlung der Ursachen beim symptomatischen Tremor.

Weitere Behandlungsmöglichkeiten

Thalamotomie oder Thalamusstimulation: bei schwerem, medikamentös therapierefraktärem Tremor.

Prognose

Die Prognose hängt von der Ursache des Tremors ab.

Nachsorge

Die Nachsorge hängt von der Ursache des Tremors ab.

Hinweise zu Ernährung / Lebensführung

Coffein und Müdigkeit können zur Exazerbation des Tremors führen.
Alkohol kann eine Besserung des essentiellen Tremors bewirken, es besteht jedoch die Gefahr der Abhängigkeit.
Stehhilfen können beim orthostatischen Tremor für sicheres Stehen sorgen.

Literatur

1. Kuhn W, Müller T (1997) Therapie des Morbus Parkinson. Teil 2: Neue Therapiekonzepte fur die Behandlung motorischer Symptome. Fortschr Neurol Psychiatr 65 (8):375–385
2. Scheidt CE, Koster B, Deuschl G (1996) Diagnose, Symptomatik und Verlauf des psychogenen Tremors. Nervenarzt 67 (3):198–204
3. Yuan Y, Bergmann M, Gerfelmeyer G, Kuchelmeister K (1996) Die Riesenaxonneuropathie. Eine Kasuistik. Pathologe 17 (3):213–218

Symptome

Schmerz: unilateral einschießende Schmerzattacke, meist entlang der zygomatischen Falte; in seltenen Fällen im 1. Ast des N. trigeminus; paroxysmale, < 1 Minute dauernde, jedoch häufige Attacken; Schmerz tritt spontan auf, wird jedoch häufig durch geringfügige faziale oder orale Stimulation wie Wind, Berührung des Gesichts, Waschen oder Rasieren, Zähne putzen, Essen, Sprechen oder Trinken ausgelöst; Schübe können Wochen bis Monate andauern, dazwischen können monate- oder jahrelange Remissionen liegen; eine Chronifizierung ist möglich; in seltenen Fällen ist auch die kontralaterale Seite betroffen; Patienten mit chronischer Trigeminusneuralgie klagen gelegentlich über leichten Dauerschmerz.

Klinischer Befund

Bei der idiopathischen Trigeminusneuralgie sind keine weiteren Anzeichen vorhanden.

Sensible Störung im Bereich des N. trigeminus: durch Kompression der Trigeminuswurzel, die in seltenen Fällen zu einer Trigeminusneuralgie führt.

Labor- und Apparate-Diagnostik

Untersuchungen sind in der Regel nicht erforderlich.

CT oder MRT: bei Patienten, bei denen eine chirurgische Behandlung (Dekompression des V. Hirnnerven) in Erwägung gezogen wird, oder bei Vorliegen sensibler Störungen.

Differentialdiagnose

Der stereotypische paroxysmale Schmerz bei Trigeminusneuralgie ist in der Regel unverwechselbar.
Migräne-assoziierte Neuralgie, atypischer Gesichtsschmerz oder Zosterneuralgie im Bereich des N. ophthalmicus.
Dauerschmerzen müssen abgeklärt werden (Kiefer-, Kiefergelenkserkrankungen, HNO-Affektionen, intrakranielle Tumoren).

Ätiologie

Der genaue Entstehungsmechanismus dieses unverwechselbaren paroxysmalen neuropathischen Schmerzsyndroms ist noch wenig geklärt, periphere und zentrale Faktoren sind jedoch beteiligt.
Folgendes kann eine Rolle spielen:
Leichte Kompression der Trigeminuswurzel durch ein Blutgefäß, meist einer ektatischen Arteria superior cerebelli, kann chronische Schmerzen verursachen.
Geringradige degenerative Veränderungen des Nervenganglions oder der Nervenwurzel.

Epidemiologie

Frauen erkranken 3mal häufiger.
Die Krankheit beginnt in der Regel nach dem 50. Lj.
Es besteht eine Assoziation mit Multipler Sklerose, die meisten jüngeren Patienten (< 50 Jahren) mit Trigeminusneuralgie entwickeln später jedoch keine Multiple Sklerose.

Komplikationen

Depression.

Pharmakotherapie

Carbamazepin

Carbamazepin ist das Medikament der Wahl.

- Standarddosierung

Carbamazepin, initial 2mal tgl. 100 mg, Dosiserhöhung, bis Schmerz beherrscht wird oder maximal tolerierte Dosis erreicht ist.

- Kontraindikationen

Überempfindlichkeit.

- Besonderheiten

Kontrolle der Blutspiegel kann hilfreich sein.

- Wechselwirkungen

Verstärkte Sedierung bei gleichzeitiger Einnahme weiterer Sedativa.

- Nebenwirkungen

Benommenheit, Übelkeit, Ataxie, Überempfindlichkeitsexanthem, Neutropenie.

Andere Arzneimittel

Phenytoin, trizyklische Antidepressiva und Baclofen können ebenfalls günstig sein.

Nichtpharmakotherapie

Chirurgische Therapie

Eine chirurgische Intervention ist bei Patienten indiziert, bei denen es nicht zur Remission kommt, oder die auf die medikamentöse Behandlung nicht ansprechen oder diese nicht tolerieren.

Kontrollierte Thermokoagulation des Ganglion Gasseri

Minimal invasives Verfahren.
Wirksames, risikoarmes Verfahren, mit dem in der Regel eine 1–2 Jahre andauernde Schmerzlinderung erreicht wird.
Bei Bedarf kann der Eingriff wiederholt werden.
Als Komplikation können sensible Störungen im Bereich des Gesichts auftreten; in seltenen Fällen können diese schwer verlaufen und zur Anaesthesia dolorosa und neuropathischen Keratitis führen.

Mikrovaskuläre Dekompression

Wirksame, häufig permanente Schmerzstillung.
Die Komplikationen sind gleich wie bei der Thermokoagulation, außerdem können Taubheit und Hirnstammschäden auftreten (selten).

Behandlungsziele

Schmerzlinderung bis zum Einsetzen einer Remission.

Prognose

In einigen Fällen dauern die Schübe wochenlang an, die Remissionen können Jahre anhalten.
In einigen Fällen entwickelt sich eine chronische Trigeminusneuralgie.

Nachsorge

Bis zur Beherrschung der Schmerzattacken sind häufige Nachsorgetermine erforderlich.
Das Absetzen der Medikamente muß zur Erfassung einer potentiellen Remission unter ärztlicher Überwachung erfolgen.

Hinweise zu Ernährung/Lebensführung

Keine speziellen Maßnahmen erforderlich.

Literatur

1. Siegfried J (1997) Trigeminusneuralgie und andere Gesichtsschmerzen – Diagnostik und Therapie. Ther Umsch 54 (2):83–86
2. Wiethoff B (1996) Der Schmerz im orofazialen System. Bericht über die 28. Jahrestagung der Arbeitsgemeinschaft für Funktionsdiagnostik in der Deutschen Gesellschaft für Zahn-, Mund- und Kieferheilkunde am 17./18. November in Bad Nauheim. Schweiz Monatsschr Zahnmed 106 (3):276–278, 305–307

Symptome

Die Infektion kann fokal, disseminiert oder multifokal sein. Verteilung verschiedener Lokalisationen: Lymphsystem ~ 30 %, Urogenitaltrakt, Knochen, Gelenke je ~ 15 %, disseminiert, abdominal, zerebral je < 10 % und kutan oder andere Lokalisation je < 5 %.
Systemische Symptome deuten in der Regel auf eine stärkere Ausbreitung der Infektion hin; die fokale Infektion kann akut oder schleichend (häufiger) beginnen.

Fieber, Krankheitsgefühl, Gewichtsverlust, Nachtschweiß.

Schmerz: in Knochen oder Gelenken, Abdomen, Gastrointestinaltrakt oder Meningen.

Gewebeschwellung: in Lymphknoten, Gelenken oder Peritoneum.

Harndrang, Dysurie, Flankenschmerz: bei Nierenbefall.

Husten, Fieber: bei disseminierter Erkrankung.

Kopfschmerz, Erbrechen, Verwirrtheit: bei ZNS-Befall.

Klinischer Befund

Fieber, Kachexie: durch tuberkulöse Toxizität.

Erythema nodosum: Überempfindlichkeitsreaktion.

Tuberkel in der Choroidea: bei Miliartuberkulose.

Nicht druckschmerzhafte, fluktuierende Lymphknoten: eventuell Entleerung.

Hämaturie.
Knochen- oder Gelenkdeformierung, tuberkulöser („kalter") Abszeß, Zeichen einer Rückenmarkbeteiligung.

Zeichen eines Thoraxbefalls, Pleuraerguß, Hepatosplenomegalie: bei disseminierter Infektion.

Aszites, Meteorismus, Darmobstruktion.

Nackensteife, Eintrübung, Herdzeichen: Hinweis auf Meningitis.

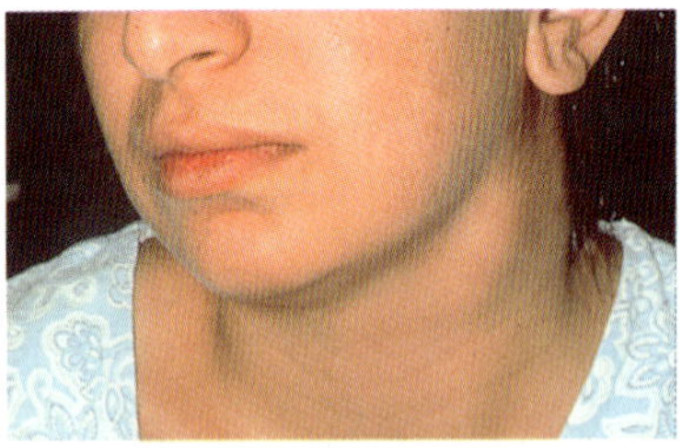

Asiatische Frau mit multiplem Tuberkulosebefall der Lymphknoten (häufigste Manifestation der extrapulmonalen Tuberkulose bei Asiaten).

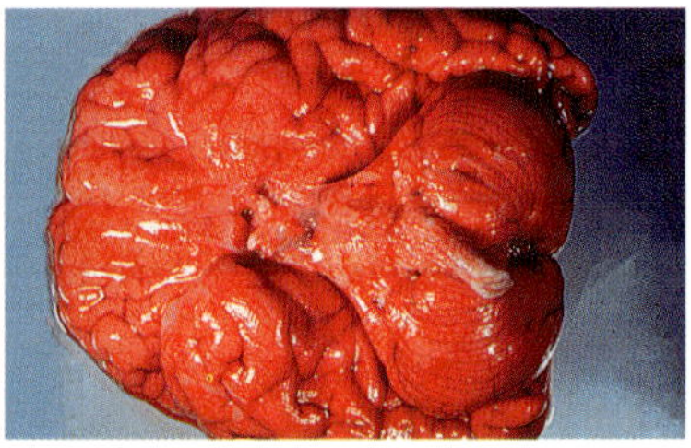

Charakteristisches, bei fortgeschrittener tuberkulöser Meningitis auftretendes massives Hirnödem.

Labor- und Apparate-Diagnostik

Die folgenden Untersuchungen können Hinweise auf Diagnose (BKS, Hauttest, Röntgenbild) und Lokalisation (CT oder spezielles Röntgenbild, i.v. Pyelographie, Radioisotopen-Nephrographie) geben oder die Diagnose bestätigen (Kultur in ~ 50 %, Mikroskopie in ~ 35 %, Histologie in ~ 35 % der Fälle).

Thoraxröntgen: zum Nachweis eines apikalen Lungenbefalls, einer Kavernenbildung oder Pleuraverdickung.

Blutuntersuchung: kann Anämie, hohe BKS, Panzytopenie oder reaktives Leukämoid zeigen.

Tuberkulinhauttestung: kann falsch negativ ausfallen (insbesondere bei disseminierter Infektion).

Sputum- oder Harnkultur.
Knochenmark-, Leber-, Lymphknoten-, Gelenk- oder Darmbiopsie.

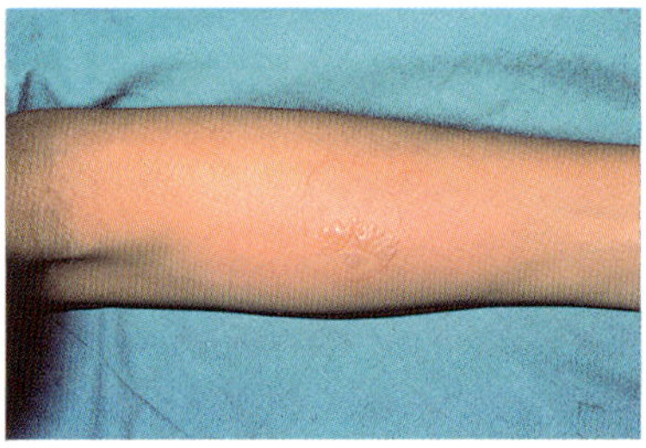

Stark positive Reaktion auf Mendel-Mantoux-Test.

Differentialdiagnose

Infektion: z. B. Endokarditis, Brucellose, Pneumocystis-carinii-Pneumonitis, Toxoplasmose, atypische Mykobakterieninfektionen, Virus- oder Pilzinfektionen.
Nichtinfektiöse Erkrankung: z. B. Lymphom, Kollagenose.
Chronische Pyelonephritis.
Andere Arthritiden, Osteomyelitis, Neoplasie.
M. Crohn, Stärke- oder Sarkoid-Peritonitis.
ZNS-Neoplasie.

Ätiologie

Tuberkulose wird durch Infektion mit *Mycobacterium tuberculosis* (und dem heute seltenen *Mycobacterium bovis*) verursacht.
Zur extrapulmonalen Infektion kann es durch lymphohämatogene Streuung, Infiltration benachbarter Gewebe oder Ausbreitung entlang der Schleimhäute kommen.
Prädisponierende Faktoren sind genetische Disposition und ethnische Zugehörigkeit (die Erkrankung ist bei Personen indischer Abstammung 50mal häufiger als bei Europäern), eingeschränkte Immunabwehr (durch Erkrankung, Arzneimittel, Alkohol), frühes Kindes- und hohes Lebensalter sowie HIV-Infektion.

Epidemiologie

Eine extrapulmonale Tuberkulose entwickelt sich in ~ 25 % der Fälle; eine pulmonale Infektion kann gleichzeitig bestehen.
In den USA werden jährlich 3 – 10 Fälle pro 100.000 Einwohner gemeldet.

Komplikationen

Kryptische disseminierte Tuberkulose, akute Miliartuberkulose oder Meningitis: durch Dissemination einer fokalen Infektion.

Fokale Schäden: durch Vaskulitis, Fibrosierung, Abszeßbildung, Fistelbildung oder Verkäsung.

Hydrozephalus, Spinalblock, zerebrale Vaskulitis.

ARDS: bei Miliartuberkulose.
Ureterobstruktion oder Nierenschaden durch Verkäsungen.

Rückenmarkbeteiligung: in 20 % der Fälle mit Wirbelbefall.

Knochen- oder Gelenkdeformierung.
Gastrointestinalstenose, Adhäsionen, Obstruktion.

Tuberkulose und HIV-Infektion

~ 3,5 Mio. Menschen sind gleichzeitig an beiden Infektionen erkrankt.
Die Infektionen begünstigen sich gegenseitig.
Eine Ausbreitung der Tuberkulose ist bei gleichzeitiger HIV-Infektion sehr viel wahrscheinlicher.
Eine extrapulmonale Tuberkulose tritt häufig in Assoziation mit einer HIV-Infektion auf.
Eine anergische Reaktion auf den Tuberkulinhauttest ist ebenfalls wahrscheinlicher.
Das Ansprechen auf die Standardtherapie mit 3 oder 4 Medikamenten ist in der Regel gut.

Pharmakotherapie

Konsultation eines Tuberkulosespezialisten ist empfehlenswert; die Erkrankung ist meldepflichtig.
Bei schwerkranken Patienten ist eine empirische Therapie auch bei unbestätigter Diagnose gerechtfertigt; die Behandlung wird in jedem Fall eingeleitet, bevor die Ergebnisse des Antibiogramms vorliegen.
Die Diagnose sollte nach Möglichkeit bestätigt werden.
Die Compliance des Patienten während der Therapie ist entscheidend.

Standard-Chemotherapie

■ Standarddosierung
Anfangsphase (2 Monate): 4 Substanzen, meist Isoniazid mit Pyridoxin, Rifampicin, Pyrazinamid und Ethambutol.
Fortsetzung der Therapie (4–12 Monate): 2 Substanzen, meist Isoniazid und Rifampicin.

■ Kontraindikationen
Isoniazid: arzneimittelinduzierte Lebererkrankung, Porphyrie.
Rifampicin: Ikterus, Porphyrie.
Pyrazinamid: Leberschaden, Porphyrie.
Ethambutol: Optikusneuritis.

■ Besonderheiten
Bei Verdacht auf Resistenz: zusätzlich Ethambutol.
Bei erwiesener Resistenz: Substanz je nach Erregerempfindlichkeit.
Bei Gehirn-, Knochen- und Gelenkbeteiligung und Resistenz: längere Behandlung (9 Monate).
Bei mangelhafter Compliance: 2–3mal wöchentliche, intermittierende überwachte Medikamenteneinnahme.

■ Wechselwirkungen
Rifampicin: orale Kontrazeptiva.

■ Nebenwirkungen
Isoniazid: Neuropathie (Pyridoxin-Prophylaxe), Hepatitis, Überempfindlichkeitsreaktionen.
Rifampicin: Hepatitis, Gastrointestinalbeschwerden, grippeähnliche Symptome, Purpura.
Pyrazinamid: Hepatitis, Gastrointestinalbeschwerden.

Steroide

Steroide werden bei Perikarditis oder Meningitis zur Vermeidung eines Hydrocephalus occlusus gegeben.

Behandlungsziele

Sicherung des Überlebens (insbesondere bei disseminierter und intrazerebraler Infektion).
Erhalt der Organfunktion und Vermeidung von Deformierungen.
Linderung der Symptome.
Vermeidung von Rezidiven durch Beseitigung der Erreger.
Vermeidung von Arzneimittelresistenzen durch Sicherstellen der Compliance.

Weitere Behandlungsmöglichkeiten

Ein chirurgischer Eingriff wird häufig sowohl vor als auch nach Bestätigung der Diagnose vorgenommen.
Er ist in folgenden Fällen indiziert:
Alle Tuberkuloseformen: zur diagnostischen Biopsie (in > 35 % der Fälle), Verminderung einer durch entzündliche Reaktionen hervorgerufenen obstruktiven Läsion sowie Korrektur einer deformierenden Läsion.
Lymphknotentuberkulose: bei chronischer Fistelbildung und therapierefraktärer oder ausgeprägter Lymphknotenvergrößerung.
Nierentuberkulose: bei Ureterobstruktion oder -striktur und therapierefraktären Symptomen (z. B. Schmerzen).
ZNS-Tuberkulose: bei Hydrozephalus, Hirnödem.
Rückenmarktuberkulose: bei Rückenmarkkompression, zur Knochentransplantation.
Gelenktuberkulose: zur Minimierung einer Deformierung.
Darmtuberkulose: bei Obstruktion, Adhäsionen, Strikturen.
Perikardtuberkulose: zur Verringerung der Konstriktion des Perikards.
Genitaltrakttuberkulose bei der Frau: zur Behandlung von Strikturen und Sterilität.

Prognose

Die Prognose hängt von der Gefährdung des betroffenen Organs, dem Stadium der Erkrankung und dem Allgemeinzustand des Patienten ab.
Bei zerebraler Beteiligung (10–30 %) und disseminierter Erkrankung (10–25 %) ist die Mortalität hoch.
Bei den anderen Tuberkuloseformen kann in der Regel vom Überleben des Patienten ausgegangen werden, chronische Folgeschäden sind jedoch möglich.
Die Prognose bei Lymphknoten- und Hauttuberkulose ist ausgezeichnet.

Nachsorge

Erfassung einer Arzneimitteltoxizität, die sich negativ auf die Compliance auswirken kann.
Regelmäßige Untersuchung auf Entwicklung von Komplikationen und Langzeitschäden hin.

Hinweise zu Ernährung/Lebensführung

Ausgleich von Gewichtsverlust und Mangelernährung.
Behandlung von Alkoholismus und Drogenabhängigkeit.
Verbesserung der sozialen Bedingungen, z. B. Obdachlosigkeit.

Literatur

1. Gross WP, Strunk H, Durr R, Dombrowski F, Schild HH (1997) Zystischer Pankreastumor als Manifestation einer Tuberkulose. Rofo Fortschr Geb Röntgenstr Neuen Bildgeb Verfahr 167 (5):534–536
2. Wagner JB, Nurnberger HR, Frede KE (1997) Die komplizierte intestinale Tuberkulose der Mesenterialwurzel. Dtsch Med Wochenschr 122 (20):643–647
3. Immer FF, Pirovino M, Saner H (1997) Isolierte Tuberkulose des Herzens: Eine klinische und echokardiographische Verlaufsbeobachtung. Z Kardiol 86 (1):15–19
4. Hanselmann H; Hanselmann S (1996) Tuberkulose Meningitis. Psychother Psychosom Med Psychol 46 (8):318
5. Horn B (1996) Das neue Gesicht der Tuberkulose – Update für den Praktiker. Schweiz Rundsch Med Prax 85 (44):1398–1403
6. Krome A, Meuthen I, Brusis T, Kaminsky C, Zeh A, Weinrich G (1996) Seltene Organmanifestationen der Tuberkulose. Med Klin 91 (8):536–540

Symptome

Primärinfektion

90 % der Patienten sind asymptomatisch; folgende Symptome können in seltenen Fällen auftreten:
Krankheitsgefühl, Fieber, Erythema nodosum, Keratoconjunctivitis phlyktaenulosa.

Postprimäre Infektion (Reaktivierung einer Tuberkulose)

Häufig asymptomatischer Verlauf.
Krankheitsgefühl, Gewichtsabnahme, Fieber, Nachtschweiß, Appetitverlust, Müdigkeit.
Husten, muköses oder mukopurulentes Sputum, Hämoptysen, Dyspnoe, dumpfer Brustschmerz, pleuritischer Brustschmerz.

Krankheitsgefühl, Gewichstabnahme, Fieber, Meningismus: Symptome der Miliartuberkulose; können insbesondere bei älteren Patienten unspezifisch sein.

Klinischer Befund

Die körperliche Untersuchung ist häufig unauffällig.

Nachweis von Gewichtsverlust, Pyrexie, Erythema nodosum: bei Primärinfektion.

Anzeichen für Kollaps oder Infiltration der Lunge, Pleuraerguß, Rasselgeräusch (in den oberen Lungenabschnitten, nach Husten verstärkt), amphorische Atemgeräusche über einer großen Kaverne.

Labor- und Apparate-Diagnostik

Thoraxröntgen: Primärinfektion: in 70 % der Fälle unauffällig; bei Kindern < 5 Jahren oft charakteristischer Befund; typisch ist eine unilaterale Hiluslymphadenopathie; Kompression der Bronchien kann zu Kollaps oder Überblähung eines Lungensegments oder -lappens führen, insbesondere im Unter-, Lingual- oder Mittellappen; Ulzeration in den Bronchialbaum führt zu distalen fleckigen Infiltraten, Ulzeration in die Pleura zum Pleuraerguß. Postprimäre Infektion: die klassische postprimäre Tuberkulose manifestiert sich in bilateralen Infiltrationen im oberen Lungenabschnitt, aus denen sich eine Kavernenbildung, Fibrosierung und Oberlappenkontraktion entwickelt; chronische Tuberkuloseläsionen sind häufig verkalkt.

Tuberkulinhauttestung: ein positives Testergebnis deutet auf eine gegenwärtige oder frühere Infektion oder vorausgegangene BCG-Impfung hin; in den USA nimmt die Inzidenz positiver Reaktionen mit höherem Lebenalter zu; nützlich zur Erfassung einer Primärinfektion bei jüngeren Patienten. Je stärker die Reaktion ausfällt, desto wahrscheinlicher ist eine gegenwärtig ablaufende Infektion. Ein negatives Testergebnis schließt die Diagnose nicht aus.

Bakteriologische Untersuchungen: Anfärbung (durch fluoreszierendes Auramin oder Ziehl-Neelsen-Färbung) und Kultur (z. B. mittels Löwenstein-Jensen-Medium) der Sputumproben; wichtig für die Diagnose der postprimären Tuberkulose und Therapieplanung; bei Untersuchung von 2 morgens gewonnenen Sputumproben werden 90 % der abstrichpositiven Fälle erfaßt; abstrichpositives Sputum deutet auf ein signifikantes Infektionsrisiko hin; Kultur und Bestimmung der Erregerempfindlichkeit dauern 4 – 8 Wochen. Der Nachweis des *M. tuberculosis* kann durch spezielle Gensonden erleichtert werden.

Differentialdiagnose

Aufgrund der Röntgenbefunde und klinischen Manifestationen ist eine Verwechslung mit folgenden Erkrankungen möglich:
Lungenkarzinom.
Sarkoidose.
Bestimmte bakterielle Pneumonien.
Allergische bronchopulmonale Aspergillose.
Pneumokoniose.
Aktinomykose.

Ätiologie

Primärtuberkulose

Inhalation von Tuberkelbakterien (*Mycobacterium tuberculosis*), die von einem Patienten mit sputumpositiver Tuberkulose abgehustet wurden.

Postprimäre Tuberkulose

Reaktivierung latenter Tuberkelbakterien, die zum Zeitpunkt der Primärinfektion gestreut wurden; erhöhtes Risiko bei Immunsuppression, z. B. bei Mangelernährung, Alkoholismus, Diabetes mellitus oder AIDS.

Epidemiologie

In den USA wird die jährliche Inzidenz auf 4 – 20 : 100.000 geschätzt.
Die jährliche Inzidenz in Bevölkerungsgruppen, die aus Indien, Pakistan und Bangladesh stammen, liegt bei ~ 170 : 100.000.
Die Inzidenz hat in den letzten Jahren insgesamt leicht zugenommen.
HIV-Infizierte haben eine erhöhtes Tuberkuloserisiko.

Komplikationen

Kollaps oder Infiltration eines Lungenlappens oder -segments, Pleuraerguß, Perikardbeteiligung, Tuberkulombildung: bei Primärtuberkulose.

Postprimäre oder Miliartuberkulose, spätere Infektion anderer Organe: durch hämatogene Streuung zum Zeitpunkt der Primärinfektion.

Atypische Tuberkulose

Atypische Tuberkulose tritt mit zunehmendem Alter und vorbestehender Lungenerkrankung häufiger auf.
Die Erkrankung wird überwiegend durch *Mycobacterium kansasii, malmoense, xenopi, avium* oder *avium-intracellulare* (letzteres insbesondere im Spätstadium von AIDS) verursacht.
Das klinische Bild ähnelt dem der Infektion mit *M. tuberculosis*: 10 – 40 % der Fälle verlaufen asymptomatisch.
Die Behandlung ist schwierig und erfordert eine langwierige Kombinationstherapie unter Überwachung durch einen Spezialisten.

Pharmakotherapie

Die Therapie muß unter der Überwachung durch einen in allen Aspekten der Tuberkulosebehandlung erfahrenen Arzt erfolgen. Die Wahl des Medikaments hängt von der Empfindlichkeit des Erregers ab.
Die Patienten müssen über die Erkrankung und die Bedeutung der langwierigen Behandlung aufgeklärt werden.
Sputumpositive Patienten müssen darauf hingewiesen werden, daß sie während der ersten 2 Behandlungswochen noch infektiös sind.

6monatige Standardbehandlung

Eine Kombinationstherapie aus 4 Medikamenten (Isoniazid, Rifampicin, Pyrazinamid und Ethambutol oder Streptomycin) ist empfehlenswert. Bei nachgewiesener Empfindlichkeit des Erregers gegen Isoniazid und Rifampicin kann Streptomycin abgesetzt werden. Pyrazinamid wird nach 8 Wochen abgesetzt.

■ Standarddosierung
Isoniazid, tgl. 300 mg (Kinder tgl. 5 mg/kg KG; maximal 300 mg) über 6 Monate,
Rifampicin, tgl. 450–600 mg (Kinder tgl. 10 mg/kg KG) über 6 Monate,
Pyrazinamid, tgl. 1,5–2 g (Kinder tgl. 15–30 mg/kg KG) über 2 Monate und
Ethambutol, tgl. 15 mg/kg KG oder
Streptomycin, tgl. 15 mg/kg KG.

■ Kontraindikationen
Alle: bereits früher aufgetretene schwere Nebenwirkungen.
Isoniazid: arzneimittelinduzierte Lebererkrankung, Porphyrie; eingeschränkte Anwendung bei Leber- oder Nierenerkrankung.
Rifampicin: Ikterus, Porphyrie; eingeschränkte Anwendung bei Lebererkrankung.
Pyrazinamid: Lebererkrankung, Porphyrie; eingeschränkte Anwendung bei Nierenfunktionsstörung, Gicht oder Diabetes mellitus.

■ Besonderheiten
Isoniazid: Isoniazid-resistente Tuberkelbakterien in 4–6 % der Fälle.
Rifampicin: Orangefärbung von Harn und Tränenflüssigkeit; kann bei weichen Kontaktlinsen zu Verfärbungen führen.

■ Wechselwirkungen
Isoniazid: bindet an Pyridoxin und kann daher einen Pyridoxinmangel hervorrufen; hemmt den Phenytoinmetabolismus.
Rifampicin: Leberenzyminduktion beschleunigt den Stoffwechsel und vermindert daher die Wirkung von Antikonvulsiva, oralen Kontrazeptiva, Steroiden und Digoxin.
Pyrazinamid: beeinflußt das Ergebnis renaler Tests zum Nachweis von Ketonen; vermindert die renale Ausscheidung von Harnsäure.
Streptomycin: kann die Wirkung von Muskelrelaxanzien potenzieren.

■ Nebenwirkungen
Isoniazid: Gastrointestinalbeschwerden, Exazerbation von Akne, Hepatotoxizität (in 1–2 % der Fälle, eventuell schwer), Polyneuropathie (in 2 % der Fälle, wird durch Pyridoxinsubstitution, tgl. 10 mg, vermieden).
Rifampicin: Übelkeit, veränderte Leberwerte (meist geringgradig und reversibel), grippeähnliche Reaktionen.
Pyrazinamid: Hepatotoxizität, Arthralgie, Auslösung von Gichtanfällen, Urtikaria.
Streptomycin: Schädigung des 8. Hirnnerven, Nephrotoxizität.
Eine längere Behandlungsdauer ist bei Meningitis und massiver Erkrankung erforderlich.
Pyridoxin, tgl. 10 mg, kann bei bestehendem Risiko eines Mangels zusätzlich gegeben werden.
Medikamenteneinnahme unter Aufsicht und intermittierende 2- oder 3wöchentliche Therapie sind in Betracht zu ziehende Optionen.

Andere Medikamente

Kortikosteroide: verbessern die Prognose bei Perikarditis und Meningitis; bei schwerer Infektion, persistierender Pyrexie oder Gewichtsabnahme hilfreich; höhere Dosen sind bei gleichzeitiger Einnahme von Rifampicin erforderlich.
Streptomycin, Capreomycin, Cycloserin, Ethionamid können bei Infektion durch multiresistente oder atypische Erreger erwogen werden; in diesen Fällen ist ein Spezialist zu konsultieren.

Behandlungsziele

Erreichen einer bakteriologischen und klinischen Heilung.
Vermeidung einer Resistenzbildung (durch Kombinationstherapie).
Vermeidung oder Behandlung der Erkrankung bei Kontaktpersonen.

Prävention

Die Tuberkulose gehört zu den meldepflichtigen Erkrankungen.
Personen mit engem Kontakt zu sputumpositiven Tuberkulosekranken müssen überwacht werden: bei 10 % kommt es ebenfalls zur Infektion; die initiale Diagnose wird meist durch eine Tuberkulinhauttestung oder Thoraxübersichtsaufnahme gestellt.

Prognose

~6 % der Erwachsenen mit pulmonaler Tuberkulose sterben an der Krankheit vor Abschluß der Chemotherapie.
Nach einer abgeschlossenen Chemotherapie kommt es nur bei ~3 % der Patienten zum Rezidiv; bei schlechter Compliance ist dieser Prozentsatz höher.

Nachsorge

Engmaschige Nachsorge während der Chemotherapie.
Überwachung der Compliance; Urinuntersuchung zur Bestätigung der Rifampicin-Einnahme.
Untersuchungen zur Erfassung von Nebenwirkungen.
Beurteilung des Therapieerfolgs: Symptome, Gewichtszunahme, Veränderungen im Röntgenbild.

Hinweise zu Ernährung/Lebensführung

Das Rauchen sollte aufgegeben und auf gesunde Ernährung geachtet werden.

Literatur

1. Meyer FJ, Konietzko N (1996) Welches Regime ist sinnvoll, um die Umgebung (Arbeitskollegen, Familienangehörigen, Kontaktpersonen) auf mögliche Ansteckung mit Tuberkulose zu untersuchen? Internist 37 (12):1269–1270
2. Ferlinz R (1996) Richtlinien für die Umgebungsuntersuchungen bei Tuberkulose. Deutsches Zentralkomitee zur Bekämpfung der Tuberkulose. Gesundheitswesen 58 (12):657–665
3. Kirsten D (1996) Tuberkulose. Pneumologie. 50 Suppl 2: 595-8
4. Sybrecht GW (1997) Isolierungspflicht und Therapie bei Tuberkulose. Dtsch Med Wochenschr 122 (41):1265
5. Loddenkemper R, Hauer B (1997) Die Tuberkulosesituation in der Bundesrepublik Deutschland 1996. Deutsches Zentralkomittee zur Bekämpfung der Tuberkulose. Pneumologie 51 (11):1033–1036
6. Müller HE (1997) Die Anerkennung von Tuberkulose als Berufskrankheit. Gesundheitswesen 59(8–9):523–526

Symptome

Anhaltendes Fieber: entwickelt sich im Anschluß an eine Reise in ein endemisches Gebiet.

Steigendes Fieber, Kopfschmerz, Krankheitsgefühl, Appetitverlust, trockener Husten, Obstipation: Abdominalschmerz in der ersten Woche der Erkrankung.

Fortdauerndes Fieber, Apathie (Status typhosus): in der zweiten Woche.

Meteorismus, sog. Erbsbreistühle: in der dritten Woche.

Klinischer Befund

Pyrexie: in der ersten Woche.

Roseolen: 2–4 mm große, gruppiert stehende, erythematöse, makulopapulöse Effloreszenzen in der unteren Thorax- und Oberbauchregion; treten bei 30 % der Patienten in der zweiten Woche auf.

Beeinträchtigung des Sensoriums und Rückzug, Splenomegalie, relative Bradykardie: in der zweiten Woche.

Delirium oder Stupor, geblähtes, druckschmerzhaftes Abdomen, Dehydratation, kleiner, frequenter Puls, Anzeichen von Komplikationen: in der dritten Woche.

Klassischer Fieberverlauf: Stadium incrementi in der 1. Woche, Continua in der 2.-3. Woche, Stadium decrementi in der 4. Woche.

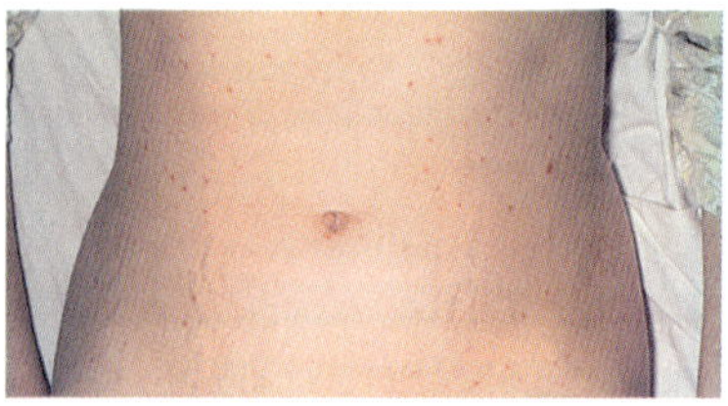

Roseolen bei Typhus abdominalis.

Labor- und Apparate-Diagnostik

Für eine definitive Diagnose ist ein positiver Befund der Blut- oder Knochenmarkbiopsie erforderlich.

Blutkultur: in der ersten Woche ist ein positiver Befund am häufigsten zu beobachten (in 80 % der Fälle), danach wird er seltener; bei Patienten, die bereits antibiotisch therapiert wurden, ist der Befund oft negativ.

Knochenmarkkultur: bleibt häufig trotz Antibiotika-Therapie positiv.

Stuhl- und Harnkultur: von der dritten Woche an häufig positiv; nur in Verbindung mit dem charakteristischen klinischen Bild diagnostisch.

Widal-Reaktion: unzuverlässig und schwierig zu interpretieren, daher selten durchgeführt.

Großes Blutbild: verminderte Leukozytenzahl mit relativer Lymphozytose nach der ersten Woche.

Leberfunktionsproben: häufig leicht erhöhte Aspartat- und Alaninaminotransferase-Konzentrationen.

Differentialdiagnose

Fieber im Anschluß an eine Reise in ein endemisches Gebiet kann auch folgende Ursachen haben:
Malaria (wichtigste Differentialdiagnose).
Tropische Virusinfektion.
Leberabszeß im Rahmen einer Amöbiasis.
Trypanosomiasis und Leishmaniase.
Andere weltweit auftretende Fieberursachen.

Ätiologie

Infektion durch *Salmonella typhi* oder *Salmonella paratyphi* A, B oder C.

Epidemiologie

Die Erkrankung ist auf dem indischen Subkontinent, in Südostasien, im Nahen Osten, in Afrika sowie Zentral- und Südamerika endemisch; Paratyphus B tritt auch in Süd- und Osteuropa auf.
Die Übertragung erfolgt über Nahrungsmittel und Wasser, die durch Faeces und Urin eines Erkrankten oder Dauerausscheiders kontaminiert sind.

Komplikationen

Komplikationen treten nur bei unbehandelten Patienten nach der zweiten Woche auf.

Darmblutung: Hinweise sind plötzlicher Abfall der Körpertemperatur, Pulsanstieg und Rektalblutung.

Darmperforation: Zeichen der Peritonitis können bei bereits druckempfindlichem und geblähtem Abdomen schwierig zu erkennen sein; Vorliegen von freier Luft und Aszites können die einzigen Hinweise sein.

Myokarditis: Hinweise sind rascher, schwacher Puls und EKG-Veränderungen.

Ikterus: kann auf Cholangitis, Hepatitis oder Hämolyse zurückzuführen sein.

Typhusabszesse: in verschiedenen Organen (selten).

Pharmakotherapie

Allgemeine und supportive Maßnahmen

Bei Patienten, die erst spät einen Arzt konsultieren, sollten Nährstoff- und Flüssigkeitsmangel sowie Störungen des Elektrolythaushalts ausgeglichen werden.

Spezifische Therapie

Chinolone sind gegenwärtig bei Erwachsenen die Medikamente der Wahl.
Nach 3–5 Tagen beginnt die Entfieberung. Therapieversagen, Rezidiv und Dauerausscheiderstatus sind selten.
Neben Chinolonen kommen auch Cephalosporine der 3. Generation und Kortikosteroide (bei schwerer Toxämie) in Frage.

■ Standarddosierung

Ciprofloxacin, 2mal tgl. 500 mg oral über 14 Tage (200 mg i.v. bei Erbrechen oder Diarrhöen).
Bei Kindern (*siehe auch* Besonderheiten): tgl. 10 mg/kg KG oral oder i.v. auf 2 Dosen verteilt.
Ceftriaxon, tgl. 3–4 g i.v. als Einzeldosis oder tgl. 75–100 mg/kg KG i.v. auf 2 Dosen verteilt über 7–10 Tage (kürzere Behandlungsdauer kann genauso effektiv sein).
Adjuvantes Dexamethason, initial 3 mg/kg KG i.v., danach 1 mg/kg KG 6stündlich über 48 Std.

■ Kontraindikationen

Überempfindlichkeit.
Dexamethason: eingeschränkte Anwendung in der Schwangerschaft und bei Niereninsuffizienz, Hypertonie und Diabetes mellitus.

■ Besonderheiten

Ciprofloxacin: aufgrund von Arthropathie im Tierversuch derzeit bei Schwangeren und Kindern nicht empfohlen; diese Beobachtung hat sich bei Behandlung von Kindern jedoch nicht bestätigt und Ciprofloxacin sollte in Fällen, in denen der Nutzen das Risiko aufwiegt, durchaus in Erwägung gezogen werden.
Ceftriaxon: kann bei Kindern und Schwangeren eingesetzt werden, muß jedoch i.v. gegeben werden.

■ Wechselwirkungen

Ciprofloxacin: NSAR, orales Eisen, Antikoagulanzien.
Ceftriaxon: Probenecid.
Dexamethason: Phenytoin, Barbiturate, Ephedrin oder Rifampicin können die metabolische Clearance von Kortikosteroiden beeinträchtigen.

■ Nebenwirkungen

Ciprofloxacin: Übelkeit, Abdominalschmerz, Diarrhö (alle selten).
Ceftriaxon: Kopfschmerzen, Übelkeit, Erythem.
Dexamethason: Störungen des Flüssigkeits- und Elektrolythaushalts.

Behandlung von Dauerausscheidern

Ciprofloxacin, tgl. 750 mg, oder Norfloxacin, 2mal tgl. 400 mg über 28 Tage, ist hochwirksam.

Arzneimittelresistenz

Chloramphenicol, Cotrimoxazol und Amoxicillin sind bei entsprechender Empfindlichkeit der zur Infektion führenden Bakterienstämme hochwirksam.

Behandlungsziele

Klinische Heilung.
Vermeidung von Komplikationen und Rezidiven.
Vermeidung eines Dauerausscheiderstatus nach der Rekonvaleszenz.

Weitere Behandlungsmöglichkeiten

Eine chirurgische Behandlung ist bei Auftreten einer Darmperforation erforderlich (Darmblutungen werden jedoch konservativ behandelt).
Die Cholezystektomie ist nur bei Dauerausscheidern mit symptomatischer Gallenblasenerkrankung angezeigt.

Prognose

Unbehandelt liegt die Mortalität von Typhus abdominalis und Paratyphus bei bis zu 20 %, meist in Verbindung mit einer Myokarditis, Darmblutung oder Darmperforation; diese Komplikationen werden in den USA selten beobachtet.
Bei komplikationsfreiem Verlauf beginnt mit der 4. Woche die Rekonvaleszenz.

Nachsorge

In ~ 10 % der Fälle kommt es zum Rezidiv, in 3 % der Fälle entwickelt sich nach Behandlung mit Chloramphenicol, Cotrimoxazol oder Amoxicillin, selten jedoch nach Ciprofloxacin, ein Dauerausscheiderstatus.
Nach der klinischen Rekonvaleszenz müssen 6 Stuhl- und Urinkulturen über 3 Wochen hinweg einen negativen Befund zeigen.

Hinweise zu Ernährung / Lebensführung

Ausreichende Ernährung und Flüssigkeitszufuhr muß sichergestellt werden.
Dauerausscheider, insbesondere jene, die mit Nahrungsmitteln umgehen, müssen sich aufgrund des fäkal-oralen Übertragungsweges streng an die Hygienevorschriften halten; der Trägerstatus sollte in diesen Fällen nach Möglichkeit beseitigt werden.

Literatur

1. Weinke T, Nothdurft HD (1997) Prophylaxe und Therapie wichtiger importierter Tropenkrankheiten (ausser Malaria). Dtsch Med Wochenschr 122 (10): 299–301

Symptome

Juckreiz und Schwellung der Haut.

Arthralgie: bei schwerer Urtikaria oder Urtikariavaskulitis.

Schmerzhaftigkeit oder Brennen der Haut: bei Urtikariavaskulitis.

Klinischer Befund

Flüchtige, rote, erhabene, nicht vernarbende Papeln oder Plaques: häufig mit blassem Zentrum oder ringförmigen Konfigurationen.

Angioödem der Lippen und periorbitalen Regionen: nicht ungewöhnlich.

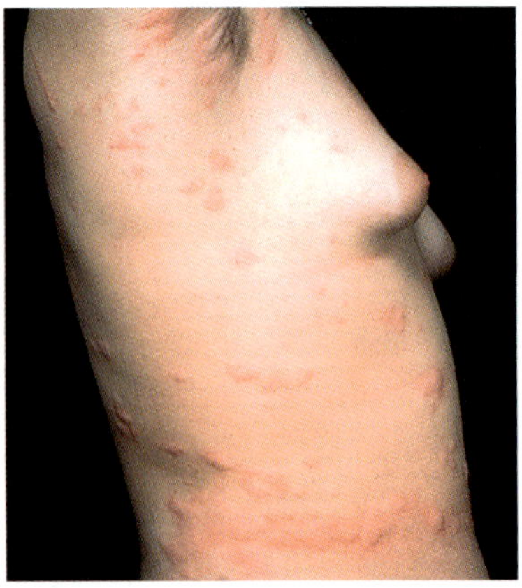

Über den Stamm verstreute urtikarielle Quaddeln.

Labor- und Apparate-Diagnostik

Akute Urtikaria (< 6 Wochen)

Eine aufwendige Untersuchung ist in der Regel nicht gerechtfertigt; die übliche Anamnese und körperliche Untersuchung mit besonderem Schwerpunkt auf Nahrungs- und Arzneimittelingestion ist in der Regel ausreichend.

Chronische Urtikaria (> 6 Wochen)

Sehr anspruchsvolle und kostenintensive Untersuchungen sind selten lohnend.
Bei der Erstuntersuchung sollte auch auf Intoleranz von Aspirin, Tartrazin und Benzoesäurederivaten (als Konservierungsmittel verwendet) geachtet werden. Leicht verlaufende chronische Infektionen, insbesondere durch *Helicobacter pylori*, sollten ausgeschlossen werden.
Chronische Urtikaria, insbesondere Urtikariavaskulitis, kann eine Manifestation einer zugrundeliegenden Kollagenose oder malignen Erkrankung sein.

Differentialdiagnose

Urtikariavaskulitis.
Urtikarielle Komponente beim bullösen Pemphigoid.
Erythema exsudativum multiforme.
Herpes gestationis.
Erythema annulare centrifugum.
Erythema chronicum migrans.
Kutane Larva migrans (Creeping eruption).
Mycosis fungoides.
Erythema marginatum.
Erythema infectiosum acutum (Ringelröteln, Fünfte Krankheit).
Kontakturtikaria.
Cholinergische Urtikaria.
Lichturtikaria.
Kälteurtikaria.
Druckurtikaria.
Hereditäres Angioödem: tritt meist nur an den Schleimhäuten auf; wenige urtikarielle Hauteffloreszenzen; lebensbedrohliche Larynxspasmen.

Ätiologie

Außer im Fall der akuten Urtikaria nach Ingestion bestimmter Nahrungs- oder Arzneimittel läßt sich eine Ursache meist nicht identifizieren.
Chronische Urtikaria ist in den meisten Fällen idiopathisch.

Epidemiologie

Urtikaria betrifft 20 % der Bevölkerung zu einem Zeitpunkt ihres Lebens.

Komplikationen

Zugrundeliegende Kollagenose oder maligne Erkrankung: kann bei Untersuchung auf chronische Urtikaria übersehen werden.

Anaphylaktischer Schock: bei IgE-vermittelten akuten urtikariellen Reaktionen.

Pharmakotherapie

Topische Steroide oder Mittel gegen Juckreiz sind oft hilfreich.

H_1- und H_2-Rezeptorenblocker

■ Standarddosierung

Cetirizin, 1mal tgl. 10 mg oral.
Terfenadin, 2mal tgl. 60 mg oral.
Astemizol, tgl. 10 mg oral.
Hydroxyzin, 25 mg oral alle 6–8 Std.
Doxepin, 3mal tgl. 10–50 mg oral.
Cyproheptadin, 3mal tgl. 4 mg oral, bei Kälteurtikaria.
Loratadin, 3mal tgl. 10 mg oral.

■ Kontraindikationen

Porphyrien.

■ Wechselwirkungen

Terfenadin, Astemizol können in Kombination mit Erythromycin zu lebensbedrohlichen Kammerarrhythmien führen.

■ Nebenwirkungen

Benommenheit, anticholinerge Wirkungen, Kammerarrhythmien sind im Zusammenhang mit Einnahme von Terfenadin und Astemizol in Kombination mit Erythromycin beschrieben.

Systemische Kortikosteroide

Werden bei akuter Urtikaria häufig gegeben.
Sollten als Mittel der ersten Wahl nur bei akuter und schwerer Urtikaria eingesetzt werden.

■ Standarddosierung

Prednison, tgl. 40–60 mg oral, Dosisreduktion über 2–3 Wochen.
Triamcinolon, 40–60 mg i.m. als Einzeldosis.

■ Kontraindikationen

Peptisches Geschwür, Tuberkulose, Glaukom, Diabetes mellitus in der Anamnese.

■ Wechselwirkungen

Keine.

■ Nebenwirkungen

Aseptische Knochennekrose, insbesondere des Femurkopfes; Exazerbation eines Engwinkelglaukoms; passagere Hyperglykämie.

Behandlungsziele

Linderung des Juckreizes, Verminderung der Schwellung.

Prognose

Bei akuter Urtikaria ausgezeichnet.
50 % der Patienten mit chronischer Urtikaria sind nach 1 Jahr symptomfrei.
Bei 75 % der Patienten mit chronischer Urtikaria und Angioödem treten auch nach 5 Jahren noch Schübe auf.

Nachsorge

Je nach Einzelfall unterschiedlich.

Hinweise zu Ernährung/Lebensführung

Auslösende Faktoren wie Farb- und Konservierungsstoffe und Aspirin müssen identifiziert und gemieden werden.

Literatur

1. Stingl G (1996) Neue Erkenntnisse zur Pathogenese der chronisch-rezidivierenden Urtikaria. Hautarzt 47 (10): 814–815
2. Hein UR, Henz BM, Haustein UF, Seikowski K, Aberer W, Lautenschlager S, Klapp BF (1996) Zur Beziehung zwischen chronischer Urtikaria und Depression/Somatisierungsstörung. Hautarzt 47 (1):20–23
3. Bohmeyer J, Heller A, Hartig C, Wetenberger Treumann M, Huchzermeyer H, Otte HG, Stadler R (1996) Assoziation der chronischen Urtikaria mit Helicobacter pylori-induzierter Antrum-Gastritis. Hautarzt 47 (2):106–108
4. Christophers E (1996) Chronische Urtikaria und Helicobacter pylori. Dtsch Med Wochenschr 121 (27):885

Symptome

Schubweise auftretende schmerzhafte, purpurfarbene Hautareale.
Symptome der Grunderkrankung.

Klinischer Befund

Schmerzhafte, palpierbare Purpura.

Schubweise auftretende purpurfarbene Knötchen: in der Regel in abhängigen Hautarealen.

Effloreszenzen: typischerweise Berührungsempfindlichkeit, kein Verschwinden bei Glasspateldruck; hämorrhagische Bläschen; in schweren Fällen schwarz, nekrotisch, ulzerierend.

2–3 mm große Läsionen an den Fingerbeeren: Hinweis auf Kollagenose, insbesondere rheumatoide Arthritis.

Lineare Nagelbettläsionen: können auf Verletzung, Kollagenose oder systemische Infektion hinweisen.

Netzwerk blauroter Streifen (Livedo reticularis): Hinweis auf Kollagenose, Kryoglobulinämie, Antiphospholipidsyndrom oder Panarteriitis nodosa.

Subkutane Knötchenbildung entlang der Arterien: Hinweis auf Panarteriitis nodosa.

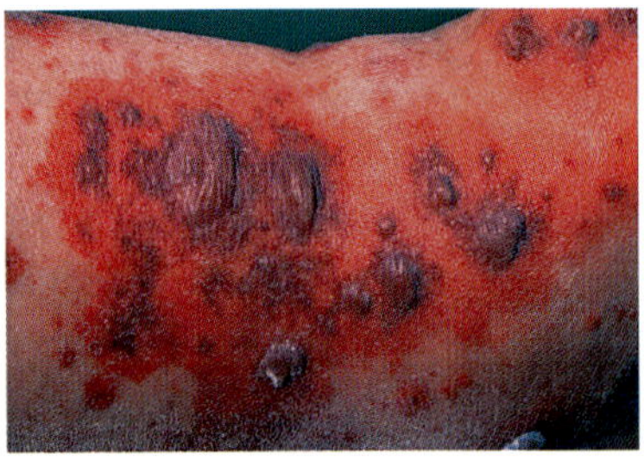

Kutane Vaskulitis am Bein, Befund zeigt rote bis purpurfarbene, palpierbare, schmerzhafte Effloreszenzen, einige von hämorrhagischen Bläschen bedeckt.

Labor- und Apparate-Diagnostik

Urinstatus einschließlich mikroskopischer Untersuchung des Harnsediments, Serum-Kreatininbestimmung: zur Abklärung einer Nierenbeteiligung.

Blutkultur, Kultur möglicher Infektionsstellen: zur Abklärung einer infektiösen Ursache.

Bestimmung von Rheumafaktor, antinukleären Antikörpern, Antikörper gegen zytoplasmatische Antigene in Neutrophilen, Antikardiolipin-Antikörper: zur Abklärung einer Kollagenose.

Kryoglobulinbestimmung: Blutprobe nüchtern entnehmen und bei 37 °C ins Labor transportieren.

Hautbiopsie: bei typischem klinischem Bild nicht angezeigt, da der histologische Befund häufig eine unspezifische leukozytoklastische Vaskulitis zeigt; kann bei arzneimittelinduzierter, infektiöser oder entzündlicher Vaskulitis aufschlußreich sein; dient außerdem der Erfassung entzündlicher Infiltrate, der Art und Größe der befallenen Blutgefäße sowie der Abklärung eventueller granulomatöser Veränderungen.

Differentialdiagnose

Purpura.
Thrombozytopenie.
Thrombozytenfunktionsstörung.
Kortikosteroidbehandlung.
Alterbedingte Hautveränderungen.
Skorbut.
Trauma.
Kindsmißhandlung.
Hämangiom.
Kaposi-Sarkom.
Bazilläre Angiomatose.
Hautinfarkt durch Cumarinderivate.

Ätiologie

Folgende Ursachen kommen in Frage:

Äußere Faktoren

Lagebedingte Stauung.
Kälteexposition.

Infektion

Akut: Meningokokken-Meningitis (1–3 Wochen nach einer Racheninfektion), Gonorrhoe.
Chronisch: Harnwegsinfekt, dentaler Abszeß, Lepra, Hepatitis B und C.

Arzneimittel

Antibiotika, z. B. Sulfonamide.

Entzündung

Immunkomplexe, z. B. bei Kollagenosen.
Kryoglobuline, z. B. bei malignen Prozessen.
Autoantikörper, z. B. Antikörper gegen zytoplasmatische Antigene in Neutrophilen bei der Wegenerschen Granulomatose (kann als sekundäres Phänomen auftreten).

Epidemiologie

Vaskulitis zählt zu den häufigen Erkrankungen.
Es erkranken gleich viele Männer wie Frauen.
Die Erkrankung tritt in jedem Lebensalter auf.

Komplikationen

Ulzerationen: insbesondere an den unteren Extremitäten; können auch nach Hautbiopsie auftreten.
Sekundärinfektion.
Nierenbeteiligung, in 30–60 % der Fälle.
Gelenk-, Gastrointestinaltrakt-, ZNS- oder Lungenbeteiligung.

Pharmakotherapie

Absetzen von Arzneimitteln, die eine Vaskulitis verursachen können.
Zugrundeliegende Infektionen erfordern eine Antibiotika-Therapie.

Prednison

Prednisolon ist nicht in jedem Fall wirksam und sollte aufgrund seiner Nebenwirkungen nur bei schwerer progredienter systemischer Erkrankung gegeben werden.

■ Standarddosierung
Prednison, initial tgl. 60 – 80 mg.

■ Kontraindikationen
Unbehandelte Infektion; eingeschränkte Anwendung in der Schwangerschaft, da es zu neonataler NNR-Suppression führt.

■ Wechselwirkungen
Antihypertensiva, Antidiabetika, Diuretika, Antiepileptika.

■ Nebenwirkungen
Diabetes mellitus, Osteoporose, psychische Störung, peptisches Geschwür, Infektionen, kindliche Wachstumsstörungen, proximale Myopathie, Katarakte, Hypertonie, akute NNR-Insuffizienz.

Dapson

Mit Dapson werden häufig gute Erfolge bei chronischer Vaskulitis erzielt, obwohl diese Krankheit nicht unter die vom Hersteller angegebenen Anwendungsgebiete fällt.

■ Standarddosierung
Dapson, tgl. 50 – 100 mg.

■ Kontraindikationen
Porphyrie, schwere Anämie, Glukose-6-Phosphat-Dehydrogenasemangel.

■ Besonderheiten
Folsäuresubstitution während der Schwangerschaft erforderlich (führt zu neonataler Hämolyse und Methämoglobinämie).
Regelmäßige Blutuntersuchung.

■ Wechselwirkungen
Probenecid.

■ Nebenwirkungen
Agranulozytose, hämolytische Anämie, Kopfschmerzen, Übelkeit, Neuropathie, exfoliative Dermatitis, Hepatitis.

Indometacin

Mit Indometacin werden häufig gute Erfolge bei urtikarieller Vaskulitis erzielt, obwohl diese Krankheit nicht unter die vom Hersteller angegebenen Anwendungsgebiete fällt.

■ Standarddosierung
Indometacin, tgl. 50 – 150 mg.

■ Kontraindikationen
Aktives peptisches Geschwür; eingeschränkte Anwendung bei Nierenschaden, Epilepsie, M. Parkinson, Salicylat-Überempfindlichkeit.

■ Besonderheiten
Ausscheidung über die Muttermilch.

■ Wechselwirkungen
Cumarinderivate, ACE-Hemmer, Haloperidol, Digoxin, Diuretika, Lithium, Probenecid.

■ Nebenwirkungen
Gastrointestinalbeschwerden, Übelkeit, Ulzeration und Blutung, Asthma bronchiale, Tinnitus, Kopfschmerzen, Schwindel, Benommenheit, Krämpfe, Flüssigkeitsretention, Niereninsuffizienz, Hypertonie, korneale Ablagerungen, Thrombozytopenie, Angioödem.

Behandlungsziele

Linderung der Beschwerden.
Verhinderung von Hautulzerationen.
Frühzeitige Diagnose einer systemischen Beteiligung.

Weitere Behandlungsmöglichkeiten

Plasmapherese: bei Patienten mit SLE zur Entfernung von Immunkomplexen; ein Erfolg dieser Methode konnte in kontrollierten Studien bisher nicht nachgewiesen werden.

Prognose

Eine Besserung der akuten Phase zeigt sich in der Regel nach 3 – 6 Wochen.
Rezidive und Chronifizierung der Erkrankung sind häufig.
Bei infektions- oder arzneimittelinduzierter Vaskulitis kommt es nach Beseitigung der Ursache in der Regel zu einer vollständigen Remission, in einigen Fällen kann sich jedoch auch eine chronische Vaskulitis oder in seltenen Fällen eine tödlich verlaufende systemische nekrotisierende Vaskulitis entwickeln.
Die Prognose der entzündlichen Vaskulitis hängt von der Ursache ab: bei Schoenlein-Henoch-Purpura kommt es in bis zu 25 % der Fälle mit Nierenbeteiligung zu einem chronischen Nierenschaden.

Nachsorge

Wöchentliche Erhebung des Urinstatus einschließlich mikroskopischer Untersuchung des Harnsediments während der akuten Phase sowie alle 2 Wochen Bestimmung der Serum-Kreatininwerte und Blutdruckmessung.
Behandlung kutaner Komplikationen.
Überwachung der Patienten im Hinblick auf Nebenwirkungen der Behandlung.

Hinweise zu Ernährung/ Lebensführung

Kälte, zu langes Stehen und enge Kleidung sind zu vermeiden; während der akuten Phase empfiehlt sich Bettruhe.

Literatur

1. Schlehaider UK, Suckow M, Rosenthal P, Kowalzick L (1997) Kutane Reaktionen bei Morbus Crohn. Vaskulitiden verschiedener Etagen des Hautorgans. Hautarzt 48 (5):328 – 331
2. Steinkraus V; Hein J (1996) Urtikariavaskulutis. Verh Dtsch Ges Pathol 80:230 – 233
3. Andrassy K, Waldherr R, Hergesell O, Ritz E (1996) Therapie der Vaskulitis. Dtsch Med Wochenschr 121 (31 – 32):985 – 987
4. Andrassy K, Waldherr R, Hergesell O, Ritz E (1996) Formen und Diagnostik der Vaskulitiden. Dtsch Med Wochenschr 26; 121 (30):945

Symptome

Die Symptome hängen von Größe und Lage der befallenen Gefäße ab. Im folgenden werden schwerpunktmäßig Symptome bei primärer systemischer Vaskulitis mit Befall kleiner und mittlerer Arterien beschrieben:

Krankheitsgefühl, Gewichtsabnahme, Fieber, diffuse Myalgie, Arthralgie.

Symptome der Grunderkrankung oder sekundären Vaskulitis: z. B. bei rheumatoider Arthritis, SLE.

Exanthem.

Epistaxis, Krustenbildung an der Nase, Sinusitis: insbesondere bei der Wegenerschen Granulomatose.

Brustschmerz, Hämoptyse, Dyspnoe, Husten, Bronchoobstruktion: geht in der Regel einem Churg-Strauss-Syndrom voraus.

Orale Geschwüre, Bauchbeschwerden, Durchfälle.
Benommenheit, Schwäche.

Klinischer Befund

Fieber, Lymphadenopathie, Muskelatrophie, Schwäche.
Mikroskopische Hämaturie und/oder Proteinurie.
Purpura, Geschwüre, Infarkte der Haut.

Krustenbildung oder Einbrechen des Nasengerüsts, Septumperforation: insbesondere bei der Wegenerschen Granulomatose.

Rasselgeräusche, ziehendes Atemgeräusch, Kardiomyopathie, Perikarditis: typisch bei Churg-Strauss-Syndrom.

Mononeuritis oder Mononeuritis multiplex, Polyneuropathie.

Arthritis: meist der großen Gelenke.

Labor- und Apparate-Diagnostik

Urinstatus: dringendste Untersuchung, da eine eventuelle Nierenbeteiligung Einfluß auf die Prognose hat.

Bestimmung von Harnstoff und Kreatinin im Plasma, Eiweißkonzentration im 24-Stunden-Urin und Kreatinin-Clearance: zur Beurteilung der Nierenfunktion.

Großes Blutbild: zeigt Anämie, Leukozytose (Leukozytenzahl bei der im Rahmen einer rheumatoiden Arthritis oder SLE auftretenden sekundären Vaskulitis normal oder erniedrigt), Eosinophilie (insbesondere bei Churg-Strauss-Syndrom), Thrombozytose.

Bestimmung von BKS, CRP und Leberenzymen (z. B. alkalische Phosphatase): erhöhte Werte.

Untersuchung auf Antikörper gegen zytoplasmatisches Antigen in Neutrophilen: wichtiges diagnostisches Verfahren; diffuse zytoplasmatische Färbung (Antiproteinase III) bei 8 0% der Patienten mit systemischer Wegenerscher Granulomatose und bei 50 % der Patienten mit der begrenzten Form dieser Erkrankung vorhanden; perinukleäre Färbung weniger spezifisch (Antimyeloperoxidase), jedoch häufig bei mikroskopischer Polyangiitis und idiopathischer rapid progressiver Glomerulonephritis mit Halbmondbildung zu finden.

Untersuchung auf weitere Antikörper: antinukleäre Antikörper und Rheumafaktor sind unspezifisch; können Hinweis auf Grunderkrankung geben; C3- und C4-Antikörper sind bei primärer Vaskulitis in der Regel erhöht, bei der mit rheumatoider Arthritis oder SLE assoziierten Vaskulitis normal oder erniedrigt; hohe Kryoglobulinkonzentrationen sind in vielen Fällen ein Hinweis auf die Notwendigkeit einer Plasmapherese.

Willebrand-Faktor-Antigentest: Maß der vaskulären Schädigung; bei nichtentzündlicher Gefäßläsion (z. B. Thrombose) ebenfalls erhöht.

Untersuchungen auf Viren: zum Nachweis von Hepatitis-B-, Zytomegalie- oder Epstein-Barr-Viren.

Thoraxröntgen: Knötchenbildung, Fibrose, Infiltrate.

Röntgen der Nasennebenhöhlen: Sinusitis, Knochenzerstörung.

Angiographie: Mikroaneurysmen bei bis zu 70 % der Patienten mit Panarteriitis nodosa; selten bei Wegenerscher Granulomatose und Churg-Strauss-Syndrom.

Zweidimensionale Echokardiographie: zum Ausschluß von Vegetationen und Vorhofmyxom.

Biopsie: Niere, Haut, Nase, Muskel, Nervus suralis, Rektum oder Arteria temporalis.

Differentialdiagnose

Unspezifische systemische Erkrankung
Infektion: subakute bakterielle Endokarditis, andere chronische und atypische Infektionen.
Kollagenosen.
Maligner Prozeß, insbesondere myeloproliferative Metastasierung, multiples Myelom.
Sarkoidose, HIV-Infektion, Goodpasture-Syndrom.

Angiopathie und nekrotisierendes Granulom
Lymphomatoide Granulomatose, Granuloma gangraenescens nasi.
Cholesterinatherom-Embolie.
Kardiales Myxom, Antiphospholipidsyndrom.

Ätiologie

Folgende Ursachen kommen in Frage:
Autoimmunprozesse: Autoantikörper, z. B. gegen zytoplasmatisches Antigen in Neutrophilen bei der Wegenerschen Granulomatose.
Immunkomplexe: insbesondere bei sekundärer, mit SLE und rheumatoider Arthritis assoziierter Vaskulitis.
Virusinfektion: z. B. durch Hepatitis-B-Virus, HIV, Zytomegalievirus.
Neoplasmen (insbesondere hämatologische).

Epidemiologie

Die jährliche Inzidenz weist eine steigende Tendenz auf und beträgt derzeit ~ 40 : 1 Million.
Das Verhältnis Männer : Frauen liegt bei 1,5 : 1.
Die Krankheit tritt in jedem Lebensalter auf; eine steigende Inzidenz findet man bei Frauen im höheren Lebensalter.

Komplikationen

Niereninsuffizienz: akute Niereninsuffizienz, insbesondere bei später Diagnose oder Behandlung, chronische Niereninsuffizienz bei < 10 % der Dialysepatienten.

Gangrän oder Infarkt: kann zu Amputation oder chronischen Hautulzerationen führen.

Neuropathie: in einigen Fällen permanent (z. B. Spitzfußstellung), in 60 % der Fälle kommt es bei Behandlung jedoch zu einer Besserung.

Subglottische Stenose: erfordert eine Tracheostomie.

Einbrechen des Nasengerüsts: permanent, kann eine spätere Rhinoplastik erforderlich machen.

Schwere Lungenblutung: kann zu Kurzatmigkeit und ungeklärter Anämie führen.

Koronararteriitis: kann zu Myokardinfarkt und Herzversagen führen.
Hypertonie.

Klassifikation

Befall großer Arterien
Arteriitis temporalis, Takayasu-Arteriitis.

Befall mittlerer Arterien
Panarteriitis nodosa, Kawasaki-Syndrom.

Befall mittlerer oder kleiner Arterien
Wegenersche Granulomatose, Churg-Strauss-Syndrom, mikroskopische Polyangiitis.

Befall kleiner Gefäße
Schoenlein-Henoch-Purpura, essentielle gemischte Kryoglobulinämie, leukozytoklastische kutane Vaskulitis.
Sekundäre Vaskulitis, z. B. durch Infektion, Arzneimittel, rheumatoide Arthritis, SLE und Sjögren-Syndrom, in der Regel mit Befall mittlerer und kleiner Arterien oder ausschließlich kleiner Gefäße.

Pharmakotherapie

Steroide

Steroide werden nur bei Befall kleiner Gefäße oder großer Arterien gegeben (*siehe* Klassifikation).

■ Standarddosierung
Langzeittherapie: Prednisolon, je nach Schweregrad und Art der Vaskulitis 15 - 60 mg oral; ausschleichende Dosierung.
Stoßtherapie: Methylprednisolon, 1 g i.v. oder 100 mg oral über 3 Tage; Dosis und Häufigkeit je nach Ansprechen.

■ Kontraindikationen
Infektion (z. B. subakute bakterielle Endokarditis).

■ Besonderheiten
Bei Langzeittherapie kann es zu Komplikationen im Rahmen einer NNR-Suppression auftreten.

■ Wechselwirkungen
Medikamente, die eine Leberenzyminduktion bewirken, führen auch zu einem gesteigerten Steroidmetabolismus.
Prednisolon wirkt einer antihypertensiven Therapie entgegen.

■ Nebenwirkungen
Diabetes mellitus, Hypertonie, Osteoporose, Stimmungsschwankungen, Cushing-ähnliches Erscheinungsbild.

Immunsuppressiva

Immunsuppressiva sind bei höhergradiger Vaskulitis, insbesondere bei Befall der kleinen oder mittleren Arterien indiziert.

■ Standarddosierung
Langzeittherapie: Cyclophosphamid, tgl. 2 mg oral/kg KG.
Stoßtherapie: Cyclophosphamid, 15 mg i.v./kg KG; alternativ tgl. 5 mg oral/kg KG über 3 Tage; Dosis und Häufigkeit je nach Ansprechen, Nierenfunktion und Leukozytenzahl (gemessen nach 7, 10 und 14 Tagen).

■ Wechselwirkungen
Keine.

■ Nebenwirkungen
Knochenmarksuppression, hämorrhagische Zystitis (bei Stoßtherapie selten), Übelkeit, Alopezie, Infertilität.

Kombinationstherapie

Intravenöse Stoßtherapie mit Cyclophosphamid, 15 mg/kg KG, und Methylprednisolon, 1 g/kg KG, 6mal alle 2 Wochen (Remissionsinduktion), dann 2mal alle 3 Wochen und 3mal alle 4 Wochen (Erhaltungsdosis).
Orale Stoßtherapie mit Cyclophosphamid, tgl. 5 mg/kg KG, und Prednison, tgl. 100 - 200 mg/kg KG über 3 aufeinanderfolgende Tage; Intervalle wie bei intravenöser Stoßtherapie.
Orale Langzeittherapie mit Cyclophosphamid, tgl. 2 mg/kg KG, und Prednison, tgl. 40 - 60 mg/kg KG. Verminderung der Prednisondosis auf tgl. 20 mg bis zum 3. Monat, auf tgl. 10 g bis zum 6. Monat.
Cyclophosphamid sollte nach 9 - 12 Monaten abgesetzt werden.
Bei Wegenerscher Granulomatose oder rheumatoider Vaskulitis sind häufig längere Behandlungszeiten oder eine Umstellung auf Azathioprin, tgl. 2 mg/kg KG erforderlich.
Methotrexat kann eine effektive steroidsparende Alternative darstellen.

Andere Arzneimittel

Azathioprin: steroidsparendes Immunsuppressivum.
Plasmapherese: bei Lungenblutung und schwerer Nierenerkrankung.

Behandlungsziele

Remissionsinduktion und -erhaltung.
Frühzeitige Diagnose und Behandlung von Rezidiven.
Vermeidung von Toxizität und Nebenwirkungen.

Prognose

Bei Wegenerscher Granulomatose oder Panarteriitis nodosa kommt es bei oraler Langzeittherapie in 75 % der Fälle zur Remission und in 50 % der Fälle zum Rezidiv.
Die 2-Jahres-Überlebensrate liegt zwischen 10 % (ohne Behandlung) und 80 % (mit Cyclophosphamidbehandlung).
Bei Erkrankung der kleinen Gefäße ist die Prognose gut.

Nachsorge

Langzeitkontrolle mit regelmäßiger körperlicher Untersuchung, großem Blutbild, Nierenfunktionsprüfungen (insbesondere Urinstatus) und Immunologie.
Tägliche Steroidgabe meist bei Vaskulitis der großen und kleinen Gefäße, bei Eintreten einer Remission Dosisreduktion mit dem Ziel einer 2tägigen Gabe.
Früherkennung eines Rezidivs ist von entscheidender Bedeutung.

Hinweise zu Ernährung / Lebensführung

Immunsupprimierte Patienten sollten eine Ansteckung aufgrund des erhöhten Infektionsrisikos besonders sorgfältig vermeiden.

Literatur

1. Berlit P (1996) Vaskulitis. Ther-Umsch. 53(7): 559-67
2. Andrassy K, Waldherr R, Hergesell O, Ritz E (1996) Formen und Diagnostik der Vaskulitiden. Dtsch Med Wochenschr 121 (30):945
3. Andrassy K, Waldherr R, Hergesell O, Ritz E (1996) Therapie der Vaskulitis. Dtsch Med Wochenschr 121 (31 - 32):985 - 987
4. Schmitt WH, Paulsen J, Rudert H, Gross WL (1997) ANCA-assoziierte Vaskulitiden (AAV). Morbus Wegener, Mikroskopische Polyangiitis und Churg-Strauss-Syndrom. HNO 45 (6):477 - -491
5. Weninger W, Kain R, Tschachler E, Stingl G (1997) Mikroskopische Polyangiitis mit Eosinophilie – Überlappungssyndrom oder eigenständiges Krankheitsbild? Ein Fallbericht und Literaturübersicht. Hautarzt 48 (5):332 - 338

Symptome

Ostium-secundum-Defekt

Viele Patienten sind in jungen Jahren beschwerdefrei.
Bei Kindern besteht häufig eine erhöhte Inzidenz pulmonaler Infekte.
Die Beschwerden nehmen mit dem Alter zu; bei > 70 % der Patienten haben sich bis zum 40. Lj. Symptome entwickelt.

Palpitationen: bei atrialen Rhythmusstörungen.
Dyspnoe.

Produktiver Husten: bei rekurrierenden pulmonalen Infekten.

Müdigkeit, Knöchelschwellung: bei dekompensierter Rechtsherzinsuffizienz.

Symptome einer paradoxen Embolie.

Ostium-primum-Defekt

In diesen Fällen kann es bereits im Kindesalter zu Symptomen und Herzinsuffizienz kommen.

Gedeihstörungen.
Pulmonale Infekte.
Entwicklungsstörungen.

Bei Erwachsenen können neben den Symptomen eines Ostium-secundum-Defekts folgende Beschwerden auftreten:

Synkopen: bei Herzblock.
Symptome einer infektiösen Endokarditis.

Klinischer Befund

Ostium-primum- und Ostium-secundum-Defekt

Manifestationen einer pulmonalen Hypertonie: Rechtsventrikuläre Hypertrophie, auskultierbare Pulmonalstenose, pulmonaler Ejektionsklick, frühdiastolisches Geräusch einer Pulmonalklappeninsuffizienz.
Normaler oder kleinvolumiger Puls.

Normaler oder erhöhter Venendruck: erhöht bei pulmonaler Hypertonie und Rechtsherzvergrößerung.
Hebende rechtsventrikuläre Pulsationen.
Breiter und fixiert gespaltener 2. Herzton.

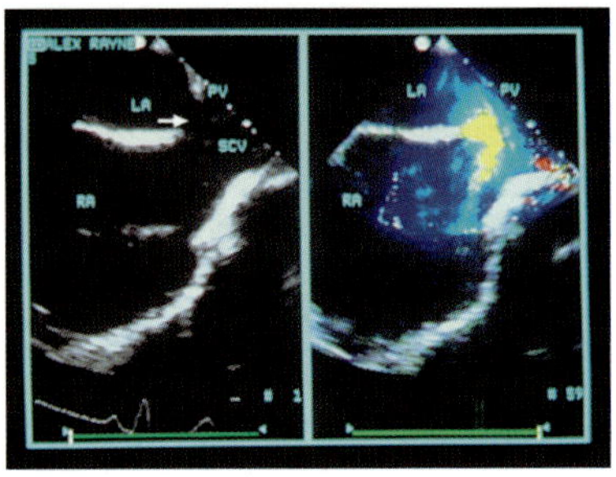

Sinus-venosus-Defekt (*Pfeil*).

Systolischer Ejektionsklick im Pulmonalbereich und mitteldiastolisches Trikuspidalgeräusch: erhöhter Rechtsherzflow, bei Inspiration lauter.

Nur bei Ostium-primum-Defekt

Pansystolisches Geräusch über der Herzspitze: bei Mitralklappeninsuffizienz (Mitralklappendefekt).

Labor- und Apparate-Diagnostik

EKG: bei Ostium-secundum-Defekt Rechtstyp, Rechtsschenkelblock; bei Ostium-primum-Defekt Linkstyp, Rechtsschenkelblock, verlängerte PR-Strecke.

Thoraxröntgen: bei Ostium-primum- und Ostium-secundum-Defekt mäßige Herzvergrößerung, kleiner Aortenkopf, großes Pulmonalissegment, Überfüllung des Lungenkreislaufs.

Zweidimensionales Echokardiogramm: ermöglicht meist eine genaue Beurteilung der anatomischen Gegebenheiten; Kontrastmitteluntersuchungen können Aufschluß über die Lage des Shunts geben.

Herzkatheterisierung: für die Diagnose häufig überflüssig, kann jedoch zur Bestimmung der Shuntvolumina durch Messung der Sauerstoffsättigung nach Blutentnahme aus dem rechten und linken Herzabschnitt sowie zur Rechtsherzdruckmessung und Bestimmung des pulmonalen Gefäßwiderstands herangezogen werden.

Differentialdiagnose

Unkomplizierter Ostium-secundum-Defekt
Leichte Pulmonalstenose.

Vorhofseptumdefekt mit pulmonaler Hypertonie
Rheumatische Mitral- und Trikuspidalklappenerkrankung.
Mitralklappenprolaps.
Primäre pulmonale Hypertonie.
Cor pulmonale.

Ätiologie

Die Ursache dieses angeborenen Herzfehlers ist unbekannt.

Epidemiologie

7 % aller angeborenen Herzfehler insgesamt und 30 % der Herzfehler bei Erwachsenen sind Vorhofseptumdefekte.
Das Verhältnis Frauen : Männer beträgt 2 : 1.

Komplikationen

Atriale Rhythmusstörungen: am häufigsten Vorhofflimmern.
Pulmonale Hypertonie und Entwicklung einer Rechtsherzinsuffizienz.
Eisenmenger-Reaktion mit Links-Rechts-Shunt.
Paradoxer Embolus.

Infektiöse Endokarditis: nur bei Ostium-primum-Defekt.

Formen

Ostium-secundum-Defekt

Defekt der Fossa ovalis (häufigste Form; 70 % aller Defekte).

Ostium-primum-Defekt

Defekt des Septums unterhalb der Fossa ovalis; kann isoliert auftreten oder als Vorhofkomponente eines AV-Septumdefektes.

Sinus-venosus-Defekt

Defekt den der Mündungsstelle der Vena cava superior / am oberen Teil des Vorhofseptums; häufig assoziiert mit Abflußbehinderung aus der Lungenvene.

Pharmakotherapie

Medikamente spielen nur zur Behandlung von Komplikationen wie Vorhofflimmern (Antiarrhythmika), Rechtsherzinsuffizienz (Diuretika) und infektiöse Endokarditis bei Ostium-primum-Defekt (Antibiotika) eine Rolle.

Nichtpharmakotherapie

Die Behandlung des Defekts selbst erfolgt durch chirurgischen oder interventionellen Verschluß.

Ostium-secundum-Defekt

Asymptomatische Vorhofseptumdefekte bei Kindern werden in der Regel überwacht; eine Korrektur sollte bis zum 10. Lj. durchgeführt werden, wenn das Verhältnis pulmonaler : systemischer Flow > 1,5 : 1 ist; die Durchführbarkeit eines intravasal-endoprothetischen Verschlusses wird durch transthorakale und transösophageale Echokardiographie bestimmt.
Kommt dieser Eingriff bei einem Kind nicht in Frage, wird der Defekt chirurgisch mit Perikard- oder Dacrongewebe gedeckt.
Bei Erwachsenen ist die Zweckmäßigkeit eines Verschlusses umstritten; bei Vorliegen von Symptomen und einem Shunt > 2 : 1 wird er von den meisten Experten jedoch befürwortet; ein intravasal-endoprothetischer Verschluß kann in Frage kommen.
Ein Verschluß ist bei Vorliegen eines pulmonalen Gefäßwiderstands von > 6 Wood-Einheiten und Lebensalter > 65 Jahren bei kleinem Shunt kontraindiziert.

Ostium-primum-Defekt

Wenn keine Komplikationen durch eine schwere pulmonale Gefäßkrankheit vorliegen, sollte ein signifikanter Shunt immer verschlossen und assoziierte Mitralklappenfehler korrigiert werden.

Behandlungsziele

Verhinderung einer späteren pulmonalen Hypertonie.
Verhinderung einer Rechtsherzinsuffizienz.
Verminderung oder Verzögerung des Auftretens atrialer Rhythmusstörungen.

Prognose

Bei unkompliziertem Ostium-secundum-Defekt beträgt die Mortalität des Eingriffs < 1 %; bei älteren Patienten mit erhöhtem pulmonalem Gefäßwiderstand ist die Mortalität höher.
Die meisten Patienten mit nicht operiertem Ostium-primum-Defekt versterben vor dem 30. Lj.; die Mortalität der Operation hängt von der Komplexität des Falls ab und liegt in der Regel bei 5 – 10 %.

Nachsorge

Beobachtung der Patienten im Hinblick auf Symptome atrialer Rhythmusstörungen, Entwicklung einer pulmonalen Hypertonie und Rechtsherzinsuffizienz.
Nach Korrektur eines Ostium-primum-Defektes kann es zum AV-Block kommen.

Hinweise zu Ernährung / Lebensführung

Keine speziellen Maßnahmen erforderlich.

Literatur

1. Chatterjee T, Kaufmann UP, Aeschbacher BC, Meier B (1997) Vorhofseptumdefekt und offenes Foramen ovale. Diagnostik, Klinik und Therapie mittels Kathetertechnik. Schweiz Rundsch Med Prax 86 (17):687 – 692
2. Hellmüller B, Kaufmann U, Aeschbacher B, Fluri M, Meier B (1996) Katheterverschluss bei Vorhofseptumdefekt und offenem Foramen ovale mit dem „Sideris buttoned device". Schweiz Med Wochenschr 126 (26):1143 – 1150
3. Yoon S, Erne P (1996) Wie lautet Ihre Diagnose? Ein Vorhofseptumdefekt. Schweiz Rundsch Med Prax 85 (9):259 – 260
4. Gasser D, Erne P (1996) Wie lautet Ihre Diagnose? Eine Ebstein Anomalie mit zusätzlich hämodynamisch relevanten Links-rechts-Shunt bei Vorhofseptumdefekt Typ II. Schweiz Rundsch Med Prax 85 (14):427 – 428

Symptome

Die meisten Viruswarzen sind asymptomatisch, gelegentlich können sie jedoch schwere Schmerzen verursachen (insbesondere Verrucae plantares).

Klinischer Befund

Gewöhnliche Warzen (Verrucae vulgares)

Umschriebene verruköse Papeln mit punktförmigen Hämorrhagien (d. h. thrombosierten Kapillaren).

Plantarwarzen (Verrucae plantares)

Hyperkeratotische Plaque: an den Fußsohlen, häufig druckschmerzhaft.

Plane Warzen (Verrucae planae)

1–3 mm große, flache Papeln: im Gesicht oder an den Beinen (Ausbreitung durch Rasieren), gelegentlich auch an anderen Stellen.

Genitalwarzen (Condylomata acuminata)

Weiße, nässende, blumenkohlartige, abreibbare Papeln: an Haut und Schleimhaut des Anogenitalbereichs.

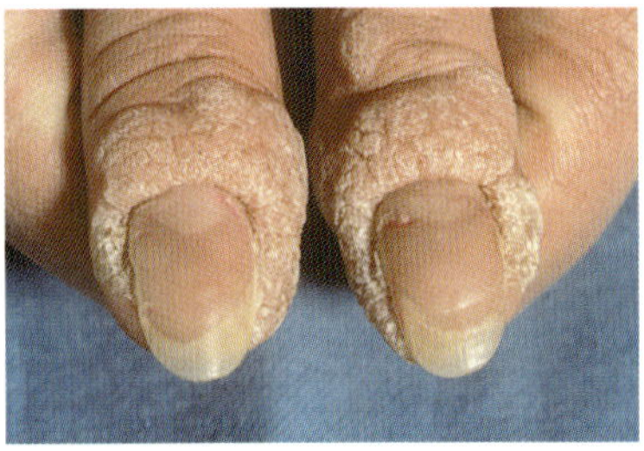

Periunguale Viruswarzen.

Labor- und Apparate-Diagnostik

Die Diagnose wird klinisch gestellt.

Wassermann-Reaktion: zum Ausschluß einer sekundären Syphilis bei Verdacht auf Condylomata lata.

Biopsie: in ausgewählten Fällen zum Ausschluß eines verrukösen Karzinoms.

Kolposkopie: bei Frauen mit Kondylomen.

Proktoskopie und Zytoskopie.

Differentialdiagnose

Molluscum contagiosum.
Stuccokeratosis (Sonderform der Verrucae seborrhoicae, die an Verrucae planae erinnert).
Hyperkeratosis lenticularis perstans.
Akrokeratosis verruciformis Hopf.
Epidermodysplasia verruciformis.
Keratolysis sulcatum.
Punktförmige Keratodermie.
Arsenkeratose.
Condylomata lata.
Erworbenes digitales Fibrokeratom.
Rekurrierendes infantiles digitales Fibrom.
Fibroma molle (Hautanhang).

Ätiologie

Ursache

Infektion mit dem humanen Papillomavirus (HPV); durch hochempfindliche DNA-Hybridisierungsverfahren konnten über 60 Typen viraler DNA nachgewiesen werden.

Ausbreitung

Die Ausbreitung erfolgt durch direkten Kontakt (z. B. Hautkontakt bei Verrucae vulgares, Sexualkontakt bei Condylomata acuminata; Kontakt des Kindes mit dem mütterlichen Genitaltrakt bei der Geburt).

Epidemiologie

Anogenitale Warzen treten am häufigsten bei jungen, sexuell aktiven Patienten auf.

Komplikationen

Viruswarzen können sich bei immunsupprimierten (HIV-positiven und -negativen) Patienten stark ausbreiten.

Gefahr der malignen Entartung: Morbus Bowen (virusinduziert) an der Glans penis.

Urogenitaldysplasie und Karzinom: mit anogenitalen und laryngealen Warzen sowie Zervixkondylomen assoziiert.

Plattenepithelkarzinom in situ: mit HPV der Subtypen 6, 11, 16, 18, 31 und 33 assoziiert.

Obstruktion des Meatus urethrae: durch urethrale Kondylome, die eine Behandlung extrem schwierig machen.

Laryngeale Kondylome: können von der Mutter mit Condylomata acuminata im Geburtskanal auf das Kind übertragen werden und beim Neugeborenen Atembeschwerden verursachen; laryngeale Kondylome können auch bei Operateuren nach Kondylomtherapie mit dem CO_2-Laser auftreten.

Plattenepithelkarzinom: nach Bestrahlung einer Verruca vulgaris.

Pharmakotherapie

Die Behandlung kann langwierig sein und sollte auf den Einzelfall zugeschnitten werden; keine Methode eignet sich bei allen Patienten mit gleichem Erfolg.

Kutane Warzen

■ Standarddosierung
Salicylsäure als Salbe, Pflaster oder Gel (in Konzentrationen von 15–20 %) über Nacht auftragen, über 3–4 Monate.
Kombinationen von Salizylsäure und Milchsäure über Nacht auftragen, über 3–4 Monate.

■ Kontraindikationen
Lokale Überempfindlichkeit.

■ Besonderheiten
Angestrebt wird eine lokale Entzündung, jedoch keine Infektion oder Narbenbildung.

■ Wechselwirkungen
Keine.

■ Nebenwirkungen
Hautreizung und Schmerzen.

Behandlung der zweiten Wahl

Vereisung mit flüssigem Stickstoff: auf die Warze auftragen oder aufsprühen, um eine Blasenbildung zu erreichen; Wiederholung in Abständen von 2–4 Wochen.
Elektrodesikkation mit anschließender Kürettage: führt häufig zu Narbenbildung.
CO_2-Laser.
Gepulster Farbstofflaser.
Interferoninjektion zur Behandlung von Kondylomen.
Cimetidin, tgl. 30–40 mg/kg KG, ist eine erst vor kurzem entdeckte Möglichkeit der adjuvanten Therapie bei multiplen Viruswarzen im Kindesalter. Der genaue Wirkmechanismus ist noch unklar, es scheint jedoch zur Stimulierung der gegen HPV gerichteten Immunabwehr zu kommen. Die Therapie sollte über 3 Monate fortgesetzt werden.

Anogenitale Warzen

■ Standarddosierung
Podophyllin oder 5-Fluorouracil 1mal tgl. sparsam auf das betroffene Areal auftragen, bei Verträglichkeit auf 2mal tgl. erhöhen.

■ Kontraindikationen
Ausgedehnter Befall, da es bei breitflächiger Anwendung zur systemischen Resorption kommen kann.

■ Besonderheiten
Behandlung richtet sich nach der Schwere der Erkrankung im Einzelfall.

■ Wechselwirkungen
Keine.

■ Nebenwirkungen
Lokale Reizung, Brennen, Ulzeration, Schmerz und Blasenbildung.

Behandlungsziele

Beseitigung der Warzen ohne Narbenbildung.

Weitere Behandlungsmöglichkeiten

Hypnosetherapie, insbesondere bei Kindern.
Behandlung von Dispositionen (z. B. periphere Durchblutungsstörungen).

Prognose

Spontanremissionen sind möglich.

Nachsorge

Eine routinemäßige zytologische Untersuchung der Zervix ist bei Frauen mit Genitalwarzen aufgrund der Gefahr der malignen Entartung gerechtfertigt (Kolposkopie bei entsprechender Indikation).

Hinweise zu Ernährung/ Lebensführung

Condylomata acuminata

Umfassende Vorsorge und Betreuung in der Schwangerschaft.
Aufklärung, auch über die Bedeutung einer Untersuchung und Behandlung von Sexualpartnern.
Verwendung von Kondomen.

Literatur

1. Weichselgartner Schroder C (1997) Natürlich heilen mit Propolis: Mit dem Kittharz der Bienen zu neuer Gesundheit. Pflege Z 50 (3):98–102
2. Gross G (1997) Warzen als Grund fur den Ausschluss vom Schwimmunterricht. Hautarzt 48 (8):586–558
3. Benton EC (1997) Therapy of cutaneous warts. Clin Dermatol 15 (3):449–455
4. Woodard I (1997) Common warts. Lippincotts Prim Care Pract 1 (1):100–106
5. Siegfried EC (1996) Warts on children: an approach to therapy. Pediatr Ann 25 (2):79–90
6. Landow K (1996) Nongenital warts: when is treatment warranted? Postgrad Med 99 (3):245–249

Definition

Die Wochenbettdepression ist eine in den ersten 3 Monaten nach der Entbindung neu auftretende depressive Phase nach einem mindestens 6monatigen symptomfreien Intervall.
Die Erkrankung kann auch in einem größeren Abstand zur Entbindung auftreten.

Symptome und klinischer Befund

„Wochenbett-Blues"

Entwickelt sich innerhalb der ersten 2 Wochen nach der Entbindung; die stärksten Symptome treten am 3. bis 7. Tag nach der Entbindung auf.
Schlaflosigkeit, Angst, verstärktes Weinen, Kopfschmerzen, Reizbarkeit, Appetitschwankungen, Gefühl des Ausgeliefertseins und der Überempfindlichkeit.
Die Kriterien einer endogenen Depression (major depression) werden nicht erfüllt. *Siehe* Depression.

Wochenbettdepression

Kann bis zu 6 Monate nach der Entbindung auftreten; schwere Fälle beginnen früh (innerhalb der ersten 6 Wochen).
Die Kriterien einer endogenen Depression werden erfüllt (*siehe* Depression); charakteristisch sind depressive Verstimmung und/oder Verlust des Interesses an Aktivitäten, Durchschlafstörungen und frühmorgendliches Aufwachen, psychomotorische Verlangsamung, überbewertete oder wahnhafte Gedanken der Wertlosigkeit, Unfähigkeit und Schuld sowie Suizidgedanken.
Häufig sind sich aufdrängende, zwanghafte Gedanken, als Mutter zu versagen, oder die Vorstellung, dem Kind könnte etwas zustoßen.

Wochenbettpsychose (bilpolare oder manisch-depressive Psychose)

Abrupter Beginn, in den meisten Fällen zwischen dem 3. und 16. Tag nach der Entbindung. Innerhalb einer Woche entwickelt sich das Bild einer akuten schweren affektiven Psychose.
Verworrene Gedanken, Agitation, Konfusion (in den ersten Tagen), später Halluzinationen, Wahnvorstellungen, Gefühls- und Verhaltensstörungen: 1/3 der Patientinnen entwickeln manische Symptome (Überaktivität, Hochstimmung, Rededrang, Ideenflucht), 2/3 depressive Symptome (*siehe* oben).

Labor- und Apparate-Diagnostik

Außer der üblichen postpartalen Diagnostik einschließlich Anamnese, körperlicher Untersuchung, Bestimmung des Hb-Werts und der Schilddrüsenhormonkonzentrationen sind keine weiteren Untersuchungen erforderlich.

Differentialdiagnose

Vorübergehende Hypo- oder Hyperthyreose, schwere Anämie (Müdigkeit), Hypophysen- oder NNR-Funktionsstörung.
Akuter Verwirrtheitszustand (Delirium, organisches Hirnsyndrom): selten, durch Infektion, Eklampsie oder andere neurologische Erkrankungen hervorgerufen.
Extreme Belastung: durch soziale Probleme oder Ehe- bzw. Partnerschaftskrisen.

Ätiologie

Sowohl biologische als auch psychologische Faktoren spielen eine Rolle.
Es gibt gegenwärtig keinen Hinweis auf Vorliegen eines veränderten Hormonprofils bei psychisch kranken Müttern im Vergleich zu gesunden; vermutlich ist der postpartale Abfall der Progesteronspiegel für die depressive Verstimmung verantwortlich.
Manisch-depressive Erkrankungen bei Verwandten 1. Grades erhöhen das Risiko einer Wochenbettpsychose auf 1 zu 3.
Eine nach früheren Entbindungen aufgetretene Wochenbettdepression erhöht das Risiko auf 1 zu 3; bei unabhängig von einer Entbindung aufgetretener Depression in der Anamnese liegt das Risiko einer Wochenbettdepression bei 1 zu 5 oder höher.
Sterilität, künstliche Befruchtung, frühere Fehlgeburten oder traumatische Entbindung können ebenfalls zur Entstehung einer schweren depressiven Erkrankung beitragen.
Partnerschaftsprobleme, soziale Schwierigkeiten, fehlende Vertrauensperson, Single-Status und geringer gesellschaftlicher Status erhöhen das Risiko einer leichten depressiven Phase.

Epidemiologie

Bei 85 % der Mütter kommt es nach der Entbindung zur depressiven Verstimmung.
5–20 % der Frauen entwickeln nach der Entbindung eine Wochenbettdepression.
2 von 1000 Frauen werden nach der Entbindung aufgrund einer Wochenbettpsychose in ein psychiatrisches Krankenhaus eingewiesen.

Komplikationen

Verzögerte Diagnose und Behandlung einer schweren Depression, körperliche Erkrankung.

Suizid oder Kindestötung: seltene, jedoch besonders tragische und oft nicht zu verhindernde Komplikation.

Fehlende Beziehung der Mutter zum Kind.
Trennung von Mutter und Kind durch Familienangehörige oder Behörden.
Anhaltende Schwierigkeiten im Bereich der sozialen, emotionalen und intellektuellen Entwicklung sowie gesundheitliche Probleme des Kindes.
Eheprobleme.

Pharmakotherapie

Bei schwerer Depression, akuter Gefahr des Suizids oder der Kindestötung sowie Wochenbettpsychose ist eine stationäre Therapie in einem psychiatrischen Krankenhaus angezeigt.
In den meisten Fällen kann eine Wochenbettdepression zu Hause behandelt werden, wenn keine Gefahr des Suizids oder der Kindestötung besteht.

„Wochenbett-Blues“

Kurze ambulante Beratung und eine unterstützende Therapie sind in der Regel ausreichend. In schwierigen sozialen Verhältnissen lebende Frauen (z. B. Eheprobleme, häusliche Gewalt) profitieren von einer intensiveren Beratung durch einen ausgebildeten Therapeuten.

Wochenbettdepression

Die meisten Frauen (~ 60 %) sprechen gut auf Antidepressiva wie selektive Serotonin-wiederaufnahme-Hemmer (SSRI) oder trizyklische Antidepressiva (TCA) an. Beide Substanzen werden durch die Muttermilch ausgeschieden, im Falle der SSRI allerdings nur in geringen Konzentrationen. Die langfristigen Auswirkungen auf Neugeborene sind unbekannt. Stillen sollte daher entweder unterbrochen (insbesondere bei TCA) oder zeitlich so geplant werden, daß Höchstkonzentrationen vermieden werden (bei SSRI).
Übermäßige Sedierung sollte aufgrund der erforderlichen Versorgung des Kindes vermieden werden.
Eine Überweisung an einen Psychiater ist immer angezeigt, wenn die Frau sehr stark belastet, in einem Zustand der Hoffnungslosigkeit und Verzweiflung oder suizidgefährdet ist. *Einzelheiten siehe* Depression.

Wochenbettpsychose

Unmittelbare Priorität hat die Sedierung der Patientin durch Neuroleptika, um ihre Sicherheit und ausreichende Ernährung zu gewährleisten und Erregung, Verwirrtheit und Angst zu reduzieren.
Die Therapie erfordert häufig sowohl Neuroleptika als auch Antidepressiva.

■ Standarddosierung
Haloperidol, tgl. 5 – 20 mg oral bei akuter Psychose; alternativ Risperidon, 2mal tgl. 1 – 3 mg.

■ Kontraindikationen
Neuroleptika: Überempfindlichkeit; eingeschränkte Anwendung bei kardiovaskulärer Erkrankung, Leberfunktionsstörung, Epilepsie.

■ Besonderheiten
Tritt innerhalb von 7 Tagen keine Besserung ein, können Elektroschocktherapie oder Lithiumkarbonat versucht werden.
Postpartale Frauen sind sehr empfindlich gegenüber extrapyramidalen Nebenwirkungen der Neuroleptika; eine engmaschige Überwachung ist erforderlich.
Die Wirkung der SSRI und TCA kann erst nach 10 – 14 Tagen einsetzen.
Kein psychotrop wirkendes Medikament bietet erwiesenermaßen Sicherheit während der Stillzeit.

■ Wechselwirkungen
Neuroleptika: vermindern die Wirkung von Antikonvulsiva.

■ Nebenwirkungen
Neuroleptika: Sedierung, extrapyramidale Nebenwirkungen, akute Dystonie, Akathisie, Parkinsonismus.

Behandlungsziele

Frühzeitige Diagnose und sofortige Therapieeinleitung in dem für eine sichere Remission geeignetsten Rahmen.
Die Bedürfnisse des Neugeborenen haben oberste Priorität.
Vermeidung einer unnötigen Trennung von Mutter und Kind.
Soziale und psychologische Unterstützung.

Psychotherapie

Adjuvante Psychotherapie und spezifische Beratung ist bei allen Patientinnen angezeigt.
Nichtdirektive oder kognitive Therapie (6 Sitzungen im wöchentlichen Abstand) sind bei leichter depressiver Erkrankung erfolgversprechend.
Praktische soziale Unterstützung und die Lösung bestehender Probleme ist entscheidend.
Psychosoziale Behandlung ist bei leichter depressiver Erkrankung genauso effektiv wie die Gabe von Antidepressiva.

Prognose

Bei frühzeitiger Intervention und effektiver Therapie ist die Prognose ausgezeichnet; innerhalb von 2 Wochen tritt eine Besserung ein, innerhalb von 6 – 8 Wochen kommt es zur Remission.
Unbehandelt kann die Erkrankung länger anhalten, bei 60 % der Patientinnen kommt es jedoch innerhalb von 6 Monaten zur Spontanremission.

Nachsorge

Die Behandlung sollte mindestens 6 Monate über die Remission hinaus, im Falle eines Rezidivs noch länger, fortgesetzt werden.
Bei manisch-depressiven Schüben in der Anamnese sollte Lithium gegeben werden.
Bei rekurrierenden Wochenbettdepressionen beträgt das Risiko für die Entwicklung einer schweren psychischen Erkrankung nach jeder Entbindung 1 zu 3 – 5.

Hinweise zu Ernährung / Lebensführung

Eine Beratung werdender Eltern während der Schwangerschaft im Hinblick auf Symptome und Auftreten der Wochenbettdepression fördert die Vorbereitung auf zukünftige Rollen und veränderte Anforderungen.
Werdende Mütter sollten lernen, keine Selbstvorwürfe zu entwickeln, wenn sie den zusätzlichen Anforderungen nicht gerecht werden.
Streßverminderung und Familientherapie können Frauen ebenfalls helfen, mit den emotionalen und körperlichen Anforderungen, die ihre Familie stellt, umzugehen.

Literatur

1. Bergant AM, Nguyen T, Heim K, Ulmer H, Dapunt O (1998) Deutschsprachige Fassung und Validierung der „Edinburgh postnatal depression scale“. Dtsch Med Wochenschr 123 (3):35 – 40
2. Stauber M (1998) Psychosomatische Probleme in der Schwangerschaft und im Wochenbett. Der Gynäkologe 31 (1):103 – 118
3. Llewellyn AM, Stowe ZN, Nemeroff CB (1997) Depression during pregnancy and the puerperium. J Clin Psychiatry 58 Suppl 15:26 – 32
4. Riecher-Rossler A (1997) Psychische Störungen und Erkrankungen nach der Entbindung. Fortschr Neurol Psychiatr 65 (3):97 – 107
5. Seeler MJ, Christiansen K, Wegmann R, Bohnet HG (1996) Persönlichkeitsmerkmale, körperliche Beschwerden und mikrosomaler Schilddrüsen-Antikörper-Titer bei frisch entbundenen Frauen. Z Geburtshilfe Neonatol 200 (4):138 – 143
6. Cattell DL; King EA (1996) Estrogen for postnatal depression. J Fam Pract 43 (1):22 – 23

Definition

Die myokardiale Erregung vom Vorhof zur Kammer erfolgt über eine akzessorische (d. h. zusätzlich zum His-Purkinje-System bestehende) Leitungsbahn.
Erfolgt die Erregung im Sinusrhythmus, ist im EKG ein Präexzitationssyndrom feststellbar.
Die akzessorische Bahn bildet die strukturelle Grundlage für eine atrioventrikuläre Reentry-Tachykardie; die Tachykardie kann durch Überleitung über die akzessorische Bahn von der Kammer zum Vorhof (orthodrome Überleitung, in 90 % der Fälle) oder vom Vorhof zur Kammer (antidrome Überleitung) entstehen.

Symptome

Die meisten Patienten mit Wolff-Parkinson-White-Syndrom (WPW-Syndrom) sind asymptomatisch; die Störung manifestiert sich lediglich in einem im EKG erkennbaren Präexzitationssyndrom.

Palpitation: häufigstes Symptom; entsteht durch (abrupt einsetzende und endende) Reentry-Tachykardien mit regelmäßigem hochfrequentem Puls (häufig > 200 Schläge/min.); kann auch durch paroxysmales Vorhofflimmern (in ~ 5 % der Fälle) verursacht werden.

Brustschmerz: während der Tachykardie; Schmerzen oder Enge ähnlich wie bei Angina pectoris; selten Hinweis auf koronare Herzkrankheit.

Bewußtseinsstörungen: Schwindel oder Benommenheit treten häufig auf; Synkopen sind ebenfalls häufig (5 %) und werden meist durch eine reaktive, durch die Tachykardie ausgelöste Vasodilatation hervorgerufen.

Polyurie: bei länger anhaltenden Tachykardieanfällen.

Klinischer Befund

Im Sinusrhythmus deuten keine klinischen Anzeichen auf das Vorliegen der Störung hin; während der Tachykardie können klinische Manifestationen in Verbindung mit Zirkulationsstörungen und veränderter Herzaktion auftreten; in erster Linie sind dies:
Hochfrequenter Puls.
Hypotonie.
Veränderung der Venenpulskurve.

Labor- und Apparate-Diagnostik

Präexzitations-EKG: charakteristische QRS-Konfiguration, die durch Fusion der durch das normale His-Purkinje-System und durch akzessorische AV-Bahnen fortgeleiteten Erregungen entsteht; die myokardiale Erregung über die akzessorischen Bahnen führt zur Ausbildung einer Deltawelle (im Anfangsteil verbreiterter QRS-Komplex); die exakte Form der Deltawelle hängt von der Lokalisierung der akzessorischen Bahn im atrioventrikulären Ring ab, und die QRS-Konfiguration kann fast unmerklich oder dramatisch von der Norm abweichen. Die Präexzitation endet mit der vorübergehenden Unterbrechung der anterograden Erregung über die akzessorische Bahn, oder die Präexzitation verändert sich in Abhängigkeit vom Gleichgewicht zwischen der Erregung durch das normale Erregungsleitungssystem und jener durch die akzessorischen Bahnen (beide werden vom autonomen Tonus beeinflußt). Die Verkürzung der PR-Strecke resultiert aus der myokardialen Erregung über die akzessorische Leitungsbahn, die mit geringerer Leitungsverzögerung einhergeht.

EKG während der Tachykardie: in 90 % der Fälle Tachykardie mit schmalem QRS-Komplex; retrograde Vorhoferregung kann als deformierte P-Welle im ST-Segment in Erscheinung treten; ein frequenzabhängiger Schenkelblock (aberrierende Überleitung) oder antidrome Tachykardie führen zur Tachykardie mit verbreitertem QRS-Komplex.

Langzeit-EKG: die Erfassung paroxysmaler Tachykardien bei 24- oder 48-Stunden-EKG-Überwachung ist zwar möglich, im allgemeinen aufgrund des seltenen Auftretens der Tachykardien jedoch eher unwahrscheinlich; selbstaktivierte Meßgeräte (Herzmemo, Handgelenkmessung) mit Fernübertragung der Meßdaten an ein zentrales Aufzeichnungsgerät liefern eventuell brauchbarere Daten.

Elektrophysiologische Untersuchungen: kardiale Extrastimulationsverfahren und endokardiale EKG-Aufzeichnung ermöglichen in fast allen Fällen die Diagnose und nähere Charakterisierung der Störung; aufwendige Untersuchungen werden selten nur aus diagnostischen Zwecken durchgeführt, sondern meist auch zur Vorbereitung einer Hochfrequenzablation des akzessorischen Leitungsbündels. Durch Einzelfaserableitungen läßt sich die ventrikuläre Reaktionsgeschwindigkeit bei Überleitung von Vorhofflimmern über die akzessorische Bahn bestimmen und dadurch das Risiko maligner Arrhythmien infolge rascher Kammererregung beurteilen; dadurch läßt sich das Risiko eines plötzlichen Herztodes grob einschätzen.

Belastungs-Untersuchungen: spielen bei der Erfassung von Überleitungsmerkmalen keine Rolle.

Differentialdiagnose

AV-Knoten-Reentry-Tachykardie: Tachykardie aufgrund dualer AV-Knoten-Physiologie ermöglicht Reentry innerhalb des AV-Knotens; andere Formen supraventrikulärer Tachykardie (z. B. Vorhofflattern, -flimmern, ektope Vorhoftachykardie. Mahaim-Bündel-Reentry).
Ventrikuläre Tachykardie: verbreiterte QRS-Komplexe (durch antidrome Tachykardie oder aberrierende Überleitung) können als Tachykardie, die im Kammermyokard entstanden ist, fehldiagnostiziert werden; für diesen Fall stehen bestimmte Algorhythmen zur Erleichterung der EKG-Differenzierung zur Verfügung.

Ätiologie

Das Wolff-Parkinson-White-Syndrom ist nicht erblich.
Während der frühen kardialen Entwicklung gehen Kammer- und Vorhofmyokard ineinander über. Durch Einwachsen des Sulcus coronarius, Gewebe einer späteren kardialen Entwicklungsphase, wird dieser Zustand beendet, Defekte können jedoch bis in die Neugeborenenphase und ins spätere Erwachsenenleben bestehen bleiben.
Bei termingerecht geborenen Kindern lassen sich solche Verbindungen häufig beobachten, in den meisten Fällen werden sie jedoch als funktionsloses Gewebe angesehen.
Akzessorische Bahnen erscheinen mikroskopisch als normale myokardiale Muskelfaserbündel, die das Vorhof- und Kammermyokard miteinander verbinden; sie können subepikardial oder subendokardial lokalisiert sein; bei ~ 10 % der Patienten mit WPW-Syndrom liegen multiple akzessorische Leitungsbahnen vor.
Die Ebstein-Anomalie ist mit Vorliegen akzessorischer Leitungsbahnen assoziiert, multiple Bahnen sind bei diesen Patienten häufiger.

Epidemiologie

Erste Studien deuten darauf hin, daß bei 0,3 % der Bevölkerung Hinweise auf ein Präexzitationssyndrom im EKG zu finden sind; vermutlich treten nur in wenigen dieser Fälle Symptome auf, die Ergebnisse sind jedoch widersprüchlich.
Je nach Population, die einer Studie zugrunde liegt, wird die Häufigkeit der Tachykardie mit 5 – 90 % der Patienten angegeben.

Komplikationen

Vorhofflimmern.
Plötzlicher Herztod: selten.

Pharmakotherapie

Die medikamentöse Behandlung des WPW-Syndroms spielt heute nur noch eine sekundäre Rolle.

Bei asymptomatischen Patienten ist eine medikamentöse Behandlung nicht erforderlich, außer bei beruflich bedingter Notwendigkeit, jegliches Risiko einer Tachykardie auszuschalten (z. B. bei Flugzeugpiloten, in bestimmten Berufen bei Militär, Polizei oder Feuerwehr).

Bei symptomatischen, behandlungsbedürftigen Patienten, die eine Hochfrequenzkatheterablation ablehnen, können Antiarrhythmika gegeben werden; diese bewirken eine Veränderung der AV-Knoten-Überleitung und/oder akzessorischen Leitungsbahnen und verringern somit das Risiko anhaltender Reentry-Tachykardien.

Medikamente, die eine verlangsamte AV-Knotenüberleitung und gleichzeitig eine gesteigerte Überleitung der akzessorischen Leitungsbahnen bewirken (z. B. Digoxin), sollten nicht isoliert eingesetzt werden.

Antiarrhythmika haben oft inakzeptable Nebenwirkungen, bei einigen wurden sogar gefährliche proarrhythmogene Effekte nachgewiesen.

Zur optimalen Beherrschung der Symptome müssen Antiarrhythmika kontinuierlich und nicht nur nach Bedarf eingenommen werden; eine vollständige Ausschaltung der Symptome ist selbst dann nur selten zu erreichen.

Zur Unterbrechung eines AV-Reentry-Tachykardieanfalls kann Adenosin als i.v. Bolusinjektion gegeben werden.

Nichtpharmakotherapie

Katheterablation

Die Katheterablation ist zwar technisch anspruchsvoll, in erfahreren Händen jedoch mit einer sehr niedrigen Mortalität und Morbidität assoziiert.

Die Ablationselektrode wird an einer möglichst dicht am akzessorischen Leitungsbündel liegenden endokardialen Stelle angelegt und bewirkt durch die abgegebene hochfrequente Energie eine Unterbrechung der akzessorischen Leitungsbahn.

Eingesetzt wird eine Niederspannungs-Hochfrequenz-Energiequelle, die zur Erhitzung der Elektrodenspitze führt und dadurch eine kleine endokardiale Läsion (5–7 mm) verursacht, die bis ins Myokard reicht.

Die Erfolgrate der Erstbehandlung liegt bei > 90 %.

Nach scheinbar erfolgreicher Therapie besteht ein geringes Rezidivrisiko, das auf unvollständige Zerstörung der akzessorischen Leitungsbahn zurückzuführen ist.

Die Hochfrequenzkatheterablation ist das Verfahren der Wahl, da es zur Heilung führt; andere verfügbare Energiequellen sind mit verschiedenen Nachteilen assoziiert.

Chirurgische Therapie

Die chirurgische Durchtrennung der akzessorischen Bahnen führt zwar ebenfalls zur Heilung, ist jedoch ein großer herzchirurgischer Eingriff und mit einer höheren Morbidität und Mortalität als die Katheterablation assoziiert.

Sie sollte nur bei mehrfachem Versagen der Katheterablation erwogen werden.

Behandlungsziele

Beseitigung akzessorischer Leitungsbahnen und damit des Risikos von Tachykardien und Palpitationen.

Ausschaltung des Risikos eines plötzlichen Herztodes.

Beurteilung des Risikos bei asymptomatischen Patienten.

Prognose

Nach einer Katheterablation entspricht die Prognose weitgehend jener der Normalbevölkerung.

Durch Hochfrequenzablation verursachte Läsionen sind nicht mit einer eingeschränkten Kammerfunktion oder arrhythmogenen Komplikationen assoziiert; eine Ausnahme bilden Säuglinge, bei denen solche Läsionen im Rahmen des Herzwachstums größer werden können.

Das unbehandelte asymptomatische WPW-Syndrom hat eine gute Prognose; das Risiko eines plötzlichen Herztodes wird bei asymptomatischen Patienten als sehr gering eingeschätzt.

Nachsorge

Nach einer zunächst erfolgreichen Katheterablation kann es in bis zu 10 % der Fälle zu einem frühen (d. h. in den ersten 6 Wochen auftretenden) Rezidiv der Präexzitation kommen; aufgrund der veränderten Übertragungsleitungsmerkmale verlaufen Rezidive gelegentlich asymptomatisch.

Späte (d. h. > 3 Monate nach dem Eingriff auftretende) Rezidive sind selten; die ersten Monate nach einer erfolgreichen Katheterablation klagen die Patienten in der Regel über kurzdauernde anfallartige Palpitationen oder Herzrhythmusstörungen; diese treten vermutlich im Zusammenhang mit einer erlernten Sensibilisierung gegenüber kurzfristigen Herzrhythmusveränderungen (z. B. ektope Erregung) auf, die vor der Behandlung den Beginn der Tachykardie ankündigten; diese Symptome lassen mit der Zeit und bei entsprechender Beruhigung des Patienten nach.

Nach der chirurgischen Behandlung ist die übliche Nachsorge erforderlich.

Die Nachsorge bei Behandlung durch Antiarrhythmika richtet sich nach den Symptomen und Nebenwirkungen der Medikamente.

Hinweise zu Ernährung/ Lebensführung

Bei häufigen Symptomen sind die Patienten durch das Auftreten von Palpitationen (scheinen mit Streß oder Belastung einherzugehen) oder durch Nebenwirkungen der medikamentösen Therapie eingeschränkt.

Literatur

1. Kloter Weber U, Burckhardt D, Pfisterer M, Osswald S (1997) Überlebter plötzlicher Herztod bei Aortenstenose und WPW-Syndrom: Differentialdiagnose und Therapie. Schweiz Rundsch Med Prax 86 (24):1017–1020
2. Weismuller P, Thamasett S, Grossmann G, Wierse G, Hombach V (1996) Demaskierung einer ausschliesslich retrograd leitenden akzessorischen Bahn durch Katecholamine. Z Kardiol 85 (12):949–952
3. Popova N, Erne P (1996) Wie lautet Ihre Diagnose? Ein WPW-Syndrom. Schweiz Rundsch Med Prax 85 (42):1307–1308
4. Osswald S, Buser PT, Rickenbacher P, Pfisterer M (1996) Supraventrikulare Tachykardien: Mechanismen, Diagnostik und Therapie. Schweiz Med Wochenschr 126 (22):974–985

Symptome

Krämpfe.
Kopfschmerzen: dumpfe Schmerzen im Frontalhirnbereich oder schlagartig einsetzende heftige Kopfschmerzen.
Gesichtsfeldausfälle.
Doppelbilder.
Hemiparese.
Kognitive Funktionsstörung.
Lethargie oder Koma (*siehe* Blutung, intrazerebrale).

Klinischer Befund

Kompression des III. Hirnnerven mit Pupillendilatation und Ptose (Aneurysma der A. carotis interna oder A. communicans posterior).
Lähmung des IV. Hirnnerven (Kompression durch die A. communicans anterior).
Kavernosussyndrom mit Augenmuskellähmungen und Sensibilitätsstörungen im Gesicht.
Verringerte Sehschärfe oder Gesichtsfeldausfälle.
Hemiparese.
Strömungsgeräusch.
Sprachstörungen.

Labor- und Apparate-Diagnostik

CT: zur Identifizierung großer arteriovenöser Fehlbildungen, besonders wenn diese kalzifiziert sind.

MRT und MR-Angiographie: zur Identifizierung großer ($\geq$ 1,5 cm) Aneurysmen sowie bei arteriovenösen Fehlbildungen; die endgültige Diagnose erfolgt jedoch am besten durch eine Viergefäß-Hirnangiographie, die auch therapeutisch genutzt werden kann.
An die Möglichkeit weiterer Aneurysmen denken, die in 20 – 30 % der Fälle vorhanden sind.

Lumbalpunktion: zum Nachweis einer Subarachnoidalblutung bei Kopfschmerzen.

Differentialdiagnose

Hirntumoren, insbesondere vaskuläre Meningeome.
Hirnabszeß.
ZNS-Manifestationen der Sarkoidose.
Venöse Angiome oder kavernöse Hämangiome.

Ätiologie

Die meisten arteriovenösen Fehlbildungen sind angeboren.
Aneurysmen können auf posttraumatische oder an Bifurkationen entstandene Gefäßwanddefekte zurückzuführen sein.
Aneurysmen können sich auch als mykotische Aneurysmen (subakute bakterielle Endokarditis oder durch pilzhaltige Embolie) oder infolge eines neoplastischen Prozesses entwickeln.

Epidemiologie

Bei 7 – 20 % der Patienten mit Subarachnoidalblutung in Folge einer Aneurysmaruptur sind Aneurysmen in der Familienanamnese nachzuweisen.
Bei 20 – 30 % der Patienten mit einem Aneurysma finden sich noch weitere Aneurysmen.
Die Rezidivblutungsrate eines unbehandelten Aneurysmas liegt bei 3,5 % pro Jahr.
Aneurysmen treten erwiesenermaßen in Assoziation mit Zystenniere, Ehlers-Danlos-Syndrom, Marfan-Syndrom und Neurofibromatose Typ I auf.
Die Inzidenz der arteriovenösen Fehlbildung beträgt 1/7 jener des Aneurysmas.

Komplikationen

Intrazerebrale Blutung.
Zunehmende Krampfneigung, Schwäche und Nervenkompression.

Pharmakotherapie

Bei Bedarf Antikonvulsiva zur Bekämpfung der Krämpfe.
Entschlossene Hypertonieeinstellung.

Behandlungsziele

Vermeidung einer Hirnblutung.
Behandlung von Malformationen.

Weitere Behandlungsmöglichkeiten

Therapeutische Embolisation, Radiochirurgie und Resektion zugänglicher arteriovenöser Fehlbildungen.
Ausschalten des Aneurysmas durch Clippung und/oder intravasale therapeutische Embolisation (intravaskuläre Embolisation mittels einer Spirale eignet sich besonders gut bei Aneurysmen mit engen Mündungen).

Prognose

Die Rezidivblutungsrate bei Aneurysmen beträgt 3,5 % pro Jahr.
Die Morbidität/Mortalität bei arteriovenösen Fehlbildungen beträgt 3–4 % pro Jahr.
Arteriovenöse Fehlbildungen im Bereich der hinteren Schädelgrube haben eine ausgesprochen schlechte Prognose.
Bei größeren arteriovenösen Fehlbildungen ist die Gefahr einer Ruptur geringer.
Steal-Syndrome im Bereich des ZNS können zu ischämischen Ausfällen führen.

Nachsorge

Kontrolle der Krampfneigung und neurologische Untersuchungen im Abstand von 6–12 Monaten; zur endgültigen Behandlung Überweisung in die Neurochirurgie.

Hinweise zu Ernährung/ Lebensführung

Verzicht auf Sportarten mit erhöhtem Risiko einer Kopfverletzung.
Schwangerschaft erhöht das Risiko einer Ruptur.

Literatur

1. Eberhardt KE, Tomandl B, Nomayr A, Huk WJ (1997) Stellenwert der CT-Angiographie in der Diagnostik von Aneurysmen der Hirnarterien. Radiologe 37 (11):905–912
2. Spetzger U, Rohde V, Gilsbach JM (1997) Forum: Clips und Coils in der Aneurysmabehandlung. Wien Med Wochenschr 147 (7–8):172–177
3. Schroder F, Regelsberger J, Westphal M, Freckmann N, Grzyska U, Herrmann HD (1997) Asymptomatische zerebrale Aneurysmen – Chirurgische und endovaskuläre Therapieoptionen. Wien Med Wochenschr 147 (7–8):159
4. Westphal M, Herrmann HD (1997) Neurovaskulare Erkrankungen. Wien Med Wochenschr 147(7–8):147–148
5. Sturzenegger M, Steinke W (1996) Dissektionen der Hirnarterien. Ther Umsch 53 (7):544–551

Symptome

Nur bei 50 % der Patienten stehen die klassischen Symptome der mit Malabsorption assoziierten Diarrhö im Vordergrund. Bei vielen wird die Erkrankung aufgrund einer Anämie (insbesondere Eisen- und Folsäuremangel) entdeckt.

Symptome der Steatorrhö: faulig riechende Stühle, Fettreste oder unverdaute Nahrungspartikel im Stuhl.

Gewichtsabnahme: häufiges Symptom, ebenso Amenorrhö.

Hautausschläge, Hämatomneigung.

Klinischer Befund

Manifester Gewichtsverlust.
Blässe: Anämie aufgrund von Eisen- oder Folsäuremangel.
Ekchymosen.
Kalziummangel: eventuell mit Tetanie.
Cheilose.
Papulovesikuläres Erythem der Dermatitis herpetiformis auf den Streckseiten der Extremitäten.

Labor- und Apparate-Diagnostik

Grundlegende Diagnostik

Großes Blutbild, Bestimmung der Eisen-, Ferritin- oder Folsäurekonzentration im Serum sowie der Erythrozyten-Folsäure: zur Erfassung einer mikrozytären (Eisenmangel) oder makrozytären Anämie oder eines dimorphen Musters der Anämie aufgrund beider Störungen.

Vitamin-B_{12}-Bestimmung: Konzentration häufig erniedrigt, jedoch selten pathologisch.

Bestimmung der Kalzium- und Magnesiumkonzentration im Serum: eventuell erniedrigte Werte.

Prothrombinzeit: bei Vitamin-K-Mangel verlängert.

Weiterführende Diagnostik

Endoskopie des oberen Gastrointestinaltrakts mit Biopsie des Duodenum oder proximalen Jejunum: zeigt kurze (oder fehlende) Darmzotten, intraepitheliale Lymphozyten und Kryptenhyperplasie; eine zweifelsfreie Diagnose erfordert mindestens 6 Biopsieproben; die Diagnose Zöliakie wird bestätigt, wenn die Biopsiebefunde nach einer glutenfreien Diät normal sind.

Bestimmung zirkulierender (Antigliadin- und Antiendomysium-) Antikörper: bei Zöliakie immer erhöhte Konzentrationen; können insbesondere bei Kindern als Screening-Test verwendet werden.

Bestimmung des Stuhlfetts: fäkale Fettausscheidung über 3 Tage >7 g/Tag bei Aufnahme von tgl. mindestens 100 g Fett (empfindlicher Test zum Nachweis einer Malabsorption, für Zöliakie jedoch nicht spezifisch).

Röntgenkontrastmitteluntersuchung: Darstellung des Dünndarmlumens zur Erfassung von Veränderungen; geringe Sensitivität, Lumendilatation und veränderte Schleimhautfalten sind häufig zu beobachten.

Differentialdiagnose

Infektiöse Diarrhö.
Chronische Pankreatitis.
Entzündliche Darmerkrankung.
Giardiasis.
Tropische Sprue.
Laktoseintoleranz.
Bakterielle Fehlbesiedelung des Dünndarms.
Laxanzienabusus.
Morbus Whipple.
Reizcolon.

Ätiologie

Unter Nordeuropäern sind 98 % der Zöliakie-Fälle mit dem erweiterten Haplotyp HLA-B8, -DR3 und -DQ2, unter Südeuropäern 1/3 der Fälle jedoch mit HLA-DR5/7 und -DQ2 assoziiert.
10–20 % der Verwandten ersten Grades von Erkrankten sind ebenfalls betroffen.
In vielen Fällen läßt sich eine keltische Abstammung feststellen.

Epidemiologie

Genaue Daten zur Inzidenz und Prävalenz der Zöliakie fehlen in den USA.
Die Prävalenz der Zöliakie im Vereinigten Königreich ist auffallend hoch (1 von 1200 Personen, in der Region um Galway Bay in Irland sogar 1 von 300 Personen).
Die Erkrankung tritt bei Frauen etwas häufiger auf; eine Assoziation mit menstruations- und schwangerschaftsbedingter Anämie ist möglich.
Die Inzidenz der Erstmanifestation weist 3 Altersgipfel auf:
Kleinkindalter (9–36 Monate), mit Beginn der Zufütterung glutenhaltiger Nahrung.
3. Lebensjahrzehnt, häufig Manifestation als schwere Schwangerschaftsanämie.
5. Lebensjahrzehnt, normalerweise Manifestation mit einem spezifischen Nährstoffmangel, z.B. Eisen, Folsäure oder Kalzium.

Komplikationen

Anämie: durch Eisen- oder Folsäuremangel.

Osteomalazie, Osteoporose: durch Hypokalzämie (Tetanie und Krämpfe bei Exazerbation durch Magnesiummangel).

Ulzerative Jejunitis: selten, möglicherweise Frühmanifestation einer malignen Entartung.

Dünndarm-Lymphom: ein T-Zell-Lymphom tritt in 5–10 % der Fälle als Komplikation auf und kann sich als ungeklärte Dünndarmperforation manifestieren.

Wernicke-Enzephalopathie oder Korsakoff-Psychose: durch akuten oder chronischen Vitamin-B_1-Mangel (Thiaminmangel).

Pharmakotherapie

In den meisten Fällen ist eine glutenfreie Ernährung ausreichend; bei therapierefraktärer Erkrankung oder schwerer Mangelernährung kann sich eine Steroidtherapie günstig auswirken.

- Standarddosierung

Prednison, initial tgl. 20–40 mg, in der Regel rasche Dosisreduktion auf tgl. 5–10 mg. Hydrokortison, 50–100 mg i.v. alle 6 Std. bei Patienten, bei denen eine i.v. Flüssigkeitssubstitution erforderlich ist.

- Kontraindikationen

Eingeschränkte Anwendung bei Diabetes mellitus oder Schwangerschaft.

- Besonderheiten

Hochdosierte (> 10 mg Prednison/Tag), langfristige Steroidgabe ist aufgrund der Nebenwirkungen zu vermeiden.

- Wechselwirkungen

Leicht verminderte Wirkung von Thiazid-Diuretika.

- Nebenwirkungen

Gewichtszunahme, Flüssigkeitsretention, Osteoporose, Cushing-ähnliches Erscheinungsbild, Diabetes mellitus.

Behandlungsziele

Verbesserung des allgemeinen Gesundheitszustands, der Struktur der Dünndarmmukosa und der assoziierten Nährstoffmangelerscheinungen.
Verminderung des Risikos eines Dünndarm-Lymphoms.

Prognose

Bei glutenfreier Ernährung kommt es innerhalb von einigen Wochen zur Besserung des Gesundheitszustands.
Bei unbehandelten Patienten besteht ein 5–10%iges Risiko für die Entwicklung eines T-Zell-Lymphoms des Dünndarms; durch strenge Diät läßt sich dieses Risiko vermutlich verringern.
Ausbleibende Besserung läßt auf Fehldiagnose, mangelnde Konsequenz bei der Diät oder Vorliegen einer konkurrierenden (d.h. malignen) Erkrankung schließen.

Nachsorge

Ambulant betreute Patienten müssen 6–8 Wochen sowie 3–4 Monate nach Beginn der glutenfreien Ernährung (erneute Biopsie) nachkontrolliert werden.
Eine weitere Biopsie ist 1 Jahr nach Beginn der Therapie erforderlich, der Befund sollte dann eine weitere strukturelle Verbesserung der Dünndarmmukosa zeigen.
Eine jährliche hämatologische Untersuchung zum Ausschluß spezifischer Nährstoffmangelerscheinungen ist zu empfehlen.
Bei unsicherer Diagnose kann ein Gluten-Belastungstest mit tgl. 40 g Gluten oder 4 Scheiben normalen Brotes über 2 Wochen (Erwachsene) bzw. 6 Wochen (Kinder) durchgeführt und das Ergebnis durch wiederholte Jejunalbiopsie beurteilt werden.

Hinweise zu Ernährung/Lebensführung

Eine glutenfreie Ernährung ist der wichtigste therapeutische Beitrag und bedeutet Verzicht auf weizen-, roggen-, gersteoder haferhaltige Produkte. Nahrungsmittel, die diese Getreidesorten oder ihre Spaltprodukte enthalten einschließlich Bier, sollten streng gemieden werden. Bei Frauen im gebärfähigen Alter, bei denen es durch den Nährstoffmangel zur Amenorrhö kam, stellt sich der regelmäßige Menstruationszyklus meist wieder ein. Männer mit langjähriger Zöliakie klagen gelegentlich über Impotenz und Sterilität. Diese Komplikationen klingen in der Regel innerhalb von 2 Jahren nach Beginn der glutenfreien Ernährung ab. Spezifische Nährstoffmangelerscheinungen sollten durch entsprechende Substitution behandelt werden: Eisen, Kalzium, Vitamin B_{12}, Folsäure oder Magnesium.

Literatur

1. Oberhuber G, Vogelsang H, Stolte M, Radaszkiewicz T (1996) Frühdiagnose und Immunpathologie der Zöliakie. Verh Dtsch Ges Pathol 80:214
2. Zimmer KP, Weber P, Bocker W, Schmid KW (1996) Intrazellulärer Transportweg des Gliadins in Enterozyten von Zöliakie-Patienten. Verh Dtsch Ges Pathol 80:213
3. Lankisch PG, Martinez Schramm A, Petersen F, Droge M, Lehnick D, Lembcke B (1996) Diagnostic intervals for recognizing celiac disease. Z Gastroenterol 34 (8):473–477
4. Riccabona M, Rossipal E (1996) Bedeutung der Sonographie in der Diagnostik der Zöliakie. Ultraschall Med 17 (1):31–33

Definition

Die postinfektiöse Zosterneuralgie läßt sich nur schwer von der Neuralgie der akuten Herpes-Zoster-Infektion abgrenzen. Nach der allgemein akzeptierten Definition liegt eine postinfektiöse Zosterneuralgie vor, wenn die Schmerzen 1 Monat nach Ausbruch des Exanthems immer noch anhalten.

Symptome

Der Schmerz kann dem Exanthem um Tage oder Wochen vorausgehen und danach über Monate oder länger persistieren. Er kann kontinuierlich, paroxysmal oder blitzartig einschießend sein und ist in der Regel auf bestimmte Dermatome begrenzt.

Klinischer Befund

Depigmentierte Narben.

Sensible Störungen: über den Narben lokalisierter Sensibilitätsverlust; Hyperalgesie und Allodynie in anderen Bereichen des Dermatoms.

Muskelschwäche: sehr selten, bei Ausbreitung des Virus in andere ZNS-Segmente.

Labor- und Apparate-Diagnostik

In den meisten Fällen sind keine Untersuchungen erforderlich.
Bei jüngeren Patienten kann isolierter oder generalisierter Herpes zoster ein Hinweis auf Immunsuppression, insbesondere im Rahmen eines Lymphoms oder einer Leukämie sein; eine Assoziation mit HIV und Tumoren besteht ebenfalls. Bei Risikopatienten sind weiterführende Untersuchungen angezeigt.

Differentialdiagnose

Andere Ursachen einer Erkrankung des sensorischen Spinalganglions und der Spinalwurzel, z.B. Diabetes mellitus oder Sjögren-Syndrom.

Ätiologie

Die Reaktivierung latenter Varicella-Zoster-Viren im Spinalganglion verursacht eine akute Gürtelrose.
Kortikosteroidtherapie aufgrund einer anderen Erkrankung geht einer Gürtelrose gelegentlich voraus.
Pathohistologisch zeigt sich bei der Zosterneuralgie eine Schädigung peripherer Nerven, des Spinalganglions, der sensiblen Spinalwurzel sowie eine Hinterhornatrophie.

Epidemiologie

Das Verhältnis Frauen : Männer liegt bei 3 : 2.
Die Gesamtinzidenz der Zosterneuralgie beträgt 1 Jahr nach einer akuten Gürtelrose 3–10 %.
Am häufigsten sind die Dermatome der mittleren Thoraxabschnitte und des 1. Trigeminusastes betroffen, die Zosterneuralgie kann jedoch alle Dermatome befallen.
Die Inzidenz der postinfektiösen Zosterneuralgie nimmt mit höherem Lebensalter zu.

Komplikationen

Depression: häufig, in einigen Fällen schwer.

Muskelschwäche einer Extremität: wenn das entsprechende Dermatom betroffen ist.

Pharmakotherapie

Eine Stoßtherapie mit Prednison in Kombination mit einer antiviralen Therapie (Aciclovir, 5mal tgl. 800 mg, oder Famciclovir, 3mal tgl. 750 mg über 7 Tage) bewirken eine Linderung akuter Schmerzen.
In einigen Studien wurde eine verminderte Inzidenz der postinfektiösen Zosterneuralgie nach antiviraler Behandlung der akuten Erkrankung festgestellt, diese Ergebnisse sind jedoch umstritten.

Lokale Therapie

Die Möglichkeiten der lokalen Therapie sollten immer ausgeschöpft werden, da einfache Maßnahmen zu einer partiellen Besserung führen und die mit der systemischen Therapie assoziierten Nebenwirkungen bei den vorwiegend älteren Patienten vermieden werden können.
Folgende Maßnahmen kommen in Frage:
3mal tgl. Auftragen einer Lokalanästhetikum-haltigen Salbe (5 % Lidocain) kann in einigen Fällen wirksam sein.
3mal tgl. Auftragen einer 0,075 %igen Capsaicin-Salbe verursacht anfängliches Brennen, bewirkt bei einigen Patienten jedoch eine deutliche Besserung.

Systemische Therapie

- Standarddosierung

Amitriptylin oder Nortriptylin, 10 – 25 mg zur Nacht, allmähliche Dosissteigerung je nach Verträglichkeit.

- Kontraindikationen

Frischer Myokardinfarkt, AV-Block, Manie, Porphyrie.

- Besonderheiten

In kontrollierten Studien haben Dosierungen bis zur maximal tolerierten Dosis durchweg eine partielle Linderung der postinfektiösen Zosterneuralgie bewirkt.

- Wechselwirkungen

Verstärkte Sedierung bei gleichzeitiger Einnahme weiterer Sedativa.

- Nebenwirkungen

Benommenheit, Obstipation, Blasenentleerungsstörungen, Mundtrockenheit, Sehstörungen, orthostatische Hypotonie, Tachykardie, Schweißausbrüche, Tremor.

Antikonvulsiva können bei blitzartig einschießenden Schmerzen, Opioide in therapierefraktären Fällen wirkungsvoll sein.

Behandlungsziele

Schmerzlinderung.

Weitere Behandlungsmöglichkeiten

Lokale Maßnahmen

Mehrmals täglich für 15 – 20 Minuten aufgelegte Kältekompressen können eine partielle, gelegentlich über mehrere Stunden anhaltende Analgesie bewirken.
Transkutane elektrische Nervenstimulation sowie Biofeedback können in einigen Fällen eine Schmerzlinderung herbeiführen.
Lokalanästhetika, periphere Nerven- oder Nervenwurzelblockade sowie Sympathikusblockade (gelegentlich) können bei Zosterneuralgie eine vorübergehende Linderung bewirken, ein langfristiger Erfolg bleibt jedoch aus.

Psychologische Maßnahmen

Bei einigen Patienten kann sich die Entwicklung von Strategien zum Umgang mit dem chronischen Schmerz unter der Anleitung eines klinischen Psychologen günstig auswirken.

Prognose

Bei schwerer, 1 Jahr nach der akuten Erkrankung immer noch bestehender Zosterneuralgie hält die Störung in den meisten Fällen lebenslang an. In einigen Fällen wird jedoch auch eine langsame, sich über lange Zeiträume hin entwickelnde Besserung beobachtet.
Nach einer akuten Gürtelrose klingt die persistierende quälende Neuralgie über Monate hinweg langsam ab.

Nachsorge

~ 50 % der Patienten mit postinfektiöser Neuralgie profitieren von einer regelmäßigen Nachsorge; die Rolle des mitfühlenden, zuhörenden Arztes ist auch nach Ausschöpfung aller Behandlungsmöglichkeiten nicht zu unterschätzen.
Bei vielen Patienten ist nach entsprechender Therapie und partieller Schmerzlinderung keine weitere Nachsorge erforderlich.

Hinweise zu Ernährung / Lebensführung

Keine speziellen Maßnahmen erforderlich.

Literatur

1. Prange H (1996) Gefragt wird nach der Beteiligung des autonomen Nervensystems beim Herpes zoster. Internist 37 (11):1168 – 11769
2. Straube A, Padovan CS (1996) Herpes zoster: Verlauf, Komplikationen und Therapie. Nervenarzt 67 (8):623 – 629
3. Wulf H, Baron R (1997) Gibt es eine Prophylaxe der Postzosterneuralgie? Der Schmerz 11 (6):373 – 377

Symptome

Schmerz im Epigastrium: als dumpf oder brennend beschrieben; Nüchternschmerz, der nach dem Essen oder nach Antazida-Einnahme abklingt; Patienten wachen durch die Schmerzen häufig in den frühen Morgenstunden auf; der Schmerz kann in den Rücken ausstrahlen.

Hämatemesis oder Melaena: Erstmanifestation der peptischen Ulkuskrankheit kann eine Gastrointestinalblutung sein.

Appetitverlust und gelegentlich Erbrechen bei Magenausgangsstenose.
Gewichtsabnahme.

Klinischer Befund

In den meisten Fällen ist die körperliche Untersuchung unauffällig. Druckschmerz im Epigastrium ist kein zuverlässiger Parameter für das Vorliegen eines Zwölffingerdarmgeschwürs.
Folgende klinische Befunde können vorliegen:
Melaena.
Hämatemesis.
Blässe und klinischer Hinweis auf Anämie.

Peritonitis: bei Vorliegen einer Perforation (< 5 % der Patienten).

Charakteristisches Plätschergeräusch bei Magenausgangsstenose: in < 5 % der Fälle.

Labor- und Apparate-Diagnostik

Helicobacter pylori ist ein in der gesunden Bevölkerung verbreiteter Keim; durch nichtinvasive Untersuchungen ist eine differentialdiagnostische Unterscheidung zwischen Ulkuskrankheit und einer auf *H. pyloris*-Behandlung nicht ansprechenden ulzerösen Dyspepsie nicht möglich.

Die Diagnose eines Zwölffingerdarmgeschwürs erfordert eine bildgebende Darstellung des Gastroduodenallumens.

Röntgenkontrastuntersuchung: serielle Röntgenuntersuchung des oberen Gastrointestinaltrakts nach Bariumbreischluck ist ein relativ kostengünstiges und sicheres Verfahren; kleine Läsionen können jedoch übersehen werden, Gewebebiopsien sind nicht möglich.

Fiberoptische Endoskopie: eine Ösophagogastroduodenoskopie wird in aller Regel unter i.v. Sedierung durchgeführt und ermöglicht die direkte Darstellung des Geschwürs mit Biopsie und lokaler Behandlung einer eventuell vorhandenen Blutung. *H. pylori*, der größte Risikofaktor für ein Zwölffingerdarmgeschwür, kann durch direkt während der Endoskopie entnommene Gewebeproben (z. B. mittels Urease-Schnelltest) oder histologisch aus formalinfixiertem Biopsiematerial diagnostiziert werden.

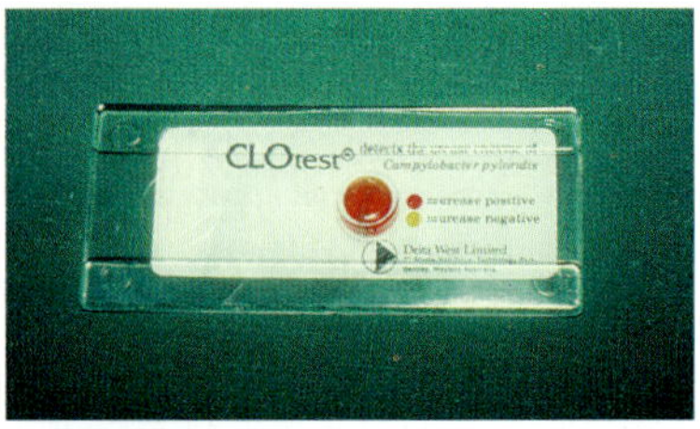

Urease-Schnelltest zum Nachweis der Ureaseaktivität in gastrischem Biopsiematerial.

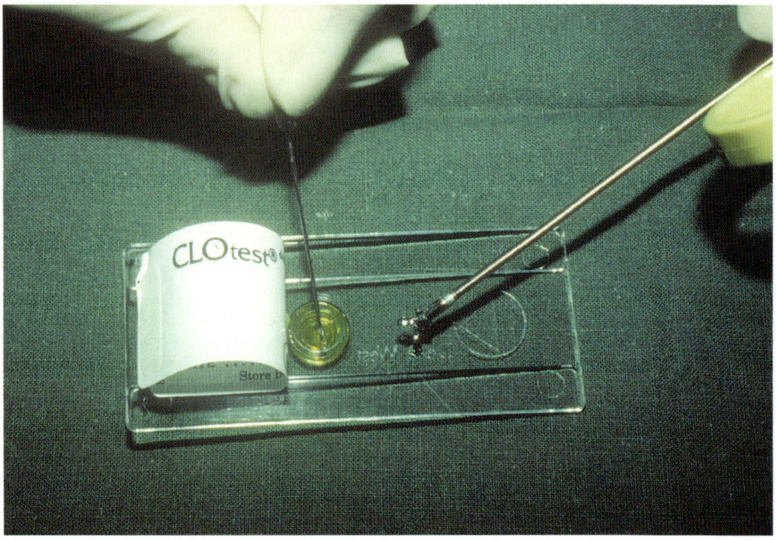

Untersuchung auf H. pylori bei Patienten mit Ulkus, bei denen kein Biopsiematerial zur Verfügung steht: ^{13}C-Harnstoff-Atemtest, Antikörperbestimmung im Serum.

Großes Blutbild: zur Erfassung von Anämie oder systemischen Entzündungszeichen.

Serum-Gastrinbestimmung: bei rekurrierenden Ulzera unklarer Genese oder schwerem Ulkus und fehlendem Hinweis auf NSAR-Ingestion oder *H. pylori*-Befall.

Differentialdiagnose

Nichtulzeröse Dyspepsie.
Refluxkrankheit.
Magengeschwür.
Reizcolon.
Pankreatitis.
Magenkarzinom.
Pankreaskarzinom.
Hepatobiliäres Karzinom.
Morbus Crohn.
Cholelithiasis.
Ischämie.
Zytomegalievirus-Infektion bei immunsupprimierten Patienten.
Aortendissektion.
Akuter Myokardinfarkt.
Zollinger-Ellison-Syndrom.
Lymphom.

Ätiologie

Ursachen sind:
Infektion mit *Helicobacter pylori*: in 90 % der Fälle.
Einnahme von NSAR (eine häufige Ursache).
Vermehrte basale Säuresekretion: in 30 % der Fälle.
Vermehrte nächtliche Säuresekretion.
Rauchen.

Epidemiologie

10 % der Bevölkerung erkranken irgendwann in ihrem Leben an einem Zwölffingerdarmgeschwür.
Die Erkrankung tritt bei Frauen annähernd genauso häufig auf wie bei Männern.

Komplikationen

Akute Blutung: in 10 % der Fälle.

Perforation: in 1 % der Fälle (bei älteren oder immunsupprimierten Patienten häufig asymptomatisch).

Penetration: Pankreatitis.

Magenausgangsstenose durch Vernarbungen im Bereich des Duodenums.

Pharmakotherapie

Bei *H. pylori*-positiven Patienten

Eine empirische Ulkusbehandlung symptomatischer Patienten mit positivem Befund einer nichtinvasiven Untersuchung auf *H. pylori* und fehlender Diagnose durch bildgebende Verfahren ist umstritten.
Zur Eradikation von *H- pylori* stehen viele Medikationen zur Verfügung; die besten Behandlungsschemata weisen Eradikationsraten von $\geq 90\,\%$ bei geringer Toxizität und Rezidivrate auf. Bei allen Behandlungsschemata ist eine mindestens 7tägige Behandlungsdauer, vorzugsweise eine 2wöchige Therapie mit 3–4 Medikamenten, angezeigt. 3 besonderes häufige Eradikationsschemata sind im folgenden aufgeführt.

■ Standarddosierung
Omeprazol, 2mal tgl. 20 mg (oder Lansoprazol, 2mal tgl. 30 mg), plus Amoxicillin, tgl. 1 g (oder Metronidazol, 2mal tgl. 500 mg), plus Clarithromycin, 2mal tgl. 500 mg, alle über 10–14 Tage unter sorgfältiger Überwachung der Compliance.
Omeprazol, 2mal tgl. 20 mg (oder Lansoprazol, 2magl tgl. 30 mg), plus Bismutsubsalicylat, 4mal tgl. 2 Tabletten, plus Metronidazol, 4mal tgl. 250 mg, plus Tetracyclin, 4mal tgl. 500 mg (oder Amoxicillin, 4mal tgl. 500 mg), alle über 14 Tage unter sorgfältiger Überwachung der Compliance.
Omeprazol, tgl. 40 mg, oder Ranitidin/Bismutsubsalicylat, 2mal tgl. 400 mg, plus Clarithromycin, 3mal tgl. 500 mg, alle über 14 Tage.

■ Kontraindikationen
Schwangerschaft, Arzneimittelüberempfindlichkeit.

■ Wechselwirkungen
Cumarine.

■ Besonderheiten
Keine Alkoholaufnahme in Kombination mit Metronidazol; Bismut kann zu vorübergehender Dunkelfärbung der Mundschleimhaut und schwarzgefärbten Stühlen führen.

Bei *H. pylori*-negativen Patienten

Antazida

Antazida sind zur Behandlung eines Zwölffingerdarms geeignet und sollten 1 bis 3 Stunden nach den Mahlzeiten eingenommen werden; die regelmäßige Einnahme kann manchen Patienten Probleme bereiten.
Sucralfat, 4mal tgl. 1 g, kann alternativ zur Förderung der Ulkusheilung gegeben werden.

H_2-Rezeptorenblocker

Diese führen innerhalb weniger Tage zur symptomatischen Besserung und bewirken innerhalb von 4 Wochen bei 80 %, innerhalb von 8 Wochen bei 95 % der Patienten eine Ulkusheilung; in halber Dosierung können sie auch als Erhaltungstherapie zur Rezidivprävention eingesetzt werden.

■ Standarddosierung
Ranitidin (300 mg), Cimetidin (800 mg), Famotidin (40 mg) oder Nizatidin (300 mg), jeweils abends.

■ Kontraindikationen
Überempfindlichkeit (selten), Schwangerschaft und Stillzeit.

■ Wechselwirkungen
Cimetidin: orale Antikoagulanzien, Theophyllin, Phenytoin, Cumarinderivate.

■ Nebenwirkungen
Veränderte Stuhlgewohnheiten, Kopfschmerzen (beides selten).
Cimetidin: Gynäkomastie, Verwirrtheit in höherem Lebensalter.

Protonenpumpen-Hemmer

Protonenpumpen-Hemmer bewirken eine raschere Heilung (nach 4 Wochen Behandlung sind 93 % der Fälle geheilt).

■ Standarddosierung
Omeprazol, tgl. 20 mg, Lansoprazol, tgl. 30 mg.

■ Kontraindikationen
Schwangerschaft und Stillzeit (strenge Indikationsstellung).

■ Wechselwirkungen
Diazepam, Phenytoin, Cumarinderivate.

■ Nebenwirkungen
Diarrhö, Kopfschmerzen, Erythem (alle selten); erhöhtes Risiko einer Darminfektion.

Behandlungsziele

Schmerzlinderung.
Heilung des Ulkus.
Vermeidung von Rezidiven und Komplikationen.
Eradikation von *H. pylori*.

Weitere Behandlungsmöglichkeiten

Chirurgischer Eingriff: bei unkontrollierbarer Blutung, größerer Zweitblutung, Perforation oder Penetration und Magenausgangsstenose.
Elektive chirurgische Eingriffe sind sehr selten notwendig.

Prognose

Unbehandelt kommt es in den meisten Fällen innerhalb von 1–2 Jahren nach Heilung des ersten Zwölffingerdarmgeschwürs zum Rezidiv, insbesondere bei höherem Lebensalter, NSAR-Einnahme und Rauchen.

Nachsorge

Halten die Symptome nach 8wöchiger Therapie mit hochdosierten H_2-Rezeptorenblockern immer noch an, sollte erneut eine Endoskopie durchgeführt und vom Ulkus und Antrum bioptisches Material gewonnen werden.
Bei Rezidiven sollte die Eradikation von *H. pylori* durch einen ^{13}C-Harnstoff-Atemtest sichergestellt werden.
Bei aggressiven Ulzera in der Anamnese (z. B. vorausgegangene Blutung), höherem Lebensalter oder konkurrierenden Erkrankungen ist eine Erhaltungstherapie mit H_2-Rezeptorenblockern oder Protonenpumpen-Hemmern in halber Dosierung zur Rezidivprävention zu erwägen.

Hinweise zu Ernährung/ Lebensführung

Die Patienten sollten den Alkoholkonsum einschränken, auf ausgewogene, regelmäßige Ernährung achten, auf Mahlzeiten vor dem Schlafengehen verzichten, Aspirin und andere NSAR meiden und das Rauchen aufgeben.
Leichte oder milchreiche Ernährung bewirkt erwiesenermaßen keine verringerte Azidität, schnellere Heilung oder Linderung der Beschwerden.

Literatur

1. Caspary WF, Braden B (1996) Sanierung der Helicobacterpylori-Infektion. Ein neuer Therapiestandard fur das Ulcus duodeni. Internist 37 (12):1204–1211
2. Kreiss C; Blum AL (1996) Epidemiologie und Risikofaktoren der gastroduodenalen Ulcuskrankheit. Chirurg 67 (1):7–13
3. Fried M, Bertschinger P (1996) Prophylaxe und Therapie NSAR-induzierter Ulzera: „facts versus fantasies" Schweiz Med Wochenschr 126 (37):1569–1572

Definition

Hereditäre zystische Nierenerkrankungen mit bilateral überall in Cortex und Medulla lokalisierten Zysten; die Nieren sind vergrößert.

Symptome und klinischer Befund

Der Krankheitsprozeß ist in der Regel bis zum 3. oder 4. Lebensjahrzehnt klinisch inapparent, konnte jedoch bereits bei Säuglingen und Fehlgeburten nachgewiesen werden; im 8. oder 9. Lebensjahrzehnt ist die Erkrankung bei allen Trägern klinisch manifest.
Abdominalschmerz.
Hämaturie.
Polyurie oder Nykturie.
Hypertonie.
Meteorismus.
Nephromegalie.

Labor- und Apparate-Diagnostik

Palpation: leicht palpierbare, stark vergrößerte Zystennieren.

CT: sehr empfindliches Verfahren; zeigt bilateral multiple Zysten in der Niere, gelegentlich auch in Leber, Pankreas und Milz.

Ultraschalluntersuchung: es werden nur Zysten > 1 cm Größe erfaßt.

Radionuklid-Szintigraphie: zeigt multiple zystische Defekte im Szintigramm.
Hinweis: das Vorliegen von mindestens 3 Zysten je Niere bei gefährdeten Patienten < 30 Jahren genügt zur Diagnose einer autosomal-dominanten Zystenniere.

APKD/APKD2-Genkopplungsstudien: besitzen bei Untersuchung von 3–4 betroffenen Familienmitgliedern einen prognostischen Wert von > 95 %.

Intravenöse Urographie: zeigt überdehnte Nierenkelche.

Differentialdiagnose

Autosomal-rezessive Zystenniere.
Tuberöse Sklerose.
Zystische Nierendysplasie.
Benigne nichterbliche Zysten.
Erworbene zystische Nierenerkrankung.

Ätiologie

Genetik

Die Erkrankung wird autosomal-dominant vererbt und weist eine fast vollständige Penetranz und variable Expressivität auf.
Die spontane Mutationsrate ist relativ hoch (in 20 % der Fälle ist die Familienanamnese negativ).
85 % der Fälle sind auf ein verändertes Gen an Chromosom 16 (APKD1-Genort) gebunden.
Die meisten übrigen Fälle sind auf das APKD2-Gen gebunden.

Pathogenese

Der Krankheitsprozeß beginnt vermutlich bereits *in utero*.
Zysten bilden sich aus proximalen und distalen Tubuli, von denen nur 1 % betroffen sind.
Zur Nierenschädigung kommt es durch Kompression des normalen Nierengewebes.

Epidemiologie

Die autosomal-dominante Form ist die häufigste polyzystische Nierenerkrankung.
Weltweit sind etwa 1 von 1000 Personen betroffen.
Es erkranken gleich viele Frauen wie Männer.
10 % der dialysepflichtigen Patienten sind betroffen.

Komplikationen

Chronische Niereninsuffizienz.

Hypertonie: in 50 % der Fälle.

Zystenruptur: Schmerz, Hämaturie und intrarenale Blutung.

Nephrolithiasis und Nephrokalzinose: in 10–18 % der Fälle.

Infektion: bei Nierenzysten oder oberhalb obstruierter Ureteren (Gallium-Szintigraphie).

Maligne Tumoren: gelegentlich.

Obstruktion: Thromben oder Steinbildung (akute oder chronische Niereninsuffizienz).

Polyzythämie: gelegentlich.

Distale renale tubuläre Azidose.

Assoziierte extrarenale Erkrankungen

Aneurysmen: A. basilaris, intrazerebral, abdominale Aorta, dissezierend thorakal, Aortenwurzel und Annulus; 6 % der Patienten mit Subarachnoidalblutung leiden an einer autosomal-dominanten Zystenniere; bei 10–36 % der Patienten mit autosomal-dominanter Zystenniere treten intrazerebrale Aneurysmen auf.
Leberzysten (in 20–50 % der Fälle): kann zu Verschlußikterus und Pfortaderhypertonie führen (selten); keine Fistelbildung zum Gallengangsystem; gelegentlich Ursprung eines Gallengangkarzinoms.
Pankreaszysten (in 5–10 % der Fälle).
Zysten in anderen Organen: Ovarien, Uterus, Milz, Schilddrüse, Vesiculae seminales, Epididymis.
Herzklappenläsionen: Mitralklappeninsuffizienz, Mitralklappenprolaps (in 30 % der Fälle), Trikuspidalklappeninsuffizienz, Pulmonalklappeninsuffizienz.
Divertikulose (in 80 % der Fälle).
Hernie.

Pharmakotherapie

Es steht keine spezifische Therapie zu Verfügung, folgende Maßnahmen können jedoch in Erwägung gezogen werden:
Bettruhe und Analgetika bei Schmerzen oder Auftreten einer Blutung.
Übermäßig aggressive Blutdrucksenkung kann schädlich sein.
Behandlung einer Azidose.
Bei Bedarf Behandlung einer Niereninsuffizienz.
Langfristige Antibiotikabehandlung bei oberer Harnwegsinfektion.

Nichtpharmakotherapie

Sowohl Hämodialyse und Peritonealdialyse sind bei autosomal-dominanter Zystenniere geeignete Verfahren.
Polyzythämie und wiederholte Thrombosierung des Shunts treten gelegentlich bei Hämodialyse auf.
Die Überlebenszeit dieser Dialysepatienten ist günstiger als bei Dialysepflicht aufgrund anderer Erkrankungen.
Verfahren der Wahl zur Behandlung der terminalen Nierenerkrankung aufgrund einer Zystenniere ist die Nierentransplantation. Nach der Transplantation läßt sich keine erhöhte Mortalität oder Morbidität feststellen. Die Zystennieren müssen in der Regel nicht entfernt werden. *Einzelheiten siehe* Nierentransplantation.

Behandlungsziele

Behandlung auftretender Komplikationen.
Blutdrucksenkung.
Vorbereitung des Patienten auf eine Nierentransplantation.

Prognose

In 50 % der Fälle kommt es bis zum 75. Lj. zur terminalen Niereninsuffizienz.

Nachsorge

Jährliche Blutdruck- und Nierenfunktionskontrollen sind angezeigt (bei eingeschränkter Nierenfunktion häufiger), da eine allgemein gültige Vorhersage, wann und ob eine Niereninsuffizienz auftritt, im Einzelfall nicht möglich ist.
Die Notwendigkeit einer regelmäßigen Untersuchung auf intrazerebrale Aneurysmen hin ist umstritten.

Hinweise zu Ernährung / Lebensführung

In den meisten Fällen sind keine speziellen Maßnahmen erforderlich; einige Patienten sind auffallend verletzungsanfällig.
Genetische Beratung sollte angeboten werden.
Eiweißarme Ernährung kann sich günstig auswirken.

Literatur

1. Steffens J, Langen PH, Zerres K (1998) Zystische Nierenerkrankungen. Der Urologe B 38 (1):55 – 65
2. Fuchs GJ, Noordin K, Ehrlich RM (1996) Derzeitiger Stand der laparoskopischen Chirurgie in der pädiatrischen Urologie. Urologe A 35 (3):175 – 184
3. Thomsen HS, Levine E, Meilstrup JW, Van Slyke MA, Edgar KA, Barth JC, Hartman DS (1997) Renal cystic diseases. Eur Radiol 7 (8):1267 – 1275
4. Levine E, Hartman DS, Meilstrup JW, Van Slyke MA, Edgar KA, Barth JC (1997) Current concepts and controversies in imaging of renal cystic diseases. Urol Clin North Am 24 (3):523 – 543
5. Neumann HP, Zauner I, Strahm B, Bender BU, Schollmeyer P, Blum U, Rohrbach R, Hildebrandt F (1997) Late occurrence of cysts in autosomal dominant medullary cystic kidney disease. Nephrol Dial Transplant 12 (6):1242 – 1246
6. Dedeoglu IO, Fisher JE, Springate JE, Waz WR, Stapleton FB, Feld LG (1996) Spectrum of glomerulocystic kidneys: a case report and review of the literature. Pediatr Pathol Lab Med 16 (6):941 – 949

Symptome

Visusverlust, Mouches volantes, verminderte Sehschärfe, ungeklärtes Fieber: Hinweis auf Retinitis (im Frühstadium asymptomatisch).

Fieber, Appetitverlust, Odynophagie, Gewichtsabnahme, Diarrhö, Schmerzen, Krämpfe: Hinweis auf Infektion des Gastrointestinaltrakts (Ösophagitis, Gastritis, Kolitis, oder biliäre Beteiligung).

Fieber, Muskelschwäche der unteren Extremitäten, Kopfschmerz, Krämpfe, Somnolenz: Hinweis auf Polyradikulitis oder Enzephalitis.

Fieber, Husten, Dyspnoe: Hinweis auf Pneumonie.

Klinischer Befund

Fieber: in 60–80 % der Fälle bei disseminierter Zytomegalievirus-Infektion vorhanden.

Verminderte Sehschärfe: Hinweis auf Retinitis.

Gewichtsabnahme, druckschmerzhaftes Abdomen, Blutungen: Hinweis auf Infektion des Gastrointestinaltrakts.

Neurologische Ausfälle, Lethargie, Koma: Hinweis auf ZNS-Komplikationen.

Erhöhte Atemfrequenz, minimaler Befund bei der Auskultation: Hinweis auf Pneumonie.

Labor- und Apparate-Diagnostik

Die Erkrankung wird durch Rekrudeszenz einer latenten Infektion verursacht, serologische Untersuchungen sind somit nur von begrenztem Wert.

Fundoskopie: bei Retinitis, zeigt hämorrhagische Exsudate und nekrotische Bereiche.

Endoskopie: bei Infektion des Gastrointestinaltrakts, zeigt Blutungen in die Submukosa, Ulzeration; jeder Abschnitt kann befallen sein, z. B. Ösophagus, Magen, Duodenum, Dünndarm oder Kolon.

Ultraschalluntersuchung: bei Cholangitis, zeigt Dilatation des Gallengangsystems.

Biopsie: bei Cholangitis, zeigt Zytomegalievirus-Einschlüsse.

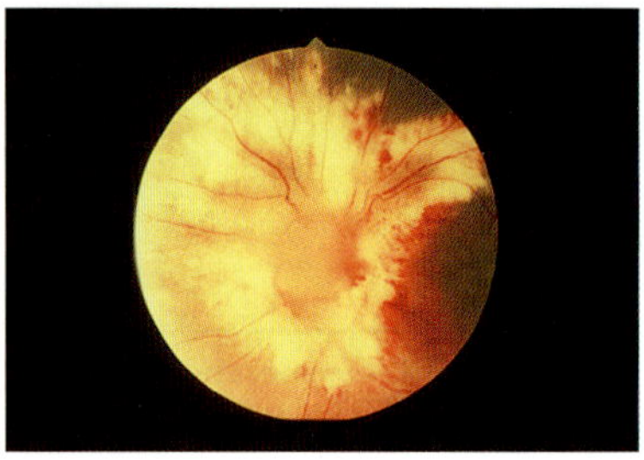

Fundoskopischer Befund bei Zytomegalievirus-Retinitis.

Liquorkultur: bei Enzephalitis oder Myelitis, zeigt erhöhte Zellenzahl (unspezifisch), Zytomegalieviren (ungewöhnlich) in der Kultur oder Polymerase-Kettenreaktion nachweisbar.

CT oder MRT: bei Enzephalitis oder Myelitis, kontrastmittelverstärkte Untersuchungen zeigen Ventrikulitis oder Ependymitis.

Transbronchiale Biopsie: bei Pneumonie, zeigt Zytomegalievirus-Einschlüsse.

Differentialdiagnose

Retinitis
Cotton-wool-Herde.
Toxoplasmose.
Herpes-simplex- oder Varicella-zoster-Virusinfektion.
Akute Retinanekrose.
Syphilis.
Pneumocystis carinii-Chorioiditis.

Gastrointestinaltrakt
Kryptosporidiose oder Mikrosporidiose.
Infektion mit *Giardia, Entamoeba, Shigella, Salmonella, Mycobacterium avium* oder *Campylobacter* spp.
Lymphom.
Kaposi-Sarkom.
Herpes-simplex-Virusinfektion.

Enzephalitis oder Myelitis
HIV-Enzephalopathie oder Myelopathie.
Progressive multifokale Leukenzenphalopathie.
Aseptische Meningitis.
Herpes-simplex-Enzephalitis.
Rückenmarklymphom.

Pneumonie
P. carinii-Infektion.
Infektion durch Mykobakterien.

Ätiologie

Reaktivierung einer latenten Zytomegalievirus-Infektion aufgrund des zugrundeliegenden Immundefekts.
Zytomegalievirus-Infektion ist ein potentieller Kofaktor der HIV-Infektion.

Epidemiologie

Bei > 90 % der homosexuellen oder bisexuellen Männer liegt eine latente Zytomegalievirus-Infektion vor.
Eine Zytomegalievirus-Infektion ist bei 20–40 % der AIDS-Patienten vorhanden.
Terminale opportunistische Infektionen treten bei 90 % der Patienten mit CD4-Zellenzahlen $< 50 \times 10^6$/l auf (Mittelwert 25×10^6/l) auf.

Komplikationen

Visusverlust, Ablatio retinae, akute Retinanekrose.
Perforation oder Blutung im Gastrointestinaltrakt.
Ateminsuffizienz.
Koma oder Tod.

Pharmakotherapie

Wahl der Therapie

Eine systemische Therapie ist bei akuter viszeraler Infektion indiziert. Ganciclovir und Foscarnet weisen eine ähnlich hohe Wirksamkeit auf: 90 % bei Retinitis, 80 – 90 % bei Gastrointestinaltraktinfektion, 60 – 80 % bei Pneumonie. Cidofovir wird zur Behandlung der Retinitis eingesetzt.
Eine Erhaltungstherapie ist bei Retinitis und Gastrointestinaltraktbeteiligung (nicht systemisch) angezeigt. Ganciclovir und Foscarnet weisen eine ähnliche Wirksamkeit auf: innerhalb von 4 Monaten kommt es in 50 % der Fälle zum Rezidiv.

Ganciclovir

Intravenöses Ganciclovir ist weniger toxisch als Foscarnet; intravitreale Implantate stehen ebenfalls zur Verfügung.
Orales Ganciclovir kann für die Erhaltungstherapie in Erwägung gezogen werden.
Das Medikament wirkt gegen Zytomegalie- und Herpesviren.
Nachteile sind Hämatotoxizität und Resistenz einiger Zytomegalievirenstämme.

■ Standarddosierung
Akuttherapie: Ganciclovir, 2mal tgl. 5 mg/kg KG i.v. als Infusion über 20 Minuten, Therapiedauer 2 – 3 Wochen.
Erhaltungstherapie: Ganciclovir, langfristig 1mal tgl. 5 mg/kg KG i.v.

■ Kontraindikationen
Neutropenie, Anämie, resistente Virenstämme.

■ Wechselwirkungen
Zidovudin und andere hämatotoxische Arzneimittel.

■ Nebenwirkungen
Neutropenie, Thrombozytopenie (häufig), Exanthem, Krämpfe (selten).
Orales Ganciclovir, tgl. 3 g, vermindert den Fortschritt der Zytomegalie-Retinitis nach i.v. Induktion. Es kann nach i.v. Behandlung einer zentralen Retinitis zur Erhaltungstherapie und zusätzlich zu Netzhautimplantaten eingesetzt werden.

Foscarnet

Foscarnet kann erwogen werden, wenn die Erkrankung bei Ganciclovirgabe fortschreitet.
Vorteile sind fehlende Hämatotoxizität und Anti-HIV-Effekt; nachteilig ist die lange Infusionsdauer.

■ Standarddosierung
Akuttherapie: Foscarnet, 2mal tgl. 90 mg/kg KG i.v. in 0,75 – 1,0 l physiologischer Kochsalzlösung, Infusion über 90 Minuten, Therapiedauer 2 – 3 Wochen.
Erhaltungstherapie: Foscarnet, 1mal tgl. 90 mg/kg KG i.v. in 0,75 – 1,0 l physiologischer Kochsalzlösung, Infusion über 90 – 120 Minuten.

■ Kontraindikationen
Nierenfunktionsstörung, andere nephrotoxische Arzneimittel.

■ Wechselwirkungen
Amphotericin B, i.v. Pentamidin.

■ Nebenwirkungen
Nephrotoxizität, Hypokalzämie, Hypophosphatämie, Übelkeit, Ulzeration im Genitalbereich.

Cidofovir

Cidofovir kann erwogen werden, wenn die Erkrankung bei Ganciclovirgabe fortschreitet.

■ Standarddosierung
Cidofovir, 5 mg/kg KG/Woche Induktion über 2 – 3 Wochen; danach 2wöchentliche Gabe.

■ Kontraindikationen
Nierenfunktionsstörung.

■ Wechselwirkungen
Amphotericin, Pentamidin.

■ Nebenwirkungen
Nephrotoxizität.

Behandlungsziele

Verhinderung der Virusreplikation.
Verhinderung des Krankheitsfortschritts.

Prognose

Die Inzidenz viszeraler Manifestationen des Zytomegalievirus liegt bei ~ 30 %.
Die mittlere Überlebenszeit beträgt 12 – 18 Monaten.
Ohne Erhaltungstherapie ist die Rezidivrate der Retinitis hoch (> 70 %), Rezidive treten etwa 2 Monate nach der Therapie auf.

Nachsorge

Während der Akuttherapie sind wöchentliche, während der Erhaltungstherapie 2 – 3monatliche Kontrollen erforderlich.

Hinweise zu Ernährung / Lebensführung

Keine speziellen Maßnahmen erforderlich.

Literatur

1. Fuchs AV, Schneider A, Schweykart N, Klauss V, Kampik A (1997) Lokaltherapie zur Behandlung der Zytomegalievirus (CMV)-Retinitis bei AIDS. Das Ganciclovirimplantat (Pellet). Ophthalmologe 94 (10):719 – 723
2. Bassetti S (1997) Zytomegalievirus-Kolitis bei AIDS. Schweiz Rundsch Med Prax 86 (15):630 – 631
3. Reusser P, Hostettler B, Attehbofer R (1996) Ganciclovir-resistente Zytomegalievirus-Infektion: 2 Fälle mit unterschiedlicher klinischer Bedeutung. Schweiz Med Wochenschr 126 (42):1779 – 1784

Indikationen der künstlichen Ernährung

Patienten mit Mangelernährung, bei denen eine ausreichende physiologische Nahrungsaufnahme nicht möglich ist (z. B. postoperativ bei anhaltendem Ileus, bei Pankreatitis oder schwerer diabetischer Gastroparese).
Patienten mit normalem Ernährungszustand, die > 10–24 Tage nicht enteral ernährt werden können.
Patienten, bei denen eine vollbilanzierte Ernährung erforderlich ist (z. B. bei Verbrennung, Trauma oder Vorliegen eines M. Crohn), eine ausreichende physiologische Nahrungsaufnahme jedoch nicht möglich ist.
Ernährungstherapie, z. B. Gabe von verzweigtkettigen Aminosäuren bei portokavaler Enzephalopathie.

Nährstoffbedarf

Flüssigkeitsbedarf
~ 35 ml/kg KG/Tag oder 1 ml/kcal bei Patienten ohne übermäßigen Flüssigkeitsverlust; zusätzliche Flüssigkeit zur Substitution von Verlusten bei Magensaftabsaugung, Diarrhö, Flüssigkeitsverschiebung in den dritten Raum und Verbrennungen.

Kalorienbedarf
Erhaltungsbedarf: 25 kcal/kg KG/Tag.
Trauma, Fieber, Pankreatitis: 30 kcal/kg Kg/Tag.
Geringgradige Verbrennungen, Sepsis: 35 kcal/kg KG/Tag; hochgradige Verbrennungen; 40 kcal/kg KG/Tag.

Kohlenhydrate
Glukose (8–25%ige Lösung) ist der wichtigste Energielieferant in der parenteralen Ernährungstherapie. Glukose könnte zwar alle Kalorien liefern, die nicht von Proteinen stammen; dies würde jedoch große Flüssigkeitsvolumina bei der Zufuhr erfordern und zu Ödemen, Flüssigkeitsüberladung, Hyperglykämie und Fettleber führen.

Proteine
Eine positive Stickstoffbilanz wird durch eine angemessene Proteinaufnahme (Aminosäureinfusion) und ausreichende, nicht aus Proteinen stammende Kalorienzufuhr zur Vermeidung eines Proteinabbaus (Glukoneogenese) sichergestellt. Die empfohlene ernährungstherapeutische Proteinzufuhr liegt bei 0,8 g/kg KG/Tag, bei erhöhtem Streß (z. B. bei Verbrennung, Trauma, postoperativ) können jedoch bis zu 1,5 g/kg KG/Tag gegeben werden.

Fette
Lipide sind Emulsionen von Soja- oder Distelöl und enthalten Linolsäure (eine essentielle Fettsäure). In Standardprodukten liefern Lipide ~ 30 % der nicht aus Proteinen stammenden Kalorien. Bei Ateminsuffizienz kann dieser Anteil zur Minderung der CO_2-Produktion erhöht werden. Übermäßige Lipidzufuhr kann zu Hyperlipidämie und erhöhtem Infektionsrisiko durch Beeinträchtigung der Neutrophilenfunktion führen.

Elektrolyte
Die Elektrolytsubstitution sollte insbesondere bei Nierenerkrankung, Leberzirrhose mit Aszites, dekompensierter Herzkrankheit, Diarrhöen, Magensaftabsaugung und Flüssigkeitsverschiebung in den dritten Raum sorgfältig überwacht werden. Der Kalium- und Phosphorbedarf kann bei mangelernährten Patienten zu Beginn einer vollständigen parenteralen Ernährung erhöht sein.

Mineralstoffe und Vitamine
Im Handel erhältliche Multivitaminpräparate, die in der Regel kein Vitamin K enthalten, sind angezeigt. Spurenelemente (z. B. Zink, Kupfer und Selen) sollten bei erforderlicher langfristiger künstlicher Ernährung zusätzlich gegeben werden. Eisen darf nicht zusammen mit Lipiden gegeben und muß eventuell separat verabreicht werden. Bei Diarrhö kann zusätzliches Zink erforderlich sein.

Beurteilung des Ernährungsstatus

Häufig kann der Ernährungszustand des Patienten vom erfahrenen Kliniker sehr genau bestimmt werden.
Indikatoren für das Vorliegen einer Mangelernährung sind:
Körpergewicht 15 % unterhalb des Idealgewichts.
Anzeichen von Muskelatrophie, verminderte Faustschlußkraft.
Serumalbumin < 3,0 g/dl.

Anthropomorphe Messungen:
Trizeps-Hautfalte: Frauen < 15 mm, Männer < 11,4 mm.
Muskelumfang am Oberarm: Frauen < 25,8 cm, Männer < 26,4 cm.

Zentrale vollständige parenterale Ernährung

Bei vollständiger parenteraler Ernährung muß die Nährstofflösung zentral infundiert werden. Die intravenöse Zufuhr des gesamten Energiebedarfs erfordert wegen einer hohen osmotischen Belastung die Verabreichung durch eine große zentrale Vene, in der die Lösung rasch verdünnt wird. Lösungen mit bis zu 25 % Glukose können verwendet werden. In peripheren Venen muß die Osmolalität < 900 mosmol gehalten werden, die Glukosekonzentration muß zur Vermeidung einer Thrombophlebitis < 10 % liegen.

Standardlösung/24 Stunden
Volumen: 2600 cm^3.
Gesamtkalorien: 2000.
Kalorien/Stickstoff-Verhältnis: 131 : 1.

Nährstoffe
Glukose (15%ige Lösung): 350 g (60 % der Gesamtkalorien).
Aminosäuren: 80 g (16 % der Gesamtkalorien).
Fette (20%ige Emulsion): 240 ml (24 % der Gesamtkalorien).

Elektrolyte
Natrium: 120 mval.
Kalium: 80 mval.
Chlorid: 140 mval.
Azetat: 20 mval.
Phosphor: 30 mval
Kalziumglukonat: 9,2 mval (2 g).
Magnesiumsulfat: 16,8 mval (2 g).

Vitamine
Multivitaminpräparat: täglich.
Vitamin K: 5 mg/Woche (bei Patienten unter Antikoagulation mit Cumarinderivaten kontraindiziert).

Periphere parenterale Ernährung

Kommt bei Patienten in Frage, die zusätzliche Kalorien zur Ergänzung der oralen Aufnahme benötigen, oder die bei ausreichendem Ernährungsstatus kurzfristig künstlich ernährt werden müssen. Peripher können etwa 1000 kcal/Tag zugeführt werden. Mit der Einführung isotonischer Fettemulsionen konnte die peripher zuführbare Kalorienzahl erheblich gesteigert werden, eine ausschließliche Verwendung dieser Produkte würde jedoch zur Hyperlipidämie führen.

Überwachung der Laborparameter

Vor Beginn einer parenteralen Ernährungstherapie sollten folgende Werte bestimmt werden: großes Blutbild, Elektrolyte, Blut-Harnstoff-Stickstoff, Kreatinin, Albumin, Gesamteiweiß, Leberenzyme, Triglyceride, Gewicht sowie Harnstoff und Kreatinin im 24-Stunden-Urin. In den ersten 2 Wochen nach Einleitung der parenteralen Ernährung tägliche Kontrolle von Elektrolyten/Kreatinin/Blut-Harnstoff-Stickstoff sowie Gewicht, um eine signifikante Störung des Elektrolythaushalts rasch zu erfassen. Sorgfältige Überwachung des Blutzuckers einschließlich 6stündlicher Kontrolle am Krankenbett, bis der Blutzucker bei < 200 g/dl liegt. Wöchentliche Kontrolle der Leberfunktion, Triglyzeridwerte und Nierenfunktion. Bei stabilem Zustand und langfristiger parenteraler Ernährung kann zu größeren Intervallen zwischen den Kontrollen übergegangen werden.

Komplikationen

Störungen des Elektrolythaushalts.
Hyperglykämie.
Hypoglykämie.
Erhöhte Transaminasewerte.
Fettleber.
Hyperlipidämie.
Flüssigkeitsüberladung.
Hyperosmolares Koma.
Gallensteine.
Cholezystitis.
Sepsis.
Pneumothorax.
Luftembolie.
Embolie durch Katheterfunktionsstörung.
Katheter/Venenthrombose.
Mineralstoffmangel.

Sondenernährung

Bevorzugtes Verfahren der künstlichen Ernährung bei funktionsfähigem Gastrointestinaltrakt. Die verabreichten Konzentrate sind Standardprodukte, die komplexe Kohlenhydrate, ungespaltene Proteine und Fette wie pflanzliches Öl enthalten. Einige adaptierte Diäten enthalten hochkalorische (2 kcal/ml), ballaststoffreiche, proteinreiche, proteinarme oder volumenreduzierte Nahrung. Produkte für Elementardiäten sind teuer und bei Verdauungsstörungen, Kurzschlingensyndrom oder als potentielle therapeutische Maßnahme bei Morbus Crohn geeignet.

Orale Substitution

Bei Patienten, die ohne Aspirationsgefahr essen können, jedoch keine ausreichende Nahrungsmengen zu sich nehmen, kann die Kalorienaufnahme durch Flüssigsubstrate mit einer Nährstoffdichte von 1 kcal/ml auf die zur Erhaltung des Körpergewichts erforderliche Menge erhöht werden.

Magensonde

Bolusernährung über eine Nasen-Magen-Sonde kann bei Patienten mit normaler Magenentleerung eingesetzt werden. Auf eine aufrechte Position während der Gabe und die erste Stunde danach ist zu achten. Komplikationen sind Aspiration, Magengeschwür, Magenperforation, Magenblutung und gastroösophagealer Reflux.

Kleinlumige Duodenalsonde

Kleinlumige Duodenalsonden sind relativ gut verträglich und können zur langfristigen Sondenernährung eingesetzt werden. Die Nahrung muß mittels Pumpsystem kontinuierlich zugeführt werden, da der Dünndarm keine Bolusernährung toleriert. Komplikationen sind Sondenverschluß, versehentliche Entfernung, Schwierigkeiten beim Austausch der Sonde, Diarrhö, Aspiration.

Perkutane Magensonde

Vorteil dieser Technik ist die Verwendung großlumiger Sonden, die nicht so leicht verstopfen oder im Schlaf versehentlich herausgezogen werden können. Voraussetzung ist ein funktionsfähiger Magen. Vorsicht bei Patienten mit Aspirationspneumonie und signifikantem gastroösophagealem Reflux in der Anamnese. Komplikationen sind Magengeschwüre, Magenblutung, Magenausgangsstenose, Wundinfektion, Fasciitis necroticans und rascher Verschluß der Fistel nach versehentlichem Herausfallen der Sonde.

Chirurgisch eingesetzte Jejunalsonde

Bei Patienten mit Magenfunktionsstörungen, rekurrierender Aspirationspneumonie, vorausgegangener Magenoperation oder Duodenal- oder Magenausgangsstenose kann eine chirurgisch eingesetzte Jejunalsonde erforderlich sein. Diese Technik erfordert ein Pump- und Dauerinfusionssystem. Komplikationen sind Diarrhö, Wundinfektion, Dünndarmobstruktion und Jejunalulzera.

Literatur

1. Müller JM,Thul P, Ablaßmaier B (1997) Perioperative Ernährungstherapie und ihre Relevanz für postoperative Ergebnisse. Der Chirurg 68 (6):574–582
2. Bastian L, Weimann A, Regel G, Trautwein Ch, Tscherne H (1996) Praktikabilität und Komplikationen bei der frühzeitigen enteralen Ernährung schwerstpolytraumatisierter Patienten über Duodenalsonden. Der Unfallchirurg 99 (9):642–649
3. Griffiths RD (1998) Ernährung und Überleben bei Intensivpflege. Intensivmedizin und Notfallmedizin 35 (1):3–9

Empfängerkriterien

Folgende Punkte sollten überprüft werden:

Alter: biologisches Alter wichtiger als chronologisches Alter, Obergrenze ist in der Regel 65–75 Jahre.

Maligner Tumor: muß ausgeschlossen sein oder Patient muß mindestens seit 5 Jahren rezidivfrei sein.

Infektion: d. h. Ausgußsteine, Tuberkulose, Bronchiektasen, HIV-Infektion müssen ausgeschlossen sein.

Herzkreislaufstatus: Erfassung einer Angina pectoris durch Belastungstest (Streßechokardiographie, Thalliumszintigraphie oder Dobutaminechokardiographie) oder Koronarangiographie; Erfassung einer Claudicatio intermittens durch Duplexsonographie oder digitale Gefäßdarstellung; der Myokardinfarkt ist nach wie vor die häufigste Todesursache nach Transplantation; bei Vorliegen einer peripheren Gefäßerkrankung kann es nach der Transplantation zu einer verminderten Beindurchblutung kommen.

Blasenfunktion: eine Blasenfunktionsstörung läßt sich durch Uroflowmetrie und Ultraschalldiagnostik zur Bestimmung des Restharns oder Video-Zystometrie, eventuell im Rahmen einer Zystoskopie, nachweisen; eine Blasenabflußbehinderung kann die Transplantatfunktion einschränken.

Spenderkriterien

Die Kriterien wurden in den vergangenen 10 Jahren aufgrund des Spendermangels zunehmend großzügiger. Sepsis wird heute nach Anlegen einer Erregerkultur nicht mehr als Kontraindikation betrachtet. Diabetische Spender werden ebenfalls berücksichtigt, vor der Transplantation ist jedoch ein Gefrierschnitt der Niere erforderlich.
Alter 2–75 Jahre.
Ausschluß einer chronischen Nierenerkrankung.
Negativer Befund der Hepatitis-B-, Hepatitis-C- und HIV-Tests.

Ausschluß eines malignen Tumors: mit Ausnahme primärer Hirntumoren.

Lebende verwandte Spender sollten immer zuerst in Erwägung gezogen werden: Eltern sind immer Haplotypen (50 %), Geschwister können HLA-identisch (100 %), Haplotypen (50 %) oder HLA-unverträglich (0 %) sein. Lebende, nicht verwandte Spender können in Frage kommen, wenn eine eindeutige gefühlsmäßige Bindung zum Patienten besteht.

Matching

Gewebetypisierung

HLA auf Chromosom 6. Klasse I = A und B, Klasse II = DR.
1A-, 1B-, 1DR-Antigen wird von jedem Elternteil ererbt.
Für das Matching ist folgende Rangfolge zu beachten: DR > B > A, d. h. 1A-, 2B-, 2DR-Match ist geeigneter als 2A-, 1B-, 2DR-Match.

Direktes Cross-match

Führt die Kombination von Spenderlymphozyten mit Patientserum zum Lymphozytenuntergang, liegt ein positiver Befund vor, d. h. die Spenderniere ist ungeeignet.
Hochsensible Patienten weisen hohe Konzentrationen von Anti-HLA-Antikörper auf; dies kann eine Folge vorausgegangener Transplantationen, Bluttransfusionen oder Schwangerschaften sein; die Inzidenz positiver Cross-match-Befunde ist erhöht.

Epidemiologie

Für 50 % der Patienten mit renaler Niereninsuffizienz kommt eine Transplantation aufgrund des Alters oder koexistenter Erkrankungen (z. B. schwere Herzkreislauferkrankung, maligner Tumor) nicht in Frage.
In den USA sind > 35.000 Patienten auf der Warteliste für eine Nierentransplantation.
In den USA werden derzeit jährlich 11.000 Nierentransplantationen vorgenommen.
In den USA stammen 30 % der Transplantate von lebenden Spendern.
Die durchschnittliche Wartezeit beträgt in vielen Staaten inzwischen 2–3 Jahre.
In Deutschland werden jährlich ca. 2000 Nieren transplantiert.
10.800 Personen stehen auf der Warteliste für eine Nierentransplantation.
Der Anteil der Lebendspender beträgt ca. 6 % jährlich.

Transplantation oder Dialyse

Vorteile der Transplantation

Verbesserte Lebensqualität.
Keine Dialyse erforderlich.
Beseitigung der Anämie.
Normale Ernährung und Flüssigkeitszufuhr möglich.
Verbesserung des Knochenstoffwechsels (jedoch verstärkte Osteoporose durch Steroide).
Örtliche Ungebundenheit.
Erfüllung eines Kinderwunsches bei Frauen im gebärfähigen Alter.
Langfristig kostengünstiger als Dialyse.

Nachteile der Transplantation

Psychische Belastung.
Risiko des Spenders durch chirurgischen Eingriff und Anästhesie (minimal).

Kostenschätzung

Hämodialyse: 35.000–50.000 US-Dollar/Jahr.
Transplantation: 50.000 US-Dollar im ersten Jahr, 5000–10.000 US-Dollar in den Folgejahren.

Vorteile eines Transplantats vom lebenden Spender

Bessere Überlebenschancen des Transplantats.
Planbare Operation.
Sehr viel kürzere Wartezeiten.
Geringere Inzidenz der postoperativen akuten Tubulusnekrose.
Geringere Abstoßungsrate.

Akute Abstoßungsreaktion

Klinischer Befund

Eine sorgfältige Überwachung der Serum-Kreatininkonzentration ist erforderlich, da eine Abstoßungsreaktion in den meisten Fällen klinisch unauffällig verläuft. Falls doch Symptome auftreten, können dies sein:
Druckschmerz über dem Transplantat.
Fieber.
Verminderte Harnmenge.
Flüssigkeitsretention.
Hypertonie.

Untersuchung der Transplantatfunktionsstörung

Nierenbiopsie: offene oder Feinnadel-Biopsie; Standardmethode zum Nachweis einer Abstoßungsreaktion.
Urinstatus: Mittelstrahlurin, Proteinurie, Zytologie.
Blutanalyse: erhöhte Werte für Blut-Harnstoff-Stickstoff, Kreatinin, Kalium, Leukozytenzahl, Interleukin-2R, Cyclosporinkonzentration, Blutkulturen.
Ultraschalluntersuchung: zum Ausschluß einer Obstruktion, eventuell zur Diagnose einer Abstoßung.
Nierenszintigraphie: zeigt Minderdurchblutung.

Differentialdiagnose

Akute Tubulusnekrose: bei 20–50 % der Transplantate besteht 1–2 Wochen lange eine primäre Funktionsstörung.
Cyclosporintoxizität.
Transplantat-Pyelonephritis.
Ureterobstruktion.
Nierenarterienstenose.
Zytomegalie-Virusinfektion.

Histologischer Befund

Akute zelluläre Abstoßung: Lymphozyteninfiltrat, Makrophagen, natürliche Killerzellen.
Akute vaskuläre Abstoßung: wie oben, sowie fibrinoide Nekrose und Infiltration der Gefäßwände.
Chronische Abstoßung: Fibrose, chronische Gefäßveränderungen (Intimaproliferation) führen zum Gefäßverschluß.

Therapie

Hyperakute Abstoßung: extrem selten, in der Regel durch zirkulierende präformierte Antikörper.
Einfache akute zelluläre Abstoßung: wie oben, Stoßtherapie mit Kortikosteroiden (tgl. 250–500 mg Prednisonäquivalent über 3–4 Tage).
Steroidresistente zelluläre Abstoßung sowie vaskuläre Abstoßung: Antithymozytenglobulin, Antilymphozytenglobulin, OKT3 (monoklonale Anti-T-Zell-Antikörper); Tacrolimus oder Mycophenolatmofetil zur Erhaltung des Transplantats.
Chronische Abstoßung: keine wirksame Therapie, Optimierung allgemeiner nephroprotektiver Maßnahmen (proteinarme Ernährung, optimale Blutdruckeinstellung).

Immunsuppression

Immunsuppressiva

Kombinationen von Kortikosteroid, Azathioprin, Cyclosporin sowie monoklonalen und polyklonalen Antikörpern.
Neue Immunsuppressiva: Tacrolimus, Mycophenolatmofetil, Sirolimus und andere.

Nebenwirkungen

Alle Immunsuppressiva: erhöhte Tumorinzidenz (Haut, retikuloendotheliales System) und Infektionen (z. B. opportunistische Infektionen, Zytomegalie-Virusinfektion).
Azathioprin: Knochenmarksuppression (Leukozyten, Hämoglobin, Thrombozyten), Hepatotoxizität.
Steroide: Vollmondgesicht, Büffelnacken, Stammfettsucht, Striae, Hautatrophie, Hämatombildung, proximale Myopathie, Acne vulgaris, Hirsutismus, Osteoporose, aseptische Femurkopfnekrose, Diabetes mellitus, Hyperlipidämie.
Cyclosporin: Hirsutismus, Tremor, Gingivahyperplasie, Nephro-, Neuro- oder Hepatotoxizität.
Tacrolimus: Nieren- und Lebertoxizität; Neurotoxizität, Diabetes mellitus.
OKT3 (monoklonale Anti-T-Zell-Antikörper); akutes Lungenödem nach der Erstdosis, erhöhte Inzidenz lymphoproliferativer Störungen.
Mycophenolatmofetil: Ober- und Unterbauchbeschwerden, Leukopenie.
Sirolimus: erhöhte Triglyzeridkonzentration, Thrombozytopenie.

Bluttransfusion und Transplantation

Spenderspezifische Transfusionen erhöhten die Gefahr der Patientensensibilisierung, bei Patienten, die Transfusionen erhielten, kann die Implantation einer Niere vom lebenden Spender jedoch zu günstigeren Ergebnissen führen.
Seit Einführung des Cyclosporins ist dieser günstige Effekt auf den Transplantationserfolg weniger ausgeprägt.

Chirurgische Komplikationen

Frühkomplikationen

Blutung, Nierenvenen- und Nierenarterienthrombose, Harninkontinenz.

Spätkomplikationen

Nierenarterienstenose, Ureterstenose, Ureterreflux.

Prognose

Die 1-Jahres-Überlebensrate des Transplantats liegt bei 90 % (vom lebenden Spender) und 80–90 % (vom toten Spender).
Der Transplantatverlust ist in den ersten 3 Monaten am höchsten.
Nach dem ersten Jahr kommt es jährlich in ~4 % der Fälle zum Transplantatverlust (hauptsächlich durch chronische Abstoßung).

Nachsorge

Regelmäßige Überprüfung der Immunsuppression und Nierenfunktion (monatlich oder zweimonatlich).
Regelmäßige Einbestellung des Patienten (anfangs 3mal wöchentlich, allmähliche Reduktion auf alle 2 Wochen und schließlich alle 4 Monate).
Ein 20%iger Anstieg der Kreatininkonzentrationen erfordert eine sofortige Abklärung durch Ultraschall und Biopsie.

Literatur

1. Brunkhorst R, Schlitt HJ (1996) Nierentransplantation. Indikationen, Ergebnisse, Vor- und Nachsorge. Internist 37 (3):264–271
2. Albrecht KH, Heemann U, Friedrich J, Eigler FW (1996) Der Einfluss hohen Empfängeralters auf das Transplantatüberleben nach Nierentransplantation. Langenbecks Arch Chir Suppl Kongressbd. 113:399–401
3. Bunzendahl H (1996) Nierentransplantation von Lebendspendern-Medizinethik im Vergleich. Langenbecks Arch Chir Suppl Kongressbd. 113:394–395
4. Leumann E (1997) Nierentransplantation beim Kind. Schweiz Med Wochenschr 127 (24):1039–1043

Definition

Die Basismaßnahmen der kardiopulmonalen Reanimation umfassen Freimachen der Atemwege, Beatmung und Aufrechterhaltung der Zirkulation (ABC-Schema) ohne Einsatz medizintechnischer Hilfsmittel.
Die Information des Rettungssystems hat oberste Priorität.
Die erforderlichen praktischen Fähigkeiten müssen erlernt und regelmäßig geübt werden.
Professionelle Helfer sollten über zusätzliche Fertigkeiten einschließlich der Anwendung medizintechnischer Hilfsmittel wie Oropharyngealtubus nach Guedel plus Atemmaske (mit oder ohne Nichtrückatmungsventil) oder Beutel-Masken-Beatmung und 2-Helfer-Methode verfügen.

Diagnose

Zugang

Prüfung, ob ein für Helfer und Patient sicherer Zugang zum Patienten möglich ist.

Reaktionsfähigkeit

Den Patienten an der Schulter schütteln und laut ansprechen.
Bei ausbleibender Reaktion des Patienten laut um Hilfe rufen, um die Rettungskette zu aktivieren.
Freimachen der Atemwege durch Überstrecken des Kopfes und Anheben des Kinns; in den meisten Fällen läßt sich die Verlegung der Atemwege durch die Zunge dadurch bereits beheben.
Bei Verdacht auf eine Halswirbelsäulenverletzung ist eine Bewegung des Kopfes oder Halses bei diesen Maßnahmen zu vermeiden.
Beseitigung jeder erkennbaren Atemwegsobstruktion.

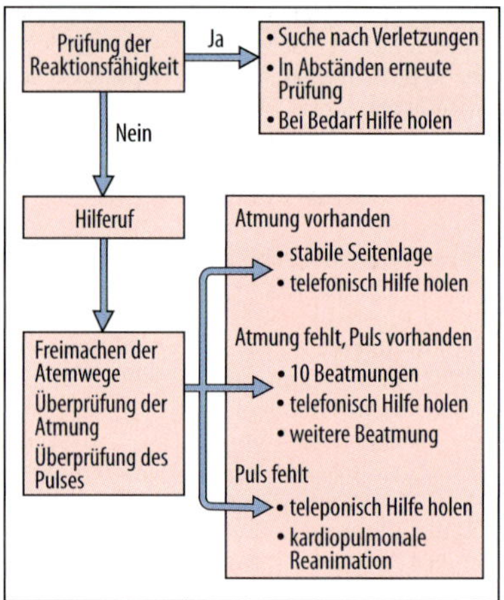

1 Helfer	2 Beatmungen: 15 Kompressionen
2 Helfer	1 Beatmung: 5 Kompressionen
	80 Kompressionen/Min.

Basic life support.

Atmung

Nach dem Freimachen der Atemwege Untersuchung des Patienten im Hinblick auf Brustwandbewegungen, hörbare Atemgeräusche am Mund und mit der Wange spürbare ausströmende Atemluft.
Innerhalb von 5 Sekunden muß feststehen, ob Atmung vorliegt oder nicht.

Puls

Im Notfall wird immer der Karotispuls getastet.
Läßt sich der Karotispuls 5 Sekunden lang nicht tasten, kann von einem fehlenden Puls ausgegangen werden.

Maßnahmen

Bei Atemstillstand

Bei fehlender Atmung und vorhandenem Puls ist eine Atemspende mit 10 Beatmungen/Min. angezeigt.
Der Puls muß alle 10 Beatmungen überprüft, bei fehlendem Puls eine kardiopulmonale Reanimation eingeleitet werden.

Bei Herz-Kreislaufstillstand

Bei Bewußtlosigkeit, fehlender Atmung und fehlendem Puls ist Atemspende und Einleitung einer Herzdruckmassage mit 2 Beatmungen : 15 Kompressionen und 80 Kompressionen/Min. (1-Helfer-Methode) erforderlich.
Die Chancen eines spontan einsetzenden Herzschlags ohne ergänzende Reanimationsmaßnahmen (einschließlich Defibrillation) sind gering, daher sollte keine Zeit mit der weiteren Suche nach dem Puls vergeudet werden.
Bei Feststellen einer Bewegung oder eines spontanen Atemzugs des Patienten wird jedoch erneut der Karotispuls zur Kontrolle der Herzaktion getastet (nicht länger als 5 Sekunden) und die Atmung überprüft.
Ansonsten ist die Reanimation nicht zu unterbrechen.

Sicherheit des Helfers

Es gibt keinen Hinweis auf eine mögliche Übertragung von HIV oder Hepatitis-B-Virus bei der Mund-zu-Mund-Beatmung.
Ein Herzstillstand tritt in bis zu 70 % der Fälle zu Hause und in Anwesenheit von Personen auf, die den Patienten kennen.
Bei Krankenhauspatienten mit vermuteter oder bekannter Infektion sollte eine Mund-zu-Mund-Beatmung nicht versucht werden; Beatmungsgeräte sollten zur Verfügung stehen.

Präkordialer Schlag

Der präkordiale Schlag empfiehlt sich bei Kammerflimmern, pulsloser Kammertachykardie oder Asystolie.
Die Anwendung des präkordialen Schlags dauert nur 2–3 Sekunden und verursacht somit keine signifikante Verzögerung der elektrischen Defibrillation; dieses Verfahren sollte nur bei verfügbaren ergänzenden Reanimationsmaßnahmen durchgeführt werden.

Defibrillation

Elektrische Defibrillation ist die einzig effektive Methode zur Beendigung des Kammerflimmerns und Wiederherstellung eines physiologischen Herzrhythmus.
Der Erfolg der elektrischen Defibrillation hängt von der Zeit und vom Stoffwechselzustand des Myokards ab.
Die Defibrillation sollte so schnell wie möglich vorgenommen werden.
Wenn die ersten drei Elektroschocks mit 200 J, 200 J und 360 J rasch gegeben werden können (innerhalb von 30–45 Sek.), sollte diese Sequenz nicht durch Basismaßnahmen unterbrochen werden.
Falls abzusehen ist, daß für die Aufladung eines manuellen Defibrillators oder die Bestätigung des Kammerflimmerns mehr Zeit erforderlich ist, sollten zwischen den Elektroschocks ein oder zwei Sequenzen mit Basismaßnahmen durchgeführt werden.
Die Erfolgsaussichten verschlechtern sich mit jeder nach dem Herzstillstand verstreichenden Minute relativ rasch.
Basismaßnahmen verbessern die Erfolgsaussichten einer Defibrillation nicht; ihr Wert liegt in der Aufrechterhaltung einer mäßigen zerebralen Durchblutung und Verlangsamung der myokardialen Hypoxieentwicklung.
Hält das Kammerflimmern nach 3maligem Schließen des Stromkreises weiter an, so können Änderung der Elektrodenposition, Einsatz eines anderen Defibrillators und Antiarrhythmatika (z. B. Amiodaron, Lidocain) versucht werden.
Die Position der Defibrillator-Elektroden beeinflußt den Stromfluß durch das Myokard; eine Elektrode sollte unterhalb des zweiten Interkostalraums in der rechten Medioklavikularlinie, die andere genau links neben der üblichen Position der Herzspitze (V_4–V_5) plaziert werden.

Pharmakotherapie

Indikationen

Bei Kammerflimmern nach 3maliger Defibrillation und pulsloser Kammertachykardie: Adrenalin.
Bei Asystolie: Adrenalin, Atropin.
Bei elektromechanischer Entkopplung: Behandlung der Ursache (z. B. Hypovolämie, Pneumothorax, Herzbeuteltamponade, Lungenembolie, Arzneimittelüberdosierung oder Intoxikation, Hypothermie, Störung des Elektrolythaushalts); eventuell Katecholamine, Kalziumchlorid, alkalisierende Substanzen oder hochdosiertes Adrenalin (eines oder mehrere dieser Medikamente können in einigen Fällen erfolgreich sein).
Bei längerer Reanimation oder je nach Blutgasanalyse: Natriumbikarbonat.

Spezifische Arzneimittel

Adrenalin, 1 mg i.v. (10 ml 1 : 10.000 Lösung); danach 10 Sequenzen mit 5 Kompressionen : 1 Beatmung; hochdosiertes Adrenalin (5 mg) sollte bei Asystolie und elektromechanischer Dissoziation erwogen werden, sein Wert bei ausbleibendem Erfolg nach 3 Sequenzen ist jedoch noch nicht erwiesen.
Atropin, 3 mg.
Natriumbikarbonat, 50 mmol (50 ml 8,4%ige Lösung).
Kalziumchlorid, 1 g (10 ml 10%ige Lösung).
Die Applikation erfolgt üblicherweise durch rasche Infusion in eine große periphere oder zentrale Vene.
Eine endotracheale Applikation kommt nur in Frage, wenn ein i.v. Zugang nicht gelegt werden kann; in diesem Fall wird die doppelte oder dreifache Adrenalin- oder Atropindosis mittels Endotrachealtubus gegeben.

Behandlungsziele

Wiederbelebung des Patienten.
Unterstützung der Basismaßnahmen (Adrenalin).

Prognose

Die Prognose nach einem Herzstillstand ist am günstigsten, wenn das auslösende Ereignis beobachtet wurde, wenn eine sich in der Nähe aufhaltende Person mit der Reanimation beginnt, wenn der Herzstillstand durch Kammerflimmern zustande kommt und wenn die Defibrillation frühzeitig erfolgt.

Nachsorge

Nach der Reanimation sollte der Patient beobachtet, überwacht und intensivmedizinisch betreut werden.
Reaktionsfähigkeit, Atemwege, Atmung, Puls und Blutdruck des Patienten müssen kontrolliert werden; außerdem sollte eine Bestimmung der arteriellen Blutgase und der Elektrolyte vorgenommen werden; Thoraxröntgen ist empfehlenswert.

Fortbildung

Jeder Arzt sollte regelmäßig an Lehrgängen zur Übung der kardiopulmonalen Reanimation teilnehmen.
Fortbildungen für ergänzende Reanimationsmaßnahmen werden von den am Rettungsdienst beteiligten Organisationen und von der Deutschen Interdisziplinären Vereinigung für Intensiv- und Notfallmedizin (DIVI) angeboten.

Literatur

1. Wietlisbach M, Schupfer G (1997) Reanimation. Schweiz Rundsch Med Prax 86 (6):182–188
2. Wietlisbach M, Schupfer G (1996) Pharmakotherapie der Reanimation. Ther Umsch 53 (8):641–645
3. Savary-Borioli G (1996) Basic Life Support: Das primäre ABC(D) der kardiopulmonalen Reanimation. Ther Umsch 53 (8):624–629
4. Adler-Michaelson P (1996) Indikation und Abbruch der Reanimation. Ther Umsch 53 (8):615–617
5. Lindner KH, Wenzel V (1997) Neue mechanische Methoden der kardiopulmonalen Reanimation (CPR). Literaturstudie und Analyse der Effektivität. Anaesthesist 46 (3):220–230
6. Wenzel V, Lindner KH, Prengel AW (1997) Beatmung während der kardiopulmonalen Reanimation (CPR). Eine Literaturstudie und Analyse von Beatmungsstrategien. Anaesthesist 46 (2):133–141

Erythrozyten

Ein niedriger Hb-Wert an sich ist noch keine Indikation zur Transfusion. Faktoren wie Allgemeinzustand des Patienten, Geschwindigkeit des Hb-Wert-Abfalls und Ursache der Anämie müssen bei der Wahl der richtigen Behandlung ebenfalls berücksichtigt werden.

Vollblut

Bei akutem massivem Blutverlust (eingeschränkte Indikation).
Blutaustausch bei Säuglingen zur Vermeidung multipler Spender.

Erythrozytenkonzentrate

Bei chronischem Blutverlust oder Anämie.
Blutverlust < 1 Blutvolumen bei chirurgischen Wahleingriffen (mit Volumenersatz).

Gefiltertes Blut

Zur Vermeidung oder Verzögerung nichthämolytischer febriler Transfusionsreaktionen bei Patienten mit chronischer Erythrozytensubstitution.
Bei Patienten mit frisch diagnostizierter aplastischer Anämie, bei denen eine Knochenmarktransplantation vorgesehen ist.
Wenn Blut ohne Zytomegalievirus-Antikörper benötigt, jedoch nicht sofort verfügbar ist.
Intrauterine Transfusionen.

Gewaschene Zellen

Bei erwiesener Überempfindlichkeit gegen Plasmaproteine.
Bei Neugeborenen mit nekrotisierender Enterokolitis.
Selektiver IgA-Mangel des Empfängers.

Kryokonservierte Erythrozyten

Bei Patienten mit seltener Blutgruppe oder mit multiplen Erythrozyten-Alloantikörpern.
Bei Patienten mit Anti-IgA-Antikörpern, wenn kein IgA-negatives Blut zur Verfügung steht.

Bestrahlte Erythrozyten

Bei Patienten, bei denen das Risiko einer Graft-versus-host-Reaktion besteht: intrauterine Transfusion, nach Knochenmarktransplantation.
In seltenen Fällen auch bei Transfusion von Angehörigen-Spenderblut (selten).

Thrombozyten

Zur Vermeidung oder Behandlung von Blutungen bei Thrombozytopenie und selten zur Behandlung von Blutungen bei Thrombozytenfunktionsstörungen: die Entscheidung für eine Thrombozytentransfusion ist abhängig von der Ursache der Thrombozytopenie und Schwere der Blutung.

Bei akuter Knochenmarkinsuffizienz (z. B. im Rahmen einer Aplasie oder Chemotherapie): bei Thrombozytenzahlen von 10–50 × 10^9/l sind schwere spontane Blutungen unwahrscheinlich, kleinere Blutungen (Purpura, Epistaxis) können jedoch auftreten; prophylaktische Thrombozytentransfusionen mit einer angestrebten Thrombozytenzahl von >10 × 10^9/l reduzieren das Blutungsrisiko genauso effektiv wie Transfusionen mit angestrebter höherer Thrombozytenzahl; die Morbidität wird gesenkt, nicht jedoch die Mortalität; bei Fieber, Infektionen, Koagulopathien oder raschem Abfall der Thrombozytenzahl sollten Thrombozytenzahlen von > 20 × 10^9/l angestrebt werden.

Bei akuter disseminierter intravasaler Gerinnung: Thrombozytentransfusionen sind bei Thrombozytopenie in Assoziation mit Blutungen (nicht jedoch bei fehlenden Blutungen) indiziert.

Bei massivem Blutverlust: um die Thrombozytenzahl bei > 50 × 10^9/l zu halten.

Prophylaxe vor chirurgischen Eingriffen: um die Thrombozytenzahl bei > 50 × 10^9/l, bei chirurgischen Eingriffen an kritischen Stellen, z. B. Gehirn oder Auge (bei kardiopulmonalem Bypass nicht routinemäßig erforderlich), bei > 100 × 10^9/l zu halten.

Bei autoimmuner Thrombozytopenie: Thrombozytentransfusionen selten erforderlich.

Fresh Frozen Plasma (FFP)

Zur Substitution einzelner Gerinnungsfaktoren, wenn ein spezifisches oder kombiniertes Faktorkonzentrat nicht zur Verfügung steht.
Zur unmittelbaren Aufhebung der Cumarinwirkung.
Bei akuter disseminierter intravasaler Gerinnung.
Bei thrombotischer thrombozytopenischer Purpura.
Bei Blutung oder Gerinnungsstörung in Assoziation mit massiver Transfusion, Lebererkrankung oder kardiopulmonaler Bypass-Chirurgie.

Autologe Transfusion

Vorteile

Die Risiken der Alloimmunisierung, Immunsuppression und transfusionsassoziierten Infektionsübertragung werden ausgeschaltet.

Nachteile

Nicht alle Patienten kommen für dieses Verfahren in Frage.
Zwischengelagertes Eigenblut des Patienten kann ungenutzt bleiben (wenn der Eingriff z.B. nicht stattfindet) oder für den Bedarf nicht ausreichen.
Die Verwendung zwischengelagerten autologen Blutes ist kostenintensiver als die Verwendung von Standardeinheiten.

Optionen

Zwischenlagerung von Eigenblut: bis zu 5 E Blut können in den Wochen vor einem Eingriff gewonnen und aufbewahrt werden.
Akute normovolämische Hämodilution: vom Patienten unter Anästhesie gewonnenes Blut wird durch kristalloide Lösung ersetzt, so daß das während der Operation verlorene Blut einen geringeren Hämatokritwert aufweist; bei einsetzendem Blutverlust oder nach dem Eingriff wird das zuvor entnommene Eigenblut dem Kreislauf wieder zugeführt.
Auffangen von Erythrozyten: das an der Operationsstelle verlorene Blut wird aufgefangen und für die Transfusion aufgearbeitet.

Gezielte Blutspenden

Blutspenden von Angehörigen oder Freunden sollten nur aus medizinischen Gründen berücksichtigt werden.
Gezielte Blutspenden haben sich als generell weniger sicher als das vom American Red Cross zur Verfügung gestellte Blut erwiesen.

Erythrozyten

Vollblut: Hämatokrit 0,35–0,45, 1 E = 510 ml ± 10%; falls Blutverlust und Substitution das 2fache des Blutvolumens übersteigen, können Thrombozytopenie und Hämostasestörungen auftreten.
Frischblut (< 24 Stunden): für die Transfusion darf nur mikrobiologisch untersuchtes Blut verwendet werden.
Erythrozytenkonzentrate: Hämatokrit 0,55–0,75, 1 E = 220–340 ml.
Erythrozytenkonzentrate mit additiver Lösung: Hämatokrit 0,5–0,7, 1 E = 280–420 ml; dürfen nicht für Plasmapherese oder massive Transfusionen bei Neugeborenen verwendet werden.
Gefiltertes Blut (leukozytenarm, Leukozyten/E $< 5 \times 10^{6}$/l): Hämatokrit und Menge variabel; bei der Blutverarbeitung und Gewinnung einzelner Blutkomponenten sind strenge Vorschriften zu beachten.
Gewaschene Blutzellen (Restprotein < 0,5 g/E): müssen innerhalb von 24 Stunden verwendet werden.
Kryokonservierte Erythrozyten (aufgetaut und gewaschen): Volumen in der Regel < 200 ml; müssen innerhalb von 24 Stunden verwendet werden.
Bestrahlte Erythrozyten (Minimaldosis 25 Gy): müssen bei intrauteriner Transfusion aufgrund der erhöhten Kaliumwerte innerhalb eines Tages verwendet werden.

Thrombozyten

Zufuhr

Für die Transfusion vorgesehene Thrombozyten sollten nach Möglichkeit die gleiche AB0- und RhD-Blutgruppe wie der Empfänger aufweisen.
Erhält eine RhD-negative Frau im gebärfähigen Alter RhD-positive Thrombozyten, sollte mit jeder Thrombozytendosis Anti-D-Immunglobulin, 250 IE s.c., gegeben werden.

Dosierung und Ansprechverhalten

Eine Standarddosis von 300×10^9 kann als ein von einzelnen Spendern gewonnenes Pool-Thrombozytenkonzentrat oder durch eine einzelne Apherese gewonnenes Einzel-Thrombozytenkonzentrat herausgegeben werden und dient der Erhöhung der Thrombozytenzahl (Erwachsene) um $\sim 40 \times 10^{9}$/l.
Empfängerseitige Faktoren wie Sepsis, Einnahme bestimmter Arzneimittel, disseminierte intravasale Gerinnung, Splenomegalie, Urämie und Thrombozytenantikörper können den erwarteten Thrombozytenanstieg vermindern.
Patienten können nach mehrfachen Thrombozytentransfusionen aufgrund der HLA-Alloimmunisierung eine immunologische Refraktärität entwickeln und sollten dann Thrombozyten von HLA-kompatiblen Spendern erhalten.
In einigen Fällen können sich Thrombozyten-spezifische Alloantikörper bilden, die typenspezifische Thrombozytentransfusionen erforderlich machen.

Fresh Frozen Plasma (FFP)

Zufuhr

FFP sollte AB0- und RhD-kompatibel sein, ein Kompatibilitätstest ist jedoch nicht erforderlich.
FFP der Blutgruppe 0 sollte nur an Empfänger mit Blutgruppe 0 transfundiert werden.
Erhält eine RhD-negative Frau im gebärfähigen Alter RhD-positives FFP, sollten mit jeder Einheit FFP 50 IE Anti-D-Immunglobulin gegeben werden.

Dosierung

Eine allgemein akzeptierte Initialdosis sind 12–15 ml/kg KG.
Die klinischen und durch Laborparameter bestimmten Reaktionen sollten überwacht werden, um das Ansprechen auf die Therapie beurteilen und das weitere therapeutische Vorgehen planen zu können.

Behandlung von Nebenwirkungen

Hämolytische Transfusionsreaktionen

(AB0-Inkompatibilität ist die schwerste Reaktion).
Sorgfältige Dokumentation und Überprüfung der für den Kompatibilitätstest und die Bluttransfusion verwendeten Systeme; die Behandlung einer akuten Niereninsuffizienz und disseminierten intravasalen Gerinnung kann erforderlich sein.

Febrile nichthämolytische Transfusionsreaktionen

Behandlung durch Antipyretika und Verwendung leukozytenarmer zellulärer Blutkomponenten, falls wiederholte Transfusionen erforderlich sind.

Allergische Reaktionen auf fremde Proteine

Unterbrechung der Transfusion; Behandlung urtikarieller Reaktionen durch Diphenhydramin; das Auftreten einer anaphylaktischen Reaktion ist ein medizinischer Notfall und erfordert sofortige Maßnahmen. Empfänger mit fehlendem IgA, die IgA-Antikörper haben, sollten Blutkomponenten von Spendern mit ebenfalls fehlendem IgA erhalten.

Alloimmunisierung

Bei transfusionsabhängigen Patienten sind Antigen-negative Einheiten bereitzustellen.

Eisenüberladung

Bei transfusionsabhängigen Patienten ist eine Therapie mit Eisen-Chelatbildnern zu erwägen.

Übertragung von Infektionen

Verwendung von Blutkomponenten von freiwilligen, unbezahlten Spendern, die durch empfindliche Methoden auf relevante virale Marker untersucht wurden; bei transfusionsabhängigen Patienten sind Impfungen gegen Hepatitis A und B zu erwägen.

Literatur

1. Riggert J, Humpe A, Simson G, Kohler M (1997) Qualitätskontrolle bei der Herstellung von Thrombozytapherese-Präparaten mit geringen Leukozytenkontaminationen. Beitr Infusionsther Transfusionsmed. 34:89–94
2. Seifried E, Bialleck H, Weber H, Kirchmaier CM, Waschk E, Marx S, Tschauder S, Roth WK (1997) Prävalenz von Hepatitis-G-Virusgenom bei Blutspendern. Beitr Infusionsther Transfusionsmed 34:11 – 15
3. Gluck D, Maurer C, Kubanek B (1997) Studie des Berufsverbands Deutscher Transfusionsmediziner/Robert Koch-Instituts zur Epidemiologie von HIV- und Hepatitisinfektionen bei Blutspendern. Beitr Infusionsther Transfusionsmed. 34:1–4
4. Lanzer G, Mayr WR (1995) Therapiekonzepte in der Transfusionsmedizin. Bericht über die 1. Grazer Konsensustagung „Transfusionsmedizin". Der Anaesthesist 44 (3):143–146
5. Neumeister B, Grauer M, Koch M, Hörnlein R, Dinkelmann S, Bernhard R, Northoff H,. Haap M (1997) Auswirkungen der Leukozytendepletion auf die Lagerungsqualität von Vollblut. Der Anaesthesist 46 (11):979–982
6. Pötzsch B, Madlener K, Unkrig C, Müller-Berghaus G (1997) Therapie mit Blutkomponenten und Plasmaderivaten in der Geburtshilfe. Der Gynäkologe 30 (10):782–789

Indikationen der Immunisierung

Hepatitis-A-Virus (HAV)

Eine HAV-Impfung empfiehlt sich bei Reisenden in endemische Gebiete und sollte in diesen Fällen die Verwendung von Immunglobulinen ersetzen. Die Impfung empfiehlt sich ferner bei Erwachsenen und Kindern, die in einer Umgebung mit hoher HAV-Inzidenz oder periodisch ausbrechenden HAV-Infektionen leben, bei Personal und Bewohnern von Behinderten- oder Tagesheimen, homosexuellen Männern und i.v. Drogenabhängigen.

Serum-Immunglobuline: zur postexpositionellen Prophylaxe (z. B. Ausbruch im Tagesheim oder bei mit im Haushalt lebenden Personen) bietet der Impfstoff nicht genügend Schutz, daher sollten Immunglobuline gegeben werden. Auf Kurzreisen stellen Immunglobuline immer noch eine akzeptable Alternative dar (Impfung ist jedoch vorzuziehen), bei kurzfristig anberaumten Reisen kann eine Kombination aus Immunglobulin und Impfung sinnvoll sein.

Patienten, die bereits Serum-IgM-HAV-Antikörper-positiv (Hinweis auf akute HAV-Infektion) oder Serum-IgG-HAV-Antikörper-positiv (Hinweis auf frühere HAV-Exposition) sind, profitieren weder von einer Impfung noch von Immunglobulinen.

Hepatitis-B-Virus (HBV)

Eine HBV-Impfung empfiehlt sich bei allen Kindern als Teil des Impfkalenders sowie bei Jugendlichen, die als Kinder nicht geimpft wurden. Sie empfiehlt sich ferner bei allen im Haushalt eines HBV-Trägers lebenden Personen, Kindern HBsAg-positiver Mütter, im Gesundheitswesen tätigen Personen, homosexuellen Männern, i.v. Drogenabhängigen, Personen, die in endemischen Gebiete wohnen oder dorthin reisen, sowie bei Personen, bei denen eine postexpositionelle Prophylaxe durchgeführt wurde.

HBsAg-positive Personen sind chronische Träger (oder akut infiziert) und profitieren nicht von einer Impfung. HBsAk-positive Personen kamen entweder in der Vergangenheit mit dem Virus in Berührung oder sind bereits geimpft. In keinem der Fälle ist eine Impfung erforderlich. Personen, die HBsAk-positiv, HBsAg-negativ und HBcAk-positiv sind, haben bereits eine HBV-Infektion durchgemacht. HBsAk-positive, HBsAg-negative und HBcAk-negative Befunde weisen auf eine vorausgegangene Impfung hin.

Hepatitis-C-Virus (HCV)

Es steht kein Impfstoff zur Verfügung. Eine postexpositionelle Prophylaxe durch Serum-Immunglobuline ist nicht empfehlenswert.

Hepatitis-D-Virus (HDV)

Eine HDV-Infektion tritt nur bei vorausgegangener oder simultaner HBV-Infektion auf, somit bietet eine Impfung gegen HBV auch einen effektiven Schutz gegen HDV.

Diagnostik

Vor einer Immunisierung durchgeführte Tests um festzustellen, ob eine Person bereits mit HAV oder HBV in Berührung gekommen ist, werden nicht routinemäßig empfohlen. Bei Patienten, die bereits HBsAg- oder HBsAk-positiv sind, ist eine Impfung nicht erforderlich. Tests nach Durchführung einer Immunisierung werden nicht allgemein empfohlen, können bei Immunsuppression oder Verdacht auf schlechtes Ansprechen auf die Immunisierung angezeigt sein oder bei besonders hohem Expositionsrisiko (z. B. Chirurgen oder medizinisch-technische Assistenten) erwogen werden.

Komplikationen der Immunisierung

HAV

Brennen, Erythem an der Injektionsstelle: häufig.
Fieber.

Anaphylaktische Reaktionen, Guillain-Barré-Syndrom: in seltenen Fällen.

HCV

Ausbrüche der HCV-Infektion durch kontaminierte Serum-Immunglobuline und spezialisierte Immunglobuline wurden beschrieben.

Dosierung und Zeitplan

HAV

Standarddosierung:
Erwachsene: 1440 ELISA E/1 ml (Havrix) oder 50 E/0,5 ml (Vaqta) zu Beginn und nach 6–12 Monaten.
Kinder: 720 ELISA E/0,5 ml (Havrix) oder 25 E/0,5 ml (Vaqta) zu Beginn und nach 6–12 Monaten.
Neugeborene: für Kinder < 2 Jahren steht kein geeigneter Impfstoff zur Verfügung.
Serumimmunglobuline: 0,02 ml/kg KG i.m. zur postexpositionellen Prophylaxe oder bei Reisen ins Ausland von < 3 Monaten Dauer; bei längeren Reisen bieten 0,06 ml/kg KG bis zu 6 Monate Schutz.

HBV

Standarddosierung:
Erwachsene: je eine 1-ml-Dosis zu Beginn sowie nach 1–2 und 4–6 Monaten, insgesamt 3 Dosen (Engerix-B, 20 µg/1,0 ml).
Kinder: je eine Dosis zu Beginn sowie nach 1–2 und 4–6 Monaten, insgesamt 3 Dosen (Engerix-B, 10 µg/0,5 ml, für Kinder im Alter von 1–19 Jahre).)
Neugeborene: je eine Dosis nach 0–2 Monaten, 1–4 sowie 6–18 Monaten, insgesamt 3 Dosen (Engerix-B, 10 µg/0,5 ml).
Neugeborene HBsAg-positiver Mütter: innerhalb von 12 Stunden nach der Geburt HBIG in Kombination mit der ersten Impfstoffdosis an separater Körperstellen (Engerix-B, 10 µg/0,5 ml).

Postexpositionelle Prophylaxe:
Bei Verletzung durch eine Nadel, die zuvor mit dem Blut einer HBsAg-positiven Person in Berührung kam, und fehlender Impfung werden Hepatitis-B-Immunglobuline und an einer anderen Körperstelle die erste Impfstoffdosis gegeben; danach wird die Impfung nach Plan beendet. Falls die verletzte Person bereits geimpft ist, kann der HBsAk-Spiegel kontrolliert und die Impfung gegebenenfalls durch eine „Booster“-Injektion aufgefrischt werden.

Bei eingeschränkter Immunabwehr:
Eine Dosis zu Beginn sowie nach 1 und 6 Monaten (Engerix-B, 40 µg/2,0 ml).

Ursachen eines Therapieversagens

Injektionen in den Glutaeus maximus sind mit vermindertem Ansprechen auf die HBV-Impfung assoziiert; Therapieversagen kann außerdem auf Immunsuppression (z. B. nach Nierentransplantation und bei AIDS-Patienten) oder HBV-Mutanten zurückzuführen sein.

A

B

C

F

G

H

I

J

K

L

N

O

P

Q

R

S

T

U

V